男科感染病学

第 2 版

王　和　王丹霓　著

科　学　出　版　社

北　京

内 容 简 介

本书在《男科感染病学》（2011 年出版）的基础上，增加了前列腺分区，细胞因子及其与前列腺疾病发生与发展的关系，前列腺及其他男性生殖器官炎症或感染与不育、不孕及胎儿发育异常的关系，亚临床前列腺炎与前列腺严重疾病发生与发展的关系，益生菌及益生菌疗法，前列腺炎等男性生殖器官感染的诊断、鉴别诊断、治疗、预防及研究方法和影响因素等内容。

本书适用于临床医生、医学检验人员、预防男性生殖器官感染疾病的工作者。

图书在版编目（CIP）数据

男科感染病学 / 王和，王丹霓著. —2 版. —北京：科学出版社，2021.11
ISBN 978-7-03-070035-3

Ⅰ. ①男… Ⅱ. ①王… ②王… Ⅲ. ①男性生殖器疾病－感染－诊疗 Ⅳ. ①R697

中国版本图书馆 CIP 数据核字（2021）第 211435 号

责任编辑：朱 华 / 责任校对：宁辉彩
责任印制：李 彤 / 封面设计：陈 敬

科学出版社 出版
北京东黄城根北街 16 号
邮政编码：100717
http://www.sciencep.com
北京捷迅佳彩印刷有限公司 印刷
科学出版社发行 各地新华书店经销
*
2011 年 1 月第 一 版 开本：787×1092 1/16
2021 年 11 月第 二 版 印张：38 3/4 彩插：5
2022 年 1 月第三次印刷 字数：1 070 000
定价：358.00 元
（如有印装质量问题，我社负责调换）

作 者 简 介

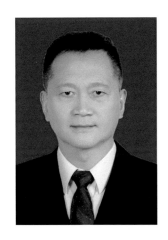

王 和 教授、医生

工作单位：贵州医科大学

研究领域：微生物学与感染病学

E-mail：cwdbwh@126.com

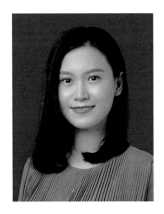

王丹霓 医学博士

工作单位：上海交通大学医学院

研究领域：微生物学与分子生物学

E-mail：wangdanni@shsmu.edu.cn

　　男性生殖系统的解剖学、组织学及生理学特点以及复数菌感染、耐药菌株感染、多器官感染及多种组织病理学损害导致前列腺炎等生殖器官感染常常不是一个单纯的和孤立的疾病。如果仅仅根据临床表现、直肠指检、前列腺液常规检查及不规范的标本采集和病原学检查的结果，诊断患者为前列腺炎并且实施治疗，常常会发生漏诊或误诊，以致治疗效果不理想。前列腺慢性炎性病理损害的广泛与长期存在，成为导致中老年男性良性前列腺增生、前列腺癌等严重疾病高发的一个重要因素与机制。

——著者

前　言

前列腺炎等男性生殖器官炎症不但是男科疾病中最常见的一个类型，而且也是引起男性生殖器官其他疾病的重要因素。细菌等病原体感染是前列腺炎等男性生殖器官炎症的最常见病因，也是影响治疗效果的最重要因素。长期以来，绝大多数前列腺炎等男性生殖器官炎症的临床治疗效果不理想，认为由于绝大多数抗菌药物不能透过前列腺的屏障结构进入前列腺的组织及其分泌液，是导致前列腺炎"难以治愈"或"不能治愈"的主要因素；不但造成了前列腺炎等男性生殖器官感染性疾病在男性人群中广泛存在，而且其也成为前列腺等男性生殖器官其他疾病发生发展的重要基础或诱因。前列腺炎等男性生殖器官炎症对患者身心健康及工作与生活产生了严重影响和危害，被患者称为"不死的癌症"，世界各地也因此普遍设立了有利于患者自勉、自助与自救的"前列腺炎病友会""前列腺炎基金会"等社会组织机构。

著者通过多年的基础与临床研究，发现并证实了绝大多数抗菌药物能够进入正常前列腺及炎性前列腺，在前列腺的组织和分泌液内达到足以抑制和杀灭敏感病原体的浓度。著者在前列腺炎研究的过程中发现，凡是被临床根据"前列腺炎样症状"诊断为"前列腺炎"的患者，在其前列腺液和（或）精液标本内都能够检出细菌等病原体且治疗效果良好或显著，这些患者经过规范的抗感染治疗，使其前列腺液及精液的病原学检查无菌时，其症状也随之显著缓解和消失，并且著者也从未发现过真正意义上的"无菌性前列腺炎"或"慢性骨盆痛综合征"病例。因此著者认为，前列腺等男性生殖器官的解剖学与生理学特点、病原体不同的生物学特性和药物敏感性、复数菌感染、多器官感染、感染器官的组织病理学损害、临床及病原学的漏诊或误诊、标本采集及实验室处理方法不规范、抗菌药物及其他药物的不规范使用、前列腺等生殖器官感染预防的缺失，才是影响前列腺炎等男性生殖器官感染性疾病治疗效果的最常见和最重要因素。慢性前列腺炎、亚临床前列腺炎/感染等生殖器官亚临床炎症/感染在男性人群中的广泛与长期存在，增加了不育、不孕及胎儿发育异常、急性与慢性前列腺炎、良性前列腺增生及前列腺癌等严重疾病发生发展的风险，其也可能是老年人群具有较高良性前列腺增生、前列腺癌发生率和发病率的重要因素与机制。著者近年来通过对前列腺炎等男性生殖器官感染的进一步研究与临床实践，认为前列腺炎等男性生殖器官感染性疾病的发生和发展、诊断和治疗，也同其他组织器官感染性疾病的发生和发展、诊断和治疗一样，需要充分了解引起感染的病原体种类及其特征，以及患者的生理学和病理学特征，合理选择和规范使用抗菌药物和（或）其他药物，清除患者疾病组织器官内引起感染的病原体，改善患者的症状和恢复其生理机能，做好个人卫生和预防重新感染，这样通常能够有效地治愈前列腺炎等男性生殖器官感染性疾病。

本项目及相关内容的研究，获得了贵州省卫生厅科技基金（GZWKJ2009-1-028）、贵州省科技基金（黔科合 2004NGY034、黔科合 SY〔2010〕3045 号）、贵阳市云岩区科技基金（云科技合同字〔2008〕第 1-7 号）、贵州省教育厅基金（黔教科 20090136）、传染病预防控制国家重点实验室自主研究开放课题基金（2011SKLID302）的资助。

本著作由王和与王丹霓共同完成。王和负责著作内容的构思与设计，王和与王丹霓负责文献查阅、资料收集与分析、图形绘制与处理、数据统计与分析、著作书写及内容审校。

著　者

2021 年 5 月

目　　录

第一章　概论……………………………… 1
　第一节　男性生殖器官感染的发生与发展
　　　　　及基本特点 ………………… 1
　第二节　男性生殖器官感染性疾病的
　　　　　特点 ……………………………… 5
　第三节　男性生殖器官炎性疾病的病原学
　　　　　特点 …………………………… 15
　第四节　男科生殖器官感染性疾病治疗学
　　　　　的策略及其基本原则 ………… 18
第二章　男性生殖系统的胚胎发育与
　　　　生理学功能 …………………… 24
　第一节　男性生殖系统的器官组成 …… 24
　第二节　男性外生殖器官的胚胎发育与
　　　　　生理学功能 …………………… 25
　第三节　男性内生殖器官的胚胎发育与
　　　　　生理学功能 …………………… 31
第三章　前列腺生长与调控的分子
　　　　生物学 ………………………… 49
　第一节　生长因子信号及对前列腺
　　　　　生长的调节 …………………… 49
　第二节　细胞周期及对前列腺生长的
　　　　　调节 …………………………… 53
　第三节　细胞凋亡及对前列腺生长的
　　　　　调节 …………………………… 58
　第四节　细胞因子及对前列腺生长的
　　　　　调节 …………………………… 60
　第五节　前列腺疾病的生物活性分子及
　　　　　调节作用和相互关系 ………… 66
第四章　男性生殖器官微生态学 ……… 77
　第一节　微生态学与男性生殖器官
　　　　　微生态学的基本概念 ………… 77
　第二节　男性生殖器官菌群的来源 …… 82
　第三节　男性生殖器官病原生物的
　　　　　种类与性质 …………………… 85
第五章　细胞壁缺陷细菌 ……………… 188
　第一节　基本概念 …………………… 188
　第二节　细菌 L 型的形成与培养 …… 190
　第三节　细菌 L 型的生物学特性 …… 197
　第四节　细菌 L 型的致病性 ………… 204

第五节　细菌 L 型感染的病原学诊断与
　　　　治疗原则 ……………………… 207
第六章　微生物和寄生虫的致病性 …… 216
　第一节　微生物和寄生虫的致病性及
　　　　　其物质基础 ………………… 216
　第二节　感染的发生与发展 ………… 226
　第三节　影响感染发生与发展的因素 ·· 232
第七章　细菌的耐药性及防制 ………… 236
　第一节　细菌耐药性的类型及基本
　　　　　特点 ………………………… 236
　第二节　细菌耐药性的物质基础 …… 238
　第三节　获得耐药性的形成与扩散 … 244
　第四节　细菌耐药性变异的分子与
　　　　　生化机制 …………………… 249
　第五节　细菌耐药性的检测与判定 ··· 254
　第六节　细菌耐药性的评估和预测 ··· 256
　第七节　细菌耐药性的防制 ………… 260
第八章　抗菌药物与治疗学 …………… 267
　第一节　抗菌药物与治疗学的基本
　　　　　概念 ………………………… 267
　第二节　抗菌药物的药理学 ………… 269
　第三节　抗菌药物的选择与应用 …… 307
　第四节　机能康复治疗 ……………… 316
　第五节　疗效判断 …………………… 321
　第六节　复发与再感染 ……………… 325
第九章　前列腺的药物透过性 ………… 328
　第一节　前列腺药物透过性的概念及
　　　　　对前列腺炎治疗效果的影响 328
　第二节　前列腺药物透过性研究概况 ·· 332
　第三节　前列腺药物透过性的组织学
　　　　　基础 ………………………… 345
　第四节　影响前列腺抗菌药物透过性的
　　　　　组织病理学因素 …………… 351
第十章　男性生殖器官感染的病原学
　　　　诊断 …………………………… 354
　第一节　病原学检查与诊断的基本
　　　　　原理 ………………………… 354
　第二节　男性生殖器官感染标本的采集
　　　　　与处理 ……………………… 356

第三节 病原体的形态学检查………… 358
第四节 病原体的人工培养基分离
　　　　培养检查………… 359
第五节 病原体的组织细胞与动物
　　　　分离培养检查………… 362
第六节 病原体的鉴定与药物敏感
　　　　试验………… 363
第七节 病原体感染的免疫学检查…… 366
第八节 病原体感染的分子生物学
　　　　检查………… 368
第十一章　男性生殖器官感染的预防 · 370
第一节 男性生殖器官感染预防的基本
　　　　概念与策略………… 370
第二节 男性生殖器官感染的疾病前
　　　　预防………… 373
第三节 男性生殖器官感染期间的
　　　　预防………… 379
第四节 男性生殖器官感染的恢复期
　　　　预防………… 382
第五节 男性生殖器官感染的康复后
　　　　预防………… 383
第六节 益生菌及其应用………… 385
第十二章　阴囊炎 ………… 395
第一节 阴囊炎的分类………… 395
第二节 阴囊炎的病因………… 396
第三节 阴囊炎的诱因………… 397
第四节 阴囊炎的诊断与鉴别诊断…… 398
第五节 阴囊炎的治疗………… 401
第六节 阴囊炎的预防………… 402
第十三章　阴茎炎 ………… 404
第一节 阴茎炎的分类………… 404
第二节 阴茎炎的病因………… 407
第三节 阴茎炎的诱因………… 408
第四节 阴茎炎的诊断与鉴别诊断…… 409
第五节 阴茎炎的治疗………… 414
第六节 阴茎炎的预防………… 415
第十四章　男性尿道炎 ………… 417
第一节 男性尿道炎的分类………… 417
第二节 男性尿道炎的病因………… 419
第三节 男性尿道炎的诱因………… 420

第四节 男性尿道炎的诊断与鉴别
　　　　诊断………… 422
第五节 男性尿道炎的治疗………… 427
第六节 男性尿道炎的预防………… 429
第十五章　前列腺炎 ………… 433
第一节 前列腺炎的基本特点………… 433
第二节 前列腺炎的流行病学与分类 · 435
第三节 前列腺炎的诊断学………… 456
第四节 亚临床前列腺炎的诊断与
　　　　鉴别诊断………… 501
第五节 前列腺炎的治疗学………… 503
第六节 前列腺炎的预防………… 542
第十六章　精囊炎 ………… 552
第一节 精囊炎的分类………… 552
第二节 精囊炎的病因………… 554
第三节 精囊炎的诱因………… 555
第四节 精囊炎的诊断与鉴别诊断…… 556
第五节 精囊炎的治疗………… 558
第六节 精囊炎的预防………… 559
第十七章　输精管炎 ………… 561
第一节 输精管炎的分类………… 561
第二节 输精管炎的病因………… 562
第三节 输精管炎的诱因………… 564
第四节 输精管炎的诊断与鉴别诊断 · 565
第五节 输精管炎的治疗………… 568
第六节 输精管炎的预防………… 569
第十八章　附睾炎 ………… 571
第一节 附睾炎的分类………… 571
第二节 附睾炎的病因………… 573
第三节 附睾炎的诱因………… 575
第四节 附睾炎的诊断与鉴别诊断…… 576
第五节 附睾炎的治疗………… 579
第六节 附睾炎的预防………… 580
第十九章　睾丸炎 ………… 581
第一节 睾丸炎的分类………… 581
第二节 睾丸炎的病因………… 583
第三节 睾丸炎的诱因………… 584
第四节 睾丸炎的诊断与鉴别诊断…… 584
第五节 睾丸炎的治疗………… 587
第六节 睾丸炎的预防………… 589

参考文献 ……………………………………………………………………………590
附录一　常用染料与试剂 ……………………………………………………………595
附录二　常用培养基 …………………………………………………………………599
附录三　常用检查方法其正常值 ……………………………………………………607
附录四　细菌药物敏感试验结果判断参考值 ………………………………………614
彩插

第一章 概 论

感染病学（infectious diseases）是研究细菌等微生物与寄生虫侵入人体和引起宿主不同程度病理损害及其所致疾病的诊断、治疗和预防的科学。男科感染病学（infectious diseases in andrology）属于感染病学的分支学科，是研究男性生殖器官的微生物等病原体感染及其所致病理反应和疾病的诊断、治疗和预防的科学。感染病学及男科感染病学研究不仅包括感染者的病原学、病理学、诊断学、治疗学和预防学的问题，而且也包括感染者同其他人体、动物及外界环境的相互关系的问题。

第一节 男性生殖器官感染的发生与发展及基本特点

在正常男性生殖器官中，只有外生殖器官的皮肤及男性尿道海绵体部近尿道口段的黏膜表面是有菌的，前列腺、附睾、睾丸等男性内生殖器官则是完全无菌的。然而，男性生殖系统及器官不是孤立的或分离的，而是通过男性尿道和输精管道相互联系的，同时也含有多种微生物、某些寄生虫生长繁殖所需的营养物质。男性生殖器官也通过血流、神经系统同身体其他器官和组织形成联系。因此，男性生殖系统的器官不但容易被许多病原体感染和寄生，而且某一器官的感染也容易在生殖系统内扩散并波及其他生殖器官，甚至影响身体的其他系统的器官和组织。

一、男性生殖器官感染性疾病的发生及基本特点

感染（infection）是由微生物等病原体在宿主体表定植或侵入宿主体内生长繁殖和产生毒性代谢产物，引起宿主不同程度的病理损害。在发生感染的状态下，宿主常没有明显或典型的临床表现，称为亚临床感染（subclinical infection）、隐性感染（silent infection）或健康带菌者（healthy carrier），但实验室检查（如健康体检）可在其受感染的器官或组织内检出病原体和发现不同程度的组织病理学改变。病原体感染人体，引起宿主严重的病理损害导致产生明显的临床表现，称为感染性疾病（infectious disease）。在发生感染性疾病的状态下，宿主具有明显的和不同程度的临床表现，称为病人或患者（patient）。实验室检查常能够发现明显的或典型的组织病理学改变和病原体。感染或感染性疾病的发生与发展同病原体及宿主有关，是病原体与宿主之间相互作用和相互矛盾的表现形式。感染因病原体的存在与传播和侵入易感宿主体内而发生，因病原体在宿主体内生长繁殖和产生毒性代谢产物及宿主抗感染免疫应答而发展，因病原体的数量、毒力与侵入门户和宿主的免疫应答能力及临床针对感染进行治疗和预防的措施与方法而形成不同的结局。因此，病原体感染人体引起宿主不同程度的病理损害及临床表现与结局，不仅同病原体在宿主体内的生长繁殖和产生的毒性代谢产物有关，也同病原体释放的抗原性物质、基因或核苷酸片段及宿主的免疫机能和治疗与预防措施或方法有关。同人体其他各种感染性疾病的发生一样，男性生殖器官感染性疾病（infectious diseases of male genital organ）的发生也是病原因子感染或作用于前列腺等生殖器官，导致男性生殖器官的炎性病理反应及患者产生不同程度的临床表现。各种不同性质和种类的病原因子侵害前列腺等生殖器官，是引起男性生殖器官感染性疾病发生的重要外因。男性生殖器官感染性疾病属于男性生殖器官疾病的一个种类或类别，可分为外生殖器官感染性疾病和内生殖器官感染性疾病。

1. 外生殖器官感染性疾病的发生及基本特点　男性外生殖器官包括阴囊、阴茎和男性尿道。外生殖器官暴露于身体外表且与外界环境直接接触或相通，因此成为男性生殖系统中最容易受到病原体感染的部位。感染外生殖器官的细菌等病原体主要来自外界环境、性伴侣的生殖道或其他部位，引起外源性感染；病原体也可来自人体自身其他内生殖器官，引起内源性感染。在外生殖器官慢性感染者中，病原体绝大多数是来自患者自身肠道等部位的条件致病菌。引起外生殖器官外源性感染的病原体中，除淋病奈瑟菌（*Neisseria gonorrhoeae*）、杜克嗜血杆菌（*Haemophilus ducreyi*）、结核分枝杆菌（*Mycobacterium tuberculosis*）、解脲支原体（*U.urealyticum*）、生殖支原体（*Mycoplasma genitalium*）、人型支原体（*Mycoplasma hominis*）、沙眼衣原体（*Chlamydia trachomatis*）、絮状表皮癣菌（*Epidermophyton floccosum*）、单纯疱疹病毒（herpes simplex virus，HSV）、人乳头瘤病毒（human papilloma virus，HPV）、梅毒螺旋体（*Treponema pallidum*）、阴道毛滴虫（*Trichomonas vaginalis*）、溶组织内阿米巴（*E.histolytica*）、人疥螨（*Sarcoptes scabiei*）等少数具有较强毒力的病原体常可引起外生殖器官皮肤的炎症、急性尿道炎、急性阴茎炎等具有明显临床表现的疾病外，其他绝大多数毒力较弱的病原体，如表皮葡萄球菌（*Staphylococcus epidermidis*）、粪肠球菌（*Enterococcus faecalis*）、生殖棒状杆菌（*Corynebacterium genitalium*）、大肠埃希菌（*Escherichia coli*）、肺炎克雷伯菌（*Klebsiella pneumoniae*）、普通变形杆菌（*Proteus vulgaris*）、白假丝酵母菌（*Saccharomyces albicans*）、蠕形螨（demodicid mite）等，感染男性外生殖器官后通常不会引起外生殖器官产生明显或严重的临床表现，这些毒力较弱的微生物病原体属于条件致病性病原体，常可成为男性外生殖器官的正常菌群，或引起男性外生殖器官的隐性感染与形成健康带菌状态。

2. 内生殖器官感染性疾病的发生及基本特点　男性内生殖器官包括睾丸、附睾、输精管、射精管、部分尿道、前列腺、精囊和尿道球腺。在生理状态下只有男性尿道海绵体部近尿道口段的黏膜表面可有细菌等正常菌群寄居，其他内生殖器官都属于无菌器官。然而内生殖器官的各器官及输精管内存在适宜病原体生长、繁殖和扩散的分泌物，各器官之间还通过输精管道相互联系且通过男性尿道与外界相通，以致各种病原体不但容易感染内生殖器官，而且感染内生殖器官后也很容易大量生长繁殖、广泛扩散甚至引起严重的病理损害及临床表现。

感染男性内生殖器官的病原体既可来自外界环境引起外源性感染，也可来自人体自身其他内生殖器官及其他器官或组织的病灶引起内源性感染。外源性感染内生殖器官的病原体来自外界环境，这些病原体由男性尿道侵入人体，引起男性尿道的局部感染，随后可沿男性尿道逆行扩散和侵入内生殖器官。内源性感染内生殖器官的细菌等病原体来自男性自身体内，来源包括在男性尿道定居的肠道菌群、内生殖器官的病灶和其他器官或组织的病灶及身体其他部位的正常菌群及病原体。男性尿道和内生殖器官病灶的病原体主要通过男性尿道及输精管道扩散和感染其他内生殖器官，其他器官或组织病灶的细菌等病原体及身体其他部位的正常菌群微生物主要通过血液循环扩散和感染内生殖器官。外源性感染男性生殖器官的病原体常常是毒力较强的病原体，如金黄色葡萄球菌（*Staphylococcus aureus*）、乙型溶血性链球菌（β-hemolytic streptococci）、结核分枝杆菌、淋病奈瑟菌、腮腺炎病毒（mumps virus，MV）、单纯疱疹病毒、梅毒螺旋体、埃及血吸虫（*Schistosoma haematobium*）、班氏丝虫（*Wuchereria bancrofti*）等。内源性感染男性内生殖器官的病原体绝大多数是毒力较弱的条件致病菌等病原体，如表皮葡萄球菌、粪肠球菌、生殖棒状杆菌、肺炎克雷伯菌、大肠埃希菌、非淋球菌非脑膜炎奈瑟菌（the *Neisseria* spp.beside *N.gonorrhoeae* and *N.meningitidis*）、白假丝酵母菌等。病原体感染前列腺等男性内生殖器官后，通常可以很快引起组织发生明显的病理损害，造成宿主产生急性前列腺炎等内生殖器官感染的明显临床表现。条件致病性病原体感染前列腺等男性内生殖器官后，常可引起内生殖器官的无症状带菌状态感染，从而造成前列腺等内生殖器官亚临床感染者或无症状带菌状态感染者（健康带菌者）在人群中广泛存在。

二、男性生殖器官感染性疾病的发展及基本特点

男性生殖器官感染性疾病发展及基本特点，主要同感染或作用于男性生殖器官病原因子的毒力、数量（或程度）及宿主的机体免疫力有关。在人为的条件下，也与对患病器官的处理、治疗措施与方法有关。细菌等生物性病原因子感染男性生殖器官后，感染的发展与结局主要包括急性感染、慢性感染、无症状带菌状态感染、潜伏感染、转化感染、免疫病理损害及自然痊愈七种类型。各种感染类型的形成主要决定于病原体和宿主机体两个方面因素及相互作用，对患病器官的处理或治疗可促进或改变感染类型的发展与结局。病原体对男性生殖器官疾病发展的影响主要与侵入宿主机体的病原体的毒力、数量及致病机制有关，是导致男性生殖器官感染性疾病的外因；在宿主机体方面，主要同其生理状态和免疫力有关，是发生男性生殖器官感染性疾病的内因。

1. **急性感染**（acute infection）　急性感染是指男性生殖器官受到病原体感染后，发生局部或全身急性炎性病理损害与临床表现。患者常可具有迅速发生的生殖器或会阴部疼痛、红肿、功能障碍、渗出等局部损害症状与体征，甚至也可产生发热、疼痛等全身不适症状与体征。急性感染的形成主要是由于病原体具有较强的毒力和较多的数量，同时机体产生了较强的针对该病原体的免疫应答。具有较强毒力的病原微生物（pathogenic microorganism）等病原体感染男性生殖器官后，能够有效克服宿主的免疫防御机能，以致其可迅速生长繁殖和产生大量毒性代谢产物，并且引起宿主产生强烈的免疫应答，从而可迅速造成宿主受感染生殖器官及邻近器官或身体其他器官的组织发生严重的病理损害，使患者产生明显而严重的临床表现。引起男性生殖器官急性感染的病原微生物等病原体常见包括金黄色葡萄球菌、淋病奈瑟菌、乙型溶血性链球菌、杜克嗜血杆菌、白喉棒状杆菌（C.diphtheriae）、肺炎克雷伯菌等肠道菌群的某些菌种、单纯疱疹病毒、解脲支原体、生殖支原体、沙眼衣原体、梅毒螺旋体、腮腺炎病毒、阴道毛滴虫、埃及血吸虫、班氏丝虫、疥螨（scab mite）、蠕形螨等。

2. **慢性感染**（chronic infection）　慢性感染是指男性生殖器官受到病原体感染后发生局部或全身慢性炎性病理损害与临床表现。患者常可具有缓慢发生与反复发作和进行性加重的疼痛、红肿、机能障碍、渗出等局部损害症状与体征，也可产生不规则发热、疼痛等全身不适症状与体征。引起慢性感染的病原体常具有毒力相对较弱、数量相对较少或生长繁殖速度缓慢等特点，机体产生的抗感染免疫应答也相对较弱，以致不能迅速有效地清除病原体。引起男性生殖器官慢性感染的病原体主要是来自人体正常菌群的条件致病性病原体及某些具有缓慢致病性质的病原体，包括表皮葡萄球菌、粪链球菌、生殖棒状杆菌、假结核棒状杆菌（C.pseudotuberculosis）、大肠埃希菌、肺炎克雷伯菌、普通变形杆菌、黏液奈瑟菌（N.mucosa）、灰色奈瑟菌（N.cinerea）、白假丝酵母菌、黄曲霉菌（Asperigillus flavus）、青霉属（Penicillium）的菌种、结核分枝杆菌、人乳头瘤病毒、絮状表皮癣菌、阴道毛滴虫、蠕形螨等。

3. **无症状带菌状态感染**　无症状带菌状态感染也称为隐性感染或亚临床感染，是指病原体感染男性生殖器官但没有使宿主产生明显的病理损害与临床表现。病原体可在无症状带菌状态感染者的受感染器官或组织内生长繁殖，使宿主长期携带病原体，能够引起宿主局部组织或器官形成不同程度的病理损害，但不能引起宿主失代偿性的生理机能紊乱。无症状带菌状态感染的发生主要与感染男性生殖器官的病原体毒力较弱和（或）

数量较少、宿主生理适应以及具有良好的生理与免疫机能却不能产生或仅产生有限的针对这些病原体的免疫应答有关，以致宿主能够限制病原体的过度生长繁殖与扩散但却不能将其完全清除。

人体在具有正常生理和正常免疫功能的状态下，能够有效地抵抗具有较弱毒力和较少数量的细菌等微生物及其他病原体感染和引起疾病，以致在正常人的体表及与外界相通的腔道内寄居了大量的正常菌群（normal flora）。生理状态下，在男性外生殖器官皮肤与男性尿道海绵体部近尿道口段可存在由某些种类细菌等微生物构成的正常菌群。无症状带菌状态感染者体内，也常有不同种类的细菌等微生物寄居于前列腺、输精管等男性内生殖器官，成为这些原本属于无菌器官的无症状感染菌群（symptomless infecting flora）。人体正常菌群或无症状感染菌群的各菌种之间、菌群与宿主之间可形成与保持相对的平衡状态，故不能引起宿主产生明显的临床表现。然而，外伤、抗菌药物的不规范使用、其他病原体继发感染、劳累、酗酒、受凉、不洁性活动、局部组织损伤或身体其他疾病、接受免疫抑制剂治疗等因素可造成宿主的机体抵抗力或免疫力降低和（或）菌群失调，以致男性尿道正常菌群及内生殖器官的无症状感染菌群中的某些菌种能够大量生长繁殖和（或）沿男性尿道、输精管道扩散，从而引起宿主的隐性感染生殖器官表现出急性或慢性的显性感染（apparent infection）症状。常见引起无症状带菌状态感染的病原体是一些毒力较弱的病原体及人体正常菌群的某些菌种，如表皮葡萄球菌、粪肠球菌、生殖棒状杆菌、白假丝酵母菌、人巨细胞病毒（human cytomegalovirus，HCMV）等。

4. 潜伏感染（latent infection） 潜伏感染是指病原体感染男性生殖器官后，既不生长繁殖也不引起宿主感染器官或组织明显病理损害和临床表现的感染。引起潜伏感染的病原体通常是一些毒力较弱和（或）具有引起潜伏感染性质的细菌、病毒等微生物，同时宿主也常具有相对较好的生理状态和抗感染免疫力。可引起潜伏感染的病原体在宿主的生殖器官内处于不生长繁殖的静息状态，以致不能引起宿主产生明显的临床表现，甚至不能引起生殖器官明显的组织病理学改变。采用常规微生物学检查方法通常不能在宿主的生殖器官内检出病原体，但采用组织病理学方法、分子生物学方法及组织细胞培养方法，常可发现或检出潜伏感染的某些病原体或其分子物质。潜伏感染的病原体既可存在于生殖器官组织中的钙化灶、结石等病理结构内，也可存在于宿主生殖器官组织的细胞内或将其核酸整合于宿主细胞的染色体 DNA 上。潜伏感染的病原体可在宿主机体抵抗力或免疫力降低等情况下活化，从而引起男性生殖器官的急性或慢性感染性疾病及其他类型的疾病。常见引起潜伏感染的病原体有结核分枝杆菌、人巨细胞病毒、单纯疱疹病毒等。

5. 转化感染（transformation infection） 是指感染男性生殖器官的病原体将其遗传物质整合于宿主细胞的染色体上，导致宿主细胞发生转化的感染。转化细胞具有迅速分裂增殖、过度生长等特点，前列腺的转化感染可能导致前列腺组织发生良性增生或恶性增生性疾病。感染前列腺等生殖器官并且可能形成转化感染的病原体主要是单纯疱疹病毒、人巨细胞病毒、人乳头瘤病毒。

6. 免疫病理损害（immunopathogenesis lesion） 免疫病理损害是指病原体感染人体和引起过强的免疫应答，造成宿主生殖器官的免疫病理性损害。感染男性生殖器官及其他器官或组织的病原体可释放抗原物质，引起宿主产生过强的特异性体液免疫应答和（或）细胞免疫应答，免疫效应物质或免疫复合物在前列腺等男性生殖器官的组织内产生免疫反应甚至超敏反应，从而造成前列腺或其他男性生殖器官组织的病理性损害。

7. 自然痊愈（natural recovery） 自然痊愈是指病原体感染男性生殖器官并引起不同程度的病理反应，但病原体最终被宿主自身的免疫功能清除，疾病自然康复。正常人体具有完善的抵抗病原体感染的机制，包括非特异性的屏障结构、吞噬细胞、补体和干扰素等血清因子及特异性的抗体与致敏淋巴细胞等。在绝大多数情况下能够有效地清除感染男性生殖器官的少量和毒力较弱的病原体，从而使这些病原体不能在宿主的前列腺等天然无菌器官内长期停留和引起疾病。

8. 无菌性炎症（aseptic inflammation）　无菌性炎症是指患者具有生殖器官感染的临床表现及组织病理反应，但在病变的器官或组织内却不能检出细菌等任何病原体。在男性生殖器官中，常见发生无菌性炎症的器官依次为精囊、前列腺、精阜、睾丸。无菌性前列腺炎（bacteria-free prostatitis，BFP）的患者常可有明显的前列腺炎样症状，前列腺液细胞学检查显示白细胞数量增多和卵磷脂小体数量减少，但前列腺液的病原学检查却显示为阴性结果；无菌性精囊炎患者的体检及影像学检查可显示精囊肿胀、疼痛、出现积液，取精囊液检查可发现大量白细胞，但却不能检出细菌及其他病原体。在男性生殖器官炎症的患者中，无菌性炎症并不常见。男性生殖器官无菌性炎症常见由其邻近器官感染的毒性代谢产物扩散引起，也可以由结石、穿刺、局部注射药物、外伤、来自身体其他部位的变应原等因素引起。因此，男性生殖系统某一器官无菌性炎症常不是一个孤立存在或局限性的炎性病理反应，而常伴随于其他生殖器官感染，也可以由其他非病原体的致炎因子引起。

第二节　男性生殖器官感染性疾病的特点

男性生殖系统的解剖学和生理学基本特点之一是各生殖器官之间通过输精管道相互联系、含有适宜多种微生物或某些寄生虫生长繁殖所需的丰富营养物质的分泌与排泄器官系统。在生理条件下，前列腺等内生殖器官是不含细菌等微生物与寄生虫的，属于人体的天然无菌器官。然而，男性尿道等外生殖器官及前列腺等内生殖器官的解剖学与生理学特点造成其不但十分容易受到许多微生物及某些寄生虫的感染，而且这些病原体也常容易定植在男性生殖器官，长期滞留甚至在各器官之间广泛扩散和引起疾病。这就造成男性生殖器官的感染性疾病常具有某些特殊的表现，成为以条件致病菌感染、耐药菌株感染、混合感染、多发感染、无症状带菌状态感染、多器官感染、潜伏感染、病理学改变与损害多样性等为特征的具有严重症状、不典型症状或综合症状的急性或慢性疾病。

一、条件致病菌感染

条件致病菌或机会致病菌（conditioned pathogen or opportunistic pathogen）是引起男性生殖器官感染性疾病的最常见病原或病因，也是造成男性生殖器官感染性疾病病原学检查发生漏诊或误诊的最常见因素之一。

感染男性外生殖器官和内生殖器官的条件致病性微生物常见寄生于宿主肠道、尿道、皮肤、呼吸道等部位正常菌群的成员。尤其会阴部卫生状况较差、曾经接受多种抗菌药物不规范使用或滥用治疗的患者，常可发生通常被认为是"不致病"或"罕见致病"的细菌等微生物感染。感染男性外生殖器官的条件致病性微生物，主要是来自宿主肠道和皮肤的正常菌群，如凝固酶阴性葡萄球菌、肠球菌、非毒原性棒状杆菌、埃希菌属的菌种、克雷伯菌属的菌种、丝状真菌等；感染男性内生殖器官的条件致病性微生物，既可以是来自常见寄生于宿主尿道和肠道的正常菌群，如凝固酶阴性葡萄球菌、非毒原性棒状杆菌、肠球菌、大肠埃希菌、克雷伯菌、变形杆菌等，也可以是来自常见寄生于宿主呼吸道、皮肤等部位的正常菌群，如血链球菌、非淋球菌非脑膜炎球菌奈瑟菌、假丝酵母菌、丝状真菌等。条件致病性的细菌和真菌通常被认为是弱毒力或不致病的微生物及人体皮肤、男性尿道、上呼吸道等部位正常菌群，因此常造成前列腺炎等男性生殖器官感染性疾病的病原学检查发生漏诊或误诊，成为导致前列腺炎等男性生殖器官感染性疾病难以治愈的重要因素之一。

条件致病性微生物既可引起男性生殖器官的原发性感染与继发性感染，也可引起男性生殖器官的外源性感染与内源性感染。引起男性生殖器官感染的条件致病性微生物以革兰氏阳性细菌最为常见，其次为革兰氏阴性细菌和假丝酵母菌。条件致病性革兰氏阳性细菌包括表皮葡萄球菌等凝固酶阴性葡萄球菌（coagulase-negative staphylococci），粪肠球菌等肠球菌属的菌种（*Enterococcus* spp.），生殖棒状杆菌等棒状杆菌属的菌种（*Corynebacterium* spp.），血链球菌（*S.sanguis*）、咽炎链球菌（*S.anginosa*）等呼吸道正常菌群的链球菌。条件致病性革兰氏阴性细菌包括黏液奈瑟菌、嗜乳糖奈瑟菌（*N.lactamica*）、干燥奈瑟菌（*N.sicca*）等非淋球菌非脑膜炎球菌奈瑟菌，大肠埃希菌等埃希菌属的菌种（*Escherichia* spp.），弗劳地枸橼酸杆菌（*C.freundii*）等枸橼酸杆菌属的菌种（*Citrobacter* spp.），肺炎克雷伯菌等克雷伯菌属的菌种（*Klebsiella* spp.），粪产碱杆菌（*A.faecalis*）等产碱杆菌属的菌种（*Alcaligenes* spp.），洋葱假单胞菌（*P.cepacia*）等假单胞菌属的菌种（*Pseudomonas* spp.），普通变形杆菌等变形杆菌属的菌种（*Proteus* spp.），无芽孢厌氧菌的嗜酸乳杆菌（*L.acidophilus*）等菌种。条件致病性真菌包括白假丝酵母菌、克柔假丝酵母菌（*S.krusei*）等菌种，丝状菌常见包括曲霉属（*Aspergillus*）、青霉属的菌种、絮状表皮癣菌等。王和等研究发现，在慢性前列腺炎、慢性附睾炎等男性内生殖器官感染的患者中，前列腺液和精液最常见分离的病原体是凝固酶阴性葡萄球菌、非毒原性棒状杆菌、肠球菌、假丝酵母菌（详见第十五章）。

二、耐药菌株感染

耐药菌株（drug-resistant strain）是指对某种或某些抗菌药物具有相对不敏感性或相对抗性的细菌等微生物菌株。抗菌药物的发现、生产和应用，为人类治疗和控制感染性疾病、提高健康水平提供了重要的帮助。然而，抗生素的广泛应用，尤其是不规范使用，通过筛选和诱导机制，导致耐药菌株迅速扩散并广泛存在于人和动物体内以及自然界环境中。耐药菌株的广泛存在，造成不论是初次感染还是再次感染的患者都可发生耐药菌株感染。耐药菌株感染在慢性前列腺炎等慢性感染性疾病患者中尤为常见，给临床治疗造成了极大的困难。细菌等病原体的耐药菌株感染，在慢性前列腺炎以及人体其他各种慢性感染病例中十分常见，成为各种慢性感染性疾病的基本特征之一。病原学研究发现，在慢性前列腺炎等男性生殖器官慢性感染患者中，耐药菌株的感染率达95%以上，其中不同菌种对常用抗菌药物的耐药率分别为21.6%～100%。在慢性前列腺炎等男性生殖器官慢性感染者中，耐药菌株感染不仅常见于初次发病的患者，更常见于经过抗菌药物治疗的患者。具有不同药物敏感性的菌种和菌株的混合感染，是导致慢性前列腺炎等男性生殖器官慢性感染患者治疗困难的最重要因素之一。慢性前列腺炎及其他各种慢性感染性疾病患者体内的耐药菌株，可分别来自外界环境、其他人体及患者自身体内。细菌等微生物不论是在自然界环境还是在宿主体内，都可通过耐药基因的转移与重组、耐药基因突变机制及抗菌药物的诱导而形成耐药菌株，但主要是通过耐药基因的转移与重组而形成耐药性。耐药性可以是细菌等微生物在自然生长繁殖过程中自发形成的，抗菌药物的使用并不是诱导细菌形成耐药性的主要因素，但却可以将感染人体的耐药菌株筛选出来和形成耐药菌株感染现象（详见第七章）。

前列腺炎等生殖器官感染患者，其前列腺等生殖器官的耐药菌株既可以是来自生殖器官之外（如患者自身其他部位、其他人体或自然界）的耐药菌株，也可以是感染患者前列腺等生殖器官的病原体在生长繁殖过程中发生耐药基因转移与重组，或耐药基因突变形成的。混合感染前列腺等生殖器官的耐药菌株，在抗菌药物治疗的过程中可被筛选出来而大量生长繁殖，成为病灶里的"优势菌群"形成耐药菌株感染，可在治疗之后的病原学检查中被发现。动物实验研究证实，使用抗菌药物治疗可以迅速杀灭和清除动物前列腺内的药物敏感菌株，但却不能抑制和杀灭动物前列腺内的耐药菌株，从而形成耐药菌株感染的现象。这一机制和现象在临床治疗中也十分常见，不论是根据经验使用抗菌药物治疗，还是根据实验室检查结果使用抗菌药物治疗，都可以很快地杀灭和清除患者前列腺内的药物敏感菌株。那些耐药菌株却可以逃避抗菌药物的作用，从而在治疗过程中幸存和大量生长繁殖形成优势菌群，造成前列腺等男性生殖器官的"耐药菌株感染"现象。这一机制是造成慢性前列腺炎等生殖器官感染患者，尤其是那些曾经接受过多种抗菌药物的经验治疗或不规范治疗的患者，其前列腺等生殖器官内的病原菌常常是耐药菌株、多重耐药性（multiple drug resistance，MDR）菌株甚至是泛耐药性（pan-drug resistance，PDR）菌株的主要原因。因此，对于慢性前列腺炎及其他各种慢性感染患者的治疗，不仅需要根据病原学检查的结果规范使用抗菌药物，而且也需要按疗程治疗和在每一个疗程结束之后停药并进行病原学复查，从而发现病灶内的耐药性菌株和选择这些耐药菌株敏感的抗菌药物，进行规范的使用和治疗（详见第七章、第八章、第十五章）。

三、复数菌感染

复数菌感染（multiple microbial infection，MMI）或称为混合感染（mixed microbial infection），是指两种（株）或两种（株）以上病原体共同感染机体同一器官或组织引起某种疾病的现象。

引起男性生殖器官复数菌感染的病原体可以是不同类群的病原体，如细菌、真菌、支原体混合感染；可以是不同菌属的病原体，如葡萄球菌属（Staphylococcus）、肠球菌属、棒状杆菌属的细菌混合感染；可以是相同菌属但不同菌种的病原体，如奈瑟菌属（Neisseria）的淋病奈瑟菌与嗜乳糖奈瑟菌混合感染、棒状杆菌属的生殖棒状杆菌与干燥棒状杆菌（C.xerosis）混合感染、金黄色葡萄球菌与表皮葡萄球菌混合感染；可以是相同菌种但不同菌型或菌株的病原体，如金黄色葡萄球菌的不同噬菌体型混合感染、金黄色葡萄球菌的青霉素敏感菌株与青霉素耐药菌株混合感染；也可以是具有不同生理状态的病原体，如细菌的野生型及 L 型混合感染、真菌的孢子相及其菌丝相混合感染（详见第十五章）。在混合感染的条件下，不同病原体在生物学特性、药物敏感性等方面所具有的差异性或异质性，可严重影响对慢性前列腺炎等男性生殖器官慢性感染的治疗效果。临床及实验室对于检出的混合感染病原体，常根据其是否为"经典病原体"（classical pathogens）或"致病性微生物"（pathogenic microbes）（如金黄色葡萄球菌、淋病奈瑟菌、解脲支原体、沙眼衣原体等）和"非经典病原体"（non classical pathogens）或"非致病性微生物"（如凝固酶阴性葡萄球菌、非毒原性棒状杆菌、肠道球菌等），而将混合感染菌群中的"非经典病原体"或"非致病性微生物"视为来自患者自身尿道或皮肤的"正常菌群"或者来自外界环境的"污染菌"而予以忽略，从而造成了这些具有不同生物学特性和不同药物敏感性的条件致病性病原体在治疗过程中被筛选，以致最终成为感染前列腺等内生殖器官的耐药性优势菌群。

复数菌感染在人体各种慢性感染中十分常见，是慢性感染的基本特点之一。在自然情况下，男性生殖器官感染性疾病也同其他绝大多数感染性疾病一样，不论急性感染还是慢性感染的原发感染，往往是由单一病原体感染所致。然而，在很多情况下，不论是亚临床感染、无症状带菌状态感染、慢性显性感染，还是某些急性前列腺炎等男性生殖器官急性感染，在患者的前列腺液、精液、尿道拭子等标本内，常常能够检出多种不同的病原体（详见第十章）。Meares 等报道，约 10% 的慢性前列腺炎患者可发生一种以上的微生物感染。王和等对 346 例慢性前列腺炎患者前列腺病原学的调查发现，65.9% 的患者可受到 2～7 个不同类别的、不同菌属菌种的微生物混合感染。在这些混合感染中，还有许多虽然是同一菌种微生物，但却是不同菌型、不同耐药性菌株或不同生理状态的微生物混合感染。造成前列腺等男性生殖器官发生多种病原体混合感染的因素或机制如下。

1. 慢性感染过程　一种病原体的原发感染引起患者的尿道、前列腺或其他生殖器官的慢性炎性损害，造成局部组织抵抗感染的免疫力降低，为其他微生物等病原体的继发感染创造了有利的条件。

2. 治愈后再感染　抗感染治疗后的患者，其尿道等生殖器官或组织处于无菌状态，但感染造成的组织损伤尚未完全修复，十分容易发生各种病原体的再次感染并且形成混合感染。

3. 抗菌药物不规范使用　临床常见根据经验使用某种或某些抗菌药物进行治疗，其不但不能缓解患者的症状，反而会加重患者的症状。这是因为抗菌药物的不规范使用，并不能有效地抑制或杀灭病原体的耐药菌株，反而可刺激这些耐药菌株的代谢活动和生长繁殖，从而加重了感染器官或组织的炎症反应和损害，有利于其他病原体的继发感染和形成混合感染。

4. 病原体变异　病原体在生长繁殖过程中或在抗菌药物治疗过程中，可自然发生或被诱导发生耐药性、细胞壁结构、代谢活性等生物学性状的变异，形成具有不同生理状态或不同药物敏感性的病原体混合感染。临床治疗中使用的抗菌药物，并不能诱导细菌发生耐药性突变（resistance mutation）和产生新的耐药菌株，但却可以筛选出病原体中的耐药菌株以及刺激耐药菌株的抗性基因表达，从而造成耐药菌株的耐药性程度进一步加重（详见第七章）。

5. 预防欠缺　在男性生活以及患者治疗的过程中，由于缺乏认真和规范的会阴部卫生护理和病原体感染预防的措施和方法，外界的不同病原体容易感染男性外生殖器官，并且可通过尿道进一步扩散和感染内生殖器官。

四、多 发 感 染

多发感染（frequent occurring infection）是指前列腺炎等男性生殖器官感染在男性人群中具有较高的发生率以及在同一个体中具有较高的重新感染率或再发感染率。

男性生殖器官所具有的解剖学与生理学特点，以及细菌等微生物的生物学特性等因素，造成前列腺炎等男性生殖器官感染不仅在群体中具有较高的发生率，而且在同一个体也常可反复发生。在正常生理状态下，男性外生殖器官的皮肤及男性尿道局部的细菌等微生物感染，可在男性出生后的很短时间内发生，这些微生物形成男性外生殖器官皮肤表面及尿道内的正常菌群。这些正常菌群的菌种组成可在男性生长发育与生活的过程中发生变化，亦可在男性外生殖器官的皮肤与尿道内终生存在，或者扩散和感染内生殖器官。根据夏同礼、Nielsen及Schmidt等所进行的尸体解剖调查资料显示，在15岁以上的男性人群中，前列腺具有炎性病理改变的发生率为24.3%～98%（详见第九章）。王和根据微生物的种类、性质、药物敏感性等特征，对前列腺炎患者在治疗过程中及治愈后的不同时间，采集前列腺液标本进行病原体的分离培养，发现不但在治疗过程中患者尿道及前列腺极容易受到新的细菌等微生物感染，而且一些患者可在治愈后的不同时间再次发生细菌等微生物的感染，也可由于没有完全清除病原体而形成再发感染。前列腺等男性生殖器官多发感染的因素或机制主要包括外源感染、病原体变异与休眠以及病原体内源性释放三个方面。

1. 外源感染　男性生殖器官感染治愈后的恢复期，由于尿道或前列腺损伤组织尚未完全修复以及尿道菌群失调，很容易受到各种病原体的外源感染。尤其是糖尿病患者、乙肝病毒（HBV）携带者、较大剂量糖皮质激素长期治疗者以及其他因素造成免疫功能低下或缺陷者，常容易发生外源性病原体引起的重新感染。外源感染常发生在完成治疗和停药之后，也可发生在治疗的过程中。外源感染的病原体（继发感染病原体）常具有不同于原来感染病原体（原发感染病原体）的许多性状，具有不同的药物敏感性或耐药性。王和等对前列腺炎治愈后又重新感染者的病原学研究发现，一些前列腺炎患者在治疗中以及治愈后，由于性活动或预防欠缺，其尿道和前列腺可很快发生新的病原体外源感染，这是前列腺以及其他男性生殖器官多发感染的常见机制。

已知生理状态下，男性生殖系统除了外生殖器官的皮肤及男性尿道海绵体部近尿道口段属于有菌器官外，其他都属于无菌器官。前列腺炎等经过抗菌药物治疗后，虽然可使男性生殖系统的绝大多数器官达到无菌状态，但停药后外生殖器官的皮肤及男性尿道海绵体部近尿道口段又可很快恢复有菌的状态。寄居于外生殖器官皮肤及尿道的微生物，很容易感染组织损伤尚未完全修复的前列腺等内生殖器官，从而发生前列腺的外源性重新感染或继发感染。王和对前列腺炎等男性内生殖器官感染患者在治疗期间以及停药后的尿道、前列腺液或精液菌群调查发现，治疗期间达到无菌状态的尿道在停药 3 天后即可发生重新感染，常见病原体包括凝固酶阴性葡萄球菌、棒状杆菌、肠球菌、肠杆菌等。停药 1～6 个月的时间内，一些经过治疗使尿道及内生殖器官曾达到无菌状态者的尿道、前列腺液或精液内，可重新检出新的正常菌群微生物甚至病原微生物。对导致重新感染因素或机制的调查发现，不论是发生在治疗过程中的重新感染者，还是发生在治愈后的重新感染者，这些患者绝大多数都存在明显的缺乏有效保护的性交行为、会阴部卫生护理不良和（或）机体的健康状态欠佳等情况。临床观察发现，HBV 携带者、乙肝患者、糖尿病患者、较大剂量糖皮质激素长期治疗者由于常常伴有细胞免疫、吞噬细胞活性等免疫功能低下或缺陷，容易发生外源性病原体引起的重新感染。如果患者在治疗过程中以及治愈后的恢复期，其性交行为都正确地使用了无菌的安全套、能够保持会阴部及尿道的良好卫生状态以及较好的健康状态，则不论在治疗过程中还是在治愈后的很长时间内，都很少发生内生殖器官重新感染的情况。

2. 病原体变异与休眠 病原体变异是指病原体的某个或某些遗传性或非遗传性的表型特征发生了改变，如病原体的形态与结构变异（L 型变异）、耐药性变异、生长与代谢变异、抗原性变异等。在前列腺炎等男性生殖器官感染性疾病的治疗中，对治疗效果或疾病发展与结局具有重要影响的病原体变异类型，主要是细胞壁缺陷变异（L 型变异）和耐药性变异。病原体休眠是指病原体的代谢与生长繁殖暂时减缓或停滞，例如，细菌代谢活性减弱或抑制、革兰氏阴性细菌形成活的非可培养状态（viable but nonculturable state of bacteria，VNS）、真菌产生孢子、产芽孢细菌产生芽孢等。

各种抗菌药物是通过选择性干扰或抑制细菌等病原体的某一代谢环节而发挥抑菌或杀菌作用的，因此抗菌药物只对那些具有相应代谢机制与受体（靶位）并且进行活跃代谢活动的细菌等病原体，才具有显著的抑制或杀灭作用。例如，细胞壁缺陷变异是细菌在 β-内酰胺类抗生素或其他某些抗生素等因素的作用下发生细胞壁缺失，以致菌细胞的形态、结构、抗原性、代谢活性及其机制、药物敏感性等特性发生改变的一种综合变异类型。发生细胞壁缺陷变异的细菌称为细胞壁缺陷细菌（cell wall-deficient bacteria，CWDB），其中那些完全丧失细胞壁但能够继续生长繁殖的细胞壁缺陷细菌称为细菌 L 型（L-form of bacteria）。各种细菌以及其他具有细胞壁的微生物，不论在宿主体内还是在自然界或人工培养基内，都能够自然发生或被诱导发生细胞壁缺陷变异。细胞壁缺陷变异也是临床使用抗菌药物治疗过程中，细菌等病原体在患者体内最常发生的一种变异类型。细胞壁缺陷细菌由于丧失了 β-内酰胺类抗生素以及其他作用于细胞壁的抗菌药物作用的靶位点、代谢活性改变以及某些生物学特性改变，可对多种抗菌药物的敏感性降低和导致病原学检查的漏诊或误诊。细胞壁缺陷导致细菌形成的耐药性不同于质粒等抗性基因介导的耐药性，细胞壁缺陷细菌的耐药性不但缺乏特殊针对性，而且常更为广泛。细胞壁缺陷细菌在缺乏干扰细胞壁合成或破坏细胞壁结构的抗生素等诱导剂的作用下，通常能够重新合成细胞壁而发生返祖（reversion）。这些返祖菌通常可恢复对作用于细胞壁的抗菌药物的敏感性，但也可对许多抗菌药物产生耐药性（详见第五章）。

病原体也可通过代谢活性减弱或停滞、形成 VNS 或产生芽孢而形成休眠状态，降低其对于抗菌药物的敏感性。这种情况常见于自然界环境和人工培养基内，宿主体内的病原体形成休眠状态主要见于接受抗菌药物治疗时，如结核分枝杆菌、细胞壁缺陷细菌、真菌、具有潜伏感染性质的病毒等。休眠的病原体的代谢与生长繁殖减缓或停滞，从而可降低对抗菌药物及外界环境中许多杀菌因素的敏感性，以致抗菌药物不能在短时间内有效杀灭和清除患者体内的病原体。细菌等病原体在抗感染治疗的过程中，成为细胞壁缺陷细菌或形成休眠状态后，常可使机体组织的炎症反应缓解以及在宿主体内潜伏。在这种情况下，不论是进行常规细菌学检查还是常规细胞学检查，均难以发现病原体的存在，而且组织病理学检查结果也常常可没有明显异常的发现。然而，潜伏在前列腺等男性生殖器官内的细胞壁缺陷细菌和某些休眠状态的病原体仍然具有活性以及可生长繁殖的性质，因此其仍然可能对宿主的组织与细胞形成缓慢的致病作用，形成细胞水平或分子水平的致病作用。细胞壁缺陷细菌和休眠状态的病原体可在停药之后继续引起感染器官和组织发生较轻微的和缓慢进行的病变。细胞壁缺陷细菌一旦重新合成细胞壁和返祖成为细菌型，以及休眠状态病原体复活或复苏后，它们即可迅速地大量生长繁殖，造成前列腺或其他男性生殖器官的感染复发或重新感染。

3. 病原体内源性释放　病原体内源性释放是指隐藏或局限于患者前列腺组织或其他内生殖器官组织内的病原体，在前列腺炎等感染性疾病治疗过程中或治疗结束后释放出来，从而造成前列腺等男性生殖器官重新感染。病原体内源性释放的因素或机制，包括前列腺等生殖器官的炎症反应缓解、前列腺结石松动或脱落及病灶内的脓肿破溃，其中的病原体可释放和引起再发感染。器官组织的炎症反应或前列腺腺管内的结石，可造成输精管道或前列腺的腺管阻塞，以致精液或前列腺液排出不畅或淤积，从而使一些病原体滞留在输精管或前列腺排泄管内或局部组织内难以排出。这些滞留于输精管、前列腺的腺管或组织内的病原菌，可随局部炎症的缓解或结石的松动与脱落，逐渐地从局部释放与排出、扩散和引起前列腺等器官感染的再次发生。化脓性细菌感染常可引起前列腺等生殖器官组织内脓肿形成，脓肿可由于前列腺按摩的挤压、脓肿包膜被破坏等因素以至于破溃，这也是造成前列腺等器官内病原体不断释放和感染再次发生的一个重要机制。

内源性释放的病原体由于受到前列腺分泌物、脓液、脓肿包膜等因素的保护，以致在治疗的过程中常能够逃避抗菌药物的作用而存活下来。因此这些病原体通常具有与原来检出的病原体相同的生物学性状和药物敏感性。但由于病原体的混合感染及其变异性，内源性释放的病原体也可以具有与原来检出的病原体不同的生物学性状和（或）药物敏感性。隐藏或被局限于生殖器官组织内的病原体也可在治疗的过程中，由于其保护屏障的通透性逐渐改善而被所用抗菌药物杀灭。因此，内源性释放的病原体也可以是一些数量较少并且对曾用抗菌药物敏感的菌株，从而表现为治疗不彻底现象。

五、无症状带菌状态感染

无症状带菌状态感染是指微生物等病原体感染宿主机体后，长期存在于宿主的组织器官内并且进行代谢活动和生长繁殖，可引起宿主局部组织和（或）全身不同程度的病理损害，也可在一定时期内不引起白细胞增多等明显的炎症反应，不引起宿主表现出典型或明显临床症状的现象或感染类型。

无症状带菌状态感染常发生于外生殖器官的皮肤、男性尿道、前列腺、输精管及附睾，其中感染尿道等外生殖器官的病原体通常可成为宿主的正常菌群。感染前列腺等内生殖器官的病原体也可在感染器官内长期寄居，使宿主成为内生殖器官亚健康带菌者。引起男性生殖器官无症状带菌状态感染的病原体在宿主生理机能正常的条件下，不能引起感染器官发生明显的疾病表现。但在宿主机体抵抗力降低时，这些病原体却可以大量生长繁殖，造成组织器官的严重损害，引起宿主产生不同程度的临床表现。前列腺的无症状带菌状态感染是前列腺自然感染的一种极为常见的感染类型，但在医疗条件下，也同抗菌药物的不规范使用密切相关。

一般认为，无症状带菌状态感染的形成机制，同病原体的毒力较弱和（或）侵入机体病原体的数量较少以及机体具有相对较强的抗感染免疫力有关。王和等通过对具有明显前列腺炎样症状（临床前列腺炎）的患者以及前列腺无症状带菌状态感染者的前列腺液病原菌数量进行的对比观察，获得了不同的发现。王和等发现，前列腺液检出细菌的数量仅为100～200 CFU/ml 的患者，可具有明显的前列腺炎样症状，其中许多患者已经接受了多次针对前列腺炎的药物或其他方法治疗。然而，在几乎没有任何前列腺炎样症状（但不包括体征）的年龄相似的"健康"体检者的前列腺液内，不但可检出同样种类的细菌，而且细菌的数量甚至可达到 30 000 CFU/ml。可见前列腺无症状带菌状态感染的形成，不但同病原体的种类和数量有关，也同宿主由于生理状态、发病诱因、组织器官的损害程度与范围等因素造成的个体差异具有明显的关系。前列腺发生无症状带菌状态感染时，病原体虽然能够进行代谢活动和生长繁殖，但却不能在宿主体内大量或过度地生长繁殖，也不能被宿主免疫系统有效地完全清除。这些病原体同宿主机体形成了一个相对平衡的状态，以致其不但能够在前列腺等生殖器官内长期寄居，而且还容易形成进一步扩散，在本应无菌的其他男性内生殖器官或组织内形成隐性感染菌群。引起无症状带菌状态感染的病原体在宿主体内的生长繁殖与代谢活动，不但可引起该器官组织发生不同程度的慢性病理改变或最终导致该器官发生不可逆转的严重病理损害，而且也可在宿主机体抵抗力降低等条件下大量或过度生长繁殖，从而造成其寄居器官的隐性感染转变成为显性感染。

男性生殖系统的每一个器官及其组织，都可能发生无症状带菌状态感染，但不同人群以及不同器官的发生情况及其后果有所不同。一般来说，正常男性外生殖器官的皮肤及尿道的近尿道口段，在人体出生后不久即可受到细菌等微生物感染并且常常形成无症状带菌状态感染（尿道正常菌群）。但前列腺等内生殖器官无症状带菌状态感染的发生时间、概率、感染范围及组织损害程度则有较大的差别。夏同礼、Attah、Nielsen 及 Schmidt 等通过对生前没有前列腺炎症状的死于其他疾病者的尸体进行前列腺病理学检查，证实在 15 岁以上的男性人群中，24.3%～98%的人前列腺具有不同程度与性质的炎性反应，其中具有慢性前列腺炎病理学改变者可达 96%以上。王和对 9 例 22～48 岁没有泌尿生殖系统器官感染症状或病史的"健康者"的前列腺挤压液进行病原学检查，证实其中除 1 人的前列腺是真正无菌之外，其他 8 人不论是否具有性交史，都存在数量不等的凝固酶阴性葡萄球菌、非毒原性棒状杆菌或肠球菌的单一感染或混合感染。有文献报道，通过对 210 例接受输精管结扎手术的成年人的输精管液标本进行分离培养，发现其中 54 例可检出细菌，比例为25.7%。在这些输精管感染者中，双侧输精管都有菌者 38 例，占 70.4%；仅单侧输精管有菌者 16 例，占 29.6%。Fowler 等及 Shortliffe 等采用放射免疫学方法，检测了前列腺液内的微生物特异性抗体，发现人体前列腺液内含有针对多种细菌抗原的特异性 IgG 和 sIgA 抗体，其中 IgA 抗体的滴度甚至可高于血清同类抗体滴度的 100 倍。国内外的调查结果证实，前列腺等男性生殖系统器官无症状带菌状态感染可在人群中广泛存在，并且可发生于较低年龄的人群。这表明男性生殖器官中除了外生殖器官的皮肤和尿道前段可以是正常有菌的之外，前列腺等内生殖器官也常成为无症状带菌状态感染的器官。虽然隐性感染的病原体绝大多数毒力较弱，以致其在宿主尚具有相对较强抵抗力或免疫力的情况下难以大量生长繁殖和引起疾病，但却可以造成局部组织的慢性炎性病理过程，成为发生急性或慢性显性感染、继发感染、良性前列腺增生或恶性肿瘤等疾病的重要潜在因素。亚临床感染及其所致慢性炎性病理损害的广泛和长期存在，可刺激前列腺肽生长因子/细胞因子（PGFs/CKs）和免疫应答的异常表达和长期维持较高的水平，增加了不育不孕及胎儿发育异常、良性前列腺增生、前列腺癌等严重疾病发生的风险，也成为老年人群良性前列腺增生、前列腺癌较高发生率和发病率的重要因素与机制之一（详见第十五章）。

六、慢 性 感 染

慢性感染是机体受到病原体感染后，表现为慢性临床过程和组织病理学改变的一种显性感染类型。

一般认为，前列腺等生殖器官的慢性感染是由于急性感染治疗不当转变形成。然而临床研究资料显示，慢性前列腺炎、慢性输精管炎、慢性附睾炎及其他男性生殖器官慢性感染的绝大多数患者，可缺乏明显的急性感染病史。王和等对慢性前列腺炎和慢性输精管炎患者的调查结果显示，这些患者95%以上缺乏前列腺或输精管急性感染病史。在缺乏急性感染病史的慢性前列腺炎和慢性输精管炎患者中，98%以上的患者是由人体正常菌群微生物感染所致。毒力较弱的正常菌群或条件致病性微生物引起前列腺等生殖器官的隐性感染，是导致患者前列腺、输精管道等出现慢性感染的一个重要因素。由于慢性前列腺炎曾被认为是"难以治愈"或"不可治愈"的疾病而进行不规范治疗或放弃治疗，以致慢性前列腺炎在男性人群中广泛和长期存在，成为刺激前列腺 PGFs/CKs 和免疫应答的异常表达和长期维持较高水平的重要因素以及增加了不育不孕及胎儿发育异常、良性前列腺增生、前列腺癌等严重疾病发生的风险，也可能是老年人群具有良性前列腺增生、前列腺癌较高发生率和发病率的重要因素与机制之一（详见第三章）。

研究发现，慢性感染在成年男性人群中具有较高的发生率。前列腺慢性感染者常常没有典型的或严重的临床表现，从而造成漏诊和治疗延误。前列腺慢性炎性病理改变和组织损害的长期持续存在，不但造成了前列腺生理学与组织学的微环境平衡紊乱，而且也造成前列腺生长因子信号（growth factor signaling）的分泌及调控机制紊乱，从而可导致基于慢性炎症的其他严重前列腺疾病的发生和发展（详见第三章、第十五章）。

七、继 发 感 染

继发感染（secondary infection）是指在机体原发感染或原有组织损伤的基础上，受到新的病原体感染的现象。

男性尿道、前列腺、输精管、附睾等生殖器官，在受到某些病原体原发感染或理化因素损伤的情况下，由于原发感染病原体的生长繁殖、代谢活动或理化因素损伤，造成感染器官局部组织的抵抗力或免疫力降低，以致对各种病原体的易感性显著增高，从而为继发感染提供了有利的条件。生殖器官原发性无症状带菌状态感染可成为病原微生物或其他条件致病性微生物继发感染的基础，某种病原微生物或其他病原体的原发感染，也为其他条件致病性微生物等病原体的继发感染创造了有利的条件。

男性尿道、前列腺、输精管、附睾的继发感染，在这些器官的慢性感染患者中尤其普遍，其不但可发生在使用抗菌药物治疗之前，也可发生在抗菌药物治疗的过程之中以及治疗之后。在治疗过程中或治疗之后，患者严重损伤的生殖器官组织尚未完全修复、尿道正常菌群的平衡受到破坏以及患者的不洁性活动、不正确的卫生习惯或其他原因，均可使患者生殖器官容易受到对所用抗菌药物耐药甚至敏感的微生物继发感染，以致尿道炎、前列腺炎、输精管炎、附睾炎等生殖器官感染者的患病器官，常可表现为混合感染或菌群交替现象。

八、病理学改变多样性

病理学改变多样性（multiplicity of pathological changes）或称病理学改变异质性，是指前列腺炎等生殖器官感染者的患病器官，可同时存在多种类型或性质的组织病理学改变。

在临床工作中，常可见许多患者以急性前列腺炎、慢性前列腺炎、良性前列腺增生或其他前列腺疾病以及尿道炎等疾病中的某一种疾病就诊。在这些患者中，通过临床及实验室常规检查，常能进一步诊断其患有已知前列腺疾病或其他生殖器官疾病中的某一种或两种类型的疾病。然而，对于以外科学方法或法医学方法获得的良性前列腺增生、慢性前列腺炎、前列腺恶性肿瘤等患者的前列腺，进行的组织病理学检查则常可以发现，在这些被认为是具有单一性前列腺病理损害或疾病的患者中，可有98%以上的患者前列腺同时存在2种以上不同类型与性质的组织病理学反应。

Kohenen等报道，采用组织病理学方法研究的162例通过外科手术获得的人体良性增生前列腺组织中，有98.1%可同时存在散在性腺性炎、腺周性炎、弥漫性间质炎、孤立性间质性淋巴样炎、局灶性肉芽肿性炎及急性坏死性炎。王和等对细菌性前列腺炎动物模型的前列腺组织病理学研究也发现，动物前列腺可同时存在急性炎症和慢性炎症的组织病理学改变。杨璐等对良性前列腺增生（benign prostatic hyperplasia，BPH）和前列腺癌（prostatic cancer，PCa）患者前列腺的组织病理学研究也显示，BPH和PCa的前列腺组织内广泛存在炎性病理反应，阳性率分别为99.3%和98.1%，炎症类型分别为轻度、中度或重度的局灶性炎、多灶性炎、腺周性炎、间质性炎。前列腺等男性生殖器官的组织病理学改变的多样性或异质性，可造成患者临床表现的多样性和复杂性、病原学和临床诊断的漏诊或误诊，其也是影响前列腺炎等男性生殖器官疾病治疗效果的一个常见的重要因素（详见第九章、第十五章）。

九、多器官感染与损害

多器官感染与损害（multi-organ infection or damages）或多器官感染（multi-organ infection，MOI），是指前列腺炎等某一生殖器官感染性疾病患者，同时存在生殖系统其他器官感染或病理损害的情况。广义的多器官感染与损害还包括某一患者不但存在生殖器官的感染，而且还存在生殖器官之外的其他器官或组织的感染与损害。

多器官感染与损害在前列腺炎等男性生殖器官感染性疾病患者中，具有较高的发生率。男性生殖系统的解剖学、组织学和生理学的基本特点以及生物性病原因子的基本特性，是造成男性生殖系统多器官感染与损害高发的重要因素。男性生殖系统的器官不但具有适宜多种微生物等病原体生长繁殖的条件，而且其各器官之间还通过输精管道相互联系与沟通，通过血液淋巴循环与身体其他器官或组织形成联系。因此，感染男性生殖器官的病原体及其代谢产物，既可通过输精管道或男性尿道内的分泌物、精液、尿液以及血液淋巴循环在男性生殖系统不同器官内迁徙与扩散，也可广泛扩散到身体的其他组织与器官，造成多器官感染与损害。多器官感染不但是造成前列腺炎患者常表现为综合症状或具有"难以描述清楚的症状"的重要因素，而且也是造成临床诊断的漏诊和误诊以及治疗困难的重要原因。

通过对前列腺炎等内生殖器官感染性疾病患者的临床观察发现，许多具有前列腺炎样症状的患者，可同时具有明显的尿道炎、阴囊皮肤瘙痒或炎性病变等外生殖器官感染或损害的症状与体征。王和（2003 年）采用"尿液-前列腺液-精液法"（改良标本采集和细菌定位培养法）分别采集患者的尿液、前列腺液及精液标本，对 199 例临床诊断为"慢性前列腺炎""非细菌性前列腺炎""无菌性前列腺炎"或"慢性骨盆痛综合征"的患者进行了临床与病原学的调查与研究。结果显示，单纯前列腺感染者为 38 例，占 19.1%；单纯输精管道感染者（附睾炎、输精管炎或精囊炎）为 22 例，占 11.1%；前列腺炎与输精管道混合感染者（前列腺炎、附睾炎、输精管炎、精囊炎或尿道炎）为 139 例，占 69.8%（详见第十五章）。由此可见，对于具有前列腺炎样症状的患者，如果仅仅根据患者的症状、直肠指检、前列腺液常规的检查结果就诊断为前列腺炎并且给予治疗，常会发生漏诊或误诊，以致治疗效果不理想。造成男性生殖器官感染性疾病发生多器官感染与损害的因素或机制主要包括：

1. 感染扩散和继发感染 引起前列腺或其他男性生殖器官局部显性感染或无症状带菌状态感染的病原体，可沿男性尿道和输精管道扩散。生殖系统器官损伤、不规范的治疗过程及不适当的卫生护理，也为其他微生物的继发感染创造了条件。

2. 抗菌药物不规范使用 抗菌药物的不规范使用可造成菌群失调，从而有利于感染宿主局部器官或组织的病原体或正常菌群扩散并引起多器官感染。使用耐药菌株不敏感的抗菌药物，不仅不能杀灭病原体，反而会刺激耐药菌株的生长繁殖和扩散，造成患者的症状更加严重。在多器官感染方面，尤其需要注意的是这些引起多器官感染的病原体可以是具有相同的或相似的生物学性质以及药物敏感性或耐药性的菌株，也可以具有完全不同的生物学性质以及药物敏感性或耐药性。临床上，不规范使用抗菌药物是促进多器官感染发生的一个常见因素。

3. 组织器官机能紊乱 前列腺等生殖器官的病原体感染及其产生的毒性代谢产物和引起的炎症反应，可对患者局部甚至全身的器官或组织及神经产生刺激作用，引起患者生殖器官甚至全身的组织器官和神经的机能紊乱。前列腺炎等内生殖器官感染患者，常常可有尿频、尿急、尿不尽等排尿症状，以及前列腺液等内生殖器官分泌液增多、射精快、勃起不坚、不规则遗精、阴囊及会阴部皮肤潮湿和瘙痒等生殖器官的症状，也可有发热、失眠、关节不适或疼痛等全身症状。

4. 禁欲和纵欲 禁欲、纵欲及性兴奋造成前列腺液、精液等生殖器官分泌物的过度分泌和聚集于输精管道内，从而有利于感染某一生殖器官的细菌等病原体排出并且沿输精管道扩散和引起多器官感染。

男性生殖系统的生理学、组织学和解剖学特点，有利于感染生殖器官的细菌等病原体及其毒性代谢产物在生殖系统以及全身广泛扩散，从而造成患者形成生殖器官的多器官感染与损害，甚至引起患者产生全身多器官感染或损害的综合性临床表现。

十、不典型症状

不典型症状（atypical symptoms）是指慢性前列腺炎等生殖器官慢性感染患者的症状常表现为非器官特异性或特征性。慢性前列腺炎等生殖器官慢性感染者不典型症状的形成，主要同慢性感染过程、前列腺等生殖器官的组织病理学损害多样性、神经机能紊乱、多器官感染以及感染男性生殖器官的病原体及其代谢产物容易在生殖系统及全身扩散有关。很多慢性前列腺炎等生殖器官感染患者，不但可具有不明显和不典型的原发感染器官的症状，也可有原发感染器官之外的组织器官损害的多种不同症状。症状不典型是慢性感染性前列腺炎等内生殖器官感染性疾病患者最常见的临床特征，该特征的形成既同生物性病原因子所具有的特性有关，也同男性生殖系统所具有的解剖学和生理学特点有关。

前列腺等男性生殖器官的解剖学特点及其广泛存在混合感染、继发感染、慢性感染、多器官感染与病理学改变多样性的特点，以及患者神经与精神损害等方面的某些病理因素，造成患者常可具有复杂的或不典型的综合临床表现。尤其是病程较长久和（或）不规范使用或滥用抗菌药物，长期反复经验性治疗的慢性前列腺炎患者，其常难以准确描述存在哪些不适或症状，许多患者常可表现出一些似乎与前列腺炎症毫不相关的症状与体征。例如，前列腺炎患者常自述有大腿或腹股沟区域不适或疼痛、腰骶部不适或疼痛、失眠、记忆力减退、性功能降低或勃起功能障碍（ED）、腹部疼痛或潮热样感觉、间歇性或不规则畏寒与发热、外生殖器官皮肤反复发作的皮炎与抓痕或湿疹样损害等，以致常被误诊为骨关节疾病、肠道疾病、神经系统机能紊乱综合征、感冒、皮炎、湿疹或癣症等疾病，甚至也可导致医生用"伴随年龄增长而发生的正常生理现象"或"更年期综合征"等生理或其他病理现象来解释的错误。也有一些缺乏典型或明显的前列腺炎等生殖器官感染症状者，可表现为不明原因的不育，其妻不明原因的不孕、流产或胎儿异常发育等。

前列腺炎、输精管炎、附睾炎等生殖器官感染或炎症患者的早期临床表现不典型，其常常可被许多患者或医生忽略，导致不能足够重视那些轻微的或短暂发生的前列腺或输精管道感染初期的症状或体征。许多患者甚至直到病情严重、经过医生提示或诊断之后，才发现或确信自己患上了前列腺炎、输精管炎或附睾炎，从而造成病情的加重或恶化和治疗时机的延误。

第三节 男性生殖器官炎性疾病的病原学特点

正常人体的前列腺等内生殖器官是完全无菌的，因此在正常生理条件下不能检出任何病原体及其代谢产物以及过多的白细胞和红细胞等。如果在前列腺液、精液以及其他内生殖器官分泌液的标本内，发现白细胞数量增多、卵磷脂小体数量减少、具有较多的红细胞或出现脓细胞，往往提示前列腺或其他相应器官发生了炎症反应。如果在前列腺液、精液以及其他内生殖器官分泌液的标本内，检出任何病原体、病原体的代谢产物、免疫复合物、白细胞增多或出现脓细胞，不论受检者是否具有明显的或典型的临床表现，都可诊断其前列腺或其他相应器官发生了感染性的或者非感染性的炎性反应。

引起人体男性生殖器官炎性疾病的病原因子（pathogenic agents）主要包括生物性病原因子（biological pathogenic agents）、化学性病原因子（chemical pathogenic agents）、物理性病原因子（physical pathogenic agents）三种类型，其中化学性病原因子和物理性病原因子也称为非生物性病原因子。化学性病原因子常见包括某些药物和非药物性化学物质，如某些具有致炎性质的诊疗药物、化学试剂或消毒剂、尿液、辛辣食物所含的某些小分子的有机或无机化学物质。物理性病原因子常见包括外力打击和穿刺，如会阴部的外伤、前列腺等生殖器官局部的诊疗性穿刺、冷冻或激光治疗等。化学性病原因子或物理性病原因子作用于男性生殖器官，可直接刺激或损伤该器官的组织、血管、神经或细胞，引起该器官的血管扩张、组织充血与水肿、细胞变性或坏死、神经机能紊乱等病理性改变，造成该器官发生非感染性炎性反应或非感染性炎症。化学性病原因子或物理性病原因子引起的男性生殖器官炎症，分别称为化学性生殖器官炎和物理性生殖器官炎。对于这些由非生物性病原因子引起的生殖器官炎症，不论采用什么方法都不能在患者的疾病生殖器官内检出任何病原体及其代谢产物。由于在化学性生殖器官炎和物理性生殖器官炎患者的生殖器官内不能检出任何微生物、寄生虫及其代谢产物，因此也常常将其共同称为无菌性生殖器官炎症，如无菌性前列腺炎，但不同于非细菌性前列腺炎（non-bacterial prostatitis，NBP）或其他任何感染性前列腺炎。

一、化学性病原因子和物理性病原因子的基本特点

化学性病原因子和物理性病原因子的基本特点，主要包括均质性、稳定性、非增殖性、局限性、致病作用继发性以及超敏反应等。

1. **均质性** 引起男性生殖器官炎性疾病的化学性或物理性病原因子通常具有显著的均质性，这些病原因子常常是某一种或几种单一性质的物质或因素，如乙醇、药物、辛辣食品、外界打击力、高温、低温等。因此引起男性生殖器官炎性疾病的化学性或物理性病原因子的性质十分容易被识别和确定，也容易根据这种病原因子的基本性质实施相对稳定的治疗措施直至患者痊愈。

2. **稳定性** 化学性或物理性病原因子的化学与物理性质通常相对稳定，一般不会因在前列腺内存在时间的延长或在治疗的过程中发生性质的改变或变异，从而导致治疗困难。因此对于化学性或物理性病原因子引起的男性生殖器官炎性疾病的诊断和治疗方案一旦确定，极少会发生由于病原因子性质改变或变异而影响治疗效果的情况。

3. **非增殖性** 某一剂量的化学性或物理性病原因子作用于男性生殖器官并且引起炎性疾病后，其数量或强度等通常具有明显的非增殖性质和减量性质。一定数量或强度的非生物性病原因子作用于男性生殖器官之后，其剂量不但不会随着在男性生殖器官内存在时间的延长而逐渐增加，反而会随着在男性生殖器官内存在时间的延长而逐渐减少，并且最终自发消失。例如，酒精性前列腺炎通常发生在患者饮酒之后，随着大量乙醇进入体内，患者可出现前列腺炎症状或原有的前列腺炎症状逐渐加重。但如果患者停止继续饮酒并且适量补充水分以促进其体内乙醇的排泄，通常能够使由乙醇引起或加重的前列腺炎症状逐渐缓解，甚至最终自发地完全消失。因此化学性或物理性病原因子对男性生殖器官组织的损伤作用通常会随着时间的延长而逐渐自发减弱，甚至最终完全消失，如果没有相同因素或其他因素的继续作用，没有继发感染或出血不止等其他因素的协同作用，患者的症状一般不会持续存在甚至反复加重。

4. **局限性** 化学性病原因子或物理性病原因子造成的男性生殖器官炎性疾病症状常具有明显的局限性，患者通常表现为会阴部或生殖器官疾病区域的局部不适或疼痛。例如，化学性病原因子引起的尿道炎或前列腺炎患者，化学性病原因子随尿液排出的过程中可直接刺激尿道或引起前列腺出血等导致患者产生排尿症状，但患者一般很少出现发热、骨关节疼痛、全身性或非局限性的神经系统机能紊乱等继发于前列腺炎的全身损害或中毒症状。

5. **致病作用继发性** 化学性病原因子和物理性病原因子对于男性生殖器官的损害常具有明显的继发性。例如，饮酒造成的前列腺炎样症状，常见发生于前列腺被细菌等病原体感染或前列腺损伤的基础上，饮酒本身极少能够引起没有任何感染或损伤的正常前列腺发生前列腺炎样症状。尿液反流引起的前列腺炎，同样也常发生于前列腺感染、损伤或具有异常解剖学结构的患者，而绝大多数没有原发性前列腺感染、损伤或异常解剖学结构者通常不会形成尿液反流和引起前列腺炎。

6. **超敏反应** 在某些过敏体质者，某些化学药物或消毒剂也可引起男性生殖器官的免疫病理损害。例如，某些患者可由于服用磺胺类药物而引起阴茎或阴囊皮肤的超敏反应性炎性损害。著者曾观察到一例前列腺炎患者，因使用头孢菌素而发生外生殖器皮肤超敏反应性损害。该患者在使用头孢菌素治疗的过程中，阴茎与阴囊的皮肤发生广泛性的红肿、疼痛、破溃等超敏反应性损害症状。某些患者在使用新洁尔灭等消毒剂消毒外生殖器官的皮肤后，也可引起阴茎和（或）阴囊的皮肤出现皮疹等过敏性皮炎症状。

二、生物性病原因子的基本特点

生物性病原因子主要包括微生物与寄生虫及其释放的免疫原性物质以及某些节肢动物，其中微生物是引起生物病原性男性生殖器官炎性疾病的最常见致病因素。微生物和寄生虫不但能够直接侵入男性生殖器官及其组织内生长繁殖，造成组织损伤，而且其也能够通过产生和分泌毒性代谢产物以及释放抗原物质引起免疫应答和细胞因子异常表达，造成生殖器官组织的损伤和炎症反应。

免疫原性物质主要是指微生物和寄生虫以及某些植物与动物等生物体产生和释放的、能够引起宿主产生免疫应答和特异性免疫反应的各种物质。病原体释放的免疫原性物质本身并不能直接造成男性生殖器官组织的损伤，但其却能够通过刺激宿主机体产生免疫应答而在男性生殖器官的组织内引起超敏反应性炎症与损害，如变应性前列腺炎（allergic prostatitis）、超敏反应性前列腺炎（hypersensitivity prostatitis）。免疫原性物质引起的男性生殖器官炎性疾病，既可发生在机体没有受到病原体感染的情况下，也可发生在感染机体的病原体没有直接进入生殖器官组织的情况下。免疫原性物质可进入生殖器官并且在生殖器官组织内引起免疫应答，也可在宿主生殖器官外的组织内首先形成免疫复合物，然后再随血液循环进入生殖器官组织，在生殖器官组织内引起超敏反应，造成生殖器官组织的免疫病理性损伤。如果生殖器官的超敏反应性炎症同感染生殖器官外组织或器官的病原体释放的免疫原性物质有关，那么该患者常可存在相应器官或组织的原发性感染病灶或近期感染病史。

生物性病原因子具有许多不同于化学性病原因子和物理性病原因子的基本特点，主要包括增殖性、异质性、复合性、变异性以及引起损害的多样性与广泛性。

1. 增殖性　生物性病原因子中的微生物与寄生虫都具有显著的在宿主体内增量的性质，其在适当的条件下能够进行快速的生长繁殖和代谢活动，造成宿主体内病原体的数量及其代谢产物逐渐增多。感染生殖器官的绝大多数微生物在适当的条件下，都能够以简单的无性二分裂繁殖、出芽繁殖或核酸复制的方式迅速增殖并产生与释放大量的毒素、胞外酶、抗原物质等多种代谢产物，从而不断增强对生殖器官组织的损伤或致病作用。因此在自然情况下，某一剂量的微生物感染生殖器官引起的炎症反应，不但不会由于时间的延长而逐渐自发缓解或消失，反而常会逐渐地加重与扩散。微生物或寄生虫初次感染生殖器官所引起的炎症反应常可以不需要足够多的数量，在许多情况下甚至仅极少数量的微生物初次感染生殖器官，其经过生长繁殖后最终也可引起生殖器官发生严重的炎症反应。

医学上常见的绝大多数细菌，都能够在 20～30 分钟进行一次无性二分裂繁殖，繁殖期的各种细菌都能够以几何级数量迅速增殖。如果将 1 个菌细胞放置于适当的环境条件下，经过 24 小时之后，至少可分裂繁殖 96 代，产生 7.9×10^{28} 个菌细胞，或者分裂繁殖 48 代，产生 2.8×10^{14} 个菌细胞。因此从理论上来说，如果有一个或几个病原性细菌侵入缺乏有效抵抗力或免疫力的宿主生殖器官组织内，经过一段时间之后，这些为数不多的细菌就可迅速繁殖并产生足以引起生殖器官组织严重损害，甚至全身损害或中毒症状的子代细菌数量以及毒性代谢产物。

2. 异质性　异质性是指在某一前列腺炎患者的生殖器官内，病原体在生物学性状或药物敏感性等方面存在的差异性。绝大多数感染性生殖器官疾病患者，尤其是慢性感染性前列腺炎患者，通常不仅是单一性质的病原体感染，而常常是不同种类的病原体混合感染（不同属、种、型、株的细菌、真菌、支原体以及其他更多病原体的混合感染），或者是相同种类但具有不同状态（细胞壁缺陷变异、代谢活性改变、产生孢子等）的病原体混合感染。各种不同种类或性质的病原体感染，还可产生不同种类与致病机制的代谢产物，可造成宿主形成错综复杂的生殖器官损害，甚至全身损害症状。

一般来说，造成引起生殖器官感染性疾病的病原体具有异质性的原因，主要与慢性感染和继发感染、病原体变异以及抗菌药物的不规范使用或滥用有关。慢性感染造成男性尿道等生殖器官组织损伤，抗菌药物的不规范使用或滥用导致男性尿道菌群失调以及其他男性生殖器官隐性感染菌群失调，这些都是造成感染生殖器官的生物性病原因子形成异质性的常见因素。几乎各种病原体在自然生长繁殖的过程中以及抗菌药物等因素的作用下，都能够自发地或被诱导发生药物敏感性、细胞壁缺陷、代谢活性、形成孢子等不同类型的性质改变或变异，从而也造成了感染生殖器官的病原体形成异质性。生物性病原因子的异质性可造成生殖器官组织的叠加性损害，其也是导致患者临床表现不典型、病原学诊断出现漏诊或误诊以及治疗困难的一个常见的和十分重要的因素。

3. **复合性** 生物性病原因子对生殖器官组织的损伤和致病机制常不是单一性的，而是包括生物性、化学性和物理性损害在内的复合性损害。生物性病原因子在男性生殖器官内的生长繁殖，可对生殖器官组织或细胞形成机械性的刺激与损伤；生物性病原因子代谢产生的酸类和碱类物质，可对男性生殖器官组织或细胞形成化学性的刺激与损伤；病原体释放的蛋白酶、脂酶等水解酶类以及某些外毒素和内毒素等生物活性物质，则可破坏男性生殖器官组织，造成生殖器官细胞病变；生物性病原因子释放的抗原性物质，可在男性生殖器官内引起免疫应答，导致生殖器官组织内形成免疫细胞浸润和（或）免疫复合物，造成生殖器官组织或细胞的超敏反应性损伤；生物性病原因子在生长繁殖过程中产生的某些代谢产物以及病毒在宿主细胞内的增殖或重组，可导致男性生殖器官细胞染色体 DNA 的基因损伤或突变，发生细胞死亡、转化、增生或肿瘤。

4. **变异性** 微生物与寄生虫也同其他生物一样，具有遗传、变异、生长繁殖、应激反应等基本生物学特性。但由于微生物具有结构简单、代谢活动活跃和生长繁殖迅速等特点，微生物在变异性方面比其他生物具有更加显著的特点。

微生物在受到外界有害因素的作用时，常不能像其他多细胞生物或大生物那样可通过多种复杂而有效的方式与机制进行抵抗或逃避。在外界有害因素的作用下，微生物能够选择抵抗或逃避的方式通常只有趋避、休眠、变异或死亡。在生殖器官感染性疾病的抗菌药物治疗过程中，病原体常容易发生药物敏感性改变、细胞壁缺陷变异以及代谢活性或机制改变。尤其是在抗菌药物的不规范使用或滥用情况下，更加容易诱导或驯化微生物发生药物敏感性改变和（或）细胞壁缺陷变异，甚至导致多重耐药性菌株以及潜在病原体的形成。

5. **引起损害的多样性与广泛性** 生物性病原因子感染男性生殖器官，不但能够引起生殖器官组织局部的炎性损害与非炎性损害，而且也常可引起宿主其他或全身组织或器官的炎性损害或非炎性损害。感染生殖器官的生物性病原因子生长繁殖及其产生的毒性代谢产物，常可通过输精管道在生殖系统内扩散，或者通过血管以及淋巴管被吸收进入血流，从而引起邻近器官的损害，或随血液循环扩散并引起宿主机体更加广泛的损害。因此生物性病原因子感染引起男性生殖器官疾病的患者，不但可具有明显的局部不适或疼痛的症状，而且也常有邻近器官的炎症以及发热等内毒素血症或菌血症的症状、腰骶部或骨关节疼痛症状、尿频和尿急等排尿症状、失眠或记忆力减退等神经系统机能紊乱症状等综合性的临床表现。

根据病原因子的性质，虽然将引起人类男性生殖器官炎性疾病的病原因子划分为生物性、化学性与物理性三大类型。然而在男性生殖器官炎性损害与非炎性损害的临床发生与发展过程中，引起疾病的各种病原因子的性质及其数量常不是单一性的，并且可以随着时间的延长以及外界因素的影响而发生改变或相互转化交织。病原因子的多样性与异质性以及患者个体的生理与病理状态和差异，造成了男性生殖器官甚至全身器官或组织的病理损害常具有多样性与综合性，以致前列腺炎等男性生殖器官炎性疾病的患者常可具有不同的和更加复杂化的临床表现以及治疗反应或效果。

第四节 男科生殖器官感染性疾病治疗学的策略及其基本原则

男科感染性疾病治疗学是采用抗菌药物等化学药物或其他治疗因素与方法，对患者炎性疾病器官与身体机能进行病原治疗与症状治疗，从而清除引起炎性疾病的病原因子和帮助男性生殖器官及其组织恢复正常生理机能的策略与方法。关于男科感染性疾病治疗学，主要包括男科感染性疾病治疗学的基本概念以及男科感染性疾病治疗学的基本原则这两个方面。

一、男科感染性疾病治疗学的基本概念

男科感染性疾病治疗学（therapeutics of infectious diseases in andrology）属于临床疾病治疗学的范畴，其基本概念是根据患者男性生殖器官的病理损害及其相关的局部和（或）全身病理损害的特点、生理学特点以及引起病理损害的病原学的特点，采用化学治疗和（或）物理治疗等方法对患者所实施的各种治疗措施与方法。在绝大多数情况下，慢性前列腺炎等某些男性生殖器官感染性疾病患者，通常不会产生严重的组织病理损害以及严重的或危及生命的临床症状。然而慢性前列腺炎等男性生殖器官感染性疾病，绝不是可以不用认真对待和及时治疗的慢性或轻型疾病，更不是可以使用单一的药物（因素）或方法针对单一器官进行治疗的疾病。男性生殖器官的解剖学、组织学和生理学特点以及男性生殖器官感染性疾病的病理损害和引起男性生殖器官感染性疾病的病原体所具有的特点等因素，导致前列腺炎等男性生殖器官感染性疾病的治疗成为一种常常需要涉及多种药物、因素、方法、器官的系列治疗或综合治疗（详见第八章）。

长期以来，由于种种原因导致用于前列腺炎及其他某些男性生殖器官感染性疾病治疗的各种药物或因素与方法常常不能获得令人满意的效果，从而造成前列腺炎以及其他某些男性生殖器官感染性疾病成为男性人群中最难以治愈的常见病和多发病，尤其是前列腺炎甚至被患者称为"不死的癌症"。人们曾发现，不论是根据病原学检查结果还是根据患者的症状，采用口服、肌内注射或静脉注射的途径与方法给予抗菌药物治疗，虽然可以不同程度地缓解前列腺炎患者的症状，但往往难以获得有效治愈的效果。国内外学者曾经通过动物实验研究发现，以前列腺外途径给予动物的抗菌药物中，除磺胺、甲氧苄啶、氨苄西林、羧苄西林、氧氟沙星等少数药物能够在前列腺组织内达到一定的浓度或与血清相似的浓度外，其他绝大多数抗菌药物都不能在动物的前列腺组织内检测到或不能达到较高的或有效治疗的浓度。在过去的这些观察与研究中，虽然也发现有一些药物能够在动物的正常前列腺组织内达到较高的浓度，但在对慢性前列腺炎患者的使用中却不能获得令人满意的治疗效果，从而使人们相信动物的前列腺具有与人类前列腺不同的组织结构以及抗菌药物的透过性。过去的各种临床观察与动物实验的结果导致人们认为，由于抗菌药物的离子化性质、与血清蛋白质结合的性质以及前列腺所具有的"包膜"等因素，造成人体前列腺形成了能够阻止抗菌药物进入的"屏障"，以致绝大多数抗菌药物不能进入前列腺组织及其分泌液内，这是影响前列腺炎治疗效果的主要因素或根本原因。

然而，通过仔细观察与分析这些来自临床的观察资料和动物实验研究的资料，却不难发现其往往忽略了前列腺等男性生殖系统器官的解剖学与生理学特点，忽略了引起前列腺等男性生殖器官炎症的病原因子的性质，忽略了前列腺炎等男性生殖器官感染性疾病的发生与发展规律及其特点，忽略了抗菌药物的药理学及治疗学的某些基本原理，从而导致过于强调抗菌药物对于前列腺等男性生殖器官所患疾病的治疗作用（对症治疗），而没有强调对于引起前列腺炎等男性生殖器官感染性疾病的生物性病原因子的选择性抑制或杀灭作用（对因治疗）。

二、男科感染性疾病治疗学的基本原则

前列腺炎等男性生殖器官感染性疾病治疗的目的是抑制或清除引起前列腺炎等男性生殖器官感染性疾病的病原因子，帮助患者缓解或消除症状和恢复健康。因此前列腺炎等

男性生殖器官感染性疾病的治疗也同其他各种疾病的治疗一样，包括对前列腺炎等男性生殖器官感染性疾病的病因治疗与症状治疗、局部治疗与全身治疗、身体治疗与心理治疗、预防。在前列腺炎等男性生殖器官感染性疾病的治疗措施与方法上，主要包括治疗剂的前列腺等男性生殖器官内给予治疗（介入治疗）、治疗剂的前列腺等男性生殖器官外给予治疗以及外科手术治疗。

1. 治疗剂的男性生殖器官内给予治疗　前列腺等男性生殖器官的"屏障"理论曾经导致人们设法将抗菌药物直接注入或导入前列腺等男性生殖器官的组织内，通过前列腺等男性生殖器官介入治疗的方法，试图"突破"或"避开"前列腺等男性生殖器官屏障，以提高抗菌药物在男性生殖器官组织内的浓度。临床使用器官内给予治疗剂的方法治疗男性生殖器官感染性疾病，常见男性尿道药物灌注治疗法、前列腺介入治疗法、阴囊介入治疗法，其中前列腺介入治疗法主要包括前列腺穿刺直接注射药物、经尿道灌注或插管给药、经前列腺包膜的前列腺插管和灌注药物，甚至微波、射频或激光治疗也被广泛应用于感染性前列腺炎的治疗或辅助治疗中。

前列腺等生殖器官穿刺直接注射等介入治疗的操作方法具有较高的复杂性，容易造成局部组织损伤、所给予的抗菌药物等治疗剂缺乏生物性病原因子的敏感针对性以及给药剂量常常不足等问题，以致其不但仍然难以有效治愈前列腺炎等男性生殖器官感染性疾病，而且还可由于局部治疗操作所造成的组织损伤、出血、坏死、病原体耐药或扩散等而导致患者发生血尿、疼痛、继发感染、感染加重、感染扩散等更加严重损害的情况。由此更加造成人们对前列腺炎等男性生殖器官感染性疾病产生严重的恐惧甚至绝望心理，并且最终导致将前列腺炎视为"难以治愈"甚至"不能治愈"的痼疾。

2. 治疗剂的男性生殖器官外给予治疗　王和等通过对实验动物及前列腺炎等男性生殖器官感染患者进行的病原学与治疗学研究发现，根据患者疾病的特点，病原体的种类、性质、药物敏感性或耐药性以及抗菌药物的药理学特性等选择和使用抗菌药物，不论以口服、肌内注射或静脉注射途径与方法给予的绝大多数抗菌药物，都能够有效地清除实验动物和患者前列腺等生殖器官内的敏感病原体，治愈其前列腺炎以及其他男性生殖器官感染性疾病。王和采用"①前列腺液、精液及尿液内病原体性质与数量的变化；②前列腺液、精液及尿液内抗菌药物的活性；③前列腺液及精液细胞学性质与数量的变化；④患者症状与体征的变化"作为判断治疗效果的指标，观察了以常规（口服、肌内注射或静脉注射）途径与方法给予抗菌药物，对于慢性前列腺炎、急性前列腺炎、慢性精囊炎、急性精囊炎、慢性输精管炎、慢性附睾炎等男性生殖器官感染症患者治疗的效果。其发现以常规途径与方法给药 30 分钟内，不但可在患者的前列腺液、精液及尿液内检测到显著的抗菌药物活性，而且某些抗菌药物的活性还可在前列腺等男性生殖系统的器官内达到显著高于该药物的最小抑菌浓度（MIC）以及可持续存在达 36 小时以上。全部患者在经过一个疗程（7～15 天）的治疗后，其前列腺液、精液及尿液标本内病原体的数量显著减少甚至完全消失，或者对所用抗菌药物敏感的各种病原体显著减少或完全消失。经过治疗使前列腺等内生殖器官达到无菌之后，患者前列腺液及精液的细胞学检查结果亦可恢复正常，临床症状也随之显著缓解或消失。王和采用常规途径与方法给药，对 300 多例慢性前列腺炎、慢性附睾炎、慢性输精管炎、慢性精囊炎、尿道炎等男性生殖器官感染症患者的治疗结果证实，除个别患者由于其病原体多重耐药，以致缺乏可供选择和使用的抗菌药物而不得不暂时停止治疗外，其他全部患者都能够在一个或数个疗程内被有效治愈，获得98%以上的治愈率。可见前列腺炎及其他男性生殖器官的感染性疾病，也同人体其他绝大多数器官或组织的感染性疾病一样，绝不是"难以治愈"或"不能治愈"的。在充分了解患者的生理学与病理学特征、病原体的生物学特性及其药物敏感性的条件下，以常规途径与方法合理给予的绝大多数抗菌药物不但能够进入前列腺等男性生殖器官内，而且能够有效地治愈细菌等微生物引起的前列腺炎等男性生殖器官感染性疾病。王和根据动物实验与临床研究的结果认为，通过常规途径与方法给予的各种抗菌药物，能够随血液循环到达前列腺以及男性生殖系统的其他各个器官内，并且以渗出和（或）漏出等机制通过毛细血管壁或血管损伤处，直接进入到前列腺等生殖器官的组织内和达到较高的或具有治疗效果的浓度。在正常生理条件下，前列腺等男性生殖器官的"组织屏障"或许能够阻止血流内的蛋白质、血细胞等大分子或颗粒物质透过和进入前列腺组织内，但其并不能阻止绝大多数抗菌药物的透过和进入前列腺等生殖器官的组织内。尤其是在生殖器官发生炎症和组织与血管损伤的条件下，各种抗菌药物更加容易透过前列腺等生殖器官毛细血管壁，进入前列腺等生殖器官的组织内（详见第九章）。

虽然由于生物性病原因子具有许多不同于非生物性病原因子的特殊性质，以致其感染人体不但可使患者表现出病灶局部的症状与体征，而且也常常使患者表现出许多远离病灶器官的广泛的或全身的综合症状与体征。但生物性病原因子感染引起的不论是前列腺炎等男性生殖器官的感染性疾病还是其他组织或器官的感染性疾病，病原体及其代谢产物是引起各种病理性损害的主要因素。因此正确采集感染性疾病患者的标本和分离鉴定病原体、合理选择与使用抗菌药物及其他药物或方法、正确进行病原治疗和症状治疗、科学判断治疗效果以及进行良好的恢复期预防，是有效治愈前列腺炎等感染性疾病并且帮助患者恢复受感染或损伤的组织、器官及机体正常生理机能的重要措施与方法。如果将前列腺炎等感染性疾病的治疗视为人类与病原体的一次战争，那么主治医生在这场战争中就扮演了总指挥的角色。主治医生不但需要通过"侦察"（实验室检查）以充分了解和掌握作为引起战争"敌人"的病原体的种类、性质、药物敏感性与耐药性及其所致机体组织或器官的病理学改变与临床表现特征，需要充分了解和掌握作为"战场"的患者的前列腺和（或）其他男性生殖器官以及全身的正常组织学、解剖学、生理学与病理学特点以及患者的心理、生理甚至工作性质与经济承受能力等，而且还需要充分了解和掌握作为"武器"的抗菌药物以及其他相关药物或因素的药理学或作用机制及治疗学等方面的若干相关问题，这样才有可能对前列腺炎等感染性疾病进行正确的诊断、制订科学的治疗方案与确定疗效评估指标及治疗后的预防措施，并且由此获得有规律治愈的治疗效果。

（1）病原学诊断：是采集感染性疾病患者的适当标本，并且从该标本内分离病原体或检测病原体的代谢产物，对引起感染性疾病的病原体的生物学性状、药物的敏感性与耐药性、变异性等特性进行鉴定与评估的策略与方法。病原学诊断是临床医生鉴别感染的类型与性质、选择和使用抗菌药物以及其他药物或方法对患者实施治疗的重要依据，同时也是监测和判断治疗效果的重要依据。忽略病原学检查及其结果的正确分析，不但是造成抗菌药物不规范使用和滥用的重要因素之一，也可造成不能对治疗效果进行正确评估。

一般来说，任何感染性疾病，包括急性感染性疾病和慢性感染性疾病，都应当在使用抗菌药物之前首先采集标本和进行病原学检查。虽然，富有经验的临床医生根据患者的病史、临床症状与体征，通常能够有效地或正确地判断或诊断男性生殖器官感染患者所患疾病的临床类型，如急性前列腺炎、慢性前列腺炎或其他生殖器官炎症。然而由于前列腺炎，尤其是慢性前列腺炎可以由多种不同种类及药物敏感性的病原体感染引起，具有同样临床表现的前列腺炎也可以由不同类型及不同药物敏感性的病原体感染引起，仅凭临床医生的肉眼观察不但难以辨别引起前列腺炎的病原体的种类（哪一种或哪一些微生物感染，细菌及其不同的菌种、菌型或菌株，支原体及其不同的菌种、菌型或菌株，真菌及其不同的菌种、菌型或菌株等），而且更难以辨别病原体的异质性、生物学性状、变异性以及药物敏感性等特性。因此只有通过病原学检查的资料，临床医生才能够很好地了解与掌握引起前列腺炎的病原体的性状和制订科学的治疗方案，从而对患者的前列腺炎实施有效的治疗。正确的病原学诊断及其结果分析，不但能够帮助临床医生合理选择药物以及治疗方法，同时也能够帮助临床医生了解治疗过程中患者疾病变化的情况和预后，以及对治疗效果进行客观地评估。因此，在对前列腺炎及其他各种感染性疾病治疗时，应当根据患者疾病的具体情况，尽可能在使用抗菌药物之前采集患者相关标本。例如，急性前列腺炎患者在使用抗菌药物治疗之前，可采集尿道拭子、尿液或尿道分泌物标本，在病原学检查期间可对患者进行经验性抗菌药物治疗，然后根据病原学检查结果进行抗菌药物的调换。对于慢性前列腺炎等生殖器官慢性感染患者，则应当在进行抗菌药物治疗之前采集患者的分段尿液、前列腺液及精液标本，从而全面地了解和评估患者的感染类型及其程度、病原体的性状以及治疗效果。

（2）病原治疗：属于感染性疾病的"对因治疗"，是指在正确的病原学诊断及其结果分析的指导下，合理选择与使用抗菌药物以及其他某些药物，杀灭和清除患者体内引起疾病的各种病原体和（或）其产生的对宿主有伤害作用的代谢产物的策略与方法。已知前列腺炎等生殖器官感染性疾病，常见是由微生物等生物性病原因子感染前列腺等男性生殖器官以及来自病原体或非病原体的抗原性物质直接作用于前列腺等生殖器官所致。在较少见的情况下，也可由物理性或化学性病原因子直接作用于前列腺等生殖器官所致。因此，病原治疗是消除引起前列腺炎等感染性疾病的病原因子，有效治愈前列腺炎等生殖器官炎性疾病的最重要的一个环节。

对于感染性前列腺炎等男性生殖器官感染性疾病的治疗来说，抗菌药物及其规范使用是病原治疗最重要的药物和方法，但绝不是唯一的药物和方法。前列腺炎等男性生殖器官感染性疾病的病原治疗，也同支气管炎、肾盂肾炎、结核病、伤寒病以及其他各种感染性疾病的病原治疗一样，随着患者体内引起感染的病原体及其毒性代谢产物的数量逐渐减少和最终完全清除，患者的症状也将逐渐缓解并且很快恢复健康。如果不能有效地或完全地杀灭并清除患者体内引起感染的病原体、完全清除病原体产生的对宿主具有伤害作用的代谢产物，那么该患者的病情将会逐渐加重或转变为慢性症状，或者无症状带菌状态感染甚至引起其他组织与器官或全身的感染与损害。有效的病原治疗的最重要因素是规范使用抗菌药物或其他药物与方法，主要包括在正确的病原学诊断及其结果分析的指导下，合理选择和使用抗菌药物、合理选择与使用其他有利于杀灭和清除病原体的药物与方法、治疗过程中适时进行病原学监测和科学地调整治疗方案（详见第八章）。

（3）症状治疗：也称为"对症治疗"，是指使用某种或某些药物与方法，帮助患者缓解症状和恢复前列腺等男性生殖器官以及其他受累组织或器官的正常生理机能和正常心理活动的策略与方法。病原体及其毒性代谢产物以及非生物性病原因子作用于前列腺等生殖器官，造成患者前列腺等生殖器官以及其他某些组织或器官的生理机能紊乱和（或）结构受到损害，常常可导致患者产生排尿不适、会阴部疼痛、身体发热、失眠等局部或全身损害症状。也有一些患者在经过有效的病原治疗，其生殖器官达到无菌之后，还可能遗留不同程度的某些不适或症状，如疼痛、便秘或腹泻、勃起或射精异常等。对于具有明显或严重症状的患者，常常需要给予适当的药物或方法以缓解或消除患者的不适与症状。症状治疗主要包括理疗、中医药辨证治疗、非抗菌性药物治疗、外科手术治疗以及心理辅导或治疗。症状治疗既可与病原治疗同时进行，也可以在完成病原治疗之后再进行。在病原治疗的同时进行症状治疗，虽然有助于缩短疗程和早日缓解患者身体和心理的痛苦，但却不利于观察病原治疗的效果，也可增加患者的身体与经济负担。

虽然在前列腺等生殖器官达到无菌后，一些患者可仍然存在某些症状，但通常都是短暂的并且能够自发缓解与消失的，然而其也常常可导致患者产生明显的不安甚至高度紧张的心理。对于感染性前列腺炎及其他器官的感染性疾病，如果确信患者的前列腺及其他曾受病原体感染或损害的器官真正达到了无菌之后，尽管患者还具有某些症状，也绝没有必要再给患者继续使用任何抗菌药物，而应当选择非抗菌药物或其他某些方法，对患者进行帮助前列腺等器官恢复正常生理机能的治疗。

（4）疗效判断：是指对用于患者的各种药物和方法对疾病转归的影响进行监测与评估的策略与方法。各种药物和方法对患者疾病转归影响的判断指标，最终是获得治愈、好转、无效等结论，因此是一项十分严谨的和包含多种主观与客观指标的工作。疗效判断中的主观指标主要包括患者的自我感觉以及临床医生对患者症状的询问与了解，客观指标主要包括医生对患者体征的一般检查、疾病组织或器官的病原学检查以及其他同该疾病相关的实验室检查或影像学检查。对于治疗效果的判断，既不能仅仅依靠患者的自我感觉以及临床医生对患者症状的询问和体征的一般检查结果，也不能不顾及患者的自我感觉以及临床医生对患者症状的询问与了解和体征的一般检查结果，更不能仅仅依靠实验室检查或影像学检查的结果或者不参考实验室检验或影像学检查的结果。适用于某一疾病的疗效监测与评估标准的各项指标，通常是以实验室和动物实验研究为基础，在对临床患者的治疗观察之中以及治愈之后随访中进行必要的修改和最终完善形成的，其至少应当包括：①患者的自我感觉情况或医生对患者症状的询问与了解；②体征的一般检查结果；③病原学检查结果；④其他同该疾病相关的实验室检查或影像学检查结果（详见第八章）。

病原体感染是引起前列腺炎以及其他各种感染性疾病的主要因素或核心要素，因此在前列腺炎等感染性疾病疗效判断的各项指标中，最重要的是病原学检查结果。一般来说，正常生理条件下的前列腺等男性内生殖器官是无菌的。前列腺炎及其他内生殖器官感染性疾病患者经过治疗之后，随着病原体的清除，其症状也将随之减轻并且很快完全消失，实验室检查或影像学检查的结果同样也可随之恢复正常（某些严重损害除外）。但病原学检查结果常常可受到检查方法、培养条件、病原体变异等因素的影响，因此也应当注意只有在病原学检查结果达到"真正的无菌"或"没有引起该疾病的病原菌"，并且同患者的自我感觉以及相关的实验室检查或影像学检查结果等基本一致时，才能确定前列腺炎或其他生殖器官感染性疾病已经达到有效治愈。著者所治疗和观察的前列腺炎以及其他器官的感染性疾病患者中，也常常可见有一些患者在经过一个阶段的治疗之后，其症状已基本消失甚至完全消失，但在其前列腺液或其他生殖器官分泌物标本内仍然能够检出少量的细菌、其他病原体或细胞壁缺陷细菌。对于这种情况只能判断该患者为好转，其仍然需要接受进一步的治疗，直至受感染的前列腺等内生殖器官达到完全无菌或真正无菌。

（5）恢复期预防：通过有效的治疗之后，前列腺炎等生殖器官感染性疾病患者的前列腺等生殖器官能够达到上述疗效判断的治愈指标或要求，该患者即进入疾病的恢复期。由于病原因子所造成的组织器官损伤以及抗菌药物治疗所造成的正常菌群失调等因素的影响，患者在恢复期阶段对于受病原体的感染可具有比正常人体更高的易感性。因此重视并认真做好恢复期的预防，同样是前列腺炎等男性生殖器官感染性疾病能够有效治愈的一项重要措施（详见第十一章）。

3. 外科手术治疗　外科手术主要适用于前列腺脓肿等严重感染的前列腺炎，合并良性前列腺增生、前列腺结石等其他严重前列腺疾病的前列腺炎患者以及其他具有类似生殖器官感染性疾病患者的治疗（详见其他相关章节）。

第二章 男性生殖系统的胚胎发育与生理学功能

男性生殖系统（male genital system）是同男性繁殖后代、延续种族有关的系统。男性生殖系统主要是由来自中胚层的间介中胚层和来自内胚层的原始生殖细胞分化形成的，其器官包括阴囊、阴茎、男性尿道、生殖腺、输精管道、附属腺体，具有丰富的血管、淋巴管和神经组织分布。男性生殖系统的各器官，不但在解剖学、组织学和生理学上形成了密切的有机联系，而且各生殖器官也通过输精管道、尿道、神经系统、血管与淋巴管道、激素、肽生长因子及细胞因子形成了密切的有机联系，甚至同身体其他器官也形成了密切的有机联系。

第一节 男性生殖系统的器官组成

男性生殖系统的器官称为男性生殖器官（male genital organs），分为外生殖器官（external genitals）和内生殖器官（internal genitals）两个部分。

一、外生殖器官的组成

男性外生殖器官包括阴囊、阴茎和男性尿道。

1. 阴囊 阴囊是一个容纳和保护睾丸的皮肤囊袋，位于男性外阴部、阴茎的后下方。

2. 阴茎 阴茎是男性的性交器官，呈圆柱状和位于男性外阴部。阴茎的后部称为阴茎根，藏于阴囊和会阴部皮肤的深面；中部称为阴茎体，悬于耻骨联合的前下方；前部称为阴茎头，是阴茎的膨大部分。

3. 男性尿道 男性尿道是男性排尿的通道，也具有排精的功能。男性尿道起于膀胱的尿道内口，止于阴茎头的尿道外口。

二、内生殖器官的组成

男性内生殖器官包括生殖腺（睾丸）、输精管道（附睾、输精管、射精管及部分尿道）以及附属腺体（前列腺、精囊腺和尿道球腺）。

1. 生殖腺 睾丸是男性产生和分泌精子以及雄性激素的生殖腺器官，具有促进男性第二性征的发生与发展，调节生殖系统其他器官的生长、发育和功能等作用。正常睾丸是微扁的椭圆体，位于阴囊内，左右各一个。

2. 输精管道 输精管道由附睾、输精管、射精管及部分尿道组成，是男性体内输送精子的通道，也同精子的储存与成熟有关。

（1）附睾：暂时储存精子、产生对精子有营养作用的分泌物而利于精子成熟的器官。附睾的形态为新月长条状，贴于睾丸上端和后缘。附睾上端膨大，称为附睾头；附睾管体迂回盘曲，构成附睾体和附睾尾。

（2）输精管：输送精子的通道。输精管由附睾管延续形成，分为睾丸部、精索部、腹股沟部、盆部共四个部分。输精管的睾丸部起于睾丸尾部，沿睾丸后缘上行至睾丸上端；精索部在睾丸上端至腹股沟管浅环之间；腹股沟部位于腹股沟管内；盆部是输精管最长的部分，经由腹环、盆侧壁、输尿管末端行至膀胱底后面，最终与精囊的排泄管汇合成射精管。

（3）射精管：来自输精管的精子与精囊分泌物汇合并排泄到后尿道的出口通道。射精管由输精管与精囊的排泄管合并形成，左右各一条，开口于尿道前列腺部。

3. 附属腺体　附属腺体包括前列腺、精囊腺和尿道球腺。

（1）前列腺：男性生殖系统中最大的附属腺体器官，呈栗子状形态并且围绕于尿道的上端和位于膀胱的下方，具有解剖学功能、输送功能、分泌功能、激素代谢功能。

（2）精囊腺：也称为精囊，是一对长椭圆状囊性器官，位于膀胱底之后、输精管壶腹的外侧。精囊的分泌物参与精液的组成，具有稀释精液、使精子易于活动的作用。

（3）尿道球腺：一对小球状的内分泌腺器官，位于会阴部深横肌内。尿道球腺的分泌物是组成精液的成分之一，具有刺激精子活动的作用。

男性生殖系统的器官组成及其毗邻关系见图 2-1。

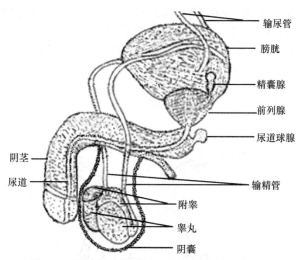

图 2-1　男性生殖系统的器官组成及其毗邻关系

第二节　男性外生殖器官的胚胎发育与生理学功能

男性外生殖器官包括阴囊、阴茎和男性尿道，在人体胚胎生长发育的第 3 周已开始形成并且可据此辨别胎儿的性别。动物实验研究证实，不论胚胎的染色体是 XX 还是 XY，其男性外生殖器官的形成和发育都必须有雄性激素的调控。如果在胚胎外生殖器官发生性分化之前，已切除其生殖腺并且使胚胎不受睾丸或卵巢所产生的性激素的影响，则此胚胎的外生殖器官总是向雌性的方向分化和发育。但如果给已切除生殖腺的胚胎提供雄性激素，其外生殖器官则可向雄性的方向分化和发育。

在胚胎生长发育的第 4 周，位于泄殖腔膜颅侧左、右的间充质增生，其正中合成一个小的隆起，称为生殖结节（genital tubercle）。此生殖结节之后略长大，称为初阴（phallus）。位于泄殖腔膜两侧的间充质增生并且在其左右形成两条隆起，内侧隆起成为左右泄殖腔褶（cloacal folds），外侧隆起成为左右阴唇阴囊隆起（labioscrotal swelling）。在胚胎生长发育的第 6～7 周，泄殖腔被尿生殖膈分离为尿生殖窦和直肠，泄殖腔膜随之分离为尿生殖膜和肛膜，泄殖腔褶也随之分为在尿生殖膜两侧的尿生殖褶和肛褶。位于左、右尿生殖褶之间的凹沟，称为尿生殖沟，沟底为尿生殖窦膜。约在胚胎生长发育的第 9 周，尿生殖窦膜破裂成为尿生殖沟孔。尿生殖窦的初阴部末端，在此形成开口。

一、阴囊的胚胎发育与生理学功能

1. 胚胎发育 阴囊（scrotum）在男胚生长发育的第 9 周，由位于泄殖腔膜两侧的间充质增生形成的左、右两条隆起中的外层隆起（左、右阴唇阴囊隆起）愈合形成。阴囊缝即由此左、右隆起的愈合处形成。

2. 组织学结构 阴囊组织可分为皮肤和肉膜，阴囊的皮肤菲薄、有大量色素并极富有弹性。阴囊的皮下组织不含脂肪，但含有散在的平滑肌，因此称为肉膜。阴囊平滑肌可随外界温度的变化而反射性收缩或舒张，以此调节阴囊内的温度，从而有利于精子的发育。

3. 解剖学结构 阴囊是一个由皮肤与肉膜形成的囊袋，位于男性外阴部阴茎的后下方，有少量的阴毛，色素沉着明显。阴囊壁由皮肤和肉膜组成，正中有纵行的阴囊缝。肉膜是阴囊的浅筋膜，含有平滑肌纤维，具有使阴囊松弛或收缩、调节阴囊内温度的作用。肉膜在正中线向深部发出阴囊中隔，以此将阴囊分为各容纳一个睾丸和附睾的左、右两个部分。在阴囊的深面有包被睾丸、附睾及精索的被膜，此被膜由外向内依次为：①精索外筋膜（提睾筋膜），由腹斜肌腱膜延续而形成；②提睾肌，来自腹内斜肌和腹横肌；③精索内筋膜，由腹横筋膜延续形成；④睾丸鞘膜，来源于腹膜。睾丸鞘膜可分为脏层和壁层，脏层紧贴于睾丸和附睾的表面，在睾丸后缘处。脏层和壁层相互移行，两层之间形成鞘膜腔，内有少量浆液。发生炎症时，鞘膜腔内的液体可增多，形成鞘膜积液（图 2-2）。

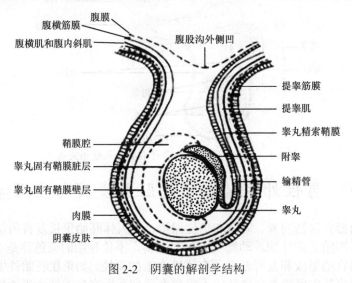

图 2-2 阴囊的解剖学结构

4. 生理学功能 阴囊是容纳和保护睾丸的囊袋。阴囊通过其肉膜的收缩，达到调节阴囊内温度的作用，有利于精子的发育和生存。

二、阴茎的胚胎发育与生理学功能

1. 胚胎发育 阴茎（penis）在男胚生长发育的第 9 周，由初阴生长、变长和变粗而形成。初阴生长、变长和变粗后的顶端较大，成为阴茎头。尿生殖沟成为男性尿道的一个部分，又称为尿道沟。来自内胚层的尿生殖窦初阴部末端的一小部分扩展到尿道沟的表面，随初阴体的成长而成为阴茎。尿道沟两侧尿生殖褶的边缘逐渐合拢成管状，成为尿道的阴茎部（海绵体部）。阴茎海绵体（corpus cavernosa）与尿道海绵体（corpus spongiosum），都来自初阴内的间充质。左右褶形成的愈合处，成为阴茎缝。

阴茎形成的同时，阴茎头顶端的表面外胚层向内增生，形成一性别索，称为阴茎头板（glandular plate），其与尿道阴茎部顶端相连接。在胚胎生长发育的第 12～14 周，阴茎头板内出现管腔，成为尿道阴茎头部，尿道由此在阴茎头形成开口。在胚胎生长发育的第 12 周，阴茎远端的皮肤出现褶并逐渐生长变长至超过阴茎头部，成为包皮。在胚胎生长发育的第 14 周，包皮已完全包覆于阴茎头的外表并且与阴茎头融合。在胎儿出生时，包皮一般都不能翻转，直到婴儿期包皮的融合面才分离。

2. **组织学结构**　阴茎的海绵体是一个由不规则的血管腔隙组成的庞大海绵样系统，构成包裹海绵体白膜的胶原纤维分为内、外两个部分，外面主要为纵行，内面为环行并伴有弹性纤维网。白膜在两个阴茎海绵体之间形成纤维性中隔，其被大量裂隙穿过，使两侧的海绵体彼此沟通。白膜的内面（尤其是海绵体的后部）有致密结缔组织层，其中含有大量小静脉，具有排出海绵体腔血液的作用。尿道海绵体的白膜较阴茎海绵体的白膜薄，其内层为环行排列的平滑肌纤维。

阴茎海绵体中央部的腔隙最大，在阴茎萎软时，其直径仍可达 1mm。越向周围，腔隙越小。腔隙之间的中隔是小梁，由致密纤维组织构成，其中含有粗的胶原纤维索、弹性纤维、成纤维细胞及平滑肌纤维索。腔隙的内面衬有内皮细胞，其与输入动脉和输出静脉的内皮细胞相连续。尿道海绵体的腔隙与阴茎海绵体的腔隙不同，其任何部位都大小相似。尿道海绵体腔隙间的小梁含有较多的弹性纤维，而平滑肌纤维的含量相对稀少。

当阴茎处于松弛状态时，海绵体内只含有极少量的血液，以致其腔隙成为萎陷而不规则的缝隙。阴茎勃起时，海绵体腔在一定的压力下充血而成为大腔，使阴茎体胀大而变硬。

阴茎皮肤的皮下组织层丰富，并且含有平滑肌，但没有脂肪组织，除阴茎头冠底有产生包皮垢的腺体外，其他部位皮肤基本不含体毛及腺体，有少量汗腺。阴茎头的真皮与深部结缔组织相融合，在此区有特殊的皮脂腺（Tyson 腺），其数量和分布因个体不同而有很大的差异。

3. **解剖学结构**　阴茎位于男性外阴部，可分为头、体、根三个部分。阴茎的后部为阴茎根，藏于阴囊和会阴部皮肤的深面，固定于耻骨下支、坐骨支及尿生殖膈。阴茎的中部为阴茎体，呈圆柱状，悬于耻骨联合的前下方，是阴茎的可动部分。阴茎的前部为阴茎头，是阴茎的膨大部分。阴茎头的尖端处有矢状位的尿道外口，头后稍细的部分为阴茎颈（图 2-3）。

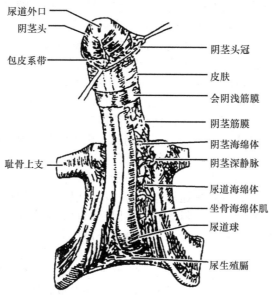

A. 阴茎及其被膜

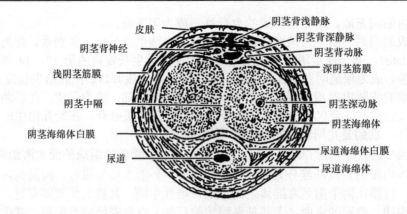

B. 阴茎的横断面

图 2-3　阴茎的解剖学结构

　　阴茎由两条阴茎海绵体和一条尿道海绵体构成。阴茎海绵体位于阴茎的背侧，左、右各一条，构成阴茎的主体。阴茎海绵体的前端变细和嵌入阴茎头，后端分为两个阴茎脚，分别附着于两侧耻骨下支和坐骨支。尿道海绵体位于两条阴茎海绵体之间的腹侧，尿道贯穿其全程。尿道海绵体的中部呈圆柱状，前端膨大成阴茎头，后端膨大称为尿道球。尿道球位于两阴茎脚之间，固定于尿生殖膈下筋膜。

　　各海绵体的外表都包被有一层坚韧厚实的纤维膜，分别称为阴茎海绵体白膜和尿道海绵体白膜。此白膜坚韧而富有伸展性，两条海绵体之间的白膜形成阴茎中隔。

　　三条海绵体外面共同包被有浅阴茎筋膜、深阴茎筋膜和皮肤。阴茎的皮肤薄弱、柔软、富有伸展性，阴茎头的皮肤紧密附着于深面的白膜而不可移动，其他皮肤则富有移动性，这些可移动皮肤在尿道再造手术时可用作血管蒂。阴茎体皮肤至阴茎的颈部游离向前延伸，形成双层环形皱襞包被阴茎头，称为阴茎包皮（prepuce of penis）。阴茎包皮在阴茎颈处又移行于阴茎头的皮肤，包皮与阴茎头之间的腔隙，称为包皮腔。在尿道外口下方与包皮之间，有一相连的皮肤皱襞，称为包皮系带（frenulum of prepuce）。包皮系带内含有淋巴管丛和血管，行包皮环切时须注意不可伤及此系带。

　　幼儿的阴茎包皮较长，包着整个阴茎头，包皮腔也较小。随着年龄的增长，阴茎包皮逐渐退缩，包皮腔也逐渐扩大。如果成年后包皮仍然覆盖住尿道口，但用手能够使其上翻而露出尿道外口和阴茎头者，称为包皮过长。如果包皮口过小，包皮完全包着阴茎头而不能翻开时，称为包茎。包皮过长与包茎可影响阴茎头的生长发育，包皮腔内也易滞留尿液以及形成尿垢等污物的堆积，有利于微生物和寄生虫的栖生与生长繁殖。污物对阴茎头和尿道产生刺激，可造成尿道及阴茎头的炎症，并且是诱发阴茎癌的重要因素。对于包皮过长与包茎者，应当适时切除部分包皮，使阴茎头能够显露。

　　阴茎的血管来自髂内动脉下支的阴部内动脉，称为阴茎动脉。阴茎动脉发出阴茎深动脉和阴茎背动脉等分支，分布至阴茎的各个部分并有相互吻合。海绵体后微静脉汇集形成起始于白膜下的阴茎深静脉，阴茎的大部分血液是通过阴茎深静脉流出的。

　　阴茎的皮肤、包皮、阴茎体等处都有致密的浅淋巴管网，这些浅淋巴管汇集形成背浅淋巴管，通向腹股沟内侧淋巴结。阴茎的深淋巴管网收集阴茎头的淋巴液，在包皮系带的两侧形成淋巴管丛，然后继续延伸进入背侧筋膜下淋巴管。

　　阴茎的神经有两个来源。一是来自骶丛，通过阴部神经到达阴茎，分布到阴茎的横纹肌（球海绵体肌），形成阴茎皮肤和尿道黏膜的感觉神经。来自会阴部神经的背神经随阴茎动脉行走和分布于阴茎头，来自会阴神经的一小分支也到达阴茎头和分布于阴茎腹侧皮肤。二是来自骨盆的交感神经和副交感神经系统。交感神经和副交感神经丛与血管的平滑肌相连，在阴茎海绵体小梁平滑肌之间形成广泛的无髓神经纤维网。

4. 生理学功能 阴茎是男性的性交器官，阴茎的正常勃起和射精过程包括：

（1）勃起：阴茎的勃起是一个神经-血管的反应与过程，其组织学和生理学基础是一系列的神经与血管的活动，包括对刺激的心理应答、健全的副交感神经、可正常松弛的海绵体平滑肌、能够迅速输送血液的血管系统。在绝大多数情况下或者没有受到性信号、机械刺激等情况下，阴茎处于疲软或松软状态。在性信号或机械刺激等因素的作用下，阴茎的勃起开始于动脉和海绵体中全部平滑肌的松弛、动脉与静脉分流的关闭、血窦扩张以及静脉血回流减少。这时形成的血压可超过组织弹性的抗力，从而使动脉中膜伸展，大量血液灌注于海绵体内，造成阴茎勃起和坚硬。持续性的兴奋可使前列腺液分泌，在尿道口形成少量透明的黏液性分泌物。

（2）射精：对阴茎头和包皮系带皮肤的持续刺激，可引起性高潮的产生及射精。在交感神经的控制下，来自输精管、前列腺、精囊的分泌液被输送到尿道前列腺部汇集成为精液。射精时，尿道球海绵体收缩、膀胱颈关闭、尿道内括约肌收缩、尿道周围肌收缩、尿道外括约肌松弛，从而使精液从尿道前列腺部排至尿道球部，然后再从尿道球部排出体外。正常男子一次可射出 3～6ml 精液，每毫升精液可含 0.2 亿～4 亿个精子。

在射精之后，动脉肌组织恢复其原来的张力，动脉血液的流入量减少至通常的流入量，动脉与静脉重新分流。通过小梁平滑肌的收缩和弹性纤维网的回弹作用，排出海绵体内多余的血液。周围小静脉受到压迫以及存在静脉瓣膜，因此只能将积于阴茎海绵体内的血液缓慢压入静脉，使阴茎缓慢地逐渐恢复到原来的疲软状态。

三、男性尿道的胚胎发育与生理学功能

1. 胚胎发育 尿道（urethra）主要来源于内胚层的尿生殖窦（urogenital sinus）。在胚胎生长发育的第 4～7 周，泄殖腔（cloaca）被尿生殖膈（urorectal diaphragm）分隔成为肛直肠管和尿生殖窦。尿生殖窦自颅端至尾端可分为三个部分，包括膀胱部、骨盆部、初阴部。初阴部（phallic part）也称为真尿生殖窦（definitive urogenital sinus），其在男胎分化成为男性尿道的阴茎部。

男性尿道的阴茎头部（舟状窝）来源于表面的外胚层。这个部位的部分外胚层增殖并且进入阴茎头部，早期为细胞索，后来中空，成为管状并且与尿道的阴茎部连通。

2. 组织学结构 尿道前列腺部的内衬上皮与膀胱的相同，均为变移上皮。膜部和海绵体部的内衬上皮则是复层或假复层柱状上皮，海绵体部还经常可见有复层扁平上皮斑。舟状窝的上皮一般都是复层扁平上皮。在尿道上皮表面，有时也可见黏液性杯状细胞。

尿道黏膜的固有层是含有丰富弹性纤维网的疏松结缔组织，无明显的黏膜下层。在尿道黏膜的固有层的结缔组织内，存在大量散在的以纵行为主的平滑肌索。

尿道黏膜表面有许多陷窝，称为 Morgagni 陷窝。这些陷窝可延伸到深部并且再分成小管，即为 Littre 腺。

3. 解剖学结构 男性尿道起于膀胱的尿道内口，止于阴茎头的尿道外口，可分为前尿道和后尿道两个部分。前尿道（anterior urethra）长约 16cm，近端位于会阴内，远端在阴茎内。后尿道（posterior urethra）长约 4cm，位于海绵体近端的盆内，包括尿道的前列腺部和膜部，泌尿生殖道的括约肌系统作用于此部位。成年人尿道的长度为 16～22cm，管径平均为 5～7mm。尿道全程可分为前列腺部、膜部及海绵体部三个部分。

（1）前列腺部：尿道前列腺部（prostatic part of urethra）是尿道贯穿前列腺以及管腔最宽的部分，全长 3～4cm，有尿道嵴、精阜、前列腺小囊、射精管口、前列腺窦、前列腺囊口以及前列腺排泄管开口的分布。这种结构及其毗邻关系不但有利于细菌等病原体的寄居，而且也有利于泌尿生殖道感染的相互影响和扩散。在尿道前列腺部后壁有一纵行的隆起，称为尿道嵴（urethral crest），嵴的中部隆起称为精阜，嵴的两侧各有一浅凹的前列腺窦，其底面有 15～20 个前列腺小管穿过。精阜中央的小凹陷称为前列腺小囊，其上部有一裂隙状的前列腺囊口，在此前列腺小囊的两侧，有一对细小的射精管口。在精阜附近的黏膜上，有前列腺的许多排泄管开口。

（2）膜部：尿道膜部（membranous part of urethra）是尿道贯穿尿生殖膈的部分，全长 2～2.5cm，是尿道三部中最短和最狭窄的部分。尿道膜部周围有尿道膜部括约肌环绕，以致其位置较为固定。

（3）海绵体部：尿道海绵体部（cavernous part of urethra）属于前尿道，是尿道穿过尿道海绵体的部分。尿道海绵体部的后端膨大，称为尿道球部，有尿道球腺的开口。尿道海绵体部的前端至阴茎头处扩大成为舟状窝，此窝的前壁有一黏膜襞形成的舟状窝瓣。

男性尿道的全程有 3 个狭窄、3 个扩大和 2 个弯曲。尿道的 3 个狭窄分别位于尿道口内、膜部及尿道外口，其中尤以尿道外口部分最为狭窄。尿道的 3 个狭窄是尿道结石常常发生嵌顿的部位。3 个扩大分别在尿道的前列腺部、尿道球部和尿道舟状窝。2 个弯曲分别是耻骨下弯和耻骨前弯。耻骨下弯恒定无变化，位于耻骨联合下方 2cm 处，凹面向上，包括尿道的前列腺部、膜部和海绵体部的起始段。耻骨前弯位于耻骨联合的前下方、阴茎根与阴茎体之间，凹面向下。如果将阴茎向上提起，耻骨前弯即可变直（图 2-4）。

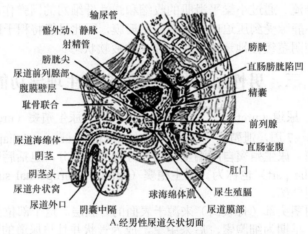

A.经男性尿道矢状切面

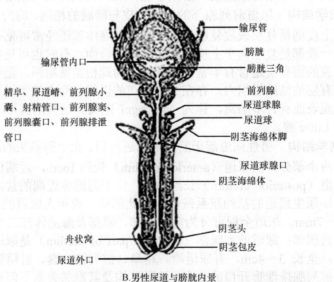

B.男性尿道与膀胱内景

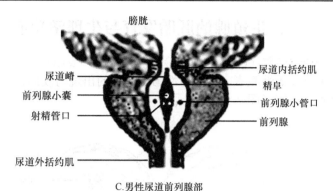

C.男性尿道前列腺部

图 2-4 男性尿道的解剖学结构

4. 生理学功能 男性尿道是男性排尿的通道，同时也具有排精的功能。

（1）排尿和控尿：人体的排尿过程包括尿液的储存和排出，分别受到位于脊髓骶段的节前交感神经和节后副交感神经以及位于脑干和大脑皮质的中枢神经的调控。成年人输尿管内尿液以约 1ml/min 的流速间断地注入膀胱，正常人白天 2～3 小时可排尿一次，夜间无排尿活动或排尿 1～2 次。成年男性的膀胱容量约 400ml（350～500ml），膀胱内的尿液体积为 150～300ml 时即可产生尿意。一般来说，膀胱内尿量超过 500ml 时，人体可由于膀胱的牵张而产生疼痛和强烈尿意。男性在尿道膜部水平的控尿，涉及尿道膜部的放射状皱襞、黏膜下结缔组织、尿道固有平滑肌、尿道外括约肌、肛提肌的耻骨尿道部（耻骨会阴肌）。

来自输尿管的少量尿液在膀胱内储存（储尿期）通常不会引起人体产生尿意。在少量尿液时，膀胱逼尿肌的活动受到脊髓交感神经的抑制，也可受到会阴部神经以及大脑对副交感神经活动的抑制。

膀胱内尿液充盈时，可刺激膀胱壁内的牵张感受器并且将信号通过盆神经感觉纤维传入和到达脊髓骶段的排尿中枢，然后又通过盆神经运动纤维传出信号，从而引起膀胱逼尿肌收缩和尿道外括约肌松弛，使膀胱内压升高和引起排尿活动。有意识的排尿活动，也受大脑皮质对脊髓骶段的逼尿肌中枢以及阴部神经的抑制作用的调节。

排尿后尿液排空，膀胱内无残余尿液，但也可因尿液回流而产生少量残余尿液，一般少于 5ml。正常生理条件下，男性通过尿道球海绵体肌的有节律收缩，可排出尿道内的残留尿液。女性则需要通过重力排尽残留尿液。如果残余尿量过多，提示存在膀胱排尿功能障碍或存在下尿路梗阻。

（2）排精：将汇集在尿道前列腺部的精液，沿男性尿道排出体外的过程。正常射精时，尿道球海绵体肌发生收缩、膀胱颈关闭、尿道内括约肌收缩、尿道周围肌收缩、尿道外括约肌松弛，可防止精液逆流进入膀胱（逆向射精），使精液从尿道前列腺部排出到尿道球部，然后排出体外。

第三节　男性内生殖器官的胚胎发育与生理学功能

男性内生殖器官在人体胚胎生长发育的第 3 周后开始分化和生长，出生后分别发育形成生殖腺（睾丸）、输精管道（附睾、输精管、射精管及部分尿道）以及附属腺体（前列腺、精囊和尿道球腺）。内生殖器官的生理学功能主要包括产生和分泌精子，使精子成熟，储存和运输精子，产生和分泌外分泌液，产生和分泌雄性激素、促甲状腺素释放激素（thyrotropin releasing hormone，TRH）、促肾上腺皮质激素（adrenocorticotropic hormone，ACTH）等激素及肽生长因子（peptide growth factors，PGFs）等细胞因子。

一、生殖腺的胚胎发育与生理学功能

男性生殖系统的生殖腺（genital glands）器官是睾丸（testis）。睾丸的生理功能主要包括产生和分泌精子以及雄性激素，促进男性第二性征的出现与发展，调节生殖系统其他器官的生长、发育和功能等（图 2-5）。

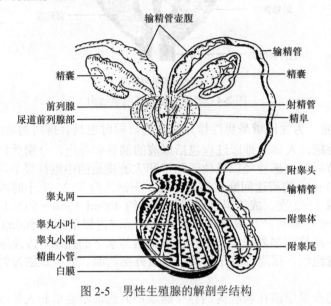

图 2-5　男性生殖腺的解剖学结构

（一）胚胎发育

在胚胎生长发育的第 4 周，中肾即开始分化并且形成了由单层立方上皮构成的中肾小管（mesonephric tubule）。中肾小管的内侧端与由肾小囊和血管球构成的中肾小体连接，此连接体合称为中肾单位（mesonephritic unit）。中肾小管的外侧端与前肾管连接，称为中肾管（mesonephric duct）或 Wolff 管。由许多中肾单位与中肾管形成的、呈纵行梭状的集合体，称为中肾（mesonephros）或 Wolff 体。中肾的形成使腹腔后壁出现了纵行的嵴状隆起，称为中肾嵴（mesonephric ridge）。随着中肾嵴内侧脏壁中胚层的表面上皮开始增厚以及其深层间充质的增生，这部分中肾嵴向体腔内凸出，形成枣核状的纵行隆起，称为生殖嵴（genital ridge）或生殖腺嵴（gonadal ridge）。生殖嵴与中肾嵴紧密邻接，两者合称为尿生殖嵴（urogenital ridge）。在胚胎生长发育的第 3～4 周，靠近尿囊基部的卵黄囊内胚层内，出现了许多大的原始生殖细胞。此后由于胚胎的纵向折转，卵黄囊的这部分成为胚胎的后肠。原始生殖细胞也由此进行变形运动，经背侧系膜移向生殖嵴。原始生殖细胞来源于内胚层，其形态为圆形或椭圆形，直径 25～30μm，体积明显大于其周围的体细胞。原始生殖细胞在运动时可形成伪足，表现为不规则的形态。原始生殖细胞有圆形或椭圆形的细胞核，偏心位于细胞内。其细胞核的染色质分布均匀，有 1～2 个核仁，细胞质内有 2 个中心粒以及高尔基复合体、糖原颗粒和脂滴。在电子显微镜下观察，可见细胞内有许多高密度的小颗粒以及细胞表面有细丝状足，此细丝状足的末端附着于细胞外基质或其周围的体细胞上。此外，在原始生殖细胞的表面，还可见一层薄而细的纤维衣。

在胚胎生长发育的第 7～8 周，如果胚胎细胞的性染色体为 XY 时，生殖腺的髓质索可继续生殖与发育，使髓质不断增厚。同时，增厚的表面上皮逐渐变薄，最终成为一薄层间皮，此时皮质即消失。在胚胎生长发育的第 8 周，表面间皮与髓质之间的间充质分化成为一层较厚的致密结缔组织，称为"白膜"（tunica albuginea）。髓质索生长发育成为睾丸索（testicular cords），其靠近门的部分相互连接形成睾丸网（rete testis）。在胚胎生长发育的第 4 个月，睾丸索分化形成长袢状的精曲小管（contorted seminiferous tubule），成为精子产生的场所。在胚胎时期，精曲小管是由来自原始生殖细胞的精原细胞以及来自髓质索上皮的支持细胞（Sertoli 细胞）构成的无管腔的细胞索，直到出生后的青春期之后精曲小管才开始出现管腔。

在胚胎生长发育的第 4～6 个月，各精曲小管之间的一部分间充质分化成为间质细胞（Leydig 细胞）并且开始分泌雄性激素。直到出生之后，睾丸内间质细胞的体积开始变小并且数量减少，分泌雄性激素的作用也随之停止。然而到了青春期后，睾丸内间质细胞的体积又重新增大和数量增多，并且开始分泌雄性激素。这时的精曲小管开始形成管腔，精原细胞的数量也不断增多并且沿着"初级母细胞→次级母细胞→精细胞→精子"的过程分化。精原细胞是干细胞，直到胎儿出生后仍然存在于睾丸内。精原细胞能够自我复制并且源源不断地产生新的精原细胞，从而使睾丸能够终生不断地产生精子。

在胚胎时期，睾丸在腹腔后壁的上部、靠近膈处发育。胚胎生长发育的第 2 个月，睾丸的下端与阴唇阴囊隆起之间后腹壁的间充质形成条索，称为睾丸引带（gubernaculum testis）。在胚胎生长发育的第 7 个月时，睾丸下降至耻骨缘前方。到第 8 个月末睾丸即可进入阴囊，同时与睾丸相连的输精管、血管、神经也随睾丸一起下降和进入阴囊内。输精管、血管、神经以及从间充质分化来的结缔组织，由肌纤维包裹而构成精索（spermatic cord）。

（二）组织学结构

睾丸是具有很厚的纤维性被膜被覆的复管状腺体器官，通过精索连接而悬挂于阴囊内。睾丸的后方有一结缔组织被膜伸入腺体内，形成睾丸纵隔（mediastinum testis）。从睾丸纵隔向白膜发出很多放射形的称为"睾丸小隔"的纤维小隔，并以此将睾丸分成约 250 个锥形部分，称为睾丸小叶（lobuli testis）。睾丸小隔可能不完全达到周边部分，因此有一些睾丸小叶相互沟通。每个睾丸小叶由 1～4 条高度弯曲的精曲小管组成，此精曲小管的直径为 150～250μm，长度为 30～70cm。精曲小管是产生并且分泌精子的部位，构成睾丸的外分泌部分。精曲小管通常高度迂曲成袢状，但也可形成分支或盲端。在每个小叶的顶端，精曲小管变直成为精直小管，其是排泄管系统的第一节段。随后，精直小管与睾丸网汇合（图 2-6）。

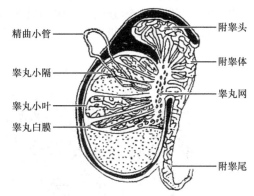

　　　　　　　　　精曲小管
　　　　　　　　　睾丸小隔
　　　　　　　　　睾丸小叶
　　　　　　　　　睾丸白膜

　　　　　　　　　附睾头
　　　　　　　　　附睾体
　　　　　　　　　睾丸网
　　　　　　　　　附睾尾

图 2-6　睾丸的组织学结构

睾丸白膜的内面是一层富含血管的疏松结缔组织，即睾丸血管膜。血管膜处有性质相似的疏松结缔组织向内延伸，充填于精曲小管之间的全部间隙内，并且其还含有成纤维细胞、巨噬细胞、肥大细胞及血管周围间充质细胞。在精曲小管之间的间充质内，还存在成群的上皮样间质细胞或 Leydig 细胞，它们是睾丸具有内分泌功能的组织细胞。

1. 精曲小管　精曲小管是睾丸产生和分泌精子的部位。成年人的精曲小管由复层上皮细胞构成，主要是支持细胞和生精细胞。精曲小管的支持细胞只有一种，即 Sertoli 细胞。生精细胞则包括几种具有不同类型形态特点的细胞，即精原细胞、初级精母细胞、次级精母细胞、精细胞和精子。精曲小管的各种生殖细胞不是个体发展中形成的不同类型，而是男性生殖细胞在连续分化过程中形成的不同发育阶段。在精曲小管的外面，存在来源于间质内的原始结缔组织的单层或多层外膜细胞。

（1）支持细胞：支持细胞（Sertoli 细胞）分布于精曲小管的各期生精细胞之间，具有较为复杂的立体构型，但基本上可将其视为圆柱形。支持细胞的底部居于基板上，向上伸展可直穿上皮全层而到达上皮的游离面。这些细胞从圆柱体部分伸出纤细的突起系统，向侧面放射包绕着生精细胞，并且占据生精细胞之间的全部间隙。精原细胞是最早期的生殖细胞，虽然也靠近基板，但这些生殖细胞越接近成熟阶段，就越靠近精曲小管的管腔。

支持细胞的细胞核通常呈椭圆形，其表面可有一个或多个深凹陷。核质除有一个大而明显的核仁外，通常具有均质性。支持细胞核仁的组成特征：有两个圆形的嗜碱性团块位于一个圆形或椭圆形中心体的两侧。

支持细胞的细胞质内含有大量细长的线粒体，其颗粒内质网较为稀疏，但滑面内质网却较为丰富。滑面内质网尤其在细胞底部发育良好，支持细胞具有分泌类固醇激素的功能。

支持细胞的功能主要包括对生精细胞的支持与营养作用、产生类固醇激素和分泌多种肽类物质调节生殖功能、构成血–睾屏障（blood-testis barrier）而形成睾丸内环境、调节精子的发生以及吞噬细胞的残体。

（2）生精细胞：指精原细胞演变成为精子的全过程中几种不同类型的细胞，包括精原细胞、初级精母细胞、次级精母细胞、精细胞及精子。

1）精原细胞（spermatogonium）：最靠近精曲小管基膜的一层细胞，直径约 12μm。人类精原细胞有 46 条染色体，其中 22 对为常染色体，一对为性染色体（XX 或 XY）。精原细胞可分为 A 型和 B 型两种类型。A 型精原细胞的细胞质均匀，着色浅，细胞核为圆形或椭圆形，染色质呈细粒状，有 1～2 个不规则的核仁附着在核膜内面。B 型精原细胞的细胞质与 A 型精原细胞的细胞质没有明显的区别，但细胞核呈圆形，含有大小不等的染色质颗粒并且大都沿核膜分布，核内有 1 个核仁，位于核的中央，常有染色质颗粒与其相连。精原细胞具有连续不断分化和产生精母细胞的功能。A 型精原细胞经过一系列分裂之后，产生另一种 A 型精原细胞。其中有些可作为干细胞，成为以后更新精原细胞和产生精母细胞的细胞。有些则继续分化，经中间过渡形式之后成为 B 型精原细胞。B 型精原细胞通过进一步的分化，形成初级精母细胞（图 2-7）。

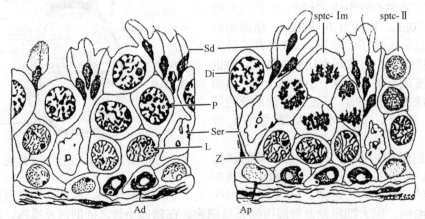

图 2-7 精原细胞的分化过程

Ser：Sertoli 细胞；Ad 与 Ap：暗 A 型细胞与明 A 型细胞；L：细线期精母细胞；Z：合线期精母细胞；P：粗线期精母细胞；Di：双线期精母细胞；sptc-Im：分裂状态的初级精母细胞；sptc-Ⅱ：间期的次级精母细胞；Sd：精细胞

2）初级精母细胞（primary spermatocyte）：体积比精原细胞的体积大，直径约 18μm。初级精母细胞的核质 DNA 经过复制后即进行第一次减数分裂，每对染色体都沿着原来的接合线分离成为两个染色体。在其形成的两个次级精母细胞中，一个含有 22 条常染色体和 1 条 X 染色体，另一个则含有 22 条常染色体和 1 条 Y 染色体。

3）次级精母细胞（secondary spermatocyte）：体积比较小，直径约 12μm，细胞核呈圆形，染色较深，远离精曲小管基膜而接近管腔。次级精母细胞不进行核质 DNA 复制，而是经历一个短暂分裂间期便完成了第二次减数分裂。这次减数分裂与一般有丝分裂相似，染色体的着丝点在后期分裂，染色单体分离，形成的两个精细胞的染色体数目仍然是初级精母细胞的一半。

4）精细胞（spermatid）：位于精曲小管的管腔内，体积仅 8μm。精细胞的细胞核呈圆形，着色较深，细胞质少，内含中心粒、线粒体以及位于细胞核旁的高尔基复合体。精细胞不再进行分裂，其经过一系列形态的变化后直接形成精子。

5）精子（spermatozoon）：呈蝌蚪形，由头部和尾部构成，全长 60μm。精子的头部正面观为卵圆形，侧面观似梨形，长度 4～5μm，宽度 2.5～3.5μm。精子头部包含了浓缩的细胞核，其染色质过度致密并且可有大小不等、不规则的空泡。在精子的头部有一呈帽状覆盖于细胞核的前半部的特殊结构，称为顶体（acrosome）。顶体内含有大量糖类和多种溶酶体酶，包括顶体酶（acrosomal enzyme）、透明质酸酶、胶原酶、神经氨酸酶、脂酶等。顶体酶在顶体内以酶原的形式存在，该酶在释放出顶体之后可被激活，能够表达胰蛋白酶的丝氨酸蛋白水解酶样活性。顶体酶、透明质酸酶等存在于精子头部的酶类使精子能够穿入卵细胞，因此是受精所必需的酶类。如果顶体酶的活性降低或缺如，可造成不育症。精子的尾部又称为鞭毛，是精子的运动器官。精子的尾部全长约 55μm，可划分为"颈段、中段、主段、末段"四个部分（图 2-8）。

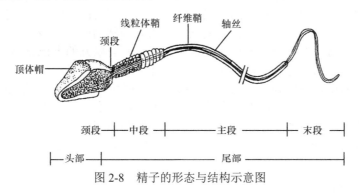

图 2-8 精子的形态与结构示意图

2. **间质组织** 睾丸的间质组织主要由分布于精曲小管之间的角形间隙内的睾丸间质细胞（Leydig 细胞）及其周围的血管、淋巴管及疏松的蜂窝状结缔组织构成。在睾丸间质组织中，除可见成纤维细胞和细小的胶原纤维索外，还有巨噬细胞、肥大细胞以及相对未分化的来自间充质的细胞。这种相对未分化的细胞在促性腺激素的刺激下，能够发育成为睾丸的间质细胞。在正常人的睾丸间质内，可见大量巨噬细胞完整地围绕着精曲小管并且常常与间质细胞群相连。体外研究发现，这些巨噬细胞能够产生白介素-1（IL-1）及肿瘤坏死因子-α（TNF-α），具有调控间质细胞产生雄性激素的作用。

睾丸间质细胞的形态可因其存在的位置不同而有差别。紧密排列部位的间质细胞呈不规则的多边形，而周边或单独存在的间质细胞则表现为细长形或梭形。睾丸间质细胞有一个大而圆的细胞核，并且双核细胞也很常见。其细胞核周边部位有少量异染色质，可有 1～2 个明显的核仁。细胞核附近有一个较大的透明区，在电子显微镜下可见此区存在发达的高尔基体。睾丸间质细胞的线粒体也很丰富，其形态与大小极不相同。人类睾丸间质细胞独有的特征是其细胞质内具有显著的宽约 3μm、长达 20μm 的结晶体。这些结晶体的形态和大小极不一致，呈圆形或梭形，对普通组织学染料几乎没有亲嗜性，因此在常规标本染色中几乎近于无色。目前对于这些结晶体的功能尚不了解。

睾丸间质细胞是睾丸内主要的内分泌细胞，这些细胞同睾丸内的血管或淋巴管都没有密切的联系。睾丸间质细胞除产生雄性类固醇激素（主要是睾酮）外，还能够产生促肾上腺皮质激素、内啡肽、升压素、缩宫素、微清蛋白等。这些产物分泌于睾丸间质组织中丰富的细胞外液内，然后扩散至精曲小管，影响精子的生成和发育。同时这些分泌物也可扩散至血管内，通过血液循环到达远距离的靶器官发挥生理效应。

正常睾丸网的上皮、固有膜以及围绕睾丸网的结缔组织基质内都有 T 淋巴细胞存在，主要是 $CD8^+T$ 细胞（抑制/细胞毒性 T 淋巴细胞）和 $CD4^+T$ 细胞（辅助/诱导 T 淋巴细胞），极少发现 B 淋巴细胞和 NK 细胞。$CD8^+T$ 细胞主要分布于睾丸网的上皮，$CD4^+T$ 细胞则主要分布于围绕睾丸网的结缔组织内，这些淋巴细胞同睾丸内的免疫应答有关。

3. 血管与淋巴管　人类睾丸的血液供应来自腹主动脉的分支，称为睾丸动脉或精索内动脉。睾丸动脉为一对细长的血管，在到达睾丸之前或在睾丸的表面即开始出现分支，发出几个主要的分支进入睾丸和附睾。这些分支再经过逐级依次分支以后，有一些走向睾丸网，称为向心支。另一些较大的分支则反向走行，称为离心支。向心支动脉和离心支动脉又进一步分支而产生小管间微动脉，分布于精曲小管之间的角形间质组织内。小管间微动脉分出的小管间毛细血管，在间质组织内形成毛细血管网。

睾丸组织内的毛细血管后微静脉汇集于微静脉，然后再依次汇集成为静脉并且走向白膜（称为离心静脉）或走向睾丸网（称为向心静脉）。走向白膜的离心静脉汇入白膜静脉，走向睾丸网的向心静脉在睾丸纵隔中汇集成为与睾丸网相连的静脉丛。在到达睾丸表面之后，这些静脉再与白膜上的静脉汇合，形成精索的蔓状静脉丛。右侧的蔓状静脉丛经由精索内静脉直接注入下腔静脉，左侧的蔓状静脉丛则与左侧肾静脉汇合。左侧蔓状静脉丛的走行特点以及左侧睾丸的位置较右侧睾丸低，对睾丸静脉的回流形成了一定的障碍，以致左侧蔓状静脉丛通常比右侧静脉丛更常见发生扩张。人类睾丸的淋巴管与血管壁形成密切联系，形成薄壁的管而不是窦状隙，呈向心性分布于小管间区。

蔓状静脉丛的血管发生异常扩张、延长和迂曲等病变，称为精索静脉曲张（varicocele，VC）。精索静脉曲张在成年男性人群中的发生率为 10%～15%，以左侧常见，也可双侧发生。精索静脉曲张的症状主要是人体直立位时感觉阴囊坠胀、疼痛，严重者可发生阴囊水肿、睾丸鞘膜积液、睾丸及附睾的功能和发育障碍导致不育，这在男性不育症患者中占 19%～41%。

（三）解剖学结构

发育成熟的正常睾丸呈微扁的椭圆体，位于阴囊内，左右各一，左侧睾丸通常较右侧睾丸低约 1cm。成年人睾丸的重量为 20～30g，表面有白膜包被并且光滑。白膜在睾丸后缘增厚和嵌入睾丸内形成睾丸纵隔。从睾丸纵隔呈扇形发出的许多睾丸小隔连接于白膜，将睾丸实质分隔为 100～200 个睾丸小叶。每个小叶内含有 2～4 条精曲小管，是产生精子的场所。精曲小管汇合成为精直小管，其进入睾丸后交织成为睾丸网。从睾丸网发出 12～15 条睾丸输出管，在睾丸后缘的上部进入附睾。

（四）生理学功能

睾丸的生理学功能包括外分泌功能、内分泌功能以及通透性屏障功能，其是男性产生精子以及分泌雄性激素的器官。

1. 外分泌功能　精子是睾丸精曲小管产生和分泌的外分泌物，精子与生殖系统的附属腺（精囊、前列腺、尿道球腺）产生和分泌的分泌液（精浆）混合后成为精液。精液是乳白色的弱碱性（pH 7.5）不透明液体，具有特殊的气味，含有来自精囊分泌的大量果糖，是精子运动的能源。此外还含有枸橼酸、酸性磷酸酶、胃蛋白酶原、纤维蛋白酶原、胰凝乳蛋白酶、前列腺素 E 和 F、性腺激素、退化的细胞、脱落上皮细胞、类脂颗粒、脂肪、其他蛋白质、色素等。精液内的前列腺素主要由精囊产生，少量由前列腺产生。

新鲜的精液排出体外时，具有一定的黏稠性，与空气接触后变为凝胶状，经过 15～30 分钟又发生液化。精液的凝固与液化现象同其所含的酶类有关，如果这些酶类出现异常，就会导致精液产生不能凝固或不能发生液化的病理现象。

睾丸具有惊人的产生和分泌精子的能力，哺乳类动物中的雄性动物都可产生大量过剩的精子。例如，雄性羊一次射出的精液所含精子的数量可达 20 亿条左右，其在一日之内就能够与 40 只雌性羊交配。雄性牛一次射出的精液足以使 40 头雌性牛人工受孕。因此，从理论上讲，一头雄性牛 10 年内能够繁育出 30 000 头子牛。人类的两个睾丸共包含 800～1200 条精曲小管，以每条精曲小管长度为 30～70cm 计，其连接起来的总长度可达 0.54km。青年男子每次可射出的精液少至 1ml、多至 10ml，通常为 3～6ml，每毫升精液正常包含 2000 万至 4 亿条精子。如果每毫升精液所含精子的数量少于 2000 万，则可造成不育。

2. 内分泌功能　　存在于精曲小管之间结缔组织中的睾丸间质细胞（Leydig 细胞）是睾丸分泌雄性激素的主要细胞。由睾丸产生和分泌的雄性激素包括：

（1）睾酮（testosterone）：睾丸产生和分泌的雄性激素，在性分化第二阶段具有极重要的促进作用。在性分化的第二阶段，外生殖器、骨骼、肌肉、皮下脂肪的分布、声带等向男性方向发育都需要雄性激素的作用。雄性激素可使中肾管留存，并且分化形成附睾管、输精管及射精管。

（2）5α-二氢睾酮（5α-dihydrotestosterone）：睾酮经 5α-还原酶（5α-reductase）催化而形成的雄性激素。5α-二氢睾酮与睾酮一样，是在性分化的第二阶段中起关键作用的雄性激素。5α-还原酶基因存在于常染色体上，该基因编码产生的 5α-还原酶存在于人体许多器官的细胞内，但在不同器官的细胞内可具有不同的活性。在胚胎时期，产生睾酮的睾丸距中肾管较近，因此在中肾管周围睾酮的浓度较大，此对于促进中肾管的发育与分化具有重要的作用。5α-还原酶在中肾管的细胞内活性却较低，几乎没有活性，而前列腺间质、外生殖器细胞，则可具有很高的 5α-还原酶活性。5α-二氢睾酮与前列腺间质细胞的雄性激素受体具有很强的亲和力，此特点具有促进前列腺分化与生长的作用和促进外生殖器向男性方向分化的作用。虽然睾丸产生的睾酮距前列腺和外生殖器较远并且需要通过血液循环到达前列腺和外生殖器，造成前列腺和外生殖器微环境中的睾酮浓度较低。但由于前列腺和外生殖器的细胞内 5α-还原酶活性很高，其能够将睾酮在细胞内转化成 5α-二氢睾酮，因此较低浓度的睾酮仍然能够发挥较大的作用。

3. 通透性屏障功能　　在睾丸内存在一道与血液之间的屏障，称为血-睾屏障（blood-testis barrier）。血-睾屏障是存在于精曲小管上皮基底部附近的、相邻于 Sertoli 细胞之间特殊连接复合体。这种特殊复合体由两个细胞相对部位的细胞膜融合形成的许多平行膜构成，其能够有效地阻止染料和其他某些大分子物质进入上皮部的细胞间隙系统。

二、输精管道的胚胎发育与生理学功能

男性生殖系统器官的输精管道（deferential duct）是男性体内输送精子的通道，主要由中肾分化形成。输精管道的组成包括附睾、输精管、射精管及部分男性尿道，各器官不但具有运输精子的功能，而且也同精子的储存与成熟有关。输精管道的解剖学与生理学特点，也为病原体的感染及其在男性生殖系统内的扩散提供了便利的条件。输精管道具有适宜细菌等病原体生长繁殖的营养条件，感染输精管道的某一个器官的病原体也可通过输精管道内精液及其他分泌物的流动，在生殖系统的各器官之间广泛扩散。

（一）附睾的胚胎发育与生理学功能

1. 胚胎发育　附睾（epididymis）在胚胎生长发育的第 6 周后开始形成。在男胚生长发育的第 6 周，中肾的肾单位逐渐退化时，一部分靠近生殖腺的中肾肾单位只有中肾小体退化，中肾管没有退化。在这些没有退化的中肾单位中，那些与生殖腺连接的中肾小管与睾丸网相连接，成为附睾的输出小管。这些与睾丸网连接的中肾小管在睾丸分泌的雄性激素的影响下，以"附睾管→输精管→射精管"之过程进行分化，并且在窦结节的两侧向尿生殖窦开口。

2. 组织学结构　附睾管由小叶中高度迂曲的小管彼此汇合形成，具有管腔整齐、内层为假复层柱状上皮的组织学特点。细胞的游离面有许多不能运动、没有基体的静纤毛，其轴心有一细微丝向下延伸进入顶端胞质一定距离。静纤毛之间的细胞表面形状不规则，有大量的凹陷，此特征提示该种细胞具有吞饮作用。附睾上皮含有主细胞、基细胞、顶细胞、狭窄细胞、亮细胞及晕细胞等多种细胞。

（1）主细胞（principal cell）：分布于附睾的头部至尾部，在附睾头部起始段的主细胞很高，游离面仅有少量的微绒毛。这些细胞的顶端胞质内有许多微丝、微管、糖原、线粒体以及大小不等的小囊和散的粗面内质网，核上区粗面内质网沿细胞侧面呈长轴排列并且有不同密度的多泡体，这些结构与附睾上皮的吸收功能有关。核下区可见侧面内质网、线粒体、多核糖体及溶酶体。在之后附睾各段的主细胞则逐渐降低呈低柱状或立方形，微绒毛变多且变高。其细胞顶区高尔基体较发达，核上区和核下区均可见丰富的脂滴。

主细胞具有很强的吞饮功能，细胞的吞饮通道依次为滑面小囊、粗面小囊、囊泡及多泡体。

（2）基细胞（basal cell）：分布于附睾管的各段，体积较小，呈扁平长形，位于主细胞的基底部之间。基细胞表面与相邻主细胞之间形成了广泛的镶嵌连接和桥粒，其基底部与基膜形成较大的接触面。

基细胞的细胞核呈长形或圆形，胞质较少，着色较浅。基细胞的胞质内含有高尔基体、线粒体、少量粗面内质网、溶酶体、多泡体等。滑面囊泡、粗面囊泡、多泡体及溶酶体等沿基细胞的表面分布，表明基细胞也具有吞饮功能。

（3）顶细胞（apical cell）：主要分布于附睾管的头部，其形态狭长、顶部稍宽、基部较窄、表面有少量微绒毛。顶细胞的顶部胞质内含有大量线粒体，因此也称为"富含线粒体细胞"。

（4）狭窄细胞（narrow cell）：在附睾管的起始部较多，其他部位也有分布。狭窄细胞的形态呈高柱状，较其他细胞狭窄，游离面微绒毛少而短，对甲苯胺蓝染色的反应较主细胞深。狭窄细胞的细胞核长而致密，位于细胞的上部。狭窄细胞的线粒体丰富，分布于整个细胞质内。顶部胞质内含有丰富的小囊泡，核上区有高尔基体和多泡体，可能也具有吞饮功能。

（5）亮细胞（clear cell）：存在于附睾管的各个部分，在光学显微镜下的主要特点是顶部胞质内充满空泡，核上区和核下区有很多致密颗粒，基部胞质区也存在致密小体。亮细胞的微绒毛少，细胞核呈圆形、着色浅、位置不定、核仁明显，顶部胞质内含有小囊泡、大空泡、溶酶体、顶浆小管，空泡内常可见膜性成分。亮细胞具有吞饮功能，其吞饮功能甚至比相邻的主细胞更加强大。

（6）晕细胞（halo cell）：可能是从固有膜进入上皮内的淋巴细胞或巨噬细胞。此细胞周围存在一透亮的间隙，因此得名。晕细胞可能与附睾管局部的免疫屏障作用有关，具有阻止精子抗原与循环血液接触的作用。

附睾管上皮的外面是平滑肌。在附睾头部的平滑肌细长，形成肌索，大部分呈环形排列，可进行自发性有节律的蠕动收缩，有利于精子沿管腔缓慢通过。平滑肌在附睾体成为稀疏的纵行排列和斜位排列的细胞索，形成一个不完整的外层。从附睾体到附睾尾的移行部位，除有在附睾较近侧部分所特有的较小的细胞外，还有典型的逐渐增多的粗大平滑肌细胞。在附睾尾的远侧部分，两层肌性外膜变为三层，进而延续至输精管。

在附睾的尾部，自发性有节律的蠕动收缩逐渐减弱，此有利于精子的储存。此部位的粗大平滑肌纤维能够对肾上腺素能交感神经的递质起反应，因此在排精时能够产生强力的收缩而驱出精子。

3. 解剖学结构 附睾为新月形的长条状结构，紧贴睾丸的上端和后缘。附睾上端膨大部分称为附睾头，由睾丸输出小管构成。附睾头内的睾丸输出小管汇合形成一条附睾管。附睾管迂回盘曲，构成附睾体与附睾尾。附睾尾向内上弯曲移行，成为输精管。附睾的血管来自睾丸动脉。

4. 生理学功能 附睾上皮具有吸收、分泌、浓缩及屏障功能，附睾是暂时储存精子和产生对精子具有营养作用的分泌物以利于精子成熟的器官。

（1）吸收功能：附睾管具有与肾小管相近的起源，同时也具有与肾小管相似的吸收功能。例如，一只公羊的睾丸每天可产生约 40ml 睾网液，这些睾网液沿睾丸输出小管流至附睾，但从附睾排出时仅有 0.4ml，可见有约 99%的睾网液在附睾被重吸收了。与此吸收作用有关的细胞，主要是位于睾丸输出小管至附睾头部的主细胞。附睾对离子的吸收作用具有选择性，尤其是对于 Na^+、K^+的转运。在睾网液内，Na^+的含量高于 K^+，而在附睾液内则是 K^+的含量高于 Na^+。附睾上皮对蛋白质及其他某些颗粒物质也具有重吸收作用，此作用类似于肾小管的顶浆小管。

（2）分泌功能：附睾上皮具有明显的分泌离子、小分子有机物及糖蛋白等物质的功能，包括钾、磷、肌醇、甘油磷酸胆碱、前运动蛋白（forward motility protein，FMP）、特异性附睾糖蛋白（acidic epididymal glycoprotein，AEG）、糖苷酶、糖基转移酶、唾液酸。附睾的分泌功能可能与主细胞有关，其分泌物对于精子代谢的调节、精子向前运动、精子吸附与穿透能力的增强、精子稳定与免疫保护都具有重要的作用。例如，甘油磷酸胆碱以高浓度存在于附睾尾部，其能够抑制精子的代谢活动，有利于精子储备能量；前运动蛋白是一种酸性糖蛋白，能够与精子表面的相应受体结合，从而促使精子产生向前运动；特异性附睾糖蛋白也是一种酸性蛋白质，其能够与精子的顶体部及尾部结合，具有增强精子对卵细胞透明带附着能力的作用；糖苷酶能够除去精子表面的末端糖基，而糖基转移酶则能够将新的糖基转移到精子表面糖蛋白的侧链上，从而改变其末端糖基。精液内富含 α-糖苷酶，其与肉毒碱共同作为判断附睾功能的指标，在男科诊断学以及输精管节育技术研究中具有重要的意义。唾液酸在附睾管内从附睾的头部至尾部浓度逐渐增高，其具有多种重要的生理学功能，包括：①参与对附睾液离子平衡的维持；②唾液酸带负电荷，是精子表面负电荷的来源之一；③封闭精子表面的特异性抗原，使精子在附睾内运行与成熟的过程中不被免疫细胞所识别，从而对精子起到免疫保护作用；④维持精子细胞膜，尤其是顶体前区的细胞膜和顶体的稳定性，暂时抑制精子的顶体反应。

（3）浓缩功能：附睾头部远端和体部的上皮细胞能够从血液内摄取肝脏合成的肉毒碱并将其转运到附睾管腔内，以致肉毒碱浓度在附睾管腔内可形成从附睾头部至尾部逐渐增高的分布。肉毒碱在附睾内能够被精子摄取，在精子细胞内聚积并存在于线粒体的内膜中。肉毒碱在线粒体内可生成乙酰辅酶 A，其可进入三羧酸循环并产生 ATP，从而为精子代谢和运动提供所需要的能量。

（4）精子的储存与运送功能：精子在睾丸内产生后，由睾丸输出小管到达附睾管内暂时被储存。附睾管内的精子沿附睾头部和体部运行并最终到达附睾尾部暂时静息，此运行过程平均大约需要 10 天时间。精子在附睾管内除了暂时被储存外，还由于受到附睾上皮分泌物的促进作用而在机能上进一步成熟。动物实验研究结果表明，输精管道内的精子 50%～80%储存于附睾尾部，这些精子的 50%可在一次射精时被排出。

虽然精子在附睾管内的储存是非常必要的，但过长时间的储存将导致精子老化，使精子的运动能力降低和丧失受精能力。过长时间的储存还可引起精子染色体发生畸变，从而影响受精，或者即使受精也容易发生流产。通过对动物的观察认为，以每间隔 3 天射精一次为宜。如果间隔 7 天射精一次，则每次排出的精液量可比通常增加 2～3 倍。频繁射精并不会改变睾丸每天所产生的精子数量，但能够明显减少在附睾管尾部所储存的精子数量，从而也就减少了每次射出的精子数量。

（5）屏障功能：在附睾管内层主细胞近腔面的紧密连接处形成了分隔血液与附睾管腔的屏障，称为血-附睾屏障（blood-epididymis barrier）。血-附睾屏障对于维持附睾管内环境的稳定，使精子获得运动能力与受精能力，从而达到成熟具有重要的意义。实验研究证实，将硝酸镧注射到精索动脉或输精管动脉内后，可见硝酸镧颗粒沿结缔组织穿过肌样细胞并且出现在附睾上皮主细胞之间的间隙中，在靠近附睾管腔侧的主细胞的紧密连接处被阻隔。此外还发现，在附睾头的管腔内，肌醇和肉毒碱的浓度是附睾头组织中浓度的 10～100倍。IgG 等免疫球蛋白在附睾管内的含量极少，而菊粉、L-葡萄糖以及牛血清白蛋白则可被拒之于附睾管腔之外。这些表明血-附睾屏障对血液中的物质可通过易化扩散、主动运输等机制进行选择性通透。

（二）输精管的胚胎发育与生理学功能

1. 胚胎发育　输精管（ductus deferens）来自中肾管，紧随附睾管之后分化形成。

2. 组织学结构　输精管的管腔较大，管壁也较厚，其上皮和黏膜固有层都具有纵行的皱襞。输精管的假复层柱状上皮比附睾管的低，其细胞通常有静纤毛。黏膜固有层的结缔组织含有广泛的弹性纤维网，肌质外层高度发达，厚约 1mm，内、外层为纵行，中层为环行。肌层的外面是结缔组织外膜。

3. 解剖学结构　输精管的长度约 50cm，是附睾管的直接延续。输精管的管壁由内向外，依次可分为黏膜、肌层、纤维膜。输精管的管腔细小，直径约 3mm。其管壁较厚，肌层较为发达，质韧而坚实，管壁肌层收缩有助于精子的排出。纤维膜由疏松结缔组织构成，内含血管和神经。根据输精管的走行部位，可将其分为睾丸部、精索部、腹股沟部及盆部四个部分。

（1）睾丸部：输精管最短的部分，位于睾丸的后缘，起始于附睾的尾部，沿睾丸后缘上行至睾丸上端进入精索部。

（2）精索部：介于睾丸上端至腹股沟管浅环之间。

（3）腹股沟部：位于腹股沟管内。

（4）盆部：输精管最长的部分。输精管盆部从腹股沟管深环弯向内下，沿盆侧壁行向后下，经输尿管末端前上方行至膀胱底后面。在此部位，两侧输精管逐渐接近，并且膨大成为输精管壶腹。输精管壶腹的下端管较细，与精囊的排泄管合成射精管（ejaculatory duct）。

输精管的绝大部分在精索内，并且位于各结构的后方。唯有其精索部位于皮下，常常作为输精管结扎的部位。

精索（spermatic cord）是一对柔软的圆索状结构，其内主要包含输精管、睾丸动脉、蔓状静脉丛、输精管动脉与静脉、睾提肌血管、生殖股神经生殖支、髂腹股沟神经、淋巴管和鞘韧带等。精索由腹股沟管深环经深股沟管延伸至睾丸上端，表面包有三层被膜，由内向外分别是精索内筋膜、提睾肌和精索外筋膜。

4. **生理学功能** 输精管是输送精子的通道。附睾内的精子通过输精管被输送到射精管之后，与精囊分泌物汇合并且被排泄到尿道。

（三）射精管的胚胎发育与生理学功能

1. **胚胎发育** 射精管（ejaculatory duct）来自中肾管，紧随输精管之后分化形成。

2. **组织学结构** 射精管的内层上皮是单层或假复层柱状上皮。射精管的黏膜可形成很多突向管腔的薄皱襞，在其结缔组织中含有丰富的弹性纤维网。射精管的背侧中间壁存在一系列腺体样小囊，此小囊可能是副精囊。

3. **解剖学结构** 射精管由输精管与精囊的排泄管合并形成，左右各一条。射精管向前下穿过前列腺实质，开口于尿道前列腺部。

4. **生理学功能** 射精管使来自输精管的精子与精囊分泌物汇合，是精子与精囊分泌物排泄到后尿道的出口通道。

三、附属腺体的胚胎发育与生理学功能

附属腺体（subsidiary glands）包括前列腺、精囊和尿道球腺，由尿道内表面一些部位的上皮向周围增殖发育形成。

（一）精囊的胚胎发育与生理学功能

1. **胚胎发育** 精囊（seminal vesicle）或称为精囊腺，开始形成于胚胎生长发育的第12周。在男胚的中肾管分化形成附睾管、输精管及射精管之后，在相当于输精管与射精管的交界处长出精囊腺。

2. **组织学结构** 精囊壁有三层结构，外层为结缔组织，富含弹性纤维；中层为平滑肌，比输精管的肌层薄；内层是上皮层，通常为由位于较大立方或低柱状细胞之间的圆形基底细胞组成的假复层上皮。

3. **解剖学结构** 精囊是一对主要由迂曲的小管构成的长椭圆状囊性器官，其表面凹凸不平，位于膀胱底之后、输精管壶腹的外侧。精囊的排泄管与输精管壶腹末端合并成为射精管。

4. **生理学功能** 精囊是男性生殖系统的内分泌器官，其分泌物为一种淡黄色的黏稠蛋白液体。精囊分泌物参与精液的组成，具有稀释精液、使精子易于活动的作用。

（二）尿道球腺的胚胎发育与生理学功能

1. **胚胎发育** 尿道球腺（bulbourethral gland）或称为Cowper腺，形成于胚胎生长发育的第3个月。在胚胎生长发育的第3个月时，男性尿道阴茎部近侧、来自尿生殖窦初阴部的内胚层上皮开始向外增生和发芽。在胚胎生长发育的第4个月时形成腺泡，至出生时完成分化和形成尿道球腺。

2. **组织学结构** 尿道球腺是一种复管状腺，其腺管和分泌部的上皮结构随功能不同而有差异。在膨大的腺泡内，细胞通常呈扁平形态。在其他腺泡内，细胞为立方形或柱状，并且在基底部有核仁。排泄管的内层是与尿道类似的假复层柱状上皮。

3. **解剖学结构** 尿道球腺是一对大小如豌豆的球形内分泌器官，位于会阴部深横肌内。尿道球腺的排泄管细长，开口于尿道球部。

4. **生理学功能** 尿道球腺产生的分泌物也是组成精液的成分之一，具有刺激精子活动的作用。

（三）前列腺的胚胎发育与生理学功能

前列腺（prostate gland）是男性生殖系统器官中最大的附属腺体，呈栗子状形态并且围绕于尿道的上端和位于膀胱的下方。前列腺也是男性常发生疾病和容易发生多种疾病的一个内生殖器官，前列腺各种疾病的发生与发展具有随人体年龄的增长而明显增多的趋势。

1. **胚胎发育** 前列腺开始产生于胚胎生长发育的第 3 个月，由尿道前列腺部的上皮向外发芽增生和分化形成。在胚胎生长发育的第 3 个月末，男性尿道前列腺部的上皮开始向外发芽增生，形成 5 个管状突起的前列腺芽。在胚胎生长发育的第 4 个月时，前列腺芽已变化成为空腔状小管形的结构。这种小管形结构迅速生长、延长和分支，形成了不同分组的小管，称为"叶"，构成了前列腺的间质。前列腺可分为 5 个叶，包括 2 个侧叶、1 个中叶、1 个前叶和 1 个后叶。其中前列腺中叶的上皮由中肾管侧向尿生殖窦的扩展部分形成（来自中胚层），是发生前列腺增生的常见部位。前列腺其他叶的上皮来自尿生殖窦的内胚层，是发生前列腺癌的常见部位。

前列腺小管的管腔上皮与前列腺尿道的上皮性质相似，由 2~4 层低柱状、方形或多角形的细胞组成。在胚胎的早期，前列腺各叶相互分离。随着胚胎的生长发育，各叶逐渐靠拢。刚出生婴儿的前列腺，除后叶外，各叶界限难分。虽然成年人的前列腺分叶已不明显，但在对成年人前列腺结构的描述中，仍然沿用了胚胎时期前列腺分叶的名称。

刚出生的婴儿，直到其生长发育至青春期，其前列腺的体积增大较为缓慢。但在青春期以后，由于受到睾丸产生的雄性激素的促进作用，前列腺体积的增长速度较快。在 30 岁以后，前列腺的体积已趋于稳定；在 45 岁以后，如果前列腺未呈增生状态则开始萎缩。随着人体年龄的逐渐增长，前列腺逐渐发生的纤维化可导致其体积缩小。前列腺的生长发育和功能除了受到来自睾丸的雄性激素影响外，雌性激素、催乳素（prolactin，PRL）、胰岛素、促肾上腺皮质激素、前列腺素、促甲状腺素释放激素以及肽生长因子也对前列腺的生长及其功能具有重要的促进与调节作用（详见第三章）。

（1）雄性激素对前列腺生长发育和功能的影响：影响前列腺生长发育和功能的雄性激素主要是睾酮和雄烯二酮（androstendione），其在睾丸产生后进入血液。睾酮和雄烯二酮在血液内可同一种甾体球蛋白结合并且进入前列腺，在前列腺内被还原成为 5α-二氢睾酮。前列腺间质细胞具有能够与 5α-二氢睾酮结合的特殊蛋白质受体，这种受体能够与雄性激素结合而形成激素-受体复合物并进入细胞核内。雄性激素在细胞内能够与细胞的染色质结合，从而刺激细胞的 RNA 及蛋白质合成。前列腺细胞的这种特殊蛋白质受体使雄性激素在前列腺内形成了特殊的代谢过程，未能在肝、脾、肾等组织中发现存在这种特殊蛋白质受体。John 早在 1792 年就已经发现睾丸与前列腺的生长有关，切除睾丸后，前列腺的生长即可停滞并且体积逐渐缩小。

（2）雌性激素对前列腺生长发育和功能的影响：雌性激素对于前列腺的生长发育和功能也具有十分重要的影响，而且具有较为复杂的作用机制。小剂量的雌性激素可造成前列腺发育障碍甚至萎缩，大剂量的雌性激素却能够使前列腺上皮增生和鳞化以及引起前列腺基质的增生。受大剂量雌性激素作用的前列腺尤以尿道周围的黏膜部最早发生增生并且最为显著，表明这一区域对雌性激素最为敏感。雌性激素影响前列腺生长发育的机制是小剂量雌性激素可能通过抑制促性腺激素（尤其是黄体生成素）的分泌而造成睾酮分泌量减少，导致前列腺生长发育障碍甚至发生萎缩；大剂量雌性激素则可能是对前列腺产生了直接的作用，从而导致前列腺上皮增生和鳞化以及引起前列腺基质的增生。

雌性激素与雄性激素对前列腺的影响具有协同作用，雌性激素能够增强雄性激素对前列腺的刺激作用。雌性激素不但能够使睾酮在血液中的半衰期延长，而且还能够促进催乳素的产生和增强催乳素对前列腺的作用。在这种情况下，由于雄性激素抑制了催乳素释放抑制激素的作用，雌性激素能够增加催乳素的合成与分泌。雌性激素还可通过增加前列腺催乳素受体的含量，从而导致催乳素对前列腺的作用增强。

（3）催乳素对前列腺生长发育和功能的影响：催乳素可通过增加睾丸以及肾上腺皮质的雄性激素的合成与输出量以及对雄性激素产生协同增强作用，间接地影响前列腺的生长与功能。此外还发现，前列腺是富含催乳素受体的部位，前列腺催乳素受体的含量仅次于体内含催乳素受体最多的器官——肾上腺皮质。如果切除垂体，将使前列腺的重量以及酸性磷酸酶减少，并且这种影响的程度要大于阉割对前列腺所造成的影响。在对被切除垂体者使用睾酮时，其前列腺的生长情况也较被阉割并且使用睾酮者的前列腺生长情况差。由此可证实，催乳素也可对前列腺的生长产生影响，并且能够对前列腺产生直接的刺激作用。催乳素能够增加前列腺细胞的鸟氨酸脱羧酶活性，促进细胞多胺的合成与分裂。

（4）胰岛素对前列腺生长发育和功能的影响：将胰岛素用于阉割动物的研究发现，阉割动物的腹前列腺可发生退化。如果将动物退化的前列腺置于培养基内进行培养并且单独加入睾酮，并不能发现睾酮对此前列腺具有任何作用。但如果在培养基内单独加入胰岛素，则能够使动物退化的前列腺大部分恢复。如果在培养基内同时加入睾酮与胰岛素，则可对前列腺产生更为显著的影响。胰岛素能够改变前列腺上皮细胞的细胞膜通透性，增加细胞的吞饮作用，增加细胞对葡萄糖和氨基酸的摄取与利用，刺激细胞 DNA、RNA 及蛋白质的合成以及增加鸟氨酸脱羧酶的合成。

（5）促肾上腺皮质激素对前列腺生长发育和功能的影响：动物实验发现，促肾上腺皮质激素能够促进大鼠的腹前列腺重量增加和分泌物增多。如果同时使用催乳素，则能够增强肾上腺皮质激素对前列腺的这种促进作用。

（6）前列腺素对前列腺生长发育和功能的影响：前列腺素 $PGF_{2\alpha}$ 能够同前列腺组织结合，睾酮则能够增强这种结合能力。反之，$PGF_{2\alpha}$ 又能够增加睾酮与前列腺的亲和力。

（7）促甲状腺素释放激素对前列腺生长发育和功能的影响：促甲状腺素释放激素具有抑制 5α-还原酶活性的作用，从而可影响前列腺对雄性激素及锌的代谢。

（8）肽生长因子对前列腺生长发育和功能的影响：肽生长因子（PGFs）是前列腺细胞微环境内具有生物学活性的一系列肽类生长因子信号。PGFs 可通过发送信号的模式调节前列腺细胞的细胞周期与凋亡，能够控制前列腺细胞对于有害因素形成应答以及形成具有高度协调性的程序化生长、分化和凋亡（详见第三章）。

2. 组织学结构　前列腺是一个腺体器官，在其表面被覆一层光滑的膜，称为前列腺被膜（capsule of prostate）。前列腺被膜的下面是前列腺，属于前列腺的功能组织。

（1）前列腺被膜：或称为前列腺囊（capsula prostatae）、前列腺包膜，是由结缔组织构成的肌肉纤维囊，可分为外层、中层和内层。前列腺被膜的外层为血管层，含有丰富的动脉血管、静脉血管及淋巴管。中层为纤维层，由成纤维细胞组成。内层为肌层，由平滑肌细胞组成。前列腺被膜的中层和内层伸入前列腺内形成宽厚的间隔，将腺体组织广泛分隔。伸入腺体的这些被膜，从精阜区域向边缘部呈放射状排列。

（2）前列腺：腺组织和基质是前列腺的功能组织（图 2-9）。

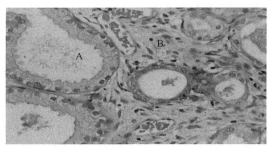

图 2-9　前列腺的腺组织（A）与基质（B）（H-E 染色，200×）（彩图见插页）

1）腺组织：组织学切片可见前列腺的腺组织为 30～50 条小复管泡状或管囊状腺构成的致密结构，其形成 16～32 条排泄管并且各自独立开口于精阜左右两侧的尿道内。腺泡的上皮是由主细胞和基底细胞组成的单层柱状或假复层柱状上皮，一般多为假复层柱状上皮。在腺泡的部分区域也可见到单层立方上皮或单层扁平上皮。在腺泡的腔内可见由分泌物凝固形成的圆形或卵圆形小体，此小体在切面上呈同心圆的板层状。小体有时可发生钙化，称为前列腺结石。前列腺内结石的数量常随年龄的增长而增加。

主细胞　　前列腺的主细胞高度为 12～13μm，宽度为 8～10μm。主细胞的细胞核位于基部，直径为 5～7μm。主细胞的表面具有微绒毛，并且有细胞膜内陷形成的小泡。主细胞的细胞质内高尔基体发达，在细胞的基部有线粒体、粗面内质网、游离核糖体、溶酶体等。在主细胞的顶部和核上区存在分泌泡，直径约 0.2μm。

基细胞　　基细胞位于主细胞和基膜之间，呈扁平状、三角形、立方形或柱状，高度为 4～6μm、宽度为 9～11μm。基细胞的细胞质较主细胞的致密，但细胞器很少，具有未分化细胞的特征。基细胞具有很强的 ATP 酶与 5′核苷酸酶活性，其中 5′核苷酸酶活性可作为基细胞的标志。

腺组织在前列腺内呈一定规律排列，它们以尿道为中心，依次排列成内、中、外三个环形区带。内带位于尿道的周围，称为黏膜腺。中间带位于尿道周围的黏膜腺之外，称为黏膜下腺。外带位于最外侧，是前列腺的主要组成部分，称为主腺。主腺最大并且是前列腺分泌物的主要产生组织，其生长发育和功能可受雄性激素的影响，黏膜腺和黏膜下腺则不受雄性激素的影响。

2）基质：由结缔组织、平滑肌细胞和弹性纤维组成，各种成分的含量及其比例随人体的年龄不同而有差异。50 岁者，其前列腺基质中胶原纤维的含量逐渐增加，平滑肌纤维和弹性纤维的含量逐渐减少。前列腺内还存在肥大细胞，其在人体青春期时数量开始增加，以后则保持稳定。

3）其他细胞：在前列腺的精阜处还存在其他一些特殊的细胞，包括涎黏蛋白细胞、嗜铬细胞及星形小颗粒细胞。

涎黏蛋白细胞　　涎黏蛋白细胞（salivary mucin cells）又称"唾液黏蛋白细胞"，位于精阜的中央，含有神经氨酸蛋白。涎黏蛋白细胞的核上区有特异性分泌颗粒，此分泌颗粒有包膜包裹，呈圆形，直径 60～85nm，具有不同的电子密度。

嗜铬细胞　　嗜铬细胞位于尿道前列腺部的上皮细胞之间，含有特殊的圆形颗粒。颗粒内含有 5-羟色胺、胃动素、P 物质等。

星形小颗粒细胞　　星形小颗粒细胞位于尿道前列腺部，存在于前列腺开口处附近的尿道上皮中。星形小颗粒细胞能够分泌尿抑胃素，此物质具有强烈的抑制胃分泌的作用。

前列腺组织内还含有大量的血管以及无髓神经纤维丛，这些神经纤维丛与来自腹下神经丛、支配射精和关闭括约肌的交感神经的小交感神经节相连接。分布于前列腺基质内一些区域的毛细血管属于连续毛细血管，在另一些区域内的则是有孔毛细血管。这些存在于前列腺基质内的血管及神经对于前列腺分泌物的形成以及腺泡同血液之间的物质交换具有重要的影响（图 2-10）。在前列腺基质结缔组织中还散布有各种不同种类的感觉神经纤维末梢，如终球、生殖小体等。在前列腺上皮内，也可有游离的神经末梢分布。

在前列腺的深部有一开口于精阜的前列腺小囊（prostatic utricle），是一个相当大的盲性囊。前列腺小囊的囊壁衬附有同前列腺上皮相似的上皮及腺样内陷，形成了很多皱襞。在前列腺小囊的内壁有时也可见到柱状纤毛上皮斑。前列腺小囊并不是一个无功能的退化器官，其可能也属于男性生殖系统的附属腺体之一。

3. 解剖学结构　儿童的前列腺体积很小，腺部不明显。成年人的前列腺是一个犹如栗子大小的灰白色纤维肌肉腺体组织，表面有称为前列腺被膜、前列腺囊或前列腺包膜的筋膜鞘包被。成年人正常前列腺的体积（上下、前后及左右径）为 2.0cm×3.0cm×4.0cm，重量为 8~20g，位于骨盆深处、膀胱颈与尿生殖膈之间。前列腺的上端宽大，称为前列腺底，与膀胱颈相连接，有尿道穿过。下端尖细，称为前列腺尖，向下与尿生殖膈相连接。前列腺底与尖之间的部分称为前列腺体。前列腺的前面稍有隆起，面对耻骨联合，其间是疏松结缔组织、脂肪及静脉丛。前列腺的后面邻接直肠壶腹，其正中有一明显的纵行沟，称为中央沟或前列腺沟，将前列腺分为左、右两个部分。在活体检查时，用手指通过直肠可触及前列腺的后面及其中央沟。前列腺增生时，此中央沟可变浅或消失。

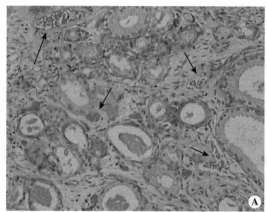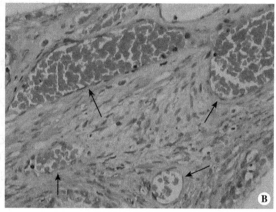

图 2-10　前列腺组织内的血管（箭头示毛细血管，H-E 染色，A 为 100×，B 为 200×）（彩图见插页）

前列腺体有后尿道与射精管穿过，前列腺中叶位于尿道与射精管之间。射精管作为前列腺后叶与中叶的分界，开口于后尿道精阜上前列腺囊口的上、下或同一平面。前列腺增生时，可对后尿道形成压迫并且导致后尿道变狭窄。

冠状面上可将前列腺分为内、外两层，两层之间有一不明显的包膜。内层较薄，由黏膜下腺和黏膜组成，是前列腺增生的发生部位。外层较厚，由较长的分支腺体组成，是前列腺癌的高发部位（图 2-11）。

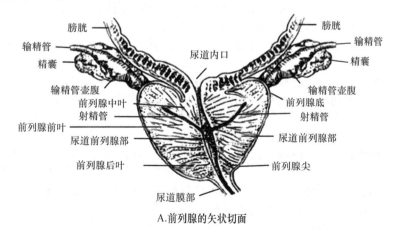

A.前列腺的矢状切面

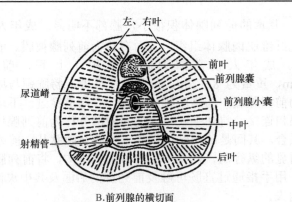

B.前列腺的横切面

图 2-11　前列腺的解剖学结构

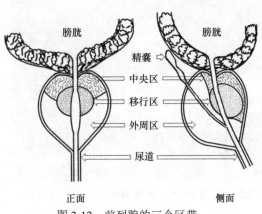

图 2-12　前列腺的三个区带

McNeal 于 1988 年根据前列腺的组织学和生物学特性,将成年人的前列腺划分为三个区带,分别是中央区(central zone,CZ)、移行区(transition zone,TZ)和外周区(peripheral zone,PZ)(图 2-12)。CZ 位于基质区域的后面,约占前列腺组织的 25%,被认为是前列腺相对较少发生炎症、癌症及其他疾病的区域,前列腺癌 20%～25%可发生于这个区域。TZ 位于中央区内,是前列腺内体积最小的区域,约占前列腺组织的 5%,是良性前列腺增生的好发区域。PZ 位于前列腺的后部,与直肠毗邻,是前列腺内体积最大的区域,约占前列腺组织的 70%,也是医生进行直肠指检(诊)(digital rectal examination,DRE)所触及的区域。PZ 是炎症的高度易感区域,也是前列腺癌的好发区域,70%～80%的前列腺癌源于这个区域。在前列腺的这三个区带里,导管和腺泡都有分泌上皮覆盖,在每个区带的分泌层下面都有一层基底细胞及散在的内分泌-旁分泌细胞(endocrine-paracrine cells)。

前列腺的动脉血管主要来自由髂内动脉下分支形成的直肠下动脉或称为"前列腺膀胱动脉"。直肠下动脉在膀胱颈的下方进入前列腺并且分为尿道组和包膜组,称为膀胱下动脉,占前列腺动脉的 22%。尿道组动脉供应膀胱颈和尿道周围部分的腺体,并且随着人体年龄的增长而增大,尤其在前列腺增生时增大更为明显。包膜组动脉在骨盆侧壁行走至后侧面到达前列腺,供应前列腺外侧部分腺体,称为闭孔动脉,占前列腺动脉的 34%。直肠下动脉在男性不但分布于前列腺,而且还分布于精囊、直肠及肛提肌,并且与直肠上动脉有吻合。此外还有同时来自膀胱下动脉与闭孔动脉的血管进入前列腺,占前列腺动脉血液供应的 44%。这些动脉血管为前列腺组织提供了丰富的动脉血液供应。

前列腺的静脉回流进入位于前列腺的前面和侧面的前列腺静脉丛,在耻骨前列腺间隙汇集阴茎背静脉并最终进入髂静脉。前列腺静脉与痔静脉有吻合(图 2-13)。

前列腺的淋巴主要流入髂内淋巴结、骶前淋巴结和髂外淋巴结。前列腺周围淋巴网主要在前列腺的后面,可分为三组。第一组淋巴管随膀胱下动脉进入髂外淋巴结。第二组淋巴管从膀胱下动脉的后面进入骶旁淋巴结并且与精囊和直肠的淋巴有丰富的交通,然后汇入髂总淋巴结。第三组淋巴管回流进入膀胱旁淋巴结。

前列腺的神经来自由副交感内脏节前传出纤维(S_2～S_4)和胸腰交感纤维(T_{11}～L_2)组成的盆腔神经丛。盆腔神经丛的内脏支不但支配前列腺,而且还支配膀胱、输尿管、精囊、直肠、膜部尿道和阴茎海绵体。

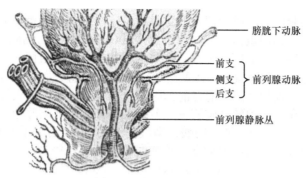

膀胱下动脉

前支
侧支 ⎫ 前列腺动脉
后支

前列腺静脉丛

图 2-13　前列腺的血管

4. 生理学功能　前列腺的生理功能主要包括解剖学功能、输送功能、分泌功能与激素代谢功能。

（1）解剖学功能：前列腺构成了后尿道的尿道壁并且包含了尿道内的括约肌，其排泄管在尿道前列腺部形成开口。尿道括约肌由环状平滑肌纤维围绕前列腺部尿道，分为内括约肌和外括约肌。内括约肌是膀胱逼尿肌的延长，当膀胱逼尿肌收缩时，内括约肌即可放松，膀胱逼尿肌与内括约肌之间并无拮抗作用。

（2）分泌功能：前列腺的分泌功能包括外分泌功能和内分泌功能。前列腺的外分泌功能是产生前列腺液，内分泌功能是产生促甲状腺素释放激素、内啡肽、促肾上腺皮质激素等多种激素以及肽生长因子。

1）外分泌功能：前列腺外分泌产生的前列腺液，构成精液中的某些成分。前列腺液是一种弱酸性（pH 6.5）、乳白色或无色的稀薄液体，由水、无机物、碳水化合物、蛋白质及多种水解酶类组成。

无机物　前列腺液的无机物主要包括锌、钙、钠、磷、钾等，其中锌元素是前列腺液内含量最多的和最重要的无机物。在挤压获得的前列腺液内，每克干重前列腺液内锌的含量约为 7.2mg。锌是人体的基本微量元素，也是细胞进行核酸复制与修复代谢所必需的微量元素。锌在前列腺内的生理作用尚不十分清楚，其可能参与对前列腺分泌作用的负反馈调节、参与细胞的核酸复制与修复代谢以及抗感染作用。二氢睾酮可能通过启动"锌结合蛋白"（zinc-binding protein）的合成，导致锌在前列腺的上皮细胞与管腔内堆积，从而抑制了 5α-还原酶的活性。在射精之后，前列腺内的锌元素含量减少，从而使 5α-还原酶恢复活性，可导致锌重新在前列腺内堆积。在前列腺癌患者的癌组织内，锌元素的含量明显降低，甚至低于良性增生的前列腺组织内的锌元素含量。已知吸烟及受烟草长期污染者发生前列腺癌的危险性可明显增高，研究发现吸烟引起前列腺癌主要同镉（cadmium）的摄入量增加有关。镉元素是人体的非基本微量元素，其在人体内能够与锌元素发生竞争，从而干扰细胞的核酸代谢和引起前列腺癌。锌还具有抑制进入前列腺的微生物生长繁殖的作用，已发现锌能够抑制病毒、酵母菌、滴虫及沙眼衣原体的生长。

碳水化合物　在前列腺液所包含的各种碳水化合物中，枸橼酸是含量最多的碳水化合物。在每 100ml 前列腺液内，枸橼酸的浓度为 720～2100mg。枸橼酸也广泛存在于人体的不同组织中，但在不同组织内的浓度不同。骨骼是在前列腺之外含枸橼酸的浓度最高的组织，其枸橼酸的含量为 75mg/ml。其次在精液和乳腺内枸橼酸的含量也很高，但精液所含的枸橼酸主要来源于前列腺液。精液内的枸橼酸含量为 2～4mg/ml，乳腺的枸橼酸含量为 3mg/ml。

前列腺组织的枸橼酸合成受到雄性激素的调节。枸橼酸能够与钙离子结合，形成可溶性的复合物，从而具有抑制钙盐沉淀的作用。钙可以抑制酸性磷酸酶的活性，因此枸橼酸还具有保护酸性磷酸酶的作用。此外，枸橼酸还具有维持前列腺液酸碱度的稳定以及加强精子运动能力的作用。

蛋白质　前列腺液内游离蛋白质的含量较少，而主要以酶蛋白的形式存在。在前列腺液内，蛋白质主要包括白蛋白、免疫球蛋白（IgA、IgG）及白细胞介素 6（IL-6）。

酶类　前列腺液所含的酶类主要是一些水解酶类，包括溶菌酶、淀粉酶、中性蛋白酶、β-葡萄糖苷酸酶、乳酸脱氢酶、碳酸酐酶、芳香酰胺酶、血浆纤维蛋白溶酶、酸性磷酸酶等。在这些酶中，以酸性磷酸酶在前列腺液内的含量最高，以致被称为"化学第二性征"。在精液内也存在较多的酸性磷酸酶，但其主要来源于前列腺液。前列腺酸性磷酸酶也可在血清中检出，一般认为血清内的酸性磷酸酶浓度增高，有助于诊断前列腺癌的转移。但在前列腺按摩后或性交之后，血清酸性磷酸酶的浓度也可增高。

前列腺产生的各种酶类随前列腺液汇入精液后，对于精液的凝固与液化、精子活动性能的兴奋与维持、精子穿过宫颈黏液、精子穿过卵细胞的透明带等具有重要的意义。

精胺和亚精胺　精胺和亚精胺在前列腺组织及其分泌物内大量存在，其中精胺被精胺氧化酶分解后产生一种挥发性碱，以致精液具有特殊气味。精胺能够使平滑肌松弛及与 tRNA、DNA 及细胞膜结合。被氧化的精胺还具有抑菌作用，能够抑制革兰氏阳性细菌的生长。在精液内，精胺可被二胺氧化酶分解产生细胞毒醛，此物质能够影响精子的运动能力和生存时间。

2）内分泌功能：前列腺的内分泌作用已通过动物实验得到证实。切除前叶与后叶前列腺的大鼠同睾丸切除的动物一样，表现为脑下垂体中催乳素增加。给切除睾丸的动物注射前列腺浸出液，则可使该动物脑下垂体催乳素的含量和分泌均明显减少。已知前列腺细胞能够产生和分泌的生物活性物质主要包括促甲状腺素释放激素、内啡肽、促肾上腺皮质激素、松弛素、催乳素、抑制素、少量的前列腺素 E 和 F 及肽生长因子。

（3）排尿与输送精子功能：前列腺与膀胱颈部缺乏纤维组织与肌肉，因此也将前列腺视为膀胱颈的腺性部分。尿道近端的尿道壁由前列腺与尿道内括约肌构成，尿道内括约肌是逼尿肌的延长，环绕尿道前列腺部。当逼尿肌收缩时，尿道内括约肌即可松弛，因此随意志的排尿即开始于前列腺顶端的外括约肌的松弛。

前列腺分泌的前列腺液是精子的溶媒，其增加了精液中的小分子及酶类成分，从而有利于保持精子的活性及将精子送入女性生殖器官。在射精时，前列腺通过其开口于尿道前列腺部的排泄管排出前列腺液，精囊产生的分泌物也通过其排泄管与输精管末端的开口于尿道前列腺部的射精管排出，这两种排泄物共同对精子产生稀释作用。同时由于前列腺和精囊肌肉的收缩，可将其分泌物压入近端尿道内并且将精子从男性的生殖道运送到女性的阴道内。

（4）激素代谢功能：动物实验及临床观察都已证实，大部分睾酮都在前列腺内进行代谢。睾酮在前列腺细胞内代谢的产物主要是 5α-还原复合物，其代谢途径如图 2-14 所示。

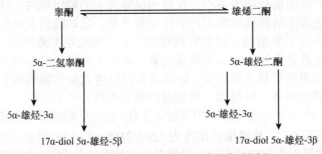

图 2-14　睾酮在前列腺细胞内的代谢途径

前列腺将睾酮还原成为 5α-二氢睾酮和进行类固醇激素的代谢，在一定程度上产生了对视丘及脑下垂体的功能进行调节的作用。

雄性激素在血清内的浓度可反映前列腺的功能，切除睾丸后雄性激素分泌减少，前列腺的生长也随之停止并且其体积逐渐缩小。因此，临床上常常采用切除睾丸的方法，治疗前列腺增生性疾病。

第三章　前列腺生长与调控的分子生物学

在分子水平研究前列腺的生长发育及其疾病的发生、发展、诊断、治疗和预防，属于前列腺及其疾病的分子生物学研究范畴。前列腺同人体其他组织和器官一样，其生长发育、功能表达及许多疾病的发生、发展和转归，不但受到人体神经系统和内分泌系统等因素的影响与调控，而且也受到来自其他细胞和前列腺细胞自身产生的多种生物活性分子的影响与调控。对于前列腺生长发育的调控、前列腺疾病的发生、发展及其转归具有重要影响的因素及生物活性分子，主要包括肽生长因子（PGFs）、细胞因子（CKs）、细胞周期、细胞凋亡以及肽生长因子/细胞因子（PGFs/CKs）的受体。在前列腺疾病，尤其是在前列腺炎症的条件下，各种生物活性分子的产生及其受体的表达可发生异常，从而对前列腺炎、良性前列腺增生、前列腺癌等前列腺疾病的发生、发展、转归或相互转变产生重要的影响与调节作用。异常表达和产生的某些生物活性分子，也被应用于前列腺疾病在分子水平的诊断、治疗及其转归或预后的评估。

第一节　生长因子信号及对前列腺生长的调节

生长因子信号是一类具有促进细胞生长发育效应的生物活性分子，人体各种细胞的生长发育都可受到生长因子信号的影响和调节。前列腺的发生、发育以及功能的表达也可受到多种生长因子信号的影响和调节，关于这些对前列腺具有重要影响和调节作用的生长因子信号的性质及其作用的分子机制研究，已经获得了重大的突破和进展。在正常生理条件下，人体内具有一个复杂的相互作用和协调作用的网络调节机制，影响着前列腺的发生、发育及功能的表达，这个网络调节机制主要由三个部分组成，包括生长因子信号（growth factor signaling，GFS）、细胞周期（cell cycle）、凋亡（apoptosis）。在生长因子信号、细胞周期和凋亡构成的调节网络的影响与调控下，前列腺能够进行正常的生长、发育和表达其各种功能。如果这一调节网络的某个环节发生异常、生长因子信号的异常分泌或其受体的异常表达，将造成前列腺不能进行正常的生长、发育或功能表达，甚至可以发生疾病。

一、正常前列腺内的肽生长因子

前列腺的生长因子信号（GFS）是广泛存在于前列腺细胞微环境内、具有影响和调节前列腺细胞生长发育作用的生物学活性肽类分子，也称为肽生长因子（peptide growth factors，PGFs）。生长因子信号通过发送信号的模式，调节前列腺细胞的细胞周期和凋亡，具有控制前列腺细胞对于有害因素的应答以及介导前列腺细胞形成具有高度协调性的程序化生长、分化和凋亡的作用。根据肽生长因子的基本结构特点及其功能的不同，可将PGFs划分为含有许多成员或家族的超家族（superfamily）。前列腺内重要的肽生长因子超家族成员，主要包括表皮生长因子（epidermal growth factor，EGF）、成纤维细胞生长因子（fibroblast growth factor，FGF）、胰岛素样生长因子（insulin-like growth factor，IGF）和转化生长因子-β（transforming growth factor-β，TGF-β）。在雄激素存在的条件下，刺激性肽生长因子和抑制性肽生长因子分别对前列腺细胞的生长形成了重要的平衡调节作用。

在前列腺细胞等机体细胞的调节网络中，自分泌（autocrine）和旁分泌（paracrine）是细胞内或细胞间进行信息交流的重要机制。自分泌是一个细胞分泌的某种激素或细胞因子结合到其自身表面的受体上，将信息传递给细胞自身并且发挥生物学作用的调节模式。因此，凡能够通过自分泌模式对某种 PGFs 应答的细胞，其同时也能够产生相同的 PGFs。旁分泌则是一种细胞分泌的某种激素或细胞因子结合在另一种细胞（受体细胞）表面的受体上，将信息传递给这一种受体细胞并且发挥生物学作用的调节模式。PGFs 既可以通过自分泌模式对微环境内的细胞发送信号，也可以通过旁分泌模式对微环境内的细胞发送信号。机体的内分泌腺产生、释放的和进入血液的许多激素，也可以经由内分泌途径运送到前列腺和作用于前列腺组织的靶细胞，通过调节靶细胞产生 PGFs 而间接影响前列腺细胞的微环境。PGFs 和激素同前列腺细胞受体的相互作用，构成可调节基因表达的细胞内活动级联。但如果 PGFs 或其受体发生了异常的表达，则可直接造成前列腺细胞形成失控性生长，从而导致良性前列腺增生（BPH），甚至发生前列腺恶性肿瘤。

1. 表皮生长因子家族 PGFs 中的 EGF 家族包括 EGF、TGF-α 双调蛋白（amphiregulin）、肝素结合 EGF（heparin binding EGF）和 cripo，这些分子都通过相同的 EGF 受体（EGF receptor，EGFR）发送信号。EGFR 是一种分子质量为 170kDa 的跨膜糖蛋白性质的受体和酪氨酸激酶，也存在于前列腺上皮细胞的腔面。

EGF 是一种具有 53 个氨基酸的多肽分子，在成年人的前列腺组织、尿液、精液内，正常都可具有高浓度的含量，是正常前列腺分泌上皮产生的 EGF 家族中的一个非常重要的成员。TGF-α 是一种由 50 个氨基酸组成的多肽分子，常见由许多肿瘤细胞以及正常生长的上皮细胞产生。EGF 和 TGF-α 不但在氨基酸组成上具有 35% 的同源性序列，而且具有相同的黏附哺乳细胞 EGFR 的能力以及十分相似的生物学活性。通常认为，EGF 和 TGF-α 不但具有促进外胚层、中胚层和内胚层的细胞分裂繁殖（丝裂原活性）和发育的功能，而且还同胚胎的形成、细胞的分化以及血管的形成有关。

在胚胎及新生儿的前列腺上皮发育时期，TGF-α 在 EGF 之前即有表达。采用反转录聚合酶链反应（reverse transcriptase-polymerase chain reaction，RT-PCR）的方法，对新生大鼠的前列腺细胞进行扩增，可发现 TGF-α 的存在，但尚不能检出 EGF。由于发现 TGF-α 可使转基因小鼠丧失原来正常的前列腺发育，故认为 EGF 家族的其他成员在 TGF-α 缺乏的情况下，可以替代它的作用。

2. 成纤维细胞生长因子家族 PGFs 中的 FGF 家族也称为肝素结合生长因子家族（heparin binding growth factor family），包括酸性 FGF（acidic FGF，aFGF）、碱性 FGF（basic FGF，bFGF）、FGF3（int-2）、FGF4（hst/KS3）、FGF5、角质细胞生长因子（keratinocyte growth factor，KGF、FGF7）等至少 11 个成员。FGF 家族具有受到 2 个内含子分隔的三个编码序列的外显子、两个保守胱氨酸残基，各成员之间具有 30%～50% 的氨基酸同源性。FGF 家族的全部成员对于上皮细胞、间质细胞（基质）以及神经外胚层细胞都具有丝裂原活性，但由成纤维细胞产生的 KGF 仅仅能够刺激上皮细胞。FGF 家族的成员在细胞外基质可结合于肝素样分子上，这种将 FGF 结合于肝素样分子上的现象称为 FGF 储备器（FGF reservoir）。FGF 同肝素样分子的结合，可使其能够分离和保存，且同细胞外基质结合的 FGF 也能够逃避蛋白水解酶的降解作用。

虽然已经明确了与 FGF 家族成员相关的各种特定受体的亚型，并且分别称为 aFGF、bFGF、KGF，但 FGF 家族的全部成员都能够通过共同的受体进行信号的发送。成纤维细胞生长因子受体（FGFR）由四个基因编码，它们分别是 FGFR1（*flg*）、FGFR2（*bek*）、FGFR3 及 FGFR4。FGFR 是一种酪氨酸激酶，具有三个免疫球蛋白样的细胞外结构域、一个跨膜区以及一个具有配体结合自体磷酸化作用的细胞质激酶结构域。由于是重复替换的 mRNA 拼接，故在 FGFR1～FGFR4 基因产物中存在着结构的高度变异性以及配体-受体结合过剩的情况。这种情况影响了受体复合物对于 FGF 的亲和力，FGFR 可以调节细胞对于不同 FGF 的应答。

FGF 家族的 bFGF 是一种由 146 个氨基酸组成的多肽，是 FGF 家族的原型成员。bFGF是一种强劲的血管生成因子，其能够刺激内皮细胞增生、移行和分化成为新脉管系统。TGF-β 同 bFGF 之间的相互作用，能够诱导固体管样内皮细胞索的形成。bFGF 和 TGF-β通过调节细胞外基质蛋白酶，从而对细胞外基质的重新构建及胶原、纤维结合素及糖蛋白的合成进行调节。一般来说，bFGF 对于中胚层细胞和外胚层细胞都是一种强劲的丝裂原（mitogen）。

FGF 家族对于前列腺的正常生长也具有十分重要的作用，其对于人和大鼠的前列腺细胞都具有丝裂原活性。实验室研究发现，维持前列腺上皮培养物的生长，需要 aFGF 和bFGF，但却可以不需要雄激素。虽然在 aFGF 与 bFGF 之间存在 55% 的序列同源性，但 aFGF对于前列腺的生长发育具有比 bFGF 更大的促进作用。然而与之不同的研究结果显示，成年人的前列腺主要是产生 bFGF，而 aFGF 的含量则低得难以检测到。前列腺的上皮细胞和成纤维细胞都能够表达 bFGF 并且对 bFGF 应答，因此认为 bFGF 对于成年人前列腺的维持具有十分重要的基础作用。bFGF 和 aFGF 在前列腺内也具有同 FGF 及 TGF-α 相似的不同期表达情况，但 FGF3、FGF4 及 FGF5 还不能在正常大鼠的前列腺内检测到。FGF 家族中的另一成员 KGF 是一个真正的旁分泌因子，KGF 由基质细胞分泌但仅仅同上皮细胞结合，并且是上皮细胞的丝裂原。人体前列腺基质的原代培养物不但能够产生 bFGF 和 KGF，而且也能够产生 FGFR1 和 FGFR2，但不产生 FGF2-IIIb。然而人体前列腺上皮细胞的原代培养物则能够产生 FGF2-IIIb，不能够产生 FGFR1 的 mRNA。不论人体前列腺基质还是人体前列腺上皮细胞，都不存在可检测到的 FGFR3 或 FGFR4。因此，人体前列腺基质合成的 bFGF，可以通过与 FGFR1 和 FGFR2 结合而以自分泌模式调节前列腺基质，但其对于人体前列腺上皮细胞来说则是一种弱的旁分泌丝裂原。人体前列腺基质可通过只与人体前列腺上皮细胞的 FGF2-IIIb 受体结合的 KGF，以旁分泌模式对人体前列腺上皮细胞的分裂繁殖进行调节。虽然 bFGF 通过自分泌发送信号调节前列腺基质细胞培养物的分裂繁殖，但关于 bFGF 在体内的作用仍然是不清楚的，甚至其可能对正常前列腺的生长并不起主要的作用。

3. 胰岛素样生长因子家族　IGF 家族由 IGF-Ⅰ、IGF-Ⅱ 及松弛素（relaxin）组成，在功能和序列上同胰岛素及胰岛素原具有高度的同源性。各种 IGF 都能够同 IGF-Ⅰ受体（IGF-ⅠR）、IGF-Ⅱ受体（IGF-ⅡR）及胰岛素受体结合，并且通过这些受体发送肽生长因子信号。IGF 不但能够通过旁分泌模式和自分泌模式刺激正常的基质细胞、上皮细胞和神经外胚层细胞生长繁殖，而且也能够通过旁分泌模式和自分泌模式刺激恶性基质细胞、上皮细胞和神经外胚层细胞的生长繁殖。IGF 能够活化神经元细胞，并且诱导成骨细胞形成骨以及成为细胞外基质的成分，但 IGF 不利于前列腺的生长。这种 IGF 系统由肽生长因子的 IGF-Ⅰ 或 IGF-Ⅱ 以及六类 IGF 结合蛋白（IGF binding proteins，IGFBP-1～IGFBP-6）组成，具有调节 IGF 丝裂原效应、调节 IGF-IR 和 IGF-ⅡR 以及 IGFBPs 的作用，同调节细胞生长繁殖的 IGF 刺激作用有关联。IGFBP-1 和 IGFBP-3 对于 IGF-Ⅰ 和 IGF-Ⅱ 具有相似的亲和力，然而 IGFBP-2 对于 IGF-Ⅱ 则具有较高的亲和力。例如，TGF-β$_1$ 刺激产生的IGFBP-3 可依次与 IGF-Ⅰ 和 IGF-Ⅱ 结合，从而抑制 IGF 作用于成纤维细胞后产生效应。一般来说，IGFBPs 通过与 IGF 结合而抑制 IGF 和阻止 IGF 与其受体结合。正常前列腺细胞可表达 IGFBP-2、IGFBP-4、IGFBP-3，但不表达 IGFBP-1。

正常前列腺上皮细胞培养物的生长繁殖需要胰岛素，已发现体内及体外培养的前列腺上皮细胞都具有 IGF-ⅠR。前列腺基质细胞既没有 IGF-ⅠR，也不产生 IGF-Ⅰ mRNA。正常前列腺上皮细胞的原代培养物，并不能产生明显剂量的 IGF-Ⅰ 或 IGF-Ⅱ，因此体内的IGF 也像 KGF 一样，基本上是由基质细胞产生的，其通过与前列腺上皮细胞的 IGF-ⅠR结合和由旁分泌模式发送信号。

4. 转化生长因子-β 家族 TGF-β 家族中的生长与分化因子包含 5 个异型,即 TGF-β_1〜TGF-β_5,其各种相关蛋白质包括活化素(activin)、抑制素(inhibin)、穆勒氏抑制素(müllerian inhibitor)以及骨形态发生蛋白质(bone morphogenetic protein,BMP)。TGF-β 家族的异型中仅 TGF-β、TGF-β_2 及 TGF-β_3 已在哺乳类中检测到,成熟的 TGF-β 异型多肽由 112 个氨基酸组成,并且相互之间具有 80% 的序列同源性。TGF-β 是一种多功能调节细胞因子,对细胞功能的许多方面具有调节作用,包括细胞的增殖、分化、迁移、凋亡、附着力、存活、血管生成及免疫监视。虽然已在许多种类的组织内发现了 TGF-β,但其生物学活性却可受到包括特定细胞类型、细胞密度、TGF-β 浓度、细胞分化状态及其他生长因子的存在等多种可变因素的影响。一般来说,正常上皮细胞的分裂繁殖可受到 TGF-β 的抑制,反之间充质细胞的分裂繁殖则受到 TGF-β 的促进。TGF-β 还具有调节细胞运动、细胞分化及细胞黏附的作用。TGF-β_1 能够控制细胞的生长、促进血管形成、促进细胞外基质形成、抑制体液免疫应答和细胞免疫应答。TGF-β_1 以无活性的大分子前体多肽形式被分泌,称为潜在 TGF-β_1(latent TGF-β_1)。潜在 TGF-β_1 需要经过蛋白水解酶水解成为分子质量为 25 000kDa 的小分子同型二聚体之后,才能够同 TGF-β 受体结合并且发挥生物学活性。潜在 TGF-β_1 既可被分泌它的细胞活化,也可被其他种类的邻近细胞活化。活化的 TGF-β_1 既可通过自分泌模式影响分泌它的细胞,也可通过旁分泌模式影响邻近细胞。

TGF-β_1 通过与杂二聚体 TGF-β 受体复合物结合而产生效应。杂二聚体 TGF-β 受体复合物由 I 型和 II 型 TGF-β 受体组成,属于丝氨酸-苏氨酸激酶。III 型 TGF-β 受体或称为结合蛋白,能够同活化的 TGF-β_1 结合及将其提呈给 I 型和 II 型 TGF-β 受体并且与之联合成为杂二聚体复合物。虽然其他的 TGF-β 受体(IV 型〜VI 型)以及结合蛋白也已经被鉴定出来,但对它们的特性尚不完全了解。

已经在正常前列腺内检测到了 TGF-β_1,并且发现 TGF-β_1 具有抑制正常人前列腺上皮细胞生长的作用。体外实验研究发现,在生长中的大鼠腹前列腺细胞的原代培养物内,以 5ng/ml 剂量加入 TGF-β_1,孵育 96 小时后,可导致培养细胞的数量减少 85%。EGF 能够刺激正常人前列腺上皮细胞培养物的生长,但 TGF-β_1 却能够抑制 EGF 诱导的细胞生长刺激现象。如果将 TGF-β_1 加入没有 EGF 的正常人前列腺上皮细胞培养物内,则可导致细胞凋亡的发生。

二、肽生长因子与雄激素之间的相互作用

体外研究证实,EGF 和 bFGF 对于前列腺生长的阳性调节作用总计超过 80%,但总的来说,IGF 的作用是不清楚的。在有雄激素存在的情况下,基质和上皮产生 EGF、IGF 及 bFGF 并且对这些肽生长因子应答。TGF-β_1 可刺激成纤维细胞的生长和抑制正常人前列腺上皮细胞的分裂繁殖。TGF-β_1 能够特异性地抑制 EGF 的刺激活性,反之 aFGF 和 bFGF 却能够减弱 TGF-β 的抑制效应。因此,在具有维持正常前列腺生长作用的雄激素存在的条件下,基质同上皮之间可通过刺激性肽生长因子与抑制性肽生长因子形成相互作用。反之,TGF-β 及其受体则可以直接介导前列腺退化。去势后 EGF、IGF 及 FGF 的产生减少,但 EGFR 和 IGF-I 受体的表达却增加,这种现象有利于低水平的 EGF 和 IGF 继续保持细胞的分裂繁殖。TGF-β_1 和 TGF-β 受体可随着雄激素的撤除而增多,TGF-β_1 具有抑制上皮细胞分裂繁殖及可能启动人前列腺上皮细胞凋亡的作用。鉴于 EGF、IGF 和 FGF 产生的减少导致 TGF-β_1 和 TGF-β 受体表达的增加,因此认为雄激素减少的网效应可造成前列腺退化。采用重建 EGF、bFGF 和 IGF 的产生以及降低 TGF-β_1 和 TGF-β 受体的水平至正常雄激素替换的方法可以逆转这些改变,总体上能够使前列腺重新生长至其原来的体积大小。TGF-β 或 TGF-α 的中和抗体能够抑制雄激素诱导的鼠前列腺分支生长形态的形成,由此可见肽生

长因子能够直接调节正常前列腺的生长，但雄激素则仅可间接地调节正常前列腺的生长。

第二节　细胞周期及对前列腺生长的调节

细胞周期（cell cycle）是细胞从一次有丝分裂结束到下一次有丝分裂完成所经历的整个过程，可分为分裂间期（interphase）及有丝分裂期（mitotic phase）两个阶段。其中分裂间期又可分为 G_1 期（G_1 phase）、S 期（S phase）和 G_2 期（G_2 phase）。有丝分裂期也称为 M 期（M phase），可分为前期（prophase）、中期（metaphase）、后期（anaphase）和末期（telophase）。正常细胞根据细胞周期的既定程序，进行 DNA 的复制及细胞各成分的加倍并且分裂繁殖成为两个子代细胞的有序活动。细胞周期中的一些细胞也可以暂时脱离细胞周期，成为不进行增殖的休眠细胞或称为 G_0 期细胞。这些休眠细胞在适当的刺激下，又可重新进入细胞周期。

一、细胞周期中细胞的基本特征

（一）分裂间期

分裂间期是细胞为分裂繁殖做准备的阶段，包括 G_1 期、S 期和 G_2 期。分裂间期细胞的代谢活动十分活跃，分别进行 DNA 的复制及其相关酶类的合成。

1. **G_1 期细胞**　G_1 期是细胞的 DNA 合成前期。通过有丝分裂形成的小体积的子代细胞在 G_1 期生长并且恢复到正常细胞的体积，同时也合成丰富的 DNA 前体物质及相关的酶类，为进入 S 期进行 DNA 的复制做准备。实验研究发现，G_1 期细胞内 RNA 的含量以较快的速度增长。如果抑制 G_1 期细胞的 RNA 合成酶的活性，可以使一些细胞停留于 G_1 期。G_1 期细胞合成的大量 RNA 有利于其合成钙调蛋白、非组蛋白染色体蛋白质、增殖细胞核抗原、P53 及与 DNA 合成有关的多种酶类等蛋白质和进入 S 期。G_1 期细胞内还可发生多种蛋白质的磷酸化作用，其有利于细胞的 DNA 合成及某些基因的活化。例如，组蛋白的磷酸化有利于细胞染色质结构的改变，由此可促进 S 期细胞在 DNA 合成期间的子代 DNA 分离。非组蛋白染色体蛋白质的磷酸化作用可能与细胞的基因活化有关，受体的酪氨酸激酶活性能够使包括 40S 核糖体亚单位等在内的靶蛋白磷酸化。G_1 期细胞还可发生某些离子及无机与有机分子的浓度或分布的改变。例如，受到刺激后的 G_0 期细胞内，Ca^{2+} 浓度早期即可增高。G_1 期细胞向 S 期转移时，可发生 K^+ 流入细胞内。受刺激后的 G_0 期细胞及 G_1 期细胞，具有膜转运功能的变化。例如，G_0 期细胞对于磷酸盐、某些氨基酸及葡萄糖等小分子物质的摄入活性增高，G_1 期细胞对于氨基酸、核苷等小分子物质的摄取量也有增加。

2. **S 期细胞**　S 期是细胞 DNA 开始进行复制的阶段。真核细胞在 S 期的染色体 DNA 复制，具有同细菌及噬菌体的 DNA 复制基本相似的模式，包括半保留复制、冈崎片段复制、复制叉生长、需 RNA 引物等。真核细胞的染色体 DNA 分子量大，因此也具有染色体 DNA 同组蛋白形成核小体结构、具有多个复制起始点（replication origin）等特点。

DNA 的复制是从复制起始点开始的，在进行复制的 DNA 链上可分别形成多个复制起始点并且以复制叉的生长方式向两侧分别推进，直至与相邻的复制子相遇时终止和发生相互间的融合。DNA 聚合酶 α 和 DNA 聚合酶 δ 是细胞 DNA 复制过程中两种必需的 DNA 聚合酶，分别参与后随链（lagging strand）和前导链（leading strand）的合成。后随链是指 DNA 双链中方向为 $3' \rightarrow 5'$ 的一条链，其对于复制来说是反方向链。$3' \rightarrow 5'$ 方向复制必须是不连续复制，其首先合成一些 $5' \rightarrow 3'$ 的小片段，然后再将这些小片段进行连接。前导链指 DNA 双链中方向为 $5' \rightarrow 3'$ 的一条链，以其为模板可直接进行连续的 DNA 复制。DNA 聚合酶 α 具有引物活性，在后随链冈崎片段的不连续合成中发挥作用。DNA 聚合酶 δ 是前导链合成所必需的酶，其在一种称为增殖细胞核抗原（proliferating cell nuclear antigen，PCNA）的附属蛋白促进下对 DNA 链进行延伸。

通常认为组蛋白主要在 S 期细胞内合成，在 S 期细胞内 mRNA 的水平可有 50 倍级的增高。如果使用羟基脲、阿糖胞苷等 DNA 合成抑制剂处理 S 期细胞，可导致组蛋白合成的停止。提示组蛋白的合成同 DNA 的合成之间具有联动关系。组蛋白合成后可进行磷酸化、乙酰化、甲基化及 ADP-核糖基化修饰，其中磷酸化和乙酰化对于调节细胞周期的进行及细胞基因的表达都具有重要的作用。组蛋白在细胞的胞质内合成后，被转移到细胞核内同新复制形成的 DNA 分子组装成为核小体。

3. G$_2$ 期细胞　G$_2$ 期是细胞进入有丝分裂期前的间歇阶段。在 G$_2$ 期细胞，DNA 的复制已经完成。G$_2$ 期细胞处于相对静止和代谢活动减缓的状态，为进入 M 期进行有丝分裂做准备。起始于 S 期细胞的某些合成代谢完成于 G$_2$ 期，如 RNA 合成及同有丝分裂装置有关的微管蛋白质的合成。在 G$_2$ 期细胞内也存在一些独特的合成代谢活动。例如，采用双向电泳方法，可发现 HeLa 细胞内存在一些特殊的蛋白质；用具有抑制 RNA 和蛋白质合成作用的环己亚胺或放线菌素 D 等处理 G$_2$ 期细胞，可使其停留在 G$_2$ 期而不能进入 M 期。

（二）有丝分裂期

有丝分裂期或称为 M 期，是细胞进行有丝分裂的阶段，可分为前期、中期、后期和末期。

1. **前期细胞**　前期细胞的中心粒复制为两个并且分别向细胞的两端移动，同时有纺锤丝形成。细胞染色质高度螺旋化和形成染色体，核仁与核膜消失。

2. **中期细胞**　中期细胞的染色体排列在细胞的赤道平面，每条染色体都已纵裂为二并且仅仅保持在作为纺锤丝附着点的着丝粒处形成相互的连接。

3. **后期细胞**　后期细胞的着丝粒也一分为二，以致两条染色体完全分离。在纺锤丝的牵引下，分离的染色体分别向细胞的两端移动。

4. **末期细胞**　末期细胞的染色体解螺旋形成染色质并且重新出现核仁与核膜，细胞在赤道部变狭窄，最终分裂为两个子代细胞。

通过细胞周期分裂繁殖产生的子细胞，通常可继续进入 G$_1$ 期并且进行下一个细胞周期。但也有一些细胞可静止于 G$_1$ 期而暂时停止分裂繁殖，这些处于休眠状态的细胞称为 G$_0$ 期细胞。G$_0$ 期细胞在一定的条件下仍然可重新进入细胞周期而继续进行分裂繁殖，这种转变同一种称为 P53 的特殊蛋白质及某些肽生长因子的刺激有关（图 3-1）。

P53 蛋白质是一种分子质量为 53 000kDa 的核磷酸蛋白质，受人体细胞染色体 1713 上的抑癌基因 *p53*（tumor suppressor gene *p53*，简称为 *p53*）编码产生。*p53* 具有抑制细胞癌变、减缓细胞生长繁殖的速度及诱导细胞的程序化死亡的功能。*p53* 可通过与其他基因相互作用而控制其表达，从而调控细胞的生长。例如，*p53* 能够同一种表达分子质量 21 000kDa 的蛋白质的基因相互作用，通过启动该基因的表达而产生分子质量为 21 000kDa 的蛋白质。21 000kDa 的此蛋白质可封闭细胞周期因子依赖的激酶（Cdk），从而阻断细胞 DNA 合成与分裂繁殖。此外，21 000kDa 的蛋白质也可抑制细胞癌基因 *MDM2* 的表达，或者通过同 *MDM2* 的产物结合而抵消其作用。研究发现，人类约有半数以上肿瘤的发生同 *p53* 的突变具有密切的关系。*p53* 突变 90% 以上会导致其编码的蛋白质发生一个氨基酸的改变，而且这种改变通常发生于蛋白质的疏水中心区。

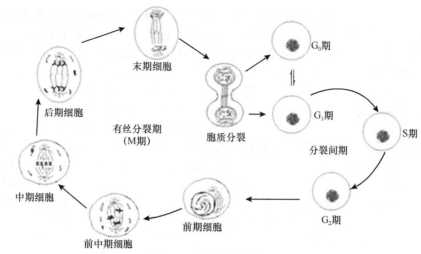

图 3-1　细胞分裂周期

二、影响细胞周期的生长因子及其作用

不同类型的正常细胞完成一个细胞周期所经历的时间，称为细胞的分裂繁殖率。各种细胞的分裂繁殖率可有不同，细胞的分裂繁殖率也可受到细胞微环境内的生长因子、细胞外基质以及同邻近细胞相互作用等因素的调节。包括肽生长因子在内的细胞外信号分子，结合于细胞表面的特定生长因子受体上，从而对细胞形成了细胞周期的调节作用。正常细胞在细胞周期的 G_1 期，可对细胞外的生长信号应答。具有刺激作用的肽生长因子 EGF、TGF-α 和 FGF 也称为丝裂原，这些丝裂原因子通过诱导 G_0 期细胞进入细胞周期而发挥效应。IGF-Ⅰ对于维持细胞从 G_1 期后期进入 S 期的连续过程是必需的肽生长因子，S 期细胞通过 DNA 的合成而形成双倍染色体。TGF-$β_1$ 是一种能够特异性地作用于 G_1 期细胞，以阻止细胞进入 S 期的抑制性肽生长因子。受到 TGF-$β_1$ 作用而不能进入 S 期形成双倍染色体的细胞，将停止细胞周期和恢复到 G_0 期的休眠状态。然而，在某些情况下，肽生长因子刺激作用的缺乏，可造成称为凋亡的程序化细胞死亡的迅速启动。细胞在到达 G_1—S 期的转变并且开始合成 DNA 时，就变得对细胞外信号高度不应答和通过 DNA 复制而自发地进入 G_2 期并且进行有丝分裂。正常细胞完成分裂后，可再次进入 G_1 期并且恢复对阳性生长信号和阴性生长信号应答的能力。然而，同正常细胞相反，癌细胞不但特征性地减少了对于阳性生长因子的需求（如 G_1 期对于 EGF 的需求），而且也在对 TGF-$β_1$ 等抑制因子的应答中丧失了生长抑制的能力。G_1 期中生长调节物信号的介导物和细胞内靶位点包括原癌基因（proto-oncogene）和肿瘤抑制基因（tumor suppressor gene）。原癌基因在正常丝裂原信号的转换中起着关键的作用，但当它们不适当地发挥作用时却能够促进形成细胞的去调控生长。测定使 G_1 期细胞能够对细胞外生长信号应答的机制及这些模式是怎样遭受破坏的，对于了解增生的过程及恶性肿瘤细胞的分裂繁殖都具有十分重要的意义。生长因子信号和细胞周期调节的研究在泌尿学方面，同样也已经作为一个突出的焦点显现出来。

1. EGF 生长刺激信号级联　丝裂原性肽生长因子是通过特异性细胞生长因子-肽生长因子受体结合的细胞外信号，其能够激发细胞内最终将信息传递给细胞核的信号转换级联（第二信使）。这些信号传递到细胞核，可导致核转录因子→早期速发基因（immediate-early gene）和 G_1 周期素（cyclin）→后期迟缓基因（delayed-late gene）的调节，丝裂原信号转换的作用结果是形成连续分裂繁殖的刺激。

绝大多数丝裂原生长因子受体，是通过其在细胞内的酪氨酸激酶结构域介导它们的信号。酪氨酸激酶是通过对蛋白质的酪氨酸残基进行磷酸化从而修改其特性的酶类，已经鉴定了 50 多种胞质膜受体具有内在的酪氨酸激酶活性。已知原癌基因编码的绝大多数蛋白质是其自身的酪氨酸激酶，或者是在酪氨酸激酶细胞内和核信号发送途径中具有主要作用的蛋白质。研究得比较清楚的酪氨酸启动生长刺激级联之一，是 EGF-EGFR 信号模式。EGFR 是一种含有 1 186 个氨基酸的分子质量为 170kDa 的多肽，是酪氨酸激酶受体家族的一个成员。酪氨酸激酶受体具有三个相似的分子成员，包括细胞外配体结合结构域、单跨膜疏水性结构域及具有酪氨酸激酶活性和酪氨酸位点的自体磷酸化作用的胞质结构域。酪氨酸激酶能够对蛋白质分子上的酪氨酸残基进行磷酸化作用，因此可激活发送信号级联的宿主。其他酪氨酸激酶受体包括血小板源性生长因子（platelet-derived growth factor，PDGF）受体、胰岛素受体、IGF-Ⅰ受体、肝细胞生长因子（hepatocyte growth factor，HGF）受体（EGFR）和 FGF 受体。鸡的癌基因 c-erb-B2 或人的癌基因 *HER-2*（*p185*）基本上是一个短缩的 EGFR，这种突变导致具有酪氨酸激酶活性的受体成为在缺乏配体结合情况下的持续受体信号。c-erb-B2 的表达成为细胞转化的链锁信号，该基因的过度表达也可见于人的许多上皮细胞。

正常 EGFR 发送信号，需要配体 EGF 与靶细胞上的细胞外 EGFR 结构域结合。EGF 的结合驱动了 EGFR 的二聚作用，并且促进了胞质酪氨酸激酶结构域的相互作用，从而导致这些胞质结构域的 C 末端内的酪氨酸位点发生自体磷酸化作用。EGFR 的全部功能都表现为对酪氨酸激酶活性的依赖性，EGFR 的自体磷酸化作用产生了能够同 SH-2（*src*-homology-2）结构域结合的高亲和力结合位点。SH-2 结构域基本上是细胞内信号蛋白质上的一个"地址标记"（address-label），其使这些细胞内信号蛋白质能够移位到胞质膜相关联的活化的 EGFR，并且刺激丝裂原信号转换级联。通过活化的 EGFR 起始的第二信使的信号模式包括：

（1）磷脂酶 Cg（phospholipase C-gamma，PLCg）：水解磷脂酰肌醇-4,5-二磷酸盐成为两个第二信使，包括肌醇三磷酸盐和二酰基甘油（diacylglycerol）。肌醇三磷酸盐具有增加细胞内钙浓度的作用，二酰基甘油具有激活蛋白激酶 C（PKC）级联的作用。

（2）磷脂酰肌醇激酶（PI3 激酶）：磷脂酰肌醇激酶（phosphatidylinositol 3-kinases，PI_3K）产生的 PI3 激酶产物也可刺激 PKC。

（3）*p91* 直接核信号模式：*p91* 直接核信号模式——*p91* 的磷酸化作用，导致移位及 *p91* 在细胞核内的积聚，其通过调节细胞核的活动而促进基因的转录。

（4）*rasp21*：*rasp21* 是一种胞质膜相关的 *rasp21* 细胞内信号级联，其能够成批地激活丝氨酸-苏氨酸蛋白激酶模式。

2. EGFR 酪氨酸激酶自体磷酸化作用对 *rasp21* 胞质膜信号模式的活化　*ras* 原癌基因家族由三个成员组成，包括 Harvey *ras*（Ha-ras）、Kirsten *ras*（Ki-ras）和 N-ras。*ras* 原癌基因编码胞质膜相关的鸟嘌呤核苷酸结合蛋白质——Rasp21 多肽（类 G 蛋白质）。Rasp21 是细胞内丝裂原信号模式的一种重要组分，因此在演变方面受到了特别的重视。当 Rasp21 与三磷酸鸟苷（GTP）结合后，其可被激活并且启动细胞内信号级联。Rasp21 蛋白具有固有 GTP 酶活性，能够将 GTP 水解成为二磷酸鸟苷（GDP）和使 Rasp21 恢复原来的无活性状态。在 GTP 与 Rasp21 GDP 之间形成的循环是一种调节方式的信号延迟的基础。*ras* 原癌基因突变将导致一种丧失水解 GTP 能力的 Rasp21 蛋白质的形成，以致将 Rasp21 蛋白质锁定于一种活性构型上，从而导致了持续的信号转换。近来已经将 EGFR 酪氨酸激酶活性连接于具有活性的 Rasp21 以及从 Rasp21 到止于细胞核的丝氨酸-苏氨酸蛋白激酶级联的起始，从而使作用于细胞核的外部刺激物延迟，组成了一个能够最终调节细胞核的转录因子和周期素的特异性原癌基因蛋白质的链。

通过 EGFR 激活膜相关的 Rasp21 的模式可以发现，细胞内衔接蛋白（adaptor protein）Grb2 含有"地址标记"SH-2 结构域，其能够以物理机制使活化的 EGFR 连接于 *ras* 鸟嘌呤交换蛋白质——Sos。Sos 通过促进 GDP 的释放而产生活化的 Rasp21。Grb2 蛋白质与胞质膜内的 Sos 结合并且易位到胞质膜，在胞质膜内 Sos 将容易接近 EGFR 和 Rasp21。这种相互作用的结果造成活化的 Rasp21-GTP 在受到 EGF 刺激的细胞内形成堆积。活化的 Rasp21 随后可激活 c-raf 原癌基因蛋白质产物 Rafl。Rafl 是一种丝氨酸-苏氨酸特异性蛋白质激酶。Rafl 是一种丝裂原活化蛋白质（mitogen-activated protein，MAP）模式的激活剂，尤其特别的是 Rafl 属于刺激 MAP 激酶激酶（MAP kinase kinase，MAPKK）。MAPKK 具有使蛋白质上的苏氨酸和酪氨酸残基发生磷酸化的双重性能，这种蛋白质能够激活称为 MAP 激酶（MAPK）的丝氨酸-苏氨酸蛋白激酶家族。

3. 活化的 MAP 激酶易位到核内以最终调节转录因子和周期素　活化的 MAPK 可进入细胞核内并且使转录因子磷酸化，从而在细胞表面受体介导的活动与基因表达的细胞核诱导之间提供细胞质的连接。在细胞核内，活化的 MAPK 通过磷酸化作用，促进转录及转录因子 c-fos、c-myc、c-jun 及 p21 的激活。c-myc 原癌基因编码一种短命的转录因子，其能够通过占用生长靶基因的调节方式，促进细胞分裂繁殖和抑制生长阻止。c-myc 转录因子或 c-myc 家族的其他成员，对于细胞的分裂繁殖是基本的要素。c-myc 的过度表达同细胞没有能力从细胞周期内退出有关，从而可导致细胞分裂繁殖的失控。另外，c-myc 能够反过来诱导后期迟缓基因蛋白，包括周期素 D_1、E 及 A。因此，原癌基因蛋白质正常情况下，是在正常生长因子丝裂原性信号模式中的决定性阶段产生作用。丝裂原性原癌基因单独或联合地过度表达或者构成活性，可协同作用及导致细胞转化，因此在癌基因中起着一种起因的作用。

4. 转化生长因子-β_1 对细胞周期的阻止作用　同 EGF 及其他通过酪氨酸激酶受体发送信号的丝裂原相反，TGF-β_1 是研究得最为深入的阴性生长因子。TGF-β_1 是包括细胞分裂繁殖、发育、免疫系统调节及对组织损伤反应的调节在内的生长因子大家族的原型。近年来已证实，TGF-β_1 信号主要通过异种二聚体复合物构成 I 型和 II 型受体亚单位。I 型和 II 型受体含有胞质膜丝氨酸-苏氨酸蛋白激酶结构域，以及同通过其他 TGF-β_1 家族成员介导信号的受体大家族具有同源性。

在 TGF-β_1 多种多样的活性中，最主要的活性是在体内和体外对细胞分裂繁殖的抑制作用。如果在细胞周期的 G_1 期向 S 期转移之前加入 TGF-β_1，可发现 TGF-β_1 能够在 G_1 期末的某一点上可逆地阻止细胞周期的进行。TGF-β_1 自 G_1 期阻断细胞分裂繁殖的这种能力，同其能够将 pRb 转变为磷酸化作用不足的生长抑制型有关。TGF-β_1 可通过抑制 Cdk 的活性，从而在 G_1 期末抑制 pRb 的活性。这种 Cdk 活性的抑制作用，导致包括对周期素和 Cdk 表达及蛋白质形成各种活性 Cdk 复合物的联系在内的许多基本过程的干扰。

TGF-β_1 对于周期素 D_1、周期素 D_2 及 Cdk4、D 型周期素的大多数协同者，具有显著的抑制表达的作用。近来发现 TGF-β_1 能够迅速诱导 p15-MTS2 基因的表达，从而形成抑制 Cdk4 和 Cdk6 的作用。在实验室诱导 Cdk4 优势过度表达，可导致对 TGF-β_1 生长抑制的耐受，其机制可能同掩盖了 P15 抑制物的作用有关。在这些细胞内，TGF-β_1 处理防止了周期素 E-Cdk2 复合物的装配而没有影响蛋白质的聚集，导致周期素 E 相关激酶活性的缺乏。近来发现，Cdk 抑制物 P27 的活性在 TGF-β_1 处理之后被诱导产生，而且 P27 还具有抑制周期素 E-Cdk2 复合物形成的功能。有报道在用 TGF-β_1 处理由 MvlLu 细胞派生的细胞系之后，通用的 Cdk 抑制物 P21 可被诱导产生。然而，Cdk2 的优势表达并没有造成 TGF-β_1 诱导的 G_1 抑制，反之可导致 Cdk4 的过度表达。除周期素 E-Cdk2 外，TGF-β_1 也可通过抑制周期素 A 的 mRNA 的聚集，而在 G_1 期末封闭周期素 A-Cdk2 复合物形成。

TGF-β_1 抑制 c-myc 的表达，也许是受体-配体结合与周期素基因表达抑制之间的关键环节。已发现在小鼠角质细胞（keratinocyte）经 TGF-β_1 处理诱导的 G_1 期末的抑制中，首先用 TGF-β_1 处理以抑制 c-myc 的表达是十分重要的，这种情况也发现于其他大多数 TGF-β_1

敏感的细胞系中。对 *c-myc* 过度表达研究的结果提示，*c-myc* 可以调节周期素基因的表达程度。*c-myc* 的过度表达取消了 Saos-2 细胞内由于 pRb 表达诱导的 G_1 期抑制，同使用过度表达周期素 A 或周期素 E 获得的结果相似。

虽然某些关键的过程可以受到影响，但用 TGF-β_1 在 G_1 期早期处理细胞，可继续完成 G_1 期进程所需要的许多任务，直到这些细胞到达在 G_1 期向 S 期转移之前的抑制点。这个抑制点正好同靠近 G_1 期向 S 期转移的 Rb 蛋白（*Rb* 是世界上发现的第一个抑癌基因，称为 *Rb* 基因，英文名：Retinoblastoma gene）大规模磷酸化作用一致，以致发生一个受 TGF-β_1 经 P27 和 Cdk4 通过 P15 抑制的事件。通过封闭 pRb 磷酸化作用，pRb 停留于它的生长抑制型，这样可以结合 E2F 和抑制在它们的启动子内与 E2F 结合位点有关的基因的转录。TGF-β_1 可以通过抑制 Cdks 对于 pRb 的大规模磷酸化作用而封闭细胞周期的进行，因此 TGF-β_1 诱导的生长抑制涉及封闭如像 *c-myc* 和 D 型周期素的表达，或活化及诱导如像 *p15* 和 *pRb* 这样的肿瘤抑制基因的活化。内源性 Cdk 的过度活化，可导致周期素或 Cdk 表达的失调或抑制物的功能丧失，在功能上消除了 pRb 进行细胞周期进程的能力，从而导致生长失调、对于 TGF-β_1 应答的丧失及癌基因转化。肿瘤细胞的内源性 *c-myc* 过度表达，也许是导致周期素-Cdk 过度活化及前列腺癌 TGF-β_1 应答丧失的关键因素。

第三节　细胞凋亡及对前列腺生长的调节

生物细胞的自体平衡是两个相对的细胞发展过程。其中一个过程是细胞分裂繁殖，其受到细胞周期的控制。另一个过程是细胞死亡，其受到程序化的细胞生物机制或称为凋亡的介导。凋亡是细胞识别自身不能修复的 DNA 损伤并且编制自毁程序，从而使细胞自身从机体内清除的程序化活动。因此也有人将细胞凋亡定义为"细胞放弃继续生长繁殖而自杀"的一种现象。细胞凋亡的过程可依次分为 D_1 期、F 期和 D_2 期三个时期。一个抉择死亡的细胞，首先从 G_0 期进入到 D_1 期而不是 G_1 期，D_1 期是细胞内一个新的基因和蛋白质表达的时期。D_1 期细胞表现为 DNA 修复酶的无效过程，同时也由于 DNA 裂解成片段而发生所需酶类的诱生。在 D_1 期之后，凋亡细胞进入 F 期，该期是 DNA 裂解成片段的时期。在 F 期之后，凋亡细胞进入 D_2 期，该期细胞自身的裂解片段形成凋亡小体。然而，如果伤害性环境造成细胞的损伤过大，该细胞则可直接遭受以坏死告终的非程序化细胞死亡。

一、凋亡的发生与调节

细胞的凋亡同细胞的坏死（necrosis）是截然不同的过程。坏死所致的细胞死亡是非特异性的，并且细胞不是主动参与这一过程，而是被一个具有伤害性的环境所杀死的。坏死的特征是胞质膜的渗透性增加及由其所致的胞质膜和核膜发生渗透溶解，由于细胞内释放的溶酶体核酸酶的非特异性作用，细胞核 DNA 降解为随机大小的片段。通过 DNA 凝胶电泳，可见坏死细胞的 DNA 表现为沿一个平面的连续涂抹。在组织学上，坏死的典型表现是细胞的胞质膜、线粒体膜及溶酶体膜在核膜溶解之前即发生了裂解。然而与坏死截然不同的是，凋亡是细胞对正常的、非伤害性的细胞微环境内的特异性细胞外或细胞内信号发生应答的自杀。凋亡是一个依赖能量的过程，其特征为具有短暂而独特的一系列生物化学步骤，并且最终导致基因组 DNA 的不可逆的和特征性的片段形成，以及随后发生的细胞自身毁灭。

凋亡的早期活动之一是进入自杀历程的细胞受到其细胞内 Ca^{2+} 浓度的支持。高浓度的 Ca^{2+} 活化了 Ca^{2+} 依赖的和 Mg^{2+} 依赖的核酸内切酶，从而导致细胞核的 DNA 成为固定模式的核小体性的 $100\sim200$ bp 寡聚体或特征性的 DNA 片段。在核变化之后，发生的是胞质膜和核膜的渗透性改变。程序化细胞死亡的形态学特征，包括膜泡形成、细胞质和细胞核浓缩、细胞核结构破坏、染色体成为排列于核膜内侧的稀疏小堆（边缘化）。凋亡细胞的核变化发生于死亡细胞的胞质膜碎片成为一簇膜结合的凋亡小体（apoptotic bodies）之前。

就像细胞周期要通过一系列检测点和独特期的细胞进程一样，细胞程序化死亡也具有相似的进行周期。最初是细胞处于 G_0 期的静息状态，此时的细胞既不分裂繁殖也不死亡，而是执行其既定的功能。G_0 期细胞可以受到适宜于细胞分裂繁殖的细胞内和细胞外信号诱导而进入细胞周期的 G_1 期。在 G_1 期，细胞检查其 DNA 的完善情况以准备进行分裂繁殖。如果 DNA 是完整的，那么细胞就进入 S 期和 G_2 期及有丝分裂期（M 期）。然而，如果细胞暴露于离子射线或化学治疗造成细胞的 DNA 损伤导致不能修复，则可通过 *p53* 诱导机制使细胞转回到 G_0 期以进入程序化细胞死亡。因此，*p53* 在介导细胞对于 DNA 损伤及在 G_1 期生长抑制和细胞自杀的抉择之间的和谐联系方面起着一个枢纽的作用。由于 *p53* 所具有的这种特殊功能，其被称为"基因组卫士"（guardian of the genome）。*p53* 同遗传毒性反应（genotoxic response）有关，但前列腺凋亡样去势的非毒性触发也许不涉及 *p53*。

Bcl-2 是一个位于细胞质内的原癌基因，该基因能够中断和防止程序化细胞死亡。有两种分别称为 Bax 和 Bcl-Xs 的蛋白质，具有中和 *bcl-2* 的抗凋亡作用。正常情况下，*bcl-2* 在前列腺上皮的基底细胞表达，但不在腔细胞表达。这也许正是基底细胞对雄激素的撤除不反应的一个原因。另外，*bcl-2* 表达同雄激素非依赖性前列腺癌（prostatic cancer，PCa）的出现有关联。用 *bcl-2* 转染的 LNCaP 细胞对包括饥饿和毒性药物在内的凋亡刺激具有耐受性。体内实验发现，由于去势而形成的表达 *bcl-2* 的 LNCaP 细胞对于生长抑制作用并不敏感。

睾酮抑制前列腺信使-2（testosterone-repressed prostate message 2，TRPM-2）是一种具有多功能的异二聚体硫酸糖蛋白，广泛存在于前列腺、睾丸、附睾、肾脏、肺、心脏、子宫、乳腺、卵巢，具有诱导细胞凋亡、调节细胞-细胞及细胞-基质的相互作用、参与脂质运输、补体调节等生物学活性。TRPM-2 也被不同的研究者命名为簇集素（clusterin，CLU）、SGP-2（sulfated glycoprotein-2）、SP-40、CLI、APO-J、糖蛋白-III等，在 1992 年 CLU 国际工作会议上被统一为 CLU。TRPM-2/CLU 在凋亡的前列腺、乳腺、胰腺细胞内可形成过度表达，其过度表达可降低癌细胞的抗癌药物敏感性及与凋亡有关。

二、前列腺的细胞凋亡及其调节

前列腺的自体平衡也同其他细胞一样，包括受细胞周期控制的细胞分裂繁殖及受细胞程序化生物化学机制或凋亡介导的两个相对的细胞进程。凋亡所致的前列腺细胞死亡是胚胎发生、形态形成、雄性激素依赖的组织萎缩、细胞介导的免疫及正常组织更新的基础。

雄激素去势的正常前列腺细胞的凋亡反应具有较为复杂的机制。如果血清睾酮滴度低于正常水平的 2%，就会发送信号给雄激素依赖细胞以进入程序化细胞死亡。前列腺程序化细胞死亡是以能量依赖过程为特征的，其调动了连续的独特生化活动级联，导致细胞进入涉及 TRPM-2/CLU 基因、TGF-β_1 及 TGF-β_1 受体及 *c-fos*、*c-myc* 基因的特征性诱导的 D_1 期。在 D_1 期之后的 F 期，前列腺 DNA 的片段成为寡聚体片段。最后在 D_2 期，退化的前列腺上皮内形成凋亡细胞的组织学表象。在形态学上，成熟管系统的独特区域内的 PRE 细胞或者分裂繁殖或者发生细胞死亡。位于远侧管的腔细胞以有丝分裂方式进行活跃的分裂繁殖，反之位于近侧管的腔细胞却获得了凋亡的信号。这些现象提示，腔上皮细胞随着成熟而从远侧管移动到近侧管。研究发现，围绕着这些管的平滑肌细胞能够分泌 TGF-β_1，因此可以诱导凋亡的发生。远侧管被单层平滑肌细胞环绕着，反之近侧管则被包围在复合的厚层平滑肌内。这种情况提示，凋亡细胞分布不同的一个原因，也许正是在前列腺的管区域内的近侧管具有相对较大量的 TGF-β_1。

在前列腺癌，前列腺的敏感细胞由于去势而发生细胞程序化死亡。凋亡细胞表现为 *TGF-β_1*、TRPM-2、*bcl-2* 特征性地增高，随后是 DNA 片段成为核小体大小的片段。然而雄激素非依赖性前列腺癌细胞，则对于去势诱导的凋亡具有耐受性。由于 *bcl-2* 能够保护细胞免于凋亡，采用去势方法在雄激素敏感的癌细胞诱导 *bcl-2* 表达同形成激素耐受性前列腺癌相关。虽然激素耐受性前列腺癌并不会经历去势的凋亡，但遗传毒性药物及射线能够在 TGF-β_1、TRPM-2 典型增高的雄激素非依赖细胞诱导程序化细胞死亡。在这种情况下也有 DNA 梯形图谱导致特异性核小体 DNA 片段的形成，提示肿瘤细胞保留了在适当条件下发生凋亡的能力。

第四节 细胞因子及对前列腺生长的调节

细胞因子（cytokines，CKs）是免疫原、丝裂原及其他刺激原作用于免疫细胞和其他细胞，刺激这些细胞产生的具有调节免疫细胞活性、调节免疫应答、促进血细胞生成、促进细胞生长、促进受损组织修复等多种生物学活性的一类小分子物质。人体产生细胞因子的重要细胞可分为三类，包括①免疫活性细胞，是一群对抗原的刺激能够发生反应和增殖，产生免疫效应物质和进行特异性免疫应答的细胞，包括 T 淋巴细胞、B 淋巴细胞；②其他免疫细胞，是一群参与免疫应答的细胞，包括单核-巨噬细胞、中性粒细胞、嗜酸性粒细胞、嗜碱性粒细胞、K 细胞、自然杀伤（NK）细胞、肥大细胞等；③其他细胞，包括内皮细胞、表皮细胞、成纤维细胞等。细胞因子大多通过旁分泌、自分泌的机制对靶细胞产生调节作用，少数以内分泌的形式发挥作用。细胞因子的分泌是一个短时的自限过程，细胞因子具有较短的半衰期，其作用于靶细胞通过诱导蛋白质表达、促进细胞增殖、释放效应分子而发挥生物学效应。已发现细胞因子中的一些成员对前列腺的生长发育及其功能的表达具有重要的调节作用，主要是白细胞介素（interleukin，IL）、干扰素（interferon，IFN）、肿瘤坏死因子（tumor necrosis factor，TNF）、转化生长因子（transforming growth factor，TGF）、趋化因子（chemokine）。

在正常生理条件下，前列腺同人体的其他器官和组织一样，其组织内的单核-巨噬细胞、中性粒细胞、嗜酸性粒细胞、嗜碱性粒细胞、T 淋巴细胞、B 淋巴细胞、NK 细胞、肥大细胞、上皮细胞、成纤维细胞、血管内皮细胞、平滑肌细胞等细胞，都具有产生和分泌细胞因子的能力，细胞因子的许多成员可在前列腺组织、前列腺液、精液内微量存在或难以检测到（图 3-2）。在炎症等病理反应或免疫应答的条件下，前列腺组织内的许多细胞因子则可异常产生或过度产生与分泌。这些细胞因子具有参与炎症反应、增强或抑制炎症反应、调节炎症的发展和转归的生物学活性，又被称为炎症因子（inflammatory factors）或炎症介质（inflammatory mediators）。其产生是机体对炎症反应产生的一种应答和调节机制。在前列腺发生炎性疾病时，各种细胞因子可在病理反应的不同阶段大量或过度产生与分泌，并且表达不同的生物学功能，因此又将这些细胞因子分为"前炎症细胞因子"、"抗炎症细胞因子"和"调节细胞因子"。这些细胞因子既可诱导和参与前列腺的炎性病理反应，也可增强或抑制前列腺的炎性病理反应，甚至改变前列腺病理反应的性质或类型，从而对前列腺的炎症反应以及其他前列腺疾病的发生、发展和转归产生重要的影响。

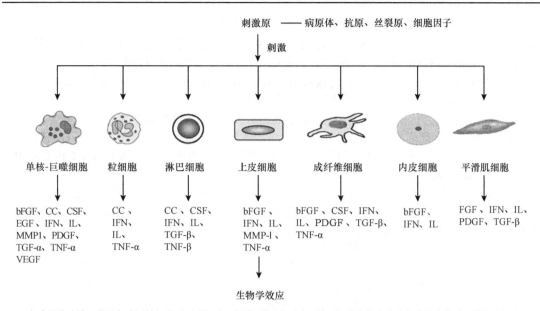

图 3-2 PGFs/CKs 的产生及其功效

- 免疫调节功能：激活免疫活性细胞及吞噬细胞、促进T淋巴细胞与B淋巴细胞分化和产生免疫效应物质、趋化白细胞、增强NK细胞活性、诱导或促进细胞分化抗原表达、诱导产生抗病毒蛋白质
- 参与和调节炎症反应：诱导或抑制炎症因子的产生、损伤或抑制炎症反应、损伤血管内皮细胞、促进或抑制血管内皮细胞生长、促进或抑制血管生成、诱导或促进细胞因子受体表达
- 诱导或抑制肿瘤：诱导或抑制癌基因表达、诱导和促进肿瘤发生与发展、抑制或杀死肿瘤细胞、诱导细胞凋亡、促进或抑制细胞有丝分裂

一、白细胞介素

白细胞介素（IL）是由白细胞及其他多种细胞产生的具有刺激免疫活性细胞增殖与分化、诱导产生细胞因子、抑制单核-巨噬细胞产生炎症因子、趋化 T 淋巴细胞和吞噬细胞等多种生物学活性的一类多肽类细胞因子。已经发现 IL 至少有 38 种，分别命名为 IL-1～IL-38。

已知人和动物的多种细胞都可以产生和分泌 IL，如单核-巨噬细胞、嗜酸性粒细胞、T 淋巴细胞、B 淋巴细胞、肥大细胞、内皮细胞、骨髓基质细胞，这些细胞在免疫原（immunogen）或丝裂原的作用下，尤其是在细菌等微生物感染引起炎症的条件下，可产生和分泌不同类型的 IL。IL 的生物学活性主要包括促进胸腺细胞和 T 淋巴细胞活化、增殖和分化，增强细胞毒性 T 细胞（Tc 细胞）和 NK 细胞的杀伤活性，促进免疫应答，引起发热，参与和诱导炎症反应，刺激造血功能等。动物和临床研究发现，在微生物或寄生虫感染引起的慢性前列腺炎、慢性前列腺炎/慢性骨盆痛综合征（CP/CPPS）、良性前列腺增生及前列腺癌的前列腺组织内，IL-1、IL-2、IL-4、IL-6、IL-8、IL-10、IL-13 的水平可明显增高，这对于激活前列腺组织内的炎症细胞、促进前列腺的炎症反应、诱导和促进肿瘤的发生与发展具有重要意义。

IL-1：包括 IL-1α 和 IL-1β，也称为淋巴细胞刺激因子，主要由活化的单核-巨噬细胞产生，内皮细胞、B 淋巴细胞、NK 细胞、成纤维细胞、中性粒细胞等各种有核细胞也可以产生。IL-1 具有激活 T 淋巴细胞和巨噬细胞、促进 B 淋巴细胞分化、参与和促进炎症反应、增强单核-巨噬细胞的抗原提呈能力、吸引中性粒细胞和促进释放炎症介质、引起发热等生物学活性，IL-1 与 TNF-α 协同作用，可通过激活 NF-κB 信号通路促进趋化因子家族（chemokine superfamily）中的 CXCL-1、CXCL-2、CXCL-3、CXCL-4、CXCL-8/IL-8 的表达，激活炎症细胞和促进炎症反应。

IL-2：主要由活化的 T 淋巴细胞产生，又称为 T 细胞生长因子（T cell growth factor，

TCGF），可通过自分泌和旁分泌机制，促进 T 细胞分化和增殖，通过刺激 B 淋巴细胞产生和分泌抗体，促进单核-巨噬细胞的 IL-2 受体表达和增强其抗原提呈能力，诱导淋巴因子激活的杀伤细胞（LAK 细胞）产生，活化 NK 细胞。因此，IL-2 已被用于某些肿瘤的治疗。对 CP/CPPS 的研究发现，患者前列腺液的 TNF-α 及 IL-10 的水平增加，但 IL-2 的水平降低，此特征可用于 CP/CPPS 患者的治疗效果评估。

IL-4：主要由活化的 T 淋巴细胞（Th2 细胞）、肥大细胞和嗜碱性粒细胞产生，可使 B 淋巴细胞激活、分化增殖和抗原提呈能力增强，诱导巨噬细胞分化增殖，抑制 Th1 细胞及其分泌细胞因子，促进 Th0 细胞分化形成 Th2 细胞，抑制趋化因子受体 CXCR4 和 CXCR5 的表达和肿瘤进展，抑制血管生成和炎症反应。

IL-6：主要由单核-巨噬细胞、T 淋巴细胞（Th2 细胞）、血管内皮细胞和成纤维细胞产生，是炎性反应的触发剂，各种慢性炎症以及 CP/CPPS 和阴道毛滴虫感染的良性前列腺增生患者的表达均有增加。IL-6 能够促进 T 淋巴细胞和 B 淋巴细胞的分化和增殖、刺激抗体产生，促进 IL-2 的产生，促进糖皮质激素和可溶性 TNF 受体释放，抑制 IL-1 和 TNF 等前炎症细胞因子的合成，引起发热反应，通过激活 JAK/STAT 通路和诱导癌相关的 *MUCl* 基因表达，从而促进肿瘤的发生与发展。

IL-8：主要由单核-巨噬细胞、成纤维细胞、上皮细胞、内皮细胞、肝细胞等产生，属于趋化因子超家族的成员，也称为趋化因子 8（CXCL-8）。IL-8 能够吸引和激活 T 淋巴细胞、中性粒细胞、嗜酸性粒细胞、嗜碱性粒细胞，促进血管生成，促进中性粒细胞脱颗粒、释放弹性蛋白酶、损伤内皮细胞、使微循环形成血流淤滞和引起组织坏死，从而促进炎症的发生与发展。IL-8 水平在 NIH-CPSI 评分较高的前列腺炎患者体内可明显增高。在沙眼衣原体感染的 CP/CPPS 患者的精液内，IL-8 的含量增高，但治疗后可显著降低。

IL-10：主要由活化的 T 淋巴细胞（Th2 细胞）和单核-巨噬细胞产生，其既可抑制 IL-1、IL-6、IL-8、IFN-α 等细胞因子的产生和主要组织相容性复合体 MHC-Ⅱ 类分子的表达，又可增强 B 淋巴细胞的功能、诱导嗜酸性粒细胞聚集、促进单核-巨噬细胞的黏附因子表达。IL-10 在前列腺炎患者的前列腺液中显著增高，并且与 CP/CPPS 评分具有正相关性，此特征可有助于慢性前列腺炎的辅助诊断及其治疗评估。

IL-13：主要由活化的 T 淋巴细胞（Th2 细胞）产生，可促进 B 淋巴细胞分化增殖和表达 MHC-Ⅱ、CD23 和 CD72 分子以及产生 IgE 抗体，协同 IL-2 刺激 NK 细胞产生 IFN；诱导单核细胞分化和表达 MHC-Ⅱ 类分子，抑制单核-巨噬细胞产生炎症因子，从而对单核-巨噬细胞产生双重调节作用。

二、干 扰 素

干扰素（IFN）是机体细胞产生的一类小分子多肽类细胞因子，具有抗病毒、抗肿瘤和免疫调节的生物学活性。人干扰素基因存在于细胞的染色体上，其中 Ⅰ 型干扰素和 Ⅱ 型干扰素的基因位于第 9 对染色体，Ⅲ型干扰素的基因位于第 12 对染色体，因此人体的有核细胞都能够产生干扰素。

根据干扰素的来源和理化性质，将其分为三个型，分别是 Ⅰ 型干扰素（α 干扰素，IFN-α）、Ⅱ 型干扰素（β 干扰素，IFN-β）、Ⅲ 型干扰素（γ 干扰素，IFN-γ），其中 Ⅰ 型干扰素还包含 20 余个亚型，称为 IFN-α-1b、IFN-α-2a、IFN-α-2b 等。Ⅰ 型干扰素由单核-巨噬细胞和淋巴细胞产生，Ⅱ 型干扰素由成纤维细胞产生，Ⅲ 型干扰素由活化的 T 淋巴细胞和 NK 细胞产生。Ⅲ 型干扰素也称为免疫干扰素，是细胞因子的一个重要成员。病毒、细菌内毒素、双链 RNA 等作用于单核-巨噬细胞、淋巴细胞或成纤维细胞，能够诱导这些细胞分别产生 Ⅰ 型干扰素和 Ⅱ 型干扰素，这些刺激细胞产生干扰素的物质称为干扰素诱生剂（interferon inducer）。植物血凝素、抗原等物质，能够刺激 T 淋巴细胞和 NK 细胞产生Ⅲ型干扰素。

前列腺受到微生物等病原体感染或发生其他疾病时,前列腺组织内的活化单核-巨噬细胞、T 淋巴细胞、B 淋巴细胞以及其他有核细胞可由于受到干扰素诱生剂的作用而产生和分泌 IFN,发挥抗病毒、抗肿瘤、调节免疫功能的生物学活性。

1. 抗病毒 IFN 具有抗病毒活性,但其并不是直接对病毒产生作用,而是通过诱导靶细胞产生抗病毒蛋白质(antiviral protein, AVP)发挥抗病毒效应。已知在人体细胞的第 21 对染色体上,存在抗病毒蛋白质基因。干扰素诱生剂诱导细胞产生和分泌的 IFN 与靶细胞表面的干扰素受体(interferon receptor,包括 IFN-α/IFN-βR、IFN-γR)结合,进而使靶细胞的抗病毒蛋白质基因活化和产生抗病毒蛋白质,包括蛋白激酶、2-5A 合成酶、磷酸二酯酶。抗病毒蛋白质可通过降解病毒 mRNA、抑制病毒蛋白质翻译的机制,发挥抗病毒的生物学活性。

干扰素具有广谱的抗病毒效应,对各种 RNA 病毒、DNA 病毒及反转录病毒(retrovirus)都具有抑制作用。干扰素是在病毒的复制增殖阶段,通过降解病毒 mRNA、抑制病毒蛋白质翻译而产生抗病毒作用,因此干扰素对于复制增殖期的病毒具有显著的抑制作用。但潜伏感染阶段的病毒(如疱疹病毒的潜伏感染期)由于没有进行复制增殖及代谢活动,因此就不能对其产生抗病毒作用。干扰素的抗病毒作用具有生物种的选择性或特异性,某种生物细胞产生的干扰素,只能诱导同种生物的靶细胞产生 AVP 和表达抗病毒活性。例如,人体细胞产生的干扰素,只能诱导人类的靶细胞产生 AVP 和发挥抗病毒效应。干扰素具有较短的半衰期,一般为 4 个小时。将干扰素治疗剂注射入人体,12 小时后其几乎完全从体内排除。用人工方法将干扰素(IFN-α-2b)聚乙二醇化,形成聚乙二醇干扰素,其半衰期可延长至 40 个小时,称为长效干扰素。将聚乙二醇干扰素注射给乙肝患者后,其在宿主体内可持续作用 168 小时。

2. 抗肿瘤 IFN 既可以通过诱导肿瘤细胞凋亡、选择性地抑制细胞分裂的机制,直接杀伤肿瘤细胞;也可以通过诱导免疫细胞活化和增强免疫细胞功能的机制,间接杀伤肿瘤细胞。

(1)抑制和杀伤肿瘤细胞:IFN 对于肿瘤细胞具有较强的选择性杀伤效应,其对于肿瘤细胞的作用比对于正常细胞的作用大 500～1000 倍。IFN 对肿瘤细胞的影响主要包括①抑制肿瘤病毒增殖:IFN 能够抑制肿瘤病毒基因表达、抑制肿瘤病毒复制增殖,从而抑制肿瘤细胞的形成和生长;②抑制癌基因表达:IFN 可抑制癌基因 *cerhB2* 和 *p185* 的表达、下调 *c-myc* 基因转录、下调 *p21* 表达、抑制 *cinyc*、*HER-2/neu* 等癌基因的表达,从而抑制肿瘤细胞生长、阻断原癌基因向癌基因转变;③诱导肿瘤细胞凋亡:IFN-α 通过下调癌基因 *c-myc* 表达及抑制 pRb 蛋白磷酸化,引起肿瘤细胞 G_0 和 G_1 期停滞和促进细胞凋亡;④诱导肿瘤细胞分化:IFN-γ 可通过下调 *MYCN* 表达,诱导体外培养的成神经细胞早期凋亡和坏死;⑤抑制肿瘤血管生成:IFN 可引起血管内皮细胞的 G_1、G_2 期阻滞和凋亡。

(2)诱导免疫细胞活化:IFN 可促进 MHC 分子表达、增强 T 淋巴细胞和 B 淋巴细胞的功能、促进抗体的产生与分泌、增强巨噬细胞的杀伤能力和抗原提呈能力、激活 NK 细胞,增强机体免疫细胞的抗肿瘤能力。研究发现,IFN-α 能够激活 NK 细胞和 CD8[+]T 淋巴细胞、促进肿瘤抗原表达,IFN-β 能够活化 T 淋巴细胞、B 淋巴细胞、NK 细胞和巨噬细胞,IFN-γ 能够协助 NK 细胞发挥抗肿瘤作用。

3. 调节免疫功能 IFN 是参与免疫调节的重要细胞因子之一,其可通过增强或抑制免疫细胞的活性、促进细胞因子的产生和分泌等机制,对免疫应答的形成、发展和转归产生重要的影响。

(1)增强免疫细胞活性:IFN 可诱导多种免疫细胞活化,包括增强 T 淋巴细胞和 B 淋巴细胞的功能、促进抗体的产生和分泌、增强巨噬细胞的杀伤能力、激活 NK 细胞。

(2)调节细胞因子产生和分泌:IFN 能够抑制血管内皮生长因子(vascular endothelial

growth factor，VEGF）、碱性成纤维细胞生长因子（bFGF）、基质金属蛋白酶（matrix metalloproteinases，MMPs）的表达，从而抑制血管内皮细胞生长和诱导其凋亡。IFN-α 可下调慢性粒细胞白血病患者血清中的 PGE、MMP、FGF 等细胞因子的水平，抑制肿瘤血管的生成和转移。

三、肿瘤坏死因子

肿瘤坏死因子（TNF）是一类能够引起肿瘤组织出血和坏死的细胞因子，也称为淋巴毒素（lymphotoxin，LT），包括 TNF-α 和 TNF-β。TNF-α 主要由单核-巨噬细胞、T 淋巴细胞、NK 细胞产生，TNF-β 主要由活化的 T 淋巴细胞、B 淋巴细胞产生。TNF 的功能主要包括抑制和杀死肿瘤细胞、抗病毒、免疫调节、促进和参与炎症反应、增强中性粒细胞的吞噬能力、引起发热、损伤血管内皮细胞、引发恶病质。

在各种细胞因子中，TNF-α 是出现最早和最重要的前炎症细胞因子和炎症介质，具有多种生物学活性，主要包括杀伤肿瘤细胞、激活中性粒细胞及内皮细胞、增加血管内皮细胞的透过性、引起局部炎症、调节其他组织的代谢活性、促进其他细胞因子的产生和释放、产生神经细胞毒性、诱导慢性炎症和疼痛。TNF-β 的作用主要包括杀伤靶细胞、激活巨噬细胞、参与胚胎发育过程的淋巴样器官的形成。研究发现，在慢性前列腺炎及其他合并慢性炎症的前列腺疾病患者的前列腺液或血浆内，TNF-α 和 TNF-β 的水平可显著增高。在炎性前列腺的前列腺液内，TNF-α 水平可显著增高，并且同白细胞数量的增多具有正相关性。研究发现，在前列腺慢性炎症的发生与发展过程中，TNF-α 可产生重要的调节作用。TNF-α 可通过作用于内皮细胞、增加某些黏附分子的表达，从而促进炎症细胞的游走、浸润与黏附及中性粒细胞脱颗粒，还可通过自分泌模式作用于巨噬细胞，使其释放白三烯、前列腺素等炎症介质而促进炎症反应。

四、趋 化 因 子

趋化因子是一类具有趋化中性粒细胞、单核细胞和淋巴细胞作用的细胞因子，也称为趋化因子超家族（chemokine superfamily）。趋化因子为分子质量为 8~12kDa 的小分子肽，根据其一级肽链的结构特点及其 N 端半胱氨酸残基的位置和数量，分为 CC、CXC、C、CX3C 四个亚族。

CC 亚族含 28 个成员（CCL1~CCL28），主要表现为对中性粒细胞、单核细胞、肥大细胞、树突细胞、NK 细胞、T 淋巴细胞、B 淋巴细胞的强大趋化活性；CXC 亚族含 17 个成员（CXCL1~CXCL17），主要表现为对中性粒细胞的趋化活性和促进血管生成活性；C 亚族含 2 个成员（XCL1、XCL2），主要在胸腺产生和作用于 CD8+T 淋巴细胞；CX3C 亚族只有 1 个成员（CX3CL1），也称为"分形趋化因子"（fractalkine，FKN）或"神经趋化因子"（neurotactin），主要表现为对单核细胞和中性粒细胞的趋化活性。

趋化因子对于宿主体内各种重要生理功能的实现以及疾病的发生与发展是不可或缺的，其直接参与白细胞，尤其是吞噬细胞和淋巴细胞的游走与活化，激活炎症反应并在其中发挥重要的核心作用。在正常免疫应答过程中，趋化因子可以趋化白细胞定向游走到炎症或感染的部位，以保护机体免受入侵的致病因子的伤害。但在特定的环境条件下，也会发生由于其趋化作用导致免疫细胞过度聚集和活化，从而攻击和损伤机体的正常组织和导致自身免疫性疾病的发生。

五、转化生长因子

转化生长因子（TGF）是一类具有促进细胞生长与分化和调节免疫功能的细胞因子，

包括转化生长因子α（TGF-α）和转化生长因子β（TGF-β）。

TGF-α主要由巨噬细胞、表皮细胞和脑细胞产生，其同EGF、FGF均称为丝裂原，是一类具有刺激作用的肽生长因子/细胞因子，这些丝裂原可通过诱导G_0期细胞进入细胞周期而发挥生物学效应。TGF-α在人类的某些癌症中可有上调，具有诱导上皮发育等生物学活性。

TGF-β或称为TGF-β超家族，可由人体多种细胞产生，包括$TGF-\beta_1$～$TGF-\beta_5$五个异型，其活性成分包括活化素、抑制素、穆勒氏抑制素及骨形态发生蛋白质，具有诱导组织再生，细胞的增殖与分化、迁移、凋亡、附着力、存活，胚胎发育，免疫功能调节，抑制IFN产生等多种调节功能。

$TGF-\beta_1$能够特异性地作用于G_1期细胞，从而阻止细胞进入S期。受到$TGF-\beta_1$作用的细胞不能进入S期进行染色体增倍，从而停止在细胞周期和恢复到G_0期的休眠状态。在正常前列腺内可检测到$TGF-\beta_1$，其具有抑制正常人前列腺上皮细胞生长的作用。在大鼠腹前列腺细胞的原代培养物内加入5ng/ml剂量的$TGF-\beta_1$，可导致培养细胞的数量减少85%。体外研究发现，EGF能够刺激正常人前列腺上皮细胞培养物的生长，而$TGF-\beta_1$则能够抑制EGF诱导的细胞生长刺激现象。如果将$TGF-\beta_1$加入没有EGF的正常人前列腺上皮细胞培养物内，则可导致细胞凋亡的发生。在一些恶性肿瘤中，TGF-β能够诱导肿瘤细胞的迁移和入侵及促进MMPs（特别是MMP-2和MMP-9）的表达。

六、集落刺激因子

集落刺激因子（colony stimulating factor，CSF）是一类可刺激多能造血干细胞和不同发育阶段的造血祖细胞分化增殖并且在培养基上形成集落生长的细胞因子。

CSF是对造血细胞进行体外研究的过程中发现的一类细胞因子，包括粒细胞-巨噬细胞集落刺激因子（GM-CSF）、巨噬细胞集落刺激因子（M-CSF）、粒细胞集落刺激因子（G-CSF）、红细胞生成素（erythropoietin，EPO）等。CSF的功能主要包括刺激造血干细胞增殖，促进肥大细胞及粒细胞分化增殖，刺激粒细胞及巨噬细胞发挥功能和形成集落，刺激红系造血祖细胞等。

七、其他细胞因子

前列腺相关的其他细胞因子常见包括表皮细胞生长因子（EGF）、血管内皮生长因子（VEGF）、成纤维细胞生长因子（FGF）、胰岛素样生长因子（IGF）、神经生长因子（nerve growth factor，NGF）、血小板源性生长因子（PDGF），均属于生长因子超家族的成员。

EGF广泛存在于人体的多种组织和体液内，是具有丝裂原活性的肽生长因子，能够促进皮肤细胞的分裂，促进上皮细胞、成纤维细胞增殖。

VEGF包括VEGF-A、VEGF-B、VEGF-C、VEGF-D等成员，主要由单核-巨噬细胞及许多种类的肿瘤细胞产生，具有促进血管通透性增高，细胞外基质变性，血管内皮细胞迁移、增殖和血管形成的生物学活性。

FGF是垂体和下丘脑分泌的多肽，其中的碱性成纤维细胞生长因子（bFGF）可由内皮细胞、平滑肌细胞、巨噬细胞产生，具有丝裂原活性，可促进内皮细胞游走和平滑肌增殖、促进血管形成、修复受损的内皮细胞。

IGF可由前列腺的老化上皮细胞产生，包括IGF-Ⅰ、IGF-Ⅱ、IGF-ⅠR、IGF-ⅡR以及6种IGFBPs和1种IGFBP支持蛋白。IGF在前列腺癌的组织内表达水平可明显增高，其通过旁分泌模式和自分泌模式不但可刺激正常的基质细胞、上皮细胞和神经外胚层细胞生长繁殖，也可刺激恶性基质细胞、上皮细胞和神经外胚层细胞的生长繁殖。

NGF 主要由神经效应组织（肌肉等）及星形胶质细胞（astroglia）产生，具有促进中枢及外周神经元的生长、分化及发育，维持神经系统正常功能，促进受损神经修复的作用。

PDGF 是一种低分子量促细胞分裂素，主要由血小板、巨噬细胞、血管平滑肌细胞、成纤维细胞等细胞产生，前列腺癌、卵巢癌、肾癌、肺癌、脑肿瘤、乳腺癌、结直肠癌等多种类型肿瘤的 PDGF 可过度表达。PDGF 可刺激处于 G_0/G_1 期的成纤维细胞、神经胶质细胞、平滑肌细胞等多种细胞进入分裂增殖周期。PDGF 也是血管生成的重要因子之一，其在肿瘤的表达同肿瘤血管的生成密切相关。PDGF 能够上调血 VEGF 的表达，从而促进血管的生成。

第五节　前列腺疾病的生物活性分子及调节作用和相互关系

在正常生理条件下，PGFs/CKs 可微量存在于人体的前列腺组织、血浆或血清内，对前列腺的生长发育及其功能的表达具有重要影响和调节作用。然而在炎症和肿瘤等病理条件下，这些生物活性分子的某些成员可异常产生和分泌，以致在前列腺组织、血浆或血清内形成较高的浓度水平，对前列腺疾病的发生、发展和转归产生重要的影响和调节作用。由于前列腺的感染、慢性炎症以及亚临床炎性病理损害在男性人群中广泛存在，病原体及其他因素造成的前列腺炎性病理反应不但可成为诱导 PGFs/CKs 过度表达和分泌的最常见因素，而且也可成为诱导前列腺发生其他类型的组织病理学损害或疾病的重要因素。

一、前列腺炎的 PGFs/CKs 及其调节作用

细菌等微生物感染引起的前列腺炎性病理反应，在成年男性人群中寻常可见。临床对于具有前列腺炎样症状患者（急性前列腺炎、慢性前列腺炎、慢性前列腺炎-前列腺痛综合征患者）的诊断，主要依赖于患者的排尿症状（尿频、尿急、尿痛、尿不尽等）、生殖器症状（会阴部不适或疼痛、流白、勃起功能异常等）、直肠指检（前列腺体积、质地、疼痛等）、前列腺液常规（显微镜高倍镜下卵磷脂小体、白细胞等的数量异常）和（或）前列腺的影像学检查（B 超）。然而对于缺乏明显临床表现或症状不典型的前列腺亚临床感染者，则常常被忽略、误诊或漏诊。不论是具有明显临床表现的显性前列腺炎，还是缺乏明显或典型临床表现的亚临床前列腺炎，感染前列腺的病原体及其毒性代谢产物、抗原物质、脂多糖、核苷酸等成分，均作为刺激原和作用于前列腺组织内的单核-巨噬细胞、T 淋巴细胞、B 淋巴细胞等免疫细胞及其他细胞，刺激其活化并且产生和分泌细胞因子及其他免疫效应分子。研究证实，在具有炎性病理反应的前列腺（前列腺炎、良性前列腺增生、前列腺癌的前列腺），多种细胞因子、抗体及其他免疫效应分子的表达可明显上调，而在没有炎症反应及炎症缓解或治愈后的前列腺，各种细胞因子、抗体及其他免疫效应分子的表达可正常或下调。由此可见，病原体感染、炎症等因素是引起细胞因子等免疫效应分子异常产生和分泌的最常见重要因素。细胞因子及其他生物活性分子在前列腺组织内的高水平表达和长期存在，不但可对前列腺细胞的生长发育产生重要影响，而且也可对前列腺炎症及其他疾病的发生、发展和转归产生重要影响。

1. 炎症细胞因子　炎症细胞因子是机体受到抗原性异物刺激时，被刺激和活化的免疫细胞以及其他细胞产生的具有参与和调节炎症反应作用的多种细胞因子。前列腺炎性病理反应密切相关的炎症细胞因子主要有三类，包括前炎症细胞因子（IL-1、IL-8、IL-2 及 TNF-α）、抗炎症细胞因子（IL-4、IL-6 和 IL-10）、调节细胞因子（IL-2、IL-10 和 TNF）。这些炎症细胞因子在前列腺发生炎性病理反应的条件下过度产生和分泌，其参与和调节前

列腺的炎症反应，对于前列腺的炎症及其他疾病的发生、发展和转归具有重要的影响和调节作用。

（1）前炎症细胞因子（pro-inflammatory cytokines）：启动炎症反应的关键细胞因子，包括 IL-1、IL-2、IL-8 及 TNF-α。

1）TNF-α：主要由活化的单核-巨噬细胞、T 淋巴细胞、NK 细胞产生，是各种细胞因子及前炎症细胞因子中最早产生和最重要的炎症介质。研究证实，慢性前列腺炎/慢性骨盆痛综合征患者的前列腺液和（或）精液内，TNF-α 的含量可明显增高。TNF-α 可以通过激活中性粒细胞及内皮细胞、增加血管内皮细胞的透过性、引起局部炎症、调节其他组织的代谢活性、促进其他细胞因子的产生和释放、杀伤肿瘤细胞、产生神经细胞毒性、诱导慢性炎症和疼痛的机制，参与和调节前列腺的炎性病理反应。研究发现，TNF-α 水平的增高常常伴随着白细胞数量的增多，TNF-α 水平增高同白细胞数量增多具有正相关性。前列腺的慢性炎症反应造成单核-巨噬细胞、T 淋巴细胞、NK 细胞聚集和活化，从而可以大量或过度产生与分泌 TNF-α，加重前列腺组织的炎症反应。前列腺组织内的白细胞聚集和数量增多，有助于增强前列腺组织的免疫应答、促进前列腺组织炎性病理反应的发展、促进前列腺组织的修复。但过强的免疫应答也可形成超敏反应，从而加重前列腺的组织损害和患者的症状。

2）IL-1：主要由活化的单核-巨噬细胞产生，也可由内皮细胞、B 淋巴细胞、NK 细胞、成纤维细胞、中性粒细胞等多种细胞产生。IL-1 具有激活 T 淋巴细胞和巨噬细胞、促进 B 淋巴细胞分化、参与和促进炎症反应、增强单核-巨噬细胞的抗原提呈能力、吸引中性粒细胞和促进释放炎症介质、引起发热等多种生物学活性，其与 TNF-α 协同作用能够促进趋化因子的产生和分泌。IL-1 可通过激活免疫细胞和炎症细胞的机制，促进前列腺急性炎症和慢性炎症的发生与发展。

3）IL-2：主要由活化的 T 淋巴细胞产生，又称为 T 细胞生长因子（T cell growth factor，TCGF）。IL-2 可通过自分泌和旁分泌机制，促进 T 细胞分化和增殖、刺激 B 淋巴细胞产生和分泌抗体、促进单核-巨噬细胞的 IL-2 受体表达和增强其抗原提呈能力、诱导 LAK 细胞产生、活化 NK 细胞，因此 IL-2 已被用于某些肿瘤的治疗。对 CP/CPPS 的研究发现，患者前列腺液的 TNF-α 及 IL-10 的水平增加，但 IL-2 的水平降低，认为此特征可用于 CP/CPPS 患者治疗效果的评估。

4）IL-8：也称为 CXCL-8，主要由单核-巨噬细胞、成纤维细胞、上皮细胞、内皮细胞等细胞产生。IL-8 能够通过吸引和激活 T 淋巴细胞、中性粒细胞、嗜酸性粒细胞、嗜碱性粒细胞，促进血管生成、促进中性粒细胞脱颗粒、释放弹性蛋白酶、损伤内皮细胞、使微循环形成血流淤滞和引起组织坏死，促进前列腺炎症的发生与发展。在 NIH-CPSI 评分较高的前列腺炎患者，IL-8 的水平可明显增高。研究发现，在炎性良性前列腺增生（BPH）患者的前列腺液内，IL-8 的含量增高。在沙眼衣原体感染的 CP/CPPS 患者精液内，IL-8 的含量增高，但经过抗感染治疗后可明显降低。这些表明 IL-8 的产生和分泌，同前列腺的炎性病理损害及其程度具有相关性。

（2）抗炎症细胞因子（anti-inflammatory cytokines）：一类对前炎症细胞因子应答具有抑制作用的免疫调节分子，主要包括 IL-4、IL-6 和 IL-10。此外，IL-1、IL-18 及 TNF-α 的受体，也具有抑制前炎症细胞因子发挥生物学活性的作用。

1）IL-4：主要由活化的 T 淋巴细胞（Th2 细胞）、肥大细胞和嗜碱性粒细胞产生，通过激活 B 淋巴细胞，使其分化增殖和抗原提呈能力增强，诱导巨噬细胞分化增殖，抑制 Th1 细胞及其分泌细胞因子，促进 Th0 细胞分化形成 Th2 细胞，抑制血管生成和炎症反应，抑制趋化因子受体 CXCR4 和 CXCR5 表达，参与和调节前列腺的炎症反应。

2）IL-6：主要由单核-巨噬细胞、Th2 细胞、血管内皮细胞及成纤维细胞产生，是抗炎症细胞因子中的一个重要成员，具有重要的抗炎症作用。IL-6 可通过促进 T 淋巴细胞和 B 淋巴细胞的分化和增殖、刺激抗体的产生，促进 IL-2 的产生，促进糖皮质激素和可溶性 TNF 受体释放、下调 IL-1 和 TNF 等前炎症细胞因子的合成，抑制 CSF、IFN-γ 等前炎症细胞因子的产生，参与和调节前列腺的炎症反应。在 CP/CPPS 以及炎性 BPH 患者的精液和尿液内，IL-6 的含量增高。IL-6 也可通过激活 JAK/STAT 通路和诱导癌相关基因 *MUC1* 表达，诱导和促进肿瘤的发生与发展。

3）IL-10：主要由活化的 T 淋巴细胞（Th2 细胞）和单核-巨噬细胞产生，具有免疫抑制、免疫刺激和抗炎的生物学活性，被认为是一种强效的抗炎症细胞因子。IL-10 可抑制前炎症细胞因子 IL-1、IL-2、IL-8、IFN-α 等细胞因子的产生和 MHC-Ⅱ类分子的表达，抑制单核-巨噬细胞、多形核白细胞和嗜酸性粒细胞产生前炎症细胞因子，增强 B 淋巴细胞的功能，诱导嗜酸性粒细胞聚集，促进单核-巨噬细胞的黏附因子表达。研究发现，IL-10 的水平与 IL-8 的水平具有相反的关系，前炎症细胞因子 IL-8 的水平增高时，抗炎症细胞因子 IL-10 的水平则可降低。IL-10 在前列腺炎患者的前列腺液中显著增高，并且与 CP/CPPS 评分具有正相关性，此特征有助于慢性前列腺炎的辅助诊断及其治疗评估。

（3）调节细胞因子（regulating cytokines）：对炎症反应具有调节效应的细胞因子，这些细胞因子可通过激活或抑制吞噬细胞和淋巴细胞的功能、促进或抑制白细胞游走、促进或抑制细胞因子和抗体的产生与分泌、促进或抑制细胞表面受体的表达等机制，对炎症反应产生增强作用（阳性调节作用）或抑制作用（阴性调节作用）。阳性调节作用可上调机体的抗炎症免疫应答和促进炎症反应，有利于病原体等抗原物质的清除和炎症反应的消除。阴性调节作用则可下调机体的抗炎症免疫应答和抑制炎症反应，有利于减轻炎症反应造成的机体损害和缓解炎症反应引起的症状。

一般来说，细胞因子中的绝大多数成员，包括白细胞介素、趋化因子、干扰素、肿瘤坏死因子，都可以分别通过不同的机制表达对炎症反应的调节效应。但其中 IL-2、IL-10、TNF 被认为是最重要的炎症调节细胞因子。

2. 肽生长因子 肽生长因子（PGFs）是一类通过发送信号的模式调节前列腺细胞的细胞周期和凋亡，控制前列腺细胞对有害因素应答和介导前列腺细胞形成具有高度协调性的程序化生长、分化和凋亡作用的生长因子信号（GFS）。前列腺重要的肽生长因子超家族成员主要包括表皮生长因子（EGF）、成纤维细胞生长因子（FGF）、胰岛素样生长因子（IGF）和转化生长因子-β（TGF-β）。在前列腺炎症等病理条件下，肽生长因子的某些成员可以过度产生和分泌，对前列腺炎症等前列腺疾病的发生与发展产生重要的影响和调节作用。

（1）成纤维细胞生长因子：或称为成纤维细胞生长因子超家族，包括酸性 FGF（aFGF）、碱性 FGF（bFGF）、FGF3、FGF4、FGF5、角质细胞生长因子（KGF、FGF7）等至少 11 个成员。成年人正常前列腺主要是产生 bFGF，而 aFGF 则难以检测到。前列腺的上皮细胞和成纤维细胞都能够表达 bFGF，并且对 bFGF 应答。bFGF 对于中胚层细胞和外胚层细胞，都是一种强劲的丝裂原。bFGF 具有强劲的促血管生成因子活性，能够刺激内皮细胞增生、移行和分化成为新脉管系统，对于成年人正常前列腺的维持具有十分重要的作用。在前列腺炎和炎性 BPH 患者前列腺组织内，FGF、IL-8、MMP 的表达水平均有上调，它们是参与和调节前列腺炎性病理反应和良性增生的 PGFs/CKs 的重要成员。

（2）转化生长因子-β：TGF-β_1 可在正常前列腺内检测到，具有抑制正常人前列腺上皮细胞生长的作用。TGF-β 和 bFGF 均可通过调节细胞外基质蛋白酶，对细胞外基质的重新构建以及促进胶原、纤维结合素及糖蛋白的合成进行调节。在炎性 BPH 患者的前列腺组织内，TGF-β_1、TGF-β_2 及 TGF-β_3 的产生可上调。对于良性前列腺增生患者前列腺 TGF-β_1 的研究发现，TGF-β_1 在炎性 BPH 患者前列腺组织内的水平明显高于非炎性 BPH

患者前列腺组织内的水平。这表明炎性病理反应可刺激前列腺的 TGF-β_1 过度产生和分泌，造成 TGF-β_1 在前列腺组织内维持一个较高的水平，从而可能促进前列腺增生的发生与发展。

二、良性前列腺增生的 PGFs/CKs 及其调节作用

良性前列腺增生（BPH）是成年男性，尤其是老年男性的一个常见疾病，体积增大的前列腺常常可造成患者产生排尿困难、尿潴留、尿失禁等多种严重的泌尿生殖道症状。临床对于 BPH 的诊断，主要依赖于患者的排尿症状与体征、直肠指检、前列腺的影像学检查、前列腺的组织病理学检查。研究发现，BPH 患者的前列腺常常存在炎性病理反应以及 PGFs/CKs 及其受体的异常表达，这些炎性 BPH（CP-BPH）患者也是前列腺癌的高危群体。感染前列腺的病原体及其代谢产物刺激前列腺组织内的免疫细胞和引起炎性病理反应，造成 BPH 患者前列腺内 PGFs/CKs 和（或）PGFs/CKs 受体的异常表达，可对前列腺的炎性病理反应以及细胞的生长与分化产生重要影响。高水平表达的 PGFs/CKs 和激素与前列腺细胞受体的相互作用，通过启动可调节基因表达的细胞内活动级联，可直接造成前列腺细胞失控性生长，从而导致前列腺的良性增生甚至发生恶性肿瘤。

1. 白细胞介素　临床和动物实验的许多研究证实，在炎性 BPH（CP-BPH）患者的前列腺组织内，IL-6、IL-8 的水平可明显增高，并且显著高于单纯性 BPH 患者的前列腺组织内的水平。这些 IL 对于 BPH 患者前列腺的炎性病理反应和良性增生的发生与发展，具有重要的影响和调节作用。

（1）IL-6：研究证实，IL-6 在各种慢性炎症、慢性前列腺炎/慢性骨盆痛综合征（CP/CPPS）以及阴道毛滴虫感染 BPH 患者的前列腺组织内的表达均有增加，并且可显著高于单纯性 BPH 患者前列腺内的水平。

（2）IL-8：在慢性炎性 BPH 患者的前列腺组织内，不但 IL-8 的水平慢性增高，而且 FGF2 和 MMP-2 的水平也可明显增高，并且显著高于单纯性 BPH 患者前列腺组织内的水平。

2. 成纤维细胞生长因子　成纤维细胞生长因子（FGF）家族中的 bFGF 是一种强劲的丝裂原和血管生成因子，能够刺激内皮细胞增生、移行和分化成为新脉管系统。FGF 主要由前列腺的上皮细胞和成纤维细胞产生，在成年人正常前列腺内可检测到。

国内外大量的研究结果显示，炎性 BPH（CP-BPH）患者的前列腺组织具有多类型病理变化的特征，其 bFGF/FGF2 的水平明显增高，并且显著高于单纯性 BPH 患者的前列腺组织内水平。这提示前列腺的炎性病理反应可促进 FGF 的进一步产生和分泌，其对于前列腺良性增生的发生与发展可能具有促进作用。

3. 表皮生长因子　表皮生长因子（EGF）属于 EGF 家族的成员，此家族包括 EGF、TGF-α、双调蛋白、肝素结合 EGF 和 cripo，各成员均通过相同的 EGF 受体（EGFR）发送信号和发挥生物学效应。EGF 家族的成员分别由正常前列腺分泌上皮、许多上皮细胞及肿瘤细胞产生，EGF 在成年人的正常前列腺组织、尿液、精液内均可检测到，具有丝裂原活性和促进胚胎形成、细胞分化以及血管形成的生物学活性。许建军等报道，在 CP-BPH 患者前列腺组织，不但其间质内 bFGF 以及其他某些细胞因子的含量明显增加，而且其腺上皮和间质细胞的 EGFR 表达也明显增加。这提示 bFGF、EGF 以及 EGFR 的过度表达，同前列腺良性增生的发生与发展具有关联。

4. 基质金属蛋白酶　基质金属蛋白酶（MMP）是一类需用 Ca^{2+}、Zn^{2+} 等金属离子作

为辅助因子的蛋白水解酶类，称为基质蛋白酶家族。MMP 家族有五类，包括间质胶原酶类、Ⅳ型胶原酶/明胶酶类、基质分解素类、膜型金属蛋白酶类、MMP-11 和 MMP-12，至少含有 14 个成员。MMPs 的成员分别可由多种不同种类的细胞产生，如 MMP-1 可由基质成纤维细胞、巨噬细胞、内皮细胞、上皮细胞产生。MMP-7 在多种恶性肿瘤细胞内可过度表达，包括前列腺癌、胃癌、头颈部癌、肺癌、肝细胞癌、结直肠癌等恶性肿瘤的细胞。MMPs 主要参与细胞外基质的代谢，对于血管形成、伤口愈合、肿瘤浸润和纤维化等具有重要作用。研究表明，MMPs 对于晚期癌细胞的迁移和侵袭，起着至关重要的作用。细胞合成和分泌的 MMPs 可降解细胞外基质的蛋白质，从而使其能够进入淋巴或循环系统和侵入其他组织。MMP-7 被激活后可表现出对多种 ECM 底物的蛋白水解活性，包括蛋白聚糖（proteoglycan）、弹性蛋白（elastin）、层粘连蛋白（laminin）、纤维连接蛋白（fibronectin）和酪蛋白（casein）。

在前列腺炎和 CP-BPH 患者前列腺组织内，MMP-2 和 FGF2、IL-8 的表达水平均有上调，并且显著高于单纯性 BPH 患者的前列腺组织。MMP-2 同 FGF2 和 IL-8 一样，是参与和调节前列腺炎性病理反应和良性增生的 PGFs/CKs 重要成员。

5. **肿瘤坏死因子**　肿瘤坏死因子（TNF）包括 TNF-α、TNF-β，主要由单核-巨噬细胞、T 与 B 淋巴细胞、NK 细胞产生，其中 TNF-α 是出现最早和最重要的前炎症细胞因子和炎症介质。TNF 具有抑制和杀死肿瘤细胞、抗病毒、免疫调节、促进和参与炎症反应、增强中性粒细胞的吞噬能力、引起发热、损伤血管内皮细胞、引发恶病质等生物学活性。在 CP-BPH 患者前列腺组织内，TNF-α 的水平可明显增高，并且显著高于单纯性 BPH 患者前列腺组织内的水平。

6. **转化生长因子**　转化生长因子（TGF）在正常前列腺内可检测到，具有抑制正常人前列腺上皮细胞生长的作用。TGF 在慢性炎性前列腺以及 CP-BPH 患者的前列腺组织内，均可形成高水平表达。非活性的 TGF-β 可由多种细胞产生和分泌，活化的 T 淋巴细胞和 B 淋巴细胞表达 TGF-β 水平可明显增高。在炎性 BPH 患者前列腺组织内，TGF-β_1 的水平明显高于非炎性 BPH 患者前列腺组织内的水平。炎性病理反应刺激前列腺的 TGF-β_1 过度产生和分泌，可能对于前列腺良性增生的发生与发展具有促进作用。

7. **血管内皮生长因子**　血管内皮生长因子（VEGF）包括 VEGF-A、VEGF-B、VEGF-C、VEGF-D 等成员，是内皮细胞特异性的丝裂原，能够增加血管的通透性，促进细胞外基质变性，血管内皮细胞迁移、增殖和血管形成。VEGF 主要由巨噬细胞和肿瘤细胞产生与分泌。在对 BPH 组织中 VEGF 的研究发现，VEGF 水平的增高主要发生在前列腺的间质细胞。这表明 VEGF 在前列腺间质内的高水平存在，对于前列腺间质组织的异常增殖也发挥了重要作用。

三、前列腺癌的 PGFs/CKs 及其调节作用

前列腺癌（PCa）是男性人群发病率最高的癌症，其死亡率仅次于肺癌，居癌症死亡率的第二位。临床对于 PCa 的诊断，主要依赖于对患者的直肠指检、血清前列腺特异性抗原（prostatic specific antigen，PSA）检查、盆腔磁共振成像（magnetic resonance imaging，MRI）或电子计算机断层扫描（computed tomography，CT）检查、前列腺穿刺活检组织的病理学检查。对于前列腺癌的分子生物学研究结果显示，PGFs/CKs 的某些成员、前列腺特异性抗原（PSA）以及钙离子在 PCa 患者前列腺和（或）血清内的水平或浓度可明显增高。在 PCa 患者前列腺组织或血清内形成的高浓度 PGFs/CKs、PSA 和 Ca^{2+}，对于 PCa 的发生、发展、转归、诊断和治疗具有重要意义。

1. 肽生长因子/细胞因子　肽生长因子/细胞因子（PGFs/CKs）超家族的成员广泛存于正常前列腺的细胞微环境内，主要包括表皮生长因子（EGF）、成纤维细胞生长因子（FGF）、胰岛素样生长因子（IGF）和转化生长因子-β（TGF-β），其对前列腺细胞的生长与分化具有重要的调节作用。研究发现，PGF 超家族成员中的 EGF、FGF、IGF、TGF、TRPM-2 和 bcl-2 在前列腺癌可发生异常表达。其中 TGF-β_1、TRPM-2、bcl-2 在雄激素去势的前列腺癌，可形成特征性的过度表达。

（1）转化生长因子-β：TGF-β_1 是 TGF-β 家族的成员，TGF 具有调节细胞的增殖、分化、迁移、凋亡、附着力、存活，血管生成及免疫监视的生物学活性。在正常生理条件下，TGF-β_1 能够特异性地作用于 G_1 期细胞，阻止细胞进入 S 期。在病理条件下，TGF-β 能够诱导肿瘤细胞的迁移和入侵及基质金属蛋白酶（MMPs）的表达。在 PCa 等一些恶性肿瘤，TGF-β 可诱导睾酮抑制前列腺信使-2（TRPM-2/CLU）和瞬时受体电位阳离子通道（transient receptor potential melastatin，TRPM）的表达。TGF-β 也可通过诱导激活蛋白-1（activator protein-1，AP-1）家族的 FosB 在前列腺上皮癌细胞的表达，从而促进前列腺癌细胞的迁移和入侵。TGF-β 也是一种促纤维化因子，是慢性进行性肾脏疾病发生与发展的主要刺激剂。研究发现，TGF-β 在肾内表达的上调，可促进细胞外基质沉积和上皮-间充质细胞转化，成为肾脏疾病进展的基础。TGF-β 也可通过上调 VEGF 表达而发挥其生理功能，成为促进血管生成的潜在诱导剂。

（2）睾酮抑制前列腺信使-2：TRPM-2/CLU 具有诱导细胞凋亡、调节细胞-细胞及细胞-基质的相互作用、参与脂质运输、调节补体等生物学活性，是与程序性细胞死亡相关的许多分子之一。在前列腺、乳腺及胰腺等正常组织和恶性组织的凋亡细胞，可检测到 TRPM-2/CLU 分子的过度表达，认为其是细胞死亡的标志物。TRPM-2/CLU 的过度表达可降低癌细胞对于抗癌药物的敏感性。*TRPM-2* 是一种前列腺癌雄激素非依赖性进展的抗凋亡基因，*TRPM-2* 在前列腺癌中的表达增加与 Gleason 评分增加有关。Gleason 评分或 Gleason 分级是一种与肿瘤预后密切相关的五级分类法，广泛用于前列腺癌的组织学分级。一般来说，癌细胞分化越差，肿瘤的恶性程度就越高。PCa 的 Gleason 评分以 2 分为最低，10 分为最高。评分为 2～4 分，表明肿瘤分化良好，恶性程度较低；评分为 5～6 分，表明肿瘤分化程度为中等，为中度恶性；评分为 7～10 分，表明肿瘤分化很差，恶性程度高。

Sensibar 等报道，TRPM-2 的缺失与 LNCaP 细胞（上皮样人前列腺癌细胞）死亡有关，TRPM-2 在 LNCaP 细胞中的过度表达则可增强细胞对 TNF-α 诱导的细胞毒性的抗性，对于保护 LNCaP 细胞中 TNF 诱导的细胞死亡具有重要的作用。通过 Shionogi 肿瘤模型研究，发现在去势后的 Shionogi 肿瘤有 TRPM-2 上调以及由于 TRPM-2 的过度表达形成雄激素抗性，表明 TRPM-2 的上调，可导致雄激素耐受性的获得以及加速 AI 的进展。提示防止雄激素阻断诱发的 TRPM-2 上调，可增加去势诱导的凋亡和延缓前列腺癌的 AI 进展。

AI 是人工智能英文"artificial intelligence"的缩写，AI 是对人的意识、思维等智能进行模拟、延伸、扩展研究的理论、方法、技术和应用的一门技术科学。AI 在前列腺经直肠超声（transrectal ultrasound，TRUS）检查的应用形成了"人工智能 CT"，其大大提高了超声图像对 PCa 的辨识度，能够发现常规 CT 不能辨识的前列腺肿瘤，其预测准确率可达 96%。

（3）Bcl-2：*Bcl-2* 是位于细胞质内的一个原癌基因，在前列腺上皮的基底细胞表达，能够中断和防止程序化细胞死亡。由于 *bcl-2* 能够保护细胞免于凋亡，采用去势方法在雄激素敏感的癌细胞诱导的 *bcl-2* 表达，同激素耐受性前列腺癌的形成相关。虽然激素耐受性前列腺癌并不会由于去势而发生凋亡，但遗传毒性药物以及射线能够在 TGF-β_1、TRPM-2

特征性增高的雄激素非依赖细胞诱导程序化细胞死亡。

（4）胰岛素样生长因子：IGFs 能够通过旁分泌模式和自分泌模式刺激正常的基质细胞、上皮细胞和神经外胚层细胞生长繁殖，还可通过旁分泌模式和自分泌模式刺激恶性基质细胞、上皮细胞和神经外胚层细胞的生长繁殖。由 IGF-Ⅰ 或 IGF-Ⅱ 及六类 IGF 结合蛋白（IGFBP-1～IGFBP-6）组成的 IGF 系统，具有调节 IGF 丝裂原效应、调节 IGF-IR 和 IGF-ⅡR 以及 IGFBP 的作用。研究发现，IGFs、IGFRs 及 IGFBPs 的异常表达，对于 PCa 的发生、发展、转移、诊断和治疗具有重要的意义。Lopaczynski 等报道，血清 IGF-Ⅰ 的水平增高，发生 PCa 的危险性也就增加。IGF-Ⅰ 对分化上皮和基质的 IGFBP 浓度也具有调节作用。Chan 等研究表明，IGF-Ⅰ 每增加 100μg，发生前列腺癌的相对危险度（relative risk，RR）为 2.1，并且两者有剂量效应关系。在 60 岁以上年龄者，两者的关联性更大。Harman 等认为，高 IGF-Ⅰ 和低 IGF-Ⅱ 水平，可作为 PCa 危险性增加的独立因素。

IGFBPs 成员的 IGFBP-2 和 IGFBP-3 与前列腺癌有着密切的关系。正常前列腺基质可产生 IGFBP-2、IGFBP-3 及 IGFBP-4，前列腺上皮细胞的原代培养物及 PC-3 细胞株的培养物也可表达 IGFBP-3。IGFBP-3 具有抑制 IGF 的促有丝分裂作用。研究发现，PCa 的 IGF-I 和 IGFBP-3 明显高于 BPH（P＜0.001），IGF-I/fPSA（游离 PSA）和 IGFBP-3/fPSA 的值鉴别 BPH 和 PCa 比目前所用 f PSA/tPSA 的表达要高，IGF-I/fPSA 和 IGFBP-3/fPSA 作为独立因素可确定前列腺癌的存在。Wolk 等认为，用 PSA 辅以 IGF-I 和 IGFBP-3 的检测，可提高 PCa 高危人群的确诊率。Mita 等认为，IGF-Ⅱ 和 IGFBP-2 在进展性前列腺癌的表达增加，可作为激素治疗前列腺癌患者的候选观测指标。Drivdahl 等在 M12PCa 细胞系的研究发现，IGFBP-4 过度表达可延缓肿瘤的发生发展和减少 IGFBP-2 的生成。Kimura 等发现，用 IGF 抗体可抑制人转移性前列腺癌细胞株。用反义寡核苷酸阻断 IGF-Ⅱ 表达，也可抑制前列腺癌株 LNCaP 的增殖。

（5）白细胞介素：已发现在 CP、CP/CPPS、BPH 及 PCa 的前列腺组织内，IL-1、IL-2、IL-4、IL-6、IL-8、IL-10、IL-13 的水平可明显增高。这些 ILs 表达的上调，对于激活前列腺组织内的炎症细胞、促进前列腺的炎症反应、诱导和促进肿瘤的发生与发展具有重要意义。IL 以及 TNF、IFN、CSF、趋化因子家族（chemokine superfamily）已被研究和应用于抗肿瘤治疗，其中 IL-2 是在抗肿瘤治疗中应用最多的细胞因子。

（6）激活蛋白-1（activator protein-1，AP-1）家族：cJun、JunB、JunD、cFos、FosB、Fra1、Fra2，在许多关于细胞增殖、分化、迁移、转移、存活的相关基因的转录调控中起着核心作用，许多致癌信号通路也交汇于 AP-1 转录复合体。Barrett 等研究发现，TGF-β₁ 可诱导和增强 AP-1 家族的 FosB 在前列腺上皮癌细胞表达，TGF-β₁、EGF 诱导的细胞迁移和入侵需要 FosB，FosB 对于前列腺癌细胞迁移和入侵具有重要的作用。

2. 瞬时受体电位 瞬时受体电位（transient receptor potential，TRP）或称为瞬时受体电位通道（transient receptor potential channels，TRP channels）是一个包含 7 个亚家族的超家族，其亚家族成员分别是 TRPC1～TRPC7、TRPV1～TRPV6、TRPM1～TRPM8、TRPML1～TRPML3、TRPP1～TRPP3、TRPNs 和 Trpa1s。TRP 家族的基因超过 100 个，广泛存在于酵母、各种动物和人体，人体含有 27 个 TRP 基因。已发现 TRP 超家族的一些成员可在人前列腺表达，如 TRPC、TRPM、TRPV、TRPM 的一些成员，可在正常前列腺和（或）前列腺肿瘤内表达。

瞬时受体电位 M 型（transient receptor potential melastatin，TRPM）是 TRP 家族中数量最多和最多样化的亚家族成员，可广泛表达于内皮组织、血管平滑肌等多种正常组织以及良性前列腺增生、前列腺癌、乳腺癌、鼻咽癌、肺癌、胃癌等组织内。

TRPM 亚家族的 TRPM-1 在视网膜高度表达，认为其是肿瘤抑制基因，在恶性黑色素瘤中表达下调。

TRPM-6 在肾脏和肠上皮细胞表达，对于把 Ca^{2+} 和 Mg^{2+} 吸收到细胞内具有重要作用。TRPM-6 与 TRPM-7 具有较高的同源性，因其具有阳离子通道活性和蛋白激酶域的结构而被称为"通道酶"，认为是 Mg^{2+} 与 Ca^{2+} 的重要内稳定剂和信号调节通路，具有调节细胞周期进程、细胞分化、细胞存活和迁移等功能。TRPM-6 和 TRPM-7 也同其他阳离子的转运有关，包括 Zn^{2+}、Mn^{2+}、Co^{2+}，并且还可在缺少 Ca^{2+} 和 Mg^{2+} 的状态下，调节 Na^+ 的内流。

TRPM-7 对多种细胞具有调节作用，包括淋巴细胞、神经元细胞、肥大细胞的存活，成骨细胞、胰腺上皮细胞、癌细胞的增殖，T 淋巴细胞的分化以及调节神经母细胞癌的黏附、成骨细胞的成纤维细胞迁移。

TRPM-8 是 Ca^{2+} 通道家族的成员。TRPM-8 可在正常人前列腺上皮细胞形成低水平表达，在良性前列腺增生和前列腺癌的表达则明显升高。TRPM-8 的过量表达，可能导致细胞及其内质网的 Ca^{2+} 浓度增高。这种钙离子平衡的改变，同前列腺癌细胞对凋亡具有抗性有关。TRPM-8 也可在乳腺、结肠、肺及皮肤的原发肿瘤中表达，但其在这些正常组织中则几乎检测不到或不能检测到。

3. 凋亡 凋亡是细胞识别自身不能修复的 DNA 损伤并且编制自毁程序，从而使细胞自身从机体内清除的程序化活动。已知 PGFs/CKs 的许多成员在前列腺癌中可形成过度表达，其通过对凋亡的调控而影响癌细胞的生长或死亡。研究发现，TGF-β$_1$、TRPM-2、bcl-2 在雄激素去势的前列腺癌中可形成特征性的过度表达，其中 *bcl-2* 是位于细胞质内的原癌基因，其能够中断和防止程序化细胞死亡，同雄激素非依赖性前列腺癌的形成有关。

4. 前列腺特异性抗原 前列腺特异性抗原（PSA）是正常前列腺上皮细胞产生的一种含 237 个氨基酸的单链多肽，正常生理条件下主要存在于前列腺泡和前列腺导管内，血清中含量极低（<4.0ng/ml）。研究发现，正常人的甲状腺组织也能够分泌 PSA，甚至在正常女性的卵巢、子宫内膜、乳腺、乳汁、血清以及羊水内，也能够检测到微量水平的 PSA。正常精液内的 PSA 浓度范围为 0.5～5.0μg/ml，正常血清内的 PSA 浓度比精液内的 PSA 浓度要低 100 万倍，通常不超过 10ng/ml。随着人体年龄增长、前列腺发生炎症以及前列腺体积增大或良性增生，前列腺的 PSA 产生与分泌可增多，以致血清 PSA 的水平也可以增高。

血清内的 PSA 大多与 α$_1$ 抗胰凝乳蛋白酶（ACT）、α$_1$ 抗胰蛋白酶（AAT）、α$_2$ 巨球蛋白（AMG）结合存在，称为"复合 PSA"（complex PSA，cPSA），主要形式为 PSA-ACT。少数 PSA 以游离状态存在，称为"游离 PSA"（free PSA，fPSA）。在血流内，cPSA 的半衰期为 2～3 天，fPSA 的半衰期约 110 天。

血清 PSA 水平检查是临床诊断前列腺癌的重要方法和指标之一，血清总 PSA（total prostate PSA，tPSA）检测的常用方法是基于放射免疫分析的 Tanden-R 法和 Pros-check 法。Tanden-R 法检测的每毫升血清 PSA 的正常参考值范围为 0～4.0ng/ml，Pros-check 法检测的每毫升血清 PSA 的正常参考值范围为 0～2.5ng/ml。PSA 的血清正常参考值可随人体年龄的增长以及前列腺存在慢性前列腺炎、良性前列腺增生等病理反应而有所增高，40 岁至 80 岁年龄者的 PSA 正常参考值范围可为 0.00～6.60ng/ml。临床用于检测 PSA 的方法包括酶联免疫吸附试验（ELISA）、化学发光免疫测定（CLIA）、电化学发光免疫测定（ECLIA）、放射免疫分析（RIA），其中电化学发光免疫测定（electrochemiluminescence immunoassay，ECLIA）、化学发光免疫测定（chemiluminescent immunoassay，CLIA）是临床用于定量检测血清 tPSA、cPSA 及 fPSA 含量以及 fPSA 与 tPSA 的比值的常用方法。一般以血清的 tPSA

滴度 0.00～4.00ng/ml、fPSA 滴度 0.00～4.00ng/ml、cPSA 滴度 0.00～3.60ng/ml、fPSA 与 tPSA 的比值大于 0.25（fPSA/tPSA＞0.25）作为血清 PSA 的正常值。如果血清 tPSA 含量大于 10ng/ml、fPSA/tPSA 值＜0.25，患前列腺癌的危险性增加。

　　PSA 并不是诊断 PCa 的特异性指标，在前列腺炎、BPH、CP-BPH、前列腺脓肿等前列腺疾病患者的血清内 PSA 水平也可以增高，甚至达到一个相当高的水平或 PCa 样的水平。因此也有将 fPSA/tPSA 的不同值，用于前列腺恶性病变与良性病变的评估或鉴别诊断的参考。例如，fPSA/tPSA 值＜0.10，可初步诊断 PCa；fPSA/tPSA 值为 0.10～0.20，可作为前列腺恶性病变与良性病变的重叠区；fPSA/tPSA 值＞0.20 或＞0.25，可诊断为前列腺的良性病变。对 PCa 的分子生物学研究发现，PGFs/CKs 的某些成员、PSA 以及 Ca^{2+} 在 PCa 患者的前列腺和（或）血清内也可形成明显增高的水平。在 PCa 患者前列腺组织或血清内形成的高浓度 PGFs/CKs、PSA 和 Ca^{2+}，对于 PCa 的发生、发展、转归、诊断和治疗具有重要意义。研究发现，PCa 的 IGF-I 和 IGFBP-3 明显高于 BPH（$P<0.001$），IGF-I/fPSA、IGFBP-3/fPSA 的值较目前所用 fPSA/tPSA 的值更高，这将有助于 BPH 和 PCa 的鉴别，因此 IGF-I/fPSA 和 IGFBP-3/fPSA 可作为独立因素确定前列腺癌的存在。Wolk 等用 PSA 辅以 IGF-I 和 IGFBP-3 检测，认为可以提高 PCa 高危人群的确诊率。Mita 等认为，IGF-Ⅱ和 IGFBP-2 在进展性 PCa 的表达增加，此可作为激素治疗前列腺癌患者的候选观测指标。

四、前列腺疾病的生物活性分子及其相互关系

　　前列腺炎、良性前列腺增生（BPH）、前列腺癌（PCa）是男性最常见的生殖器官疾病，其中前列腺炎常见发于青年至老年男性人群，是发病最早和分布最广泛的慢性和急性疾病，BPH 是常见发生于中年至老年男性人群的慢性疾病，PCa 则是在老年男性人群中发病率最高和死亡率仅次于肺癌的恶性疾病。如上所述，在这些不同的前列腺疾病中，PGFs/CKs 等生物活性分子及其受体可形成异常表达，其不但可对前列腺疾病的发生、发展、调节与控制产生重要的影响，而且对于前列腺不同疾病的相互转化也具有十分重要的作用。

　　根据国内外的研究资料，著者通过对不同类型前列腺疾病（前列腺炎、BPH、PCa）在男性人群中发生与发展特点和规律的分析与研究，发现前列腺炎和前列腺亚临床感染在男性人群中是最早发生和最广泛分布的疾病或炎症类型。尤其是慢性前列腺炎和前列腺亚临床感染，不但可发生于少年和高发于青年与中年，而且可持续存在至老年。夏同礼、Attah、Nielsen 及 Schmidt 等分别对 15～90 岁生前没有前列腺炎症状的死于其他疾病者的尸体所做的前列腺组织病理学检查证实，24.3%～98% 的前列腺具有不同程度与性质的炎性反应，其中具有慢性前列腺炎组织病理学改变者可高达 96% 以上。杨璐等对 BPH 和 PCa 患者前列腺的组织病理学研究结果显示，BPH 和 PCa 的前列腺组织内广泛存在炎性病理反应，阳性率分别为 99.3% 和 98.1%，其炎症类型分别为轻度、中度或重度的局灶性炎、多灶性炎、腺周性炎、间质性炎。这些研究提示，前列腺炎性亚健康状态不但可广泛存在于不同年龄的"健康"人群中，而且也可广泛存在于 BPH 和 PCa 的前列腺组织内。在前列腺疾病患者，各种不同的组织病理学损害或疾病常常不是孤立地或单一地存在的，而是常常可在前列腺组织内共同存在或相互转化的。

　　著者通过对不同前列腺疾病的生物活性分子的分析和研究，发现虽然 PGFs/CKs 等生物活性分子在具有不同疾病或组织病理学损害的前列腺内，可形成不同的或特征性的表达，但其许多成员在具有不同疾病或组织病理学损害的前列腺内，也可形成相似甚至相同的表达。例如，IL、TNF、TGF 等是疾病前列腺组织内常见形成异常表达的生

物活性分子，这些分子及其受体在发生炎症的前列腺可异常表达并且分别具有前炎症细胞因子（IL-1、IL-2、IL-8、TNF-α）活性，抗炎症细胞因子（IL-1、IL-4、IL-6、IL-10、IL-18、TNF-α、TNF-αR）活性，调节细胞因子（IL-2、IL-8、IL-10、TNF-α、TGF-β_1、TGF-β_2、TGF-β_3）活性。然而这些在发生炎症的前列腺组织内异常表达的 PGFs/CKs 中的一些成员，同样也能够在 BPH 的前列腺组织内形成异常表达（IL-6、IL-8、TNF-α、TGF-β_1）以及在 PCa 的前列腺组织内形成异常表达（IL-1、IL-2、IL-4、IL-6、IL-8、IL-10、IL-13、TGF-β_1）。在 BPH 的前列腺组织内形成异常表达的 EGF、FGF，同样也可在 PCa 的前列腺组织内形成异常表达。这提示炎症反应及其相关的 PGFs/CKs 在各种疾病的前列腺组织的广泛存在，可能成为前列腺其他病理损害发生与发展的原因或基础。慢性炎性病理反应及其引起的免疫应答以及 PGFs/CKs、抗体、淋巴因子等生物活性分子在前列腺组织内的异常表达并且长期维持较高的水平，不但可参与、促进或抑制前列腺炎症的发生与发展，而且也可参与、抑制或诱导前列腺良性增生、癌症或其他严重疾病的发生与发展，从而造成前列腺不同类型病理损害或疾病形成了相互影响与转化或互为因果的发生与发展关系，成为造成疾病前列腺常常具有不同类型组织病理学损害或疾病混合存在特征的分子基础（图 3-3）。

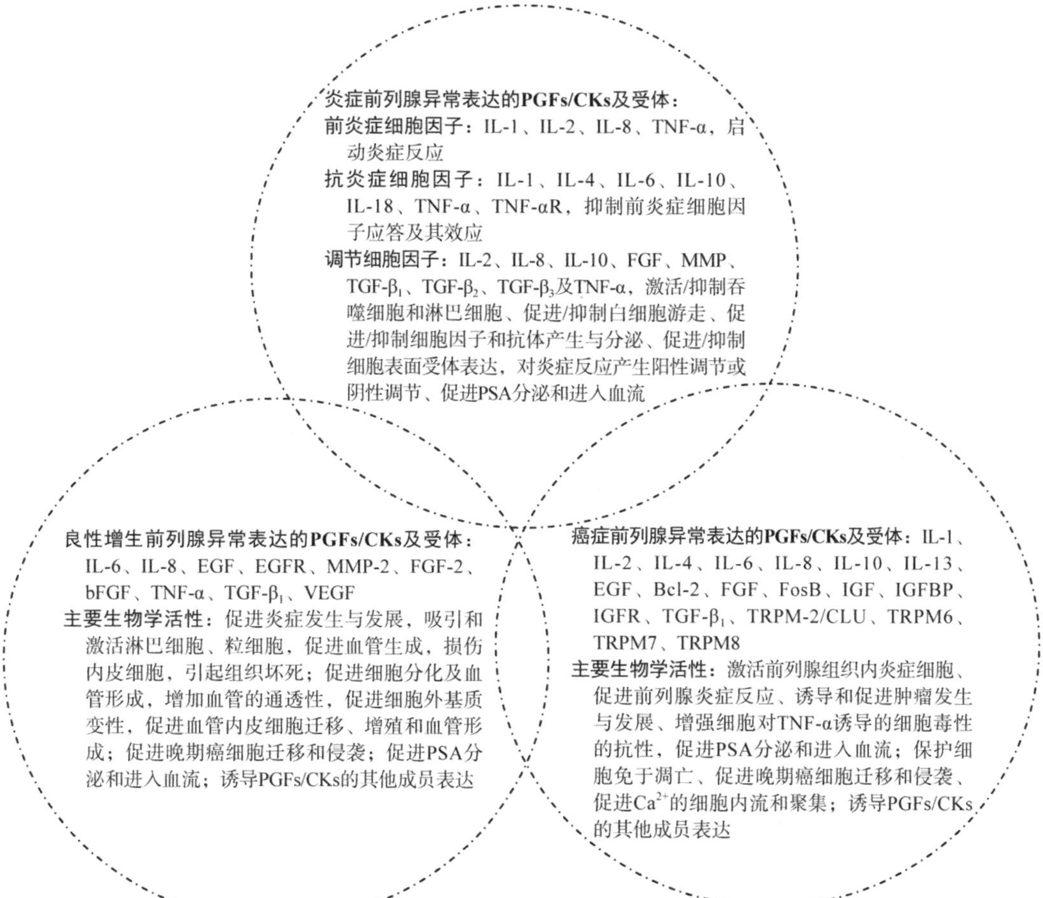

图 3-3　前列腺不同类型疾病造成异常表达的 PGFs/CKs 及其主要生物学活性和相互关系

慢性前列腺炎、亚临床前列腺炎等炎性病理反应在前列腺组织内最早发生并且长期存在，甚至在儿童时期即可发生前列腺炎性病理反应。前列腺的临床及亚临床炎性病理反应也是男性人群中分布最广泛和发生率最高的病理学损害（详见第十五章）。由此可见，炎性病理反应对于刺激前列腺组织内 PGFs/CKs 的过度表达和引起前列腺组织的免疫应答和免疫病理反应，具有十分重要和广泛的作用。炎性病理反应引起的前列腺组织 PGFs/CKs 和免疫应答的过度表达和长期存在，可能成为造成前列腺发生良性前列腺增生、前列腺癌等其他类型组织病理学反应或增高前列腺发生这些严重病理反应风险性的重要基础，并且也是造成前列腺常常存在多种不同组织病理学反应和损害混合存在的重要因素与机制。因此不论是对于前列腺炎等前列腺疾病的诊断、治疗及流行病学研究，还是对于前列腺活体标本的组织病理学与分子生物学检测与研究，都需要注意对前列腺以及其他男性生殖器官进行多项指标的系统检查，以避免由于炎症以及其他组织病理学损害的相互作用而对前列腺疾病的诊断、治疗及研究结果产生干扰或不利的影响。

第四章 男性生殖器官微生态学

在正常生理状态下，男性外生殖器官的绝大多数组织通常有细菌等微生物寄居，构成了男性外生殖器官的正常菌群。男性内生殖器官则属于完全无菌的器官。前列腺同其他男性内生殖器官一样，是一个在正常生理状态下完全无菌的附属腺体器官。但在正常男性的内生殖器官中，前列腺却又是一个最容易受到微生物等病原体感染和寄生的内生殖器官。长期以来，由于对前列腺的解剖学、组织学、生理学以及前列腺炎的病理学、微生物学、微生态学等基础知识的忽略和某些误解，前列腺等男性生殖器官常常存在无明显症状的亚临床感染或炎症及关于前列腺炎的"难治论""不治论"以及对前列腺液细胞学与病原学检查方法及其指标的不适判定等，造成了把具有不明显症状或前列腺等内生殖器官亚临床感染者视为正常生理反应或现象，把具有明显炎症反应但未检出"经典病原体"的前列腺疾病诊断为"无菌性前列腺炎"，把检出的"非经典病原体"视为"尿道正常菌群"或"污染菌"，从而导致将前列腺以及其他某些内生殖器官视为"有菌器官"。对于前列腺等内生殖器官不同程度炎症或有菌状态的容忍或认可，导致前列腺等内生殖器官带菌者以及亚临床感染者或亚健康状态者在人群中广泛存在，甚至导致慢性前列腺炎以及其他某些男性生殖器官感染性疾病被认为是"难以治愈""不能治愈"或"不需要治疗"的疾病，从而派生了包括前列腺在内的男性生殖器官微生态学的概念及其相关问题研究的领域，借以评估、研究和探讨微生物在"正常"或"健康"男性生殖器官以及亚临床感染男性生殖器官和临床感染男性生殖器官的分布、生物学特性及其对宿主生殖器官以及其他器官与组织的影响及与疾病的相互关系。

第一节 微生态学与男性生殖器官微生态学的基本概念

微生态学与男性生殖器官微生态学都属于生态学研究的范畴，主要包括对于正常微生物群的结构、功能及其相互依赖与制约关系，微生物群与宿主间的相互依赖与制约关系以及微生物群及其宿主与外界环境的相互依赖与制约关系的研究。

一、微生态学与医学微生态学的基本概念

1. **微生态学** 微生态学（microecology）是研究微生物与微生物、微生物与宿主、微生物及其宿主与外界环境之间相互关系以及这些关系之间所存在的有益性和潜在危害性及其防治策略的一门科学。微生物、微生物宿主、外界环境三者之间的相互关系，构成了微生态学研究的三个重要因素或要素。

微生态学的研究发现，正常微生物与微生物之间、微生物与宿主之间以及微生物及其宿主与外界环境之间，既有相互依存（共生）的关系，也有相互制约（拮抗）的关系，以致形成和保持了在特定的环境条件下共同生存与发展的生态平衡关系。正常的微生态平衡不但有利于维持自然生态环境的平衡、稳定与发展，而且对于维持人体的正常生理活动以及正常生长发育和抵抗病原微生物与寄生虫感染也具有十分重要的意义。

2. **医学微生态学** 医学微生态学（medical microecology）是微生态学的一个分支学科，是研究寄居在正常人的体表及其与外界相通腔道内的微生物与微生物、微生物与宿主以及

微生物及其宿主与其他人体和外界环境相互依存与制约的医学科学。医学微生态学的研究内容主要包括正常人体的微生物群组成、各微生物群之间以及微生物群与宿主之间的相互关系与相互影响、微生物群与人体和外界环境的关系以及这些关系之间的有益性和潜在危害性及其诊断、治疗和预防的策略等。

医学微生态学研究发现，在正常生理情况下，人的体表及其与外界相通的腔道内可有许多种类的正常菌群微生物存在。这些寄居于正常人体的各种微生物在生理情况下不能引起宿主发生疾病，因此将其称为宿主的正常菌群（normal flora）。人体的正常菌群在正常生理状态下可对宿主提供许多有益的帮助，如合成某些维生素 B 与维生素 K、构成宿主体表的非特异性抗感染屏障、刺激宿主的免疫系统、维持宿主肠道的正常生理功能、阻止宿主肠道内毒性物质吸收、抗衰老等。但在某些特定的条件下，如正常菌群失调、正常菌群寄居部位改变、宿主的免疫力降低、局部组织氧分压降低等，正常菌群的某些成员也能够引起宿主发生疾病。这些在特定条件下能够引起宿主发生疾病的正常菌群，称为条件致病菌（conditioned pathogen）或机会致病菌（opportunistic pathogen）。

二、男性生殖器官微生态学的基本概念

男性生殖器官微生态学（microecology of male genital organs）属于医学微生态学的范畴，是研究男性生殖器官的寄居或寄生微生物群的组成与特性及其相互关系、各微生物群同男性生殖器官以及宿主的相互关系、微生物群及其宿主与其他人体和外界环境的相互关系以及这些关系之间的有益性和潜在危害性及其诊断、治疗和预防策略的医学科学。

1. **男性生殖器官微生态学的形成**　人体在正常生理条件下，男性生殖系统的各器官或组织中，有菌的部位仅仅是男性外生殖器官的皮肤以及男性尿道海绵体部近尿道口段的黏膜表面，生殖系统的其他器官与组织都没有任何细菌、真菌、支原体、衣原体、病毒等微生物以及寄生虫和原虫寄生或寄居，属于完全或严格无菌的器官。然而，由于男性生殖系统器官的解剖学、生理学、组织学等特点以及微生物的特性，使前列腺以及其他某些内生殖器官不但成为男性生殖系统中容易受到微生物等病原体感染的器官，而且某些微生物感染前列腺等内生殖器官后，常常可成为在该器官内长期存在的寄居或寄生菌群。例如，在前列腺或输精管亚临床感染以及显性感染的病理条件下，人体前列腺或输精管内可有不同种类与数量的微生物、寄生虫或原虫寄居或寄生，使其成为前列腺或输精管无症状带菌者以及前列腺炎或输精管炎患者。国内外的许多研究结果显示，许多没有前列腺炎样症状的健康男性前列腺、输精管等内生殖器官可存在细菌等微生物及不同程度的炎性病理反应。夏同礼、Attah、Nielsen 及 Schmidt 等报道，通过对 15～90 岁死于其他疾病的男性进行尸检，发现这些生前无前列腺炎症状人体的前列腺，可存在不同性质与程度的炎性病理损害，其中国内人群为 24.3%，国外人群为 35%～98%。有报道对 210 例接受输精管结扎手术的成年人输精管液标本进行分离培养的结果显示，54 例可检出细菌，感染率为 25.7%。在这些无症状输精管带菌状态感染或亚临床感染者中，双侧输精管都检出细菌者占 70.4%，仅单侧输精管有菌者占 29.6%。王和对 22～48 岁没有明显前列腺炎症状以及其他生殖器官感染或泌尿系统感染症状和病史的 2 例未婚者和 7 例已婚者进行的病原学调查结果显示，其中除 1 例已婚未育者的前列腺挤压液内未能检出细菌等微生物或寄生虫以及细胞壁缺陷细菌外，其他 8 例不论是否具有性交史都可在其前列腺挤压液和（或）精液内分别或同时检出凝固酶阴性葡萄球菌（coagulase-negative staphylococci）、棒状杆菌属（*Corynebacterium*）的非毒原性菌株及肠球菌属的菌种（*Enterococcus* spp.）。在这些无症状带菌状态感染者或亚临床感染者的前列腺液和（或）精液内，可检出细菌的数量分别为 300～30 000 个 CFU/ml。感染男性尿道等外生殖器官以及前列腺等内生殖器官的微生物在男性生殖官寄居或寄生，形成了健康人体与亚临床感染者的内生殖器官的"正常微生物群"以及前列腺炎或其他生殖器官感染性疾病患者的"致病微生物群"。其中的男性外生殖器官感染者和前列腺亚临床感染者成为生殖器官感染的无症状带菌者，这些寄居或寄生于男性尿道等外生殖器官和前列腺等内生殖器官的微生物群，由于没有引起宿主产生明显的临床表现，以致常常被宿主和临床忽略。

2. **男性生殖器官菌群的常见种类**　男性尿道、前列腺等生殖器官的生理学特点，使其具有适宜细菌等多种微生物及某些寄生虫寄生的条件和容易受到细菌等微生物及某些寄生虫的感染。感染男性生殖器官的各种微生物及某些寄生虫可寄居于男性生殖器官，从而形成男性生殖器官的正常菌群或寄生菌群。国内外的许多研究结果显示，感染前列腺的微生物主要是来自宿主自身肠道的革兰氏阴性杆菌，常见包括埃希菌属（*Escherichia*）、克雷伯菌属（*Klebsiella*）、变形杆菌属（*Proteus*）、假单胞菌属（*Pseudomonas*）等的肠道杆菌及其他某些革兰氏阴性杆菌的菌种。然而著者对急性前列腺炎和慢性前列腺炎患者所做的病原学调查结果显示，在急性前列腺炎患者的前列腺挤压液标本中检出的病原体依次为革兰氏阳性球菌、革兰氏阴性杆菌、革兰氏阴性球菌及革兰氏阳性杆菌，而在慢性前列腺炎检出的病原体却依次为葡萄球菌属（*Staphylococcus*）、棒状杆菌属、肠球菌属等细菌的菌种，其中以革兰氏阳性球菌最为常见。这些研究结果显示了同国内外之前报道的前列腺炎常见病原体种类的显著不一致性，造成这种不一致性的原因可能同著者所诊治的患者通常都曾经接受过多种抗菌药物的不规范治疗以及标本采集方法、标本处理方法及其分离培养结果判断标准的不同有关。著者研究的 305 例慢性前列腺炎患者，全部曾经接受过历时 2 个月甚至 15 年时间的、缺乏病原学检查结果指导的多种抗菌药的前列腺局部给药或前列腺外途径给药治疗。著者采用"尿液-前列腺液-精液法"采集患者的泌尿生殖系统标本，对这些接受过多种抗菌药物不规范治疗的慢性前列腺炎患者以及 2 例急性前列腺炎患者所进行的前列腺病原学调查与分析结果表明，在患者前列腺挤压液内检出的 451 株微生物中，细菌有 397 株，占检出微生物的 88.0%。在检出的各种细菌中，革兰氏阳性细菌 374 株，占检出细菌的 94.2%；革兰氏阴性细菌 23 株，占检出细菌的 5.8%。支原体 40 株，占检出微生物的 8.9%。真菌 12 株，占检出微生物的 2.7%。衣原体 2 株，占检出微生物的 0.4%。各种细菌可单独感染，也可 2 种（株）甚至 7 种（株）细菌混合感染以及同真菌、支原体或衣原体混合感染。慢性前列腺炎，尤其是那些曾经接受过 β-内酰胺类抗生素不规范治疗的慢性前列腺炎患者，也常常可发现细菌 L 型单独感染或与细菌型混合感染的情况（表 4-1）。

表 4-1　男性生殖器官的常见微生态群

	器官	正常菌群	代表菌属	亚临床感染或显性感染病原体	代表微生物与寄生虫
外生殖器官	阴茎与阴囊皮肤	细菌、真菌	葡萄球菌、棒状杆菌、肠球菌、分枝杆菌、酵母菌	细菌、病毒、真菌、螺旋体、原虫、节肢动物	葡萄球菌、棒状杆菌、嗜血杆菌、分枝杆菌、单纯疱疹病毒、痘病毒、人乳头瘤病毒、皮肤癣菌、酵母菌、密螺旋体、阿米巴、疥螨、蠕形螨、耻阴虱
	男性尿道海绵体部前段至尿道口	细菌、真菌	葡萄球菌、棒状杆菌、肠球菌、分枝杆菌、不动杆菌、假单胞菌、乳杆菌、丙酸杆菌、酵母菌	细菌、真菌、衣原体、支原体、病毒、放线菌、螺旋体、寄生虫、原虫	葡萄球菌、棒状杆菌、肠球菌、链球菌、杜克嗜血杆菌、阴道加德纳菌、奈瑟菌、埃希菌、克雷伯菌、枸橼酸杆菌、乳杆菌、丙酸杆菌、分枝杆菌、无芽孢厌氧菌、酵母菌、沙眼衣原体、解脲支原体、疱疹病毒、乳头瘤病毒、衣氏放线菌、梅毒螺旋体、毛滴虫、阿米巴

续表

	器官	正常菌群	代表菌属	亚临床感染或显性感染病原体	代表微生物与寄生虫
外生殖器官	男性尿道海绵体部后段	无菌	无	细菌、真菌、衣原体、支原体、放线菌、螺旋体、寄生虫、原虫	葡萄球菌、棒状杆菌、肠球菌、链球菌、奈瑟菌、埃希菌、克雷伯菌、枸橼酸杆菌、乳杆菌、丙酸杆菌、无芽孢厌氧菌、酵母菌、沙眼衣原体、解脲支原体、酵母菌、毛滴虫、阿米巴
内生殖器官	前列腺	无菌	无	细菌、真菌、病毒、衣原体、支原体、放线菌、病毒、寄生虫、原虫	葡萄球菌、棒状杆菌、奈瑟菌、链球菌、奈瑟菌、埃希菌、克雷伯菌、枸橼酸杆菌、不动杆菌、变形杆菌、假单胞菌、乳杆菌、丙酸杆菌、分枝杆菌、无芽孢厌氧菌、沙眼衣原体、解脲支原体、衣氏放线菌、酵母菌、青霉菌、曲霉菌、单纯疱疹病毒、人巨细胞病毒、毛滴虫、阿米巴
	输精管	无菌	无	细菌、真菌、病毒、衣原体、支原体、放线菌、寄生虫、原虫	葡萄球菌、棒状杆菌、奈瑟菌、链球菌、埃希菌、克雷伯菌、枸橼酸杆菌、不动杆菌、变形杆菌、假单胞菌、乳杆菌、丙酸杆菌、分枝杆菌、腮腺炎病毒、沙眼衣原体、解脲支原体、衣氏放线菌、酵母菌、青霉菌、曲霉菌、毛滴虫、阿米巴
	附睾	无菌	无	同输精管	同输精管
	精囊	无菌	无	细菌、真菌、病毒、衣原体、支原体、放线菌	葡萄球菌、棒状杆菌、奈瑟菌、链球菌、埃希菌、克雷伯菌、枸橼酸杆菌、不动杆菌、变形杆菌、假单胞菌、乳杆菌、丙酸杆菌、分枝杆菌、无芽孢厌氧菌、酵母菌
	睾丸	无菌	无	细菌、真菌、病毒、衣原体、支原体、放线菌	葡萄球菌、链球菌、分枝杆菌、衣氏放线菌、无芽孢厌氧菌、酵母菌、腮腺炎病毒

　　各种病原体感染男性尿道、前列腺等生殖器官后，既可引起具有明显临床表现的临床感染或显性感染，也可形成没有明显临床表现的隐性感染、亚临床感染或无症状带菌状态感染，尤其以无症状的亚临床感染与无症状带菌状态感染最为常见。这些感染或寄生于男性生殖器官的细菌等微生物可成为男性生殖器官的正常菌群或亚临床感染微生物群，与宿主的生殖器官形成和保持了相对平衡的生态学关系，从而可在男性外生殖器官以及内生殖器官长期存在甚至终生携带，而不引起宿主产生任何局部与全身的明显症状。然而，这些寄居于前列腺等内生殖器官的微生物群属于异养型的寄生菌（parasite），它们在生长繁殖和代谢活动中，不但需要从宿主获取营养物质，而且也可产生毒性代谢产物，从而可对宿主前列腺等生殖器官及其身体的其他器官与组织或细胞的分化、生长、发育以及生理与病理状态甚至其他人体和外界环境等产生不同性质与程度的影响，造成宿主前列腺等生殖器官发生不同程度的亚临床炎性病理反应，引起 PGFs/CKs 和免疫应答的异常表达以及细胞和（或）组织水平的病理改变，从而其可能成为引起前列腺发生急性与慢性炎症、性功能改变、良性增生、恶性肿瘤、不育不孕及胎儿发育异常的重要因素或机制，增加了前列腺发生多种严重疾病的风险。前列腺的寄生菌群在宿主的组织器官内长期寄生和生长繁殖代谢及其引起细胞和组织的慢性病理改变过程，不但最终可导致前列腺等器官发生广泛的和严重的组织结构破坏、机能障碍、良性增生或恶性肿瘤等疾病，而且可以扩散和引起其他生殖器官甚至宿主身体其他器官与组织的感染等疾病。例如，人巨细胞病毒、单纯疱疹病毒或人乳头瘤病毒可感染前列腺和引起前列腺的亚临床感染或潜伏感染以及在前列腺组

织内长期存在，这些病毒也具有形成整合感染的性质，因此可能导致前列腺的"健康带病毒者"发生前列腺增生性疾病甚至恶性肿瘤。细菌等微生物感染前列腺引起前列腺的亚临床感染，其所致的前列腺慢性亚临床感染过程和前列腺局部组织的慢性炎性损害，可能有助于前列腺钙化灶、前列腺结石甚至前列腺组织增生等病理损害或疾病的发生。男性尿道、前列腺等男性生殖器官"健康带菌者"或"亚健康者"，常常可由于劳累、受凉、酗酒等因素造成机体抵抗力降低以及由于抗菌药物的不规范使用而造成尿道正常菌群或前列腺菌群失调，以致其中的某个或某些菌种大量生长繁殖和扩散，从而引起前列腺甚至其他生殖器官的显性炎症反应。前列腺等男性内生殖器官感染者所携带的微生物群也可随精液等内生殖器官分泌物排出体外，其中的金黄色葡萄球菌（S.aureus）、白假丝酵母菌（S.albicans）等病原微生物及耐药性菌株，可引起女性阴道感染或造成外界环境污染。

通过微生态学的理论与技术方法，可以充分研究和了解男性生殖器官的微生物群的分布、组成、性质及其相互关系以及微生物群与前列腺等生殖器官和宿主的关系、微生物群和宿主与其他人体和外界环境的关系，从而建立正确的男性生殖器官微生物学检查与研究方法及其结果和意义的分析与评估指标，制订科学的和有效的男性生殖器官感染性疾病及其相关的其他疾病的诊断、治疗和预防的措施与方法。

3. 男性生殖器官微生态学研究的策略与方法　男性生殖器官的正常菌群和亚临床感染及显性感染菌群，主要来自外界环境以及人体自身的肠道、皮肤及其他部位的正常菌群或病灶内，也有一些通过性活动而来自女性的阴道或其他人体。在绝大多数情况下，来自外界环境、其他人体和宿主自身的微生物、寄生虫及原虫，常常首先感染男性尿道等外生殖器官，随后可感染前列腺等内生殖器官。各种微生物等病原体感染男性尿道等外生殖器官以及前列腺等内生殖器官后，除毒力较强的病原微生物等病原体通常可引起宿主的显性感染外，其他毒力较弱的微生物或条件致病性微生物则常常可由于宿主机体正常生理机能或相对较强的免疫力的抵御作用，而暂时不能引起宿主发生明显的感染性疾病。这些毒力较弱的微生物或条件致病性微生物，常常能够通过不同的机制有效地抵抗或逃避宿主的免疫抵御作用，从而在宿主的尿道等外生殖器官的黏膜与皮肤表面以及前列腺等内生殖器官内寄居和生长繁殖，成为宿主的"正常菌群"或"寄生菌群"，使宿主成为长期的甚至终生的"内生殖器官无症状带菌状态"者或亚临床感染状态者。因此男性生殖器官微生态学研究的策略与方法，主要包括微生物学检查、细胞学检查、免疫学检查以及分子生物学检查，必要时还可采用组织病理学检查、影像学检查等。

（1）微生物学检查：微生物是微生态学研究的三个要素中的一个重要因素，因此微生物学检查是男性生殖器官微生态学研究的一个重要措施与方法。由于正常人体以及内生殖器官的"无症状带菌者"或"亚健康者"缺乏明显的症状与体征，以致需要通过正确采集尿液、男性尿道及外生殖器官皮肤拭子、前列腺液或精液标本，进行微生物学检查才能发现和诊断疾病。通过对男性生殖器官进行细菌等微生物及其他病原体的分离培养，有助于研究、分析和了解男性生殖器官微生物群的分布、组成、性质及其相互关系，微生物群与宿主生殖器官及其他器官和组织的相互关系，微生物群及其宿主与其他人体和外界环境的相互关系。

（2）细胞学检查：细菌等微生物及其他病原体侵入男性的生殖器官并且引起炎症反应后，不论是否造成宿主产生临床表现，都可引起局部和（或）全身发生不同程度的白细胞浸润、渗出、增生，疼痛，机能障碍等炎性病理反应以及免疫应答。因此，对于男性生殖器官亚临床感染者的病原体感染情况及其微生态学研究，也可通过对局部组织及前列腺液等生殖道分泌物的细胞学检查进行进一步的辅助证实。例如，通常使用的前列腺液细胞学检查结果判断指标中，将前列腺液的白细胞数量少于 10 个/HP 甚至在 20 个/HP 之内的情况，均视为前列腺液细胞学检查的"正常结果"。王和采用"尿液-前列腺液-精液法"或称为"改良标本采集和细菌定位培养法"（详见第十五章），分别采集了前列腺无症状感染者和慢性前列腺炎患者治疗前和治愈后的初段尿（the initial urinary stream，IU）、末段尿（the third section of the urinary stream，TU）、残留尿-前列腺液（the residual urine in the bladder and the expressed prostatic secretion，RU-EPS）及精液（semen，S）标本，比较研究了"慢性前列腺炎"患者的前列腺等生殖器官的病原学和细胞学检查结果及其改变情况。结果发现，绝大多数"慢性前列腺炎"患者存在内生殖器官的多器官感染，其中治疗前的无症状带菌者以及具有不同程度症状的慢性前列腺炎患者的前列腺液，其微生物学检查结果显示，每毫升 RU-EPS 所含细菌或真菌的数量可分别为数百个、数千个甚至高达 10^5～$3×10^5$ 个 CFU，细胞学检查结果显示前列腺液（EPS）的白细胞数量常常为 10～40 个/HP 和（或）含脓细胞。然而在经过抗生素等药物进行有效治疗之后，随着患者症状的显著缓解或消失，其 RU-EPS 的微生物学检查结果显示可达到没有任何细菌、真菌以及细胞壁缺陷细菌，从而成为"真正无菌"的状态。在此同时，其 EPS 的细胞学检查结果显示白细胞数量通常为 0～5 个/HP，但绝不会达到 10 个/HP 或更多。由此可见，由于受到前列腺液标本采集的方法以及对于实验室检验结果的判读标准等因素的影响，人们有意或无意地认可了允许人体前列腺（尤其是无症状感染者的前列腺）保留一定数量的弱毒性微生物或条件致病性微生物以及由这些微生物或其他某种因素所致的一定程度的炎性反应。

（3）免疫学检查：细菌等病原体感染人体前列腺等内生殖器官以及其他器官与组织后，病原体的抗原物质随即进入宿主的该器官内，并且通常可引起宿主产生抗体等免疫效应物质，以致形成不同程度的抗感染免疫应答。因此可用免疫学检查的方法，检测人体感染器官组织或其分泌液及血清内的病原体特异性抗原及其相关抗原，以及该病原体特异性的免疫效应物质，对前列腺等男性内生殖器官感染者进行微生态学的研究。

免疫学检查的内容主要包括前列腺液等男性生殖器官分泌物内的特异性抗体和（或）致敏淋巴细胞、来自免疫活性细胞的某些细胞因子，以及前列腺特异性抗原等前列腺上皮细胞或其他男性内生殖器官细胞合成与分泌的某些抗原性物质。

（4）分子生物学检查：属于分子生态学（molecular ecology）研究的范畴与方法，其主要研究正常人体微生物群的组成与性质、微生物群之间、微生物群与其宿主之间的分子关系与相互影响及其有益性和潜在危害性与防治策略等。分子生态学在核酸、蛋白质及脂类等分子水平，研究微生物以及其他各种生物之间及其与外界环境之间的相互关系，以及这些关系之间的有益性和潜在危害性及其防治策略。

细菌等病原体感染人体前列腺等生殖器官及其他器官与组织后，病原体的核酸、蛋白质等分子物质随即进入宿主前列腺等生殖器官内，并且可对宿主分子的结构及其功能产生影响或相互作用，从而使宿主产生某些新的分子遗传与分子表型特征。用分子生物学的方法能够在人体前列腺等男性生殖器官的组织或细胞检查到微生物等病原体特异性的及宿主细胞特异性的某些分子物质，主要包括核酸分子与蛋白质分子及某些细胞因子分子。

第二节　男性生殖器官菌群的来源

在自然情况下，许多微生物、寄生虫与原虫可外源性感染（ectogenous infection）和（或）内源性感染（autogenous infection）男性的生殖器官，引起生殖器官的亚临床感染、带菌状态感染、显性感染、潜伏感染或细胞转化等不同类型的感染或疾病。外源性感染是来自宿主身体之外的微生物等病原体引起男性生殖器官的感染，这些病原体的常见来源包括女性的阴道、外界环境、口交者的口腔以及医源性导入。在自然条件下，外源性感染的微生物等病原体通常首先感染男性外生殖器官的皮肤和（或）尿道，可引起外生殖器官的亚临床感染、带菌状态感染或显性感染，然后再通过男性尿道逆行扩散和感染前列腺等内生殖器官。内源性感染是来自宿主自身的微生物等病原体感染生殖器官，这些微生物可来自宿主的尿道、肠道、皮肤、呼吸道、口腔、咽喉部的正常菌群，也可来自其他生殖器官及身体其他器官与组织的感染病灶。这些来自宿主自身体内的微生物等病原体，可通过血液循环、男性尿道或输精管道扩散和感染其他内生殖器官甚至外生殖器官。

一、尿道或输精管道扩散

尿道或输精管道扩散（proliferatation along the urethra or deferential duct）属于前列腺的内源性感染方式，是指进入男性尿道或其他内生殖器官的微生物、寄生虫或原虫，沿男性尿道逆行或沿输精管道顺行扩散和感染前列腺及其他内生殖器官。进入泌尿生殖道的微生物、寄生虫或原虫，既可沿男性尿道逆行扩散和感染前列腺等内生殖器官，也可沿着男性尿道顺行感染前列腺。逆行进入前列腺者主要是那些感染男性尿道海绵体部的各种微生物等病原体，顺行进入前列腺者则通常是那些感染肾脏、膀胱、附睾、输精管或睾丸的微生物等病原体。亚临床感染或显性感染前列腺之外的男性内生殖器官的各种微生物，常常可伴随精液的流动而沿着输精管道顺行扩散，在男性尿道内通过开口于精阜附近的前列腺排泄管逆行进入前列腺内。造成正常菌群微生物或其他病原体在男性生殖系统的器官内扩散和感染前列腺的因素常见包括：

1. **排泄物或分泌物滞留**　尿液、前列腺液或精液在男性尿道或输精管道内滞留，不但对已存在于男性尿道及输精管道内的微生物等生物性病原因子的生长繁殖具有十分重要的滋养作用，而且对于这些病原因子的扩散也具有十分重要的运送媒介作用。男性尿道或输精管道内的各种微生物等病原因子，可从滞留于男性尿道和（或）输精管道内的尿液、前列腺液或精液获得营养，以致其能够迅速生长繁殖并且沿男性尿道或输精管道迁徙与扩散。男性尿道和（或）输精管道内的尿液、前列腺液或精液的流动性和润滑作用，对于各种微生物等病原因子在男性尿道及输精管道内的迁徙和扩散，起到了十分重要的扩散媒介作用。

2. **手淫与性活动**　频繁手淫或性活动通常被认为是前列腺炎等男性生殖器官感染性疾病的常见诱因之一。频繁手淫或性活动不但可造成尿道及前列腺的组织充血与水肿，以致对微生物等病原体感染的抵抗力降低。而且手淫或性活动也使男性内分泌器官的分泌及其分泌液流动增加，有利于男性尿道正常菌群、内生殖器官亚临床感染菌群或显性感染病灶内的病原体被动输送或主动扩散进入前列腺。

3. **机体抵抗力降低**　在正常生理情况或内生殖器官亚临床感染的情况下，男性尿道正常菌群或亚临床感染菌群的微生物之间及其与宿主之间形成并维持着相对稳定的平衡状态，以致这些微生物并不能够形成过度的生长繁殖、扩散或引起宿主发生显性感染疾病。但如果某些因素造成了宿主生殖器官局部或全身的抵抗力降低，以致与菌群之间的平衡失调时，即可由此导致这些菌群或其中的部分菌种或菌株得以大量生长繁殖，并且沿男性尿道或输精管道广泛扩散。造成机体抵抗力降低及细菌等微生物扩散和感染前列腺等生殖器官的因素常见包括：

（1）挤压：频繁或过度手淫、膀胱过度充盈、便秘、会阴部外伤等都可造成男性尿道黏膜、前列腺等器官受到挤压或刺激而发生血液循环障碍、充血或水肿，从而导致男性尿道或前列腺的抵抗力降低，以致有利于尿道内正常菌群或其他病原体的大量生长繁殖和迁徙与扩散。

（2）包皮过长：包皮过长或包茎都不利于男性尿道内尿液或生殖器官分泌物的完全排出，从而造成残余尿液、前列腺液或精液滞留于男性尿道口及包皮腔内的情况。滞留的残余尿液、前列腺液或精液对男性尿道、尿道口、阴茎头及包皮腔的湿润与刺激作用以及尿垢对阴茎头的刺激作用，将造成这些器官或组织的抵抗力降低，以致有利于微生物、寄生虫或原虫的感染及其生长繁殖与扩散。

（3）异物或化学损伤：坚硬的异物（如不适当地使用导尿管或膀胱镜等）插入男性尿道或具有刺激性或损伤性的化学药物注入男性尿道，将造成男性尿道黏膜的损伤，以致其抵抗力降低，从而有利于病原体感染及尿道正常菌群的生长繁殖与扩散。

（4）劳累、酗酒或患病：过度劳累、酗酒、患感冒、患肿瘤、接受免疫抑制剂治疗、患糖尿病等因素，均可造成机体全身抵抗力或免疫力降低，以致男性尿道正常菌群能够大量生长繁殖，并且沿男性尿道逆行扩散和感染前列腺等内生殖器官。在机体抵抗力或免疫力降低时，机体其他部位的正常菌群或病灶内的病原体也能够进入血液，并且随血流扩散和感染前列腺等内生殖器官。酗酒时，大量乙醇进入体内，不但可造成前列腺等生殖器官的组织发生充血与水肿，而且随尿液排出的乙醇也可对男性尿道黏膜形成刺激作用。实验观察发现，浓度低于50%的乙醇不但没有杀菌作用，反而可具有刺激某些微生物生长繁殖的作用。

（5）排尿次数减少：适当的排尿次数有利于减少尿道正常菌群的数量或限制尿道正常菌群增长的速度，从而产生清洁尿道和保持尿道健康的作用。著者通过分段尿液定位分离培养法证实，前列腺炎患者前段尿液的每毫升细菌数量可达数百个甚至十余万个 CFU，而其后段尿液的每毫升细菌数量则可减少至数十个 CFU 甚至无菌。可见排尿对男性尿道具有良好的冲洗作用，能够显著减少尿道菌群的数量。如果饮水量减少、体内水大量丢失或憋尿等原因造成排尿次数减少、排尿间隔时间延长，可有利于尿道正常菌群的生长繁殖和在尿道内形成大量的堆积，从而容易形成沿尿道的逆行扩散和感染前列腺。

4. 抗菌药物不规范使用　不同的细菌等微生物之间可存在拮抗现象，以致某些细菌等微生物能够抑制另一些细菌等微生物的生长繁殖。在男性尿道的正常菌群及前列腺亚临床感染菌群之间也同样存在着拮抗现象，以致这些正常菌群或亚临床感染菌群之间能够形成相互制约而不能大量或过度地生长繁殖和引起疾病。正常菌群之间的相对平衡状态使其在正常生理情况下对宿主无明显损害，并且某些菌群还能够形成有助于宿主抵抗病原微生物感染的非特异性防御屏障，以及具有合成某些维生素等营养物质供宿主利用、释放抗原物质刺激宿主的免疫系统使之保持一定的免疫力、阻止微生物的毒性代谢产物吸收等多种对宿主有益的生理功能。前列腺亚临床感染菌群之间及其同宿主之间一旦形成了相对稳定的平衡状态，常常不能引起宿主发生前列腺显性感染症状。但在不规范使用或滥用抗菌药物的情况下，可造成那些对抗菌药物敏感的菌群死亡或数量减少，以致削弱了菌群之间的拮抗作用，使那些耐药性的菌群得以大量生长繁殖和扩散，从而引起前列腺及其他器官的显性感染。

抗菌药物不规范使用造成的男性尿道等男性生殖器官正常菌群失调，是造成菌群失调性或继发于尿道炎后的前列腺炎（继发性前列腺炎）以及其他男性生殖器官感染的最常见医源性因素之一。王和对前列腺炎等男性生殖器官感染患者的病史研究发现，许多患者常常是在性交、诊断或治疗性尿道插管等原因之后，发生尿道疼痛、红肿等急性尿道炎症状。但临床在对这些尿道炎患者实施治疗时，常常没有进行规范的尿道分泌物病原学检查，而是根据症状和体征诊断患者为"急性尿道炎"或"急性非淋菌性尿道炎"等疾病，并且经验性选择"喹诺酮类""头孢菌素类""大环内酯类"等抗菌药物的1种或多种，对"尿道炎患者"进行 2 周甚至更长时间的治疗。这些患者在接受经验性用药治疗的过程中或疗程之后，急性尿道炎症状可有缓解或者没有缓解甚至加重，产生了会阴部不适和（或）疼痛、腰骶部坠胀或疼痛等急性或慢性前列腺炎和（或）其他男性内生殖器官感染症状。也有许多初期就诊疾病或原发疾病是急性或慢性前列腺炎的患者，在接受了经验性选择和使用抗菌药物以及其他药物与方法的不规范治疗之后，又产生了输精管炎等其他内生殖器官的急性或慢性感染症状。王和对这些发生于抗菌药物不规范治疗之后的慢性前列腺炎及其他内生殖器官感染患者进行了前列腺液与精液的病原学研究，结果显示这些患者常常可分别检出具有显著耐药性或多重耐药性的凝固酶阴性葡萄球菌、肠球菌属细菌、棒状杆菌属的非产毒菌株、克雷伯菌属细菌、奈瑟菌属的非淋球菌奈瑟菌、假丝酵母菌属菌种、青霉菌属（*Penicillium* spp.）菌种等人体常见的正常菌群或条件致病菌。这种类型的感染属于抗菌药物不规范使用造成的菌群失调性感染以及耐药性细菌或真菌感染，常常可导致后续治疗面临极大困难。

二、血 流 扩 散

血流扩散（proliferatation along the bloodflow）属于前列腺的内源性感染方式，是指宿主机体局部的微生物等病原体进入血流，随血液循环在宿主体内广泛扩散和感染前列腺等新的器官或组织。

血流扩散常见发生于机体抵抗力降低、局部感染病灶受到不适当的挤压、机体器官或组织感染以及接受外科手术等情况下，寄居于机体前列腺等内生殖器官之外的正常菌群及病灶内的病原体可进入血流形成菌血症、病毒血症、败血症或脓毒血症，并且随血流扩散和感染前列腺或其他内生殖器官。

三、异 物 导 入

异物导入（inducted by foreign matter）属于前列腺的外源性感染方式，是指由于介入性诊断或治疗操作及其他外界物体的非正常进入人体前列腺或其他器官与组织，从而将微生物等病原体导入人体的前列腺或其他器官与组织内。由于异物的非正常进入而将微生物等病原体带入前列腺等男性生殖系统的器官，以致形成前列腺等男性生殖器官感染的情况，主要见于临床对男性生殖系统的器官及尿道的介入性诊断或治疗性操作过程。

医源性的异物导入引起的前列腺感染属于医院感染（hospital infection）或称为医院获得性感染（hospital acquired infection）的范畴，常见于导尿管插入、经尿道插入的内镜检查或治疗、泌尿生殖器官的外科手术、前列腺穿刺等情况下。由于正常男性尿道的前段通常有大量正常菌群存在，以致常规消毒方法难以完全清除这些寄居于尿道内的微生物。在导尿或经尿道插入内镜时，虽然已对导尿管及内镜进行了严格的常规方法消毒或灭菌处理，但其仍然难以避免发生导尿管或内镜在通过尿道前段时，将尿道内的正常菌群带至前列腺开口处，造成这些病原体容易感染前列腺。尤其是在进行留置导尿的情况下，长期放置于尿道内的导尿管不但可造成尿道黏膜发生不同程度的损伤导致抵抗力降低，而且也有利于细菌等病原体沿导尿管经尿道逆行扩散和感染前列腺。经男性尿道插入导尿管或内镜，可造成尿道黏膜损伤以及将尿道黏膜表面的微生物等病原体带入后尿道，以致常常容易发生尿道黏膜损伤性的炎症和继发前列腺炎，这是医源性造成异物导入性男性尿道炎和前列腺炎的常见原因之一。在偶然或特殊的情况下，前列腺的异物导入性感染也可发生于患者自己或他人将异物插入尿道。

第三节　男性生殖器官病原生物的种类与性质

微生物具有体积微小、结构简单、代谢活跃和生长繁殖迅速等特点，以致各种微生物在人与动物体、自然界环境及物体表面广泛存在。各种微生物可在正常人体的体表及其与外界相通的腔道内大量存在和形成人体的正常菌群，其中某些微生物菌种以及某些病原微生物、寄生虫和原虫同男性生殖器官的健康及其疾病的发生与发展可具有密切的关系。

一、细　　菌

细菌（bacteria）是一群需氧性或厌氧性的原核单细胞型微生物，其绝大多数具有坚韧的细胞壁和以简单的无性二分裂方式繁殖。

　　根据生物六界分类系统,细菌归属于原核生物界的古细菌亚界和真细菌亚界。古细菌亚界（Archaeobacteria）包括产甲烷细菌科（Methanobacteriaceae）、嗜盐细菌科（Halobacteriaceae）、硫化细菌属（Sulfolobus）及热原体属（Thermoplasma）的各种细菌。古细菌亚界细菌的细胞壁缺乏含胞壁酸的肽聚糖,其细胞壁是由 N-乙酰氨基塔罗糖醛酸（N-acetyltalosaminuronic acid）参与组成的拟肽聚糖以及多糖和（或）蛋白质构成。真细菌亚界（Eubacteria）包括蓝细菌门（Cyanophyta）以及细菌门（Bacteriophyta）的真细菌纲（Eubacteriae）、藻细菌纲（Algobacteriae）、立克次体纲（Rickettsiae）、黏细菌纲（Myxobacteriae）、螺旋体纲（Spirochaetae）及支原体纲（Mycoplasmae）的各种细菌。在真细菌亚界的细菌中,除支原体缺乏细胞壁以及蓝细菌、藻细菌和黏细菌的细胞壁含有纤维素外,其他各种细菌的细胞表面都存在以含 N-乙酰胞壁酸（N-acetylmuramic acid）和（或）二氨基庚二酸（diaminopimelic acid）的肽聚糖为基本成分的细胞壁（图 4-1）。含 N-乙酰胞壁酸和（或）二氨基庚二酸是真细菌亚界细菌肽聚糖的基本特征之一,这种含 N-乙酰胞壁酸和（或）二氨基庚二酸的肽聚糖并没有在古细菌以及真核生物细胞的细胞壁中发现。

原核生物界（Monera）——————————　有细胞形态,但核质游离存在于细胞质内,无核膜包绕,细胞器不完善。绝大多数胞质膜不含类固醇

古细菌亚界（Archaeobacteria）——————　细胞壁不含肽聚糖,由拟胞壁酸、蛋白质和类脂构成,革兰氏阳性或阴性,能够在人工培养基中生长,需氧或厌氧;包括产甲烷细菌科、嗜盐细菌科、硫化细菌属及热原体属

真细菌亚界（Eubacteria）——————————　绝大多数具有含 D-型氨基酸和二氨基庚二酸的肽聚糖和胞壁酸构成的细胞壁

蓝细菌门（Cyanophyta）——————————　营光合作用,含叶绿素a和藻蓝素。需氧,无鞭毛,细胞壁由纤维素和果胶质组成

细菌门（Bacteriophyta）——————————　大多数不营光合作用,少数营光合作用者含菌绿素

真细菌纲（Eubacteriae）——————————　能够在人工培养基中生长,需氧或厌氧,具有含肽聚糖的坚韧细胞壁,绝大多数以无性二分裂方式繁殖,极少数可芽生繁殖。能够运动者有鞭毛

真细菌亚纲（Eubacteria）——————————　细胞大多为球形、杆形或螺形,革兰氏阳性或阴性

放线菌亚纲（Actionmycetes）—————————　细胞大多为分支长丝状,能够形成菌丝体,革兰氏阳性

藻细菌纲（Algobacteriae）——————————　细胞大多相连形成类似蓝藻的毛发体,有些可在固体表面滑行或摆动,也可产生鞭毛运动

立克次体纲（Rickettsiae）——————————　不能在人工培养基中生长,专性细胞内寄生,需氧,具有含肽聚糖的细胞壁。包括立克次体目（Rickettsiales）和衣原体目（Chamydiales）

黏细菌纲（Myxobacteriae）—————————　能够在人工培养基中生长,需氧。球形或杆状,多数可形成具有纤维素细胞壁的子实体,产生孢囊孢子,革兰氏阴性,可滑行运动

螺旋体纲（Spirochaetae）——————————　多数不能人工培养,需氧,细胞壁含肽聚糖,细胞呈螺旋状,能旋转运动

支原体纲（Mycoplasmae）——————————　能够在人工培养基生长,需氧,无细胞壁,胞质膜含类固醇

图 4-1　原核生物界各类群及其基本特征

　　细菌同其他生物一样，具有新陈代谢、生长繁殖、遗传与变异、应激反应的基本生物学特性。在适当的环境条件下，细菌能够进行快速的代谢活动和生长繁殖。在医学细菌中，除分枝杆菌等少数细菌之外，绝大多数细菌在人工培养基等适当的环境与条件下，都能够以 20～30 分钟分裂一次的速度迅速生长繁殖。各种不同的细菌对于能源或碳源具有不同的利用能力，据此可将其分为自养菌（autotroph）和异养菌（heterotroph）两种营养类型。自养菌能够利用简单的无机物作为能源和碳源或通过光合作用获得能量，异养菌则需要利用有机物作为能源或碳源。异养菌包括腐生菌（saprophyte）和寄生菌（parasite）两种类型，对人类致病的细菌以及同人类健康密切相关的非病原菌或条件致病菌的绝大多数都属于异养菌。

　　细菌的体积微小，结构简单，根据其形态不同可分为球菌、杆菌和螺形菌（弧菌与螺菌）。其中球菌的平均直径为 1.0μm，杆菌平均长 2.0～3.0μm、宽 0.3～0.5μm，需要在显微镜下放大数百倍以上才能够看见。由于细菌的细胞为无色半透明、在中性及弱碱性环境条件下带负电荷，因此常常需要使用碱性染料对细菌进行染色，从而有助于清楚地观察到菌细胞的形态与结构特征。革兰氏染色法（Gram staining）是细菌学实验中最常使用的复染色方法或鉴别染色方法，用该方法染色后，可将细菌分为革兰氏阳性细菌（Gram positive bacteria）和革兰氏阴性细菌（Gram negative bacteria）两大类别。两类细菌在细胞结构、生物学特性及致病作用等方面存在较大的差异。在真细菌亚界的各种细菌中，革兰氏阳性细菌中的葡萄球菌属、链球菌属（Streptococcus）、棒状杆菌属、分枝杆菌属（Mycobacterium）、厌氧芽孢梭菌属（Clostridium）、无芽孢厌氧菌（anaerobic nonsporeforming bacteria）的消化球菌属（Peptococcus）、消化链球菌属（Peptostreptococcus）、乳杆菌属（Lactobacillus）、双歧杆菌属（Bifidobacterium）、放线菌属（Actinomyces）等的细菌，革兰氏阴性细菌中的沙门菌属（Salmonella）、志贺菌属（Shigella）、奈瑟菌属、埃希菌属、变形杆菌属、克雷伯菌属、枸橼酸杆菌属（Citrobacter）、假单胞菌属、肠杆菌属（Enterobacter）、不动杆菌属（Acinetobacter）、产碱杆菌属（Alcaligenes）、莫拉菌属（Moraxella）、嗜血杆菌属（Haemophilus）以及支原体属（Mycoplasma）、衣原体属（Chlamydiae）等菌属的细菌，是医学常见的病原性细菌、条件致病性细菌、正常菌群或益生菌（probiotics）。这些微生物的绝大多数菌属，也是常见寄居于男性生殖道的正常菌群或寄生菌群，其中许多是常见引起前列腺等男性生殖器官亚临床感染或临床感染的病原性细菌或条件致病性细菌。

　　由于细菌是结构简单的原核单细胞型微生物，具有代谢活跃和生长繁殖迅速等特性，细菌在受到外界环境因素的作用时，十分容易死亡或者发生变异。施以某种或某些理化因素作用于细菌以促进病原性细菌死亡，是临床治疗细菌感染性疾病所追求的主要目标，但在此同时也常常可导致细菌发生变异。细菌变异后不但能够逃避外界因素的致死性作用，而且也常常导致病原学检查的漏诊或误诊，甚至造成感染成为慢性过程与反复发作。细菌变异的常见类型包括形态与结构变异、细胞壁缺陷变异、耐药性变异、抗原性变异、毒力变异、代谢变异等，其中尤其以形态与结构变异、细胞壁缺陷变异以及耐药性变异的发生频率依次增高，并且常见对临床诊断与治疗产生更为严重的不良影响。

（一）葡萄球菌属

　　葡萄球菌属（Staphylococcus）的细菌为革兰氏阳性球菌，属于微球菌科。由于这些细菌能够在不同的平面上分裂繁殖，并且产生的子代菌细胞通常不规则成堆排列似葡萄串状而得名。葡萄球菌属的绝大多数菌种对正常人体无致病作用，其可广泛分布于自然界的空气、水、土壤中以及物体表面。在正常人和动物的体表以及同外界相通的腔道内也常常存在葡萄球菌属的不同菌种，甚至在出生 30 分钟后的新生儿皮肤及眼结膜上即可检出葡萄球菌属的不同菌种。葡萄球菌在正常成年人体的分布十分广泛，健康人体的皮肤、鼻腔及咽喉部、外耳道、肠道、尿道前段及眼结膜都可有葡萄球菌寄居，并且也是引起前列腺亚临床感染和慢性感染的常见病原菌和条件致病菌。

葡萄球菌是临床最常见的病原性和条件致病性革兰氏阳性细菌之一。由于葡萄球菌不但容易发生细胞壁缺陷变异而形成 L 型，而且也容易发生耐药性基因的转移或突变，以致临床对葡萄球菌所引起疾病的治疗常常较为困难。虽然在发现青霉素的初期，葡萄球菌的绝大多数菌株对青霉素等抗菌药物具有高度的敏感性，但由于抗菌药物的长期使用与滥用，已造成葡萄球菌的耐药菌株被筛选或被诱导而形成广泛分布。目前在临床感染性疾病患者的病灶内分离的葡萄球菌中，具有青霉素耐药性以及多重耐药性的金黄色葡萄球菌（*S.aureus*）、表皮葡萄球菌（*S.epidermidis*）、腐生葡萄球菌（*S.saprophyticus*）以及其他菌种已屡见不鲜。

1. 生物学性状

（1）形态与结构：葡萄球菌为圆球或椭圆形态，直径 0.7～1.2μm，通常成堆排列呈葡萄串状，也可单个、成双或短链状排列。葡萄球菌形成的链较短，一般极少超过 4 个菌细胞。葡萄球菌不产生鞭毛和芽孢，不运动。某些金黄色葡萄球菌在幼龄时期，用墨汁负染色、电子显微镜观察或特异性抗血清检测可发现有荚膜存在。金黄色葡萄球菌的绝大多数菌株都能够产生蛋白质 A（staphylococcal protein A，SPA），其是病原性葡萄球菌的重要致病物质及鉴定的重要依据之一。革兰氏染色容易使葡萄球菌形成典型的革兰氏阳性染色反应，但当菌细胞衰老、死亡、受青霉素或溶菌酶等因素作用、被中性粒细胞吞噬的情况下以及在培养条件不适宜或染色操作不当等情况下，也可表现为革兰氏阴性。

（2）培养特性：葡萄球菌为兼性厌氧或专性需氧菌，对生长环境与条件的要求不高。通常在普通琼脂培养基上 28～38℃需氧培养 18～24 小时后，可形成圆形、凸起、表面光滑、边缘整齐、湿润、有光泽、不透明、直径 1～2mm 的菌落。不同菌种的葡萄球菌可产生不同颜色的脂溶性色素，因此可使葡萄球菌的菌落表现为金黄色、柠檬色或白色。其中金黄色葡萄球菌和溶血葡萄球菌（*S.haemolyticus*）的绝大多数菌株以及白色葡萄球菌（*S.albus*）的少数菌株在血琼脂培养基上的菌落周围可形成 β 溶血环，绝大多数白色葡萄球菌及柠檬色葡萄球菌（*S.citreus*）不能够形成 β 溶血现象。在液体培养基内，葡萄球菌呈均匀混浊生长现象，在半固体琼脂培养基内沿穿刺接种线生长。在厌氧培养的条件下，金黄色葡萄球菌和表皮葡萄球菌都能够生长，但形成的菌落较为细小并且不能产生色素。腐生葡萄球菌在无氧培养的条件下生长不良。

葡萄球菌具有极强的耐盐性，在含氯化钠浓度为 10%～15%的培养基内，仍然能够良好生长。然而医学上其他绝大多数细菌，尤其是链球菌属、奈瑟菌属以及革兰氏阴性杆菌的绝大多数菌种，在含氯化钠浓度高于 5%的培养基内难以生长。

（3）生化反应与分类：葡萄球菌属的绝大多数菌种为触酶（catalase）阳性和尿素酶（urease）阳性，氧化酶（oxidase）阴性，能够分解不同的糖类，产酸不产气。其中大部分菌种能够发酵葡萄糖、乳糖、麦芽糖、蔗糖及海藻糖，部分菌种能够发酵甘露醇与松二糖，少数菌种能够发酵木糖、半乳糖及阿拉伯糖（表 4-2）。

表 4-2　葡萄球菌的常见菌种及其生化反应等特性

菌种	硝酸盐还原	葡萄糖发酵	α乳糖发酵	麦芽糖发酵	D甘露醇发酵	D甘露糖发酵	蔗糖发酵	D海藻糖发酵	D木糖发酵	半乳糖发酵	L阿拉伯糖发酵	D松二糖发酵	D纤维二糖发酵	棉子糖发酵	精氨酸利用
金黄色葡萄球菌（*S.aureus*）	+	+	+	+	+	+	+	+	−	+	−	+	−	−	+

续表

菌种	硝酸盐还原	葡萄糖发酵	α乳糖发酵	麦芽糖发酵	D-甘露醇发酵	D-甘露糖发酵	蔗糖发酵	D-海藻糖发酵	D-木糖发酵	半乳糖发酵	L-阿拉伯糖发酵	D-松二糖发酵	D-纤维二糖发酵	棉子糖发酵	精氨酸利用
中间葡萄球菌（S.intermedius）	+	±	±	±	±	+	+	+	−	+	−	±	−	−	±
溶血葡萄球菌（S.haemolyticus）	+	±	±	±	±	−	+	+	−	−	−	±	−	−	±
表皮葡萄球菌（S.epidermidis）	+	±	±	±	−	±	+	−	−	−	−	−	−	−	−
木糖葡萄球菌（S.xylosus）	±	±	±	+	+	+	+	+	+	+	±	+	−	−	−
头葡萄球菌（S.capitis）	±	−	±	+	−	−	−	±	−	−	−	−	−	−	±
人葡萄球菌（S.hominis）	±	±	±	+	−	−	−	±	−	−	−	−	−	−	−
模仿葡萄球菌（S.simulans）	+	−	±	+	±	±	+	±	−	−	−	−	−	−	+
科氏葡萄球菌（S.cohnii）	−	−	+	+	±	±	−	−	−	−	−	−	−	−	−
沃氏葡萄球菌（S.warneri）	±	+	±	+	±	−	+	−	−	−	−	−	−	−	−
施莱福葡萄球菌（S.schleiferi）	+	−	±	−	±	±	±	±	−	±	−	−	−	−	+
腐生葡萄球菌（S.saprophyticus）	−	±	±	+	−	−	−	−	−	−	−	−	−	−	−
猪葡萄球菌（S.hyicus）	+	+	+	+	−	+	+	−	−	−	−	±	−	−	−
里昂葡萄球菌（S.lugdunensis）	+	+	+	+	−	+	+	−	−	−	±	−	−	−	−

注：①+.90%以上菌株阳性；②±.阳性菌株数为11%～89%；③−.90%以上菌株阴性。

葡萄球菌属的医学相关菌种有 27 个，金黄色葡萄球菌是常见的病原性葡萄球菌。葡萄球菌属的常见菌种及其与其他革兰氏阳性球菌的鉴别，见表 4-3 和表 4-4。

表 4-3　葡萄球菌属的医学相关菌种及其某些特性

菌种	牛血琼脂溶血性	厌氧培养生长	触酶	氧化酶	游离凝固酶	结合凝固酶	耐热核酸酶	尿素水解
金黄色葡萄球菌（S.aureus）	+	+	+	−	+	+	+	+/−
金黄色葡萄球菌厌氧亚种（S.aureus subsp.anaerobius）	+	+	−	−	+	−	+	N

续表

菌种	牛血琼脂溶血性	厌氧培养生长	触酶	氧化酶	游离凝固酶	结合凝固酶	耐热核酸酶	尿素水解
表皮葡萄球菌（*S.epidermidis*）	±	+	+	−	−	−	−	+
头葡萄球菌（*S.capitis*）	±	+	+	−	−	−	−	−
头葡萄球菌解尿亚种（*S.capitis* subsp.*ureolyticus*）	±	+	+	−	−	−	−	+
沃氏葡萄球菌（*S.warneri*）	±	+	+	−	−	−	−	+
溶血葡萄球菌（*S.haemolyticus*）	±	+	+	−	−	−	−	−
人葡萄球菌（*S.hominis*）	−	+	+	−	−	−	−	+
施莱福葡萄球菌（*S.schleiferi*）	±	+	+	−	±	±	+	±
腐生葡萄球菌（*S.saprophyticus*）	−	+	+	−	−	−	−	+
科氏葡萄球菌（*S.cohnii*）	±	±	+	−	−	−	−	−
科氏葡萄球菌解脲亚种（*S.cohnii* subsp.*urealyticum*）	±	+	+	−	−	−	−	+
木糖葡萄球菌（*S.xylosus*）	−	±	+	−	−	−	−	+
模仿葡萄球菌（*S.simulans*）	±	+	+	−	−	−	−	+
中间葡萄球菌（*S.intermedius*）	±	+	+	−	+	±	+	+
山羊葡萄球菌（*S.caprae*）	±	±	+	−	−	−	−	+
解糖葡萄球菌（*S.saccha-rolyticus*）	−	+	−	−	−	−	−	N
里昂葡萄球菌（*S.lugdunensis*）	±	+	+	−	−	±	−	±
耳葡萄球菌（*S.auricularis*）	−	+	+	−	−	−	−	−
柯氏葡萄球菌（*S.kloosii*）	±	+	+	−	−	−	−	±
马葡萄球菌（*S.equorum*）	±	+	+	−	−	−	−	−
鸡葡萄球菌（*S.gallinarum*）	±	+	+	−	−	−	−	+
松鼠葡萄球菌（*S.sciuri*）	±	+	+	+	−	±	−	−
猪葡萄球菌（*S.hyicus*）	−	+	+	−	±	−	+	±
阿莱特葡萄球菌（*S.arlettae*）	±	+	+	−	−	−	−	−
海豚葡萄球菌（*S.delphini*）	+	+	+	−	+	−	−	+
肉葡萄球菌（*S.carnosus*）	−	+	+	−	−	−	−	−
产色葡萄球菌（*S.chromogenes*）	−	+	+	−	−	−	−	+
解酪葡萄球菌（*S.caseolyticus*）	−	+	+	+	−	−	N	−
慢葡萄球菌（*S.lentus*）	−	+	+	−	−	−	−	+

注：①+.90%以上菌株阳性；②±.阳性菌株数为11%～89%；③−.90%以上菌株阴性；④N.无资料。

表 4-4　葡萄球菌与其他革兰氏阳性球菌的鉴别

菌属	严格需氧生长	四联排列	动力	耐受5%氯化钠溶液	触酶	发酵葡萄糖	杆菌肽耐药	呋喃唑酮耐药
葡萄球菌属（*Staphylococcus*）	−	V	−	+	+	V	+	−
微球菌属（*Micrococcus*）	+	+	−	+	+	−	−	+
气球菌属（*Aerococcus*）	−	+	−	+	−	+	−	−
口腔球菌属（*Stomatococcus*）	−	V	−	−	+	V	+	−
动性球菌属（*Planococcus*）	+	V	+	+	+	−	−	N

注：①+.阳性反应；②−.阴性反应；③V.不同反应；④N.无资料。

2. 致病性　葡萄球菌的致病性或毒力强弱程度，可因菌种不同而有差异。一般认为，由于金黄色葡萄球菌能够产生凝固酶（coagulase）、溶血毒素（hemolytic toxin）、SPA、耐热核酸酶或肠毒素（enterotoxin）等致病物质，因此具有较强的毒力。其他如中间葡萄球菌等少数菌种，也可以产生凝固酶，称为凝固酶阳性葡萄球菌（coagulase- positive staphylococci）。葡萄球菌属的绝大多数菌种不能产生凝固酶、SPA、耐热核酸酶或肠毒素，因此通常不致病或能够条件致病，称为凝固酶阴性葡萄球菌。

凝固酶阳性葡萄球菌常见为外源性感染，主要通过直接接触传染源或带菌者而发生感染，也可由于接触带菌的物体、空气、水等，发生间接接触感染。凝固酶阳性葡萄球菌常见由皮肤或黏膜的伤口、毛囊、皮脂腺侵入人体，通过在宿主局部组织内大量生长繁殖和产生毒性代谢产物而引起化脓性炎症。凝固酶阳性葡萄球菌常常可引起宿主全身各部位较为严重的化脓性疾病或毒素性疾病，如毛囊炎、疖肿、蜂窝织炎、脓肿、伤口化脓、结膜炎、前列腺炎、剥脱性皮炎等。如果凝固酶阳性葡萄球菌由呼吸道进入支气管，可引起支气管炎、肺炎或肺脓肿。局部病灶内的凝固酶阳性葡萄球菌如果进入血液，也可在血液内大量生长繁殖和随血流扩散或形成脓毒血症，引起胸膜炎、心包炎、肾盂肾炎、肾脓肿、骨髓炎、胆囊炎、前列腺炎等疾病。

凝固酶阳性葡萄球菌（噬菌体Ⅰ群）的某些菌株能够产生肠毒素，这些菌株如果污染食物并且在食物内生长繁殖和产生毒素，可引起食入者发生毒素性食物中毒。那些能够产生红疹毒素或表皮剥脱毒素（或称为表皮溶解毒素，epidermolytic toxin）的凝固酶阳性葡萄球菌（噬菌体Ⅱ群）菌株感染人体后，可引起猩红热样皮肤疾病、剥脱性皮炎或称为葡萄球菌烫伤样皮肤综合征（staphylococcal scalded skin syndrome，SSSS）。

凝固酶阴性葡萄球菌由于缺乏金黄色葡萄球菌所具有的许多重要的致病物质，因此毒力较弱并且可成为人体正常菌群的重要成员。但在某些特殊的条件下，许多凝固酶阴性葡萄球菌也能够导致内源性的条件致病性感染，引起宿主发生较轻的皮肤感染、泌尿系统感染以及前列腺炎等男性生殖器官感染等疾病。根据王和的研究资料，凝固酶阴性葡萄球菌的绝大多数菌种都能够感染前列腺等男性内生殖器官，其是引起前列腺等男性内生殖器官慢性疾病和亚临床感染的最常见细菌。近年来的研究发现，男性生殖器官感染患者体内分离的凝固酶阴性葡萄球菌的耐药菌株日渐增多，已成为引起"难治性"慢性前列腺炎等生殖器官慢性感染的最常见致病菌。

凝固酶阴性葡萄球菌主要在宿主机体的抵抗力降低、菌群失调或细菌寄居部位改变的条件下引起疾病，也可在宿主受到其他病原体感染时形成继发感染。例如，在宿主皮肤或黏膜发生损伤时，凝固酶阴性葡萄球菌可引起伤口发生炎症。受凉、过度劳累、感冒或患其他疾病、使用免疫抑制剂、酗酒、尿道黏膜损伤等因素，造成宿主全身或局部的抵抗力降低，寄居在人体呼吸道、男性尿道、前列腺以及其他男性生殖器官内的凝固酶阴性葡萄球菌，常常可大量生长繁殖和引起感染性疾病。抗菌药物的不规范使用或滥用，可造成宿主正常菌群中对抗菌药物敏感的菌株死亡或数量减少，导致正常菌群之间的平衡关系破坏，使耐药性葡萄球菌得以大量生长繁殖而引起支气管炎、尿道炎、前列腺炎、输精管炎、附睾炎等疾病。如果存在于人体尿道等正常寄居部位的凝固酶阴性葡萄球菌进入宿主血液、膀胱、肾脏、胆囊、前列腺、输精管道等非正常寄居部位并且得以大量生长繁殖，也可引起败血症、膀胱炎、肾盂肾炎、胆囊炎、前列腺炎、精囊炎、附睾炎、输精管炎等疾病。

3. 病原学诊断

（1）直接涂片镜检：疑为葡萄球菌感染患者的某些标本，可以直接涂片，进行革兰氏染色后镜检，有助于病原学早期初步诊断。适宜直接涂片和染色镜检的标本，如体表组织或内脏器官的化脓性感染标本、食物中毒患者的呕吐物或剩余食物、前列腺按摩液、精液、尿道拭子等。在标本的涂片染色镜检中，如果发现具有优势数量的典型葡萄球菌形态特征的细菌，结合患者的临床表现可初步诊断为葡萄球菌感染。标本直接涂片染色镜检，仅仅有助于初步识别标本中病原菌的形态与革兰氏染色性类别，有利于对引起疾病的病原体的类型或性质进行早期的初步判断和指导对病原体的进一步分离培养与鉴定以及早期的经验治疗和采取必要的预防措施，但绝不可将其作为鉴定菌种的唯一依据或特异性依据。

（2）分离培养：血液、脑脊液、胸腔积液、腹水等通常含菌量较少或非污染性的标本，需首先进行增菌培养。脓汁、痰、病变组织、尿液、前列腺液、精液、胆汁、眼结膜分泌物、尿道分泌物、食品、粪便等含菌量较多或污染性的标本，可直接以划线法接种于血琼脂培养基或其他适宜的培养基进行分离培养。通过观察菌落特征、溶血性及涂片革兰氏染色菌细胞的形态特征，有利于初步判断是否为葡萄球菌和指导进一步的鉴定。各种标本接种葡萄球菌选择鉴别培养基，将有利于金黄色葡萄球菌的快速分离与鉴定。

（3）鉴定：通常根据生化反应、凝固酶试验或耐热核酸酶试验、溶血性及菌落色素等特征鉴定葡萄球菌属的菌种，金黄色葡萄球菌的菌型鉴定可用型特异性抗血清或型特异性噬菌体。葡萄球菌常规细菌学简易检验与鉴定程序见图4-2。

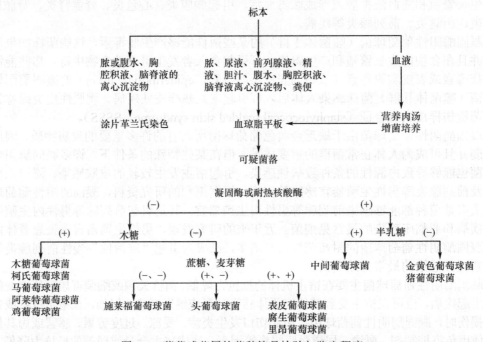

图4-2 葡萄球菌属的菌种简易检验与鉴定程序

1）凝固酶试验：绝大多数金黄色葡萄球菌能够产生凝固酶，因此凝固酶试验（coagulase test）是鉴定金黄色葡萄球菌最常使用的有效方法之一。金黄色葡萄球菌能够产生结合凝固酶和游离凝固酶，这两种凝固酶具有不同的性质与作用机制。结合凝固酶（bound coagulase）也称为凝聚因子（clumping factor），是存在于菌细胞表面的血浆纤维蛋白原受体，其通过与血浆纤维蛋白原结合而使菌细胞凝聚。游离凝固酶（free coagulase）也称为葡萄球菌凝固酶，是一种凝血酶原样物质，其可被血清中的协同因子激活而表达凝血酶样活性，使血浆纤维蛋白原转变成为纤维蛋白而造成血浆凝固。通常采用玻片法检测金黄色葡萄球菌的结合凝固酶，试管法检测金黄色葡萄球菌的游离凝固酶。

A. 玻片法：用接种环取生理盐水置于载玻片上，取待检葡萄球菌的琼脂培养基培养物与之重悬。加肝素抗凝的人或兔血浆与重悬的菌液混匀后，肉眼观察细菌凝聚现象。如果发现细菌凝聚形成细颗粒状或块状，即为凝固酶试验阳性。葡萄球菌在生理盐水等溶液内可形成自凝现象，因此试验中需注意设置生理盐水对照组和已知凝固酶阳性葡萄球菌株对照组。必要时需做试管法凝固酶试验进一步鉴别。

B. 试管法：在 3 支试管内分别加入 1∶4 稀释的肝素抗凝人或兔血浆 0.5ml。在第一支试管内加入待检菌株的重悬菌液 0.5ml，作为试验管。第 2 支试管内加入已知游离凝固酶阳性葡萄球菌株重悬液 0.5ml，作为阳性对照管。第 3 支试管内不加细菌或其他试剂，作为血浆对照管。将各试管置于 37℃水浴内并且每 30 分钟观察一次是否发生血浆凝固现象。如果试验管和阳性对照管的血浆发生凝固而血浆对照管未发生凝固，即可判断为凝固酶试验阳性。绝大多数产生游离凝固酶的金黄色葡萄球菌菌株在 30～60 分钟内即可出现阳性反应，但也有少数菌株需要在 24 小时之后才能出现阳性反应。

2）耐热核酸酶试验：能够产生凝固酶的金黄色葡萄球菌菌株也几乎同样能够产生耐热核酸酶（thermostable nuclease），因此检测耐热核酸酶也被视为具有与检测凝固酶同样价值的鉴定金黄色葡萄球菌的有效方法之一。检测金黄色葡萄球菌耐热核酸酶常用方法为琼脂扩散试验。

A. 甲苯胺蓝琼脂板：琼脂 1.0g、脱氧核糖核酸 0.03g、氯化钠 1.0g、0.05mol/L Tris pH 9.0 缓冲液 100ml，沸水浴加热至各成分完全溶解，待稍冷后加入 3.25%甲苯胺蓝溶液 3ml，混匀后取 5ml 倾注于载玻片上。待琼脂凝固后，在甲苯胺蓝琼脂板上打 2～3 个直径 5mm 的孔。

B. 菌液：将葡萄球菌 18～24 小时肉汤培养物置水浴煮沸 30 分钟，3000r/min 离心 15 分钟后，吸取上清液加满甲苯胺蓝琼脂板的一个孔（试验孔）内。另外两个孔分别加入煮沸过的肉汤（肉汤对照孔）或已知耐热核酸酶阳性葡萄球菌的菌液（阳性对照孔），放湿盒内置 37℃温箱 3 小时后观察结果。

C. 结果：在孔周围常常可见形成粉红色的圈，如果圈的直径大于 8mm 或为孔径的 2 倍，即为耐热核酸酶试验阳性。

3）革兰氏染色法：将涂片标本在酒精灯火焰上加热固定后，加甲紫于涂片标本上初染色 1 分钟，流水冲弃多余的染料，加碘液媒染色 1 分钟，流水冲洗，用 95%乙醇脱色 15～30 秒，流水冲洗，加稀释苯酚品红或沙黄复染色 1 分钟，流水冲弃多余的染料。

（二）链球菌属

链球菌属（*Streptococcus*）的细菌为革兰氏阳性球菌，属于链球菌科。由于链球菌的菌细胞在一个平面上分裂繁殖后，产生的子代菌细胞常常以长链状排列而得名。链球菌属中除少数菌种具有较强的毒力外，其他绝大多数菌种均为毒力较弱的条件致病菌或非病原菌。链球菌属的菌种可广泛存在于正常人体的鼻腔、咽喉部、肠道、尿道及阴道，是人体常见的正常菌群成员。在乳制品、自然界的空气、水、土壤中或物体表面，也可有链球菌属的菌种存在。

链球菌属菌种中的粪链球菌（*S.faecalis*）、屎链球菌（*S.faecium*）、坚韧链球菌（*S.durans*）等细菌也称为或被分类为肠球菌属，也分别称为粪肠球菌（*E.faecalis*）、屎肠球菌（*E.faecium*）等，其中的某些菌种常见引起人体泌尿生殖系统的感染，并且常常是对多种抗菌药物不敏感的多重耐药菌株。这些多重耐药性菌株引起人体感染时，常常造成临床治疗困难甚至无药可供选择与使用的状况。近年来，质谱分析（mass spectrometry，MS）技术在医学微生物学检测中的应用，已发现一些通常寄居于正常人体口腔及上呼吸道的正常菌群链球菌，如咽炎链球菌（*S.anginosa*）、血链球菌（*S.sanguis*）等，也可以感染前列腺等男性生殖器官，引起男性生殖器官的亚临床感染或慢性显性感染。

1. 生物学性状

（1）形态与结构：链球菌为圆球形态或椭圆形态，直径 0.6～1.0μm，通常形成长链状排列，也可单个、成双或成堆排列。成堆排列的链球菌通常由短链构成，以致容易同葡萄球菌形成的不规则成堆排列现象相鉴别。链球菌形成链的长度，同其菌种以及生长环境有关。一般来说，溶血性链球菌（Hemolytic streptococci）在营养丰富的液体培养基内容易形成较长的链，而肺炎链球菌（S.pneumoniae）及口腔链球菌（Oral streptococci）即使在液体培养基内也通常是成对排列或仅仅形成相对较短的链。链球菌不产生鞭毛和芽孢，不运动，除肺炎链球菌能够产生宽大的多糖荚膜外，其他菌种仅仅在幼龄时期可形成由透明质酸构成的荚膜。肺炎链球菌的荚膜抗原能够释放到外界环境中并且可用特异性抗血清以沉淀试验的方法检测，因此称为可溶性特异性物质（soluble specific substance，SSS）。革兰氏染色容易使链球菌染成革兰氏阳性，但在细菌衰老、死亡、受青霉素或溶菌酶等因素作用、被中性粒细胞吞噬或染色操作不当等情况下，也可被染成革兰氏阴性。

（2）培养特性：链球菌属的不同菌种可分别为专性需氧菌、兼性厌氧菌或专性厌氧菌，对生长环境与条件的要求较葡萄球菌高，在含血清或血液的营养培养基内生长较好，绝大多数菌种在普通营养琼脂培养基（基础培养基）上不能生长。链球菌在含血清或血液的营养琼脂培养基上，35～37℃培养 18～24 小时后，可形成圆形、凸起、表面光滑、边缘整齐、湿润、有光泽、半透明或不透明、直径 0.5～1.0mm 的无色或灰白色菌落。链球菌属的不同菌种在血琼脂培养基平板上可表现出不同的溶血能力，据此可将链球菌分为不同的溶血类型，包括甲型溶血性链球菌、乙型溶血性链球菌及丙型溶血性链球菌。在液体培养基内，链球菌常常表现为沉淀生长或均匀混浊生长现象，在半固体琼脂培养基内沿穿刺接种线生长。在厌氧条件下，厌氧性链球菌和兼性厌氧性链球菌都能够生长。

（3）生化反应与分类：链球菌属的各菌种触酶阴性，能够分解葡萄糖与麦芽糖产酸不产气。不同菌种对乳糖、甘露醇、蔗糖、山梨醇、菊糖、阿拉伯糖、水杨素、海藻糖、七叶苷等的分解能力以及对胆汁的敏感性等不同，肠球菌可在含 6.5%氯化钠或 pH 为 9.6 的肉汤内生长。链球菌属与肠球菌属的菌种及其特性见表 4-5、表 4-6 及表 4-7。

表 4-5　链球菌属与肠球菌属的常见菌种及其主要特性

菌种	10℃生长	45℃生长	0.1%亚甲蓝牛乳生长	6.5%氯化钠肉汤生长	40%胆汁培养基生长	pH9.6肉汤生长	七叶苷水解	精氨酸水解	淀粉水解	马尿酸盐水解	耐60℃30分钟	产溶纤维蛋白酶	产溶血素O	产溶血素S	产其他溶血素	群特异性抗原
化脓性链球菌（S.pyogenes）	−	−	−	−	−	−	−	+	−	−	+	+	+	−		A
无乳链球菌（S.agalactiae）	−	−	−	+	−	−	−	+	−	+	−	−	−	+		B
似马链球菌（S.equisimilis）	−	−	−	V	−	V	+	−	−	+	+	V				C
兽疫链球菌（S.zooepidemicus）	−	−	−	V	+	+	−	−	+							C
马链球菌（S.equi）	−	−	−	+	N	−	−									C
停乳链球菌（S.dysgalactiae）	−	−	−	+	N	−	−	V								C

续表

菌种	10℃生长	45℃生长	0.1%亚甲蓝牛乳生长	6.5%氯化钠肉汤生长	40%胆汁培养基生长	pH9.6肉汤生长	七叶苷水解	精氨酸水解	淀粉水解	马尿酸盐水解	耐60℃30分钟	产溶纤维蛋白酶	产溶血素O	产溶血素S	产其他溶血素	群特异性抗原
牛链球菌（S.bovis）	—	+	—	—	+	—	+	—	+	V	+	—	—	—	—	D
马肠链球菌（S.equinus）	—	+			+		+									D
粪链球菌（S.faecalis）	+	+	+	+	+	+	+	+	—	+	+	—	—	—	N	D
屎链球菌（S.faecium）	+	+	+	+	+	+	+	+	—	N	+				N	D
鸟链球菌（S.avium）	+	+	—	+	+	+	+	+	—	N	N	N	N	N	N	D、Q
咽炎链球菌（S.anginosa）	—	V	—	—	V	—	+	+	—	V					V	FV
血链球菌（S.sanguis）	—	V	—	—	+	N	+	+	—	V		V		V	—	H
唾液链球菌（S.salivarius）	—	+	—	—	—	—	+	—	—	—						K
乳链球菌（S.lactis）	+	—	+	+	+	—	V	—	V	V						N
乳酪链球菌（S.cremoris）	+	—	V	—	+	—	V	—	V							N
乳房链球菌（S.uberis）	+	+	—	—	—	+	V	V	(+)	+					N	—
嗜热链球菌（S.thermophilus）	—	+	—	—	—	—	—	+	—							
轻型链球菌（S.mitior）	—	V					+	—								
少酸链球菌（S.acidominimus）	—	—	—	N	—	—	—	N	—	(+)				N	N	
肺炎链球菌（S.pneumoniae）	—	—			—		N	N	—	—			+	+		

注：①+.90%以上阳性；②—.90%以上阴性；③V.不定；④(+).迟缓阳性；⑤N.无资料。

表 4-6　常见乙型溶血性链球菌的主要特性

菌种	溶血性	CAMP反应	胆汁七叶苷培养基上生长	杆菌肽敏感	主要致病因素
A群链球菌（streptococcus group A）	β	—	—	+	红疹毒素、溶血素O、溶血素S、透明质酸酶、链激酶、链道酶、二磷酸吡啶核苷酸酶

续表

菌种	溶血性	CAMP反应	胆汁七叶苷培养基上生长	杆菌肽敏感	主要致病因素
B群链球菌（*streptococcus* group B）	β	+	-	-	
C群链球菌（*streptococcus* group C）	β	-	-	-	溶血素O、链道酶
G群链球菌（*streptococcus* group G）	β	-	-	-	溶血素O、透明质酸酶
F群链球菌（*streptococcus* group F）	β	-	-	-	链道酶

表 4-7　常见甲型溶血性链球菌和不溶血链球菌的主要特性

	菌种	溶血性	耐6.5%氯化钠	α-乳糖发酵	D-甘露醇发酵	蔗糖发酵	山梨醇发酵	L-阿拉伯糖发酵	七叶苷发酵	棉子糖发酵	菊糖发酵	山梨糖发酵	精氨酸水解
肠球菌（*Enterococcus*）	粪链球菌（*S.faecalis*）	α	+	+	+	+	+	-	+	-	-	-	+
	屎链球菌（*S.faecium*）	α	+	+	+	+	-	+	+	+	-	-	+
	鸟链球菌（*S.avium*）	α	+	+	+	+	+	+	+	+	+	+	-
	坚韧链球菌（*S.durans*）	α	+	+	-	-	-	-	+	-	-	-	+
非肠球菌（*Nonenterococcus*）	牛链球菌（*S.bovis*）	-		+	+	+	-	-	+	+	+	-	-
	马肠链球菌（*S.equinus*）	α	-	-	-	+	-	-	+	-	-	-	-
草绿色链球菌（*S.viridans*）	血链球菌I（*S.sanguis* I）	α	-	+	-	N	-	N	+	-	+	N	+
	血链球菌II（*S.sanguis* II）	α	-	+	-	N	-	N	+	-	+	N	-
	唾液链球菌（*S.salivarius*）	-	-	+	-	N	-	N	+	+	+	N	-
	轻型链球菌（*S.mitior*）	α	-	+	-	N	-	N	-	-	+	N	-
	咽炎链球菌（*S.anginosa*）	α	-	+	-	N	-	N	+	-	-	N	+
	变异链球菌（*S.mutans*）	-	-	+	+	N	+	-	+	+	+	N	-
	肺炎链球菌（*S.pneumoniae*）	α	-	+	-	N	-	N	V	V	V	N	+

注：①+. 阳性；②-. 阴性；③V. 不定；④N. 无资料。

　　有多种不同的方法可用于链球菌分类，主要包括溶血性分类法、需氧性分类法、抗原性分类法、生物学特性分类法。其中溶血性分类法由于容易造成混淆，已较少应用。

　　1）溶血性分类法：根据链球菌在血琼脂培养基上的溶血性和形成的溶血现象不同，可将链球菌分为三类。

　　A. 甲型溶血性链球菌（α-hemolytic streptococcus）：具有部分溶血性，在菌落周围可形成直径1～2mm的草绿色溶血环，称为α溶血或甲型溶血。α溶血环内的红细胞并没有溶解，与细菌产生的 H_2O_2 使红细胞的血红蛋白被氧化成为正铁血红蛋白有关。能够产生甲型溶血的链球菌主要是草绿色链球菌（*S.viridans*）、肺炎链球菌、肠球菌以及非肠球菌的某些菌种，这些甲型溶血性链球菌可分别分布于正常人体的口腔、上呼吸道、肠道、泌尿生殖道，是人体常见的正常菌群成员或条件致病菌。

B. 乙型溶血性链球菌（β-hemolytic streptococcus）：具有完全溶血性，在菌落周围可形成直径 2～4mm 的透明溶血环，称为 β 溶血或乙型溶血。血琼脂平板上的 β 溶血现象主要与链球菌产生的溶血素 S 或其他溶血素所造成的红细胞完全溶解有关。乙型溶血性链球菌的某些菌种可具有较强的毒力，常见引起人或动物的化脓性感染等多种疾病。因此也将这些病原性的乙型溶血性链球菌称为溶血性链球菌或化脓性链球菌（*Streptococcus pyogenes*）。

C. 丙型链球菌（γ-hemolytic streptococcus）：没有溶血性，在菌落周围没有任何溶血现象，也称为丙型链球菌或不溶血链球菌。丙型链球菌不产生溶血素，主要存在于正常人体的肠道、尿道及阴道。其绝大多数不具有致病性，是人体常见的正常菌群成员。但在一定条件下，某些菌种也可引起宿主泌尿生殖器官的感染。

2）需氧性分类法：根据链球菌生长对氧气需要的程度不同，可将其分为专性需氧链球菌、兼性厌氧链球菌及专性厌氧链球菌。厌氧性链球菌主要寄居在正常人体的口腔、肠道及阴道内，是人体常见的正常菌群成员，其中某些菌种也是常见的条件致病菌。

3）抗原性分类法：根据表面多糖抗原的特异性不同，可将乙型溶血性链球菌分为 A、B、C、D、E、F、G、H、K、L、M、N、O、P、Q、R、S、T 等共 20 个群。其中 A 群链球菌是常见引起人类化脓性感染的病原性链球菌，B、C、D、G 群链球菌偶尔也可引起人类的疾病。

在各群链球菌中，又可根据其表面型特异性抗原不同而进一步分为若干型。例如，A 群链球菌可分为 60 多个型，B 群链球菌可分为 4 个型，C 群链球菌分为 13 个型。

4）生物学特性分类法：根据链球菌的溶血性、抵抗力、生化反应等生物学特性，可将其分为 21 个菌种（表 4-5）。

2. 致病性　链球菌属的不同菌种对人类致病情况不同，常见引起人类疾病的链球菌包括化脓性链球菌、无乳链球菌、肺炎链球菌、草绿色链球菌以及粪链球菌等某些肠球菌和非肠球菌。化脓性链球菌和肺炎链球菌的某些血清型是常见的病原性链球菌，其他链球菌则是常见的条件致病性链球菌。

（1）化脓性链球菌：属于 A 群链球菌，是引起人类化脓性疾病最常见的病原性链球菌。化脓性链球菌能够产生链球菌溶血素 O（streptolysin O，SLO）和链球菌溶血素 S（streptolysin S，SLS）、透明质酸酶、链激酶、链道酶、致热外毒素（红疹毒素）等多种致病物质，其中某些菌型（主要是 12 型及 4、18、25、49、52、55 型）的菌体多糖抗原或蛋白质抗原，具有与人体肾小球基底膜、心瓣膜或关节滑膜相同的抗原决定簇，并且能够同其特异性抗体形成免疫复合物，从而引起宿主发生急性肾小球肾炎、风湿热等超敏反应性疾病。化脓性链球菌可由呼吸道、皮肤与黏膜的伤口或泌尿生殖系统感染人体，常见引起化脓性疾病（如急性咽喉炎、扁桃体炎、蜂窝织炎、伤口化脓、产褥热、前列腺炎、败血症及脓毒血症等）、中毒性疾病（如猩红热）、超敏反应性疾病（如急性肾小球肾炎、风湿热等）。

（2）无乳链球菌：属于 B 群链球菌，是引起牛乳腺炎的病原菌，在人类常见寄居于阴道或尿道并且成为该部位的正常菌群。无乳链球菌常常在胎儿出生的过程中或出生后感染新生儿，可引起新生儿败血症和脑膜炎等疾病。偶尔也可引起前列腺炎等男性生殖器官的感染性疾病。

（3）肺炎链球菌：习惯上也称为肺炎球菌（pneumococcus），根据其荚膜抗原性不同可分为 85 个血清型。常见引起人类感染的病原性肺炎链球菌包括 1～8 型及 12、14、19 型，是引起人类大叶性肺炎的常见病原菌。其他血清型的肺炎链球菌为寄居于正常人体鼻咽部及口腔的正常菌群或条件致病菌，在机体抵抗力降低等条件下，可引起支气管炎、肺炎、中耳炎、关节炎等疾病。

（4）草绿色链球菌：寄居于正常人体咽喉部的正常菌群，某些具有草绿色溶血性的菌种是条件致病菌，在机体抵抗力下降时可引起扁桃体、鼻咽部或牙龈的局灶性感染。在拔牙或扁桃体手术时，草绿色链球菌可经口腔或咽喉部的伤口进入血液，然后随血流扩散感染已有损伤的心瓣膜，引起亚急性细菌性心内膜炎。

（5）肠球菌与非肠球菌：都属于 D 群链球菌，主要寄居在正常人体的肠道、尿道、阴道，是人体的正常菌群或条件致病菌。在机体抵抗力降低、菌群失调或细菌寄居部位改变时，肠球菌中的粪链球菌（*S.faecalis*）、坚韧链球菌（*S.durans*）、屎链球菌（*S.faecium*）、鸟链球菌（*S.avium*）等以及非肠球菌中的马肠链球菌（*S.equinus*）、牛链球菌（*S.bovis*）等可引起伤口感染、心内膜炎、胆囊炎、膀胱炎、肾盂肾炎。王和的研究资料显示，肠球菌与非肠球菌同凝固酶阴性葡萄球菌以及非毒原性棒状杆菌一样，是引起慢前列腺炎及其他男性内生殖器官慢性感染性疾病或亚临床感染的常见革兰氏阳性细菌。

3. 病原学诊断

（1）直接涂片镜检：脓汁、咽拭子、炎性分泌物、痰、皮肤出血点或淤血标本，可直接涂片。血液、脑脊液、尿液标本，需要首先离心后取沉淀物涂片。涂片标本经革兰氏染色后镜检，如果发现革兰氏阳性呈典型长链状排列的球菌或以钝端相对成双排列的矛头状细菌，可作出链球菌感染的初步诊断。

（2）分离培养：脓汁、咽拭子、炎性分泌物、痰、胆汁、尿液、皮肤出血点或淤血等污染性标本或含菌量较多的标本，可直接划线接种于血琼脂培养基平板进行分离培养。血液、脑脊液等非污染性标本或含菌量较少的标本，需首先进行增菌培养或离心后取沉淀物接种于血琼脂培养基平板分离培养。疑为肺炎链球菌感染的标本，初次分离培养时，置于含 5%～10%二氧化碳空气的环境中 37℃培养，将有利于肺炎链球菌的生长；疑为专性厌氧性链球菌感染的标本，需置于没有分子氧的环境条件下培养；其他需氧或兼性厌氧性链球菌感染标本，则可直接置于普通温箱内 37℃培养。根据菌落特征、溶血现象及涂片革兰氏染色菌细胞的形态特征，有利于初步诊断和指导进一步的鉴定。

（3）鉴定：根据菌细胞形态特征、溶血性质、触酶试验阴性、生化反应、CAMP 试验结果、生长试验结果等可鉴定链球菌的属、种及群，型特异性抗血清将有助于鉴定化脓性链球菌及肺炎链球菌的血清型。链球菌常规细菌学简易检验与鉴定程序见图 4-3。

CAMP 试验是用于鉴定 B 群链球菌的溶血增强试验，其名称来自该试验的发现者 Christie、Atkins 及 Munch-Peterson 的首写字母的组合。CAMP 试验的方法是将 β 溶血的金黄色葡萄球菌划线接种于血琼脂平板上，再将 B 群链球菌与金黄色葡萄球菌接种线垂直划线接种于该平板上。两者之间不可接触，相距约 5mm。置温箱内 35℃需氧培养后，可见 B 群链球菌的溶血作用增强，在与金黄色葡萄球菌邻近处出现火焰状或箭头状溶血现象者为 CAMP 试验阳性。

（三）棒状杆菌属

棒状杆菌属（*Corynebacterium*）的细菌为革兰氏阳性杆菌，属于棒状杆菌科。其由于菌体常常一端或两端膨大，以致菌体呈棒状形态而得名。棒状杆菌与分枝杆菌（*Mycobacteria*）及诺卡菌（*Nocardia*）具有密切的相关性，因而也将此三种微生物共同称为 CMN 群（CMN group）。这群微生物的细胞壁肽聚糖都以共价键使阿拉伯糖与半乳糖（阿拉伯半乳糖）或甘露糖（阿拉伯甘露糖）连接，其肽聚糖中也都具有含间二氨基庚二酸（mesodiamininopimelic acid）、L-丙氨酸、D-丙氨酸的交联亚单位。此外，这些微生物的细胞壁都含有以脂键（β 羟化及 α 分支）连接的、长度范围为 C28～C90 的长链脂肪酸。其中棒状分枝菌酸（corynomycolic acid）为 C28～C40、诺卡菌酸（nocardomycolic acid）为 C40～C56、分枝菌酸（mycolic acid）为 C60～C90。这些分枝菌酸是 CMN 群微生物细胞外表的重要成分。例如，存在于菌细胞表面的海藻糖双分枝菌酸（trehalose dimycolate），称为索状因子（cord factor）。

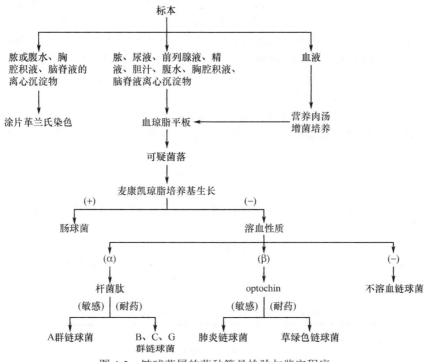

图 4-3　链球菌属的菌种简易检验与鉴定程序

棒状杆菌属中只有那些受到 β 棒状杆菌噬菌体（β-corynebacteriophage）感染并发生溶原化的白喉棒状杆菌才能够产生毒力极强的白喉毒素，是棒状杆菌属中引起人类疾病的唯一病原性细菌。没有受到 β 棒状杆菌噬菌体感染的白喉棒状杆菌以及棒状杆菌属的其他绝大多数菌种，可广泛存在于正常人体的鼻腔、咽喉部、眼结膜、皮肤、外耳道、尿道及阴道，成为人体的正常菌群或条件致病菌。王和的研究资料显示，非毒原性棒状杆菌也是引起上呼吸道、尿道感染以及慢性前列腺炎及其他男性内生殖器官慢性感染性疾病或亚临床感染的最常见革兰氏阳性细菌，其不同菌种在前列腺液和（或）精液标本内的检出率仅次于凝固酶阴性葡萄球菌。

棒状杆菌属的绝大多数菌种通常对多种抗菌药物具有较高的敏感性，但也发现其可形成对某些抗菌药物耐药的耐药菌株甚至形成多重耐药菌株。

1. 生物学性状

（1）形态与结构：棒状杆菌为细长弯曲、一端或两端膨大的杆菌，长 2.0～5.0μm、宽 0.5～1.0μm，通常不规则散乱排列或呈 V、Y、L 字母样或栅栏状排列。棒状杆菌不产生鞭毛和芽孢，不运动，不形成荚膜，革兰氏染色呈阳性反应，抗酸染色呈阴性反应。由于棒状杆菌的细胞壁存在较薄的区域，染料容易被乙醇洗脱掉而造成菌体革兰氏染色反应性不定的现象。用碱性亚甲蓝或 Albert 染色法等染色后，可见老龄棒状杆菌的细胞内存在 1～6 个着色显著深于菌体的圆球形颗粒，称为异染颗粒（metachromatic granule）。异染颗粒由 RNA 与多偏磷酸盐组成，常见分布于菌体的两极端，有助于识别棒状杆菌属的细菌。但在含磷酸盐浓度较低的环境以及机体组织中，棒状杆菌形成的异染颗粒较少或不典型。

（2）培养特性：棒状杆菌属的菌种为专性需氧或兼性厌氧菌，对生长的营养条件要求较高，通常需要在含血清、血液或鸡蛋的营养培养基上才能够良好生长并且形成较典型的菌细胞形态，绝大多数菌种在普通营养琼脂培养基（基础培养基）上不能生长或生长不良。棒状杆菌属中除 JK 群（JK group）棒状杆菌生长较为缓慢外，其他菌种在血琼脂培养基上 34～36℃培养 24～48 小时后可形成圆形、凸起、表面光滑或粗糙、边缘整齐、湿润或干燥、有光泽或无光泽、不透明、直径 0.5～2.0mm 的灰白色或淡黄色菌落，白喉棒状杆菌（*C.diphtheriae*）、溃疡棒状杆菌（*C.ulcerans*）、假结核棒状杆菌（*C.pseudotuberculosis*）、库氏棒状杆菌（*C.kutscheri*）还可形成狭窄的 β 溶血环。棒状杆菌属的菌种在含丰富 CO_2 的环境中生长较好，尤其在初次分离培养时提供含 5%～10% CO_2 的环境，将有利于棒状杆菌的分离培养。在液体培养基内，棒状杆菌为表面生长或沉淀生长，在半固体琼脂培养基内沿穿刺接种线生长。棒状杆菌属的大多数菌种也像某些葡萄球菌和某些酵母菌一样，能够在含亚碲酸钾 100μg/ml 的培养基上生长以及将亚碲酸钾还原成为碲并且浓缩于菌细胞内，以致其菌落成灰色或黑色。在这种含亚碲酸盐的培养基上，大多数链球菌、某些葡萄球菌以及咽喉部的其他正常菌群的生长将受到抑制，因此有利于白喉棒状杆菌的分离培养。

（3）生化反应与分类：棒状杆菌属的菌种触酶阳性，部分菌种具有溶血性，绝大多数菌种能够发酵葡萄糖、麦芽糖及蔗糖，对其他糖类的发酵能力因菌种不同而有差异（表 4-8）。根据产毒性白喉棒状杆菌在亚碲酸盐培养基上形成菌落的颜色不同，可将白喉棒状杆菌分为重型、中间型和轻型。这些不同类型白喉棒状杆菌的某些生物学特性可存在差异，但与其毒力无关（表 4-9）。

表 4-8　棒状杆菌属不同菌种的主要特性

菌种	β溶血	硝酸盐还原	明胶水解	尿素水解	葡萄糖发酵	麦芽糖发酵	甘露醇发酵	蔗糖发酵	木糖发酵	果糖发酵	半乳糖发酵	动力
白喉棒状杆菌（*C.diphtheriae*）	+/-	+	-	-	+	+	-	-	-	+	+	-
溃疡棒状杆菌（*C.ulcerans*）	+	-	+	+	+	+	-	-	-	N	N	-
假结核棒状杆菌（*C.pseudotuberculosis*）	+	+/-	-	+	+	+	-	-	-	+	+	-
干燥棒状杆菌（*C.xerosis*）	-	+	-	-	+	+	-	+	+	+	-	-
纹带棒状杆菌（*C.striatum*）	-	+	-	-	+	-	-	+	-	+	+	-
库氏棒状杆菌（*C.kutscheri*）	+/-	+	-	-	+	+	-	+	+	+	+	-
牛肾盂炎棒状杆菌（*C.renale*）	-	+	-	+	+	-	-	+/-	-	+	-	-
假白喉棒状杆菌（*C.pseudodiphtheriticum*）	-	+	-	+	-	-	-	-	-	-	-	-
杰氏棒状杆菌（*C.jeikeium*）	-	-	N	-	+	-	-	+	-	+	-	-
微小棒状杆菌（*C.minutissimum*）	-	-	-	-	+	+	-	+/-	-	+	N	-

续表

菌种	β溶血	硝酸盐还原	明胶水解	尿素水解	葡萄糖发酵	麦芽糖发酵	甘露醇发酵	蔗糖发酵	木糖发酵	果糖发酵	半乳糖发酵	动力
类真菌棒状杆菌（C.mycetoides）	−	−	−	−	+	−				N	N	−
水生棒状杆菌（C.aquaticum）	−	−	−	−	+	+	+	+	+	N	N	−
生殖棒状杆菌（C.genitalium）	−	−	−	−	+	+				N	N	
假生殖棒状杆菌（C.pseudogenita-lium）	−	−	−	−	+	+				N	N	
牛棒状杆菌（C.bovis）	−	−	−	−	+					+	+	
麦氏棒状杆菌（C.matruchotii）	−	+/−	−	+	+	+/−	+/−	+/−		+		
无枝菌酸棒状杆菌（C.amycolatum）	−	N	N	+/−	+	+	+	+/−		+		
美棒状杆菌（C.callunae）	−		N	+	+	+	+			+		
膀胱棒状杆菌（C.cystitidis）	−			N						+		
微黄棒状杆菌（C.flavescens）	−			N	+		+			−	+	
谷氨酸棒状杆菌（C.glutamicum）	−	+	N	−	+	+	+			−	+	

注：①+. 阳性；②+/−. 部分阳性；③−. 阴性；④N. 无资料。

表4-9　不同类型白喉棒状杆菌的主要特性

主要特性	重型	中间型	轻型
形态	短、不规则、染色均匀	长、不规则、染色呈条纹状	长、弯曲、异染颗粒显著
亚碲酸钾平板上菌落特征	大、中心灰或黑色、外周色淡，表面无光泽放射状、边缘锯齿状	小、黑灰色，表面光滑或细颗粒状、边缘整齐	小、深灰至黑色，表面光滑有光泽、边缘整齐
液体培养基内生长现象	表面有菌膜并形成粗大沉淀	细颗粒状混浊并形成沉淀	均匀混浊并形成沉淀
溶血性	−	−	β
水解淀粉	+	−	−
溶原性与产毒性	+	+	+

2. 致病性　白喉棒状杆菌的溶原性菌株或称为溶原性白喉棒状杆菌（lysogenic *C.diphtheriae*），是棒状杆菌属中毒力最强的病原性细菌，其感染人体后可引起毒血症性白喉。非溶原性菌株或称为非溶原性白喉棒状杆菌（nonlysogenic *C.diphtheriae*）的毒力较弱，感染人体后可引起非毒血症性白喉或局部炎症。棒状杆菌属的其他菌种是人体常见的正常菌群，其中许多菌种在特定条件下可对宿主产生条件致病，引起呼吸道、泌尿生殖道、心内膜等器官与组织的感染与疾病。

　　棒状杆菌的致病物质主要是分枝菌酸（索状因子）、神经氨酸酶及溶血毒素，受 β 棒状杆菌噬菌体感染并发生溶原化的白喉棒状杆菌还可产生白喉毒素。索状因子可损伤宿主细胞的线粒体，与棒状杆菌的侵袭力有关。神经氨酸酶（或称唾液酸酶）与棒状杆菌在宿主黏膜上皮细胞表面的定植有关，其能够水解宿主细胞表面黏蛋白及神经节苷脂上的 N-乙酰神经氨酸（N-acetylneuraminic acid，NANA）残基，并且又通过菌细胞产生与释放的 N-乙酰神经氨酸裂解酶将 NANA 进一步水解成为 N-乙酰甘露糖和丙酮酸。其中丙酮酸对棒状杆菌以及 CMN 群的其他细菌的生长繁殖具有显著的促进作用，有利于棒状杆菌在宿主体内的生长繁殖。

（1）白喉棒状杆菌：在习惯上也简称为白喉杆菌（diphtheria bacilli），其中那些受到 β 棒状杆菌噬菌体感染并且发生溶原化的菌株能够产生毒力极强的外毒素，是引起人类毒血症性白喉病的病原菌。β 棒状杆菌噬菌体是一种能够特异性感染白喉棒状杆菌的温和噬菌体，核心是 35.4kb 的双股线形 DNA，其中携带有编码白喉毒素的基因（Tox 基因）。β 棒状杆菌噬菌体携带 Tox 基因的 DNA 分子进入宿主菌细胞内后，可与宿主菌的染色体 DNA 整合而使宿主菌发生溶原化和成为 Tox$^+$ 菌株或毒原性菌株。β 棒状杆菌前噬菌体的 Tox 基因由 1605 bp 组成，可在宿主菌代谢的过程转录 mRNA 并且翻译与合成白喉毒素蛋白质。溶原性白喉棒状杆菌由 Tox 基因编码产生的白喉毒素是 560 个氨基酸组成的蛋白质，包括 25 个氨基酸残基组成的信号肽和一个 58.3kDa 分子质量的多肽。毒素在菌细胞内首先需去除 25 个残基的氨基末端分泌前导序列，然后才以 535 残基的单链多肽形式分泌到菌细胞外。溶原性白喉棒状杆菌携带的 Tox 基因通常具有较高的稳定性，可用 5′-ATC ATA TGG GCG CTG ATG ATG TTG TT-3′及 5′-TAT GGA TCC TTT CAG CTT TTG ATT TC-3′序列作为引物，以 PCR 的方法在体外扩增和检测其 249bp 的 A 亚单位的毒性相关序列，对白喉棒状杆菌进行溶原性的基因鉴定或进行菌种的基因鉴定。

白喉毒素是一种分子质量 62 000Da、分子内具有两个二硫键的简单蛋白质，用胰蛋白酶处理后再用二硫苏糖醇（dithiothreitol）还原，可使其裂解成为 A、B 两个亚单位。A 亚单位是 N 端的片段，为白喉毒素的毒性片段。A 亚单位由 193 个氨基酸组成，分子质量为 21 000Da，具有二磷酸吡啶核苷酸（辅酶 I）酶（NADase）以及腺苷二磷酸核糖转移酶活性。A 亚单位能够催化辅酶 I 的腺嘌呤二磷酸核糖（adenine diphosphate ribose，ADPR）与延长因子 2（EF2）共价连接，造成 EF2 丧失活性而阻断宿主细胞的蛋白质合成。B 亚单位是 C 端的片段，为白喉毒素的细胞受体结合片段。B 亚单位由 342 个氨基酸组成，分子质量为 39 000Da，可分为跨膜区、转位区和受体结合区三个功能区域。B 亚单位能够与宿主细胞表面的受体结合，从而促使 A 亚单位进入宿主细胞内。溶原性白喉棒状杆菌具有极强的合成与分泌白喉毒素蛋白质的能力。Park 和 Willianms 通过对溶原性白喉棒状杆菌 PW8 菌株产生白喉毒素蛋白质能力的研究发现，该菌株在适当的培养基内，10^9 个菌细胞可产生 300μg/ml 的白喉毒素蛋白质或每升 300mg 的白喉毒素蛋白质。

白喉棒状杆菌常见由呼吸道或伤口感染人体的鼻咽部、外耳道、眼结膜、皮肤、尿道或阴道，在宿主局部组织生长繁殖的白喉棒状杆菌可产生毒性极强的白喉毒素。白喉毒素对人的致死剂量为每千克体重 130 纳克（130ng/kg），杀死一个细胞仅需要一个白喉毒素分子。白喉棒状杆菌在宿主咽喉部生长繁殖及其产生的白喉毒素可引起局部的纤维素性渗出，同细菌、宿主坏死脱落细胞及白细胞等共同形成特征性的白喉膜（diphtheritic membrane）或称为假膜（pseudomembrane）。释放的白喉毒素也可进入血液并且随血流扩散到宿主的肾脏、肾上腺、心脏、肝脏、外周神经等器官或组织，通过干扰肾上腺、心肌等的细胞的蛋白质代谢而导致细胞变性、死亡，以致引起器官损伤和功能障碍。

白喉棒状杆菌的非溶原性菌株对人体也具有致病性，其能够定居于易感人体的咽喉部生长繁殖，引起咽喉部的炎症反应和形成白喉膜或假膜性病变。

（2）其他棒状杆菌：棒状杆菌属的其他菌种不能产生白喉毒素，是人体的正常菌群，在宿主正常生理情况下不能引起疾病。但其中的许多菌种，如假结核棒状杆菌、干燥棒状杆菌、假白喉棒状杆菌、溃疡棒状杆菌、库氏棒状杆菌、牛棒状杆菌、膀胱棒状杆菌等，常常可伴随其他细菌、真菌等微生物感染，或者在宿主机体抵抗力降低、菌群失调、细菌寄居部位改变的情况下形成内源性条件致病。这些条件致病性棒状杆菌，常见引起的显性感染或亚临床感染包括结膜炎、菌血症、心内膜炎、淋巴结炎、骨髓炎、支气管炎、肺炎、脑脊髓膜炎、尿道炎、膀胱炎、肾盂肾炎等，其也是引起前列腺炎以及其他男性内生殖器官显性感染或亚临床感染的常见条件致病性革兰氏阳性细菌。

3. 病原学诊断

（1）直接涂片镜检：疑似白喉患者的咽拭子或病变组织标本可直接涂片，革兰氏染色法、亚甲蓝或 Albert 染色法染色后镜检。如果发现革兰氏阳性、两端钝圆并有异染颗粒的棒状杆菌，结合患者的临床表现有助于早期初步诊断。

（2）分离培养：除血液、骨髓等标本需首先增菌培养外，咽拭子、标本组织、前列腺液、精液或尿液标本可直接接种于血琼脂培养基平板，置 CO_2 培养箱或普通温箱内 37℃ 培养 24～48 小时后观察结果。根据菌落特征以及涂片染色的菌细胞形态特征，有助于初步诊断和指导进一步的鉴定。

白喉患者的标本也可接种于吕氏血清斜面或亚碲酸钾血琼脂平板，进行分离培养。

（3）鉴定：生化反应有助于棒状杆菌属各菌种的鉴定，但产毒性菌株的鉴定依赖于毒力试验。常用鉴定溶原性白喉棒状杆菌的毒力试验有琼脂扩散试验和皮肤试验。棒状杆菌简易分离与鉴定程序见图 4-4。

1）琼脂扩散试验：检测白喉棒状杆菌是否产生毒素的琼脂扩散试验由 Elek 首创，因此也将其称为"Elek 试验"。Elek 试验的基本原理是琼脂扩散沉淀反应。用一条 1.6cm×8.0cm 的滤纸条置于 500AU/ml 抗毒素溶液内浸沾后，在 Elek 琼脂平板尚未凝固前放于琼脂平板的中间并将此平板置 37℃ 温箱内孵育使凝结水干燥。取分离的白喉棒状杆菌以及已知的产毒素白喉棒状杆菌（溶原性菌株，阳性对照）和不产毒素白喉棒状杆菌（非溶原性菌株，阴性对照）与该滤纸条垂直方向分别接种于 Elek 琼脂平板上，各菌之间相距 1.5cm。置温箱内 37℃ 培养和分别在 24、48、72 小时观察结果。如果在分离的白喉棒状杆菌生长物旁出现与阳性对照菌一致的白色沉淀线而阴性对照未出现沉淀线，即为 Elek 试验阳性，可确定该菌株是溶原性白喉棒状杆菌。

2）皮肤试验：用 7ml 肉汤洗脱分离的白喉棒状杆菌吕氏血清斜面 16～18 小时培养物，取 0.1ml 注射于豚鼠皮内。另外一只豚鼠需在注射白喉棒状杆菌前 24 小时，首先自腹腔内注射白喉抗毒素 1 000 单位，作为特异性保护对照。分别在注射后的 24、48、72 小时观察动物的注射局部皮肤是否发生病变。如果对照动物的注射局部皮肤未发生病变，而试验动物的注射局部皮肤在 24 小时发生红肿、48 小时在红肿边缘可形成化脓性病变、72 小时可出现硬块或灰黑色坏死斑，即为皮肤试验阳性，可确定分离的白喉棒状杆菌是溶原性菌株。

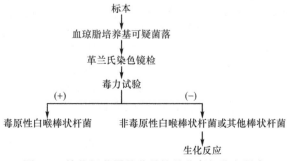

图 4-4　棒状杆菌属的菌种简易分离与鉴定程序

（四）分枝杆菌属

分枝杆菌属（*Mycobacterium*）也是 CMN 群的重要成员之一，为革兰氏阳性和抗酸阳性杆菌，属于分枝杆菌科。分枝杆菌属的绝大多数菌种具有形成分枝生长的趋势，因而得名。除诺卡菌属（*Nocardia*）的某些菌种可表现为抗酸染色阳性（但加强脱色处理可使其转为阴性）反应外，各种细菌中仅有分枝杆菌属的菌种为抗酸染色阳性。分枝杆菌属的绝大多数菌种对人类不致病或条件致病，仅有结核分枝杆菌（*M.tuberculosis*）、麻风分枝杆菌（*M.leprae*）以及非结核分枝杆菌（nontuberculous mycobacteria）中的少数菌种对人类具有较强的致病性。在已发现的分枝杆菌中，目前只有麻风分枝杆菌尚不能在人工培养基上生长。

分枝杆菌属的细菌在正常人体、动物及自然界广泛存在，对干燥、许多消毒剂、酸、碱均具有较强的抵抗力，但对湿热、紫外线、75%乙醇及抗结核药物则较为敏感。在已接受抗结核药物不规范治疗的患者痰标本中分离的结核分枝杆菌，可由于细菌染色体上的耐药性相关基因突变，从而产生对一种或多种药物的耐药性，但此耐药性的形成与 R 质粒等可传递性耐药基因无关。王和等研究发现，结核分枝杆菌既可在利福平、异烟肼、乙胺丁醇作用下发生细胞壁缺陷和成为稳定 L 型，也可在生长繁殖过程中自然发生细胞壁缺陷和成为稳定 L 型。不论是诱导形成的还是自发形成的细胞壁缺陷结核分枝杆菌（cell wall deficient *M.tuberculosis*），都同样对利福平、异烟肼、乙胺丁醇产生广泛的或多重的耐药性，但其染色体上的耐药性相关基因并没有发生改变。

1. 生物学性状

（1）形态与结构：分枝杆菌属中的结核分枝杆菌、麻风分枝杆菌以及非结核分枝杆菌的许多细菌为细长弯曲的杆菌，长 1.0~4.0μm、宽 0.3~0.5μm，可单个存在或成对、排列成 V、Y、人字形，常常聚集成索状或团状。非结核分枝杆菌的一些细菌也可具有不规则的形态，常见为短杆状、球形、丝状或颗粒状。分枝杆菌不产生鞭毛或芽孢，不运动，可形成由多糖、脂类和蛋白质构成的荚膜。革兰氏染色呈阳性反应，常用抗酸染色法染色，为抗酸阳性。分枝杆菌含有大量高分子量的复合脂类，如分枝糖苷脂（mycoside）、蜡质 D（wax-D）、海藻糖-6，6′-双分枝菌酸（trehalose-6，6′-dimycolate）及硫酸脂（sulfolipid）。分枝杆菌的脂类含量可高达 25%，而一般革兰氏阳性细菌的脂类含量仅为 0.5%，革兰氏阴性细菌的脂类含量为 3%。此高含脂量的特性与分枝杆菌抵抗力的特点以及革兰氏染色反应性不典型有关。在染色后的分枝杆菌细胞内可见存在许多未被染色的区域，以致菌细胞呈念珠状形态。菌体中未被染色的区域，可能是糖原及多偏磷酸盐等内含物存在的区域。电镜下可见分枝杆菌具有较厚的细胞壁、中介体及内含物。

（2）培养特性：分枝杆菌属的菌种为专性需氧菌，对生长的营养条件要求较为特殊。除麻风分枝杆菌尚不能在人工培养基上生长外，其他菌种在人工合成培养基（如苏通培养基）中或在含血清、鸡蛋、马铃薯等营养物质的复合培养基上都能够良好生长。大多数病原性分枝杆菌生长繁殖缓慢，其中结核分枝杆菌需 12~18 小时才能够完成一次无性二分裂繁殖。如果在培养基内加入锌、锰、天门冬素等添加物，将能够提高分枝杆菌生长繁殖的速度。Tween 80 及牛血清白蛋白有助于分枝杆菌在液体培养基内分散生长。分枝杆菌在适当的培养基上，置 20~42℃培养 3 天至 2 周后，能够形成肉眼可见的粗糙型或光滑型菌落，其中结核分枝杆菌等某些菌种的菌落可呈花菜心样。许多菌种能够产生脂溶性的橘黄或橙黄色色素，也有一些菌种不产生色素。

在液体培养基内，分枝杆菌可形成颗粒状沉淀生长，但在含 Tween 80 及牛血清白蛋白的液体培养基内可形成分散沉淀生长。

（3）生化反应与分类：分枝杆菌属的大多数菌种脲酶及耐热触酶阳性，部分菌种芳香硫酸脂酶阳性，能够还原硝酸盐，水解 Tween 80 和在含 5%氯化钠的培养基中生长，一般不发酵葡萄糖、麦芽糖、蔗糖等糖类（表 4-10）。通常根据分枝杆菌的生物学等特性，将其分为结核分枝杆菌或称为典型结核分枝杆菌（classical tubercle bacilli）、非结核分枝杆菌或称为非典型分枝杆菌（atypical mycobacteria）和麻风分枝杆菌。结核分枝杆菌包括人型结核分枝杆菌、牛型结核分枝杆菌、非洲分枝杆菌及田鼠分枝杆菌；非结核分枝杆菌包括生长缓慢的光照产色Ⅰ群、暗产色Ⅱ群、不产色Ⅲ群及迅速生长的Ⅳ群分枝杆菌；麻风分枝杆菌包括麻风分枝杆菌及鼠麻风分枝杆菌。Runyon 根据分枝杆菌产生色素情况及其在人工培养基上生长繁殖的速度将其分为Ⅰ～Ⅳ群（表 4-11）。也有根据分枝杆菌的致病情况而将其分为病原性分枝杆菌和腐生性分枝杆菌（表 4-12）。

表 4-10　分枝杆菌属常见菌种的主要特性

菌种	菌落特征				生化反应							生长试验							
	光照产色素	暗产色素	菌落类型	生长速度	耐热触酶	脲酶	耐热磷酸酶	硝酸盐还原	烟酰胺酶	烟酸试验	吐温80水解	28℃培养	35℃培养	40℃培养	对硝苯甲酸	胆盐琼脂	葡萄糖琼脂	苦味酸	T₂H
人型结核分枝杆菌	—	—	R	缓	—	+	—	+	+	+	—	—	+	—	—	—	—	—	—
牛型结核分枝杆菌	—	—	R	缓	—	+	—	—	—	—	—	—	—	—	—	—	—	—	—
堪萨斯分枝杆菌	黄	—	R	缓	+	+	+	+	—	—	+	—	—	+	—	+/—	+/—	—	—
鸟分枝杆菌	—	—	S	缓	+	—	—	—	+/—	—	—	+	+	+	+	+	+	—	—
偶发分枝杆菌	—	—	R	迅	+	+/—	+	+	—	+/—	+	+	+	+	+/—	+	+	+	+
海分枝杆菌	黄	—	S	缓	+/—	+	+	—	+/—	—	+	+	+/—	—	+	—	N	—	—
溃疡分枝杆菌	—	—	S	缓	—	—	—	—	—	—	—	+	—	N	—	N	—	—
猿分枝杆菌	黄	—	S	缓	+	+	—	—	+/—	—	—	+	+	—	+	—	N	—	—
瘰疬分枝杆菌	橙	橙	S	缓	+	+	—	—	+/—	—	—	+	+	—	+	—	—	—	—
戈氏分枝杆菌	橙	橙	S	缓	+	+/—	—	—	—	—	—	+	+	—	+/—	—	—	—	—
蟾分枝杆菌	黄	黄	S	缓	+	+	—	—	+/—	—	—	+	+	—	+/—	—	—	—	—
胞内分枝杆菌	—	—	S	缓	+	—	—	—	+/—	—	—	+/—	+	+/—	+	+/—	—	—	—
胃分枝杆菌	—	—	S	缓	+	+	+	—	+	—	+	+	+	—	+	—	—	—	—
无色分枝杆菌	—	—	S	缓	+	—	+	—	+/—	—	—	+	+	—	+	—	N	—	—
龟分枝杆菌龟亚种	—	—	R	迅	+	+	+	—	—	—	—	+	+	+	+	+	—	+	—
龟分枝杆菌脓肿亚种	—	—	R	迅	+	+	+	—	+/—	—	—	+	+	+	+	+	+	+	+
转黄分枝杆菌	黄	黄	R	迅	+	+	+	+	—	—	+	+	+	+	+	+	+	+	+
草分枝杆菌	黄	黄	R	迅	+	+	+	—	+	—	+	+	+	+	+	+	+	+	+
耻垢分枝杆菌	—	—	R	迅	+	+	+	+	—	—	+	+	+	+	+	+	+	+	+
牛分枝杆菌	黄	黄	R	迅	+	+	+	+	+	—	+	+	+	+	+	+	+	+	+

注：①+. 大多数阳性；②+/—. 部分阳性；③—. 阴性；④N. 无资料；⑤S. 光滑型；⑥R. 粗糙型；⑦T₂H. 噻吩-2-羧酸酰肼。

表 4-11　分枝杆菌 Runyon 分类

群	在人工培养基上	菌种
I	缓慢生长	堪萨斯分枝杆菌、海分枝杆菌、猿分枝杆菌、亚洲分枝杆菌
II	缓慢生长	戈氏分枝杆菌、瘰疬分枝杆菌、*M.szulgai*、*M.fracinogenes*
III	缓慢生长	鸟分枝杆菌、溃疡分枝杆菌、胃分枝杆菌、地分枝杆菌、次要分枝杆菌、无色分枝杆菌、蟾分枝杆菌、副结核分枝杆菌、胞内分枝杆菌、鼠麻风分枝杆菌、新分枝杆菌、*M.malmoense*、*M.haemophilum*
IV	迅速生长	偶发分枝杆菌、副偶发分枝杆菌、转黄分枝杆菌、草分枝杆菌、耻垢分枝杆菌、龟分枝杆菌龟亚种、龟分枝杆菌脓肿亚种、牛分枝杆菌、*M.chitae*、*M.neoaurum*、*M.thermoresistibile*、*M.aurum*、*M.duvalii*、*M.gilvum*、*M.gadium*、*M.komossense*、*M.senegalense*

表 4-12　病原性分枝杆菌和腐生性分枝杆菌的常见菌种

菌种	感染宿主及所致疾病	在自然界的分布
结核分枝杆菌	人及灵长类结核病	
牛分枝杆菌	牛、人及灵长类结核病	
鸟分枝杆菌	鸟、猪结核病及人结核样病	
堪萨斯分枝杆菌	人结核样病	
偶发分枝杆菌*	人创伤感染	
海分枝杆菌	鱼结核病及人皮肤结核病	
溃疡分枝杆菌	人溃疡性损伤	
麻风分枝杆菌	人麻风病	
戈氏分枝杆菌	腐生性分枝杆菌	土壤、水。与人疾病无关，但可从痰、支气管洗涤液等标本中分离到
地分枝杆菌*	腐生性分枝杆菌	
转黄分枝杆菌	腐生性分枝杆菌	
胃分枝杆菌	腐生性分枝杆菌	

注：*. 复合菌群，偶发分枝杆菌包括龟分枝杆菌；地分枝杆菌包括土分枝杆菌（*M.terra*）、次要分枝杆菌（*M.triviale*）、*M.novum*、无色分枝杆菌（*M.nonchromogenicum*）。

2. 致病性　在分枝杆菌属的各菌种中，结核分枝杆菌的人型与牛型以及麻风分枝杆菌是最常见引起人类疾病的病原性分枝杆菌。其中结核分枝杆菌可外源性和内源性感染人体的各组织或器官，引起结核病；麻风分枝杆菌常见为外源性感染，引起麻风病。分枝杆菌属的其他菌种，常见如堪萨斯分枝杆菌（*M.kansasii*）、胞内分枝杆菌（*M.intracellulare*）、鸟分枝杆菌（*M.avium*）、瘰疬分枝杆菌（*M.scrofulaceum*）、海分枝杆菌（*M.marinum*）、偶发分枝杆菌（*M.fortuitum*）、溃疡分枝杆菌（*M.ulcerans*）、蟾分枝杆菌（*M.xenopi*）、猿分枝杆菌（*M.simiae*）、龟分枝杆菌（*M.chelonei*）等，也可引起人的支气管与肺、皮肤、尿道、生殖器官、关节、腱鞘等组织或器官的感染，造成结核样病理改变和结核样临床表现。

分枝杆菌主要通过呼吸道外源性感染，也可通过直接接触带菌物体而由皮肤伤口感染或通过消化道感染。感染机体的分枝杆菌在宿主局部组织生长繁殖，并且常常可进入血液或淋巴液并且随血流或淋巴流向全身扩散，引起宿主全身多种组织或器官的内源性感染。

尚未发现具有毒力的分枝杆菌能够产生内毒素或外毒素。除荚膜外，也未能证实这种细菌具有与侵袭力有关的侵袭性酶类及菌毛等表面结构。具有毒力的分枝杆菌的致病作用，主要同其细胞壁脂类和蛋白质产生的抗吞噬作用、细胞毒性以及宿主细胞内寄生性有关。具有毒力的分枝杆菌感染人体后，不但能够通过释放细胞壁的脂类和蛋白质而形成对宿主细胞的细胞毒性作用和抵抗宿主正常吞噬细胞的杀伤作用，而且还能够由于被吞噬而在正常吞噬细胞内生长繁殖，造成宿主的细胞介导免疫丧失活性。同分枝杆菌致病性有关的菌体成分主要包括：

（1）索状因子：一种海藻糖-6,6′-双分枝菌酸，存在于分枝杆菌细胞壁上，与有毒分枝杆菌在液体或固体培养基表面呈索状生长的趋势有关。纯化的索状因子具有破坏宿主细胞线粒体膜的作用，可造成小鼠多形核白细胞移动抑制、诱导肉芽肿形成和刺激宿主形成抵抗分枝杆菌感染的特异性保护免疫。

（2）硫酸脂：分枝杆菌毒力的主要决定因素，具有抑制吞噬细胞内吞噬体与溶酶体融合，从而抵抗吞噬细胞杀菌的作用。

（3）蜡质 D：分枝杆菌科所共有的一种 N-乙酰胞壁酰二肽（N-acetylmuramyl dipeptide），具有增强机体对菌体蛋白质抗原形成抗体应答的佐剂作用。蜡质 D 与菌体蛋白质结合，可引起机体形成针对蛋白质抗原的细胞介导免疫应答和迟发型超敏反应。

（4）分枝糖苷脂：一类含糖脂或糖脂肽的分枝菌酸，也是唯一的在分枝杆菌属不同菌种中不同的物质。分枝糖苷脂存在于菌细胞的外表，可能与分枝杆菌的毒力有关。分枝糖苷脂也是分枝杆菌噬菌体的受体。

3. 病原学诊断

（1）直接涂片镜检：麻风分枝杆菌不能在人工培养基上生长，因此对于麻风病患者通常取病变组织标本直接制备切片后，抗酸染色镜检观察存在于组织或细胞内具有典型菌细胞形态和排列特征的抗酸性杆菌以及麻风细胞（leprosy cell）。对于结核分枝杆菌等其他分枝杆菌感染者，痰、病变组织、前列腺液、精液等都可以直接涂片；尿液、胸腔积液、腹水、脑脊液、支气管洗涤液、胃液或粪便的前处理液，经离心后取沉淀物涂片。涂片标本可用抗酸染色法进行染色后，在普通光学显微镜油镜下观察抗酸阳性杆菌；也可用荧光（金胺）染色法染色后，在荧光显微镜油镜下观察呈金黄色荧光反应的杆菌。直接涂片染色镜检结果的报告，需注意以下几个问题：

1）镜检时需以回形移动法观察多个视野，尤其对于阴性结果应当观察 100～300 个视野，才可报告为阴性结果。

2）观察过程中需注意计数每个视野或全部视野中所见分枝杆菌的数量，观察到的细菌数量与报告方式可参见表 4-13。

表 4-13　分枝杆菌感染标本镜检结果及其报告方法

国内方法		Gaffky 方法	
镜检发现的数量	报告方法	镜检发现的数量	报告方法
全部视野未发现抗酸菌	未发现抗酸菌	全部视野发现 1～4 个	Ⅰ号
全部视野发现 1～2 个	所发现的数量	数个视野发现 1 个	Ⅱ号
全部视野发现 3～9 个	+	平均视野发现 1 个	Ⅲ号
全部视野发现 10～99 个	++	平均视野发现 2～3 个	Ⅳ号
每个视野发现 1～9 个	+++	平均视野发现 4～6 个	Ⅴ号
每个视野发现 10 个以上	++++	平均视野发现 7～12 个	Ⅵ号
		平均视野发现 13～25 个	Ⅶ号
		平均视野发现 26～50 个	Ⅷ号
		平均视野发现 100 个	Ⅸ号
		平均视野发现 100 个以上	Ⅹ号

（2）分离培养：分枝杆菌感染标本接种培养基进行分离培养之前，需对标本进行"预处理"或"前处理"（pretreatment），通常是用酸、碱、酶或表面活性剂处理标本。前处理可使标本液化，并且杀死标本中分枝杆菌以外的其他微生物，从而有利于分枝杆菌的检

出和分离培养。标本的前处理常用方法包括：

1）硫酸法：在 1～2ml 标本内加入 2～4 倍体积的 4%硫酸，置室温 20 分钟。其间需摇动标本容器 2～3 次，以促进标本的液化。

2）氢氧化钠法：取 3% NaOH 溶液按硫酸法处理标本 30 分钟。如果在 NaOH 溶液中加入 0.5% N-乙酰-L-半胱氨酸至 2%～4%，可加快反应的速度，只需处理 15 分钟。短时间的处理将有利于提高分枝杆菌的存活率和分离培养的检出率。

3）胰酶-新洁尔灭法：在标本中加入等体积的 0.1%胰酶溶液，置 37℃振荡处理 3～5 分钟后，再加入 2 倍体积的 0.3%新洁尔灭液，置室温 5 分钟。

4）SDS 法：4.5%SDS（十二烷基硫酸钠）溶液 3 份与 1.5% NaOH 1 份（3∶1）混合，按硫酸法处理标本。

经过前处理的标本离心后，取沉淀物涂片染色或接种 0.1ml 于改良罗氏固体培养基或其他固体培养基，置普通温箱内 37℃培养 7 天至 4 周后可见菌落生长现象。如果接种于苏通液体培养基或其他液体培养基，则需用中和剂处理标本后，再进行分离培养。分枝杆菌生长后，根据其菌落特征以及涂片染色菌细胞形态特征，可鉴定为抗酸杆菌。如果培养 8 周仍未见有分枝杆菌生长，可报告为阴性。

（3）鉴定：分枝杆菌属的不同菌种及菌型可通过菌落特征、生长试验及生化反应进行鉴定，也可采用分子生物学的方法进行鉴定。常规细菌学简易检验与鉴定程序见图 4-5。

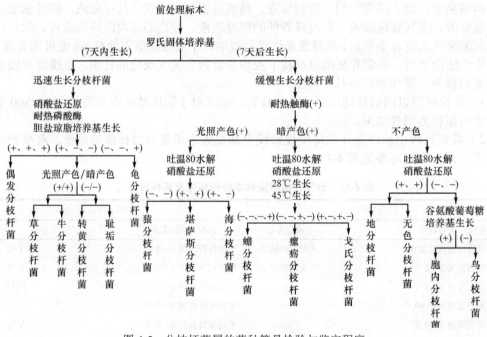

图 4-5　分枝杆菌属的菌种简易检验与鉴定程序

分子生物学检测技术已在分枝杆菌所致疾病的诊断及其菌种的鉴定中得到了广泛的应用，主要是通过检测分枝杆菌特异性的基因、插入序列或蛋白质分子，对其进行分子生物学鉴定。常用方法包括聚合酶链反应（polymerase chain reaction，PCR）、Southern 印迹（southern blotting）及免疫印迹或 Western 印迹（western blotting）。

插入序列（insertion sequence，IS）是细菌染色体 DNA 上能够在宿主菌染色体、质粒和前噬菌体之间自行转移插入的特殊 DNA 序列。结核分枝杆菌的染色体上可存在多种 IS，其中 IS986 是广泛存在于结核分枝杆菌染色体 DNA 上的一种插入序列。IS986 为 245bp 的稳定和保守性重复序列，因此被广泛应用于结核分枝杆菌基因鉴定或作为结核病病原学基因诊断的靶序列。使用 5′-GC GTA GGC GTC GGT GAC-3′及 3′-AGC ACT CCC GTA GCT CC-5′序列作为引物，通过 PCR 方法扩增 IS986 序列和进行琼脂糖凝胶电泳，可对结核分枝杆菌及其稳定 L 型（stable L-form）进行基因鉴定以及对结核病进行早期和快速的病原学诊断。

抗酸染色法（acid-fast staining 或 Ziehl-Neelsen acid-fast staining）是将涂片标本在酒精灯火焰上加热固定后，用浓苯酚品红加热至蒸汽形成，染色 5 分钟，流水冲弃多余的染料，用 5%盐酸乙醇脱色 2 分钟，流水冲弃多余的染料，加碱性亚甲蓝复染色 1 分钟。在显微镜油镜下观察，如果发现具有典型形态的抗酸染色阳性（红色）杆菌，有助于早期病原学诊断和指导进一步的鉴定。

（五）奈瑟菌属

奈瑟菌属（*Neisseria*）的细菌是一群氧化酶阳性的革兰氏阴性双球菌，与布兰汉菌属（*Branhamella*）、莫拉菌属（*Moraxella*）、不动杆菌属（*Acinetobacter*）、金氏菌属（*Kingella*）、产碱杆菌属（*Alcaligenes*）同属于奈瑟菌科（Neisseriaceae）。奈瑟菌属的菌种广泛寄生在温血动物的黏膜表面，其中淋病奈瑟菌（*N.gonorrhoeae*）或简称为淋球菌（gonococcus）和脑膜炎奈瑟菌（*N.meningitidis*）或简称为脑膜炎球菌（meningococcus）是引起人类疾病的常见病原性奈瑟菌。奈瑟菌属的其他菌种以及布兰汉菌属的菌种毒力较弱，是人体常见的正常菌群和（或）条件致病菌。

奈瑟菌属中的淋病奈瑟菌主要寄居和感染人类的泌尿生殖道，脑膜炎奈瑟菌主要寄居和感染人类的呼吸道，其他菌种在正常生理条件下属于人类上呼吸道常见的正常菌群或条件致病菌，包括嗜乳奈瑟菌（*N.lactamica*）、干燥奈瑟菌（*N.sicca*）、微黄奈瑟菌（*N.subflava*）、变黄奈瑟菌（*N.flavescens*）、黏液奈瑟菌（*N.mucosa*）、灰色奈瑟菌（*N.cinerea*）、延长奈瑟菌（*N.elongata*）、多糖奈瑟菌（*N.polysaccharea*）。这些呼吸道正常菌群奈瑟菌在机体上呼吸道感染等抵抗力降低的条件下，可引起宿主发生咽炎、支气管炎、哮喘、过敏性咽炎、过敏性鼻炎、支气管肺炎等疾病。在某些特殊的条件下，呼吸道正常菌群奈瑟菌的各菌种也可以感染男性泌尿生殖道，并且引起急性与慢性淋病样尿道炎（非淋菌性尿道炎）、细菌性前列腺炎等生殖器官炎症。淋病奈瑟菌也可以感染人体的眼部及呼吸道，引起结膜炎、无症状携带状态、继发性慢性支气管炎或肺炎。

奈瑟菌属的菌种对外界理化因素的抵抗力较弱，其中尤以脑膜炎奈瑟菌对外界理化因素的作用最为敏感。在寒冷、干燥、酸性或碱性环境条件下，脑膜炎奈瑟菌可很快死亡，因此常常需用预热至 37℃的营养培养基进行"床侧接种"或"床侧培养"，以利于提高分离培养的检出率。

奈瑟菌属的绝大多数菌种可对多种抗菌药物产生耐药性，形成耐药菌株或多重耐药菌株。奈瑟菌属的耐药性常见由质粒介导和转移扩散，也可由细菌染色体 DNA 上的耐药性相关基因突变所致。质粒介导的耐药性可在奈瑟菌属的各菌种中广泛传递，造成耐药性的转移与扩散。已知同奈瑟菌耐药性相关的抗性基因包括：

tem-1：也称为 *TEM* 基因，同质粒上的 TEM-1 型 β 内酰胺酶基因序列表达有关。TEM-1 型 β 内酰胺酶是第一个被认识的革兰氏阴性菌中最常见的 β 内酰胺酶，该酶通过水解青霉素（benzylpenicillin）等 β 内酰胺类抗生素而使宿主菌表达 β 内酰胺类抗生素的耐药性。TEM-1 型 β 内酰胺酶广泛存在于奈瑟菌属的各菌种，对于奈瑟菌的青霉素抗性具有极其重要的作用。

tetM：也称为 *tetM* 基因，是质粒介导的编码产生核糖体保护蛋白的基因序列，与细菌的四环素（tetracycline）抗性有关。奈瑟菌与葡萄球菌、链球菌、加德纳菌（*Gardnerella*）、解脲支原体一样，可通过质粒转移获得 *tetM*，从而产生核糖体保护蛋白。核糖体保护蛋白

可阻止四环素与菌细胞的核糖体结合，导致宿主菌产生四环素抗性。

penA：也称为 *penA* 基因，是染色体介导的编码产生青霉素结合蛋白质 2（penicillin binding protein 2，PBP2）的核苷酸序列，与细菌的青霉素抗性有关。*penA* 突变可导致 PBP2 结构改变，以致青霉素不能与 PBP2 结合，从而不能发挥干扰肽聚糖交联的作用。研究发现，淋病奈瑟菌青霉素敏感株的 *penA* 突变机制是在 *penA* 插入一个精氨酸序列（CGA），从而导致 PBP2 结构改变，以致与青霉素的亲和力降低。近年来的研究发现，*penA* 不但广泛存在于淋病奈瑟菌和脑膜炎奈瑟菌，而且也广泛存在于奈瑟菌属的其他菌种。

gyrA：也称为 *gyrA* 基因，是染色体介导的编码产生 DNA 回旋酶 A 亚单位的核苷酸序列，与细菌的喹诺酮类（quinolone）药物抗性有关。诺氟沙星（norfloxacin）、氧氟沙星（ofloxacin）、环丙沙星（ciprofloxacin）等喹诺酮类药物主要作用于细菌的 DNA 回旋酶和拓扑异构酶Ⅳ，阻止细菌 DNA 的合成。*penA* 突变可导致菌细胞产生喹诺酮类药物抗性，因此将 *penA* 突变区域称为喹诺酮抗性决定区（quinolone resistance-determing region，QRDR）。

erm：也称为 *erm* 基因，是质粒和（或）染色体介导的编码产生核糖体甲基化酶的基因序列，与细菌的红霉素（erythrocin）抗性有关。核糖体甲基化酶可使核糖体 23S rRNA 的腺嘌呤甲基化，导致红霉素不能与其结合而使菌细胞产生红霉素抗性。目前已发现奈瑟菌的 *erm* 有 4 个亚型，包括 *ermA*、*ermB*、*ermC* 和 *ermF*。

其他：奈瑟菌耐药性相关基因还有 *parC*、*mefA*、*rpoB* 及 16S rDNA，其中 *parC* 编码拓扑异构酶Ⅳ的 C 亚单位，发生突变可导致奈瑟菌产生喹诺酮类抗性；*mefA* 编码产生红霉素主动外排转运体，使奈瑟菌通过外排机制产生红霉素抗性；*rpoB* 编码产生 RNA 聚合酶的 β-亚单位，发生突变可导致脑膜炎奈瑟菌胞质膜渗透性改变而产生利福平抗性；淋病奈瑟菌染色体上的 16S rDNA 发生突变后，可导致菌细胞产生大观霉素的抗性。

1. 生物学性状

（1）形态与结构：奈瑟菌属的细菌是革兰氏阴性圆球或肾形的球菌，单个存在或成双排列。新从患者体内分离的淋病奈瑟菌、脑膜炎奈瑟菌以及其他许多菌种，可呈典型的以凹面相对、成双排列的肾形菌细胞。经过人工培养基传代培养后，菌细胞容易转变成为圆球形态，可单个存在，但常常仍然保持成双排列的特征。奈瑟菌的细胞直径为 0.6～1.0μm，不形成鞭毛和芽孢，不运动，可产生菌毛以及由多糖构成的荚膜。在培养条件改变和陈旧培养物中，常常可见菌细胞体积增大及不规则形态的菌细胞。奈瑟菌在生长繁殖过程中容易形成外膜泡（outer membrane bleb，OMB）或细胞壁泡（cell wall bleb，CWB），以致可在生活过程中将其含脂寡糖（lipooligosaccharide，LOS）的外膜组分通过 OMB 的形式分泌和释放到外界环境中。

（2）培养特性：奈瑟菌属为专性需氧菌，并且含有高水平的细胞色素 c 氧化酶。但奈瑟菌属的许多菌种也能够利用硝酸盐或亚硝酸盐作为终末电子受体，以致其能够在厌氧条件下生长。奈瑟菌属的绝大多数菌种对营养条件的要求较高，尤其是病原性奈瑟菌具有明显较高的营养与空气中 CO_2 浓度要求，其中脑膜炎奈瑟菌和淋病奈瑟菌对营养条件的要求更加高于奈瑟菌属的其他菌种。初次从人体分离的非病原性和条件致病性奈瑟菌的菌种，一般不能在普通营养琼脂培养基（基础培养基）平板上生长，此特性有助于同病原性奈瑟菌的鉴别。非淋球菌和非脑膜炎球菌的奈瑟菌则能够在血琼脂培养基平板甚至普通营养琼脂培养基平板上，置普通空气条件下分离和传代培养。病原性奈瑟菌的初次分离培养通常需要使用含血液或血清的培养基或加热破坏的血液琼脂（巧克力色血琼脂）培养基，提供含 5%～10% CO_2 空气的环境可更加有利于奈瑟菌属各菌种的生长。在血琼脂培养基上，36～39℃培养 24 小时后，可见奈瑟菌属的菌种分别形成直径 1～2mm、凸起、半透明或不透明、光滑或粗糙、湿润或干燥、有光泽、边缘整齐、不溶血的菌落。其中脑膜炎奈瑟菌的菌落呈灰蓝色光滑型，淋病奈瑟菌的菌落呈无色透明或白色光滑型，其他奈瑟菌形成的菌落可呈灰白、淡黄、黄绿或金黄色光滑型或粗糙型。在液体培养基内，奈瑟菌呈均匀混浊生长，在半固体琼脂培养基中沿穿刺接种线生长。陈旧培养的脑膜炎奈瑟菌和淋病奈瑟菌容易发生自溶，以致菌落消失或液体培养物变清亮。存在于培养基内的二价阳离子（Mg^{2+}或 Ca^{2+}）能够阻止奈瑟菌细胞的自溶，游离脂肪酸则可对淋病奈瑟菌和脑膜炎奈瑟菌的生长形成显著的抑制作用。

（3）生化反应与分类：奈瑟菌属的菌种均为氧化酶阳性和触酶阳性，大多能够分解葡萄糖产酸，某些菌种能够分解麦芽糖、蔗糖及果糖，绝大多数菌种不分解乳糖与甘露醇。多糖奈瑟菌（*N.polysaccharea*）、黏液奈瑟菌等菌种能够以蔗糖为原料合成多糖，可用多糖合成试验（碘法）检测与鉴定。基本方法是将奈瑟菌属的菌种点种于多糖合成试验培养基，在35℃条件下培养48小时后，在菌落上滴加1：4稀释的卢戈碘液，阳性者菌落周围可见蓝色（表 4-14）。

根据淋病奈瑟菌的菌落形态特征，可将其分为 4 个菌落型，即 T1、T2、T3、T4。其中 T1 和 T2 的菌落较小，通常直径只有 0.5mm。根据外膜蛋白的抗原性不同，可将淋病奈瑟菌分为 16 个血清型。根据荚膜抗原性不同，可将脑膜炎奈瑟菌分为 9 个群及若干型。

表 4-14　人类奈瑟菌属的常见菌种及其生物学特性

生物学特性	脑膜炎奈瑟菌	淋病奈瑟菌	嗜乳奈瑟菌	灰色奈瑟菌	多糖奈瑟菌	微黄奈瑟菌	干燥奈瑟菌	黏液奈瑟菌	变黄奈瑟菌	延长奈瑟菌
巧克力色或血琼脂上生长（22℃）	−	−	V	−	+	+	+	+	+	+
营养琼脂上生长（35℃）	−	−	+	+	+	+	+	+	+	+
产生黄色色素	−	−	+	V	−	+	+	V	+	
发酵葡萄糖产酸	+	+	+	−	+	+	+	+		
发酵乳糖产酸	−	−								
发酵麦芽糖产酸	+	−	−	−	+	+	−	+		
发酵甘露醇产酸										
发酵蔗糖产酸							V			
发酵果糖产酸							V	+		
还原硝酸盐	−	−	−	−	−	−	−	−	−	−
多糖合成（碘法）					+	V		+	+	
DNA 酶活性	−	−	−	−	−	−	−	−	−	−

注：①+. 90%以上阳性；②−. 90%以上阴性；③V. 不定。

2. 致病性　人类是淋病奈瑟菌和脑膜炎奈瑟菌的唯一自然宿主，淋病奈瑟菌主要通过性接触方式传播，常见引起淋病等泌尿生殖器官的疾病。感染产妇阴道的淋病奈瑟菌在胎儿经产道出生的过程中，可感染胎儿的眼结膜，以致引起新生儿化脓性结膜炎（新生儿脓漏眼）。脑膜炎奈瑟菌主要通过呼吸道传播，常见引起流行性脑脊髓膜炎等疾病。

奈瑟菌的致病物质主要有菌毛、脂寡糖、外膜蛋白质（outer membrane proteins，OMPs）、IgA1 蛋白酶或荚膜，菌毛和 OMPs 是淋病奈瑟菌和脑膜炎奈瑟菌最重要的致病因素。OMPs 是保持奈瑟菌结构完整性的重要成分，对于维持奈瑟菌的生理功能、致病性以及引起宿主免疫应答具有重要的作用。OMPs 主要包括孔蛋白（porin proteins，Por）与暗蛋白（opacity proteins，Opa），有助于淋病奈瑟菌黏附人体尿道与宫颈的上皮细胞以及脑膜炎奈瑟菌黏附人体鼻黏膜上皮细胞。Por 也称为外膜蛋白Ⅰ（pⅠ），受菌细胞染色体上 *porA* 编码产生。Por 是奈瑟菌含量最丰富的 OMPs，占 60%以上，在外膜上形成孔道。Opa 也称为外膜蛋白Ⅱ（pⅡ），受菌细胞染色体上 *opa* 编码产生，与奈瑟菌黏附宿主细胞的作用有关。Martin 等（1997 年）首次报道脑膜炎奈瑟菌的外膜上存在一种低分子量蛋白，命名为奈瑟菌表面蛋白 A（neisseria surface proteinA，NspA），后来发现淋病奈瑟菌等奈瑟菌属的其他菌种也存在 NspA。NspA 受菌细胞染色体上 *nspA* 编码产生，与奈瑟菌的致病性有关。IgA1 蛋白酶是脑膜炎奈瑟菌产生侵袭力的重要因素，该酶能够水解分泌型 IgA（sIgA），从而帮助细菌抵抗宿主免疫因素的杀伤作用。菌毛有助于淋病奈瑟菌黏附人体尿道与宫颈的上皮细胞以及脑膜炎奈瑟菌黏附人体上呼吸道的上皮细胞，使细菌能够黏附于人体泌尿生殖道或呼吸道的黏膜表面而形成定植。

一般认为，寄生于人体呼吸道的正常菌群或条件致病性奈瑟菌缺乏病原性奈瑟菌赖以致病的菌毛和 OMPs，因此具有较低的毒力和对正常人体不致病。这些在人体正常生理条件下不能引起疾病的正常菌群奈瑟菌，在宿主发生抵抗力降低、病原体感染、菌群失调等条件下，可引起呼吸道和泌尿生殖道的继发感染或伴随感染。正常菌群奈瑟菌的菌体抗原能够引起宿主形成速发型超敏反应，以致其引起支气管炎等呼吸道感染疾病时常常可使患者表现为咳嗽、胸闷、气促、哮喘等症状。然而王和等的研究结果显示，被认为是人体上呼吸道正常菌群的奈瑟菌也能够感染男性生殖道，引起慢性前列腺炎等生殖器官感染。

（1）淋病奈瑟菌与脑膜炎奈瑟菌：淋病奈瑟菌常见通过直接性接触方式传播和引起泌尿生殖器官的化脓性感染，因此绝大多数患者（尤其是急性感染患者）都具有明显的传染源直接性接触史。淋病奈瑟菌也可侵犯结膜、关节、直肠、咽喉等组织和引起化脓性炎症，临床常见疾病包括尿道炎、阴道炎、子宫颈炎、前列腺炎以及其他男性生殖器官的炎症、新生儿淋菌性结膜炎、化脓性关节炎等。侵犯咽喉的淋病奈瑟菌在绝大多数（＞90%）情况下不引起宿主产生临床表现，以致形成隐性感染或带菌状态。但如果呼吸道的淋病奈瑟菌携带者在受到其他病原体感染或其他致病因素的作用，以致发生支气管炎或肺炎的条件下，寄居宿主咽喉部的淋病奈瑟菌可大量生长繁殖和引起下呼吸道继发性的慢性感染。

然而需要注意的是，奈瑟菌的遗传学具有同源性或相似性，可造成分子检测和鉴定的误诊。姜敏敏与王和等，用常规细菌学生化反应、PCR 扩增和核苷酸序列测定的方法，对从呼吸道感染患者下呼吸道标本分离的奈瑟菌进行研究，发现这些来自呼吸道的奈瑟菌属的不同菌株，用常规细菌学方法鉴定分别为嗜乳奈瑟菌、微黄奈瑟菌、变黄奈瑟菌、黏液奈瑟菌、灰色奈瑟菌、延长奈瑟菌、多糖奈瑟菌等非淋球菌非脑膜炎奈瑟菌。然而其中一株从 89 岁的慢性支气管肺炎女性患者呼吸道分离的、被常规细菌学方法鉴定为嗜乳奈瑟菌的菌种，在淋病奈瑟菌染色体 16S rDNA 片段(Genbank，序列号：CP001050.1）的 PCR 检测及其产物的核苷酸序列测定中，却显示其具有与淋病奈瑟菌完全一致（100%符合率）的核苷酸序列。根据这一株呼吸道分离的生物学方法鉴定的嗜乳奈瑟菌的基因检测和鉴定结果，似乎可以将其鉴定为淋病奈瑟菌。

已知 16S rDNA 是细菌染色体上编码 16S 核糖体 RNA（16S rRNA）的 DNA 序列，大小约 1.5kb。16S rDNA 在进化过程中高度保守，不同科、种、属间细菌 16S rDNA 具有 97%以上的同源性，但在保守区之间可存在 9~10 个变异区，以致在不同科、种、属间可形成一定的差异。奈瑟菌属各菌种的进化距离很近，因此 16S rDNA 差异极小和具有较高的菌种特异性。通常用引物 P1（5′-AGA GTT TGA TCM TGG CTC AG -3′）、P2（5′-GWA TTA CCG CGG CKG CTG-3′），检测奈瑟菌属的 16S rDNA，产物长度为 457bp；用引物 P1（5′-CTT ACC TGG TTT TGA CAT CTG-3′）、P1（5′-CGA TTA CTA GCG ATT CCG AC-3′）检测淋病奈瑟菌的 16S rDNA，产物长度为 373bp。由此可见，奈瑟菌属的生物学和遗传学特性使其不同菌种之间存在高度的同源性和相似性，对于奈瑟菌的某些分子检测与鉴定结果，需要注意结合常规细菌学的生物学检测与鉴定结果，进行综合分析与鉴定。

　　脑膜炎奈瑟菌主要通过呼吸道传播，可引起隐性感染、带菌状态感染以及呼吸道和全身的化脓性感染，常见疾病包括咽喉炎、菌血症以及流行性脑脊髓膜炎，其中隐性感染和带菌状态感染是人类脑膜炎奈瑟菌感染的最常见类型。在绝大多数情况下，脑膜炎奈瑟菌感染人体上呼吸道后，并不能引起宿主发生疾病而被宿主免疫系统清除，以致形成隐性感染。感染人体的脑膜炎奈瑟菌也可寄居于宿主的上呼吸道但不引起疾病，使宿主成为脑膜炎奈瑟菌的无症状带菌状态者。

　　（2）其他奈瑟菌：除淋病奈瑟菌和脑膜炎奈瑟菌之外，奈瑟菌属的其他菌种被认为是人体上呼吸道常见的正常菌群微生物，包括嗜乳奈瑟菌、干燥奈瑟菌、微黄奈瑟菌、变黄奈瑟菌、黏液奈瑟菌、灰色奈瑟菌、延长奈瑟菌、多糖奈瑟菌。这些非淋球菌和非脑膜炎球菌的奈瑟菌可单个菌种或多个菌种寄居于正常人体的上呼吸道，成为人体上呼吸道正常菌群的重要成员和条件致病菌。在宿主发生机体抵抗力降低、病原体感染、菌群失调等条件下，非淋球菌和非脑膜炎球菌的奈瑟菌可大量生长繁殖，从而形成条件致病和引起支气管炎、肺炎、支气管哮喘等慢性呼吸道疾病。已证实呼吸道正常菌群奈瑟菌也可感染男性生殖器官，引起尿道炎、前列腺炎、输精管炎等男性泌尿生殖器官的急性或慢性感染性疾病。王和等对临床采用常规方法分离培养无菌的慢性支气管炎、慢性支气管肺炎、肺癌、慢性阻塞性肺炎等呼吸道感染患者的下呼吸道分泌物标本以及急性尿道炎、慢性前列腺炎等男性患者的泌尿生殖系统疾病的分泌物标本进行了奈瑟菌的分离培养与研究，分别检出了具有优势生长数量的奈瑟菌属的非淋球菌和非脑膜炎球菌不同菌种。通过奈瑟菌药物敏感试验结果指导使用抗菌药物进行治疗，获得了明显改善症状或治愈的效果，并且治愈之后的分离培养不能再次检出这些奈瑟菌，进一步证实了这些"呼吸道正常菌群奈瑟菌"同泌尿生殖道和呼吸道疾病有关。

　　通过对引起疾病的非淋球菌和非脑膜炎球菌奈瑟菌进行的生物学和质粒与染色体基因的研究，发现不论从前列腺炎等男性生殖器官感染患者的泌尿生殖道分离的 13 株奈瑟菌，还是从呼吸道感染患者体内分离的 28 株奈瑟菌，通过常规细菌学的形态、培养、氧化酶试验、生化反应检测，可分别鉴定为嗜乳奈瑟菌、干燥奈瑟菌、微黄奈瑟菌、变黄奈瑟菌、黏液奈瑟菌、灰色奈瑟菌、延长奈瑟菌、多糖奈瑟菌以及淋病奈瑟菌；通过革兰氏染色形态和氧化酶试验，这些菌种可被鉴定为淋病奈瑟菌；通过临床常用的隐蔽质粒 pJD1 的基因核苷酸片段检测试剂以及淋球菌核酸扩增荧光检测试剂的 PCR，则都可被鉴定为淋病奈瑟菌。通过淋球菌染色体 16S rDNA 核苷酸片段的 PCR 扩增检测及其产物的序列测定的进一步分析，则发现在感染男性泌尿生殖系统的 13 株奈瑟菌中，生物学鉴定的 2 株淋病奈瑟菌、3 株微黄奈瑟菌和 1 株灰色奈瑟菌都具有与淋病奈瑟菌完全一致的染色体 16S rDNA 核苷酸片段及其碱基序列；在从呼吸道感染患者体内分离的非淋球菌和非脑膜炎球菌奈瑟菌中，被生物学方法鉴定为嗜乳糖奈瑟菌的 1 个菌株也同样具有与淋病奈瑟菌完全一致的 16S rDNA 核苷酸片段及其核苷酸序列（表 4-15）。提示寄生于人体呼吸道的许多正常菌群奈瑟菌既可引起呼吸道的条件致病，也可侵犯男性泌尿生殖道和引起淋病样的急性尿道炎、慢性前列腺炎等男性生殖器官感染性疾病。通过临床与流行病学研究发现，这些受到非淋球菌奈瑟菌感染的男性患者，在发病前和发病过程中都具有性行为但否认有口交行为，其配偶或性伴并没有明显的泌尿生殖道感染症状与病史。取这些与患者具有密切性接触者的阴道拭子标本分离培养，并不能检出奈瑟菌。表明这些感染男性泌尿生殖道的非淋球菌奈瑟菌似乎不能通过性交方式传播和感染女性泌尿生殖道，也不是通过口交传播和感染男性泌尿生殖道的。非淋球菌奈瑟菌引起的男性泌尿生殖道感染缺乏明显的性接触史，并且不能通过性接触方式传播和感染女性的临床与流行病学特点，可成为其与淋病奈瑟菌引起泌尿生殖道感染进行鉴别的一个重要指标。

表 4-15　男性生殖道和呼吸道感染患者分离的奈瑟菌生物学与基因核苷酸片段鉴定结果

菌株来源	生物学鉴定	pJD1 鉴定	淋球菌核酸荧光扩增检测试剂鉴定	染色体 16S rDNA 鉴定
生殖道	灰色奈瑟菌（2）*	淋病奈瑟菌（2）	淋病奈瑟菌（2）	淋病奈瑟菌（1），变黄奈瑟菌（1）
	微黄奈瑟菌（4）	淋病奈瑟菌（4）	淋病奈瑟菌（4）	淋病奈瑟菌（3），黏液奈瑟菌/干燥奈瑟菌（1）
	黏液奈瑟菌（3）	淋病奈瑟菌（3）	淋病奈瑟菌（3）	黏液奈瑟菌/干燥奈瑟菌（3）
	干燥奈瑟菌（2）	淋病奈瑟菌（2）	淋病奈瑟菌（2）	微黄奈瑟菌（1），黏液奈瑟菌/干燥奈瑟菌（1）
	淋病奈瑟菌（2）	淋病奈瑟菌（2）	淋病奈瑟菌（2）	淋病奈瑟菌（2）
呼吸道	黏液奈瑟菌（6）	淋病奈瑟菌（6）	淋病奈瑟菌（6）	黏液奈瑟菌/干燥奈瑟菌（6）
	干燥奈瑟菌（4）	淋病奈瑟菌（4）	淋病奈瑟菌（4）	微黄奈瑟菌（1），黏液奈瑟菌/干燥奈瑟菌（3）
	嗜乳奈瑟菌（5）	淋病奈瑟菌（5）	淋病奈瑟菌（5）	淋病奈瑟菌（1），微黄奈瑟菌（1），嗜乳奈瑟菌（1），变黄奈瑟菌（2）
	变黄奈瑟菌（5）	淋病奈瑟菌（5）	淋病奈瑟菌（5）	变黄奈瑟菌（5）
	灰色奈瑟菌（6）	淋病奈瑟菌（6）	淋病奈瑟菌（6）	变黄奈瑟菌（5），灰色奈瑟菌（1）
	微黄奈瑟菌（1）	淋病奈瑟菌（1）	淋病奈瑟菌（1）	微黄奈瑟菌（1）
	多糖奈瑟菌（1）	淋病奈瑟菌（1）	淋病奈瑟菌（1）	多糖奈瑟菌（1）

注：*. 括号内的数字为测试的菌株数。

　　王和等研究发现，非淋球菌和非脑膜炎球菌奈瑟菌的菌种具有相对广泛和较高比例的耐药性。2008 年至 2009 年的调查资料显示，从男性生殖道感染和呼吸道感染患者体内分离的嗜乳奈瑟菌、变黄奈瑟菌、延长奈瑟菌、灰色奈瑟菌、黏液奈瑟菌、干燥奈瑟菌、微黄奈瑟菌与多糖奈瑟菌共 38 株，对头孢唑林、米诺环素及亚胺培南的总耐药率低于 30%，对头孢噻肟、头孢呋辛、磷霉素、左氟沙星及环丙沙星的总耐药率为 53.8%～100%。其中呼吸道分离菌株同生殖道分离菌株的比较结果显示，呼吸道分离菌株具有更加广泛的耐药性和更高的耐药率。提示非淋球菌和非脑膜炎球菌奈瑟菌引起人体生殖道和呼吸道感染及其耐药性的形成与分布，同宿主的疾病过程以及抗菌药物的使用情况有关。人体的泌尿生殖道或呼吸道由于受到病原性感染或其他病因的作用，形成了黏膜损伤、机体抵抗力降低和菌群失调的条件，以致寄生于人体的正常菌群奈瑟菌得以大量生长繁殖和扩散，成为泌尿生殖器官或下呼吸道的优势菌群和条件致病菌。患者在接受抗菌药物的不规范治疗过程中，这些条件致病性奈瑟菌经历了多种抗菌药物的处理与筛选，以致形成和筛选出了具有显著耐药性甚至多重耐药性的菌株。同时病原学诊断的忽略或漏诊及其所导致的抗菌药物不规范使用，成为泌尿生殖道和呼吸道条件致病性奈瑟菌感染患者治疗困难的重要原因。

　　3. 病原学诊断

　　（1）直接涂片镜检：采集泌尿生殖器官感染患者的生殖道分泌物或呼吸道感染患者的下呼吸道分泌物涂片和革兰氏染色镜检，对于淋病等泌尿生殖系统以及呼吸道奈瑟菌感染具有重要的早期初步病原学诊断价值。一般来说，泌尿生殖系统感染患者的尿道与阴道分泌物或拭子标本、前列腺液、精液及咽喉炎与流行性脑脊髓膜炎患者的痰、瘀斑与出血点组织液等标本，均可进行直接涂片和染色镜检。脑脊液及尿液标本需要首先离心，取沉淀物进行涂片和染色镜检。如果在涂片标本中发现数量较多的圆球形或肾形革兰氏阴性双球菌，可初步考虑患者为奈瑟菌属的菌种感染。如果发现大量具有典型形态的革兰氏阴性双球菌并且存在于中性粒细胞内，结合患者的临床表现，具有早期初步诊断流行性脑脊髓膜炎或淋病的较高价值。

　　奈瑟菌属的各菌种具有相似的形态、氧化酶阳性等特性及各菌种具有寄居和感染人体呼吸道和男性生殖道的性质，因此根据涂片染色检查结果诊断淋病和流行性脑脊髓膜炎时，需要注意鉴别由于染色操作不当、非淋球菌和非脑膜炎球菌奈瑟菌污染或感染以及其他细菌（如葡萄球菌、链球菌等）衰老或细胞壁损伤等所造成的假阳性结果。尤其是对于那些没有明显的不洁性接触史的急性尿道炎、阴道炎、慢性前列腺炎等泌尿生殖器官感染患者以及长期接受多种抗菌药物不规范治疗的急性和慢性呼吸道感染患者，如果在涂片染色中发现革兰氏阴性双球菌或者仅仅在大量革兰氏阳性球菌的群体中偶然发现一对或数对革兰氏阴性球菌时，需要注意鉴别其是否为非淋球菌和非脑膜炎球菌奈瑟菌污染或合并感染，或者为染色操作不当以及其他菌种的假性革兰氏染色反应所造成的错误结果。

涂片标本也可用特异性标记抗体（如荧光标记抗体、酶标记抗体等）进行染色，有助于提高涂片镜检的敏感性和特异性。

（2）分离培养：除脑脊液、尿液标本需首先离心后取沉淀物外，其他标本通常可直接接种于营养丰富的琼脂固体培养基进行分离培养。含10%脱纤维羊血的琼脂平板适用于奈瑟菌属绝大多数菌种的分离培养，疑为淋病患者的标本接种于巧克力色琼脂平板或淋病奈瑟菌分离培养基可更有利于淋病奈瑟菌的分离检出。采集的脑膜炎患者和淋病患者的标本需要立即接种于预热的培养基，干燥、普通棉签、金属接种环、高浓度盐等因素常常可造成标本内的淋病奈瑟菌或脑膜炎奈瑟菌死亡，从而降低分离培养检出率，必要时需进行"床侧培养"。初次分离培养奈瑟菌属的菌种，尤其是初次分离培养脑膜炎奈瑟菌和淋病奈瑟菌时，提供含5%～10% CO_2 的气体环境条件，可有利于提高检出率。根据菌落特征、涂片革兰氏染色形态及氧化酶反应，可初步鉴定奈瑟菌以及指导进一步的鉴定。

（3）鉴定：奈瑟菌属各菌种的鉴定方法主要包括形态、生化反应、生长特性、质粒和（或）染色体特异性基因核苷酸序列 PCR 扩增以及抗原检测。奈瑟菌分离培养及其初步鉴定程序见图4-6。

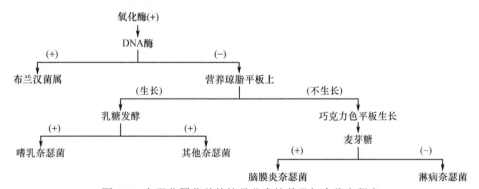

图 4-6　奈瑟菌属菌种的简易分离培养及初步鉴定程序

质粒和染色体 16S rRNA 基因核苷酸片段的探针杂交法和 PCR 扩增法由于具有快速、敏感、简便、特异性等优点，从而成为临床常用于淋病奈瑟菌和脑膜炎奈瑟菌检测与鉴定及其引起感染早期诊断的方法。目前临床常用于淋病奈瑟菌鉴定及其引起感染诊断的基因检测方法主要是 PCR 扩增法检测隐蔽性质粒的特异性核苷酸片段或染色体基因的核苷酸片段及其碱基序列，包括隐蔽性质粒 B 基因（cryptic plasmid B，cppB）的核苷酸片段及其碱基序列、隐蔽性质粒 pJD1 的基因核苷酸片段及其碱基序列、染色体 16S rRNA 基因的核苷酸片段及其碱基序列等（表4-16）。淋病奈瑟菌的绝大多数（96%以上）菌株可具有携带 cppB 和 pJD1 的隐蔽性质粒，甚至在不含隐蔽性质粒的淋病奈瑟菌以及奈瑟菌属其他菌种的染色体上也常常可存在 cppB 与 pJD1。但由于认为淋病奈瑟菌和脑膜炎奈瑟菌是奈瑟菌属的病原性菌种，并且又具有不同的特殊传播方式与途径和感染部位，因此临床常采用 PCR 扩增方法直接检测泌尿生殖道、上呼吸道分泌物及脑脊液等标本内或分离培养的奈瑟菌样革兰氏阴性双球菌的隐蔽质粒 cppB、pJD1 或其他遗传物质的核苷酸片段及其碱基序列，对淋病奈瑟菌和脑膜炎奈瑟菌进行检测与鉴定，对其引起的早期感染进行快速和特异性诊断。然而，根据王和等的研究报告，非淋球菌和非脑膜炎球菌的奈瑟菌不但也能够感染男性生殖道和呼吸道，引起淋病样尿道炎、慢性前列腺炎、慢性支气管炎等疾病，而且淋病奈瑟菌同样也可以感染呼吸道，形成隐性携带与机会致病。由于临床通常检测的 *cppB*、pJD1 以及其他质粒 DNA 的核苷酸片段广泛存在于奈瑟菌属的各菌种，如果仅仅根据这些质粒基因的检测进行淋病奈瑟菌和脑膜炎奈瑟菌鉴定及其感染的诊断，容易造成病原学鉴定和临床诊断的误诊。因此对于奈瑟菌属的菌种鉴定，不仅需要进行形态、氧化酶、培养检测以及质粒等 DNA 的核苷酸片段 PCR 检测，也需要采用常规细菌学的系统生化反应方法以及检测细菌染色体 16S rDNA 的核苷酸片段及其序列的方法，对奈瑟菌样的分离物进行综合的检测与鉴定。

用特异性抗血清检测细菌的菌毛、外膜蛋白或荚膜抗原，是淋病奈瑟菌和脑膜炎奈瑟菌血清学鉴定的常用方法，可对淋病奈瑟菌与脑膜炎奈瑟菌进行进一步的分型与鉴定。淋病奈瑟菌的抗原主要包括菌毛抗原（分子质量 17～21kDa），OMPs 的 Por（分子质量 34～37kDa）、Opa（分子质量 24～32kDa）及 Rmp（分子质量 30～31kDa）抗原以及 LOS 抗原。其中 Rmp 抗原也称为衰减调节蛋白（reduction-modifiable protein）或外膜蛋白Ⅲ（outer membrane protein Ⅲ，OPMⅢ），与孔蛋白分子在外膜内部形成孔复合体，具有菌种特异性。Rmp 的基因存在于淋病奈瑟菌染色体 DNA 上，是淋病奈瑟菌特异性基因鉴定或淋病快速病原学诊断的常用靶序列。

表 4-16　奈瑟菌质粒与染色体检测的常用靶基因的核苷酸片段及其引物

存在部位	靶基因	引物及其序列（5′→3′）	产物长度
质粒	*tem-1*	（F*）GCG GAT CCC ATG AGT ATT CAA CAT TTC	900bp
		（R）GCG AAT TCT GAC TAA TTC GTA ACC TAA	
质粒	*tetM*	（F）GTG TGA CGA ACT TTA CCG AA	501bp
		（R）GCT TTG TAT CTC CAA GAA CAC	
质粒	*cppB*	（F）GCT ACG CAT ACC CGC GTT GC	390bp
		（R）CGA AGA CCT TCG AGC AGA CA	
质粒	pJD1	（F）GTT GTC GTA TAA CAG GAA ATT T	4207bp
		（R）CTA TAA CAA TAA ATT TGT CCA C	
染色体	*penA*	（F）CCG TAA CCG ATA TGA TCG AAC	340bp
		（R）TGC ATA ATG CCG CGC ACG TCC	
染色体	*gyrA*	（F）GTA CTG TAC GCG ATG CAC GA	380bp
		（R）ACT GCT CGT CAA CGG CTC G	
染色体	*porA*	（F）GCG GAA GTG CGT TTG AA	80bp
		（R）CGC GGT AAA AAA GGC GAA A	
染色体	*opa*	（F）TTG AAA CAC CGC CCG GAA	90bp
		（R）TTT CGG CTC CTT ATT CGG TTT GA	
染色体	*NspA*	（F）GGG GGA GCT CTG AAA AAA GCA CTT GCC GCA CT	544bp
		（R）GGG GAA GCT TTC AGA ATT TGA CGC GCA CGC CG	
染色体	16S rDNA	（F）CTT ACC TGG TTT TGA CAT CTG	373bp
		（R）CGA TTA CTA GCG ATT CCG AC	

注：*. 测序常用引物。

（六）埃希菌属

埃希菌属（*Escherichia*）的细菌是一群能够发酵乳糖产酸、有动力、兼性厌氧、不形成芽孢、能够发酵多种糖类产酸产气的革兰氏阴性杆菌。埃希菌属于肠杆菌科，主要寄居在人或动物的肠道内。埃希菌属的绝大多数菌种或菌型对人体没有致病性，是人体肠道内重要的正常菌群。这些正常菌群不但参与构成宿主肠道的非特异性防御屏障以及释放抗原物质刺激宿主形成和保持一定的抗传染病免疫力，而且由于其能够合成维生素 B、维生素 K 等代谢产物供给宿主利用，因此对于维持宿主正常的生理机能具有十分重要的作用。

　　埃希菌属的某些菌种或菌型如果离开肠道进入宿主机体其他组织或器官（如膀胱、肾脏、腹腔、血液、胆囊、前列腺或其他男性生殖器官等）后，也可引起肠道外感染性疾病，这些埃希菌称为条件致病性大肠埃希菌（conditioned pathogenic *E.coli*）。也有一些血清型的大肠埃希菌（*E.coli*）由于染色体上的毒力基因或获得毒力质粒、毒力岛，以致其能够产生某种或某些外毒素而具有较强的毒力。这些菌株一旦进入缺乏特异性免疫力的宿主体内，常常可引起肠道感染（肠炎）或泌尿系统感染（肾盂肾炎），如肠产毒大肠埃希菌（enterotoxigenic *E.coli*，ETEC）、肠致病性大肠埃希菌（enteropathic *E.coli*，EPEC）、肠出血性大肠埃希菌（enterohemorrhagic *E.coli*，EHEC）、尿致病性大肠埃希菌（uropathogenic *E.coli*，UPEC）等，称为病原性大肠埃希菌（pathogenic *E.coli*）。

　　寄生于人与动物肠道内的埃希菌属菌种可随宿主的粪便排出体外，造成自然界环境的污染。通过检测水、食品等样品中的大肠菌群数量，借以判断水源或食品受粪便污染的情况以及肠道病原性微生物存在的可能性，是食品卫生细菌学检查的重要方法之一。大肠菌群是一群发酵乳糖产酸产气、需氧或兼性厌氧的无芽孢革兰氏阴性杆菌，包括埃希菌属（*Escherichia*）、枸橼酸杆菌属（*Citrobacter*）、克雷伯菌属（*Klebsiella*）及肠杆菌属（*Enterobacter*）的细菌。

1. 生物学性状

　　（1）形态与结构：埃希菌属的菌种为革兰氏阴性杆菌，长 2.0～3.0μm、宽 0.4～0.6μm，通常单个存在和不规则分布。在人工培养基传代培养后，细菌的体积可增大。在陈旧培养物或含青霉素等抗菌药物的培养物内，常常可见不规则形态和极长的菌体。埃希菌属的菌种大多具有菌毛及周身鞭毛，能够运动，可形成包膜，不产生芽孢和荚膜。埃希菌的抗原主要有 O（菌体抗原）、K（包膜抗原）、H（鞭毛抗原），其血清型以 O：K：H 方式表示。例如，引起婴幼儿与旅游者腹泻的肠产毒大肠埃希菌的一个常见血清型为 O6：K15：H16，引起人类出血性肠炎的肠出血性大肠埃希菌的一个常见血清型为 O157：H7。

　　（2）培养特性：埃希菌属的菌种为兼性厌氧菌，对营养及生长条件的要求不高，在普通基础培养基内 18～42℃培养均可良好生长。在普通营养琼脂平板上 37℃培养 18～24 小时后，可形成圆形凸起、边缘整齐、表面光滑、有光泽、不透明、灰白色、直径 2～3mm 的菌落。在血琼脂平板上有一些菌株能够产生 β 溶血环，在液体培养基内形成均匀混浊生长，在半固体琼脂培养基中形成扩散生长。在中国蓝琼脂等肠道杆菌选择鉴别培养基上，埃希菌属的生长可受到一定程度的抑制。少数能够生长者由于分解乳糖产酸，可造成培养基的 pH 下降和指示剂改变颜色，以致其通常形成有颜色的不透明菌落。例如，在中国蓝琼脂平板上为蓝色菌落，在 SS 琼脂平板上为红色菌落，在麦康凯琼脂平板上为红色菌落，在伊红亚甲蓝琼脂平板上为紫黑色菌落。

　　（3）生化反应与分类：埃希菌属的菌种具有活泼的代谢活性，绝大多数菌株能够分解葡萄糖、乳糖、麦芽糖、甘露醇等多种糖类产酸和产气。触酶阳性，氧化酶及脲酶阴性，不利用枸橼酸盐，IMViC 试验（IMViC test）的典型反应为"+、+、-、-"。埃希菌属不同菌种的生化反应特性见表 4-17。

表 4-17　大肠埃希菌及其他常见前列腺感染肠道杆菌的主要生物学特性

菌种	生化反应——生物学特性											
	棉子糖发酵	吲哚试验	甲基红试验	VP试验	枸橼酸盐	尿素水解	硫化氢	明胶水解	精氨酸双解酶	赖氨酸脱羧酶	苯丙氨酸脱氨酶	鸟氨酸脱羧酶
大肠埃希菌	50	98	99	0	1	1	1	0	17	90	0	65
产气肠杆菌	96	0	5	98	95	2	0	0	0	98	0	98
弗劳地枸橼酸杆菌	44	33	100	0	78	44	78	0	67	0	0	0
肺炎克雷伯菌	99	0	10	98	98	95	0	0	0	98	0	0
普通变形杆菌	1	98	95	0	15	95	95	91	0	0	99	0

续表

菌种	生化反应——生物学特性											
	动力(36℃)	D葡萄糖产酸	D葡萄糖产气	乳糖发酵	蔗糖发酵	D甘露醇发酵	卫矛醇发酵	侧金盏花醇发酵	D木糖发酵	L鼠李糖发酵	D山梨醇发酵	L阿拉伯糖发酵
大肠埃希菌	95*	100	95	95	50	98	60	5	95	80	94	99
产气肠杆菌	97	100	100	95	100	100	5	98	100	99	100	100
弗劳地枸橼酸杆菌	89	100	89	78	89	100	11	0	89	100	100	0
肺炎克雷伯菌	0	100	97	98	99	99	30	90	100	99	99	98
普通变形杆菌	95	100	85	2	97	0	0	0	95	5	0	0

注：*. 菌株的反应、发酵或分解阳性率。

　　埃希菌属的菌种包括大肠埃希菌、蟑螂埃希菌（*E.blattae*）、弗格森埃希菌（*E.fergusonii*）、伤口埃希菌（*E.vulneris*）、赫氏埃希菌（*E.hermannii*），其中以大肠埃希菌同人类的关系最为密切。大肠埃希菌可分为非病原性大肠埃希菌和病原性大肠埃希菌，非病原性大肠埃希菌是人体的正常菌群或条件致病菌，病原性大肠埃希菌包括引起肠道感染的肠致病性大肠埃希菌、肠产毒大肠埃希菌、肠出血性大肠埃希菌、肠侵袭性大肠埃希菌（enteroinvasive *E.coli*，EAEC）和肠聚集性大肠埃希菌（enteroaggregative *E.coli*，EAEC）以及引起尿道感染的尿致病性大肠埃希菌。

　　2. 致病性　大肠埃希菌的绝大多数菌型是寄居于正常人体肠道内的正常菌群，也可寄居在正常人体的尿道、阴道等部位。其中的一些菌型在宿主机体抵抗力降低或埃希菌移居到宿主的非正常寄居部位时，可形成条件性致病。条件致病性埃希菌常见引起肠道外器官或组织的疾病，如肾盂肾炎、膀胱炎、前列腺炎、附睾炎及其他男性生殖器官的炎症以及菌血症、败血症、内毒素血症、中耳炎、腹膜炎、伤口化脓、胆囊炎、新生儿脑膜炎等。

　　极少数大肠埃希菌具有较强的毒力，是病原性大肠埃希菌。这些病原性大肠埃希菌可随食物、饮水等经口感染人体，引起易感者肠炎。K 抗原（定居因子或菌毛）、O 抗原、肠毒素、内毒素是病原性大肠埃希菌的主要致病物质。其中 O 抗原是脂多糖的特异性多糖侧链，K 抗原是菌细胞表面的酸性多糖（少数为菌毛或纤毛样蛋白质）。O 抗原及 K 抗原都具有抗吞噬作用，与病原性大肠埃希菌的侵袭力有关。常见引起泌尿道感染的大肠埃希菌的 O 抗原和 K 抗原包括 O1、O2、O4、O6、O7、O8、O9、O11、O18、O22、O25、O75及 K1、K2、K5、K12、K13，但这些细菌同时也是人体肠道内的常见正常菌群。内毒素存在于所有埃希菌的细胞壁，能够引起宿主发热、激活补体、形成出血倾向、休克等全身损害症状。EHEC 能够产生志贺菌样毒素，具有明显的细胞毒性。ETEC 可产生质粒编码的耐热肠毒素（heat-stable enterotoxin，ST）和不耐热肠毒素（heat-labile enterotoxin，LT），这两种外毒素具有霍乱肠毒素样的毒性以及相似的结构与相关的抗原性，能够影响宿主肠黏膜上皮细胞的腺苷环化酶（LT）或鸟苷环化酶（ST）活性，导致水和电解质丧失。唐七义与王和发现，EPEC、ETEC 以及伤寒沙门菌（*S.typhi*）、痢疾志贺菌（*S.dysenteriae*）的等电点显著低于非病原性大肠埃希菌等肠道杆菌，与葡萄球菌等革兰氏阳性细菌的等电点相似。这种带负电荷的性质可能也同病原性大肠埃希菌的侵袭力或致病性有关。

　　病原性埃希菌的不同类型可分别感染不同的人群和侵犯宿主肠道的不同部位，其中 EPEC 的 O2、O55、O86、O111、O114、O119、O125、O126、O127、O128、O142 及 O158型常见感染婴幼儿，主要在宿主十二指肠、空肠及回肠大量生长繁殖而引起患者发生严重的腹型泻症状；EIEC 的 O28ac、O29、O112ac、O124、O136、O143、O144、O152、O164、O167 型常见感染较大儿童和成年人，主要在结肠生长繁殖而引起患者发生志贺菌样腹泻症状；EHEC 的 O157：H7 以及 O26：H11 型等感染人体后在宿主肠道局部生长繁殖并导致肠黏膜出血性损害，引起患者发生出血性腹泻症状。已知 EHEC 可产生两种志贺菌样毒素（SLT1 和 SLT2）或称为 Vero 细胞毒素（Vero toxin，VT1 与 VT2），具有细胞毒性、肠毒性和神经毒性，与 EHEC 的致病性有关；ETEC 的 O6、O8、O15、O25、O27、O78、O148、O159 型常见感染婴幼儿和旅游者，在宿主肠黏膜生长繁殖并产生和释放肠毒素，引起患者发生较轻微的腹泻或霍乱样腹泻症状。

3. 病原学诊断

（1）直接涂片镜检：获自肠道外感染患者的脓汁、腹水或脑脊液离心沉淀物标本，可涂片和革兰氏染色后镜检，发现革兰氏阴性杆菌有助于指导进一步的分离培养和鉴定。

（2）分离培养：肠道外感染患者的标本中，除血液标本需首先增菌培养外，其他标本或标本的离心沉淀物都可直接划线接种于血琼脂平板。肠道感染标本需首先接种于麦康凯琼脂或伊红亚甲蓝琼脂平板分离培养。将接种物置普通温箱内 37℃培养 18～24 小时后，取培养物中生长的可疑菌落涂片和革兰氏染色镜检，有助于指导进一步的鉴定。

（3）鉴定：采用常规细菌学的生化反应方法或细菌自动鉴定仪，通常很容易鉴定分离的菌株是否为埃希菌属的菌种以及大肠埃希菌。但对于病原性埃希菌的鉴定，需采用血清学试验、动物试验或分子生物学的方法。埃希菌的常规细菌学简易分离与鉴定程序见图 4-7。

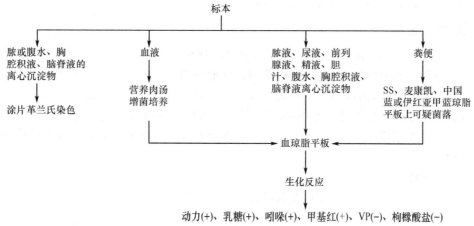

图 4-7　埃希菌属的菌种简易分离与鉴定程序

病原性埃希菌鉴定的常用方法：

1）血清学鉴定：取 5～10 个可疑菌落分别与埃希菌诊断血清进行玻片凝集试验，根据抗血清使用说明书推荐的方法，进行 EPEC、EIEC 或 EHEC 的鉴定。也可用琼脂扩散试验检测肠毒素和鉴定 ETEC，具体方法为：

LT 检测：将大肠埃希菌以涂布法接种于琼脂培养基表面局部，长约 15mm、宽约 10mm，置温箱内 35℃培养 48 小时后，用一直径 5mm 的滤纸片在 2 万 U/ml 的多黏菌素内浸沾后放于细菌生长物中央。置温箱内 35℃培养 5～6 小时后，在距细菌生长物边缘 4～5mm 处打一直径 5mm 的孔，孔内加入 LT 抗血清 20～30μl，置温箱内 35℃培养 15～20 小时后观察抗血清孔与细菌生长物之间有无沉淀线出现。如果形成沉淀线，即可将该菌株判断为产 LT 的菌株。

ST 检测：在 LT 检测试验中打孔和加入抗血清的同时，割取细菌生长物另外一侧的琼脂 1～4 块，直径 5～7mm。将此琼脂块置于 0.5 ml 的（磷酸缓冲盐溶液，PBS）（pH7.0，0.01mol/L）中，置 4℃冰箱内过夜。取上清液 0.1 ml 喂饲 1～3 日龄乳鼠，4 小时后取乳鼠全部肠管称重并计算肠管重量与剩余尸体重量的比值。如果比值大于 0.09，表示有液体在肠腔积聚，为阳性反应。比值小于 0.07 时，可判断为阴性结果。

2）动物试验鉴定：常用动物肠袢试验或皮肤毛细血管通透性亢进试验等检测肠毒素和鉴定 ETEC，家兔或小鼠是最常见使用的动物。动物试验鉴定病原性埃希菌的具体方法：

兔肠段结扎试验：用一只成年家兔（体重约 2kg），禁食后在麻醉下剖腹取出小肠。将回肠分段结扎成 6 段，每段长约 5cm。在 4 个肠段内分别注入大肠埃希菌液体培养基培养物上清液 1ml，在另外 2 个肠段中取一个作为阳性对照，另一个作为阴性对照。将肠管放回动物腹腔，缝合腹壁，24 小时后计算肠管内积聚的液体量。如果阴性对照肠管及其肠腔内液体量无异常，阳性对照肠管及试验组肠管内每厘米积聚的液体量≥1ml，即为阳性反应，表示该埃希菌的菌株能够产生肠毒素。

皮肤毛细血管通透性亢进试验：剃去家兔或豚鼠背部的毛，取埃希菌液体培养基培养物上清液 0.1 ml 注入其皮内。24 小时后再由耳静脉注入伊文氏蓝溶液 1 小时后，观察并测量注射埃希菌上清液局部皮肤处蓝色斑的颜色程度及其直径，判断是否发生皮肤毛细血管通透性亢进。如果蓝色斑颜色较深、直径较大者为阳性反应。

乳鼠灌胃试验：用埃希菌液体培养基培养物滤过液或琼脂扩散试验中 ST 检测获得的上清液，按照 ST 检测方法喂饲乳鼠。

3）分子生物学鉴定：用肠毒素特异性的核苷酸序列，采用 PCR 或核酸杂交技术，检测埃希菌的肠毒素质粒，可有效鉴定 ETEC。

（七）变形杆菌属

变形杆菌属（*Proteus*）的细菌是一群发酵葡萄糖产酸产气、不发酵乳糖、有周鞭毛、运动活泼的革兰氏阴性杆菌，属于肠杆菌科。变形杆菌属的菌种在正常人体以及自然界广泛存在，是人体的正常菌群和常见的条件致病菌。原来将普罗菲登斯菌和摩根菌也归属于变形杆菌属的菌种，但现已将这些细菌从变形杆菌属中分离而分别成为普罗菲登斯菌属（*Providencia*）和摩根菌属（*Morganella*）。这两个菌属的菌种也是常见引起人体疾病的条件致病菌和医院内感染的病原体。

1. 生物学性状

（1）形态与结构：变形杆菌属菌种的菌体较直，长 2～3μm、宽 0.4～0.6μm，革兰氏染色阴性，通常单个存在，也可成双或短链状排列。在陈旧培养物或含青霉素等抗菌药物的培养物中，可见圆球或长丝状形态。变形杆菌具有菌毛和周身鞭毛，不形成荚膜和芽孢。普通变形杆菌（*P.vulgaris*）的菌体抗原与立克次体有共同的决定簇，因此常用普通变形杆菌的 Ox2、Ox19、Oxk 菌株代替立克次体作抗原，与立克次体感染的患者血清做交叉凝集反应，检测相应抗体及其效价，辅助诊断斑疹伤寒或恙虫病。这种非特异性的交叉凝集反应称为外斐反应（Weil-Felix reaction，WF）。

（2）培养特性：变形杆菌属的菌种为专性需氧菌或兼性厌氧菌，对营养及生长条件的要求不高，在普通营养琼脂培养基上 10～43℃均可良好生长。变形杆菌属的菌种具有较强的运动能力，在常规细菌学营养琼脂培养基上能够迁徙生长，形成波浪状扩散至布满整个平板表面的生长现象。但在含低浓度苯酚、硼酸、乙醇、胆盐、特异性 H 抗血清或高浓度琼脂的培养基上，变形杆菌的迁徙生长现象可受到抑制，形成圆形、略扁平、透明或半透明的菌落。变形杆菌在液体培养基内形成均匀混浊生长和菌膜，在半固体培养基内形成扩散生长。在血琼脂培养基上，某些菌株可形成 β 溶血现象。在中国蓝琼脂、SS 琼脂、麦康凯琼脂等肠道杆菌选择鉴别培养基上生长，形成不发酵乳糖但可产生 H_2S 的菌落。

（3）生化反应与分类：变形杆菌属的菌种可发酵葡萄糖产生酸与少量气体，但不发酵乳糖。能够液化明胶，H_2S 阳性，部分菌株能够利用枸橼酸盐。变形杆菌属的菌种及其主要特性见表 4-18。

表 4-18 变形杆菌属及其菌种以及普罗菲登斯菌属和摩根菌属的主要生物学特性

生物学特性	变形杆菌属				普罗菲登斯菌属			摩根菌属		
	普通变形杆菌	奇异变形杆菌	产黏变形杆菌	潘尼变形杆菌	产碱普罗菲登斯菌	斯氏普罗菲登斯菌	雷氏普罗菲登斯菌	摩氏摩根菌	生物1群	西伯尼1
动力	95*	95	100	85	96	85	94	95	0	79
葡萄糖产酸	100	100	100	100	100	100	100	99	100	100
葡萄糖产气	85	96	100	45	85	0	10	90	93	86
乳糖产酸	2	2	0	1	0	2	5	1	0	0
麦芽糖产酸	97	0	100	100	1	1	2	0	0	0
甘露醇产酸	0	0	0	0	2	10	100	0	0	0
蔗糖产酸	97	15	100	100	15	50	15	0	0	7
木糖产酸	95	98	0	100	1	7	10	0	0	0
肌醇产酸	0	0	0	0	1	95	90	0	0	0
鼠李糖产酸	5	1	0	0	0	0	70	0	0	0
吲哚	98	2	0	0	99	98	99	95	100	50
甲基红	95	97	100	100	99	100	93	95	95	86
VP	0	50	100	0	0	0	0	0	0	0
枸橼酸盐利用	15	65	50	0	98	93	95	0	0	0
H_2S 形成	95	98	0	30	0	0	0	20	15	7
尿素水解	95	98	100	100	0	30	98	95	100	100
七叶苷水解	50	0	0	0	0	0	35	0	0	0
明胶液化	91	90	100	50	0	0	0	0	0	0
氧化酶	0	0	0	0	0	0	0	0	0	0
硝酸盐还原	95	98	90	100	100	100	100	90	90	100
鸟氨酸脱羧酶	0	99	0	0	1	0	0	95	80	64
赖氨酸脱羧酶	0	0	0	0	0	0	0	1	100	29
精氨酸双解酶	0	0	0	0	0	0	0	0	0	0
苯丙氨酸脱氨酶	99	98	100	99	98	95	98	95	100	93

注：*. 菌株的反应、发酵或分解阳性率（%）。

变形杆菌属包括普通变形杆菌、奇异变形杆菌（*P.mirabilis*）、产黏变形杆菌（*P.myxofaciens*）和潘尼变形杆菌（*P.penneri*）四个菌种，其中普通变形杆菌和奇异变形杆菌与人类关系密切，是引起人类条件致病性感染的常见菌种。产黏变形杆菌主要寄生在吉卜赛蛾的幼虫，与人类疾病无关。

2. 致病性 内毒素是变形杆菌属菌种的最重要致病物质，脲酶分解尿素产生的氨能够使尿液变碱性，有利于变形杆菌的生长繁殖以及磷酸铵镁结石的形成。

变形杆菌属的菌种需要在宿主机体抵抗力降低（如皮肤有伤口或烧伤、其他病原性微生物感染、导尿等留置插管、患肿瘤或接受免疫抑制剂治疗等）、细菌寄居部位改变（如变形杆菌转移到膀胱、肾脏、前列腺、胆囊等非正常寄居部位）或菌群失调（如不适当使用或滥用抗菌药物）的情况下才能够引起疾病。变形杆菌能够引起人体各部位的感染性疾病，常见包括肾盂肾炎、伤口或烧伤创面化脓、前列腺炎以及其他男性生殖器官的炎症、胆囊炎、菌血症、败血症、腹膜炎、中耳炎、传染性食物中毒等。

3. 病原学诊断

（1）直接涂片镜检：脓或拭子标本以及腹水或脑脊液离心沉淀物标本，可直接涂片和革兰氏染色后镜检，发现革兰氏阴性杆菌有助于指导进一步的分离培养和鉴定。

（2）分离培养：血液标本需首先进行增菌培养，脓液、痰液、尿液、胆汁、前列腺液、精液等标本以及腹水、胸腔积液或脑脊液标本的离心沉淀物，可直接划线接种于血琼脂平板。粪便、可疑食物或呕吐物标本，需接种于中国蓝琼脂、SS 琼脂或麦康凯琼脂等肠道杆菌选择鉴别培养基。接种了标本的培养基放置于普通温箱内 37℃培养 18～24 小时后，取培养物中生长的可疑菌落涂片和革兰氏染色镜检，将有助于指导进一步的鉴定。

（3）鉴定：采用常规细菌学的生化反应方法或细菌自动鉴定仪，通常很容易鉴定变形杆菌属的菌种。食物中毒者需取可疑食物或分离的变形杆菌喂饲小鼠，观察动物是否发生寒战、竖毛、腹泻等症状。变形杆菌的常规细菌学简易分离与鉴定程序见图 4-8。

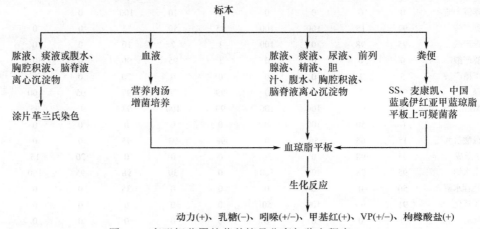

图 4-8　变形杆菌属的菌种简易分离与鉴定程序

（八）克雷伯菌属

克雷伯菌属（*Klebsiella*）的菌种是一群能够发酵葡萄糖产酸产气、通常不发酵乳糖、不能运动的革兰氏阴性杆菌，属于肠杆菌科。克雷伯菌属的菌种广泛存在于自然界以及人体的肠道、尿道、阴道、呼吸道，是人体的正常菌群，也是医学上最常见的条件致病菌之一。

1. 生物学性状

（1）形态与结构：克雷伯菌属菌种的菌体较为短小，长 1～2μm、宽 0.4～0.6μm，革兰氏阴性卵圆形或球杆状形态，通常单个存在，也可成双或短链状排列。在陈旧培养物或含青霉素等抗菌药物的培养物中，可见不规则形态或长丝状形态的菌细胞。克雷伯菌可形成明显的荚膜，有菌毛，无鞭毛，不运动，不形成芽孢。

（2）培养特性：克雷伯菌属的菌种为专性需氧菌或兼性厌氧菌，对营养及生长条件的要求不高，在基础培养基上 10～43℃均可良好生长。在普通营养琼脂培养基上 35℃需氧培养 18～24 小时可形成圆形、凸起、不透明、灰白色、直径 3～4mm、光滑型或黏液型的菌落。在液体培养基内形成均匀混浊生长和菌膜，在半固体培养基内沿穿刺接种线生长，在血琼脂培养基上不形成溶血现象。在中国蓝琼脂、SS 琼脂、麦康凯琼脂等肠道杆菌选择鉴别培养基上可生长，形成不发酵乳糖的不透明菌落。

（3）生化反应与分类：克雷伯菌属的菌种能够发酵葡萄糖产酸产气，不发酵乳糖，不形成 H_2S，大多数菌种能够利用枸橼酸盐。克雷伯菌属常见有 7 个菌种，包括肺炎克雷伯菌（*K.pneumoniae*）、产酸克雷伯菌（*K.oxytoca*）、解鸟氨酸克雷伯菌（*K.ornithinolytica*）、植生克雷伯菌（*K.planticola*）、臭鼻克雷伯菌（*K.ozaenae*）、鼻硬结克雷伯菌（*K.rhinoscleromatis*）及土壤克雷伯菌（*K.terrigena*）。各菌种的主要生物学特性见表 4-19。

表 4-19　克雷伯菌属的菌种及其主要生物学特性

生物学特性	肺炎克雷伯菌	产酸克雷伯菌	解鸟氨酸克雷伯菌	植生克雷伯菌	臭鼻克雷伯菌	鼻硬结克雷伯菌	土壤克雷伯菌
动力	0*	1	0	0	0	0	0
分解葡萄糖产酸	100	100	100	100	100	100	100
分解葡萄糖产气	97	97	100	100	50	0	80
乳糖产酸	98	100	100	100	50	0	80
麦芽糖产酸	98	100	100	100	95	100	100
甘露醇产酸	99	99	100	100	100	100	100
蔗糖产酸	99	100	100	100	20	75	100
木糖产酸	99	100	100	100	95	100	100
吲哚	0	99	100	100	0	0	0
甲基红	10	20	96	100	98	100	60
VP	98	95	70	98	0	0	100
枸橼酸盐利用	98	95	100	100	30	0	40
H_2S 形成	0	0	0	0	0	0	0
尿素水解	95	90	100	98	10	0	0
明胶液化	0	0	0	0	0	0	0
氧化酶	0	0	0	0	0	0	0
硝酸盐还原	99	100	100	100	80	100	100
鸟氨酸脱羧酶	0	0	100	0	3	0	20
赖氨酸脱羧酶	98	99	99	98	95	98	95
精氨酸双解酶	0	0	0	0	6	0	0
苯丙氨酸脱氨酶	0	0	0	0	0	0	0

注：*. 菌株的反应、发酵或分解阳性率（%）。

2. 致病性　克雷伯菌属的致病物质主要是荚膜和内毒素，能够抵抗吞噬细胞的吞噬作用和引起发热、出血倾向或休克等内毒素中毒症状。克雷伯菌属的菌种常见形成伴随感染或条件性感染，其中以肺炎克雷伯菌亚种引起的疾病最为多见。克雷伯菌属常见引起的疾病包括支气管炎、肺炎、胆囊炎、肾盂肾炎、膀胱炎、菌血症、败血症、脑膜炎、腹膜炎、皮肤创伤化脓、婴幼儿肠炎、新生儿结膜炎、前列腺炎以及其他男性生殖器官的炎症等。克雷伯菌属的菌种也是引起医院内感染的常见致病菌，以内源性感染和医源性感染最为常见。

3. 病原学诊断

（1）直接涂片镜检：脓或痰液标本以及腹水或脑脊液的离心沉淀物标本可直接涂片，分别以革兰氏染色和荚膜染色后镜检。如果发现革兰氏阴性杆菌并且具有荚膜者，有助于指导进一步的分离培养和鉴定。

（2）分离培养：血液标本需首先增菌培养，脓液、痰液、胆汁、前列腺液、精液、尿液等标本以及腹水或胸腔积液标本的离心沉淀物可直接划线接种于血琼脂平板。粪便标本接种于中国蓝琼脂、SS 琼脂或麦康凯琼脂等肠道杆菌选择鉴别培养基，置普通温箱内 37℃分离培养。取培养物中生长的可疑菌落涂片和革兰氏染色镜检，将有助于指导进一步的鉴定。

（3）鉴定：采用常规细菌学的生化反应方法或细菌自动鉴定仪，可鉴定克雷伯菌属的菌种或其亚种。也可用特异性抗血清做荚膜肿胀试验进行荚膜抗原的鉴定，或用家兔结肠结扎试验等方法检测从肠炎患者粪便标本中分离的菌株是否产生肠毒素。克雷伯菌的常规细菌学简易分离与鉴定程序见图4-9。

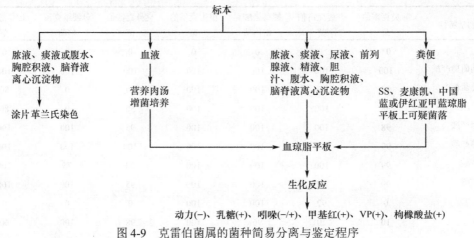

图 4-9　克雷伯菌属的菌种简易分离与鉴定程序

（九）枸橼酸杆菌属

枸橼酸杆菌属（*Citrobacter*）的菌种是一群能够发酵葡萄糖产酸产气、有周鞭毛、可运动、能够发酵乳糖和利用枸橼酸盐的革兰氏阴性杆菌，属于肠杆菌科。枸橼酸杆菌属的菌种在自然界环境中以及人或动物的肠道、尿道、阴道等部位广泛存在，是人体正常菌群或条件致病菌，也是常见内源性感染和医源性感染引起医院内感染的致病菌。

1. 生物学性状

（1）形态与结构：枸橼酸杆菌的形态与埃希菌相似，为革兰氏阴性杆菌，长 2.0～3.0μm、宽 0.4～0.6μm，通常单个存在和不规则分布。在人工培养基上传代培养后菌细胞的体积可增大，陈旧培养物或在含青霉素等抗菌药物的培养物内常常可见呈不规则形态和极长的菌体。枸橼酸杆菌大多具有菌毛以及周鞭毛，能够活泼运动，不产生芽孢和荚膜。其具有 O、K、H 抗原，其中某些菌株的 O 抗原或 H 抗原可与埃希菌或沙门菌的 O 抗原或 H 抗原形成交叉反应。

（2）培养特性：枸橼酸杆菌属的菌种为兼性厌氧性细菌，对营养及生长条件的要求不高，在普通基础培养基内 18～42℃培养可良好生长。在普通营养琼脂平板上 37℃培养 18～24 小时后，形成与埃希菌相似的菌落，为圆形、凸起、边缘整齐、表面光滑、有光泽、不透明、灰白色、直径 2～3mm 的菌落。在血琼脂平板上不溶血，在液体培养基内形成均匀混浊生长，在半固体琼脂培养基内形成扩散生长。在中国蓝琼脂等肠道杆菌选择鉴别培养基上生长，可形成无色或有色的不透明菌落，能够产生 H_2S 的菌株可形成中心黑色的菌落。

（3）生化反应与分类：枸橼酸杆菌属菌种的生化反应与沙门菌相似，能够发酵葡萄糖、乳糖、麦芽糖、甘露醇等多种糖类产酸和产气，也能够利用枸橼酸盐，氧化酶阴性，部分菌株脲酶阳性。根据枸橼酸杆菌属细菌的生物学特性，可将其分为 11 个菌种，包括弗劳地枸橼酸杆菌（*C.freundii*）、丙二酸盐阴性枸橼酸杆菌（*C.amalonaticus*）、异型枸橼酸杆菌（*C.diversus*）、法摩枸橼酸杆菌（*C.farmeri*）、杨格枸橼酸杆菌（*C.youngae*）、布拉克枸橼酸杆菌（*C.braakii*）、乌克曼枸橼酸杆菌（*C.werkmanii*）、丝得雷枸橼酸杆菌（*C.sedlakii*）、枸橼酸杆菌 9 种（*Citrobacter* species 9）、枸橼酸杆菌 10 种（*Citrobacter* species 10）及枸橼酸杆菌 11 种（*Citrobacter* species 11）。枸橼酸杆菌属的常见菌种及其主要生物学特性见表 4-20。

表 4-20 枸橼酸杆菌属的常见菌种及其主要生物学特性

生物学特性	弗劳地枸橼酸杆菌	异型枸橼酸杆菌	丙二酸盐阴性枸橼酸杆菌	法摩枸橼酸杆菌	杨格枸橼酸杆菌	布拉克枸橼酸杆菌	乌克曼枸橼酸杆菌	丝得雷枸橼酸杆菌	枸橼酸杆菌9种	枸橼酸杆菌10种	枸橼酸杆菌11种
动力	89*	95	95	97	95	87	100	100	0	67	100
葡萄糖产酸	100	100	100	100	100	100	100	100	100	100	100
葡萄糖产气	89	98	97	96	75	93	100	100	0	100	100
乳糖发酵	78	50	35	15	25	80	17	100	0	67	67
麦芽糖发酵	100	100	99	100	95	100	100	100	0	100	100
甘露醇发酵	100	99	100	100	100	100	100	100	0	100	100
蔗糖发酵	89	40	9	100	20	7	0	0	0	33	33
棉子糖发酵	44	0	5	100	10	7	0	0	0	0	33
卫矛醇发酵	11	40	1	2	85	33	0	0	0	0	100
侧金盏花醇发酵	0	0	0	0	0	0	0	0	0	0	0
丙二酸盐利用	11	95	1	0	5	0	100	100	100	100	0
硝酸盐还原	100	100	99	10	85	100	100	100	0	100	100
H_2S 形成	78	0	5	0	65	60	0	0	0	67	67
甲基红	100	100	100	100	100	100	100	100	0	100	100
吲哚	33	99	100	0	15	33	0	83	0	0	100
VP	0	0	0	0	0	0	0	0	0	0	0
枸橼酸盐利用	78	99	95	10	75	87	100	83	0	33	100
明胶液化	0	0	0	0	0	0	0	0	0	0	0
氧化酶	0	0	0	0	0	0	0	0	0	0	0
尿素水解	40	75	85	50	80	47	100	100	100	0	67
鸟氨酸脱羧酶	0	99	95	100	5	93	0	100	100	0	0
精氨酸双解酶	67	80	85	85	50	67	100	0	0	33	67
苯丙氨酸脱氨酶	0	0	0	0	0	0	0	0	0	0	0
KCN培养基上生长	89	0	99	93	95	100	100	0	0	100	100

注：*. 菌株的反应、发酵或分解阳性率（%）。

2. 致病性 枸橼酸杆菌属与埃希菌属一样，是人体的正常菌群，主要存在于正常人体的肠道、尿道及阴道。枸橼酸杆菌属的菌种随宿主粪便排出体外可污染自然界，并且在自然界广泛存在。在宿主机体抵抗力降低、菌群失调或枸橼酸杆菌进入宿主非正常寄居部位时，可引起宿主发生感染性疾病。枸橼酸杆菌属的菌种引起的疾病主要包括肾盂肾炎、膀胱炎、支气管炎、前列腺炎、附睾炎以及其他男性生殖器官的炎症、胆囊炎、中耳炎、脑膜炎、菌血症或败血症、骨髓炎等。也可在腹泻患者的粪便中分离到占优势数量的枸橼酸杆菌，但其与腹泻的关系尚不清楚。

3. 病原学诊断

（1）直接涂片镜检：脓或痰液标本以及腹水或脑脊液离心沉淀物标本可直接涂片，革兰氏染色后镜检。发现革兰氏阴性杆菌，有助于指导进一步的分离培养和鉴定。

（2）分离培养：血液标本需首先增菌培养，脓液、痰液、胆汁、前列腺液、精液、尿液等标本以及腹水或胸腔积液标本的离心沉淀物可直接划线接种于血琼脂平板。粪便标本接种于中国蓝琼脂、SS 琼脂或麦康凯琼脂等肠道杆菌选择鉴别培养基，置普通温箱内 37℃分离培养。取培养物中生长的可疑菌落涂片和革兰氏染色镜检，将有助于指导进一步的鉴定。

（3）鉴定：采用常规细菌学的生化反应方法或细菌自动鉴定仪，可鉴定枸橼酸杆菌属的菌种。枸橼酸杆菌的常规细菌学简易分离与鉴定程序见图 4-10。

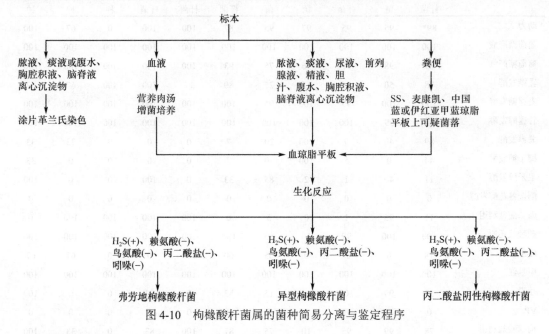

图 4-10　枸橼酸杆菌属的菌种简易分离与鉴定程序

（十）肠杆菌属

肠杆菌属（*Enterobacter*）的菌种是一群能够发酵葡萄糖产酸和产气、发酵乳糖、有周鞭毛、能够运动的革兰氏阴性杆菌，属于肠杆菌科。肠杆菌属的菌种在自然界广泛存在，也是人类及动物肠道的常见正常菌群。在宿主机体的抵抗力降低时，肠杆菌属的菌种可引起人体感染，常见为继发感染与条件性致病。

1. 生物学性状

（1）形态与结构：肠杆菌属的菌种形态较短而粗，长 2.0～3.0μm、宽 0.4～0.6μm，不规则排列，有周鞭毛，能运动，不形成芽孢，某些菌株可形成荚膜。

（2）培养特性：肠杆菌属的菌种为专性需氧菌或兼性厌氧菌，对营养及生长条件的要求不高，在普通营养琼脂平板上 37℃培养 18～24 小时后，形成大而湿润、灰白或黄色的黏液状菌落。在血琼脂平板上不溶血，在液体培养基内形成均匀混浊生长和菌膜，在半固体琼脂培养基内形成扩散生长现象。

（3）生化反应与分类：肠杆菌属的菌种可利用枸橼酸盐和丙二酸盐，分解葡萄糖产酸产气，对乳糖、蔗糖等糖类的分解能力因菌种不同而有差异。肠杆菌属有 14 个菌种，包括产气肠杆菌（*E.aerogenes*）、阴沟肠杆菌（*E.cloacea*）、聚团肠杆菌（*E.agglomerans*）、格高菲肠杆菌（*E.gergoviae*）、坂崎肠杆菌（*E.sakazakii*）、泰洛肠杆菌（*E.taylorae*）、河生肠杆菌生物 1 群（*E.amnigenus* biogroup 1）、河生肠杆菌生物 2 群（*E.amnigenus* biogroup 2）、阿斯布肠杆菌（*E.asburiae*）、霍米奇肠杆菌（*E.hormaechei*）、中间肠杆菌（*E.intermedium*）、致癌肠杆菌（*E.cancerogenus*）、分解肠杆菌（*E.dissolvens*）、超压肠杆菌（*E.nimipressuralis*）。肠杆菌属的菌种绝大多数是腐生性细菌，主要存在于自然界的土壤及水中。其中产气肠杆菌、阴沟肠杆菌、聚团肠杆菌、坂崎肠杆菌等菌种也可存在于正常人的肠道、尿道或阴道内，是食品卫生细菌学检查的重要指标。肠杆菌属的常见菌种及其主要生物学特性见表 4-21。

表 4-21　肠杆菌属的常见菌种及其主要生物学特性

生物学特性	产气肠杆菌	阴沟肠杆菌	聚团肠杆菌	格高菲肠杆菌	坂崎肠杆菌	泰洛肠杆菌	河生肠杆菌生物1群	河生肠杆菌生物2群	阿斯布肠杆菌	霍米奇肠杆菌	中间肠杆菌	致癌肠杆菌	分解肠杆菌	超压肠杆菌
动力	97*	95	85	90	96	99	92	100	0	52	89	100	0	0
葡萄糖产酸	100	100	100	100	100	100	100	100	100	100	100	100	100	100
葡萄糖产气	100	100	20	98	98	100	100	100	95	83	100	100	100	100
乳糖发酵	95	93	40	55	99	10	70	35	75	9	100	0	0	0
蔗糖发酵	100	97	75	98	100	0	100	0	100	0	65	0	0	0
棉子糖发酵	96	97	30	97	99	0	100	0	70	0	100	0	0	0
山梨醇发酵	100	95	30	0	0	1	9	100	100	0	100	0	0	0
七叶苷分解	98	30	60	97	100	90	91	0	95	0	100	0	0	0
丙二酸盐利用	95	75	65	96	18	100	91	0	3	100	100	0	0	100
H_2S 形成	0	0	0	0	0	0	0	0	0	0	0	0	0	0
甲基红	5	5	50	5	5	5	7	65	100	57	0	0	0	0
吲哚	0	0	20	0	11	0	0	0	0	0	0	0	0	0
VP	98	100	70	100	100	100	100	100	2	100	100	100	100	100
枸橼酸盐利用	95	100	50	99	99	100	70	0	100	96	65	0	0	0
明胶液化	0	0	2	0	0	0	0	0	0	0	0	0	0	0
氧化酶	0	0	0	0	0	0	0	0	0	0	0	0	0	0
硝酸盐还原	100	99	85	99	99	100	100	100	100	100	100	100	100	100
尿素水解	2	65	20	93	11	0	0	60	87	0	0	100	0	0
鸟氨酸脱羧酶	98	96	0	100	91	99	55	100	95	91	89	100	100	100
精氨酸双解酶	0	97	0	0	99	94	9	35	21	78	0	0	0	0
苯丙氨酸脱氨酶	0	0	20	0	50	0	0	0	0	4	0	0	0	0
KCN培养基上生长	98	98	35	0	99	98	100	100	97	100	65	100	100	100

注：*. 菌株的反应、发酵或分解阳性率（%）。

2. 致病性　肠杆菌属各菌种的毒力较弱,主要在宿主受到其他微生物感染时形成继发感染或在机体抵抗力降低时形成条件性致病。肠杆菌引起的疾病常见有菌血症或败血症、肾盂肾炎、膀胱炎、前列腺炎、附睾炎或男性其他生殖器官的炎症、伤口感染、胆囊炎、支气管炎、新生儿脑膜炎等。

3. 病原学诊断

（1）直接涂片镜检：脓液、痰液、炎性渗出物标本以及脑脊液离心沉淀物标本可直接涂片，革兰氏染色后镜检。发现短、粗的革兰氏阴性杆菌，有助于指导进一步的分离培养和鉴定。

（2）分离培养：血液标本需首先进行增菌培养，脓液、痰液、炎性渗出物、胆汁、前列腺液、精液、尿液等标本以及腹水或胸腔积液标本的离心沉淀物可直接划线接种于血琼脂平板，置普通温箱内 37℃分离培养。取培养物中生长的菌落涂片和革兰氏染色镜检，将有助于指导进一步的鉴定。

（3）鉴定：采用常规细菌学的生化反应方法或细菌自动鉴定仪，可鉴定肠杆菌属的菌种。食品卫生细菌学检查中需注意与埃希菌相鉴别。肠杆菌属的常规细菌学简易分离与鉴定程序见图 4-11。

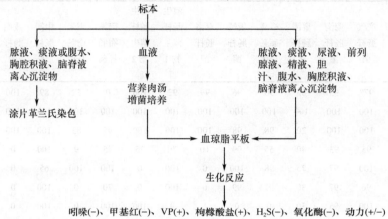

图 4-11　肠杆菌属的菌种简易分离与鉴定程序

（十一）假单胞菌属

　　假单胞菌属（*Pseudomonas*）的菌种是一群有动力、不发酵糖类的革兰氏阴性杆菌，属于假单胞菌科。假单胞菌属也是非发酵菌群的重要成员之一，在自然界以及人或动物体广泛存在。假单胞菌属的细菌容易产生耐药性和形成多重耐药菌株，是临床常见的条件致病性细菌和医源性感染细菌。

　　非发酵菌群包括一大群不发酵糖类、专性需氧、不形成芽孢的革兰氏阴性杆菌。其成员有假单胞菌属、不动杆菌属（*Acinetobacter*）、莫拉菌属（*Moraxella*）、产碱杆菌属（*Alcaligenes*）、黄杆菌属（*Flavobacterium*）、鲍特菌属（*Bordetella*）、无色杆菌属（*Achromobacter*）、金氏杆菌属（*Kingella*）等。这些非发酵菌对许多糖都不能发酵或虽然能够发酵某些糖产酸但不产生气体，具有细胞色素氧化酶以及可在血琼脂培养基上生长但在麦康凯琼脂培养基上不能生长。

1. 生物学性状

　　（1）形态与结构：假单胞菌属的菌种为革兰氏阴性，菌体较短、直或微弯，长 1.5～3.0 μm、宽 0.5～1.0μm，一端单鞭毛或丛毛，运动活泼。不形成荚膜及芽孢，某些菌株可形成菌毛。在陈旧培养物或含青霉素等抗菌药物的标本内，常常可见菌体粗大或长丝状的形态。

　　（2）培养特性：假单胞菌属的菌种为专性需氧菌，对营养及生长条件的要求不高，可在 20～42℃生长。在普通营养琼脂平板上 37℃培养 18～24 小时后，形成圆形、湿润、扁平或凸起、边缘不整齐、不透明、直径2～3mm 的菌落。不同菌种可产生不同颜色的水溶性色素或荧光素，可使菌落显示不同的颜色。假单胞菌的色素在培养基内扩散，也可使培养基被染上色素的颜色。例如，铜绿假单胞菌（*P.aeruginosa*）可产生灰绿色或蓝绿色的绿脓素、青脓素（荧光素）、红脓素或黑脓素，荧光假单胞菌（*P.fluorescence*）能够产生在紫外线照射下显黄绿色的荧光素，洋葱假单胞菌（*P.cepacia*）能够产生在紫外线照射下显紫色的荧光素以及褐色、红色或深红色的色素等。假单胞菌在血琼脂平板上可形成 β 溶血现象，在液体培养基内形成菌膜和使培养基上部微混浊，在半固体琼脂培养基内形成扩散生长现象。在 SS 琼脂或麦康凯琼脂等肠道杆菌选择培养基上，假单胞菌的生长可受到不同程度的抑制。少数能够生长且不分解乳糖的菌株，可形成无色透明的沙门菌样小菌落。而那些能够分解乳糖产酸的菌株，则可形成有色的不透明菌落。

（3）生化反应与分类：假单胞菌属的菌种进行严格需氧代谢，以氧为电子受体；触酶阳性，氧化酶阳性或阴性；不发酵糖类，但可氧化葡萄糖等多种糖类产酸不产气；能够在麦康凯琼脂培养基上生长，大多数菌种不形成 H_2S、不水解尿素与七叶苷。

假单胞菌属具有 20 余个菌种，根据 rRNA 的同源性分为 rRNA 同源群Ⅰ～Ⅴ。医学上常见的菌种包括铜绿假单胞菌、荧光假单胞菌、产碱假单胞菌（P.alcaligenes）、洋葱假单胞菌、假鼻疽假单胞菌（P.pseudomallei）等。假单胞菌属的菌种及其主要生物学特性见表 4-22 和表 4-23。

表 4-22　假单胞菌属的常见菌种及其主要生物学特性（rRNA 同源群Ⅰ、Ⅳ）

生物学特性	铜绿假单胞菌	荧光假单胞菌	恶臭假单胞菌	斯氏假单胞菌	曼多辛假单胞菌	产碱假单胞菌	假产碱假单胞菌	假单胞菌 CDC 1 群	微小假单胞菌	泡囊假单胞菌
动力	96*	100	100	100	100	90	98	100	100	98
葡萄糖产酸	98	100	100	100	100	0	19	0	29	57
乳糖产酸	0	11	13	0	0	0	0	0	0	0
麦芽糖产酸	12	31	19	99	0	0	11	0	2	62
甘露醇产酸	68	93	17	70	0	0	3	0	0	0
蔗糖产酸	0	47	10	0	0	0	0	0	0	0
木糖产酸	58	97	98	94	100	0	8	0	0	11
甘露糖产酸	79	99	99	89	100	0	1	0	0	0
果糖产酸	89	99	99	95	100	0	100	0	0	0
半乳糖产酸	81	98	99	91	0	0	4	0	0	15
鼠李糖产酸	22	43	28	23	0	0	0	0	0	38
七叶苷分解	0	0	0	0	0	0	0	0	0	100
硝酸盐还原	74	19	0	100	100	61	93	100	4	7
硝酸盐产气	60	4	0	100	100	0	5	100	0	0
氧化酶	100	100	100	100	100	100	100	100	100	100
明胶液化	46	100	0	0	0	2	3	4	58	38
尿素水解	66	44	43	17	50	21	8	3	0	0
精氨酸双解酶	99	99	99	0	100	7	36	33	0	0
赖氨酸脱羧酶	0	0	0	0	0	0	0	0	0	0
苯丙氨酸脱氨酶	8	3	2	55	50	20	21	0	16	6
麦康凯培养基上生长	99	100	100	100	100	98	93	97	96	26
产生荧光素	69	91	82	0	0	0	0	0	0	0
鞭毛数量	1	>1	>1	1	1	1	1	1	1	1

注：*. 菌株的反应、发酵或分解阳性率（%），鞭毛数量单位为个。

表 4-23　假单胞菌属的常见菌种及其主要生物学特性（rRNA 同源群Ⅱ）

生物学特性	假鼻疽假单胞菌	鼻疽假单胞菌	洋葱假单胞菌	唐菖蒲假单胞菌	皮氏假单胞菌		
					生物 1 型	生物 2 型	生物 3 型
动力	100*	0	99	100	94	96	100
葡萄糖产酸	100	100	100	100	100	100	100

续表

生物学特性	假鼻疽假单胞菌	鼻疽假单胞菌	洋葱假单胞菌	唐菖蒲假单胞菌	皮氏假单胞菌		
					生物 1 型	生物 2 型	生物 3 型
乳糖产酸	100	12	99	0	100	0	100
麦芽糖产酸	100	0	98	0	100	0	100
甘露醇产酸	100	62	100	100	0	0	100
蔗糖产酸	86	0	83	0	0	0	0
木糖产酸	86	12	99	100	100	100	100
甘露糖产酸	100	100	100	100	100	100	100
果糖产酸	100	100	100	100	100	100	100
半乳糖产酸	100	100	100	100	100	100	100
鼠李糖产酸	71	0	0	0	0	0	0
七叶苷分解	57	0	67	0	0	0	0
硝酸盐还原	100	100	37	33	87	100	20
硝酸盐产气	100	0	0	0	84	100	10
氧化酶	100	25	93	100	0	100	100
明胶液化	100	0	74	100	77	40	80
尿素水解	43	12	45	100	100	100	100
精氨酸双解酶	100	100	0	0	0	0	0
赖氨酸脱羧酶	0	0	92	0	0	0	0
苯丙氨酸脱氨酶	0	0	2	0	3	40	0
麦康凯培养基上生长	100	88	95	100	77	100	100
产生荧光素	69	91	82	0	0	0	0
鞭毛数量	>1	0	>1	1	1	1	1

注：*. 菌株的反应、发酵或分解阳性率（%），鞭毛数量单位为个。

2. 致病性 假单胞菌属各菌种的主要致病物质是内毒素，某些菌种还能够产生荚膜、侵袭性酶等致病因子。铜绿假单胞菌产生的外毒素 A 及胞外酶 S、弹性蛋白酶等，与其致病性具有重要的关系。

假单胞菌属的绝大多数菌种是临床上常见的条件致病菌和医源性感染菌，其常常在宿主机体的抵抗力降低或进入宿主的非正常寄居部位时引起疾病。假单胞菌引起的疾病常见有支气管炎、外科手术伤口或创伤化脓、肾盂肾炎、膀胱炎、尿道炎、前列腺炎、附睾炎以及其他男性生殖器官的炎症、中耳炎、心内膜炎、脓肿、胆囊炎、胸腔或腹腔炎、食物中毒等。

3. 病原学诊断

（1）直接涂片镜检：脓液、痰液、炎性渗出物标本以及胸腔积液或腹水离心沉淀物标本可直接涂片，革兰氏染色后镜检，发现革兰氏阴性短杆菌有助于指导进一步的分离培养和鉴定。

（2）分离培养：血液标本需首先进行增菌培养，脓液、痰液、炎性渗出物、胆汁、前列腺液、精液、尿液等标本以及腹水或胸腔积液标本的离心沉淀物可直接划线接种于血琼脂平板，粪便或可疑食物接种于 SS 琼脂、麦康凯琼脂等肠道杆菌选择鉴别培养基，置普通温箱内 37℃分离培养。取培养物中生长的可疑菌落涂片和革兰氏染色镜检，有助于指导进一步的鉴定。

（3）鉴定：采用常规细菌学的生化反应方法鉴定假单胞菌属的菌种。假单胞菌属的常规细菌学简易分离与鉴定程序见图 4-12。

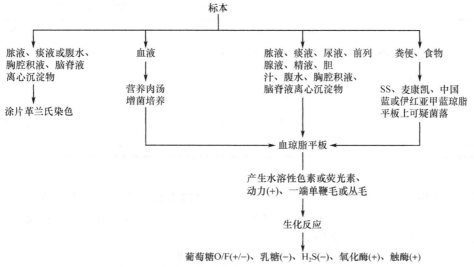

图 4-12　假单胞菌属的菌种简易分离与鉴定程序

（十二）不动杆菌属

不动杆菌属（*Acinetobacter*）的菌种为不发酵糖类的非发酵菌群和无鞭毛、无动力的革兰氏阴性杆菌，属于奈瑟菌科。不动杆菌属的菌种在自然界的土壤及水中广泛存在，也可存在于正常人体的肠道、尿道、阴道、皮肤及上呼吸道，是正常人体常见的正常菌群和条件致病菌。

1. 生物学性状

（1）形态与结构：不动杆菌属的菌种为革兰氏阴性，在固体培养物内常见为 1.0μm×0.7μm 的短杆状或近似球形的形态，液体培养物可见 2.0μm×1.2μm 的典型杆菌形态。在陈旧培养物或含青霉素等抗菌药物的标本内，可见长丝状形态。不动杆菌常成双或短链状排列，无鞭毛，不能运动，不形成芽孢，某些菌株可产生荚膜。

（2）培养特性：不动杆菌属的菌种为专性需氧菌，对营养及生长条件的要求不高，在普通营养琼脂平板上 37℃培养 18～24 小时后，形成圆形、湿润、凸起、边缘整齐、不透明、直径 2～3mm 的灰白色菌落。在血琼脂平板上，溶血不动杆菌可形成 β 溶血现象。在心脑浸液琼脂平板上，偶可产生棕黄色的色素。在液体培养基内为均匀混浊生长和形成菌膜，在半固体琼脂培养基内形成沿穿刺接种线生长的现象。其可在麦康凯琼脂平板上生长，在 SS 琼脂平板上生长情况因菌种不同而异。

（3）生化反应与分类：不动杆菌属的菌种不发酵糖类、不形成 H_2S，不同菌种对葡萄糖、乳糖及木糖的氧化能力不同，产酸但不产气。

不动杆菌属有 6 个菌种，包括醋酸钙不动杆菌（*A.calcoaceticus*）、洛菲不动杆菌（*A.lwoffi*）、溶血不动杆菌（*A.haemolyticus*）、鲍曼不动杆菌（*A.baumanii*）、琼氏不动杆菌（*A.junii*）、约翰逊不动杆菌（*A.johnsonii*）。不动杆菌属的菌种及其主要生物学特性见表 4-24。

表 4-24　不动杆菌属的菌种及其主要生物学特性

菌种	动力	可生长温度（℃）			溶血性	葡萄糖产酸	DL乳酸盐	β木糖苷酶	枸橼酸盐利用	丙二酸盐利用	硝酸盐还原	硫化氢	鸟氨酸脱羧酶	苯丙氨酸脱氢酶	精氨酸双解酶	氧化酶	触酶	明胶液化
		37	41	44														
醋酸钙不动杆菌	0*	100	0	0	0	100	100	95	100	100	0	0	100	100	100	0	100	100
鲍曼不动杆菌	0	100	100	100	0	95	100	0	100	100	0	0	93	87	98	0	100	100
溶血不动杆菌	0	100	0	0	100	52	100	52	91						96		100	96
琼氏不动杆菌	0	100	90	0	0	0			82						95		100	
约翰逊不动杆菌	0	0	0	0	0	0			100	13			4		35		100	100
洛菲不动杆菌	0	100	0	0	0			6	0				2		0		100	100

注：*. 菌株的反应、发酵或分解阳性率（%）。

2. 致病性　不动杆菌属菌种的致病物质主要是内毒素，荚膜有助于细菌的抗吞噬作用。不动杆菌属的菌种常常在人体抵抗力降低时引起疾病，也是医源性感染的常见细菌。不动杆菌引起的疾病常见有脑膜炎、中耳炎、败血症、肾盂肾炎、膀胱炎、支气管炎、胆囊炎、外科手术伤口或创伤化脓、前列腺炎以及其他男性生殖器官的感染性疾病。

3. 病原学诊断

（1）直接涂片镜检：脓液、痰液标本以及脑脊液离心沉淀物标本可直接涂片，革兰氏染色后镜检。发现革兰氏阴性成双或链状排列的球杆菌，有助于指导进一步的分离培养和鉴定。

（2）分离培养：血液标本需首先增菌培养，脓液、痰液、胆汁、前列腺液、精液、尿液等标本以及腹水或胸腔积液标本的离心沉淀物可直接划线接种于血琼脂平板，置普通温箱内 37℃分离培养。取培养物中生长的菌落涂片和革兰氏染色镜检，将有助于指导进一步的鉴定。

（3）鉴定：主要根据生化反应特性鉴定不动杆菌属的菌种。不动杆菌属的常规细菌学简易分离与鉴定程序见图 4-13。

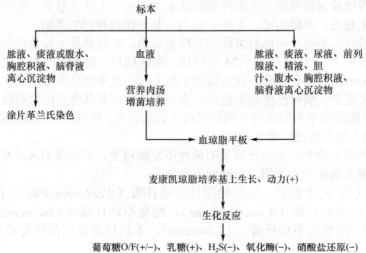

图 4-13　不动杆菌属的菌种简易分离与鉴定程序

（十三）产碱杆菌属

产碱杆菌属（*Alcaligenes*）的菌种是一群不分解糖类的非发酵菌，属于奈瑟菌科。产碱杆菌的菌种在自然界的土壤及水中广泛存在，也可存在于正常人体的肠道、尿道、阴道、皮肤及上呼吸道，是人体常见的正常菌群和条件致病菌。

1. 生物学性状

（1）形态与结构：产碱杆菌属的菌种为革兰氏阴性球杆菌，长 0.5～2.5μm、宽 0.5～1.0μm，成双或链状排列。具有周鞭毛，能运动，不形成芽孢，一般不产生荚膜。

（2）培养特性：产碱杆菌属的菌种为专性需氧菌，对营养及生长条件的要求不高，可在 25～37℃生长。在普通营养琼脂平板上 37℃培养 18～24 小时后，形成圆形、凸起、湿润、有光泽、边缘整齐、不透明、直径约 0.5mm 的灰色菌落。在血琼脂平板上可形成较大的灰色扁平菌落，不溶血。在液体培养基内为均匀混浊生长和形成菌膜，在含蛋白胨的液体培养基内生长产氨，可使培养基的 pH 升高至 8.6。在半固体琼脂培养基内形成扩散生长。产碱杆菌可在麦康凯琼脂、中国蓝琼脂及 SS 琼脂平板上生长，形成无色透明的小菌落。

（3）生化反应与分类：产碱杆菌属的菌种对各种糖均不分解、不形成 H_2S 或产生吲哚，氧化酶和触酶阳性。除木糖氧化产碱杆菌木糖氧化亚种在 O/F 培养基内能够氧化葡萄糖、木糖外，其他菌种在 O/F 培养基内生长都形成产碱反应。

产碱杆菌属有 4 个菌种，包括粪产碱杆菌（*A.faecalis*）、皮乔特产碱杆菌（*A.piechaudii*）、粪产碱杆菌Ⅱ型（*A.faecalis* type Ⅱ）和木糖氧化产碱杆菌（*A.xylosoxidans*）。木糖氧化产碱杆菌包含 2 个亚种，脱硝亚种（*A.subsp. denitrificans*）和木糖氧化亚种（*A.subsp. xylosoxidans*）。产碱杆菌属的菌种及其主要生物学特性见表 4-25。

表 4-25 产碱杆菌属的菌种及其主要生物学特性

生物学特性	粪产碱杆菌	皮乔特产碱杆菌	粪产碱杆菌Ⅱ型	木糖氧化产碱杆菌脱硝亚种
动力	100	100	100	100
葡萄糖 O/F	−/−	−/−	−/−	+/−
木糖 O/F	−/−	−/−	−/−	+/−
果糖产酸	0	0	0	0
乙醇产酸	100	100	100	100
氧化酶	100	100	100	100
触酶	100	100	100	100
枸橼酸盐利用	0	0	0	100
丙二酸盐利用	100	100	0	100
硝酸盐还原	0	100	0	100
亚硝酸盐还原	100	0	0	100
H_2S 形成	0	0	0	0
吲哚	0	0	0	0
苯丙氨酸脱氨酶	0	0	0	0
精氨酸双解酶	0	0	0	0
尿素水解	0	0	0	0
明胶液化	22	0	0	0
麦康凯培养基上生长	100	100	100	100

注：表中数字为菌株的反应、发酵或分解阳性率（%）。

2. 致病性 产碱杆菌属的菌种通常在人体受到其他病原微生物感染时形成伴随感染，也可在其他因素造成宿主机体抵抗力降低时引起疾病，是医源性感染的常见医院内感染细菌。产碱杆菌的致病物质主要是内毒素，可引起外科手术伤口或创伤化脓、脑膜炎、菌血症、败血症、泌尿系统感染、支气管炎、胆囊炎等。

3. 病原学诊断

（1）直接涂片镜检：脓液、痰液标本以及脑脊液离心沉淀物标本可直接涂片，革兰氏染色后镜检。发现革兰氏阴性成双或链状排列的球杆菌，有助于指导进一步的分离培养和鉴定。

（2）分离培养：血液标本需首先增菌培养，脓液、痰液、胆汁、前列腺液、尿液等标本以及脑脊液标本的离心沉淀物可直接划线接种于血琼脂平板，置普通温箱内37℃分离培养。取培养物中生长的菌落涂片和革兰氏染色镜检，有助于指导进一步的鉴定。

（3）鉴定：主要根据生化反应特性鉴定产碱杆菌属的菌种。产碱杆菌属的常规细菌学简易分离与鉴定程序见图4-14。

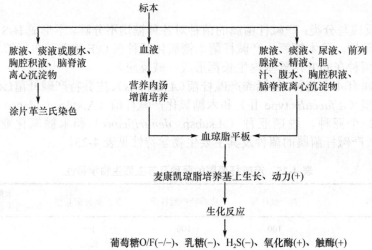

图 4-14　产碱杆菌属的菌种简易分离与鉴定程序

（十四）莫拉菌属

莫拉菌属（*Moraxella*）的菌种包括莫拉菌亚属和布兰汉菌亚属，属于奈瑟菌科。莫拉菌为非发酵菌群，其绝大多数菌种主要寄居在人体，是正常人体常见的正常菌群和条件致病菌。

1. 生物学性状

（1）形态与结构：莫拉菌属的菌种为革兰氏阴性球形或杆形，大小为 $2.0\mu m \times 1.0\mu m$，成双或短链状排列。无鞭毛，不能运动，不形成芽孢，有些菌株可产生荚膜。

（2）培养特性：莫拉菌属的菌种为专性需氧菌，对营养要求较高，在含血液、血清或腹水的培养基上可良好生长。在血琼脂平板上37℃培养24小时后，可形成圆形、凸起、湿润、有光泽、灰白色、透明、针尖样细小的不溶血菌落。莫拉菌的大多数菌种能够在麦康凯琼脂平板上生长，但在 SS 琼脂平板上不能生长。

（3）生化反应与分类：莫拉菌属的各菌种对各种糖均不分解，O/F 为阴性反应。不形成 H_2S 或水解乙酰胺，氧化酶阳性。医学上常见的莫拉菌亚属有 8 个菌种，包括卡他莫拉菌（*M.catarrhalis*）、缺陷莫拉菌（*M.lacunata*）、犬莫拉菌（*M.canis*）、非液化莫拉菌（*M.nonliquefaciens*）、亚特兰大莫拉菌（*M.atlantae*）、林肯莫拉菌（*M.linconii*）、苯丙酮酸莫拉菌（*M.phenylpyruvica*）、澳斯陆莫拉菌（*M.osloensis*）。莫拉菌亚属的 8 个菌种及其主要生物学特性见表 4-26。

表 4-26 莫拉菌亚属的菌种及其主要生物学特性

菌种	动力	枸橼酸盐利用	H₂S形成	吲哚	氧化酶	触酶	乙酰胺水解	苯丙氨酸脱氨酶	明胶液化	尿素水解	DNA酶	麦康凯培养基上生长
卡他莫拉菌	−	−	+	−	+	+	−	−	−	+	+	−
缺陷莫拉菌	−	−	−	−	+	+	−	+/−	+	−	−	−
非液化莫拉菌	−	+	−	−	+	+	−	−	−	−	−	−
犬莫拉菌	−	−	−	−	+	+	−	−	−	−	−	+
林肯莫拉菌	−	−	−	−	+	+	−	−	−	−	−	−
澳斯陆莫拉菌	−	−	−	−	+	+	−	−	−	−	−	+/−
亚特兰大莫拉菌	−	−	−	−	+	+	−	−	−	−	−	+
苯丙酮酸莫拉菌	−	−	−	−	−	+	−	+	−	+	−	+/−

注：①+. 绝大多数菌株阳性；②+/−. 部分菌株阳性；③−. 绝大多数菌株阴性。

2. 致病性 莫拉菌属的菌种常见引起婴幼儿脑膜炎及败血症,在宿主受到其他病原微生物感染时可形成继发感染或在宿主机体的抵抗力降低时引起成年人的肺炎、支气管炎、肺脓肿、脑膜炎、脑脓肿、心包炎、心内膜炎、眼结膜炎、菌血症、败血症、胆囊炎、中耳炎、泌尿系统感染等疾病。

3. 病原学诊断

（1）直接涂片镜检：脓液、痰液标本以及脑脊液离心沉淀物标本可直接涂片，革兰氏染色后镜检。发现革兰氏阴性成双或短链状排列的球形或杆形细菌，有助于指导进一步的分离培养和鉴定。

（2）分离培养：血液标本需首先增菌培养，脓液、痰液、胆汁、前列腺液、尿液等标本以及脑脊液标本的离心沉淀物可直接划线接种于血琼脂平板，置普通温箱内 37℃分离培养。取培养物中生长的菌落涂片和革兰氏染色镜检，将有助于指导进一步的鉴定。

（3）鉴定：采用常规细菌学的生化反应方法，可鉴定莫拉菌的菌种。莫拉菌的常规细菌学简易分离与鉴定程序见图 4-15。

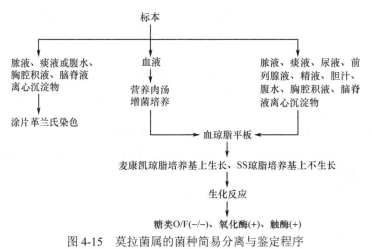

图 4-15 莫拉菌属的菌种简易分离与鉴定程序

（十五）嗜血杆菌属

嗜血杆菌属（*Haemophilus*）的菌种是一群革兰氏阴性、无动力、不产生芽孢、兼性厌氧、生长需要外源提供生长因子的小杆菌，属于巴斯德菌科。嗜血杆菌属的绝大多数菌种在人工培养时需要从红细胞中获得 X 因子和 V 因子才能生长繁殖，因而得名为嗜血杆菌。人嗜血杆菌属的绝大多数菌种是正常人体口腔、鼻咽部及上呼吸道的常见正常菌群，杜克嗜血杆菌可在泌尿生殖系统分离到。

1. 生物学性状

（1）形态与结构：嗜血杆菌属的菌种为革兰氏阴性小杆菌，大小为 1.5μm×（0.3～0.4）μm，菌体两端钝圆并常常呈球形或不规则形态，单个、成双或短链状排列。无鞭毛，不能运动，不形成芽孢。黏液型菌株能够产生多糖性质的荚膜，与嗜血杆菌的致病性有关。

（2）培养特性：嗜血杆菌属的菌种为兼性厌氧菌，人工培养时需要从加入培养基内的人或动物的红细胞获得 X 因子和（或）V 因子才能良好生长。X 因子是高铁血红素，与嗜血杆菌的细胞色素合成有关。V 因子是辅酶 I 或辅酶 II，参与嗜血杆菌的氧化还原过程。嗜血杆菌在巧克力色血琼脂平板上 37℃ 培养 24 小时后，可形成圆形、凸起、表面光滑、无色透明、直径 1～3mm 的露滴样菌落。在血琼脂平板上，溶血嗜血杆菌（*H.haemolyticus*）和副溶血嗜血杆菌（*H.parahaemolyticus*）能够形成 β 溶血现象，常常容易同溶血性链球菌混淆。如果将嗜血杆菌与金黄色葡萄球菌在含兔血的琼脂平板上混合培养，可见在金黄色葡萄球菌的菌落周围生长的嗜血杆菌菌落形成由近至远逐渐变小的现象，称为"卫星现象"。卫星现象的形成与金黄色葡萄球菌产生溶血素造成培养基内的兔红细胞溶解，从而释放出 X 因子与 V 因子，促进了嗜血杆菌生长繁殖有关。在液体培养基内，有荚膜的菌株呈均匀混浊生长，而无荚膜菌株为颗粒状沉淀生长。

（3）生化反应与分类：嗜血杆菌属包括 17 个菌种，分别能够感染人类、哺乳类及禽类动物，导致人畜共患病或不致病。嗜血杆菌属中常见寄生于人体的菌种包括流感嗜血杆菌（*H.influenzae*）、副流感嗜血杆菌（*H.parainfluenzae*）、嗜沫嗜血杆菌（*H.aphrophilus*）、副嗜沫嗜血杆菌（*H. Paraphrophilus*）、埃及嗜血杆菌（*H. aegyptius*）、溶血嗜血杆菌、副溶血嗜血杆菌、杜克嗜血杆菌（*H.ducreyi*）。这些嗜血杆菌主要寄居在宿主的上呼吸道，是人体常见的正常菌群。其中的溶血嗜血杆菌为非病原性细菌，流感嗜血杆菌、副流感嗜血杆菌、埃及嗜血杆菌、杜克嗜血杆菌、副溶血嗜血杆菌、嗜沫嗜血杆菌及副嗜沫嗜血杆菌可引起人类的原发性或继发性的感染性疾病。

嗜血杆菌属的绝大多数菌种都能够还原硝酸盐，对乳糖、麦芽糖、甘露醇、蔗糖等糖类的分解能力不定（表 4-27，简表未包含细菌的全部生化反应）。根据生物学特性的差异，可将流感嗜血杆菌分为 8 个生物型（生物型 1～8）和将副流感嗜血杆菌分为 7 个生物型（生物型 1～7）。流感嗜血杆菌及副流感嗜血杆菌各生物型的主要特征见表 4-28。根据荚膜抗原性不同，又可将流感嗜血杆菌分为 6 个血清型（血清型 a～f）。其中 b 血清型具有较强的毒力，其荚膜多糖为磷酸二酯键连接的核糖-核糖醇共聚物。

2. 致病性 在嗜血杆菌属的各菌种中，以流感嗜血杆菌引起的人类疾病最为常见。流感嗜血杆菌的致病因素主要是荚膜、内毒素、纤毛静止因子（ciliostatic factors）及 IgA1 蛋白酶。其中荚膜在没有特异性抗体存在的情况下，能够保护细菌抵抗吞噬细胞的吞噬作用以及抵抗血清补体的杀菌作用。纤毛静止因子是一种细胞外的毒素样因子（extracellular toxin-like factor），其具有阻止呼吸道黏膜纤毛运动的作用。IgA1 蛋白酶是流感嗜血杆菌产生的一种细胞外的蛋白酶，其能够在 IgA 的亚单位 1 的铰链区切开特异性的肽键。除了流感嗜血杆菌以外，埃及嗜血杆菌、肺炎链球菌、脑膜炎奈瑟菌以及淋病奈瑟菌也都能够产生类似的 IgA1 蛋白酶。

有荚膜的流感嗜血杆菌的 b 血清型是常见引起较为严重的感染性疾病的病原菌，而有荚膜的其他血清型以及无荚膜的菌株则通常引起黏膜表面的感染。流感嗜血杆菌 b 血清型引起的疾病常见为脑膜炎、菌血症、会咽炎、肺炎、化脓性关节炎、化脓性骨髓炎及化脓性心包炎。流感嗜血杆菌 b 血清型所致的脑膜炎主要发生于幼年儿童，并且是幼儿细菌性脑膜炎的三种病原菌（脑膜炎奈瑟菌、肺炎链球菌及流感嗜血杆菌 b 血清型）中最为常见的一种。在 2 月龄至 3 周岁幼儿的细菌性脑膜炎患者中，约 80% 由流感嗜血杆菌 b 血清型所致。流感嗜血杆菌的其他荚膜血清型以及无荚膜菌株常常在宿主发生病毒感染、超敏反应性疾病或功能障碍的情况下引起呼吸道及窦黏膜的表面感染，常见疾病包括中耳炎、窦炎、气管炎、支气管炎等。

杜克嗜血杆菌主要通过性接触传播和引起泌尿生殖器官的感染，所致疾病常见为软性下疳、男性尿道炎等。埃及嗜血杆菌常见引起眼结膜炎，副流感嗜血杆菌、副溶血嗜血杆菌、嗜沫嗜血杆菌及副嗜沫嗜血杆菌在易感者可引起亚急性心内膜炎及脑脓肿。

表 4-27　人体嗜血杆菌属的常见菌种及其主要生物学特性

生物学特性	流感嗜血杆菌	副流感嗜血杆菌	溶血嗜血杆菌	副溶血嗜血杆菌	杜克嗜血杆菌	嗜沫嗜血杆菌	副嗜沫嗜血杆菌	埃及嗜血杆菌
生长需 X 因子	+	−	+	−	+	V	−	+
生长需 V 因子	+	+	+	+	−	−	+	+
生长需 CO_2	−	−	−	−		+	+	+
β 溶血	−	−	+	+				
触酶	+	V	+	V				
氧化酶	+	+	+	+	+	−	+	+
葡萄糖产酸						+	+	
乳糖产酸	−					+	+	
蔗糖产酸	−	+				+	+	
木糖产酸	+	−	+					
硝酸盐还原	+	+	+	+		+	+	+
吲哚	V	−	V					
鸟氨酸脱羧酶	V	V		V				
赖氨酸脱羧酶	V	V						
人体寄生部位	咽	口腔、咽	咽	口腔、咽	泌尿生殖道	口腔	口腔	口腔

注：①+. 绝大多数菌株阳性；②−. 绝大多数菌株阴性；③V. 不定。

表 4-28　流感嗜血杆菌和副流感嗜血杆菌的生物型及其主要特征

生化特征	流感嗜血杆菌生物型								副流感嗜血杆菌生物型						
	1	2	3	4	5	6	7	8	1	2	3	4	5	6	7
吲哚	+	+	−	−	+	−	−	+	−	−	−	−	+	+	+
尿素水解	+	+	+	+	−	−	+	+	−	+	+	−	−	+	+
鸟氨酸脱羧酶	+	−	−	+	+	+	−	−	−	−	+	+	+	−	−

注：①+. 阳性反应；②−. 阴性反应。

3. 病原学诊断

（1）直接涂片镜检：脓液、脑脊液离心沉淀物标本可直接涂片，革兰氏染色后镜检。发现革兰氏阴性小杆菌并有成双或短链状排列或长丝形态者，结合患者的临床表现有助于初步诊断。

（2）分离培养：血液标本需首先增菌培养，脓液、痰液、分泌物、尿道拭子等标本以及脑脊液标本的离心沉淀物可直接划线接种于血琼脂或巧克力色血琼脂平板，置普通温箱内 37℃分离培养。根据菌落形态及其涂片染色的菌细胞形态特征，有助于指导进一步的鉴定。

（3）鉴定：采用常规细菌学的生化反应方法以及卫星现象试验、X 因子或 V 因子需求试验，可鉴定嗜血杆菌属及其菌种。采用荧光抗体试验、荚膜肿胀试验或沉淀试验等血清学方法，可对流感嗜血杆菌及副流感嗜血杆菌进行血清型的特异性鉴定。嗜血杆菌的常规细菌学简易分离与鉴定程序见图 4-16。

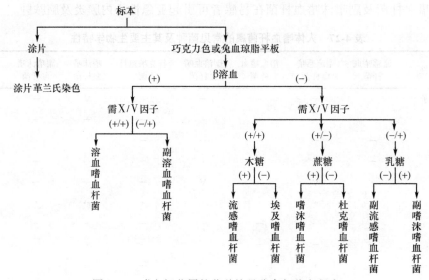

图 4-16　嗜血杆菌属的菌种简易分离与鉴定程序

（十六）厌氧性细菌

厌氧性细菌（anaerobic bacteria）是一群只能在不含游离分子氧的环境中存活和生长繁殖的细菌。厌氧性细菌包括两大类，一类是革兰氏阳性的产芽孢杆菌，属于厌氧芽孢梭菌属（Clostridium）的菌种，包括破伤风梭菌（C.tetani）、产气荚膜梭菌（C.perfringens）、肉毒梭菌（C.botulinum）、艰难梭菌（C.difficile）、败毒梭菌（C.septicum）、腐败梭菌（C.putrificum）等。另一类是不产芽孢的革兰氏阳性球菌与杆菌及革兰氏阴性球菌与杆菌，称为无芽孢厌氧菌，包括双歧杆菌属（Bifidobacterium）、乳杆菌属（Lactobacillus）、丙酸杆菌属（Propionibacterium）、梭杆菌属（Fusobacterium）、韦荣菌属（Veillonella）、消化球菌属（Peptococcus）、消化链球菌（Peptostreptococcus）以及放线菌属（Actinomyces）的某些菌种等。厌氧芽孢梭菌属的菌种主要以芽孢的形式在自然界环境中广泛存在，也可寄生在动物及人的肠道内，常见引起创伤感染，尚未见自然条件下引起前列腺炎等内生殖器官感染的报道。

无芽孢厌氧菌广泛生活在自然界的土壤、沼泽、湖泊、海洋、河流、污水以及食物中，也可广泛存在于人和动物的口腔、肠道、泌尿生殖道、上呼吸道及皮肤，是人体分布最广泛、数量最多和最重要的正常菌群，其中一些种类也是引起人体疾病的常见条件致病性细菌，可引起前列腺等内生殖器官的条件致病性感染。

双歧杆菌、乳杆菌以及其他一些厌氧菌、需氧菌和酵母菌，是目前深受国内外预防医学界重视的肠道正常菌群或益生菌群，许多有利于人体健康的微生物菌种已经被分离、纯化、鉴定和制备成为可用于人与动物菌群失调治疗和健康保健的微生态制剂（microe-cological agents）。著者也研究了肠道益生菌在感染性疾病以及肠道功能紊乱所致菌群失调相关疾病或机能与代谢紊乱的应用，研发了适用于双歧杆菌、乳杆菌、嗜热链球菌等益生菌分离培养、鉴定、发酵、生产和服用的"益生菌多克隆发酵的培养基及其制备方法"，该研究成果已申请了国家发明专利。初步的研究和应用结果显示，多克隆发酵技术制备的益生菌制剂可含有较高的菌细胞浓度、丰富的生物活性代谢产物以及人体必需的多种微量元素，其不仅可应用于前列腺炎等感染性疾病相关的菌群失调症的治疗，也可应用于其他原因所致的菌群失调相关疾病或生理功能紊乱的预防和治疗，以及应用于正常人体的健康保健和某些疾病的预防（详见第十一章）。

（十七）无芽孢厌氧菌

1. 生物学性状

（1）形态与结构：无芽孢厌氧菌包括革兰氏阳性球菌、革兰氏阳性杆菌、革兰氏阴性球菌及革兰氏阴性杆菌，可单个、成双、短链或不规则排列，在临床标本或传代培养物内，常常可发现无芽孢厌氧菌呈不规则革兰氏染色反应的丝状、分支与不规则形态。除优杆菌等少数细菌外，无芽孢厌氧菌的某些菌种能够产生荚膜以及具有菌毛或周鞭毛。

（2）培养特性：无芽孢厌氧菌需要在没有分子氧的环境条件下进行人工培养，在有分子氧存在的环境条件下不但不能生长而且还会很快死亡。但有些无芽孢厌氧菌，如拟杆菌属（Bacteroides）、乳杆菌属、双歧杆菌属、放线菌属、蛛网菌属（Arachnia）等菌属的菌种，可具有微需氧性或兼性厌氧性的性质，因此也能够在微氧甚至普通空气环境条件下生长繁殖。不同种类的无芽孢厌氧菌对营养要求不同，但绝大多数无芽孢厌氧菌需要在含有血液、维生素B、维生素K、氯化血红素等营养物质的培养基内才能良好生长。其在厌氧菌血琼脂平板上37℃厌氧培养48～72小时后，可形成透明、半透明或不透明的细小菌落。常用于厌氧菌分离培养的厌氧培养法包括：

1）化学产气法：基本原理是某些化学试剂在进行化学反应的过程中，能够吸收环境中的氧气和释放出二氧化碳、氢气及氮气，从而使培养环境及培养基的氧化还原电势降低。化学产气法常用厌氧罐、厌氧箱或厌氧袋作为容器，在其中每1000ml容积内分别加入硼氢化钾0.261～0.304g、碳酸氢钠0.696～0.739g、枸橼酸0.869g及水约4.348ml，同时还需放置金属钯或铂粒作为触媒以及亚甲蓝作为厌氧指示剂（可用10%葡萄糖、4%氢氧化钠、0.2%亚甲蓝溶液，分别以4∶0.1∶0.1比例混合；该指示剂在有氧的条件下为蓝色，在无氧的条件下无色）。化学产气法由于操作方法简便、成本低廉并且具有良好的分离培养效果，已成为厌氧菌分离培养中最常使用的厌氧培养法。

2）物理换气法：首先将容器内的空气抽出，然后再按比例注入10%二氧化碳、10%氢气及80%氮气。物理换气法可用厌氧罐、厌氧箱或厌氧袋作为容器，也需放置金属钯或铂粒作为触媒。

3）生物学方法：生物学方法通常是采用庖肉培养基、液体高层培养基或半固体琼脂培养基分离培养厌氧菌。庖肉培养基是在肉浸液培养基中加入牛肉渣。液体高层培养基需加入还原剂（如硫乙醇酸钠、L-半胱氨酸等）或将培养基煮沸加热10～15分钟（驱氧）后迅速冷却，接种细菌后在培养基表面覆盖液状石蜡或用胶塞封口。半固体培养基则是在液体培养基内加入0.05%～0.1%的琼脂。

（3）生化反应与分类：根据革兰氏染色形态可将无芽孢厌氧菌分为革兰氏阳性球菌、革兰氏阳性杆菌、革兰氏阴性球菌、革兰氏阴性杆菌4个类别。根据革兰氏阴性无芽孢厌氧球菌及革兰氏阴性无芽孢厌氧杆菌的终末代谢产物中的挥发性脂肪酸、非挥发性脂肪酸及醇类的定性与定量检测分为 20 余个属，其中医学上常见的无芽孢厌氧菌及其在正常人体的分布见表 4-29 与表 4-30。

表 4-29　无芽孢厌氧菌的分类及其常见菌种

类别	菌属	菌种	
革兰氏阳性无芽孢厌氧球菌	消化球菌属（*Peptococcus*）	黑色消化球菌（*P.niger*）	
	消化链球菌属（*Peptostreptococcus*）	厌氧消化链球菌（*P.anaerobius*）	不解糖消化链球菌（*P.asaccharolyticus*）
		产吲哚消化链球菌（*P.indolicus*）	四联消化链球菌（*P.tetradius*）
		大消化链球菌（*P.magnus*）	普氏消化链球菌（*P.prevotii*）
		微小消化链球菌（*P.micros*）	产生消化链球菌（*P.productus*）
革兰氏阳性无芽孢厌氧杆菌	丙酸杆菌属（*Propionibacterium*）	痤疮丙酸杆菌（*P.acnes*）	贪婪丙酸杆菌（*P.avidum*）
		颗粒丙酸杆菌（*P.granulosum*）	
	放线菌属（*Actinomyces*）	衣氏放线菌（*A.israelii*）	黏性放线菌（*A.viscosus*）
		奈氏放线菌（*A.naeslundii*）	化脓放线菌（*A.pyogenes*）
		龋齿放线菌（*A.odontolyticus*）	迈氏放线菌（*A.meyeri*）
	蛛网菌属（*Arachnia*）	丙酸蛛网菌（*A.propionica*）	
	优杆菌属（*Eubacterium*）	产气优杆菌（*E. aerofaciens*）	短优杆菌（*E.brachy*）
		不解乳优杆菌（*E.alactolyticum*）	砂优杆菌（*E.saburreum*）
		扭曲优杆菌（*E.contortum*）	凸腹优杆菌（*E.ventriosum*）
		迟缓优杆菌（*E.lentum*）	缠绕优杆菌（*E.nodatum*）
		黏液优杆菌（*E.limosum*）	胆怯优杆菌（*E.timidum*）
		念珠状优杆菌（*E.moniliforme*）	
	乳杆菌属（*Lactobacillus*）	嗜酸乳杆菌（*L.acidophilus*）	发酵乳杆菌（*L.fermentum*）
		卷曲乳杆菌（*L.crispatus*）	短乳杆菌（*L.brevis*）
		格氏乳杆菌（*L.gasseri*）	干酪乳杆菌（*L casei*）
		詹氏乳杆菌（*L.Jensenii*）	植物乳杆菌（*L plantarum*）
	双歧杆菌属（*Bifidobacterium*）	青春双歧杆菌（*B.adolescentis*）	两歧双歧杆菌（*B.bifidum*）
		长双歧杆菌（*B.longum*）	住齿双歧杆菌（*B.dentium*）
		婴儿双歧杆菌（*B.infantis*）	短双歧杆菌（*B.breve*）
革兰氏阴性无芽孢厌氧球菌	韦荣球菌属（*Veillonella*）	细小韦荣菌（*V.parvula*）	不典型韦荣球菌（*V.atypica*）
		齿蚀韦荣球菌（*V.rodentium*）	差异韦荣球菌（*V.dispar*）
革兰氏阴性无芽孢厌氧杆菌	拟杆菌属（*Bacteroides*）	脆弱拟杆菌（*B.fragilis*）	内脏拟杆菌（*B.splanchnicus*）
		不解糖拟杆菌（*B.asaccharolyticus.*）	口腔拟杆菌（*B.oris*）
		齿龈拟杆菌（*B.gingivalis.*）	口生拟杆菌（*B.buccae*）
		解尿拟杆菌（*B.ureolyticus*）	菌胶团拟杆菌（*B.zoogleoformans*）
		中间型拟杆菌（*B..intermedius*）	口源拟杆菌（*B.oralis*）
		人体拟杆菌（*B.corporis*）	双向拟杆菌（*B..bivius*）
		吉氏拟杆菌（*B.distasonis*）	两向拟杆菌（*B.disiens*）
		条形拟杆菌（*B.gracilis*）	多毛拟杆菌（*B.capillosus*）
		普通拟杆菌（*B.vulgatus*）	锐利拟杆菌（*B.praeacutus*）
		卵形拟杆菌（*B.ovatus*）	腐败拟杆菌（*B.putredinis*）
		多形拟杆菌（*B.thetaiotaomicron*）	产黑色素拟杆菌（*B.melaninogenicus*）
		规则拟杆菌（*B.uniformis*）	住齿拟杆菌（*B.denticula*）
		艾格斯拟杆菌（*B.eggerthii*）	劳艾奇拟杆菌（*B.loescheii*）

续表

类别	菌属	菌种	
革兰氏阴性无芽孢厌氧杆菌	梭杆菌属（Fusobacterium）	核梭杆菌（F.nucleatum） 微生子梭杆菌（F.gonidiaformans） 坏死梭杆菌（F.necrophorum） 舟形梭杆菌（F.naviforme）	变形梭杆菌（F.varium） 死亡梭杆菌（F.mortiferum） 拉氏梭杆菌（F.russii）

表 4-30　无芽孢厌氧菌常见菌种在正常人体的分布情况

类别		菌属	形态	分布
革兰氏阳性无芽孢厌氧菌	球菌	消化球菌属	球形，单个或成堆	口腔、上呼吸道、肠道、尿道、生殖道、皮肤
		消化链球菌属	链状排列	口腔、上呼吸道、肠道、尿道、生殖道、皮肤
	杆菌	双歧杆菌属	球形、球杆状或杆状	口腔、肠道、生殖道
		丙酸杆菌属	球杆状或杆状	口腔、上呼吸道、肠道、尿道、皮肤
		乳杆菌属	杆状，成双或链状排列	口腔、肠道、尿道、生殖道
		优杆菌属	杆状	口腔、上呼吸道、肠道、生殖道
		放线菌属	杆状	口腔、上呼吸道、肠道
革兰氏阴性无芽孢厌氧菌	球菌	韦荣球菌属	球形，成双或短链状排列	口腔、上呼吸道、肠道、尿道、生殖道
	杆菌	拟杆菌属	球杆状、杆状或丝状	口腔、上呼吸道、肠道、尿道、生殖道
		梭杆菌属	梭状或杆状	口腔、上呼吸道、肠道、尿道、生殖道

表 4-31　常见无芽孢厌氧菌的主要生物学特性

生物学特性	消化球菌属	消化链球菌属	双歧杆菌属	丙酸杆菌属	乳杆菌属	优杆菌属	放线菌属	韦荣球菌属	拟杆菌属	梭杆菌属
葡萄糖发酵	+	V	+	+	+	+	+	−	+	V
乳糖发酵	−	−/+	+	N	+	+/−	+	−	−	V
麦芽糖发酵	−	−	+/−	+	+	V	+	−	+/−	V
蔗糖发酵	−	−	+/−	+/−	+/−	V	+	−	+/−	N
果糖发酵	+	−	+/−	+	+	+/−	+/−	−	N	V
棉子糖发酵	N	N	+	V	−	−/+	+	−	N	N
七叶苷水解	−	−	+	−	+/−	+	+/−	−	+	+/−
硝酸盐还原	−/+	−	−	+/−	−	−/+	+/−	+	−/+	V
触酶	V	−	−	V	−	N	−/+	V	+/−	−
吲哚	−/+	−	−	V	−	−	−	−	+/−	+/−
20%胆汁生长	−	−	−	−	−	+	N	−	−	V
明胶液化	−/+	−	−	V	−	−/+	−/+	−	−	+
脂酶	−	−	N	−	−	−	N	−	−/+	V
动力	−	−	−	−	−	V	−	−	−	+

注：①+. 绝大多数阳性；②+/−. 大多数阳性；③−/+. 少数阳性；④−. 绝大多数阴性；⑤V. 不定；⑥N. 无资料。

　　无芽孢厌氧菌的不同菌种对糖类的分解能力不同，许多菌种能够分解葡萄糖、乳糖、果糖等糖类产酸，但绝大多数菌种对许多糖类不能分解。消化球菌属和消化链球菌属的菌种能够分解碳水化合物产生乙酸、甲酸、丙酸、丁酸、异丁酸、乳酸等酸类或产生气体。韦荣球菌属的菌种不分解碳水化合物，能够分解乳酸产生乙酸、丙酸以及 CO_2 和 H_2。拟杆菌属和梭杆菌属的菌种能够分解葡萄糖和产生各种短链的挥发性脂肪酸。丙酸杆菌属、放线菌属、蛛网菌属、优杆菌属、乳杆菌属及双歧杆菌属的菌种生化反应不一，其多数能够发酵葡萄糖和触酶、吲哚阴性（表4-31～表4-37）。

表4-32　革兰氏阳性无芽孢厌氧球菌的常见菌种及其主要生物学特性

菌种	葡萄糖发酵	乳糖发酵	麦芽糖发酵	蔗糖发酵	纤维二糖发酵	吲哚	七叶苷水解	明胶液化	硝酸盐还原	尿素水解	溶血性	凝固酶
黑色消化球菌	−	−	−	−	−	−	−	+	−	−	−	−
厌氧消化链球菌	+	−	−	−	−	−	−	−	−	−	−	−
大消化链球菌	−	−	−	−	−	−	−	V	−	−	−	−
微小消化链球菌	−	−	−	−	−	−	−	−	−	−	−	−
产吲哚消化链球菌	−	−	−	−	−	+	−	−	−	−	−	+
不解糖消化球菌	−	−	−	−	−	−	−	−	−	−	−	−
普氏消化链球菌	−	−	−	−	−	−	−	+/−	−	−	−	−
四联消化链球菌	+	−	−	−	−	−	−	−	−	−	+	−
产生消化链球菌	+	+	+	+	+	−	−	−	−	−	−	−

注：①+. 绝大多数阳性；②+/−. 大多数阳性；③−. 绝大多数阴性；④V. 不定。

表4-33　消化链球菌属的常见菌种及其主要生物学特性

菌种	葡萄糖发酵	乳糖发酵	麦芽糖发酵	甘露醇发酵	发糖发酵	木糖发酵	鼠李糖发酵	水杨素发酵	海藻糖发酵	七叶苷水解	触酶	明胶液化	溶血性	产生气体	吐温80促生长
厌氧消化链球菌（P.anaerobius）	V	−	−	+		−/+	−	−	−	−		−	β	+	+
延展消化链球菌（P.productus）	+	+	+	+	+	+	N	+	+	+	−	−	−	+	+
微小消化链球菌（P.micros）	−	−	−	−	−	−	−	−	−	−	−	−	β	−/+	+
短小消化链球菌（P.parvulus）	+	+	+	+					−/+		−				+
产生消化链球菌（P.productus）	+	+	+	+/−				+/−		+	−		α、β	+	+/−

注：①+. 绝大多数阳性；②+/−. 大多数阳性；③−/+. 少数阳性；④−. 绝大多数阴性；⑤V. 不定；⑥N. 无资料。

表4-34　韦荣球菌属的常见菌种及其主要生物学特性

菌种	葡萄糖发酵	乳糖发酵	麦芽糖发酵	蔗糖发酵	果糖发酵	七叶苷水解	硝酸盐还原	明胶液化	触酶	产生气体	吲哚	溶血性	吐温80促生长
细小韦荣球菌（V.parvula）	−	−	−	−	−	−	+	−	+	−	−	−	−
产碱韦荣球菌（V.alcalescens）	−	−	−	−	−	−	+	−	+	−	−	−	−

注：①+. 绝大多数阳性；②−. 绝大多数阴性。

表 4-35　拟杆菌属的常见菌种及其主要生物学特性

菌种	葡萄糖发酵	乳糖发酵	麦芽糖发酵	蔗糖发酵	水杨素发酵	海藻糖发酵	鼠李糖发酵	阿拉伯糖发酵	七叶苷水解	明胶液化	吲哚	触酶	20%胆汁生长
吉氏拟杆菌	+	N	+	+	+	+	V	−	+	N	−	+	+
脆弱拟杆菌	+	N	+	+	−	−	+	+	+	N	−	+	+
普通拟杆菌	+	N	+	+	−	−	+	+	+	N	−	−	+
卵形拟杆菌	+	N	+	+	+	+	+	+	+	N	+	−	+
多形拟杆菌	+	N	+	+	+	+	+	+	+	N	+	+	+
规则拟杆菌	+	N	+	+	+	−	−	−	+	N	−	−	+
艾格斯拟杆菌	+	N	+	−	−	−	+	−	+	N	−	−	+
内脏拟杆菌	+	N	−	−	−	−	−	−	+	N	+	−	+
口腔拟杆菌	+	N	N	−	+	N	N	+	−		N	−	N
口生拟杆菌	+	N	N	+	+	N	N	+	−		N	−	N
菌胶团拟杆菌	+	N	N	−	V	−	V	−	+	N	+	−	N
口源拟杆菌	+	+	N	−	−	−	−	−	+	N		−	N
双向拟杆菌	+	+	N	−	−	−	−	−	+	N		−	N
两向拟杆菌	+	−	N	−	−	−	−	−	+	N		−	N
人体拟杆菌	+	−	N	−	−	−	−	−	+			−	N
锐利拟杆菌	−	−	N	−	−	−	−	−	−	N		−	N
腐败拟杆菌	−	−	N	−	+	−	−	−	+	+		−	N
不解糖拟杆菌	−	−	N	N	N	N	N	N	−	N			
齿龈拟杆菌	−	−	N	N	N	N	N	N	−	N			
中间型拟杆菌	+	−	+	−	−	−	−	−	N	N			
多毛拟杆菌	−	−	+	−	−	−	−	−					
产黑色素拟杆菌	−	+	+	−	−	−	−	−					
住齿拟杆菌	−	+	+	−	−	−	−	−	+				
劳艾奇拟杆菌	−	+	+	N	N	N	N	N	V	N	−	−	

注：①+. 绝大多数阳性；②−. 绝大多数阴性；③V. 不定；④N. 无资料。

表 4-36　梭杆菌属的常见菌种及其主要生物学特性

菌种	葡萄糖产酸	葡萄糖产气	甘露醇发酵	果糖发酵	七叶苷水解	吲哚	酯酶	20%胆汁生长
核梭杆菌	−	−	−	−	−	+	−	−
微生子梭杆菌	−	+	−	−	−	+	−	−
坏死梭杆菌	−	+	−	−	−	+	+	−
舟形梭杆菌	+	−	−	−	−	+	−	−
变形梭杆菌	+	+	+	+	−	+	−	+
死亡梭杆菌	+	−	+	−	−	+	−	+
拉氏梭杆菌	−	−	−	−	−	−	−	−

注：①+. 绝大多数阳性；②−. 绝大多数阴性。

表 4-37　革兰氏阳性无芽孢厌氧杆菌的常见菌种及其主要生物学特性

菌种	葡萄糖发酵	乳糖发酵	麦芽糖发酵	甘露醇发酵	蔗糖发酵	棉子糖发酵	肌醇发酵	海藻糖发酵	鼠李糖发酵	果糖发酵	木糖发酵	核糖发酵	七叶苷水解	明胶液化	硝酸盐还原	动力	吲哚	触酶
青春双歧杆菌 (*B.adolescentis*)	+	+	+	+	+	+	−	−	N	V	V	+	−	−	−	−	−	−
婴儿双歧杆菌 (*B.infantis*)	+	+													N			−
两歧双歧杆菌 (*B.bifidum*)	+	+								V					N			−
短双歧杆菌 (*B.breve*)	+	+	+	+	+	+		+		+		+			N			−
长双歧杆菌 (*B.longum*)	+	+	+	+	+	+		+		+		+			N			−
痤疮丙酸杆菌 (*P.acnes*)	+	−	V	−	N	N	N	−	N	−	−	−	−	+	−		+/−	+
贪婪丙酸杆菌 (*P.avidum*)	+	V	+	−	N	N	N	−	N					+				+
颗粒丙酸杆菌 (*P.granulosum*)	+				N	N	N	−	N			V						+
不解乳优杆菌 (*E.alactolyticum*)																		
黏液优杆菌 (*E.limosum*)	+		+			+			+	+/−		+						
迟缓优杆菌 (*E.lentum*)															+			
直肠优杆菌 (*E.rectale*)	+	+	+			V		N				+	+/−			N	N	N
詹氏乳杆菌 (*L.Jensenii*)	+	−	+	−	+	−	N	N	N							N	N	N
嗜酸乳杆菌 (*L.acidophilus*)	+	+	+	−	+	−/+	N									N	N	N
唾液乳杆菌 (*L.salivarius*)	+	+	+	+	+	N	+/−	N				+/−				N	N	N
干酪乳杆菌 (*L.casei*)	+	V	−/+	+	−/+	+	N	N	N							N	N	N
短乳杆菌 (*L.brevis*)	+	+/−	−	−	−/+	+/−	N	N		+	+/−	−/+	N				N	N

注：①+. 绝大多数阳性；②+/−. 大多数阳性；③−/+. 少数阳性；④−. 绝大多数阴性；⑤V. 不定；⑥N. 无资料。

2. 致病性　无芽孢厌氧菌的毒力较弱，不同菌种的致病因素不同，主要有内毒素、荚膜、菌毛、胶原酶、IgA 蛋白酶及 DNA 酶。宿主机体局部组织氧化还原电势降低，是无芽孢厌氧菌致病的基本条件。无芽孢厌氧菌在低氧化还原电势的组织中能够大量生长繁殖和产生致病物质，通过造成组织细胞损伤和生理机能紊乱而引起宿主发生疾病。

无芽孢厌氧菌广泛存在于正常人体的口腔、上呼吸道、肠道、外阴部、尿道、阴道及皮肤表面，绝大多数对人体不致病，其中的乳杆菌属和双歧杆菌属的菌种是人体肠道重要的益生菌。某些菌种是条件致病菌，在宿主正常菌群失调、免疫力降低、局部氧化还原电势降低或无芽孢厌氧菌进入非正常寄居部位的情况下，可引起化脓性疾病。无芽孢厌氧菌引起的疾病常见包括口腔、鼻窦、胸腔、盆腔、会阴部、颅内等深部组织的炎症或脓肿、败血症、心内膜炎、脓毒血性血栓性静脉炎、前列腺炎以及其他男性生殖器官的炎症反应。由于无芽孢厌氧菌的生物学特性，其引起感染的分泌物或脓液常常为黑色或混浊乳白色并可为血性、恶臭或有气体。

3. 病原学诊断

（1）直接涂片镜检：脓液、脑脊液离心沉淀物、前列腺液、精液等病变组织的标本可直接涂片，革兰氏染色后镜检。发现单个、成双或链状排列的革兰氏阳性或革兰氏阴性的球菌，或革兰氏阳性或革兰氏阴性、形态规则或不规则的无芽孢小杆菌，结合患者的临床表现有助于初步诊断或作为判断分离培养结果时的参考。

（2）分离培养：血液标本需首先增菌培养，脓液、痰液、分泌物、前列腺液、精液等标本以及脑脊液标本的离心沉淀物可直接划线接种于两套血琼脂或无芽孢厌氧菌分离培养基琼脂平板，分别置普通温箱内有氧和无氧37℃分离培养。如果有氧分离培养无菌生长而无氧分离培养有菌生长，根据菌落形态及其涂片染色的菌细胞形态特征，将有助于初步确定为无芽孢厌氧菌感染和指导进一步的鉴定。

需要注意的是，由于无芽孢厌氧菌在正常人体广泛存在，在采集分离培养标本时应当严格无菌操作，以免造成病原学诊断的错误。

（3）鉴定：采用常规细菌学的生化反应方法，可鉴定无芽孢厌氧菌的菌属与菌种。无芽孢厌氧菌的常规细菌学简易分离与鉴定程序见图4-17。

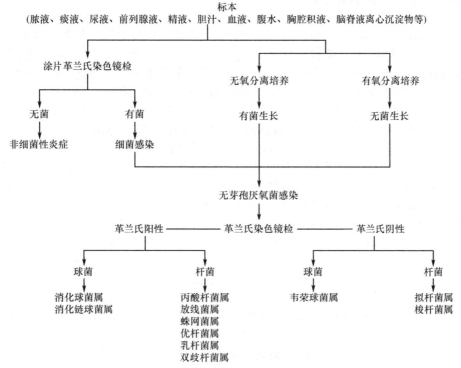

图4-17　无芽孢厌氧菌简易分离与鉴定程序

二、真　菌

真菌（fungus）是一类无根、径、叶分化，不含叶绿素的单细胞或多细胞真核生物。真菌的个体及其组成可具有显著的差异，细胞壁缺乏肽聚糖而是由糖苷、蛋白质、几丁质

（壳多糖）构成，具有较完善的细胞器。有些真菌的个体巨大和组成复杂，从而形成肉眼明显可见的大生物真菌或大型真菌，如蘑菇、木耳、灵芝、茯苓等。有些真菌则个体微小和组成简单，是一群需要借助显微镜放大百倍以上才能看见的微生物真菌，如酵母菌、青霉菌、曲霉菌等（图 4-18）。

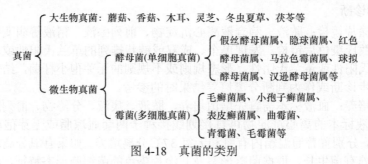

图 4-18　真菌的类别

大生物真菌的个体巨大、结构复杂、由多细胞组成、肉眼可见。微生物真菌的个体微小、结构简单、由多细胞或单细胞组成、需要在显微镜下才能看见，包括丝状真菌（filamentous fungus）或称为霉菌（mold）以及酵母菌（yeast）。大生物真菌和微生物真菌中的少数成员具有致病性，能够引起人类的原发性疾病或继发性疾病，称为病原性真菌或致病性真菌（pathogenic fungi）。病原性真菌引起的疾病称为真菌病（mycosis），临床上以微生物真菌引起的真菌病最为常见。

微生物真菌是微生物中唯一的真核细胞类群，分为多细胞真菌和单细胞真菌两个类型。其中的霉菌也称为丝状真菌，是多细胞微生物真菌。霉菌的每一个个体由多个细胞以及不同的器官（如孢子、菌丝）组成；酵母菌是单细胞型微生物真菌，包括隐球菌（cryptococcus）和假丝酵母菌或称为念珠菌等，每一个个体由一个细胞组成。医学上常见的丝状真菌（霉菌）如表皮癣菌属（*Epidermophyton*）、小孢子菌属（*Microsporum*）、毛癣菌属（*Trichophyton*）、曲霉属（*Aspergillus*）、青霉属（*Penicillium*）、毛霉属（*Mucor*）等。常见的酵母菌如隐球菌属（*Cryptococcus*）、假丝酵母菌属（*Saccharomyces*）、球拟酵母属（*Torulopsis*）、孢子丝菌属（*Sporotrichum*）、红色酵母属（*Rhodotorula*）等。一些微生物真菌在不同的条件下，如培养基的营养构成、培养的温度、在人工培养基或宿主体内等，可发生单细胞形态与多细胞形态互变的现象，称为双相性真菌（dimorphic fungi）。例如，皮炎芽生菌（*Blastomyces dermatitidis*）在体外人工培养基上形成丝状菌落（菌丝相），而在宿主的组织内则可形成酵母型菌落（孢子相）。医学上常见的双相性真菌如白假丝酵母菌（*Saccharomyces albicans* 或 *Candida albicans*）、申克孢子丝菌（*Sporotrichum schenckii*）、荚膜组织胞浆菌（*H.capsulatum*）、粗球孢子菌（*Coccidioides immitis*）、副球孢子菌（*Paracoccidioides brasiliensis*）、马尼菲青霉菌（*P.marneffei*）等。

微生物真菌的分离培养常用沙保诺（Sabouraud）琼脂培养基，其他培养基如马铃薯葡萄糖琼脂培养基（potato dextrose agar，PDA）、CHROMagar Candida 培养基等，也用于微生物真菌的分离培养与鉴定。微生物真菌生长繁殖的最适酸碱度为 pH4.0～6.0，温度为 22～28℃。某些引起机体深部组织感染的微生物真菌，需要在 37℃ 条件下培养。绝大多数微生物真菌经过 24 小时至 7 天培养，形成的菌落可分为：

1. 酵母型菌落　其为单细胞真菌（酵母）形成的菌落。菌落的外观与细菌的菌落相似，如隐球菌的菌落。假丝酵母菌的菌落外观同隐球菌的菌落相似，但假丝酵母菌属的某些菌种在出芽繁殖时产生的芽管延长而不从母细胞上脱离，形成伸入培养基内生长的假菌丝，称为类酵母型菌落。

2. 丝状菌落　其为多细胞真菌（霉菌）形成的菌落，由疏松的菌丝体构成。丝状菌落呈绒毛状、棉絮状或粉末状，有些丝状菌落可产生不同颜色的色素。丝状菌落的形态、结构及颜色是真菌形态学鉴定的重要依据。

微生物真菌在经过人工培养基多次传代培养后，其形态、菌落特征、毒力等特性容易发生变异。微生物真菌对高温敏感，加热60℃1小时可被杀死。但真菌对干燥、紫外线、常用消毒剂可具有较强的抵抗力。

微生物真菌在自然界的水、土壤及空气中，动物体表与体内，植物及许多物体表面广泛存在，也是人体皮肤与黏膜表面及其与外界相通腔道内的常见寄居菌群。这些微生物真菌中的绝大多数对人不致病，仅少数菌种具有致病性或条件致病。某些病原微生物真菌与条件致病性微生物真菌可引起男性生殖器官感染与疾病，其常见菌种包括：

（一）假丝酵母菌属

假丝酵母菌属（*Saccharomyces*）的菌种也称为念珠菌属（*Candida*），是一群单细胞酵母菌或类酵母菌类的微生物真菌，主要以芽生方式无性繁殖。假丝酵母菌属的菌种在自然界水、物体表面、动物和人的体表及其与外界相通的腔道内广泛存在。在人体正常生理情况下，由于正常菌群以及宿主天然抵抗力的制约作用，寄居在人的体表及其与外界相通腔道内的假丝酵母菌并不能在宿主体内大量生长繁殖和引起疾病。只有在宿主机体的抵抗力降低或内分泌功能障碍、受到其他微生物感染或正常菌群失调时，这些假丝酵母菌才可大量生长繁殖或扩散到其所在宿主的非正常寄居部位，形成继发感染或条件致病。

1. 生物学性状

（1）形态与结构：假丝酵母菌属的菌种为革兰氏阳性，卵圆或长条形态，大小为（2.0×3.0）μm～（8.5×14.0）μm。假丝酵母菌的不同菌种分别能够形成假菌丝（pseudohyphae）、真菌丝（true hyphae）、芽生孢子（blastospore）及厚壁孢子（chlamydospore），不产生荚膜。白假丝酵母菌（*S.albicans*）以及类星型假丝酵母菌（*S.stellatoidea*）的某些菌株能够形成芽管（germ tube）和厚壁孢子。芽管是假丝酵母菌在血清内以及营养丰富的环境中由母细胞出芽、芽体生长形成的细长丝状物。厚壁孢子是假丝酵母菌在菌丝上形成的一种休眠孢子，圆形或不规则形态、较大（8.0～12.0 μm），单个或成串状存在，具有较厚的细胞壁。厚壁孢子的细胞壁有两层，外层是由β-1,3-葡聚糖构成的多糖，内层为蛋白质。在厚壁孢子的细胞壁内还可含有较丰富的脂类。厚壁孢子储存了丰富的营养物质，代谢活动缓慢，有利于假丝酵母菌抵抗不利于其生长繁殖的外界环境的伤害和保持菌种生命的延续（图4-19）。

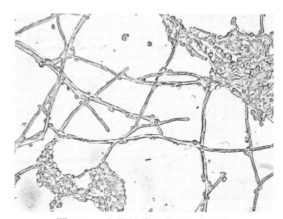

图4-19 白假丝酵母菌的双相形态

假丝酵母菌的核糖体为80S，由60S和38S的亚基组成。其细胞壁从外向内分别由糖苷、糖蛋白、蛋白质、几丁质构成。糖苷由存在于外表的甘露聚糖和存在于内层的葡聚糖构成，形成了假丝酵母菌7种耐热的和3种不耐热的表面抗原。表面多糖抗原具有属、种或型特异性，据此可将假丝酵母菌分为6个抗原群及若干血清型。

（2）培养特性：假丝酵母菌为专性需氧菌，对营养及生长条件的要求不高，可在以蛋白胨、麦芽糖或葡萄糖作为营养物质的沙保诺琼脂培养基以及常规细菌学营养琼脂培养基上良好生长。如果在沙保诺琼脂培养基内加入少量酵母粉，可更加有利于假丝酵母菌的生长繁殖和分离检出。通常采用沙保诺琼脂平板分离培养假丝酵母菌，置普通温箱内 37℃培养 18～24 小时后可见形成圆形、凸起或扁平、表面光滑、边缘整齐、不透明、有或无光泽、乳白色的细菌样菌落，培养物通常可具有明显的酵母气味。假丝酵母菌的菌种在沙保诺琼脂斜面上生长，由于子代菌细胞保持与亲代母细胞的联系，可见形成长入培养基内的假菌丝，称为酵母样菌落或类酵母型菌落。在血清以及含血清等丰富营养的培养基内，白假丝酵母可形成真菌丝。在肉汤培养基内，热带假丝酵母菌（S.tropicalis）、克柔假丝酵母菌（S.krusei）等菌种的菌体可伸长形成丝状趋势。在这些可形成丝状趋势的菌种中，克柔假丝酵母菌的丝状体较粗并且可沿试管壁向上延伸生长。较高的培养温度（37℃）可促进假丝酵母菌形成菌丝及芽生孢子，然而低于 25℃的温度条件则有利于假丝酵母菌形成厚壁孢子。在厌氧条件下培养，假丝酵母菌的菌种不能生长。

假丝酵母菌在适当的条件下能够以产生芽生孢子、形成芽管或真菌丝的方式进行无性繁殖。假丝酵母菌能够在其表面的任何方位出芽和逐个产生与释放子代菌细胞进行繁殖，但也能够在其细胞表面的不同方位同时产生多个子代菌细胞进行繁殖，以致常常可形成在一个母细胞表面同时存在数个发育时期不同的或相同的芽或孢子的现象。

（3）生化反应与分类：假丝酵母菌含有细胞色素 a、a3、b、c、c1，能够通过己糖单磷酸途径进行需氧糖酵解和通过 Embden-Meyerhof 途径进行厌氧糖酵解。此外还可通过三羧酸循环和线粒体酶进行氧化磷酸化代谢。假丝酵母菌的绝大多数菌种都能够发酵葡萄糖、蔗糖、半乳糖等多种糖类产酸产气，也可同化（利用）葡萄糖、蔗糖、麦芽糖、半乳糖等多种糖类。假丝酵母菌不还原硝酸盐，绝大多数菌种不能水解尿素。

假丝酵母菌属的医学常见菌种有 12 个，各菌种的生物学特性见表 4-38 和表 4-39。

表 4-38　假丝酵母菌属的医学常见菌种及其糖发酵和某些特性

菌种	葡萄糖	乳糖	麦芽糖	蔗糖	半乳糖	海藻糖	尿素水解	硝酸钾还原	芽管形成	假菌丝形成	37℃生长	荚膜
白假丝酵母菌（S.albicans）	+	−	+	−	+	+	−	−	−	+	+	−
链形假丝酵母菌（S.catenulata）	+	−	−	−	−	−	−	−	−	+	+	−
高里假丝酵母菌（S.gulliermondii）	+	−	+	+	+	+	−	−	−	+	+	−
高加索乳假丝酵母菌（S.kefyr）	+	+	−	−	+	−	−	−	−	+	+	−
克柔假丝酵母菌（S.krusei）	+	−	−	−	−	−	−	−	−	+	+	−
郎比假丝酵母菌（S.lambica）	+	−	−	−	−	−	−	−	−	+	+	−
溶脂假丝酵母菌（S.lipolytica）	−	−	−	−	−	−	−	−	−	−	+	−
葡萄牙假丝酵母菌（S.lusitaniae）	+	−	−	+	+	+	−	−	−	+	+	−
副秃发假丝酵母菌（S.parapsilosis）	+	−	+	+	+	+	−	−	−	+	+	−
皱褶假丝酵母菌（S.rugosa）	−	−	−	−	−	−	−	−	−	+	+	−
热带假丝酵母菌（S.tropicalis）	+	−	+	+	+	+	−	−	−	+	+	+
涎沫假丝酵母菌（S.zeylanoides）	+	−	−	−	−	−	−	−	−	+	+	−

注：①+. 产酸产气或绝大多数菌株阳性反应；②−. 阴性反应。

表 4-39　假丝酵母菌属的医学常见菌种及其糖同化反应

菌种	葡萄糖	乳糖	麦芽糖	蔗糖	半乳糖	海藻糖	木糖	棉子糖	纤维二糖	肌醇	卫矛醇	蜜二糖
白假丝酵母菌（S.albicans）	+	−	+	+	+	+	+	−	−	−	−	−
链形假丝酵母菌（S.catenulata）	+	−	−	+	−	−	+	−	−	−	−	−
高里假丝酵母菌（S.gulliermondii）	+	−	+	+	+	+	+	+	+	−	+	+
高加索乳假丝酵母菌（S.kefyr）	+	+	−	+	+	+	+	+	−	−	−	−
克柔假丝酵母菌（S.krusei）	+	−	−	−	−	−	−	−	−	−	−	−
郎比假丝酵母菌（S.lambica）	+	−	−	−	−	−	−	−	−	−	−	−
溶脂假丝酵母菌（S.lipolytica）	+	−	−	−	−	−	−	−	−	−	−	−
葡萄牙假丝酵母菌（S.lusitaniae）	+	−	+	+	+	+	−	−	+	−	−	−
副秃发假丝酵母菌（S.parapsilosis）	+	−	−	−	−	−	−	−	−	−	−	−
皱褶假丝酵母菌（S.rugosa）	+	−	−	−	−	−	+	−	−	−	−	−
热带假丝酵母菌（S.tropicalis）	+	−	+	+	+	+	−	−	+	−	+	−
涎沫假丝酵母菌（S.zeylanoides）	+	−	−	−	−	+	−	−	−	−	−	−

注：①+. 绝大多数菌株阳性反应；②−. 阴性反应。

2. 致病性　假丝酵母菌广泛存在于正常人体的黏膜与皮肤表面，是人体正常菌群中的常见成员之一。在健康人群中，大约 10% 的人口腔内以及 15% 的人直肠内可携带白假丝酵母菌。在患者的口腔及直肠内白假丝酵母菌的携带率可达 40%。育龄期妇女的阴道内，白假丝酵母菌的携带率为 10%。假丝酵母菌属的各菌种在健康人体通常不能引起疾病，而常见在人体的内分泌功能发生障碍（如糖尿病、妊娠、服用避孕药物）、正常菌群平衡紊乱（常见于不规范使用抗菌药物）、机体天然抵抗力降低或细胞免疫功能缺陷（如新生儿、先天或获得性细胞免疫功能障碍、接受免疫抑制剂治疗者等）的情况下，可引起假丝酵母菌病或称为念珠菌病（candidiasis）。假丝酵母菌常见引起的疾病包括尿道炎、肾盂肾炎、前列腺炎、附睾炎以及其他男性生殖器官的炎症、阴道炎、支气管炎、肺炎、口腔炎、食管炎、伤口感染、中耳炎、结膜炎、脑膜炎、心内膜炎等。

一般认为，白假丝酵母菌是假丝酵母菌属中毒力最强的菌种，但近年来由克柔假丝酵母菌、热带假丝酵母菌等其他菌种引起疾病的病例也寻常可见。糖尿病患者尿内的高浓度糖、妊娠或服用避孕药物者体内的高浓度雌激素，对假丝酵母菌的生长繁殖都具有促进作用。不适当使用或滥用抗菌药物造成了正常菌群其他菌种的死亡和数量减少，削弱了正常菌群中的其他菌群对假丝酵母菌的拮抗作用，从而可有利于假丝酵母菌的大量生长繁殖和引起疾病。假丝酵母菌的致病因素，主要是侵袭力和毒性代谢产物。由黏附上皮细胞和产生芽管与菌丝构成的侵袭力，有助于假丝酵母菌抵抗宿主免疫因素杀伤和在宿主体内大量生长繁殖和扩散。通过对白假丝酵母菌芽管和菌丝形成与其与毒力关系的观察发现，被吞入吞噬细胞内的白假丝酵母菌可在吞噬细胞内形成芽管以及菌丝相并且穿透吞噬细胞的胞质膜，从而逃出吞噬细胞外继续生长繁殖。实验研究发现，白假丝酵母菌的孢子相和菌丝相都具有黏附人体上皮细胞的性质，但菌丝相具有比孢子相更显著的上皮细胞黏附性，以致菌丝相可具有比孢子相更强的致病性与毒力。

3. 病原学诊断

（1）直接涂片镜检：病变组织、炎性渗出物、痰液、脑脊液离心沉淀物等标本均可直接涂片，在显微镜下观察湿片或革兰氏染色片，这将有利于对假丝酵母菌感染进行早期初步诊断以及指导进一步的分离培养与鉴定。

（2）分离培养：标本接种沙保诺琼脂、营养琼脂平板或血琼脂平板，置温箱内 37℃需氧培养 24～48 小时后，通常能够形成肉眼可见的假丝酵母菌的菌落。但在初次分离培养时，尤其是接种于血琼脂平板的标本内，假丝酵母菌生长的速度可以较为缓慢，以致有时需要培养 72 小时后才能观察到明显的菌落。培养物的菌落特征以及明显的酵母气味，将有助于初步诊断。涂片革兰氏染色镜检观察菌细胞形态，将有助于进一步确定假丝酵母菌属。

临床标本也可直接划线接种于真菌选择鉴别琼脂培养基平板（如 CHROMagar Candida 等），有利于酵母菌和霉菌的快速分离培养与初步鉴别。细菌在真菌选择鉴别琼脂培养基平板上不能生长，真菌选择鉴别培养基不但有利于真菌的分离培养，而且还有利于根据菌落的颜色与形态对生长的酵母菌进行菌种的初步鉴别。

（3）鉴定：芽管试验、同化试验及糖发酵试验是鉴定假丝酵母菌的各菌种以及同隐球菌或其他单细胞真菌相鉴别的常用方法。白假丝酵母菌能够形成芽管，同化试验可检测假丝酵母菌等单细胞真菌对某种碳或氮的利用能力，发酵试验用以检测假丝酵母菌对某种糖或其他基质酵解的能力。近年来国内外已广泛研究和应用真菌染色体基因检测的方法，对假丝酵母菌以及其他真菌进行快速检测、鉴定和分类。

一般并不采用血清学试验检测患者体内的假丝酵母菌抗原或其相应抗体，因为抗体对于假丝酵母菌近期感染的诊断并不可靠。

1）芽管试验：鉴定白假丝酵母菌快速而有效的方法。将待鉴定的假丝酵母菌菌种混悬于血清内，置温箱内 37℃培养 2～4 小时，在显微镜的高倍镜下可见假丝酵母菌由于形成芽管而呈"豆芽样"形态。每 60 分钟在显微镜下观察一次，如果发现假丝酵母菌的细胞形成丝状生长并且成为 1.5μm×15μm 的长丝或其长度为母细胞直径的 2 倍者，即可判断为芽管试验阳性。

2）同化试验：检测假丝酵母菌对某种基质利用能力的试验，可采用固体或液体基础培养基进行。固体培养基方法为：

基础培养基：$MgSO_4 \cdot 7H_2O$ 0.05%、硫酸铵 0.5%、磷酸二氢钾 0.1%、琼脂 2%、水加至 100ml。高压蒸汽灭菌后备用。

方法：加热融化基础培养基，冷却至 45～50℃后，取 20 ml 与假丝酵母菌的重悬菌液 2ml 混匀，倾注于平板。用接种针分别蘸取葡萄糖、乳糖等各种基质穿刺接种于含菌的同化培养基内，置室温或 25℃温箱内培养 48 小时后观察结果。

结果：如果假丝酵母菌能够同化该基质，可在接种基质的区域形成浓厚生长的现象，造成培养基的透明度降低。

3）基因检测：检测基因是对各种真菌及其感染进行快速、特异、敏感诊断的有效方法，通常是检测真菌染色体 DNA 以及染色体 DNA 上特异性基因的核苷酸序列。用单链构象多态性分析（single strand conformational polymorphism，SSCP）、随机扩增多态性分析 DNA（randomly amplified polymorphic DNA，RAPD）、限制性片段长度多态性分析（restricted fragment length polymorphism，RFLP）、分子杂交（molecular nucleic acid hybridization），检测假丝酵母菌染色体 DNA 或其片段的构象或基因；用 PCR 和（或）核苷酸序列测定，检测假丝酵母菌核糖体基因（rDNA）与转录间隔区（ITS）的核苷酸序列。

真菌染色体上的 ITS 和 25S rRAN 基因（25S rDNA）是检测基因鉴定真菌方法的常用靶序列。ITS 是分别位于真菌染色体 DNA 上 18S rDNA 和 5.8S rDNA 之间以及 5.8S rDNA 和 28S rDNA 之间的核糖体内转录区序列，相同菌种的 ITS 序列具有大于 99%的相似性（图 4-20）。25S rDNA 存在于白假丝酵母菌的染色体上，常用于白假丝酵母菌的鉴定与分型。25S rDNA 编码区内存在可转座 I 型内含子核苷酸序列，根据内含子缺失以及形成的片段大小，可将白假丝酵母菌分为 A、B、C、D 和 E 五个基因型（图 4-21）。在临床标本内检出的致病性白假丝酵母菌中，基因型的检出率分布依次为 A 型、B 型、C 型，D 型与 E 型较少见。

18S rDNA	ITS1	5.8S rDNA	ITS2	28S rDNA

图 4-20 真菌 rDNA 和 ITS 的结构示意图

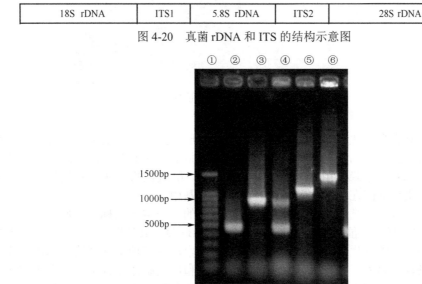

图 4-21 假丝酵母菌 25S rDNA I 型内含子序列 PCR 扩增产物电泳结果

引物-F：CA-INT 5'-ATA AGG GAA GTC GGC AAA ATA GAT CCG TAA-3'；引物-R：CA-INT 5'-CCT TGG CTG TGG TTT CGC TAG ATA GTA GAT-3'；①：DNA Marker；②：基因 A 型形成 450bp 的 1 条带；③：基因 B 型，产生 840bp 的 1 条带；④：基因 C 型，产生 450bp 与 840bp 的 2 条带；⑤：基因 D 型，产生 1040bp 的 1 条带；⑥：基因 E 型，产生 1400 bp 的 1 条带

（二）隐球菌属

隐球菌属（*Cryptococcus*）的菌种广泛存在于自然界，尤其广泛分布于桉树叶等植物的表面以及牛奶、土壤中，在健康鸽粪内的检出率最高。隐球菌属的菌种以芽生方式进行无性繁殖，不发酵各种糖类，能够同化肌醇等多种糖类和形成杂多糖荚膜。

1. 生物学性状

（1）形态与结构：隐球菌属的菌种为革兰氏阳性圆球形态，直径 3.5～7μm。隐球菌可形成芽生孢子，但不形成菌丝、厚壁孢子或假菌丝。新生隐球菌（*C.neoformans*）在宿主体内能够形成由甘露糖、木糖及葡萄糖醛酸构成的直径 1～30μm 的荚膜，但在人工培养基上传代后荚膜可缩小或消失（图 4-22）。根据新生隐球菌荚膜的抗原性不同，采用凝集试验或荧光抗体试验的方法可将其分为 A、B、C、D 四个血清型。

（2）培养特性：隐球菌为专性需氧菌，具有电子转运链的成分、Krebs 循环的 α 氧化成分以及辅酶 Q10。这种辅酶 Q 常见于具有较高 G+C 含量的脲酶阳性酵母。隐球菌对营养及生长条件的要求不高，可在沙保诺琼脂及常规细菌学普通营养琼脂培养基上良好生长。新生隐球菌能够在 37℃生长，其他隐球菌只能够在低于 37℃的温度条件下生长。将隐球菌接种于沙保诺琼脂平板，置普通温箱内 25℃或 37℃培养 24～48 小时后，可形成圆形、凸起或扁平、表面光滑、边缘整齐、不透明、乳白色、黄色或红色的典型酵母菌落。有荚膜菌株形成的菌落是黏液性的，在琼脂斜面上形成的生长物可由于重力作用而流到培养基的底部。经人工培养基传代培养后，由于荚膜的消失，黏液性菌落可转变为干燥但有光泽的菌落。如果将新生隐球菌由腹腔、静脉或颅内接种小白鼠，可引起动物发病或死亡。

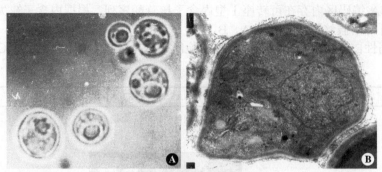

图 4-22　新生隐球菌的形态
A. 高倍镜；B. 透射电镜

新生隐球菌具有酚氧化酶，能够催化联苯酚氧化形成黑色素样的色素。这种色素在不同培养基上可表现为不同的颜色，如在 Nigerseed 琼脂培养基上形成棕色菌落，有利于采用选择鉴别培养基对新生隐球菌进行分离和鉴别培养。酚氧化酶存在于新生隐球菌的细胞壁内，形成的色素仅局限在菌落内，不能扩散到培养基中。

37℃生长是鉴别病原性隐球菌与非病原性隐球菌的一个重要指标，病原性隐球菌（新生隐球菌）在 37℃环境下能够良好生长，非病原性隐球菌（其他隐球菌）在 37℃或 37℃以上温度环境中都不能够生长。如果将这些非病原性隐球菌接种于常规培养基内，置于较高的温度环境条件下培养，可形成异常形态的圆球体和原生质体并且可迅速发生溶解。但如果将其置于高渗透压培养基中，则可避免细胞溶解的发生。这一性质同这些隐球菌细胞质成分的增长与细胞壁的生长情况不一致有关。在较高温度的环境条件下，隐球菌细胞壁的生长可受到抑制而细胞质成分仍然可继续增长，由于芽管样结构的形成而造成菌细胞形成异常形态的圆球体和原生质体。

（3）生化反应与分类：隐球菌属的菌种不发酵任何糖类，但可同化葡萄糖、麦芽糖、肌醇等糖类和水解尿素。

隐球菌属包含 17 个菌种，其绝大多数菌种属于腐生性的，对人类没有致病作用。新生隐球菌是隐球菌属中唯一对人类具有较强致病性的菌种，其主要生物学特性见表 4-40。

表 4-40　隐球菌属的常见菌种及其主要生物学特性

菌种	同化反应								其他特性				
	葡萄糖	乳糖	麦芽糖	蔗糖	棉子糖	纤维二糖	肌醇	蜜二糖	37℃生长	尿素水解	硝酸钾还原	小鼠致病性	酚氧化酶
新生隐球菌（C. neoformans）	+	−	+	+	+	+	+	−	+	+	−	+	+
罗伦隐球菌（C. laurentii）	+	+	+	+	+	+	+	+	+/−	+	−	−	+
地生隐球菌（C. terreus）	+	+	+	−	−	+	+	+	−	+	+	−	−

续表

菌种	同化反应								其他特性				
	葡萄糖	乳糖	麦芽糖	蔗糖	棉子糖	纤维二糖	肌醇	蜜二糖	37℃生长	尿素水解	硝酸钾还原	小鼠致病性	酚氧化酶
指甲隐球菌（C. uniguttulatus）	+	−	+	+	+	−	+	−	−	+	−	−	−
浅黄隐球菌（C. luteolus）	+	−	+	+	+	+	+	+	−	+	−	−	−
白色隐球菌（C. albidus）	+	+	+	+	+	+	+	+	−	+	−	−	−

注：①+. 绝大多数菌株阳性反应；②−. 阴性反应；③+/−. 部分菌株阳性反应。

2. 致病性 新生隐球菌是隐球菌属中唯一对人类致病的菌种，引起的疾病称为隐球菌病（cryptococcosis）。新生隐球菌广泛存在于桉树叶、果皮、果汁、牛奶及土壤中，尤其大量存在于健康鸽的粪便内。虽然新生隐球菌也可在正常人体或其他动物的皮肤及黏膜表面检测到，但其并不属于人体或其他动物的正常菌群。

新生隐球菌的致病因素主要是荚膜、菌体成分、酶等代谢产物，荚膜是最基本的和最重要的致病因素。荚膜不但具有抗吞噬作用，而且还能够吸收或中和抗体、抑制吞噬细胞的趋化作用、通过经典途径和旁路途径激活血清补体而除去补体成分。在受到新生隐球菌感染期间的人或动物血清中，通常只能检测到微量的抗体。但随着有效治疗的进行，伴随着宿主血清内隐球菌荚膜多糖水平的下降，抗体水平随之升高。这种现象是由于在组织内生长繁殖的新生隐球菌释放了大量荚膜多糖，以致对宿主血清内大多数抗体形成了中和作用，或造成宿主发生了免疫麻痹所致。动物实验发现，大剂量荚膜多糖可抑制小鼠的抗体形成、混合淋巴细胞反应以及中性粒细胞与单核-巨噬细胞的趋化作用。如果将新生隐球菌的少量荚膜与佐剂或蛋白质载体混合免疫小鼠，则可引起动物形成良好的抗体免疫应答和混合淋巴细胞反应。

此外，新生隐球菌的细胞壁多糖及其产生的酚氧化酶也同致病性有关。细胞壁多糖能够刺激宿主产生抗体免疫应答，丧失酚氧化酶活性的突变株也丧失了对小鼠的毒力。

正常人体对新生隐球菌具有较强的天然抵抗力，通常是在机体抵抗力降低时发生新生隐球菌感染。在隐球菌性脑膜炎患者中，约50%的患者同时患有其他疾病。这些患者中的大多数患恶性淋巴疾病，如霍奇金淋巴瘤。新生隐球菌常见引起肺部、颅内、骨及皮肤或黏膜的感染，称为隐球菌病。感染人体的新生隐球菌可在宿主机体的天然抵抗力下降、正常菌群失调等情况下经男性尿道逆行扩散或经血流扩散，引起前列腺炎、附睾炎以及生殖系统其他内生殖器官的炎症，但前列腺等男性内生殖器官的新生隐球菌感染病例并不常见。

3. 病原学诊断

（1）直接涂片镜检：病变组织、炎性渗出物、前列腺液、精液、痰液、脑脊液离心沉淀物等标本均可直接涂片，用墨汁负染色或革兰氏染色后镜检。如果发现具有宽大荚膜的圆球形革兰氏阳性酵母细胞，有利于隐球菌感染的早期初步诊断以及指导进一步的分离培养和鉴定。

（2）分离培养：新生隐球菌感染的诊断主要依靠对隐球菌的分离培养和鉴定，而标本的涂片镜检或者检查血清内的抗体水平并不可靠。在某些已接受有效治疗后数周或数月的颅内感染患者，其脑脊液标本涂片镜检仍然可发现酵母菌细胞，然而这些具有正常形态的酵母菌细胞却已经死亡。在某些正常人的血清内可存在隐球菌荚膜多糖抗体，而许多患者在隐球菌感染期间血清抗体的效价则可很低。

患者的标本可接种于沙保诺琼脂或常规细菌学普通营养琼脂平板，置温箱内 37℃有氧培养 24～48 小时后，通常能够形成肉眼可见的隐球菌菌落。在这种温度条件下，可能污染标本的腐生性隐球菌不能生长。虽然偶尔也可有腐生性隐球菌生长，但其通常是形成细小的和发育不良的菌落。培养物的菌落特征、酚氧化酶活性以及涂片革兰氏染色形态特征，有助于对新生隐球菌的初步鉴定。

（3）鉴定：能够在 37℃传代培养、对小鼠致病、产生脲酶是鉴定新生隐球菌的三个基本指标。新生隐球菌不形成芽管、不产生假菌丝及厚壁孢子，不还原硝酸盐、不发酵任何糖类以及能够同化肌醇等糖类的特征，有利于将其与隐球菌科其他菌属的酵母菌相鉴别。

血清学试验鉴定可用乳胶凝集试验检测患者脑脊液或血清内的隐球菌荚膜多糖抗原，也可对分离培养的隐球菌进行鉴定。血清学试验对于脑脊液标本新生隐球菌感染的诊断具有较高的敏感性和阳性率，但对于那些局灶性肺部感染患者血清荚膜抗原检测的阳性率却较低。如果患者的标本内存在类风湿因子，将会导致乳胶凝集试验的假阳性结果。因此在采用乳胶凝集试验检测患者标本中隐球菌抗原时，须同时设置类风湿因子对照组。

基因检测：隐球菌的基因检测与鉴定方法同假丝酵母菌的基因检测与鉴定方法相似，用 SSCP、RAPD、RFLP 等方法检测隐球菌的染色体 DNA 或其片段的构象或基因，用 PCR 和（或）核苷酸序列测定检测 ITS 与 rDNA 的核苷酸序列。

（三）皮肤癣菌

皮肤癣菌（dermatophyte）是引起癣症的病原性丝状真菌，包括 40 多个菌种，分别分布于表皮癣菌属、小孢子癣菌属、毛癣菌属。皮肤癣菌三个菌属在生殖周期的无性阶段属于半知菌亚纲，有性阶段属于子囊菌亚纲。皮肤癣菌各菌属的菌种可分别感染动物与人类，主要侵犯宿主的体表组织和引起浅部感染。其中有 20 多个菌种是常见感染人类的病原性真菌，可侵犯人体各部位的皮肤、毛发以及指（趾）甲和引起癣症。

1. 生物学性状　皮肤癣菌的各菌属具有相似的形态与结构、营养需求、表面抗原及其他生物学特性，其主要生物学特性包括：

（1）形态与结构：皮肤癣菌的形态与结构主要包括形成球拍状、梳状、结节状、梨状、短棒状等形态的分枝和有隔菌丝，产生小分生孢子、厚壁孢子以及表面有刺的梭形、椭圆形、纺锤形等形态的大分生孢子（图 4-23）。

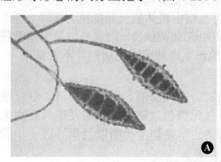
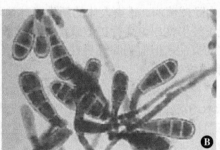

图 4-23　皮肤癣菌的大分生孢子
A. 梭形大分生孢子；B. 椭圆形大分生孢子

（2）培养特性：皮肤癣菌各菌属的菌种在沙保诺琼脂培养基可良好生长繁殖，初次分离培养在 22～28℃条件下培养 1～2 周可分别形成具有白色、灰色、红色、黄色、铁锈色、棕黄色等颜色和表面平滑或具有放射状沟纹的绒毛状、粉末状等形态的菌落。皮肤癣菌各菌属的菌种培养特性不稳定,在人工培养基上传代培养容易发生形态、色素等生物学特性的变异。

（3）分类：皮肤癣菌属于丛梗孢科、丝孢菌目、丝孢菌纲、半知菌亚纲,在分类上主要依据菌落以及菌丝和分生孢子的形态特征,分为表皮癣菌属、小孢子癣菌属、毛癣菌属三个菌属。

表皮癣菌属产生杆状或梨形、末端钝圆的大分生孢子,孢子壁光滑,不产生小分生孢子。表皮癣菌属只有 1 个菌种,即感染人类的絮状表皮癣菌（*E.floccosum*）。

小孢子癣菌属产生梭形、纺锤形等形态的大分生孢子,孢子壁厚,内有分隔,外表有刺。小孢子癣菌属有 18 个菌种,其中 9 个菌种可进行有性繁殖,有 13 个菌种是引起人类和（或）动物感染的常见病原性真菌。

毛癣菌属产生狭长棒状或铅笔样形态的大分生孢子,孢子壁光滑,孢子内有 2～10 个隔。毛癣菌属有 20 多个菌种,其中 8 个菌种可进行有性繁殖,有 14 个菌种是引起人类和（或）动物感染的常见病原性真菌（表 4-41）。

表 4-41　皮肤癣菌的医学常见菌种及其主要特性

菌属	常见菌种	形态特征
表皮癣菌	絮状表皮癣菌（*E.floccosum*）	菌落初期为蜡状、上有黄绿色菌丝,后转为成团的白色或黄棕色菌丝。形成分枝和有隔菌丝,产生杆状大分生孢子,孢子顶端圆形、似球拍状,壁光滑,内有 0～4 个隔
小孢子癣菌	石膏样小孢子菌（*M.gypseum*）、铁锈色小孢子菌（*M.ferrugeneum*）、犬小孢子菌（*M.canis*）、奥杜盎小孢子菌（*M.audouinii*）、歪斜小孢子菌（*M.distortum*）、波兰特小孢子菌（*M.boullardii*）、阿玛松小孢子菌（*M.amazonicum*）、粉小孢子菌（*M.fulvum*）、杂色小孢子菌（*M.persicolor*）、猪小孢子菌（*M.nanum*）、早熟小孢子菌（*M.praecox*）、总状小孢子菌（*M.racemosum*）	菌落初期为白色、铁锈色丝状,后分别转为白色、灰色、红色、黄色、铁锈色、棕黄色等颜色的绒毛状、粉末状,表面平滑或具有放射状沟纹 可形成球拍状、梳状、结节状、梨状、短棒状等形态的分隔菌丝以及小分生孢子和有分隔的梭形、椭圆形、纺锤形及表面有刺的大分生孢子及厚壁孢子
毛癣菌	红色毛癣菌（*T.rubrum*）、许兰毛癣菌（*T.schoenleinii*）、紫色毛癣菌（*T.violaceum*）、断发毛癣菌（*T.tonsurans*）、须癣毛癣菌（*T.mentagrophytes*）、壮丽毛癣菌（*T.gloriae*）、玫瑰毛癣菌（*T.megninii*）、阿耶洛毛癣菌（*T.ajelloi*）、同心性毛癣菌（*T.concentricum*）、北非毛癣菌（*T.gourvilli*）、西非毛癣菌（*T.soudanense*）、文勃留毛癣菌（*T.vanbreuseghem*）、疣状毛癣菌（*T.verrucosum*）、猴类毛癣菌（*T.simii*）、禽类毛癣菌（*T.gallinae*）、马类毛癣菌（*T.equinum*）、地球毛癣菌（*T.terrestre*）	菌落初期为白色或红色羊毛、绒毛、颗粒、粉末沟纹状,后转为红色、紫色、灰色、褐色、赭色或棕黄色 可形成球拍状、梳状、结节状等形态的分枝与分隔菌丝以及小分生孢子和有分隔的梭形、梨形、椭圆形、纺锤形等形态的大分生孢子及厚壁孢子

2. 致病性　毛癣菌属、表皮癣菌属和小孢子癣菌属的菌种能够感染人类和（或）多种动物,主要通过直接接触传染源和间接接触带菌物品传播。虽然不同菌属的菌种具有相似的形态、营养需求、表面抗原以及其他特性,但由于具有不同的产生角蛋白酶、弹性蛋白酶及其他酶类的能力,以致不同菌种可具有独特的宿主组织感染特征性。皮肤癣菌主要侵犯宿主皮肤的表皮、毛发和指（趾）甲,引起手癣、足癣、体癣、股癣、甲癣或发癣。根据皮肤癣菌侵犯毛发及其在组织内的部位不同,可将发癣分为发内型（菌丝和孢子都在发内）和发外型（菌丝在发内,孢子在发外）两种类型（表 4-42）。

表 4-42　皮肤癣菌的菌属及其侵犯人体的部位

	皮肤	指（趾）甲	毛发
表皮癣菌属	+	+	—
小孢子癣菌属	+	—	+
毛癣菌属	+	+	+

注：+. 感染或阳性； —. 不感染或阴性。

3. 病原学诊断

（1）直接涂片镜检：采集患者病变皮肤、指（趾）甲屑组织标本，放置于载玻片上的 10%～20% KOH 溶液内加热处理使其软化，加盖玻片并且挤压使标本成薄片后直接镜检，也可用乳酸甲基蓝染色液染色后镜检，观察组织内透明的分枝与分隔菌丝及小分生孢子。

（2）分离培养：患者的标本接种于沙保诺琼脂培养基，放于湿盒内置 28℃温箱内培养 7～14 天，观察皮肤癣菌的菌落以及取培养物涂片直接镜检或染色后镜检观察菌丝体和大分生孢子的形态。也可取培养物制作小培养，以便于在显微镜下直接观察培养物的菌丝体和孢子的形态与结构。

（3）鉴定：根据病变标本内菌丝与孢子的形态及其分布特征、培养物的培养特征及其菌落的形态与颜色、显微镜下菌丝体与孢子的形态，可鉴定皮肤癣菌各菌属的不同菌种。

（四）曲霉属

曲霉属（*Aspergillus*）为多细胞真菌，其中能够产生子囊孢子以及营有性生殖的菌种属于子囊菌亚门、不整子囊菌纲、散囊菌目、散囊菌科，不产生子囊孢子以及营无性生殖的菌种则属于半知菌亚门、丝孢菌纲、丝孢菌目、丛梗孢科。曲霉菌在自然界以及正常人体的皮肤与黏膜表面广泛存在，有些菌种可对人体形成条件性致病，或产生较强的毒素引起人或动物发生真菌性中毒或恶性肿瘤。

1. 生物学性状

（1）形态与结构：曲霉菌的菌丝有隔和形成多核，大多透明、无色或形成淡或鲜明的褐色等色彩。自养菌丝可形成大量分生孢子梗。分生孢子梗表面光滑、粗糙或有麻点，顶端形成一个透明、无色或有色的球状结构，称为顶囊。在顶囊上长满由梗基、瓶梗组成的小梗，小梗成熟后可在其顶端产生成串排列的单细胞球形分生孢子（图 4-24）。

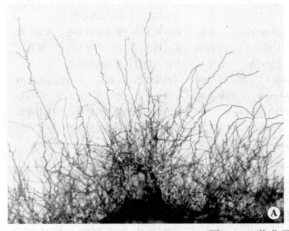 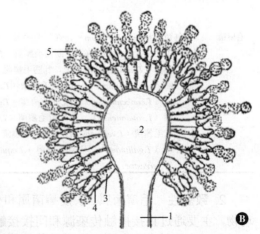

图 4-24　黄曲霉菌的形态
A. 菌丝体（低倍镜）；B. 孢子（1. 分生孢子梗；2. 顶囊；3. 梗基；4. 瓶梗；5. 分生孢子）

（2）培养特性：曲霉菌生长速度较为缓慢，适宜生长的温度范围也较宽，不同菌种分别可在 20～37℃甚至 45℃生长。在沙保诺琼脂平板培养基上培养 10～14 天，曲霉菌能够形成肉眼可见的绒毛状或丝状菌落。菌落可为纯白色，也可由于菌丝、分生孢子梗、顶囊或分生孢子、分生孢子头形成色素而使菌落呈黄色、黄绿色、深绿色、黑色、红色等颜色。

色素也可由菌丝体产生并且在培养基内扩散，以致培养基被染上颜色。有些菌种的培养物还可形成明显的发霉气味。

（3）分类：曲霉属可分为 18 个群、132 个种和 18 个变种（Raper 分类），或分为 50 个种（Ainsworth 分类）。医学上常见的菌种包括白曲霉菌（*A.candidus*）、黄曲霉菌（*A.flavus*）、烟曲霉菌（*A.fumigatus*）、构巢曲霉菌（*A.nidulans*）、赭曲霉菌（*A.ochraceus*）、黑曲霉菌（*A.niger*）、土曲霉菌（*A.terreus*）、杂色曲霉菌（*A.versicolor*）、雪白曲霉菌（*A.niveus*）等。

2. 致病性　曲霉菌在自然界的物体及储存粮食的表面广泛存在，也可在正常人体的皮肤、外耳道、咽喉、胃液、阴道分泌物中分离到。其中条件致病性曲霉菌（如烟曲霉菌、杂色曲霉菌、雪白曲霉菌、土曲霉菌等）在宿主皮肤或黏膜损伤、菌群失调、抵抗力降低时，可引起人体皮肤、外耳道、咽喉、肺、阴道、前列腺等的感染或曲霉病以及指（趾）甲的癣症。有些菌种可产生曲霉毒素，引起真菌性中毒。例如，白曲霉菌、黄曲霉菌、赭曲霉菌、黑曲霉菌等分别可产生橘青霉毒素、黄曲霉毒素、赭曲霉毒素、黑曲霉毒素，造成肝、肾、胃组织的损伤、癌症或致畸。在中国食品药品检定研究院安全评价研究所根据世界卫生组织国际癌症研究机构 2017 年 10 月 27 日公布的致癌物清单的整理中，黄曲霉毒素（aflatoxins）对人类致癌，属于 A 类确定致癌物。

3. 病原学诊断

（1）直接涂片镜检：皮肤、指（趾）甲屑标本首先需用 10%～20% KOH 溶液加热处理后，直接镜检，或用乳酸甲基蓝染色液染色后镜检，观察存在于组织中的有隔菌丝或小分生孢子。直接涂片镜检对于多细胞真菌引起深部组织感染的诊断价值不大。获自患者的痰、病变组织、脓、前列腺液等的标本可直接涂片镜检，但需注意与污染菌进行鉴别。

（2）分离培养：鉴定多细胞真菌的主要方法，通常根据多细胞真菌的菌落形态及显微镜下形态特征即可鉴定其菌种。标本可接种于沙保诺琼脂培养基，放于湿盒内，置 28℃温箱内培养 7～14 天，观察曲霉菌的菌落以及取培养物涂片直接镜检或染色后镜检，观察菌丝体和孢子的形态。也可取培养物制作小培养，以便于在显微镜下直接观察培养物的菌丝体和孢子的形态与结构。

（3）鉴定：根据菌落的形态、颜色、显微镜下菌丝体及孢子的形态特征，可鉴定其菌种。也可检测曲霉菌的染色体 DNA、ITS 或 rDNA 的核苷酸序列，进行基因检测与鉴定。医学常见的曲霉菌菌种及其主要特性见表 4-43。

表 4-43　曲霉属的医学常见菌种及其主要特性

菌种	培养特性				菌丝体形态特征	致病性
	培养温度（℃）	生长速度	菌落形态	色素		
烟曲霉菌	28、37、45	迅速（3～4 天）	绒毛状	初期白色，中心渐变为烟绿色或深绿色	分生孢子梗短而光滑、常带绿色，顶囊呈烧瓶形，绿色，单层小梗，分生孢子呈球形或近球形、表面粗糙有细刺、绿色，分生孢子头短柱状、长短不一	条件致病和产生烟曲霉毒素
构巢曲霉菌	28	迅速	绒毛状，菌落中渐变为粉末状	初期清绿色，渐变为暗绿色，反面深红或紫红色	分生孢子梗极短、光滑、带褐色，顶囊呈半球形，双层小梗、梗基极短，分生孢子呈球形、表面粗糙有小刺、绿色，分生孢子头短柱状、暗绿色	条件致病和产生杂色曲霉毒素

续表

菌种	培养特性				菌丝体形态特征	致病性
	培养温度（℃）	生长速度	菌落形态	色素		
黑曲霉菌	25	迅速	绒毛状	初期白色、渐变黑色或黑褐色	分生孢子梗长、壁厚光滑、无色，顶囊圆球或近球形，双层小梗，分生孢子呈球形、表面极粗糙，分生孢子头呈球形或柱状、黑褐色	条件致病和产生黑曲霉毒素
土曲霉菌	28	较快	初期平坦、渐变绒毛状或絮状	沙褐色，反面黄或深褐色	分生孢子梗光滑、微弯、无色，顶囊半球形，双层小梗，分生孢子呈球形或近球形、表面光滑，分生孢子头呈长而紧密的柱状	条件致病和产生橘青霉毒素或展青霉毒素
杂色曲霉菌	28	较慢	绒毛或絮状镶嵌	绿、黄、红多色	分生孢子梗光滑、无色或微黄，顶囊半椭圆或半球形，双层小梗，分生孢子呈球形或近球形、有小棘，分生孢子头球形或半球形、呈绿、蓝等颜色	条件致病
雪白曲霉菌	28、37	较快	絮状	白色或淡黄色反面淡黄色，有放射状沟纹	分生孢子梗光滑、淡黄色，顶囊近球形，双层小梗，分生孢子表面光滑、近球形，分生孢子头球形、淡黄色	条件致病
白曲霉菌	28	缓慢	绒毛状	纯白，日久可成浅乳黄色	分生孢子梗直立、光滑、无色，顶囊呈球形，双层小梗、梗基粗大，分生孢子为圆球形、表面光滑，分生孢子头有大小两种	产生橘青霉毒素
黄曲霉菌	28	10～14天	粉末状	初期黄色、渐变成黄绿色及棕绿色	分生孢子梗壁粗糙无色，顶囊呈烧瓶形或球形，单双层小梗，分生孢子为球形或近球形、表面粗糙，分生孢子头呈疏松放射形	产生黄曲霉毒素
赭曲霉菌	28	缓慢	绒毛状	硫黄、米黄或褐色，反面黄褐或绿色	分生孢子梗长、粗糙有麻点、黄色，顶囊圆球形，双层小梗、梗基较长，分生孢子呈球形或近球形、表面粗糙，分生孢子头大而显著、球形或柱状分叉、与菌落同色	产生赭曲霉毒素

（五）青霉属

青霉属（*Penicillium*）是多细胞真菌，属于半知菌亚门、丝孢菌纲、丝孢菌目、丛梗孢菌科。青霉属的菌种在自然界以及人与动物的体表广泛存在，是青霉素、头孢菌素、灰黄霉素等抗生素的重要产生菌。青霉属的有些菌种可对人体形成条件性致病，也可产生毒素引起人或动物发生真菌性中毒或恶性肿瘤。

1. 生物学性状

（1）形态与结构：青霉菌的菌丝有隔和形成多核，一般无色，分生孢子生长后形成绿色。菌丝体顶端形成帚状枝，依次分为分生孢子梗、分枝、梗基、分生孢子（以产黄青霉菌为例，见图 4-25）。青霉菌的小梗一般为瓶状，其颈部收缩变窄，终可缢断而形成分生孢子。分生孢子为球形、椭圆形或短柱状，表面光滑或粗糙。

（2）培养特性：青霉菌在室温下能够迅速生长，在沙保诺琼脂平板培养基上形成绒毛状或棉花样迅速蔓延和扩散的菌落。菌落通常带有绿色，也可形成紫色、红色、黄色或灰色等色素。产生分生孢子后，菌落表面可变为粉末状。

（3）分类：青霉属分为四个组，包括单轮青霉组、不对称青霉组、对称二轮青霉组、多轮青霉组，其中至少包含137个种和变种。医学上常见的菌种包括橘青霉菌（*P.citrinum*）、草酸青霉菌（*P.oxalicum*）、皮落青霉菌（*P.crustosum*）、马内菲青霉菌（*P.marneffei*）。

2. 致病性　青霉属的菌种广泛分布于自然界的土壤、有机质表面、空气中，尤其常常寄生在粮食上。许多菌种也可在正常人体的皮肤、唾液、胃液等的标本内分离到。青霉属的橘青霉菌可产生橘青霉毒素，能够引起人与动物肾脏的损害。草酸青霉菌可侵犯食管及胃黏膜，常见引起组织的充血和糜烂。皮落青霉菌常见引起肺部及

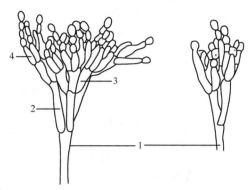

图4-25　产黄青霉菌的形态与结构
1. 分生孢子梗；2. 副枝；3. 梗基；4. 小梗（瓶梗）

脑部的感染，并且也可侵犯血管，引起出血或栓塞。在机体抵抗力降低或菌群失调的情况下，青霉属的有些菌种也可在男性尿道或获自前列腺等男性内生殖器官的标本内分离到。

3. 病原学诊断

（1）直接涂片镜检：痰、病变组织、脑脊液离心沉淀物、前列腺液等标本可涂片直接镜检，或经乳酸甲基蓝染色液染色后镜检，观察有隔菌丝或小分生孢子。标本直接涂片镜检须注意与污染菌进行鉴别。

（2）分离培养：标本接种于沙保诺琼脂培养基上，置28℃温箱内培养，逐日观察青霉菌的菌落。培养物生长后，取之涂片镜检或作小培养，显微镜下观察菌丝体的形态与结构。

（3）鉴定：根据菌落的形态、颜色、显微镜下菌丝体及孢子的形态特征，可鉴定青霉菌的菌种。也可采用基因检测的方法进行鉴定。

（六）单孢子菌属

单孢子菌属（*Monosporium*）也称为单孢霉菌，为半知菌亚门、丝孢菌纲、丝孢菌目、丛梗孢科的一个属。其有些菌种形成的有性阶段，属于子囊菌亚门、不整子囊菌纲、散囊菌目、散囊菌科、霉样菌属。

1. 生物学性状

（1）形态与结构：单孢子菌属的菌丝有隔，分生孢子生于分生孢子梗顶端，常聚合成孢梗束。对人体致病的尖端单孢子菌在宿主机体内常表现为颗粒状形态。

（2）培养特性：单孢子菌属在室温下培养生长迅速，在沙保诺琼脂平板培养基上可形成棉花样菌落并且迅速扩散和充满整个试管。陈旧培养物的反面可形成灰色、灰黑色或灰褐色的色素。

（3）分类：单孢子菌属包括9个菌种，其中尖端单孢子菌（*M.apiospermum*）是医学上常见的条件致病菌。

2. 致病性　尖端单孢子菌广泛存在于自然界，但常见于温带及热带地区的土壤中。当人体抵抗力下降或菌群失调时，尖端单孢子菌可引起皮肤、脑、肺、甲状腺、肾脏或前列腺的感染。

3. 病原学诊断

（1）直接涂片镜检：痰、病变组织、脑脊液离心沉淀物、前列腺液等标本可直接涂片，在显微镜的高倍镜下直接观察，或用苏木紫伊红、糖原或嗜银染色法染色后镜下观察，可见尖端单孢子菌的颗粒状结构。

（2）分离培养：标本接种于沙保诺琼脂培养基培养，肉眼观察迅速生长的白色棉花样菌落。也可取培养物涂片或作小培养，显微镜下观察菌丝体和孢子的形态与结构。

（3）鉴定：根据菌落的形态及其边缘及反面具有灰色的色素、显微镜下发现的单个分生孢子和波氏霉样菌的子囊，可鉴定其菌种。

三、支　原　体

支原体（Mycoplasma）是一类天然缺乏细胞壁、细胞膜含固醇、能够在人工培养基上生长繁殖的体积最小的原核单细胞型微生物。支原体具有极为广泛的寄生宿主范围，可存在于人类、各种动物及植物中，也可在自然界的土壤中发现。在分类学上，支原体属于软皮体纲、支原体目，包括支原体科（Ⅰ科）、非固醇支原体科（Ⅱ科）及螺原体科（Ⅲ科）。对人类致病的是支原体科的菌种，包括支原体属和脲原体属。支原体的分类及其代表菌种见图4-26。

软皮体纲（Mollicutes）

　支原体目（Mycoplasmatales）

　　Ⅰ科：支原体科（Mycoplasmataceae）————————生长需要固醇

　　　Ⅰ属：支原体属（Mycoplasma）————————可利用葡萄糖或精氨酸，不水解尿素，有77个种

　　　　肺炎支原体（M.pneumoniae）————————寄生于人、鼠、鸟等动物的口腔及呼吸道

　　　　唾液支原体（M.salivarium）————————寄生于人的口腔

　　　　颊支原体（M.buccale）————————寄生于人的口腔

　　　　咽支原体（M.faucium）————————寄生于人的口腔

　　　　人支原体（M.hominis）————————寄生于人的泌尿生殖器官

　　　　生殖支原体（M.genitalium）————————寄生于人的泌尿生殖器官

　　　　发酵支原体（M.fermentans）————————寄生于人的泌尿生殖器官

　　　　灵长支原体（M.primatum）————————寄生于人的泌尿生殖器官

　　　Ⅱ属：脲原体属（Ureaplasma）————————能够水解尿素，不利用葡萄糖或精氨酸，有2个种

　　　　解脲脲原体（U.urealyticum）————————寄生于人的泌尿生殖器官

　　　　差异脲原体（U.diversum）————————寄生于人的泌尿生殖器官

　　Ⅱ科：非固醇支原体科（Acholeplasmataceae）————————生长不需要固醇

　　　Ⅰ属：非固醇支原体属（Acholeplasma）————————能够利用葡萄糖，不利用精氨酸或水解尿素，有8个种

　　　　莱氏支原体（A.laidlawii）————————寄生于人的口腔

　　Ⅲ科：螺原体科（Spiroplasmataceae）————————生长需要固醇

　　　Ⅰ属：螺原体属（Spiroplasma）————————能够利用葡萄糖，不利用精氨酸或水解尿素，有3个种

　　　　柠檬螺原体（S.citri）————————寄生于双子叶植物及叶蝉

　　　　螺原体（S.mirum）————————寄生于家兔及蝉

图4-26　支原体的分类及其代表菌种

支原体的直径为0.2～0.3μm，革兰氏染色呈阴性反应。但由于支原体的体积微小和形态不规则，其在普通光学显微镜下难以看见和鉴别。在电子显微镜下可见支原体的形态高度不规则，常见形态为球形、杆状、长丝或不规则形。支原体的细胞膜有内、中、外三层，内层和外层由蛋白质与多糖构成，中层由脂质构成并且含有固醇。

支原体可在人工培养基内缓慢生长，主要以出芽、释放原生小体、丝形体断裂等多种方式进行无性繁殖。在含丰富蛋白质、胆固醇（通常是含 20%马血清或人血浆）等营养物质的软琼脂培养基上，置于含 5%～10% CO_2 的环境中 37℃培养 24～48 小时后，可形成直径 10～600μm、需要在显微镜的低倍镜下才能够看见的特征性的荷包蛋样菌落（fried egg colony）。支原体形成的荷包蛋样菌落色泽较淡、表面光滑而细致，很容易与细菌 L 型形成的荷包蛋样菌落相鉴别（图 4-27）。支原体在液体培养基内生长通常不能使培养基变混浊，但可由于其分解营养基质产酸或产碱而使培养基的指示剂改变颜色。由于在组织标本内可存在抑制支原体生长的因素如溶血卵磷脂（lysolecithin），以及加入培养基内的血清可能含有特异性抗体或抗生素等，对于难以解释的阴性培养结果需注意鉴别，使用无血清培养基进行分离培养将有利于减少或避免影响支原体检出的因素。

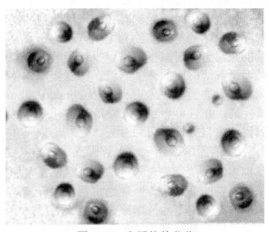

图 4-27　支原体的菌落

支原体也可接种于鸡胚绒毛尿囊膜以及多种组织细胞培养物进行分离培养，支原体可吸附在细胞表面生长，能够引起或不引起细胞病变，但除穿透支原体外通常不侵入宿主细胞内寄生。

支原体能够发酵葡萄糖产酸，分解精氨酸或尿素，据此可鉴别支原体的菌种（表 4-44）。支原体在培养基内的生长繁殖以及对营养基质的分解代谢作用可受到特异性抗体的抑制，据此可对支原体进行分型和鉴定。支原体除了对作用于细菌细胞壁的各种抗菌药物天然不敏感外，对作用于细菌细胞膜、抑制蛋白质合成及核酸代谢的抗菌药物以及作用于细胞膜胆固醇的药物都较敏感，并且很少形成对这些抗菌药物的耐药性。

表 4-44　医学上常见的支原体及其主要特性

菌种	分解葡萄糖产酸	水解精氨酸	分解尿素	还原四氮唑	吸附红细胞
肺炎支原体（M.pneumoniae）	+	−	−	+	+
生殖支原体（M.genitalium）	+	−	−	+	−
人型支原体（M.hominis）	−	+	−	−	−
解脲支原体（U.urealyticum）	−	−	+	−	+
发酵支原体（M.fermentans）	+	−	−	−	−
唾液支原体（M.salivarium）	−	+	−	−	−
口腔支原体（M.orale）	−	+	−	−	−
穿透支原体（M.penetrans）	+	−	+	−	+

注：+. 阳性反应；−. 阴性反应

（一）解脲支原体

1. **生物学性状**　解脲支原体（U.urealyticum）具有较强的脲酶活性，能够分解尿素产生 NH_3 和 CO_2。解脲支原体不分解葡萄糖，不利用精氨酸，在软琼脂培养基上生长形成 10～40μm 直径的细小荷包蛋样菌落，因此也将其称为"T株"（tiny strain）。解脲支原体在 pH 5.5～6.5 的环境中生长良好，长时间培养后由于其分解尿素产碱而使培养基的 pH 升高，可导致解脲支原体迅速死亡。

根据生长抑制试验（growth inhibition test，CIT）或代谢抑制试验（metabolic inhibition test，MIT），可将解脲支原体分为 14 个血清型，2 型和 5 型之间具有共同抗原。

2. 致病性 解脲支原体可存在于正常女性成年人及婴幼儿的阴道，也可在新生儿的眼结膜、呼吸道检出。解脲支原体在正常成年女性泌尿生殖道中的携带率约为 20%，胎儿在通过胎盘出生时可受到存在于母体阴道内的解脲支原体感染。在男、女新生儿呼吸道中，解脲支原体的携带率约为 15%，而其在女婴泌尿生殖道中的检出率则可达到 30%。青春期后的正常男性泌尿生殖道很少携带解脲支原体，成年男性的泌尿生殖道主要通过直接性接触而受到解脲支原体的感染。解脲支原体感染人体可引起肾盂肾炎、盆腔炎、尿道炎（临床也称为非淋菌性尿道炎，nongonococcal urethritis，NGU）、产后热、前列腺炎、附睾炎等疾病，并且可导致自发性流产与死胎。已发现解脲支原体能够吸附精子和导致精子运动障碍，这与男性不育症有关。

3. 病原学诊断 由于解脲支原体同其他支原体一样具有不规则的形态和微小的体积，其标本经革兰氏染色等方法染色后，在普通光学显微镜下观察难以辨别。因此对于解脲支原体感染的病原学诊断，通常需采用分离培养、血清学检查或 PCR 鉴定的方法。

（1）分离培养：尿液、尿道或阴道拭子或分泌物、前列腺液、精液等标本，接种于液体或固体的解脲支原体分离鉴别培养基，置于含 5%～10%CO_2 的温箱或烛缸内，37℃培养 24 小时后，每日以肉眼观察培养基的颜色变化，或在显微镜下观察固体培养基上的荷包蛋样菌落。如果液体培养基变为红色，表示可能有解脲支原体生长。由于除解脲支原体之外的某些细菌等微生物也可分解培养基内的尿素等营养成分而使培养基变成红色，对于疑似阳性的分离培养物须用滤菌器过滤后，再接种于解脲支原体液体或固体分离鉴别培养基传代培养和进一步观察（图 4-28）。

（2）鉴定：根据菌落特征以及鉴别培养基颜色变为红色，可初步判定脲原体属、解脲支原体菌种的存在，但脲酶阳性需注意与酵母菌的某些菌种或某些细菌污染进行鉴别。通过生化反应、生长抑制试验或代谢抑制试验，可进一步鉴定分离培养物的菌种或菌型，也可使用 ELISA 或 PCR 的方法，进行特异性的抗原或基因鉴定。

（二）人型支原体

1. 生物学性状 人型支原体（*M.hominis*）能够分解精氨酸产生 NH_3，不分解葡萄糖和尿素。在软琼脂培养基上生长，可形成直径 200～300μm、体积较大而典型的荷包蛋样菌落。由于分解精氨酸产碱，其可使培养基的 pH 逐渐升高并且由此导致人型支原体迅速死亡。

根据生长抑制试验或代谢抑制试验，可将人型支原体分为 7 个血清型。

2. 致病性 人型支原体常见于正常女性的阴道中，胎儿在出生过程中通过母体的产道时也可受到感染，新生儿人型支原体的携带率为 6%。人型支原体在成年男性和女性的感染主要通过直接性接触，感染后可引起宿主发生尿道炎（临床也称为非淋菌性尿道炎）、阴道炎、肾盂肾炎、盆腔炎、产后热、前列腺炎等。

3. 病原学诊断

（1）分离培养：尿液、尿道及阴道拭子或分泌物、前列腺液、精液等标本，可直接接种于人型支原体分离鉴别培养基，置于含 5%～10%CO_2 的温箱或烛缸内，37℃培养 24 小时后，每日以肉眼观察培养基颜色的变化，或在显微镜下观察固体培养基上的荷包蛋样菌落。如果培养基的颜色变为红色，表示可能有人型支原体生长，但须将培养物过滤后传代培养和进一步观察（图 4-28）。

（2）鉴定：根据菌落特征以及鉴别培养基变为红色，可初步判定支原体属、人型支原体菌种的存在。通过生化反应、生长抑制试验或代谢抑制试验，可鉴定分离培养物的菌种或菌型，也可采用 ELISA 或 PCR 的方法，进行特异性的抗原或基因鉴定。

（三）生殖支原体

1. 生物学性状　生殖支原体（*M.genitalium*）能够分解葡萄糖产酸，不分解精氨酸和尿素。在软琼脂培养基上生长形成直径 20～200μm 的荷包蛋样菌落，在酸性环境中可很快死亡。

2. 致病性　生殖支原体可在正常女性的阴道中存在，新生儿出生时通过母体的产道可受到感染。成年男性或女性主要通过直接性接触受到感染，可引起尿道炎、阴道炎、前列腺炎、附睾炎等疾病。

3. 病原学诊断

（1）分离培养：尿液、尿道或阴道拭子或分泌物、前列腺液、精液等标本，可直接接种于生殖支原体分离鉴别培养基，置于含 5%～10% CO_2 的温箱或烛缸内 37℃培养，观察培养基颜色的变化或在显微镜下观察荷包蛋样菌落。如果培养基的颜色变为黄色，表示可能有生殖支原体生长，但须将培养物过滤后传代培养和进一步观察（图 4-28）。

（2）鉴定：根据菌落特征以及鉴别培养基颜色变为黄色，可初步判定有支原体属、生殖支原体菌种的存在。通过生化反应、生长抑制试验或代谢抑制试验，可鉴定分离培养物的菌种，也可采用 ELISA 或 PCR 的方法，进行特异性的抗原或基因鉴定。

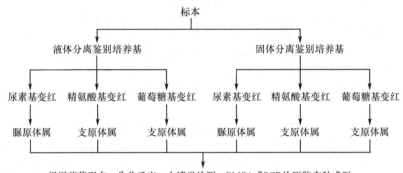

图 4-28　支原体科的菌种简易分离和鉴定程序

四、衣　原　体

衣原体属（*Chlamydiae*）的菌种是一类具有与革兰氏阴性细菌相似的肽聚糖细胞壁、严格的活细胞内寄生、有独特发育周期的原核单细胞型微生物。衣原体在自然界广泛存在于禽类以及鼠、猫、狗、牛、羊等动物的体内，其绝大多数不引起动物宿主发生疾病。能够引起人类疾病的衣原体包括沙眼衣原体（*C.trachomatis*）、肺炎衣原体（*C.pneumoniae*）和鹦鹉热衣原体（*C.psittaci*）。

衣原体感染机体后，可吸附在宿主细胞的表面，随后由于细胞的吞饮作用而进入到细胞内并且被包裹在宿主细胞膜形成的小泡内发育和繁殖，此小泡随后可发育成为细胞质内包涵体（intracytoplasmic inclusion 或 inclusion）。衣原体在发育周期中，可形成两种不同的形态。一种形态称为原体（elementary body，EB），是发育成熟的衣原体。原体呈圆球形，体积较小、直径 0.2～0.4μm，具有较高的电子密度，麦氏（Macchiavello）染色呈红色，在宿主细胞外能够存活和具有感染性，是衣原体的感染形态。另一种形态称为始体（initial body，IB）或网状体（reticulate body，RB），呈圆球形，体积大、直径 0.5～1μm，电子密度较低，Macchiavello 染色呈蓝色，具有活跃的代谢活动。始体在宿主细胞外，既不能够存活也没有感染性。始体由原体分化形成，是衣原体具有分裂繁殖能力的繁殖形态。

始体在宿主细胞内以无性二分裂方式繁殖，逐渐发育成熟为子代原体后，即可从宿主细胞内释放而完成一个发育周期。

衣原体具有与革兰氏阴性细菌相似的细胞壁结构，但不含细菌所具有的内毒素。衣原体细胞壁的抗原组成较复杂，其中主要外膜蛋白质（major outer membrane protein，MOMP）具有属、种及型的特异性。根据 MOMP 的抗原性不同，用补体结合试验可将衣原体分类，也可采用核苷酸序列分析的方法，根据衣原体染色体 DNA 的同源性及核苷酸序列对其进行分类。

（一）沙眼衣原体

沙眼衣原体包括沙眼生物亚种（biovar trachoma）、性病淋巴肉芽肿生物亚种（biovar lymphogranuloma venereum，LGV）及鼠生物亚种（biovar mouse）三个亚种，其中沙眼生物亚种和性病淋巴肉芽肿生物亚种天然寄生在人体，是引起眼结膜和泌尿生殖系统感染的常见病原体。

1. 沙眼生物亚种　沙眼生物亚种衣原体由我国学者汤飞凡于 1956 年首先用鸡胚卵黄囊接种法成功分离，并且证实其为引起沙眼的病原体。

（1）生物学性状：沙眼生物亚种可用多种组织细胞培养物分离培养，在宿主细胞的胞质内生长繁殖并且形成含糖原的包涵体，可被碘液染成深蓝色。

（2）致病性：在沙眼衣原体的三个亚种中，沙眼生物亚种有 15 个血清型，其中 A、B、Ba 及 C 血清型是引起沙眼的病原体，D、E、F、G、H、I、Ia、J、K、L2a 血清型可引起眼、泌尿生殖器官及肺部的感染。沙眼衣原体的致病性同其产生的毒素、对宿主细胞具有黏附性的表面脂多糖和蛋白质以及可引起宿主发生超敏反应的抗原物质有关。衣原体的毒素具有免疫原性，其不但能够刺激宿主产生特异性的中和抗体，而且毒性也能够被特异性抗毒素中和。

沙眼生物亚种常见通过三种方式传播，包括①接触患者或沙眼衣原体携带者的眼分泌物；②直接性接触；③在分娩过程中胎儿通过母体产道时受到感染。沙眼生物亚种的 A、B、Ba 及 C 型常见以手、公用毛巾等为媒介感染眼部，引起沙眼。其他血清型及 B 型则可通过产道先天感染胎儿以及通过性交、接触污染的手或游泳池的水等在人群中传播，引起泌尿生殖道、眼或呼吸道的感染，常见如尿道炎、前列腺炎、附睾炎、阴道炎、宫颈炎、输卵管炎、盆腔炎、包涵体结膜炎或婴幼儿肺炎等疾病。由于接触游泳池内污染的水而受到沙眼衣原体感染发生的尿道炎，也称为游泳池尿道炎（swimming pool urethritis，SPU）。

（3）病原学诊断

1）直接涂片镜检：患者的眼结膜、尿道分泌物、前列腺液、精液、脓液等标本可直接涂片，Macchiavello 染色、Gemenez 染色或碘液染色后镜检，观察衣原体或包涵体。

2）分离培养：标本可接种于鸡胚卵黄囊、McCoy 细胞、HeLa 细胞等单层细胞培养物分离培养。

3）鉴定：分离培养物可用 Macchiavello 染色、Gemenez 染色或碘液染色后镜检观察衣原体或包涵体，也可用 PCR 或用特异性荧光抗体染色进行特异性的基因或抗原鉴定。取患者血清以免疫荧光法检查衣原体特异性抗体，病程后期血清抗体的效价比早期血清抗体的效价增高 4 倍或 4 倍以上者具有辅助诊断价值。

2. 性病淋巴肉芽肿生物亚种　性病淋巴肉芽肿生物亚种衣原体主要通过性接触传播，感染生殖器官及其周围组织和引起性病淋巴肉芽肿病。

（1）生物学性状：性病淋巴肉芽肿生物亚种有 3 个血清型（L1、L2、L3），常见引起人类的性病淋巴肉芽肿病。

（2）致病性：性病淋巴肉芽肿生物亚种衣原体的三个血清型都可感染人体，其传播方式与途径主要是直接性接触，常见引起尿道炎、阴道炎、腹股沟化脓性淋巴结炎或淋巴肉芽肿等疾病。

（3）病原学诊断

1）直接涂片镜检：患者的尿道分泌物、脓液等标本可直接涂片，Macchiavello 染色、Gemenez 染色或碘液染色后镜检，观察衣原体或包涵体。

2）分离培养：标本可接种于鸡胚卵黄囊、McCoy 细胞、HeLa 细胞等单层细胞培养物分离培养。

3）鉴定：分离培养物可用 Macchiavello 染色、Gemenez 染色或碘液染色后镜检观察衣原体或包涵体，也可用 PCR 或用特异性荧光抗体染色进行特异性的基因或抗原鉴定。

（二）其他衣原体

可引起人类疾病的其他衣原体包括肺炎衣原体和鹦鹉热衣原体，其中肺炎衣原体是天然寄生于人体的衣原体，主要通过呼吸道传播和引起宿主发生衣原体性肺炎或称为间质性肺炎。

鹦鹉热衣原体天然寄生在鸟类，至少有 8 个血清型，主要通过呼吸道传播感染人体和引起鹦鹉热（psittacosis）或称为"玩鸟者热"。

五、放　线　菌

放线菌是一类原核单细胞型微生物，在生物分类学上的位置尚未确定。通常将放线菌列于植物界、原生植物门、放线菌目。根据国际放线菌分类委员会的分类法，在放线菌目之下取消了科。因此放线菌目下直接设属，包括放线菌属（Actinomyces）、诺卡菌属（Nocardia）、马杜拉放线菌属（Actinomadura）、小单孢子菌属（Micromonospora）、游动放线菌属（Actinoplanes）、链霉菌属（Streptomyces）、链轮丝菌属（Streptoverticillium）等。放线菌目中大多数菌属的菌种都能够产生无性孢子，但放线菌属和诺卡菌属的菌种都不能产生孢子。放线菌目的各菌属在自然界广泛存在，是抗生素的主要生产用菌。其中许多菌种也是人或动物口腔、上呼吸道、肠道及泌尿生殖道的正常菌群，少数菌种对人或动物具有致病性或条件致病性。

（一）放线菌属

1. 生物学性状

（1）形态与结构：放线菌属的菌种为革兰氏阳性杆状或丝状菌，抗酸染色阴性。菌体直径为 0.5～1.2μm，无隔，不形成芽孢，无荚膜、鞭毛及菌毛。放线菌属的菌种不产生孢子，不形成气生菌丝，以二分裂或菌体断裂的方式进行无性繁殖。菌体易形成长丝并缠绕成团生长，以致在病灶组织或液体培养物内常常形成肉眼可见的淡黄色颗粒，称为"放线菌颗粒"（actinomycetoma granule）或"硫黄样颗粒"（sulfur granule）。取"硫黄样颗粒"压片镜检，可见菌体呈放射状排列，形成菊花样形态。

（2）培养特性：放线菌属的菌种为专性需氧、兼性厌氧或专性厌氧，已将厌氧性放线菌划分为无芽孢厌氧菌。放线菌对营养及生长条件的要求不高，在常规细菌学的普通营养琼脂培养基上能够良好生长。在普通营养琼脂或血琼脂平板上 37℃培养 48 小时至 6 天后，可形成圆形、凸起、干燥的灰白色或淡黄色细小菌落。呈丝状生长的菌体可嵌入培养基内（基内菌丝），从而使菌落牢固地附着于培养基上，以致用接种环难以将菌落刮取和分散。在血琼脂平板上，迈氏放线菌（A.meyeri）能够形成 β 溶血现象。在液体培养基内，放线菌形成肉眼可见的淡黄色颗粒，在培养基表面或沉淀于培养基底部生长。

（3）生化反应与分类：放线菌属的大多数菌种能够发酵木糖、阿拉伯糖、七叶苷等糖类产酸不产气，水解尿素和还原硝酸盐，少数菌种为触酶阳性、可液化明胶或发酵甘露醇（表 4-45）。

表 4-45　常见放线菌属的菌种及其生物学特性

菌种	培养特性	触酶试验	尿素水解	硝酸盐还原	明胶液化	甘露醇发酵	木糖发酵	阿拉伯糖发酵	七叶苷发酵
衣氏放线菌（A.israelii）	专性厌氧或微需氧	−	−	+	−	+/−	+	+/−	+
奈氏放线菌（A.naeslundii）	兼性厌氧	−	+	+	−	−	V	−	+
黏性放线菌（A.viscosus）	兼性厌氧	+	V	V	−	−	V	−	V
龋齿放线菌（A.odontolyticus）	专性厌氧或微需氧	−	−	+	−	−	+	+/−	V
化脓放线菌（A.pyogenes）	专性或兼性厌氧	−	−	−	+	−	V	−	V
迈氏放线菌（A.meyeri）	专性或兼性厌氧	−	−	V	−	−	−	+/−	−

注：①+. 阳性反应；②+/−. 多数菌株阳性；③V. 不定；④−. 阴性反应。

放线菌属的绝大多数菌种对人不致病，少数菌种可感染动物或人类。例如，腐生放线菌（A.humiferus）仅存在于土壤，不能感染动物；牛放线菌（A.bovis）只能感染牛，猪放线菌（A.suis）只能在猪体内分离到。对人类致病的放线菌常见有衣氏放线菌、黏性放线菌、奈氏放线菌、龋齿放线菌、化脓放线菌及迈氏放线菌，其中衣氏放线菌和黏性放线菌是引起人类感染的最常见菌种。

2. **致病性**　放线菌属的许多菌种是人体口腔、上呼吸道、肠道及尿道等部位的正常菌群，主要是在机体抵抗力降低或放线菌寄居部位改变的情况下形成内源性感染，称为放线菌病（actinomycosis）。放线菌感染的致病条件常见是口腔黏膜损伤、内镜检查或治疗将放线菌带至机体深部等，可引起颌部、颈面部、胸部、腹部、盆腔、脑部、尿道、生殖系统器官的局部慢性化脓性炎症或龋齿。机体局部病灶的放线菌也可经血流扩散到机体其他组织或器官，形成新的感染病灶。放线菌感染所致化脓性疾病的局部病灶常常可形成瘘管，并且形成肉眼可见的硫黄样颗粒。衣氏放线菌、迈氏放线菌是引起人类放线菌病的最常见病原体，其他放线菌引起的疾病较为少见。有报道奈氏放线菌、黏性放线菌也可引起男性生殖器官的感染。

3. **病原学诊断**

（1）直接涂片镜检：在病灶组织、脓或前列腺液等标本中寻找硫黄样颗粒，制成压片后镜检，可见菌体放射状排列呈菊花样形态，有助于放线菌病的早期诊断。

（2）分离培养：标本可接种于血琼脂平板，置温箱内 37℃有氧或无氧培养 48 小时至 1 周，注意观察有无放线菌的菌落生长。可取菌落涂片革兰氏染色镜检，观察放线菌的丝状菌体及其放射状排列的菊花样形态。也可以取培养物接种于液体培养基传代培养，取放线菌形成的颗粒制成压片观察菊花样排列形态。

（3）鉴定：放线菌属的鉴定主要依据其菌落形态、丝状菌体及硫黄样颗粒，生化反应和基因的核苷酸序列检测有助于放线菌属及其不同菌种的鉴定。

（二）诺卡菌属

1. **生物学性状**

（1）形态与结构：诺卡菌属的菌种为分枝丝状形态，但由于菌丝体断裂，可表现为不规则的球形或杆状形态。诺卡菌为革兰氏阳性，抗酸染色呈弱阳性反应，但延长脱色时间可成为抗酸染色阴性。菌体直径为 0.3～1.2μm，不形成芽孢，无荚膜、鞭毛及菌毛，基内菌丝可形成横隔。诺卡菌属中除少数菌种可形成一薄层气生菌丝并可成为孢子丝外，一般不形成气生菌丝和孢子。诺卡菌以二分裂或菌丝体断裂的方式进行无性繁殖。

（2）培养特性：诺卡菌属的菌种为专性需氧菌，对营养及生长条件的要求不高，能够在常规细菌学的普通营养琼脂培养基上良好生长，也能够在沙保诺琼脂培养基上良好生长。在营养琼脂平板上置温箱内，28℃或37℃培养3~5天后，可形成圆形、凸起、干燥、表面皱褶、颗粒状的细小菌落，菌落可有黄色、黄绿色或橙红色等颜色。巴西诺卡菌等菌种的菌落表面可形成白色气生菌丝。如果延长培养时间至7~14天，可见气生菌丝更加明显并且可形成分枝。在液体培养基内，诺卡菌为表面生长并且形成菌膜。

（3）生化反应与分类：诺卡菌属的大多数菌种为触酶和脲酶阳性，能够发酵葡萄糖、甘露糖、海藻糖、甘油、肌醇等糖类，产酸不产气。

诺卡菌属的绝大多数菌种属于不致病的腐生菌，在自然界广泛存在。有少数菌种可引起人或动物的感染，包括星形诺卡菌（*N.asteroides*）、巴西诺卡菌（*N.brasiliensis*）、鼻疽诺卡菌（*N.farcinica*）、短链诺卡菌（*N.brevicatena*）、豚鼠耳炎诺卡菌（*N.otitidiscaviarum*）等，其中星形诺卡菌和巴西诺卡菌常见引起人类的疾病。医学上常见诺卡菌属的菌种及其生物学特性见表4-46。

表 4-46　常见诺卡菌属的菌种及其生物学特性

菌种	抗酸染色性	黄嘌呤水解	酪蛋白水解	酪氨酸水解	尿素水解	葡萄糖产酸	肌醇产酸	明胶液化	侧金盏花醇同化	肌醇同化	鼠李糖同化	半乳糖同化	45℃生长
星形诺卡菌	V	－	－	－	＋	－	－	－	－	－	－	V	＋/－
巴西诺卡菌	V	－	＋	＋	＋	＋	＋	＋	－	＋	－	＋	－
豚鼠耳炎诺卡菌	V	＋	－	－	＋	＋	＋	－	－	＋	－	－	＋/－
鼻疽诺卡菌	V	N	N	N	＋	＋	＋	－	－	－	－	－	＋
短链诺卡菌	V	N	N	N	－	－	－	－	＋	＋	＋	＋	－

注：①＋. 阳性反应；②V. 不定；③＋/－. 大多数为阳性反应；④N. 无资料；⑤－. 阴性反应。

2. 致病性　人类诺卡菌病（nocardiosis）多为外源性感染，诺卡菌可因呼吸道吸入而感染肺部，也可通过直接接触而感染皮肤或黏膜的伤口。其中星形诺卡菌常见感染肺部，引起化脓性炎症和组织坏死。巴西诺卡菌则常见感染腿和脚，引起皮肤创口的化脓和坏死。感染肺部的诺卡菌，也可随瘘管扩散以及随血流或淋巴管扩散，引起腹腔器官、脑、泌尿生殖系统器官及其他器官或组织的感染。

（1）直接涂片镜检：在病灶组织、脓或前列腺液等标本中寻找细小的"诺卡菌颗粒"（nocardia granule）制成压片，革兰氏染色或抗酸染色后镜检，观察革兰氏阳性或抗酸弱阳性有分枝的丝状菌体。

（2）分离培养：标本可接种于沙保诺琼脂平板，置室温或 37℃温箱内有氧培养 48 小时至 5~10 天，注意观察培养物内形成的黄色、黄绿色或橙红色等颜色的粗糙而细小的菌落。

（3）鉴定：取培养物的菌落涂片和染色镜检，根据培养物的生化反应特征或基因的核苷酸序列检测结果，可鉴定诺卡菌属及其菌种。

六、螺　旋　体

螺旋体（*Spirochete*）是原核单细胞型微生物，其菌体细长、柔软、弯曲成螺旋状。螺旋体能够进行迅速旋转运动，此特性与菌体对宿主的侵袭力有关。

螺旋体的细胞结构从外至内依次为外膜、轴丝、细胞壁、细胞膜、细胞质。外膜是包裹在螺旋体细胞外表的三层膜状结构，松软易碎，由脂类、蛋白质和糖类构成，带有螺旋体的型特异性抗原。外膜如果受到损伤，溶菌酶将直接作用于螺旋体细胞壁的肽聚糖，导致螺旋体细胞溶解。轴丝也称为"内鞭毛"，可有 1～2 根，潜行于外膜之下或外膜与细胞壁之间。两条轴丝在螺旋体细胞的中部重叠交叉，其两端分别在螺旋体两个末端插入细胞壁内。轴丝收缩可使螺旋体进行旋转运动。螺旋体细胞壁和细胞膜的结构与革兰氏阴性细菌相似，细胞壁含有脂多糖和胞壁酸，不含类固醇（图 4-29）。

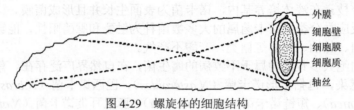

图 4-29　螺旋体的细胞结构

螺旋体在自然界以及人与动物的体内广泛存在，对人致病的是密螺旋体属（*Treponema*）的苍白密螺旋体苍白亚种、地方亚种、极细亚种与品他亚种，疏螺旋体属（*Borrelia*）的伯氏疏螺旋体、回归热疏螺旋体、杜通疏螺旋体、奋森疏螺旋体，钩端螺旋体属（*Leptospira*）的问号状钩端螺旋体，其中密螺旋体属的苍白密螺旋体苍白亚种常见感染男性生殖器官。

苍白密螺旋体苍白亚种也称为梅毒螺旋体，是密螺旋体属中的病原性螺旋体。密螺旋体属中的其他病原性螺旋体还有引起地方性梅毒的苍白密螺旋体地方亚种、引起雅司病的苍白密螺旋体极细亚种、引起品他病的品他密螺旋体。

1. 生物学性状

（1）形态与结构：苍白密螺旋体苍白亚种长 6～15μm、宽 0.1～0.2μm，菌体有 8～14个规则的致密螺旋、两端尖直。用镀银染色法染色后，在普通光学显微镜下可见呈棕褐色。在暗视野显微镜下，可见其细长的菌体及其活泼运动现象。

（2）培养特性：苍白密螺旋体苍白亚种尚不能在人工培养基内生长，但能够感染家兔并且在家兔的皮肤、睾丸或眼部生长繁殖。苍白密螺旋体苍白亚种生长繁殖缓慢，约需经过 30 小时才以无性二分裂方式在菌体的中部断裂而分裂繁殖一代。

2. 致病性　在自然情况下，人是苍白密螺旋体苍白亚种唯一的宿主。苍白密螺旋体苍白亚种主要通过直接性接触在人群中传播，孕妇血流中的苍白密螺旋体苍白亚种也可穿过胎盘垂直传播感染胎儿，或存在于产妇阴道内的苍白密螺旋体苍白亚种在胎儿出生的过程中垂直传播感染新生儿。苍白密螺旋体苍白亚种感染男性尿道后，可经尿道皮肤或黏膜的破损处侵入宿主体内生长繁殖，并且在数小时后即可进入血流及淋巴，从而向全身广泛扩散。在外生殖器局部生长繁殖的苍白密螺旋体苍白亚种的数量增长到一定程度时，可引起局部形成暗红色无痛的小丘疹和溃疡，称为硬下疳（第一期梅毒）。约 1 个月后，硬下疳可自然愈合，疾病进入无症状的潜伏期。经过 2～3 个月后，患者重新表现出全身皮肤与黏膜梅毒疹、淋巴结肿大以及骨、关节、眼等器官损害的症状（第二期梅毒）。第二期梅毒的症状经过 3 周至 3 个月后可自然消失，疾病再次进入潜伏期。又经过 10～15 年之后，患者表现出心血管及中枢神经系统损害的症状。

胎儿受到苍白密螺旋体苍白亚种感染后，由于螺旋体在胎儿体内生长繁殖和引起广泛的损害，可造成死胎、流产、早产，或在出生后表现为间质性角膜炎、先天性耳聋、锯齿形牙等症状。

3. 病原学诊断

（1）直接涂片镜检：在第一期梅毒患者的硬下疳渗出液或第二期梅毒患者的梅毒疹渗出液及淋巴结抽出液标本内，可含有大量苍白密螺旋体苍白亚种，这些标本可直接在暗视野显微镜下观察，也可用镀银染色法染色、直接荧光抗体染色后镜检。

（2）鉴定：取患者血清标本检查其中的非特异性抗脂质抗体（反应素）或苍白密螺旋体苍白亚种特异性抗体。直接荧光抗体试验、ELISA 试验可直接检测和鉴定标本内的苍白密螺旋体苍白亚种。

七、病　　毒

病毒（virus）属于非细胞型微生物，具有自然感染性的完整病毒颗粒称为毒粒（virion）。结构最简单的毒粒，由蛋白质与核酸构成，称为核衣壳（nucleocapsid）。在病毒的化学组成与结构中，蛋白质主要组成病毒的衣壳与刺突，同病毒颗粒形态的形成与维持、抗原性以及吸附宿主细胞等特性有关。此外，有些病毒还可含有酶蛋白、核蛋白、血凝素等具有特定功能的蛋白质。核酸是病毒的核心和遗传物质，也是病毒表达致病性的最重要因素。每一种病毒只含有一种类型的核酸，其或是 DNA（单链或双链）或是 RNA（正链或负链）。有一些病毒具有更加复杂的结构，如在核衣壳表面形成称为刺突的钉状凸起，或在衣壳外表存在由蛋白质、脂类与糖类组成的包膜。

另外还有一类比病毒体积更小、结构更简单的非细胞型微生物或病毒样致病性生物因子，称为亚病毒（subvirus）或病毒样感染因子，包括类病毒（viroid）、卫星病毒（satellite virus）和朊粒（prion）。类病毒是一类具有二级结构的单链闭合环状 RNA 分子，大小为 200～400bp，没有蛋白质衣壳，常见引起植物的疾病。卫星病毒是一类单链 RNA 分子，大小为 500～2 000bp，可编码蛋白质衣壳，但属于缺陷病毒。在人类仅发现丁型肝炎病毒（hepatitis D virus，HDV）具有卫星病毒样的某些特征。朊粒或称为朊病毒，是一类具有耐热性和耐蛋白酶、缺乏免疫原性的蛋白质分子，需要加热 126℃ 60 分钟才能将其灭活。朊粒的分子质量为 27 000～30 000kDa，含有三个 β 折叠和一个 α 螺旋。朊粒感染后主要侵犯宿主的中枢神经，能够引起宿主以脑皮质神经元空泡变性为特征的病理改变。朊粒感染同许多动物的致死性中枢神经系统慢性退行性疾病（如羊瘙痒病、牛海绵状脑病、水貂传染性脑病等）有关，在人类常见引起克-雅病、库鲁病、致死性家族失眠症等中枢神经系统损害性疾病。

病毒缺乏独自进行代谢所需的场所、酶类及能量等生长繁殖的基本条件，因此病毒必须寄生在一定种类的活细胞内，以核酸复制的方式进行增殖或称为"自我复制"。不同的宿主或细胞具有是否允许病毒侵袭和寄生的"相容性"，以致病毒感染具有明显的细胞或器官特异性或称为宿主特异性。不同的病毒只能感染相应的宿主或器官并且侵入相容性细胞内增殖，如甲型肝炎病毒（hepatitis A virus）、乙型肝炎病毒（hepatitis B virus）、丙型肝炎病毒（hepatitis C virus）、戊型肝炎病毒（hepatitis E virus）等肝炎病毒，通常感染人体的肝细胞和引起病毒性肝炎；乙型脑炎病毒（encephalitis B virus）、狂犬病病毒（rabies virus）感染人体后，通常侵犯中枢神经系统和引起神经组织的损害。也有一些病毒可以通过直接的性接触感染或通过血液循环感染人体的泌尿生殖器官，如单纯疱疹病毒（herpes simplex virus，HSV）、腮腺炎病毒（mumps virus，MV）、人巨细胞病毒（human cytomegalovirus，HCMV）、人乳头瘤病毒（human papilloma virus，HPV）、传染性软疣病毒（molluscum contagiosum virus，MCV）。但已知这些病毒感染男性常常侵犯男性外生殖器官的阴茎及其皮肤、男性尿道以及内生殖器官的睾丸与附睾和引起炎症反应或某些增生性损害，尚不明确这些病毒是否可以侵犯前列腺等其他内生殖器官和引起这些器官的病毒性炎症。国内外文献已有报道，采用酶标记抗体技术或聚合酶链反应（PCR）技术，分别在良性前列腺增生、前列腺癌以及前列腺炎患者的前列腺活体组织或前列腺液内，检出了单纯疱疹病毒2型、人巨细胞病毒及人乳头瘤病毒的病毒颗粒或其基因序列，尚但没有动物实验的资料、临床治疗的资料以及足够的组织病理学研究资料能够给予充分的证实，在前列腺内检出的各种病毒同前列腺炎的发生与发展具有直接的或普遍的联系。根据对病原体进行判定的基本原则（Koch' postulate，郭霍法则），确定某种病原性生物同宿主疾病的关系，应当包括：①能够在具有同样疾病的患者体内有规律地检出该病原体；②能够获得该病原体的纯培养物；③将该病原体感染易感人体或动物能够引起相应的疾病；④在患者体内能够检出该病原体特异性的抗体或致敏淋巴细胞。因此著者认为，如果认为单纯疱疹病毒、人乳头瘤病毒、人巨细胞病毒等病毒是引起病毒性前列腺炎的原发感染病原体，则应当：①能够在患者的前列腺内发现典型的或明显的病毒性炎性组织病理学改变；②在具有典型的或明显的病毒性炎性组织病理学改变的前列腺或其分泌液内检出相应的病毒而不是其他病原体；③采用针对病毒感染的药物或方法能够有效治愈该前列腺炎；④将病毒的纯培养物感染易感动物或人体能够引起相应的前列腺疾病。

（一）单纯疱疹病毒

单纯疱疹病毒（herpes simplex virus，HSV）属于疱疹病毒科（Herpesviridae）的疱疹病毒属（*Herpesvirus*），是一群有包膜的线形双链DNA病毒，包括HSV-1、HSV-2两个血清型。已发现了100多种疱疹病毒，可分别感染哺乳类、禽类、鱼类、爬行动物类、贝类等宿主。引起人类疾病的疱疹病毒有9种，包括单纯疱疹病毒、水痘-带状疱疹病毒（varicella-zoster virus，VZV）、EB病毒（Epstein-Barr virus，EBV）、人巨细胞病毒、人疱疹病毒6～8型（human herpes viruses 6～8，HHV 6～8）、猴疱疹病毒（herpes virus simiae，HS），分别可由呼吸道、皮肤黏膜等途径水平传播以及通过胎盘与产道途径垂直传播，主要引起龈口炎、角膜结膜炎、脑炎、生殖器疾病、先天感染、神经细胞潜伏感染、细胞转化、肿瘤等。

1. 生物学性状 HSV为直径150～200nm的球形颗粒，由核心、衣壳、被膜、包膜构成。HSV的核心是含约150kbp的大分子线形双链DNA，由两个长片段（L）与两个短片段（S）相互连接组成。L片段和S片段的两端都有一小段反向重复序列，并且能够正向或反向相互连接，使HSV形成4种基因异构体。HSV的基因组可编码至少70种多肽分子，其中的核糖核苷酸还原酶与胸苷激酶能够促进核苷酸的合成，DNA聚合酶与DNA复制有关。已知HSV-1的两条DNA链都能够用于编码，其基因组可编码至少74种蛋白质以及一些不用于翻译的RNA。HSV的衣壳是由162个壳微粒组成的二十面体对称型，核衣壳外分别是被膜与包膜。被膜由蛋白质充填形成，包膜由脂类与刺突样蛋白质构成。包膜的脂类从病毒感染的宿主细胞核膜获得，蛋白质（包膜糖蛋白）由病毒的基因组编码产生（图4-30）。

HSV的抗原至少包括12种包膜相关糖蛋白，是病毒增殖后期的基因产物（后期蛋白质），主要是gB、gC、gD、gE、gG、gH、gL。其中gC是一种补体结合蛋白质，可与补体C3b结合；gD是刺激宿主机体产生中和抗体能力最强的抗原；gE是一种可与IgG的Fc端结合的Fc受体；gG具有型抗原特异性，

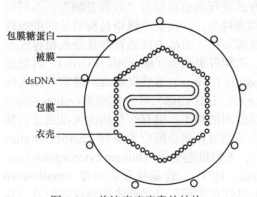

包膜糖蛋白
被膜
dsDNA
包膜
衣壳

图4-30 单纯疱疹病毒的结构

可用于鉴别HSV-1（gG-1）和HSV-2（gG-2）。HSV-1和HSV-2的DNA具有50%的序列

同源性，在 DNA 内切酶图谱、在细胞中增殖的能力、对温度的敏感性等方面也具有差别。

HSV 具有广泛的宿主寄生性，可实验性感染多种动物及其细胞培养物，如兔、豚鼠、小鼠以及兔肾、人胚肾、人胚肺、人成纤维细胞、地鼠肾的细胞培养物。HSV 在宿主细胞内能够以 8～16 小时的速度完成一个增殖周期的迅速增殖，可导致细胞很快发生肿胀、变圆、坏死等细胞病变效应（ADCC），也可引起多核巨细胞形成和宿主细胞核内产生嗜酸性包涵体。

2. 致病性与免疫性　HSV 感染的传染源主要是单纯疱疹患者和 HSV 无症状携带者，常见通过分泌物、直接密切接触、性接触传播，也可通过器官移植、输血及血液制品的方式传播。HSV 水平传播感染人体，首先侵犯口、生殖道黏膜、皮肤或角质的上皮细胞，随后可侵入宿主神经细胞，形成原发感染、潜伏感染、再发感染。HSV 也可垂直传播引起先天感染，其中通过胎盘感染可导致胎儿畸形、流产或死胎，通过产道感染可引起新生儿疱疹。HSV 感染新生儿常常可造成严重的疾病，导致 54% 的死亡率。

（1）原发感染：HSV 原发感染人体后，通常不引起宿主产生明显的临床表现。HSV-1主要通过呼吸道传播，由唇或鼻侵入人体和引起腰以上部位的疾病，常见感染 6～18 月龄的婴幼儿。HSV-2 主要通过性接触传播，由生殖器侵入人体，常见感染成年人和引起腰以下部位的疾病。

（2）潜伏感染：HSV 原发感染人体后常常可侵入神经细胞的细胞核内，形成潜伏感染。HSV-1 潜伏在三叉神经节及颈神经的感觉神经节的神经细胞内，HSV-2 潜伏在骶神经的感觉神经节的神经细胞内。潜伏感染期间的 HSV 不增殖，因此在宿主体内一般不能检出病毒颗粒及其代谢产物。

（3）再发感染：在感冒、受凉、劳累、酗酒、月经、肿瘤、艾滋病、接受免疫抑制剂治疗等情况下，潜伏感染的 HSV 可被激活，从而迅速增殖并且沿神经纤维扩散到初始感染部位的上皮细胞内增殖和引起再发感染。HSV-1 再发感染常见引起口唇疱疹、疱疹性角膜炎等腰以上部位的疾病，在免疫缺陷患者可扩散到中枢神经和引起脑炎。HSV-2 再发感染常见引起生殖器疱疹和疱疹性脑膜炎，孕妇产道的病毒也可上行扩散或在分娩时垂直传播，引起新生儿的先天性感染。HSV-2 感染新生儿常常可造成严重的疾病，死亡率高达 54%。HSV-1 也可引起生殖器疱疹，但其发生率和复发率均显著低于 HSV-2 所致的生殖器疱疹。

机体产生的干扰素、NK 细胞、中和抗体与致敏淋巴细胞具有重要的抗 HSV 感染作用，但不能清除潜伏感染的 HSV。干扰素与 NK 细胞具有早期抗病毒作用，能够限制 HSV 原发感染的发展。抗包膜糖蛋白抗体可中和病毒，阻止病毒扩散和形成潜伏感染。细胞毒性 T 淋巴细胞（CTL）和 CD_4^+ 细胞可通过直接杀伤或诱导迟发型超敏反应破坏靶细胞，从而终止病毒的复制和清除病毒。

3. 病原学诊断　HSV 感染的病原学诊断主要包括病毒分离、病毒核酸检测、病毒抗原与抗体检测。

（1）病毒分离：采集急性期患者的疱疹液、唾液、脑脊液、病灶组织等标本，接种于人胚肾细胞、成纤维细胞以及兔肾细胞等细胞培养物，培养 24～48 小时后可见 HSV 引起细胞肿胀、变圆、脱落等细胞病变效应。病毒的细胞培养物也可用 HSV 型特异性单克隆标记抗体染色检查病毒抗原，或用限制性核酸内切酶分析纯化的病毒 DNA。

（2）病毒核酸检测：用 PCR 或原位杂交技术，可检测患者标本内或培养物内 HSV 的DNA 上特异性核苷酸序列。

（3）病毒抗原与抗体检测：常用 ELISA 方法直接检测患者标本内的 HSV 抗原，也可检测患者与待检者血清内 HSV 特异性的 IgM 与 IgG 抗体。HSV-IgM 抗体阳性有助于 HSV近期感染的诊断，但不能仅仅以此作为终止妊娠的依据。HSV-IgG 抗体阳性并无近期感染的诊断价值，但可用于流行病学调查与研究。

著者通过临床观察发现，一些 HSV 感染者虽然曾长期多次发生局灶性的口唇疱疹，但在其血清内并不能检出特异性抗体或者不能检出具有诊断学意义的特异性抗体，从而可造成血清学诊断的漏诊和误诊。这主要同 HSV 形成神经内感染、潜伏和扩散的特性有关。HSV 由呼吸道感染人体后，常常侵犯神经系统并且在神经组织内形成潜伏感染。潜伏感染的病毒被激活后，又沿神经纤维向外周扩散并且引起口唇部皮肤的局灶性再发感染。由于这些 HSV 没有进入宿主血流和形成病毒血症，不能刺激宿主产生特异性的抗病毒抗体或保护性抗体，这可能也是局灶性口唇疱疹常常反复发作的一个重要因素。因此对于血清抗体阴性的疑似 HSV 感染者，需要在患者发病期间采集其疱疹液标本，分别进行 HSV 的分离培养与鉴定、HSV 特异性核苷酸序列的 PCR 或原位杂交检测、HSV 抗原 ELISA 检测，进行病原学检查和诊断。

（4）快速诊断：取患者病灶拭子或病变组织标本制作涂片，用荧光素或标记抗体染色后检查细胞的 HSV 抗原，也可用 Giemsa 染色等方法染色后镜检，观察多核巨细胞及细胞核内嗜酸性包涵体。

（二）人乳头瘤病毒

人乳头瘤病毒（human papilloma virus，HPV）属于乳多空病毒科 A 组，是一群无包膜的环形双链 DNA 球形病毒。

1. 生物学性状　HPV 的核衣壳是由 72 个壳微粒组成的二十面体对称型，核酸 DNA 的基因含有 7 个早期开放读码框架和 2 个晚期开放读码框架。早期开放读码框架与病毒的复制、转录调控及宿主细胞转化蛋白质的编码有关，晚期开放读码框架与病毒的结构蛋白 L1 和 L2 以及衣壳的主要蛋白质和次要蛋白质的编码有关。

采用基因克隆和分子杂交方法，可将 HPV 分为 80 多个核酸型。各型病毒之间核酸的同源性小于 50%，而同一型病毒核酸的同源性则大于 50%。采用限制性核酸内切酶消化同型 HPV 的核酸，根据产生的核酸片段不同可将其分出核酸亚型。

HPV 对皮肤和黏膜的上皮细胞具有高度亲嗜性，自然条件下只能感染人体的皮肤和黏膜上皮细胞，尚不能用组织细胞培养物分离培养。

2. 致病性与免疫性　HPV 主要通过直接接触患者或间接接触污染的物品而感染人体，其主要侵犯皮肤和黏膜的扁平上皮细胞。HPV 中有 30 个型以上具有嗜肛生殖器黏膜的特性，是引起生殖器官性传播疾病的常见病原体。HPV 经皮肤感染人体后，侵入局部皮肤生发层的基细胞核内增殖，可形成无症状感染或者引起宿主细胞分化并向上皮表面生长。HPV 引起的疾病主要是肛门生殖器疣、扁平疣、寻常疣、中间疣、上皮细胞瘤、喉乳头状瘤、结膜乳头状瘤、角化棘皮瘤、黑色素瘤等各种皮肤疣及皮肤或黏膜上皮细胞瘤，并且与生殖器恶性肿瘤的发生有关。不同型别的 HPV 可感染人体不同或相同的部位，引起不同或相同的临床表现（表 4-47）。

表 4-47　不同型别的人乳头瘤病毒常见引起的疾病

人乳头瘤病毒型别	常见引起的疾病	人乳头瘤病毒型别	常见引起的疾病
3、10、27、41	扁平疣	37、38	角化棘皮瘤
1、2、4、41	寻常疣	37、38	黑色素瘤
10、26、28	中间疣	6、11、16、18、31、45	上皮细胞瘤
1、2、6、10、11、40、41、42、43、44、45、51	肛门及生殖器疣	33、35、42、43、44、45、51、52	上皮细胞癌
6、11、30	喉乳头状瘤	16、18、33	宫颈癌
6、11	结膜乳头状瘤		

在中国食品药品检定研究院安全评价研究所根据世界卫生组织国际癌症研究机构 2017 年 10 月 27 日公布的致癌物清单的整理中，人乳头瘤病毒 16、18、31、33、35、39、

45、51、52、56、58、59 型对人类致癌，属于 A 类确定致癌物。

人乳头瘤病毒 26、53、66、67、70、73、82 型，人乳头瘤病毒 30、34、69、85、97型以及人乳头瘤病毒 5 型和 8 型在疣状表皮发育不良的患者属于对人类致癌性证据有限，对实验动物致癌性证据并不充分，或对人类致癌性证据不足，对实验动物致癌性证据充分的 2B 类致癌物。

人乳头瘤病毒 β 属（5 和 8 型除外）和 γ 属，人乳头瘤病毒 6 和 11 型对人类致癌性可疑，属于尚无充分的人体或动物数据的 3 类致癌物。

3. **病原学诊断**　取患者的病变组织标本，用核酸杂交、PCR 等方法检测人乳头瘤病毒的特异性基因核苷酸序列，或用特异性抗体检测标本内人乳头瘤病毒的抗原。

（三）人巨细胞病毒

人巨细胞病毒（human cytomegalovirus，HCMV）属于疱疹病毒科（*Herpesviridae*）、巨细胞病毒属的 β 病毒亚科，是一群有包膜的线形双链 DNA 二十面体对称型病毒，包括人类及其他哺乳类动物的巨细胞病毒。人巨细胞病毒于 1956 年首次从患巨细胞包涵体病婴儿的唾液腺分离到，1970 年将其命名为人类疱疹病毒 5 型（human herpes virus 5，HHV-5）。

1. **生物学性状**　HCMV 的核酸是 240kbp 的大分子 DNA，毒粒直径为 180～250nm，衣壳由 162 个壳微粒组成二十面体对称型。根据病毒颗粒发育的不同阶段可将其核衣壳分为 A、B、C 三个类型，C 型核衣壳是完全成熟的类型。HCMV 包膜糖蛋白的 GPUL155（gB）同病毒对于宿主细胞的穿入能力有关，GPUL75（gH）同病毒在宿主细胞内复制增殖有关。

HCMV 在人体内可感染上皮细胞，在体外可用人胚肺成纤维细胞培养和引起细胞病变，也可在上皮细胞及淋巴细胞内形成低水平生长。病毒 DNA 在宿主细胞内复制的基因调控具有早期、中期和后期三个时相，病毒 DNA 的转录依赖于宿主细胞的 RNA 聚合酶 II。复制增殖产生的子代病毒颗粒以出芽方式释放但可引起宿主细胞病变（CPE），表现为细胞变圆、体积增大和形成围绕病灶的巨大细胞，还可见细胞核内及其外周存在嗜酸性包涵体。在活组织检查中常常可在 HCMV 感染细胞内发现核内嗜酸性巨细胞包涵体，称为嗜酸性巨细胞包涵体细胞（cytomegalic inclusion cell）或 "猫眼细胞"（owl eye cell）。

2. **致病性与免疫性**　患者和无症状带病毒者是传染源，HCMV 主要通过人-人密切接触的方式水平传播，常见感染途径包括呼吸道、胃肠道、生殖道，也可医源性传播以及通过胎盘与产道垂直传播。HCMV 在人体内主要通过单核白细胞及多形核白细胞运载，经血液循环扩散到全身各器官，引起的感染类型主要包括：

（1）隐性感染：HCMV 感染在人群中的分布很广泛，在 60%～90% 成年人的血清内可存在 HCMV 特异性抗体，多数人为隐性感染。

（2）急性感染：由病毒在患者体内大量增殖和引起宿主细胞死亡所致，可发生于儿童和成年人。HCMV 原发感染经过 4～8 周的潜伏期可发病，患者急性期可表现为单核细胞增多症样的症状，主要包括发热、单核细胞增多、肝炎等临床表现。HCMV 原发感染在器官移植、抗肿瘤治疗、艾滋病等免疫抑制患者，可引起播散性感染以及肺炎等并发症，而且病毒的排出量和排出时间也可增加。

（3）潜伏感染：同 HCMV 在宿主体内暂时不增殖有关，潜伏感染的 HCMV 在宿主免疫力降低时，可大量增殖和引起再发感染。

（4）细胞转化：同人体某些恶性肿瘤的发生有关，已发现 HCMV 感染相关的肿瘤主要包括前列腺癌、睾丸癌、宫颈癌、成神经细胞瘤、卡波西肉瘤。

（5）垂直感染：可引起死胎或流产，胎儿出生后具有先天性的肝脾大、血小板减少性紫癜、溶血性贫血、肝炎、脉络膜视网膜炎、智力低下、耳聋等疾病。

3. **病原学诊断**　取患者的病变组织标本接种于人胚肺成纤维细胞分离病毒，或用特异性抗体以 ELISA、RIA 等方法检测标本内的病毒抗原。标本涂片后 Giemsa 染色，显微镜下可见典型形态的嗜酸性巨细胞包涵体细胞或 "猫眼细胞"。也可使用 PCR 扩增、核酸杂交等方法，检测标本内 HCMV 的特异性基因核苷酸序列，或用 HCMV 的抗原检测标本内相应的 IgG、IgM、IgA 抗体。

（四）腮腺炎病毒

腮腺炎病毒（mumps virus，MV）属于副黏病毒科（*Paramyxoviridae*）、肺病毒亚科（*Pneumovirinae*）的腮腺炎病毒属（*Rubulavirus*），只有 1 个血清型，主要引起流行性腮腺炎（mumps）。

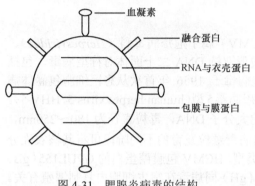

图 4-31　腮腺炎病毒的结构

1. 生物学性状　腮腺炎病毒是一群有包膜的球形颗粒，核酸为单负链 RNA。病毒的包膜为脂质双层膜，其内是膜蛋白（membrane protein，M），核心是单负链 RNA 与壳粒组成的螺旋对称型核衣壳。病毒包膜表面存在一些小的突起状结构，分别是血凝素-神经氨酸酶蛋白（hemagglutinin-neuraminidase protein）与融合蛋白（fusion protein，F），具有血细胞凝集、溶血及神经氨酸酶活性（图 4-31）。腮腺炎病毒在自然条件下只感染人类，在实验室条件下也可感染猴与鸡胚，在鸡胚的羊膜腔及猴肾细胞内增殖，引起细胞融合和形成多核巨细胞。

2. 致病性与免疫性　人类是腮腺炎病毒唯一的自然宿主，传染源为患者与病毒携带者，病毒以唾液和呼吸道分泌物为媒介通过呼吸道途径在人群中传播和引起流行性腮腺炎。流行性腮腺炎常见在冬、春季节流行和在 5～15 岁儿童中传播，约 1/3 以上的感染者可以不产生明显的临床表现（隐性感染），但能够传播病毒。腮腺炎病毒感染人体后形成 7～25 天（一般为 18 天）的潜伏期，患者发病前 1 天至病程 9 天都可随唾液排出病毒。流行性腮腺炎属于全身感染性疾病，可侵犯人体各内脏器官的上皮细胞以及中枢神经系统。腮腺炎病毒最初在宿主呼吸道上皮细胞和淋巴组织内增殖，随后侵入血流形成病毒血症并随血流扩散至唾液腺、腮腺以及生殖腺等器官。

患者的临床表现主要包括单侧或双侧腮腺肿胀与疼痛、发热、头痛、肌痛，一般可在 7～10 天后缓解而痊愈。少数流行性腮腺炎患者可由于病毒侵入中枢神经，在病程的 5～7 天发生脑膜炎、脑膜脑炎或脑炎。如果腮腺炎病毒侵入患者生殖腺，可引起睾丸炎、附睾炎等生殖器官炎症，严重者可导致不育。

3. 病原学诊断　采集患者的咽拭子、尿液或脑脊液，接种于鸡胚羊膜腔、鸡胚成纤维细胞或猴肾细胞培养物分离病毒，通过细胞变圆和形成巨大细胞等细胞病变效应、免疫荧光抗体检测、补体结合试验、血凝抑制试验等方法鉴定病毒。也可用 ELISA、血凝抑制试验检测患者血清中特异性的 IgM 抗体或 IgG 抗体及其效价进行诊断。患病后或接种腮腺炎病毒减毒活疫苗均可使机体获得保护性免疫力，能够抵抗腮腺炎病毒的再次感染。

（五）传染性软疣病毒

传染性软疣病毒（molluscum contagiosum virus，MCV）属于痘病毒科（*Poxviridae*）的软疣痘病毒属（*Molluscipoxvirus*），引起人类的传染性软疣（molluscum contagiosum）。

1. 生物学性状　传染性软疣病毒是一群结构复杂的卵圆与砖块样形态的有包膜病毒，

大小为 230nm×330nm。病毒的核酸是双链线性 DNA，大小约 190 kbp，含至少 163 个基因。传染性软疣病毒在自然条件下只能感染人类，刺激宿主产生的特异性抗体不能与其他痘病毒（poxviruses）产生交叉反应，也不能感染动物或用组织细胞传代培养物培养，但可引起人与灵长类动物细胞的顿挫感染。

2. 致病性与免疫性 人类是传染性软疣病毒的唯一自然宿主，主要通过人体的直接皮肤接触感染以及性接触感染。其感染人体后常见侵犯面部、手臂、后背、臀部以及外生殖器的皮肤，可形成 2～8 周甚至 6 个月以上的潜伏期，发病后引起细小和粉红色的疣状瘤。皮肤局部的病灶可持续 2～12 个月甚至 2 年以上，然后自行痊愈。在人类免疫缺陷病毒（HIV）感染者，可形成广泛扩散的 MCV 感染及其引起的皮肤病灶。病毒具有很弱的免疫原性，约 1/3 的患者不能产生病毒特异性的抗体，以致容易发生再次感染。

3. 病原学诊断 传染性软疣病毒感染的诊断主要依赖于患者典型的临床表现，采集患者皮肤局部的病变组织可挤出半固体的干酪样物质，有助于实验室病原学诊断。也可用 PCR 的方法检测其核苷酸，或在电子显微镜下观察其形态进行病原学诊断。

（六）腺病毒

腺病毒（adenovirus）属于腺病毒科（*Adenoviridae*），包括哺乳动物腺病毒属（*Mastadenovirus*）和禽腺病毒属（*Aviadenovirus*）。哺乳动物腺病毒属中已知有 49 个血清型可感染人类，其中约 1/3 可引起眼、呼吸道、胃肠道与泌尿系统的疾病，少数可引起动物的实验性肿瘤。

1. 生物学性状 腺病毒是无包膜的球形颗粒，直径 60～90nm。衣壳为二十面体对称型，由 252 个壳粒组成，其中 12 个为五邻体（penton）壳粒，240 个为六邻体（hexon）壳粒。12 个五邻体壳粒形成了病毒衣壳的顶角（vertices）或五邻体基质（penton bases），上有称为"纤维"（fiber）的突出物。纤维是腺病毒的独特结构，具有型抗原特异性及血凝素活性，能够凝集猴与大鼠的红细胞。六邻体、五邻体与纤维是腺病毒的主要抗原结构，可用于腺病毒组与型的分类及其感染的诊断。腺病毒的核酸是由 35 000～36 000bp 组成的分子量 $20×10^6～30×10^6$ 的线状双链 DNA。

根据病毒的物理、化学及生物学性质，可将人腺病毒分为 A～F（亚属）共 6 组，各组又可分不同的血清型（表 4-48）。根据凝集猴与大鼠红细胞能力的不同，可将人腺病毒分为 I～IV 组。人腺病毒需用人类细胞培养物分离培养，常用包括 Hep-2、HeLa、KB、原代人胚肾细胞。病毒感染细胞培养物后，可引起细胞肿胀、变圆、聚集等细胞病变现象。

表 4-48 人类腺病毒的分类与常见血清型及其所致疾病

组	常见血清型	常见疾病
A	12、18、31	儿童急性出血性膀胱炎、胃肠炎
B	3、7、14	咽结膜热
	3、7、14、21	急性呼吸道感染
	3、7	肺炎、急性发热、小儿咽炎
	11、21	急性出血性膀胱炎
	34、35	播散性肺炎、尿道持续感染
C	1、2、5、6	小儿急性发热性咽炎、淋巴组织潜伏感染
	1、2、5	儿童肝移植肝炎
D	8、19、37	流行性角结膜炎
	37	男性尿道炎
E	4	急性呼吸道发热性感染、肺炎
F	40、41	胃肠炎

2. 致病性与免疫性 人类腺病毒感染主要以粪-口途径传播，也可通过呼吸道或接触污染物品传播，儿童与成年人都可以受感染。腺病毒 D 组的 37 型也可通过性接触传播，引起男性尿道炎。人体受感染后常常表现为亚临床感染，人类腺病毒疾病最常见由 1～7 血清型引起。腺病毒感染人体后主要引起眼、呼吸道、胃肠道、泌尿系统的疾病，其中以眼和胃肠道疾病最为常见。衣壳蛋白以及在细胞内增殖是腺病毒重要的致病因素，可引起明显的细胞病变效应。已知衣壳五邻体具有毒素样活性，可迅速引起细胞病变效应。腺病毒的不同血清型可分别或常见引起人类的不同疾病，常见包括发热、咽喉炎、咳嗽、肺炎、滤泡性结膜炎、流行性角膜炎、急性出血性膀胱炎、胃肠炎、男性尿道炎等。

腺病毒感染可刺激宿主产生特异性中和抗体，从而使机体形成能够抵抗同型腺病毒再次感染的长效保护性免疫力。

3. 病原学诊断 腺病毒感染的病原学诊断主要包括病毒分离与血清学检查。

（1）病毒分离与鉴定：采集急性期患者病变明显部位的标本，如咽拭子、粪便或肛拭子、眼分泌物、尿道拭子或分泌物等。标本可接种于 Hep-2 细胞、HeLa 细胞、KB 细胞或原代人胚肾细胞培养物，根据细胞病变效应以及病毒的抗原或 DNA 检测鉴定腺病毒。

（2）血清学检查：分别采集患者急性期与恢复期的血清标本，以补体结合试验检测特异性抗体及其效价。恢复期血清抗体效价比急性期血清抗体效价增高 4 倍或以上，有助于诊断腺病毒的近期感染。对于病毒血清型的鉴定，可用特异性抗体做中和试验与血凝抑制试验。

八、寄　生　虫

寄生虫（parasite）是指那些丧失在自然界进行独立自主生活的能力、必须暂时或永久寄生在其他生物的体表或体内，从寄生宿主获取营养并对寄生宿主造成损害的低等动物或动物性寄生物。人体寄生虫主要包括：①节肢动物门（Arthropoda）的昆虫纲（Insecta）、蛛形纲（Arachnida）、甲壳纲（Crustacea）、多足纲（Myriopoda）、唇足纲（Chilopoda）、五口纲（Pentastomida），其中昆虫纲（包括蚊、虱、蚤、臭虫、蝇、蚋、虻、蠓、白蛉、蜚蠊、毒隐翅虫）、蛛形纲（包括疥螨、蠕形螨、尘螨、恙螨、革螨、蜱）是医学上重要的节肢动物；②原虫（protozoon）属于原生动物亚界（Subkingdom Protozoa），是一类单细胞真核动物，医学上重要的原虫包括叶足虫类的溶组织阿米巴等阿米巴、鞭毛虫类的阴道毛滴虫及其他毛滴虫、锥虫、蓝氏贾第鞭毛虫等，孢子虫类的疟原虫、肺孢子虫等；③蠕虫（helminth），包括吸虫类的血吸虫、华支睾吸虫等，绦虫类的曼氏迭宫绦虫、亚洲牛带绦虫等，线虫类的似蚓蛔线虫、丝虫等。根据生活习性、寄生宿主及其部位等特性，可将寄生虫分为体内寄生虫和体外寄生虫两大类，体外寄生虫在生物学分类中属于节肢动物。寄生虫需要有一个或两个以上的适当宿主才能完成其生长、发育与繁殖的过程。寄生虫在寄生发育的不同阶段，可有不同的寄生宿主，因此可将寄生宿主分为终宿主、中间宿主、保虫宿主、转续宿主。由于各种寄生虫所具有的独特寄生特性，一些寄生虫可在人体宿主内完成其整个生长、发育及繁殖过程，有一些则需要分别在动物宿主及人体宿主内完成其生长、发育或繁殖过程中的一个阶段。医学上常见引起男性外生殖器官感染的体内寄生虫包括阴道毛滴虫（*T.vaginalis*）、班氏丝虫（*Wuchereria bancrofti*）、溶组织内阿米巴（*E.histolytica*）、埃及血吸虫（*S.haematobium*）等，体外寄生虫包括疥螨（scab mites）、蠕形螨（demodicid mite）与阴虱（pubic louse）。也有文献报道，阴道毛滴虫、溶组织内阿米巴、埃及血吸虫、细粒棘球绦虫（*E.granulosus*，包虫）可感染前列腺，引起寄生虫性或原虫性前列腺炎。

（一）毛滴虫

毛滴虫属（*Trichomonas*）为真核单细胞型动物，属于毛滴虫科（Trichomonadidae）。毛滴虫属中的阴道毛滴虫寄生在人体的泌尿生殖道，人毛滴虫（*T.hominis*）寄生在人体的肠道，口腔毛滴虫（*T.buccalis*）寄生在人体的口腔。这三种毛滴虫分别可引起人体的泌尿生殖道、肠道或口腔的感染，所致疾病称为滴虫病（trichomoniasis）。

1. **形态与生活史** 阴道毛滴虫的形态为椭圆形或梨形，大小（7~32）μm×（5~12）μm，无色透明，有折光性。在虫体的前部有 4 根鞭毛、后部有 1 根鞭毛，其是阴道毛滴虫的运动器官。在虫体内的前部有一个椭圆形的泡状核，核前缘有 5 个排列成环的基体，是 5 根鞭毛生长的部位（图 4-32、图 4-33）。

阴道毛滴虫主要寄生在人体女性的阴道内，也可寄生在人体尿道或男性前列腺、附睾、睾丸及包皮下生长、发育和繁殖。阴道毛滴虫以无性方式纵向二分裂繁殖，只有滋养体期而无包囊期。

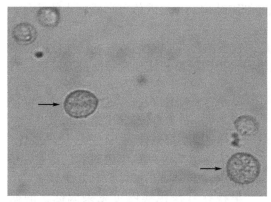 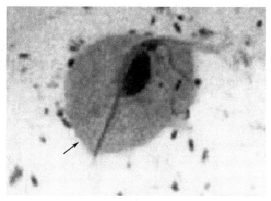

图 4-32　阴道毛滴虫未染色形态（箭头示，高倍镜）　　图 4-33　阴道毛滴虫 Giemsa 染色形态（箭头示，
　　　　　　（彩图见插页）　　　　　　　　　　　　　　　　　　　　油镜）（彩图见插页）

2. **致病性** 阴道毛滴虫可在无症状女性的阴道内存在，也可引起宿主发生阴道炎或尿道炎。男性主要是通过直接性接触而受到感染，可成为无症状的带虫者或发生尿道炎、前列腺炎、附睾炎、睾丸炎等疾病。

3. **病原学诊断**

（1）直接涂片镜检：取患者的阴道分泌物、尿道分泌物、前列腺液、精液或尿液离心沉淀物涂片，直接或经 Wright 或 Giemsa 染色后在显微镜下查找阴道毛滴虫。

（2）分离培养：标本可接种于肝浸液或卵黄液培养基，置 37℃培养 48 小时后在显微镜下观察阴道毛滴虫。

（3）鉴定：根据镜下所见虫体的典型形态，可鉴定阴道毛滴虫滋养体。

（二）阿米巴

阿米巴（ameba）属于肉鞭毛门、叶足纲、阿米巴目，是真核单细胞型动物。叶足纲动物的绝大多数原虫营自生生活，少数营寄生生活。在内阿米巴属（*Entamoeba*）的阿米巴中，只有溶组织内阿米巴（*E.histolytica*）、哈氏内阿米巴（*E.hartmanni*）、结肠内阿米巴（*E.coli*）寄生在人体的肠道内，齿龈内阿米巴（*E.gingivalis*）则寄生在人体的口腔内。其中溶组织内阿米巴对人体具有较强的致病性，常见引起宿主发生阿米巴痢疾并且可侵犯肝脏、肺、脑、泌尿生殖系统及皮肤。下面介绍溶组织内阿米巴。

1. 形态与生活史　溶组织内阿米巴又称为痢疾阿米巴，主要寄生于人体结肠。其发育过程可分为滋养体、囊前期及包囊三个时期，具有不同的形态特征。

（1）滋养体（trophozoite）：可分为大滋养体与小滋养体两个类型。

大滋养体也称为组织型滋养体，是具有致病性的类型。显微镜下观察新鲜未染色标本，可见大滋养体为直径 20～60μm 的无色透明体，具有明显的细胞内、外质界限。外质薄而透明，约占虫体的 1/3。内质呈颗粒状，含有一个不易看清楚的细胞核。经苏木精染色后可见核呈圆形，核膜内缘有一层排列整齐的染色质粒，核正中有一个圆而小的核仁。此外也可发现存在于内质的、被阿米巴吞噬的宿主红细胞。大滋养体具有活泼运动的性质，形态多变，其通常伸出单一伪足定向运动。但在环境温度较低的情况下，其运动明显减少。

小滋养体也称为共栖成囊型滋养体，生活在宿主的肠腔内。小滋养体不吞噬宿主红细胞，以肠道细菌和肠道内含物为营养。显微镜下观察新鲜未染色标本可见小滋养体的体积较小，细胞直径为 12～30μm。其细胞内、外质界限不清楚，食物泡内含有细菌。经苏木精染色后，可见小滋养体具有与大滋养体相似的细胞结构。小滋养体可形成短小的伪足，运动较为迟缓。

（2）囊前期（precystic stage）：小滋养体形成包囊的过渡阶段。其基本特征是细胞体积较小和呈圆形，不运动，代谢活动减弱，胞质内含物由于被消化与排除而消失，核膜内缘的染色质粒较聚集，核仁稍增大并可移位。

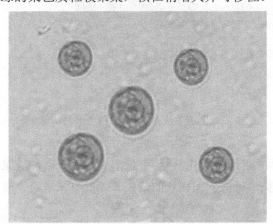

图 4-34　溶组织内阿米巴的包囊（碘液染色，高倍镜）
（彩图见插页）

（3）包囊（cyst）：呈圆球形，直径 5～20μm，具有厚约 0.5μm 的囊壁。包囊体透明，折光性强，不易被伊红染色。用碘染色后可见整个包囊为淡棕色，有 1～4 个核，偶然也可见有 8 个核者。在单核或双核包囊内可见染成棕色的糖原泡以及透明的棒状拟染色体，但在其成熟为具有感染性的四核包囊时糖原泡及拟染色体可逐渐消失（图 4-34）。

溶组织内阿米巴生活史的基本过程为包囊→小滋养体→包囊。形成成熟的四核包囊是溶组织内阿米巴的感染期，其随食物或水由口进入人体。包囊的囊壁具有抗胃酸的作用，以致其能够通过宿主的胃而到达小肠上段。在宿主肠道内胰蛋白酶的作用下，包囊的壁变薄并且出现小孔，导致包囊内渗透压发生变化，从而使囊内虫体开始活动。包囊在小肠下段、主要在回盲部开始有少量细胞质通过囊壁上的小孔逸出，随后整个虫体脱囊而出。初脱囊的虫体内可见四个核，经分裂后成为四个单核小滋养体。小滋养体以肠道细菌、肠黏液等肠腔内容物为营养物，以 8～9 小时分裂繁殖一次的速度不断进行二分裂繁殖。在宿主结肠生理机能正常的情况下，小滋养体在横结肠由于营养减少和水分被吸收可停止活动。其排出虫体内的内含物和体积缩小成圆形而进入囊前期，并通过分泌囊壁成为包囊。

如果宿主的肠壁由于感染、中毒等因素而受到损伤或者发生机能紊乱时，小滋养体可通过其伪足运动和产生分泌物的作用而侵入肠壁组织内。进入肠壁组织内的小滋养体可吞噬红细胞与组织细胞，转变为大滋养体。滋养体的大量分裂繁殖造成了宿主肠壁组织破坏，导致肠黏膜局部坏死和形成溃疡。

一般认为溶组织内阿米巴为专性厌氧，但也发现其具有耗氧代谢活动。溶组织内阿米巴能够利用蛋白质、糖类、脂类等营养物质，进行分解代谢获取能量或合成代谢生长繁殖。溶组织内阿米巴能够在含血清、葡萄糖等营养成分的人工培养基内生长繁殖和传代培养。

2. 致病性　溶组织内阿米巴可引起人体的肠道感染性疾病以及肠道外感染性疾病，称为肠阿米巴或肠外阿米巴病。肠阿米巴病的病变部位常见为盲肠和升结肠，也可发生在直肠、乙状结肠、阑尾、横结肠等部位。肠道病变的主要表现为肠黏膜坏死、溃疡并可累及黏膜下层，导致患者出现腹痛、腹泻以及腐败而腥臭或奇臭的黏液脓血便等临床表现，严重者可发生肠出血甚至肠穿孔。

肠外阿米巴病以阿米巴肝脓肿最为常见，此外也可引起肺、脑、泌尿生殖系统、皮肤等部位的化脓性疾病。

3. 病原学诊断

（1）直接涂片镜检：根据患者的病史与临床表现，采集患者的黏液脓血便或脓汁标本直接涂片，或用硫酸锌离心浮集法处理标本后涂片镜检，观察阿米巴的滋养体与包囊。涂片标本也可经苏木精染色后镜检，慢性肠阿米巴病患者的粪便标本涂片后可用碘染色法观察小滋养体和包囊。

1）直接涂片法：取一滴生理盐水置于清洁载玻片上，用牙签取少量粪便标本与载玻片上的生理盐水混匀，分散成薄膜状。在显微镜低倍镜下观察阿米巴滋养体或包囊。

2）硫酸锌离心浮集法：取粪便标本约 1g 放于一清洁小烧杯内，加入 10～15 体积的清水并充分搅拌混匀。将混合物经 2～3 层纱布或细钢丝筛过滤后收集于离心管内。以 2 500r/min 离心 1 分钟，弃上清液，加入 2～3ml 清水并混匀。离心后弃上清液，再加入清水和离心，如此反复洗，至离心管内的水完全清亮为止。取离心沉淀物与硫酸锌溶液（相对密度 1.180，约为 33%硫酸锌溶液）3～4ml 混匀成为硫酸锌-标本液，离心 1 分钟后在室温条件下静置。用白金丝圈（或铁丝圈、铜丝圈）取硫酸锌-标本液表面的液体，置载玻片上，加一滴碘液并混匀后镜检。

（2）鉴定：根据镜下所见滋养体、包囊的典型形态，可鉴定溶组织内阿米巴的滋养体或囊体。

（三）血吸虫

血吸虫又称为裂体吸虫（*Schistosoma*），人体寄生血吸虫有 6 种，包括日本血吸虫（*S.japonicum*）、曼氏血吸虫（*S.mansoni*）、埃及血吸虫（*S.haematobium*）、间插血吸虫（*S.intercalatum*）、湄公血吸虫（*S.mekongi*）、马来血吸虫（*S.malayensis*）。其中日本血吸虫、曼氏血吸虫和埃及血吸虫是引起人类疾病的常见血吸虫，有报道埃及血吸虫感染可引起前列腺炎。在中国食品药品检定研究院安全评价研究所根据世界卫生组织国际癌症研究机构 2017 年 10 月 27 日公布的致癌物清单的整理中，日本血吸虫感染对人类可能致癌，属于对人类致癌性证据有限，对实验动物致癌性证据并不充分，或对人类致癌性证据不足，对实验动物致癌性证据充分的 2B 类致癌物。

埃及血吸虫主要分布于非洲和中东的地中海，以扁卷螺科的小泡螺为媒介传播。埃及血吸虫感染人体后引起埃及血吸虫病，常见发生于儿童和青壮年，分布于非洲、亚洲、欧洲的 50 余个国家或地区。

1. 形态与生活史

（1）成虫：雌雄异体，活虫形成雌雄合抱体。雄虫为乳白色，长 7～15mm、宽 0.75～1.0mm。虫体前端有口吸盘和腹吸盘，在口吸盘和腹吸盘的内壁有许多尖锐小脊。腹吸

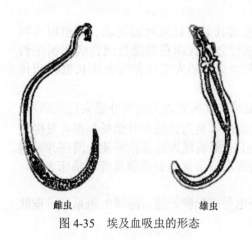

雌虫　　　　　　雄虫

图 4-35　埃及血吸虫的形态

盘以上的虫体呈圆桶状，腹吸盘以下虫体向两侧沿展并向腹面卷曲形成抱雌沟。雄虫全身表皮满布圆形凸起的小结节，消化系统由口、食管及肠管组成；生殖系统由睾丸、储精囊和生殖孔组成，有 4～5 个圆形的睾丸。雌虫为细长而软弱的圆柱形，长 16～20mm、宽 0.25～0.30mm。除虫体的后端具有尖形的小结节外，全身表皮均光滑。雌虫的生殖系统包括卵巢、卵黄腺、卵黄管、卵膜、输卵管、卵膜、梅氏腺、子宫、生殖孔。卵巢为长椭圆形态，位于虫体的中线之后。子宫开口于腹吸盘的下方，可含有 10～30 个虫卵。雌虫发育成熟需要有雄虫的存在与合抱，因此常见雌虫居留于雄虫的抱雌沟内形成雌雄合抱的形态（图 4-35）。

（2）虫卵：为纺锤形，无卵盖，一端有刺，大小为（80～187）μm×（40～73）μm。

埃及血吸虫的排卵具有一定的规律性，在上午较晚时和下午较早时为排卵高峰，由此可导致患者形成在虫体排卵前后体温升高的临床表现及规律。可见光对于虫卵的孵化具有明显的影响，可见光照射条件下的虫卵 3 小时孵化率可达 89%。埃及血吸虫的毛蚴具有较为复杂的行为，其运动的方式和方向可受到温度和光线的影响，从而具有明显的季节差异。在 18℃条件下毛蚴对光线形成负反应，在 13℃时则形成相反的反应。埃及血吸虫的毛蚴钻入小泡螺的体内发育，实验发现一只螺体每天可逸出 2000 只埃及血吸虫的尾蚴。

2. 致病性　埃及血吸虫主要通过直接接触方式经皮肤和黏膜感染人体，人是埃及血吸虫唯一的自然终末宿主。埃及血吸虫在人体内寄生于宿主的膀胱静脉和盆腔静脉丛内引起血吸虫病，临床上可分为侵入期、成熟期、感染期及并发症期四个阶段。患者可发生膀胱、输尿管、睾丸鞘膜、附睾、阴囊、精索、前列腺的急性炎症反应或肉芽肿性炎症。埃及血吸虫卵的抗原成分是埃及血吸虫致病性的主要因素，其可刺激宿主发生细胞介导的超敏反应，导致患者病变的组织或器官形成肉芽肿性炎症，其中尤以膀胱的病变最为严重。

3. 病原学诊断

（1）直接涂片镜检：埃及血吸虫的卵可随宿主的尿液排出体外，因此可采集患者的尿液离心收集虫卵。也可采集患者的膀胱活体组织、前列腺液、精液等标本涂片和镜检，发现一端有刺的纺锤形虫卵有助于早期初步诊断。

（2）鉴定：根据镜下所见虫体、尾蚴或卵的典型形态，可鉴定埃及血吸虫的成虫、尾蚴及卵。

（四）丝虫

丝虫（filariae）属于线形动物门的丝虫目（Filariata）盖头虫科（Dipetalonematidae），是一类由节肢动物传播的寄生性线虫。已知有班氏吴策线虫、马来布鲁线虫、旋盘尾线虫、常现盖头线虫、链尾盖头线虫、欧氏曼森线虫、罗阿罗阿线虫、帝汶布鲁线虫可寄生于人体，其中以班氏吴策线虫（班氏丝虫）、马来布鲁线虫（马来丝虫）及旋盘尾线虫最为重要。在我国仅有班氏丝虫（*W.bancrofti*）和马来丝虫（*Brugia malayi*）。

班氏丝虫、马来丝虫及帝汶丝虫（*B.timori*）具有许多共同的特征：幼虫在蚊体内发育，成虫寄生在人体的淋巴系统，微丝蚴具有鞘并且出现在人体的周围血液中，引起的丝虫病

（filariasis）也具有相似的临床症状。但在人体寄生的丝虫中，以班氏丝虫最为普遍和广泛。

1. 形态与生活史

（1）班氏丝虫：成虫为乳白色、表皮光滑、头及尾部角皮层具有横环、两端渐细而钝圆、头端略膨大的细丝状形态。

1）雌虫：体积显著大于雄虫，长 58.5～105mm、宽 0.2～0.3mm。尾部略弯向腹面，角皮层表面有许多小突起。肛门位于近尾端。生殖系统为双管型，一对细管状卵巢前后排列于虫体的后部、肛门的上方。

2）雄虫：体积较细小，长 28.2～42mm、宽 0.1～0.15mm。尾部向腹面卷曲 1/2～3 圈。生殖系统为单管型，具有一细管状睾丸。直肠与射精管合为泄殖腔，开口于尾部的腹面并且在此开口的前、后及两侧有 21～29 个乳突。具有新月形或船形的交合刺引带以及形状不同的长、短（左、右）交合刺各一，分布于角质部和膜质部。

3）微丝蚴：长0.244～0.296mm、宽 0.0053～0.007mm。头端钝圆、尾端尖细，活动力强，可蛇形运动。微丝蚴体外有鞘膜，虫体在鞘膜内能够进行前后运动。虫体内有大小一致、圆形或椭圆形、排列疏松而整齐的细胞核（体核），头端无核区（头隙）较短。虫体前段 1/5 处有神经环，在其后有一个小而不明显的排泄孔。尾部逐渐变细并含有若干个单排核，至尖端尾核消失（图 4-36）。

（2）马来丝虫：成虫的形态与班氏丝虫相似，但虫体较细短、端部钝圆并略膨大成球形。雄虫泄殖腔两侧乳突数量较少以及交合刺的大小、形态、结构也略有差异。

1）雌虫：体积较大，长 40～69.1mm、宽 0.12～0.22mm。

2）雄虫：体积较小，长 13.5～28.1mm、宽 0.07～0.11mm。

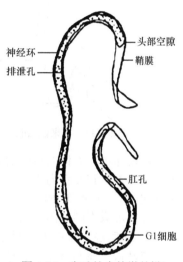

图 4-36　班氏丝虫的微丝蚴

3）微丝蚴：长 0.177～0.230mm、宽 0.005～0.006mm。有鞘膜，虫体弯曲而体态僵硬。头隙较长，尾端有两个前后排列的尾核。排泄孔及肛孔均较大（图 4-37）。

（3）帝汶丝虫：成虫为丝状，乳白色，运动活泼。头短呈球形，尾长而渐细，端部钝圆。体表角皮层薄而光滑，口周两侧有 4 个排列成 2 圈的乳突。帝汶丝虫成虫的主要特征为肛周两侧各有 3～5 个距离松散、呈不规则曲线排列的乳突，左、右交合刺的基部及左交合刺的中部均较长，左交合刺的基部上端还较宽。

1）雌虫：长 21.1～39.2mm、宽 0.08～0.14mm。

2）雄虫：长 13.4～22.8mm、宽 0.076～0.08mm。

3）微丝蚴：长 0.265～0.323mm、宽 0.0064mm，其形态与马来丝虫的微丝蚴极为相似。但帝汶丝虫的微丝蚴的体核较大、排列紧密并相互重叠、通常为椭圆形并且其长轴与虫体长轴平行。尾核数量较多，一般为 5～8 个。头钝圆，头隙内有一小针状刺。神经环、排泄孔清晰可见（图 4-38）。

班氏丝虫、马来丝虫及帝汶丝虫的生活史基本相同，均为幼虫在蚊体（中间宿主）内发育，成虫在人体（终宿主）内寄生与生殖。蚊在吸患者的血时，将存在于血液内的微丝蚴吸入蚊体。微丝蚴在蚊的胃内，经过 1～7 小时可脱去其鞘膜并穿过胃壁，经 6～17 小时可经血腔进入蚊的胸肌。在蚊胸肌内的微丝蚴活动减弱、虫体伸直并于 2～4 天内缩短变粗，长 0.15mm、宽 0.001mm，形成腊肠期幼虫（第一期幼虫）。第 5～7 天幼虫的组织分化，相继出现消化道及体腔。约在第 8 天开始第一次蜕皮，形成第二期幼虫。第二期幼虫的体积显著变大，长为 0.225～0.300mm、宽为 0.015～0.03mm。约在第 14 天，虫体变得更加细长，尾端也出现 3 个明显的乳突而成为第三期幼虫。第三期幼虫也称为感染期幼虫，此时虫体长 1.4～1.5mm，活动力强，离开蚊的胸肌进入血腔，其中大多数可到达蚊的下唇。这时的蚊再吸血时，即可将感染期幼虫注入宿主体内。

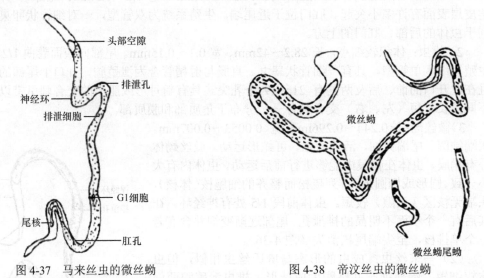

图 4-37　马来丝虫的微丝蚴　　　　　　　　图 4-38　帝汶丝虫的微丝蚴

由蚊体进入人体的感染期幼虫可迅速进入局部淋巴管内，并沿淋巴管移行到大淋巴管及淋巴结内寄生和发育为成虫。成虫通常缠绕在一起，以淋巴结液为食。雌性成虫在与雄性成虫交配之后，可产下微丝蚴。微丝蚴可从淋巴系统进入血液循环并因其型别不同而在周围血液循环中形成不同的出现规律，据此可分为夜现周期型、夜现亚周期型及昼现亚周期型。

2. 致病性　丝虫主要通过蚊的叮咬在人群中传播，其在人体内主要寄生于宿主深部的淋巴系统内，常见如下肢、阴囊、精索、腹腔、腹股沟等部位。丝虫在宿主体内可通过释放抗原引起超敏反应以及产生毒性代谢产物等造成组织的损伤，以致宿主发生淋巴管炎、淋巴结炎、丝虫热、附睾炎、睾丸炎、精索炎、睾丸鞘膜淋巴积液、阴囊淋巴肿、乳糜尿、象皮肿等疾病。

3. 病原学诊断

（1）直接涂片镜检：根据不同型丝虫在血液中出现的时期采集血液标本，制成厚片和经甲醇固定、Giemsa 或苏木精染色后镜检。或取鞘膜积液、淋巴结抽吸液、乳糜尿等标本涂片，染色后镜检。根据各种丝虫或其微丝蚴的形态特征进行诊断。

（2）鉴定：根据镜下所见虫体或微丝蚴的形态，可鉴定丝虫的成虫或微丝蚴。

（五）螨

螨（mite）属于节肢动物门、蛛形纲、广腹亚纲的一类体型微小的动物，与蜘蛛同属于蛛形纲。目前已经发现的螨有 50 000 多种，分别寄生于多种不同的哺乳动物体表和人类体表，引起接触性传染的动物疾病、人类疾病或人畜共患疾病。与人类健康关系密切的螨主要是革螨、恙螨、疥螨、蠕形螨、粉螨、尘螨，其中疥螨和蠕形螨常见引起男性生殖器官感染。

1. 疥螨　疥螨（*Sarcoptes scabiei*）是永久性体外寄生虫，有 28 个种及 15 个亚种，可感染和寄生于人类及多种哺乳类动物的皮肤表皮内层。人疥螨（*Sarcoptes scabiei var,* hominis de Geer）以人类作为主要寄生宿主，以动物为主要寄生宿主的马疥螨（*S.equi*）、牛疥螨（*S.bovis*）、猪疥螨（*S.suis*）、驼疥螨（*S.dromendrii*）、犬疥螨（*S.canis*）、狐疥螨（*S.ulpis*）、狮疥螨（*S.leonis*）、蝙蝠疥螨（*S.wombati*）也可短时间寄生于人体。疥螨通过接触传染，引起皮肤的炎性疾病，称为疥疮（scabies）。

（1）形态与生活史：雄性疥螨的发育过程分为卵、幼虫、若虫、成虫四个时期，雌性疥螨的若虫期有前若虫（Ⅰ期若虫）与后若虫（Ⅱ期若虫）两个阶段。

1）成虫：疥螨成虫分为雌性和雄性，雌性体积稍大，为（300～500）μm×（250～400）μm；雄性体积稍小，为（200～300）μm×（150～200）μm。疥螨成虫为圆形或椭圆形态，乳黄色、半透明，虫体由颚体（gnathosoma）和躯体（idiosoma）两个部分组成。颚体位于虫体的前端，也称为"假头"，包含一对螯肢（chelicera）、一对触须（pedipalpus）、一对口下板（hypostome）。躯体呈囊状，背面隆起、腹面较平，体表有大量的横波状皮纹、成列的圆锥形皮棘、成对的粗刺及刚毛。虫体不分节、无眼及气门，有四对圆锥形和分节的足位于腹面，前端与后端各2对，足上分别可有刚毛、觫毛、微毛和爪突，跗节可有一根长鬃（bristle, long mane）和一个带长柄的吸垫（ambulacra），吸垫有吸盘之功能（图4-39）。

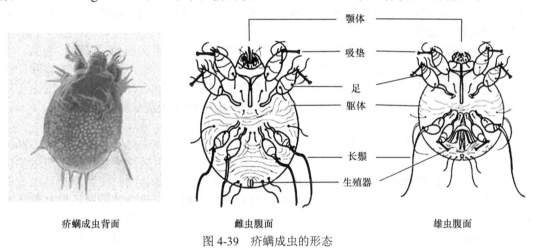

	颚体
	吸垫
	足
	躯体
	长鬃
	生殖器

疥螨成虫背面　　　　　雌虫腹面　　　　　雄虫腹面

图 4-39　疥螨成虫的形态

疥螨成虫具有消化系统、生殖系统、运动系统、神经系统、循环系统的分化。消化系统由口腔、咽、涎腺、食管、中肠、结肠、直肠、肛门组成；生殖系统包括卵巢、输卵管、受精囊、子宫、产卵孔、交合孔、雄性外生殖器；运动系统包括肌肉、肌质网、横管系统；神经系统可分为中枢神经与外周神经；循环系统含有丰富的脂肪细胞以及其他三种体腔细胞。

2）若虫：疥螨若虫由幼虫发育形成，形态近似成虫，但体积较小，生殖器尚未完全发育形成。雄若虫只有一个阶段（Ⅰ期若虫），经2～3天后蜕皮成为雄螨成虫。雌若虫有前若虫（Ⅰ期若虫）与后若虫（Ⅱ期若虫）两个阶段，前若虫经2～3天后蜕皮为后若虫。后若虫的产卵孔尚未形成，但已显现交合孔并且可以交配，经3～4天后蜕皮成为雌螨成虫。

3）幼虫：疥螨幼虫是从虫卵孵化产出的虫体，虫卵孵化3～5天可产出幼虫。幼虫体积为（120～160）μm×（100～150）μm，形态似成虫，有3对足，前2对有吸垫，后1对有长鬃，生殖器官未发育。幼虫运动活跃，可爬出螨隧道至宿主皮肤表面，并且经毛囊、毛囊间等部位钻入皮肤和产生新的螨隧道。幼虫经过3～4天后，蜕皮和发育成为若虫。

4）卵：疥螨卵是雌螨与雄螨交配后产出的受精生殖细胞，体积为180μm×80μm，椭圆形、淡黄色、壳薄，后期可见卵内发育的幼虫。在适当的温度等环境条件下，疥螨卵经过3～4天可孵化出幼虫。

疥螨的生活史分为卵、幼虫、若虫、成虫四个阶段，雌性疥螨有Ⅰ期和Ⅱ期2个若虫期。

疥螨一般于夜晚在宿主皮肤表面进行交配，雄螨与雌螨的Ⅱ期若虫交配之后不久即死亡，雌螨则进入螨隧道内，蜕皮发育为成熟的雌螨并且于2～3天后开始产卵，存活5～6周后死于螨隧道内。雌螨一次可产卵2～3个，每2～3天产卵一次，一生产卵40～50个。疥螨从卵发育为成虫需10～14天，环境温度降低则可延缓其发育成熟期。寄生在人体皮肤的螨隧道内的虫卵经过3～4天可孵化出幼虫，外界温度降低或离开宿主身体的卵，需10～30天的孵化期。疥螨的幼虫寄生在宿主皮肤的螨隧道内，经过3～4天可蜕皮成为若虫。

环境温度不但可影响疥螨的发育成熟期，而且也对疥螨的活动具有明显影响。实验研究发现，离开宿主身体的雌螨（离体雌螨），在15～31℃条件下，可正常爬行和具有钻皮活动；在32～38℃条件下可快速爬行，但钻皮活动减少；在39～40℃条件下，呈逃窜状爬行。离体雌螨在14～10℃条件下呈缓慢爬行，或仅有肢体活动但不能钻皮；在0～9℃条件下，则表现为休眠状态。离体雌螨在大于50℃的温水直接作用下，1分钟的致死率为100%；被褥在20℃和25℃晾晒30分钟以上，对离体雌螨的致死率为100%；将离体雌螨置于pH 3～5和pH 2的潮湿滤纸上作用8小时，其死亡率分别为100%和93.6%。

（2）致病性：人疥螨感染人类，既可通过接触传染源而发生直接接触感染，也可通过接触污染的物体而发生间接接触感染。感染人体的人疥螨可侵入宿主皮肤的表皮内层，引起皮肤局灶性的炎性损害，称为疥疮。

人疥螨常见寄生于人体皮肤的薄嫩和皱褶处，如手指缝、手腕曲面、肘窝、腋窝、外生殖器、腹股沟、下肢、踝、趾间以及女性乳房下的皮肤，在儿童可感染全身的皮肤。疥螨以宿主皮肤的角质组织和淋巴液为食，用其螯肢和两前足跗节爪在宿主皮肤上挖掘和侵入表皮内层，逐渐形成长约2～16 mm的隧道。疥螨的隧道常按皮肤皱褶方向行进，雌螨、雄螨及后若虫都能够挖掘隧道，但雌螨挖掘隧道的能力更强。

人疥螨的致病作用依赖于其对皮肤产生的机械性刺激、产生的排泄物和分泌物、释放的抗原物质，细菌等微生物继发感染可加重局部的炎症反应。疥螨感染初期可引起宿主皮肤局部瘙痒，尤以夜晚和温度升高时随疥螨活动增强而更为显著，同时皮肤局部可出现针头大小的微红色丘疹、小疱疹或水疱，呈散在分布。患者抓痒可致皮肤破损、出血及开绽血痂，血痂脱落后可形成棕褐色的色素沉着。如果继发细菌等微生物感染，患者可发生毛囊炎、疖病、脓疮，甚至发生湿疹、淋巴管炎、淋巴结炎、蛋白尿、急性肾炎、荨麻疹等严重疾病。外生殖器、腹股沟、臀部的人疥螨感染者，还可形成局部皮内结节，结节如绿豆或黄豆大小、半球形、局部呈棕红色或褐红色、瘙痒。

（3）病原学诊断

1）直接涂片镜检：疥疮的病原学诊断主要依赖于在螨隧道内寻找和发现疥螨，常用方法是针挑法和刮皮法。针挑法是用消毒针尖挑破螨隧道至其尽端，取标本在显微镜下直接观察疥螨。刮皮法是用消毒的矿物油滴于皮肤病灶处，用消毒刀片轻刮病灶皮肤的角质层至油滴内有微量血迹，将此标本置显微镜下直接观察疥螨。

2）鉴定：根据镜下所见虫体的典型形态，可鉴定人疥螨。

2. 蠕形螨　蠕形螨（demodicid mite）是永久性寄生螨类，有28个种及15个亚种，寄生宿主包括人类及多种哺乳类动物，其中毛囊蠕形螨（*Demodex folliculorum*）和皮脂蠕形螨（*Demodex brevis*）是寄生于人类的蠕形螨。也有报道犬蠕形螨（*Demodex canis*）中的毛囊蠕形螨感染人体，可引起广泛性的皮肤炎症。毛囊蠕形螨和皮脂蠕形螨通过接触传染，分别寄生于人体的鼻、脸、眼睑、外耳道、头、胸、乳头、肩背、外生殖器、肛门等部位皮肤的毛囊和皮脂腺内，同毛囊炎、脂溢性皮炎、痤疮、酒渣鼻、睑缘炎、外耳道炎、外生殖器皮炎、肉芽肿、秃发、肿瘤等疾病有关。

（1）形态与生活史：蠕形螨的成虫细长呈蠕虫状形态，虫体长0.1～0.4 mm，雌螨略大于雄螨（图4-40）。蠕形螨成虫的虫体为乳白色、半透明，表面有明显的环形皮纹，虫体分为颚体、足体、末体三个部分。毛囊蠕形螨的成虫较细长，约 0.29 mm，末端较钝圆；皮脂蠕形螨的成虫较粗短，约 0.20 mm，末端较尖。

1）颚体：为一宽而短的不规则四边形，由一对触须、锥状突、口下板组成。口器为刺吸式，有一对藏于口前腔内的细针状螯肢。

2）足体：近似圆柱形状，是足的所在部位，占虫体长度的 1/4。蠕形螨有 4 对粗短和分节的足，足跗节上有一对锚状叉形的爪，每爪分 3 叉。雄螨的生殖孔位于足体背面的第 1 和第 2 对背毛之间，雌螨的生殖孔位于足体腹面的第 4 对足基节板之间的后方。

3）末体：细长如指状，占虫体长度的 2/3 以上。末体的前段为圆柱状形态，末段急变细小，形成钝锥状或尖细状形态。

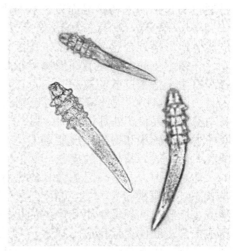

图 4-40　毛囊蠕形螨成虫的形态

蠕形螨具有消化系统、神经系统、生殖系统的分化，尚未发现有明显的内分泌系统及呼吸系统。蠕形螨是通过表皮呼吸，其周期性地爬出所寄生的毛囊和皮脂腺与空气接触。蠕形螨的消化系统由一对螯肢、一对涎腺、一条食管组成；神经系统为一中枢神经团，从足体伸向末体；生殖系统包括一个性腺，雄螨有位于生殖孔内的末端膨大呈毛笔状的阳茎、可产生精子的睾丸球以及可容纳精子储精囊，雌螨有位于生殖孔内的阴道、阴门、卵巢、子宫；肌肉系统分为三组功能群，分别与虫体的运动、进食、生殖活动有关。

蠕形螨的发育过程分为卵、幼虫、前若虫、若虫、成虫五个时期。雄螨和雌螨在宿主毛囊或皮脂腺的外口处交配，交配后雄螨死亡，雌螨返回毛囊或皮脂腺内产卵，并且可继续生活 4 个月以上。虫卵经过 60 小时后可孵化出幼虫，又经过 36 小时后幼虫可蜕皮发育成前若虫。再经过 72 小时后，前若虫可蜕皮发育成若虫。若虫形似成虫，但生殖系统尚未发育成熟，亦不食不动，经过 2～3 天后可蜕皮发育为成虫。成虫经 5 天左右发育成熟，可进行交配。毛囊蠕形螨以其颚体朝向毛囊的底部，一个毛囊内一般可存在 3～6 个虫体，也可多达 18～20 个虫体。皮脂蠕形螨也是以其颚体朝向腺体的底部，一个皮脂腺或毛囊内一般只有一个虫体。

蠕形螨喜暗、温、潮湿，畏光、寒、热、干燥、酸碱。蠕形螨具有负趋光性或厌光性，喜好在夜晚或黑暗的条件下活动。蠕形螨生长发育的最适温度条件为 37℃，活动的温度范围为 20～46℃，随环境温度升高而运动加速，45℃可达活动的高峰，50℃以上可致其很快死亡。在低温条件下可存活较长时间，但活动减弱或不能活动。在 4℃条件下可存活 11 天，5℃条件下存活 7 天左右。蠕形螨在潮湿的纱布上，置 23℃可生存 2～5 天，在盯眝内可存活 4 个月以上。流行病学调查结果显示，在 4 至 8 月份期间，人体皮肤上蠕形螨的检出率最高。

蠕形螨对抗微生物药物不敏感，对 75%乙醇、3%来苏液敏感，作用 15 分钟可杀死蠕形螨。有报道硫黄液、桉叶油、花椒煎剂、薄荷油、氯菊酯、苯甲酸苄脂、樟脑油等能够杀死蠕形螨，可外用于蠕形螨感染的治疗。

（2）致病性：毛囊蠕形螨和皮脂蠕形螨天然寄生于人类，人类的蠕形螨感染广泛分布于世界各地，在人群中可有很高的感染率。国外的流行病学调查结果显示，成年人的蠕形螨感染率为 27%～100%。我国不同地区人群的蠕形螨感染率为 7.46%～91.39%，各年龄组的人群均可受感染。已在出生 48 小时的新生儿至 90 岁老人的人群发现蠕形螨感染，并且其感染率随年龄增长有增高趋势，成年男性的感染率高于成年女性的感染率。蠕形螨主要是通过与传染源密切接触而发生传播和感染（直接接触感染），也可通过与污染虫体的物体接触而受感染（间接接触感染）。人群中以毛囊蠕形螨感染者最为多见，毛囊蠕形螨与皮脂腺蠕形螨混合感染者次之，皮脂蠕形螨感染者最少。

在宿主皮肤上的毛囊蠕形螨可很快进入和寄生于宿主皮肤的毛囊内，皮脂蠕形螨则进入和寄生于宿主皮肤的皮脂腺内，以皮肤的分泌物、角质蛋白、上皮细胞及细胞代谢产物为食（图 4-41）。因此蠕形螨可以感染人体几乎各个部位的皮肤，但常见寄生于头、面、鼻与鼻沟、眼睑、外耳道、颈、胸、乳头、肩背、臀、四肢、阴茎、大阴唇、肛门的皮肤，其中尤常见感染和寄生于皮脂腺发达和分泌旺盛部位的皮肤，如头皮、面部、鼻与鼻沟、眼睑、外耳道、胸与背的皮肤。蠕形螨很少寄生在四肢末端以及其他毛囊数量少、间距大的部位，也不寄生于缺乏毛囊和皮脂腺的阴茎体部皮肤。蠕形螨感染者通常形成无症状携带状态（健康携带者），也可由于蠕形螨的刺激作用而引起皮脂的分泌过盛。蠕形螨在毛囊或皮脂腺内的长期寄生和产生的机械刺激、代谢产物以及抗原物质引起的超敏反应，可造成局部皮肤的炎症反应与损害，常见表现为皮肤瘙痒、充血、毛细血管扩张、弥漫性潮红、丘疹、皮脂分泌过盛，毛囊口或皮脂腺口扩大，毛囊或皮脂腺袋状扩张、延伸、增生肥大或萎缩，毛发脱落，睑缘炎，痤疮，严重者可发生酒渣鼻、中耳炎、秃发、皮肤肉芽肿、皮肤粗糙与瘢痕。研究发现，在上皮细胞癌患者的癌组织内可检出蠕形螨，认为蠕形螨感染也同上皮细胞癌的发生有关。

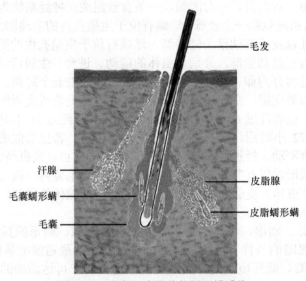

图 4-41　毛囊和皮脂腺的蠕形螨感染

也有认为蠕形螨并不直接损害宿主的皮肤，其致病性主要同细菌等微生物的继发感染有关。蠕形螨在毛囊或皮脂腺内的寄生有利于细菌等微生物的继发感染，可造成局部的损害和症状加重，甚至发生疖病、脓疮、痈等局部或全身的严重微生物感染。细菌等微生物的继发感染也是临床对蠕形螨性皮肤炎症使用某些抗微生物药物治疗，常常可缓解或改善症状的主要原因。

（3）病原学诊断

1）直接涂片镜检：常用粘贴法、挤刮法、挤粘结合法，取皮肤病灶处的皮脂标本在显微镜下观察蠕形螨。①粘贴法：也称为透明胶带法，是用 2 段黏性透明胶带，于患者睡前分别横贴于其洗净的鼻部和额部皮肤的病灶处，次晨揭下胶带贴于载玻片上，在显微镜下检查蠕形螨。②挤刮法：用器具或手指挤压病灶处皮肤，然后用手术刀片的钝端，刮取皮脂分泌物，置于载玻片上，加 1 滴甘油于标本上，在显微镜下检查蠕形螨。③挤粘结合法：将黏性透明胶带剪成段，分别横贴于患者鼻部和额部皮肤的病灶处。顺胶带平压数次，再用手指在胶带上挤压皮肤病灶数次，挤出分泌物。然后平压胶带数次，使分泌物粘在胶带上。取下胶带贴于玻片上，在显微镜下检查蠕形螨。此方法具有较高的检出率。

2）鉴定：根据镜下所见虫体的典型形态，可鉴定蠕形螨。

（六）虱

虱（lice）属于寄生于恒温动物体表的昆虫类，人体寄生虱包括虱科（Pediculidae）、虱属（Pediculus）中的人虱（Pediculus humanus）以及阴虱科（Pthiridae）、阴虱属（Pthirus）中的耻阴虱（Pthirus pubis），人虱包括人体虱（P.h.corporis）和人头虱（P.h.capitis）两个亚种。人体虱主要生活于人衣裤贴身面的缝隙和皱褶处；人头虱主要寄生于人头皮有毛发的部位；耻阴虱常见寄生于人体会阴部和肛门附近有毛的部位，也可寄生于腋、胸、眼睑等有毛的部位。人体寄生虱不但可通过叮咬而造成宿主皮肤的损害，而且也是普氏立克次体（Rickettsia prowazekii）、斑疹伤寒立克次体（Rickettsia typhi）、回归热疏螺旋体（Borrelia recurrentis）的传播媒介。

耻阴虱是人体寄生虱，寄生于人体皮肤表面的粗毛根部和产卵在毛干上，常见包括阴毛、肛周毛、腋毛、胸毛、眼睑毛、眉毛，也可在头发、胡须上发现耻阴虱。

1. 形态与生活史　耻阴虱的发育过程分为卵、若虫、成虫三个时期。

（1）成虫：耻阴虱成虫的形态似蟹状，灰白色，雌性体积稍大，为（1.5～2.0）mm×1.2 mm。成虫头部短小，有一个口器、一对眼、一对分5节的触角。胸部宽短，有三对末端有爪的腿，一对前腿较细小，两对中腿和后腿较粗大。腹部较窄小，在其腹面和背面有5或6横列的刚毛，腹面有生殖片（图4-42）。

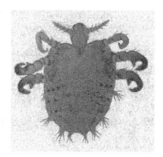

图4-42　耻阴虱成虫的形态

成虫具有发育成熟的消化系统，包括口器、食管、中肠或胃、直肠、肛门；神经系统，包括神经节及其干、支；消化系统，包括心脏与血管；呼吸系统，包括气门、气管；生殖系统，包括雄性的一对睾丸及输精管、一对储精囊及射精管、一个阳茎和生殖孔，雌性的一对卵巢及输卵管、一个子宫和阴道。

（2）若虫：从卵孵化形成，形似成虫但体积较小，生殖器官也未发育。若虫每3～5天可蜕皮发育一次，三次蜕皮后发育为成虫。

（3）卵：由交配后的雌虱产生，椭圆形、乳白色、黏附在毛发或衣物纤维上。卵经过7～8天后可孵化产出若虫。

寄生在人体的耻阴虱18～25天可从卵发育到成虫，生命周期为34～41天。成虫12小时可交配一次，雌虱交配后1～3天内即可产卵，一生可产卵约30个。

2. 致病性　人虱和耻阴虱对冷、热、湿都敏感，仅寄生于正常人的体表和吸食人血。人体发热、汗湿或死亡后，体表温度改变或湿度增加，虱可爬出和离开宿主。耻阴虱常见通过性接触传播，WHO将其归为性传播寄生虫。但在某些特殊条件下，耻阴虱也可通过其他方式传播，如与传染源身体的密切接触、同床、医疗护理、人群拥挤场所等。

人虱和耻阴虱主要通过叮咬皮肤和吸血致病，人虱也可在人群中传播斑疹伤寒和回归热。耻阴虱叮咬后，宿主皮肤的局部可有瘙痒和丘疹，抓痒损伤皮肤可形成抓痕、出血或细菌等微生物继发感染。

3. 病原学诊断

（1）直接涂片镜检：在患者体表毛发根部寻找耻阴虱及其卵，肉眼可见其形态，也可在显微镜下观察其形态。

（2）鉴定：根据镜下所见虫体的典型形态，可鉴定耻阴虱。

第五章　细胞壁缺陷细菌

细胞壁缺陷细菌（cell wall-deficient bacteria，CWDB）是指不同程度缺失细胞壁的各种细菌。狭义的细胞壁缺陷细菌是指那些缺失了天然具有的细胞壁但能够继续生长繁殖的各种细菌，广义的细胞壁缺陷细菌则是指那些缺失了天然具有的细胞壁但能够继续生长繁殖的各种细菌以及天然缺乏细胞壁的细菌（支原体）。细胞壁缺陷细菌可伴随其亲代细菌型广泛存在，也可独自存在于自然界、人与动物体内以及其他常规细菌学介质内，成为常规细菌学方法难以发现的细菌潜在形式，称为潜在细菌（latent bacteria），对于细菌的物种延续、演化、致病性等特性的表达具有重要的意义。

第一节　基 本 概 念

细胞壁缺陷细菌具有不同于其亲代正常细菌的形态、生物学活性、致病性、表面抗原性、药物敏感性等特性，细胞壁缺陷细菌的主要特点是具有高度不规则的形态、具有可滤过性、对作用于细胞壁的各种药物以及其他某些药物不敏感、具有独特的表面抗原性、生长繁殖与代谢方式改变、在常规细菌学培养基上不能生长或不能形成可见的生长现象、保留毒力基因但不产生毒素、可在宿主细胞内寄生。细胞壁缺陷不但可有助于细菌逃避外界环境的致死性影响和演化，而且也可使细菌形成耐药性和成为常规细菌学方法不能检出的潜在病原体，是导致感染性疾病症状不典型和反复发作以及临床误诊、漏诊和治疗无效的常见因素。

一、细胞壁缺陷细菌的类型与常用名词

已知天然具有细胞壁的各种细菌可用革兰氏染色法分为革兰氏阳性和革兰氏阴性两个类群，其中革兰氏阳性细菌的细胞壁主要由肽聚糖组成，革兰氏阴性细菌细胞壁的肽聚糖含量较少，其主要成分是由脂类、蛋白质和糖类组成的外膜。因此，革兰氏阳性细菌的细胞壁在受到破坏肽聚糖结构或干扰肽聚糖合成的因素作用时，可发生细胞壁的部分缺失，但更加容易发生细胞壁的完全缺失。革兰氏阴性细菌既可以受到干扰肽聚糖合成的因素作用，也可以受到破坏外膜结构或干扰外膜合成的因素作用，从而形成肽聚糖缺失和（或）外膜缺失的细胞壁缺陷细菌。通常将那些完全丧失天然具有的细胞壁、不能自发返祖、能够生长繁殖的细胞壁缺陷细菌称为细菌L型（bacterial L-form）或软皮细菌，而将那些部分丧失天然具有的细胞壁并且容易自发返祖的细胞壁缺陷细菌称为细胞壁缺陷细菌（图5-1）。然而在习惯上，通常将不同程度地缺失了天然具有的细胞壁但能够继续生长繁殖的各种细菌，都统称为细菌L型或细菌的L相（L-phase）。在细胞壁缺陷细菌的研究领域中，将那些正常的或细胞壁完整的细菌称为经典细菌（classical bacteria）、细菌型（bacterial form）或细菌相（bacterial phase），将细胞壁缺陷细菌重新合成细胞壁而恢复成为正常细菌的现象称为细胞壁缺陷细菌的返祖或回复（reversion）或返祖现象（reversible atavism），对细胞壁缺陷细菌返祖后形成的细菌型则称为返祖菌（revertant 或 reversible bacteria）。

细胞壁缺陷细菌早在 20 世纪 30 年代初就已被发现，直到 1935 年英国 Lister 研究所的 Klieneneberger-Nobel 在观察支原体的过程中发现并深入研究了念珠状链杆菌（*Streptobacillus moniliformis*）的细胞壁缺陷细菌，并且用其所在研究所名称的首写字母命名为细菌 L 型之后，人们才开始重视并且逐渐深入研究和进一步认识了细胞壁缺陷细菌的特性及其意义。后来的研究者又将细菌 L 型限定于那些完全丧失细胞壁后仍然能够生长繁殖的细胞壁缺陷细菌，并且认为其只能在含渗透压稳定剂（osmotic stabilizer）的高渗透压培养基内才能生长繁殖。

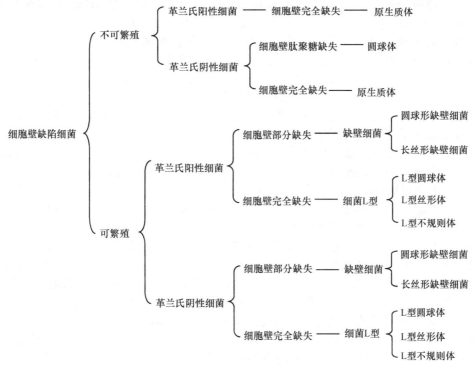

图 5-1　细胞壁缺陷细菌的形态学分类

　　王和最早于 1989 年首先证实了不论是革兰氏阳性细菌，还是革兰氏阴性细菌形成的稳定 L 型，对非高渗透压环境条件都具有较强的耐受性，能够在不含血清等渗透压稳定剂的非高渗透压培养基内形成和生长繁殖与传代培养，从而建立了细菌 L 型的非高渗透压培养基分离培养法及其研究体系，简称为非高渗透压分离培养法（non-high osmotic isolation technique），并且在此条件下研究了许多细菌形成的稳定 L 型。结果发现，这些稳定 L 型在非高渗透压培养基内、人与动物体内以及"无菌性感染"标本内不能形成肉眼可见的生长现象，而需要在显微镜下观察其细胞生长现象。常规细菌学方法及高渗透压培养基分离培养法都不能发现和检出这些稳定 L 型，成为导致"无菌性炎症"、标本无菌但基因检测阳性的细菌潜在形式。于是著者将"细菌 L 型"又称为细菌的潜在形式，并且赋予细菌 L 型为"细菌潜在型"（latent form of bacteria）的含义。

二、细胞壁缺陷细菌的基本特性

　　已知有许多因素可导致天然具有细胞壁的细菌发生细胞壁缺陷，如溶菌酶、β-内酰胺类抗生素、万古霉素、磷霉素、利福平及其他某些抗结核药物、高浓度盐、补体、胆汁、其他药物或化学物质。各种具有诱导细菌发生细胞壁缺陷和成为细胞壁缺陷变型或细菌 L 型的因素，称为细胞壁缺陷细菌的诱导剂（inducer）。革兰氏阳性细菌在青霉素等干扰肽聚糖合成药物、溶菌酶等破坏肽聚糖结构的诱导剂作用下，常常容易发生细胞壁的完全丧失而成为细菌 L 型或原生质体（protoplast）。革兰氏阴性细菌在干扰肽聚糖合成的诱导剂作用下，也容易丧失其细胞壁肽聚糖，但可保留外膜而成为"细胞壁肽聚糖缺陷细菌"或圆球体（spheroplast）。细胞壁完全缺失以及缺失部分肽聚糖或仅保留外膜的细胞壁缺陷细菌或细菌 L 型，同细菌原生质体或圆球体的主要区别在于，细胞壁缺陷细菌或细菌 L 型能够生长繁殖，而原生质体和圆球体则不能够生长繁殖。通常根据细胞壁缺陷细菌是否能够或容易自发返祖，将其分为稳定 L 型（stable L-form）、相对稳定 L 型（relative stable L-form）和不稳定 L 型（unstable L-form）。其中不稳定 L 型和相对稳定 L 型在不含诱导剂的环境中传代培养，通常能够且容易重新合成细胞壁而自发返祖和恢复同其亲代细菌型一致的性状。稳定 L 型虽然也保留了重新合成细胞壁的能力，但其不论是在不含诱导剂的培养基中多次传代培养，还是在动物体内传代培养，都能够保持相对稳定的性质或不容易自发返祖。造成细胞壁缺陷细菌具有不同稳定性的机制尚不十分清楚，目前认为同细胞壁缺陷细菌的细胞壁缺失程度以及其细胞壁合成相关基因是否发生突变有关。不稳定 L 型和相对稳定 L 型通常仅仅丧失了部分或大部分细胞壁，其染色体基因没有发生改变，因此在没有诱导因素的环境中容易合成细胞壁而自发返祖。稳定 L 型不但完全丧失了细胞壁，而且可发生染色体基因突变或缺失，以致难以自发地重新合成细胞壁和返祖。然而王和等研究发现，沙门菌的稳定 L 型可通过噬菌体转导实验或同沙门菌属的同种或异种细菌型接触培养而发生返祖，提示稳定 L 型可能通过从细菌型获得细胞壁合成相关的某种"结构基因"或"调控因子"后，才能够重新合成细胞壁和返祖。

细胞壁缺失的程度还可导致细胞壁缺陷细菌表达不同的生物学特性。一般来说，细胞壁部分或极少部分缺失的细胞壁缺陷细菌，仅具有少数甚至极少数表型特征的改变或称为量变，如菌细胞体积增大、由革兰氏染色阳性转变为革兰氏染色阴性、代谢活性不典型、对作用于细胞壁的抗菌药物敏感性降低、表面抗原性减弱或改变等。而细胞壁完全缺失的细菌 L 型则可发生显著的表型特征的改变或称为质变，如形态高度不规则、革兰氏染色及抗酸染色性改变、丧失常规细菌学方法可检测的绝大多数代谢活性、生长显著缓慢和繁殖方式多样性、丧失其亲代细菌型具有的表面抗原性和产生新的表面抗原性、能够黏附并寄生于人与动物的多种细胞、不但对作用于细胞壁的抗菌药物敏感性降低而且对其他抗菌药物的敏感性也可改变、由厌氧代谢转变成专性需氧代谢、表达固醇合成代谢活性以及胞质膜富含固醇等。由此可见，细菌的细胞壁缺陷变异，尤其是稳定 L 型变异，绝不是简单的或单纯的形态变异，或不仅仅是某一种特性发生改变的简单变异或表型变异，而是涉及形态以及多种生物学特性发生改变的综合变异类型或演化（evolution）。

细胞壁缺陷细菌或细菌 L 型也同细菌的芽孢（spore）以及细菌活的非可培养状态（viable but nonculturable state of bacteria，VNS）一样，是细菌在不利于其生长繁殖的环境中形成的、有助于细菌逃避外界环境对其产生的致死性伤害作用的一种特殊存在形式。细胞壁缺陷导致细菌丧失了其原来具有的各种生物学特性和表达出某些新的特性，以致细胞壁缺陷细菌能够在不利于其亲代细菌型生存的环境条件下继续存活和（或）生长繁殖，从而有利于细菌生命的延续或发生演化。在医学上，细菌发生细胞壁缺陷和以细胞壁缺陷细菌或细菌 L 型的形式存在，不但可造成由于患者显性感染症状明显缓解而导致放弃继续治疗、病原体难以被常规细菌学方法检出以及对常规细菌学药物敏感试验结果的判断发生错误，而且这些潜伏存在的细菌 L 型还可引起宿主细胞及组织发生缓慢的和逐渐加重的病变以及细菌性传染病的反复发生和流行。

第二节 细菌 L 型的形成与培养

细菌 L 型是细菌在自然生长繁殖过程中以及在诱导剂的作用下，发生细胞壁缺失而形成的能够生长繁殖的原生质体状态。细菌 L 型既可伴随其亲代细菌型存在，也可独立存在于自然界环境、人与动物体内以及常规细菌学培养基内。自从细菌 L 型被发现以来，人们一直认为其只能在含高浓度血清等渗透压稳定剂以及高浓度盐等高渗透压的环境条件下存活与生长繁殖。然而著者近年来的研究证实了各种细菌形成的 L 型都可以在非高渗透压的环境条件下存活与生长繁殖，并且成功地使用不含渗透压稳定剂的非高渗透压培养基培养和研究了细菌稳定 L 型的各种性状。

一、细菌 L 型的形成

各种细菌在正常生长繁殖的过程中，都可以自发地发生细胞壁缺陷和形成细胞壁缺陷变型或 L 型。各种细菌也可在许多已知因素的作用下，以人工方法诱导形成细胞壁缺陷变型或 L 型。由于细菌细胞壁的合成涉及细菌的糖、氨基酸及脂类代谢机制及其在细胞壁合成的机制，从理论上来说，凡能够干扰细菌细胞壁合成相关的糖、氨基酸及脂类代谢活动的因素以及直接破坏细菌的细胞壁结构或干扰肽聚糖、外膜合成的因素，都可以导致细菌发生细胞壁缺陷和诱导细菌形成 L 型。在细胞壁缺陷细菌或细菌 L 型的实验室研究中，常见的诱导剂类别及其种类包括：

1. 细胞壁结构破坏剂 具有破坏细胞壁结构作用的诱导剂主要是那些具有水解或溶解活性的酶类与化学剂，这些诱导剂能够通过直接作用于细菌的细胞壁而导致细胞壁的肽聚糖或外膜结构破坏，从而诱导细菌发生细胞壁缺陷变异。细胞壁结构破坏剂的常见种类包括：

（1）水解酶类：如溶菌酶（lysozyme）、酯酶（esterase）、蛋白酶、细菌的自溶酶（autolysin）及具有水解酶作用的血清补体（complement）、噬菌体（phage）、吞噬细胞等。溶菌酶能够水解肽聚糖 N-乙酰葡糖胺与 N-胞壁酸之间的 β1-4 糖苷键。酯酶、血清补体及蛋白酶（protease）可分别水解构成细胞壁的酯类或蛋白质。自溶酶是细菌胞内的多种肽聚糖水解酶类，包括 N-乙酰氨基葡萄糖酶、N-乙酰胞壁酸酶、N-乙酰胞壁酸-L-丙氨酸酰胺酶、水解肽聚糖交联桥的内肽酶，同细菌生长繁殖过程中细胞壁的水解与重建有关。但如果自溶酶的活性或作用失调，将导致菌细胞自身的肽聚糖过度水解和细胞壁缺陷。噬菌体含有溶菌酶样的酶类，吞噬细胞的溶酶体含有溶菌酶、蛋白酶、酯酶等酶类，对细菌的细胞壁具有水解与破坏作用。

（2）表面活性剂类：如十二烷基磺酸盐或十二烷基硫酸盐（SDS）、新洁尔灭、胆汁以及乙醇等有机溶剂。表面活性剂能够乳化油脂、除去外膜的脂类或凝固蛋白质，导致细菌的细胞壁结构破坏和诱导细菌形成细胞壁缺陷变型。

2. 肽聚糖合成干扰剂 具有肽聚糖合成干扰作用的诱导剂通过干扰细胞壁肽聚糖合成代谢的某一环节，造成肽聚糖的合成或交联障碍而诱导细菌发生细胞壁缺陷变异。肽聚糖合成干扰剂的常见种类包括：

（1）抗生素类：如 β-内酰胺类（β-lactams）抗生素、万古霉素（vancomycin）、磷霉素（fosfomycin）、杆菌肽（bacitracin）。β-内酰胺类抗生素包括青霉素类（penicillins）、头孢菌素类（cephalosporins），具有同细菌五肽侧链末端 D-丙氨酰-D-丙氨酸相似的苯环结构，因此可通过与转肽酶和羧肽酶竞争结合而在肽聚糖合成的第三阶段（肽聚糖交联与形成阶段）干扰肽聚糖的交联。万古霉素及杆菌肽也都可在细菌肽聚糖合成的第二阶段（N-乙酰氨基葡萄糖-N-乙酰胞壁酰-五肽骨架形成阶段）以不同的机制干扰肽聚糖的合成。磷霉素可在肽聚糖合成的第一阶段（尿苷二磷酸 N-乙酰胞壁酰五肽合成阶段）干扰肽聚糖的合成。亚胺培南（imipenem）等碳青霉烯类（carbapenems）抗生素属于 β-内酰胺类抗生素，可通过与转肽酶和羧肽酶竞争结合而干扰肽聚糖的交联。

（2）氨基酸类：如 D-环丝氨酸的结构同 D-丙氨酸相似，能够抑制催化 L-丙氨酸转化为 D-丙氨酸的异构酶活性而干扰 D-丙氨酰、D-丙氨酸的形成，从而在肽聚糖合成的第一阶段干扰肽聚糖的合成。

（3）酶活性抑制或活化剂类：如酸类、碱类、二价阳离子、高浓度盐、紫外线、胆汁等。其中的酸类、碱类、二价阳离子、高浓度盐、紫外线可通过使菌细胞的肽聚糖合成相关酶类发生蛋白质变性，从而形成肽聚糖合成抑制作用。胆汁能够影响细菌肽聚糖的稳定性，可导致革兰氏阳性细菌溶解或发生细胞壁缺陷变异。

3. 蛋白质合成干扰剂　蛋白质合成干扰剂对细菌细胞壁合成的干扰作用发挥在菌细胞肽聚糖合成前期的代谢环节，通过影响细胞壁合成相关的酶类或蛋白质代谢酶类而间接影响肽聚糖或外膜合成。例如，在常规细菌学纸片扩散法药物敏感试验或 MIC 实验中，在氯霉素（chloramphenicol）、链霉素（streptomycin）等抑制细菌蛋白质合成的抗生素抑菌圈内或培养物内，可检出具有不规则形态的细胞壁缺陷细菌。

4. 脂合成干扰剂　脂合成干扰剂主要通过影响细菌细胞壁脂类的合成代谢而干扰细胞壁脂质成分或外膜的合成。王和等报道，用干扰细菌磷脂代谢的药物异烟肼处理结核分枝杆菌，能够有规律地诱导其发生细胞壁缺陷变异和形成稳定 L 型。

5. 核酸合成干扰剂　许多研究报道，影响细菌核酸代谢的抗生素（利福平、乙胺丁醇）、消毒剂（甲紫）及紫外线等也是细菌 L 型的良好诱导剂，其分别可有效地诱导结核分枝杆菌、金黄色葡萄球菌等多种细菌发生细胞壁缺陷变异和形成 L 型。

虽然已发现干扰细菌蛋白质、脂类或核酸代谢的某些抗生素或其他因素能够诱导细菌形成 L 型，但其并不是在任何浓度条件下以及对各种细菌都具有同样的作用。王和等研究发现，利福平在非高渗透压液体培养基内能够有规律地诱导结核分枝杆菌形成 L 型，但却能够有效杀灭伤寒沙门菌、葡萄球菌属的菌种以及其他绝大多数细菌的 L 型。氯霉素在普通营养琼脂平板上可诱导大肠埃希菌、铜绿假单胞菌等细菌形成 L 型，但其也是临床治疗其他绝大多数细菌 L 型感染的有效药物。因此认为，干扰细菌蛋白质、脂类或核酸代谢的各种因素对于细胞壁缺陷细菌的诱导作用，可能同细菌的种类及其生理学特性、诱导剂的浓度以及细菌生长的环境条件等多种因素有关。

细菌也能够在其生长繁殖的过程中自发形成 L 型，以致常常可在几乎各种细菌的陈旧培养物内或其菌种的培养基保存物内发现细胞壁缺陷细菌或分离出细菌 L 型。葡萄球菌属的菌种、淋病奈瑟菌、结核分枝杆菌、霍乱弧菌（*V. cholerae*）等在人工培养基内 37℃培养 24 小时至 10 天后，或者在放置于 4℃冰箱内保存的普通营养琼脂斜面菌种内，常常可分离检出细胞壁缺陷细菌或细菌 L 型。过去曾将这些在陈旧培养物内自发形成的细胞壁缺陷细菌或细菌 L 型称为细菌的"衰退型"，因此也将细胞壁缺陷细菌或细菌 L 型视为是细菌生长繁殖过程中的一种特殊表现形式或一个"相"。细胞壁缺陷细菌或细菌 L 型的自发形成，可能同细菌毒性代谢产物的堆集、营养物质的耗竭等因素造成其自溶酶活性失控或细胞壁合成相关酶类的活性降低有关。细菌 L 型的自发形成造成 L 型常常伴随细菌型广泛存在，成为影响细菌感染性疾病的病原学诊断及其治疗效果的重要因素和导致感染性疾病反复发生的潜在病原体。

二、细菌 L 型的培养

由于曾经认为细菌的细胞内具有显著高于外界环境、常规细菌学培养基以及人与动物体内的渗透压，长期以来国内外都是采用含 3%～5% NaCl、20%马血清或人血浆、1%蛋白胨、酵母粉及 0.8%琼脂等成分的高渗透压软琼脂培养基（高渗透压 L 型培养基）分离培养细胞壁缺陷细菌，称为细胞壁缺陷细菌的渗透压培养基分离培养法或高渗透压分离培养法（high osmotic isolation technique）。然而具有如此丰富营养成分及高浓度盐和高渗透压的培养基，虽然能够有效地分离那些耐受高浓度盐或高渗透压环境的细菌及其 L 型（如葡萄球菌、大肠埃希菌、蜡样芽孢杆菌等），但那些对高浓度盐或高渗透压环境敏感的细菌及其 L 型（如链球菌、奈瑟菌、沙门菌等）以及那些适应了人体生理渗透压（非高渗透压）环境的各种细菌的稳定 L 型，却难以在含高浓度盐或高渗透压的培养基上生长或形成明显可见的生长现象。此外，高浓度盐以及某些血清因子本身就具有诱导细菌形成 L 型的作用，因此对于生长在含高浓度盐或高渗透压培养基内的细胞壁缺陷细菌，往往难以确定其是来自标本还是在培养基内自发形成或诱导形成的。王和首创并且使用的非高渗透压培养基（含 NaCl 0.5%，蛋白胨 1%，酵母粉 0.5%，葡萄糖 0.5%）分离培养细菌 L 型的方法，称为细菌 L 型的非高渗（透压）培养法（non-high osmotic isolation technique for the bacterial L-forms）或细胞壁缺陷细菌的非高渗（透压）分离培养法（non-high osmotic isolation technique）。其不但有效地解决了培养基中细菌 L 型的来源含糊不清的问题，而且也使分离和获得稳定程度一致的细菌 L 型纯培养物成为可能。由于非高渗透压培养基的营养结构成分简单、不含血清、能够在显微镜下直接观察细菌 L 型的生长现象，甚至可发现单个存在的 L 型细胞而不需要等待 L 型菌落的形成，其广泛适用于各种细菌及其 L 型的分离培养和有助于早期病原学诊断。

1. 细菌 L 型的高渗透压培养基培养　细菌 L 型的高渗透压培养基培养是采用高渗透压软琼脂培养基培养细菌 L 型的方法。细菌 L 型在这种特殊的环境条件下生长繁殖，可形成特殊的和有利于与正常细菌相鉴别的菌落形态。细菌 L 型生长繁殖的速度较其亲代细菌型明显缓慢，含 5%～10% CO_2 的环境有利于细菌 L 型的生长和在高渗固体培养基上形成典型的菌落形态。在高渗透压的软琼脂固体 L 型培养基上，绝大多数细菌的 L 型可形成典型的荷包蛋样菌落（fried-egg colony）。细菌 L 型的荷包蛋样菌落体积较小，其特征性的荷包蛋样形态需要在显微镜的低倍镜下观察。在普通光学显微镜下观察可见，软琼脂 L 型培养基平板培养 24 小时的金黄色葡萄球菌 L 型荷包蛋样菌落的直径为 0.4～2.0 mm，平均为 1.1 mm。继续培养 48 小时后，菌落直径可增大为 0.7～3.5 mm，平均为 1.8 mm。软琼脂 L 型培养基平板培养 24 小时的大肠埃希菌 L 型荷包蛋样菌落的直径为 0.6～1.3 mm，平均为 2.1 mm。继续培养 48 小时后，菌落直径可增大为 0.7～3.4 mm，平均为 1.9 mm。细菌 L 型的荷包蛋样菌落表现为粗糙的表面，似"煎焦的荷包蛋"。此菌落结构的基本特征为菌落周边较透明并且清晰可见许多巨大的 L 型圆球体，菌落中心致密呈深色且难以看见 L 型细胞。细菌 L 型菌落的这种似"煎焦的荷包蛋"的形态特征，使其十分容易同支原体形成的荷包蛋样菌落相鉴别。支原体的荷包蛋样菌落通常具有明显致密或细嫩的外表，以致在显微镜的低倍镜下难以看见菌细胞。此外，在 L 型软琼脂培养基上，细菌 L 型还可形成颗粒样菌落（granular colony）及丝状菌落（filamentous colony）。王和发现，许多细菌的 L 型还能够以非菌落形式（non-colony form，NCF）存在于高渗透压 L 型软琼脂培养基及常规细菌学琼脂培养基的表面。以非菌落形式存在的 L 型细胞散在或聚集分布于琼脂培养基的表面，在显微镜的高倍镜下观察，常见 L 型细胞呈规则或不规则形态的珠粒状，也可形成丝状。生长于高渗透压软琼脂培养基上的 L 型菌落由细胞壁缺陷程度或稳定程度不同的 L 型细胞组成，以致在传代培养时常常形成细菌型与细胞壁缺陷程度不同的 L 型混合生长的现象。在高渗透压的液体培养基内，细菌 L 型可由于低浓度琼脂的作用而形成局部混浊或附着在试管壁上生长的现象。如果在显微镜的低倍镜下观察，可见黏附在试管壁上的 L 型生长物为荷包蛋样菌落形态（图 5-2）。

2. 细菌 L 型的非高渗透压培养基培养　细菌 L 型的非高渗透压培养基培养是采用低于人体生理渗透压的培养基培养细菌 L 型的方法，是王和等首创的用于分离培养细菌 L 型的方法。非高渗透压培养基具有简单的化学组成，不含高浓度盐、不含血清及其他渗透压稳定剂，其液体培养基不含琼脂。细菌 L 型在非高渗透压的软琼脂固体培养基上或液体培养基内生长，通常不能形成荷包蛋样菌落，而常见形成颗粒样菌落、非菌落形式或单个细

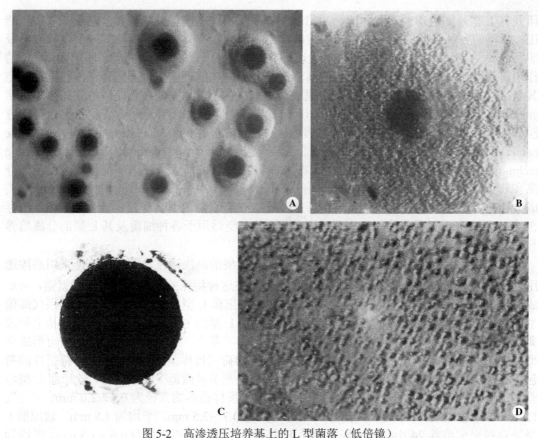

图 5-2　高渗透压培养基上的 L 型菌落（低倍镜）

A. 金黄色葡萄球菌 L 型荷包蛋样菌落；B. 大肠埃希菌 L 型丝状菌落；C. 大肠埃希菌 L 型颗粒样菌落；D. 蜡样芽孢杆菌 L
型非菌落形式

胞分散存在。在非高渗透压液体培养基内，可明显观察到由于细胞壁缺陷程度不同或稳定程度不同而形成的细胞壁缺陷细菌生长繁殖的速度、抗菌药物敏感性、可滤过性、代谢活性等特性的差异，因此十分有利于选择和分离出稳定程度或细胞壁缺陷程度一致的稳定 L型纯培养物。王和等证实，金黄色葡萄球菌、表皮葡萄球菌、肺炎链球菌、伤寒沙门菌、甲型副伤寒沙门菌（*S.Paratyphi* A）、大肠埃希菌、铜绿假单胞菌、双歧杆菌、白喉棒状杆菌、蜡样芽孢杆菌（*B.cereus*）、枯草芽孢杆菌（*B.subtilis*）、破伤风梭菌、产气荚膜梭菌、结核分枝杆菌、淋病奈瑟菌等多种细菌的稳定 L 型，都能够在非高渗透压的 PG 液（含蛋白胨、葡萄糖、酵母粉）、RPMI-1640 液（含多种氨基酸、葡萄糖及某些维生素）、肝消化液、1%蛋白胨水培养基或改良苏通培养基内良好生长和传代培养。这表明绝大多数细菌成为 L 型后，不但能够耐受非高渗透压的培养基条件，而且对营养条件的要求也并不增高（图 5-3～图 5-6）。血清及胆固醇并不是细菌 L 型生长繁殖所必需的营养物质，高浓度盐或高渗透压也不是细菌 L 型生长繁殖的必需条件，许多细菌 L 型对于营养条件的要求甚至还显著低于其亲代细菌型。王和等采用非高渗透压培养基分离培养的方法，成功地从慢性胆囊炎与胆囊结石患者的胆囊组织与胆石和胆汁、正常屠宰猪的胆囊和胆汁、慢性肾盂肾炎患者的尿液、腹水患者以及胸腔积液患者的抽出液、慢性前列腺炎患者的前列腺液、实验感染动物模型的胆囊或其他组织等多种标本内，分别检出了沙门菌、幽门螺杆菌、结核分枝杆菌等细菌的 L 型。

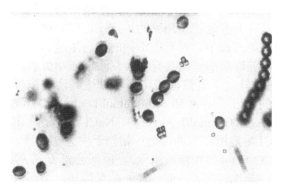

图 5-3　非高渗透压培养基中生长的蜡样芽孢杆菌
L 型细胞（高倍镜，400×）

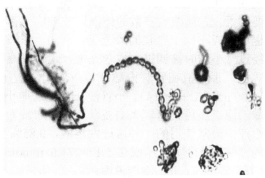

图 5-4　非高渗透压培养基中生长的白喉棒状杆菌
L 型细胞（高倍镜，400×）

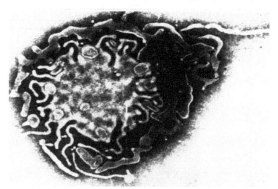

图 5-5　非高渗透压培养基传代培养的金黄色葡萄
球菌 L 型细胞透射电镜形态（2 700×）

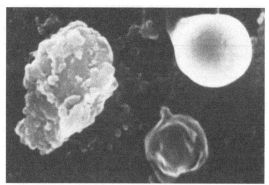

图 5-6　非高渗透压培养基传代培养的白喉棒状杆
菌 L 型细胞扫描电镜形态（16 000×）

已知渗透（osmosis）是水或其他溶剂经过半透性膜扩散的现象，渗透压（osmotic pressure）则是渗透时溶剂通过半透性膜的压力。水或其他溶剂经过半透性膜扩散或渗透所产生渗透压的大小与溶液的溶质浓度成正比，其也可因溶液的温度不同而产生差异。在自然界条件下，各种无机物质与有机物质都存在渗透性与渗透压。溶质在运动的过程中可形成对水分子的引力，因此溶液所含溶质的浓度越高，对水分子形成的引力也就越大。如果将两种具有不同溶质浓度的溶液以半透性膜相隔，高浓度溶质的溶液就能够吸引低浓度溶质的溶液内的水分子穿过半透性膜，由低浓度溶质的溶液向高浓度溶质的溶液转移，从而就形成了渗透现象或渗透作用。这种造成水分子扩散的力量称为渗透压（osmotic pressure）。溶质浓度越高，形成的渗透压也就越大。渗透压越大，对水分子的吸引力也就越大。不同的细菌可具有不同的胞内渗透压，除古细菌（archaebacteria）及副溶血弧菌（V.parahaemolyticus）等嗜盐细菌（halophilous bacteria）外，一般认为革兰氏阳性细菌的胞内渗透压显著高于革兰氏阴性细菌的胞内渗透压。金黄色葡萄球菌等革兰氏阳性细菌，胞内渗透压甚至可高达 15～20 个大气压（15～20 atm）或 783.5～979.4 mmol/L（37℃）容积渗透浓度。但大肠埃希菌等革兰氏阴性细菌，胞内渗透压仅为 5～6 个大气压（5～6 atm）或 195.9～235.1mmol/L（37℃）容积渗透浓度。因此曾经认为，胞内渗透压的差异是造成革兰氏阳性细菌比革兰氏阴性细菌具有更高的低渗透压环境敏感性的一个主要因素。

在医学上，将人血浆所具有的渗透压称为生理渗透压（physiological osmotic pressure），具有与生理渗透压相同渗透压的溶液则称为等渗溶液（isosmotic solution）。血浆渗透压包括由无机盐与小分子有机物构成的晶体渗透压（crystal osmotic pressure）以及由蛋白质构成的胶体渗透压（colloid osmotic pressure），其中晶体渗透压是形成与维持血浆渗透压的主要因素。人体绝大多数的体液以及细胞液都具有与血浆渗透压相同的渗透压，但某些体液也可形成不同于血浆的渗透压。例如，尿液形成的过程中，可形成不同的渗透浓度。血浆经过肾小球时被滤过形成超滤液，此超滤液在肾脏近曲小管内具有与血浆渗透压相似的渗透压。小管液在肾脏内髓部转折处的渗透压则明显高于血浆渗透压，可以达到渗透浓度1 200mmol/L·kgH$_2$O。小管液在肾脏远曲小管的渗透浓度为 50～100 mmol/L·kgH$_2$O。终尿的渗透压可具有较大的波动范围，通常为 50～1 400 mmol/L·kgH$_2$O。NaCl 溶液是临床治疗中最常使用的一种渗透性溶液，0.85% NaCl 溶液所产生的渗透压相当于生理渗透压，为 7～7.63 个大气压或 235.1～271.6 mmol/L（37℃）（容积渗透浓度）。根据公式 $II=icRT$（II：渗透压；ic：渗透浓度；R：气体常数；T：开氏温度，=t℃+273）换算得知，不同浓度 NaCl 溶液的渗透浓度及渗透压见表 5-1。

表 5-1　不同浓度 NaCl 溶液的渗透浓度与渗透压（37℃）

	NaCl 浓度（%）	渗透浓度（mmol/L）	渗透压	
			大气压（atm）	千帕（kPa）
低渗透压	0.10	$0.3×10^2$	0.9	$0.9×10^2$
	0.58	$2.0×10^2$	5.1	$5.1×10^2$
	0.69	$2.4×10^2$	6.0	$6.1×10^2$
生理渗透压	0.80	$2.7×10^2$	7.0	$7.1×10^2$
	0.85	$2.9×10^2$	7.4	$7.5×10^2$
	0.90	$3.1×10^2$	7.8	$7.9×10^2$
高渗透压	1.0	$3.4×10^2$	8.7	$8.8×10^2$
	2.0	$6.8×10^2$	17	$1.7×10^3$
	2.3	$7.9×10^2$	20	$2.0×10^3$
	2.9	$9.9×10^2$	25	$2.5×10^3$
	5.0	$1.7×10^3$	44	$4.4×10^3$
	6.0	$2.1×10^3$	52	$5.3×10^3$
	7.0	$2.4×10^3$	61	$6.2×10^3$
	8.0	$2.7×10^3$	70	$7.1×10^3$
	10.0	$3.4×10^3$	87	$8.8×10^3$
	15.0	$5.1×10^3$	$1.3×10^2$	$1.3×10^4$
	20.0	$6.8×10^3$	$1.7×10^2$	$1.8×10^4$

在常规细菌学的药物敏感试验中，药物纸片琼脂扩散法（K-B 法）以及稀释法（MIC与 MBC）是用含生理渗透压或接近生理渗透压的琼脂固体培养基或液体培养基来测试细菌对青霉素、头孢菌素等抗菌药物的敏感性或耐药性。一般认为这些培养基的渗透压低于细菌的细胞内渗透压。如果所测试的细菌是青霉素、头孢菌素等抗菌药物的敏感菌株，则可由于细胞壁缺陷而不能生长或发生胞质逸出（plasmoptysis）导致死亡，从而在固体培养基上的抗菌药物纸片周围形成不同直径的抑菌圈，或在液体培养基内或固体培养基上不能形成肉眼可见的生长现象。王和等研究发现，如果以同样的 K-B 法在具有等于或高于细菌的胞内渗透压的琼脂培养基上进行青霉素或头孢菌素的药物敏感试验，也能够产生与常规细菌学培养基上相同或相似的抑菌现象。王和等将金黄色葡萄球菌、蜡样芽孢杆菌及大肠埃希菌分别接种于具有不同渗透压的 L 型软琼脂培养基平板上，以 K-B 法测定其青霉素敏感性和检测 L 型的形成情况。结果发现这些不同种类的细菌在低于、等于、高于其胞内渗

透压的培养基上不但可表现出相似的青霉素敏感性，而且也可表现出相似的 L 型形成率与返祖现象（图 5-7）。进一步研究发现，在常规细菌学的 K-B 法与 MIC 法药物敏感试验判断为测试菌株敏感的培养物内，同样也能够证实有细菌 L 型的存在。这一研究结果提示：①虽然金黄色葡萄球菌能够在含 10% NaCl 培养基上生长、副溶血弧菌等耐盐弧菌能够在含 8% NaCl 培养基内生长、蜡样芽孢杆菌能够在含 6%NaCl 培养基上生长、大肠埃希菌能够在含 5% NaCl 培养基上生长，但此并不表示葡萄球菌具有高达 87atm 的胞内渗透压或 3.4×10^3 mmol/L 渗透浓度、副溶血弧

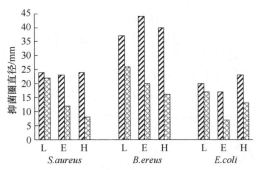

图 5-7 细菌在不同渗透压培养基上的
青霉素敏感性

菌等耐盐弧菌具有 70atm 的胞内渗透压或 2.7×10^3 mmol/L 渗透浓度、蜡样芽孢杆菌具有 52atm 的胞内渗透压或 2.1×10^3 mmol/L 渗透浓度、大肠埃希菌具有 44atm 的胞内渗透压或 1.7×10^3 mmol/L 渗透浓度。②不论细菌是否具有耐盐性，其在低于、等于和高于菌细胞内渗透压的环境条件下，都可表现出相似的青霉素等 β-内酰胺类抗生素的敏感性。③细胞壁与胞质膜既不是维持细菌胞内渗透压以及抵抗外界环境低渗透压伤害作用的主要因素或唯一因素，也不是导致细胞壁缺陷细菌死亡的主要机制或唯一机制。导致细胞壁缺陷细菌死亡的机制，主要与菌细胞的代谢障碍有关（详见后述）。④细胞壁缺陷细菌可在药物敏感试验的培养物内广泛存在，这是影响对测试菌株药物敏感性进行正确判断、评估治疗效果的一个常见的重要因素。因此在常规细菌学的纸片琼脂扩散法和稀释法的药物敏感试验中，通常不需要考虑是否应当根据细菌的胞内渗透压不同而选择具有不同渗透压的培养基进行细菌的药物敏感性或耐药性测定。换言之，对于细菌来说，只要培养基的渗透压、营养构成、环境的气体以及其他条件适宜其生长繁殖，通常就不会对药物敏感试验结果产生明显的影响。鉴于细胞壁缺陷细菌的广泛存在，临床对于常规细菌学的药物敏感试验结果的判断和分析、抗菌药物的选择和使用以及治疗效果的评估，都需要高度关注和发现是否有细菌 L 型的形成及其影响。

第三节　细菌 L 型的生物学特性

细菌的细胞壁缺失之后，细胞壁缺陷细菌不但由于逃避了坚韧细胞壁的禁锢作用而表现为高度不规则的形态特征，而且还表现出染色性不规则、繁殖方式多样化、丧失其亲代细菌型所具有的常规细菌学方法可检测的代谢活性、某些新的代谢活性、丧失细胞壁相关抗原和形成新的或 L 型细胞独特的表面抗原、菌细胞带电性质改变、对外界环境的抵抗力改变以及药物敏感性改变等不同于其亲代细菌型的许多特性。

一、形态与染色性

细菌 L 型以形态高度不规则为其基本特征，高度不规则的形态也是临床及实验室发现或识别细菌 L 型的首要指标。细菌 L 型在普通光学显微镜下常见的或基本的形态特征是菌细胞表现为体积明显大于或小于经典细菌型的圆球形和长丝形。圆球形的 L 型细胞直径可小于 0.01μm 或大于 50μm，但一般为 5～8μm；丝形 L 型的长度和宽度都显著大于各种经典细菌型。圆球形或近似球形的 L 型细胞可单个、成双或链状排列存在。在电子显微镜下

观察，可见 L 型细胞常常表现为不规则形态，如蜘蛛样、蝌蚪样、葫芦样、腊肠样、猫头样等。非高渗透压培养基培养的金黄色葡萄球菌稳定 L 型的细胞膜可薄而透明；伤寒沙门菌、蜡样芽孢杆菌稳定 L 型的细胞膜表面可形成皱褶似"银耳"状；甲型副伤寒沙门菌、白喉棒状杆菌、破伤风梭菌、产气荚膜梭菌、结核分枝杆菌稳定 L 型细胞可具有光滑平整或粗糙的表面结构；铜绿假单胞菌稳定 L 型的细胞膜表面可长满微绒毛样结构，鼠伤寒沙门菌（*S.typhimurium*）稳定 L 型的细胞表面则可充满芽样的凸起（图 5-8～图 5-11）。

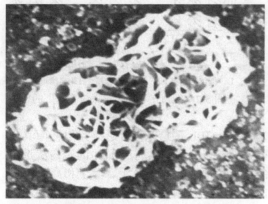

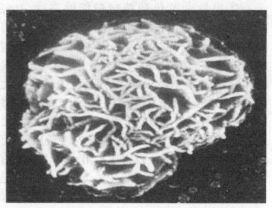

图 5-8　非高渗透压培养基传代培养的伤寒沙门菌稳定 L 型细胞的扫描电镜形态（19 000×）

图 5-9　非高渗透压培养基传代培养的蜡样芽孢杆菌稳定 L 型细胞的扫描电镜形态（19 000×）

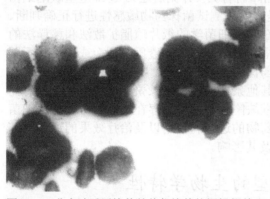

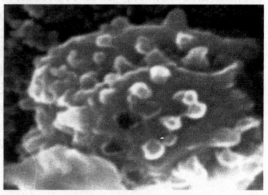

图 5-10　非高渗透压培养基传代培养的铜绿假单胞菌稳定 L 型细胞的透射电镜形态（16 000×）

图 5-11　非高渗透压培养基传代培养的鼠伤寒沙门菌稳定 L 型细胞的扫描电镜形态（19 000×）

繁殖方式多样化是造成细菌 L 型具有高度不规则形态的一个重要机制，细胞壁的缺失使菌细胞的形态具有高度的可塑性。细菌 L 型仍然保留了其亲代细菌型特有的无性繁殖方式，但可由于细胞壁缺失程度不同而形成二分裂、出芽、丝形体断裂、母细胞产生和释放原生小体（elementary bodies）等多种不同的方式进行无性繁殖（图 5-6，图 5-11，图 5-12）。

细胞壁缺陷细菌，尤其是稳定 L 型通常丧失了鞭毛和菌毛，不能形成荚膜及芽孢，不能形成异染颗粒或中介体。不论采用特殊染色法、血清学方法或是在电子显微镜下观察，都不能在伤寒沙门菌、甲型副伤寒沙门菌、铜绿假单胞菌、破伤风梭菌、白喉棒状杆菌、淋病奈瑟菌、肺炎链球菌等细菌的稳定 L 型发现有鞭毛、菌毛或荚膜的存在。那些仅仅丧失部分细胞壁的细胞壁缺陷细菌，虽然常常可保留鞭毛结构或 H 抗原，但通常丧失了动力，与菌体 O 抗原或者同细菌型的 O 特异性抗血清反应能力减弱。王和通过直接显微镜观察和芽孢染色观察，未发现蜡样芽孢杆菌的稳定 L 型非高渗代培养物具有形态学上的芽孢。王涛等采用芽孢染色、1/10 杀菌时间或热毙时、促芽孢形成培养以及吡啶二羧酸测定的方法，检测枯草芽孢杆菌及蜡样芽孢杆菌的荷包蛋样菌落形成芽孢的能力及其代谢活性，结果证实这些芽孢杆菌成为 L 型后虽然不能产生常规细菌学方法可检测出的芽孢，但却仍然能够合成微量的芽孢结构的重要组分——吡啶二羧酸和酸溶性小分子芽孢蛋白（small acid-soluble spore protein，SASP）。

各种细菌成为 L 型后，一般表现为革兰氏阴性染色性。但在传代培养的稳定 L 型，也常常可见表现为革兰氏阳性的 L 型细胞，以致容易同隐球菌或假丝酵母菌相混淆。结核分枝杆菌稳定 L 型通常为抗酸染色阴性，但也可以发现抗酸染色阳性反应的结核分枝杆菌 L 型细胞。白喉棒状杆菌稳定 L 型经过亚甲蓝染色或 Albert 染色后，通常不能发现菌细胞内存在异染颗粒。采用电子显微镜观察法，也从未在细胞壁缺陷细菌及稳定 L 型的细胞内发现有中介体存在。

二、代 谢 活 性

细菌 L 型不但可丧失其亲代细菌型所具有的常规细菌学方法可检测的几乎各种代谢活性，而且也可表达 L 型独特的某些新的代谢活性。细胞壁缺陷细菌的代谢活性具有明显的不规则性，主要同其细胞壁缺失的程度以及传代次数密切相关。王和等研究发现，在铜绿假单胞菌的稳定 L 型（L 型圆球体）、返祖过渡型（L 型丝形体）、返祖菌（正常形态细菌）之间，可存在具有明显差别的代谢活性。其中的稳定 L 型丧失了其亲代细菌型所具有的、常规细菌学方法可检测的各种代谢活性，但可保留氧化酶活性。返祖过渡型能够迟缓发酵糖类，返祖菌则恢复了同其亲代细菌型一致的各种代谢活性。新近形成的细胞壁缺陷细菌（原代培养物）常常具有极弱的常规细菌学方法可检测的代谢活性，多次传代培养后（传代培养物）常常具有明显而稳定的常规细菌学方法可检测的代谢活性。一般来说，完全丧失细胞壁的各种细菌的稳定 L 型通常丧失了分解与利用各种糖类的能力，但可保留过氧化氢酶等氧化酶活性以及代谢某些蛋白质或氨基酸的活性，以致稳定 L 型培养物常常表现为使培养基的 pH 逐渐升高。那些丧失部分细胞壁的细胞壁缺陷细菌，可仍然保留同其亲代细菌型相同或相似的分解与利用多种糖类的能力。随着细胞壁的重新合成及其完整性的逐渐恢复，细胞壁缺陷细菌对糖类的分解与利用能力以及其他许多代谢活性也可逐渐恢复，甚至可同其亲代细菌型完全一致。

不论是专性需氧菌、兼性厌氧菌还是专性厌氧菌，成为稳定 L 型后都同样地表现出对分子氧高度依赖的生长性质。王和等研究证实，蜡样芽孢杆菌、葡萄球菌、沙门菌等细菌形成的稳定 L 型，都只能在含分子氧的正常空气条件下生长繁殖，在厌氧条件下或在含氰化钾的培养基内既不能生长，也不能代谢丙酮酸或乳酸。双歧杆菌、幽门螺杆菌、破伤风梭菌以及产气荚膜梭菌形成的稳定 L 型，都不能在厌氧培养的条件下生长，而只能在含分子氧的正常空气条件下传代培养。伤寒沙门菌和甲型副伤寒沙门菌的细胞壁缺陷突变株（cell wall-deficient mutants，CWDMs）不能利用葡萄糖、6-磷酸葡萄糖等糖类，但在有氧的正常空气条件下则能够利用丙酮酸或乳酸进行需氧代谢和生长繁殖。通过代谢酶的组成及其活性检测进一步证实，伤寒沙门菌和甲型副伤寒沙门菌的 CWDMs 的丙酮酸脱氢酶（LDH）同工酶、苹果酸脱氢酶（MDH）同工酶组成及其活性，都可发生显著的改变。伤寒沙门菌、甲型副伤寒沙门菌以及由伤寒沙门菌 CWDMs 返祖形成的粗糙型菌株，在聚丙烯酰胺凝胶电泳（PAGE）中都显示出四条 LDH 同工酶带，而 CWDMs 的 LDH 同工酶仅显示两条带、MDH 同工酶则表现为电泳速率改变，并且 CWDMs 的两种同工酶活性都较其亲代细菌型的显著降低。这提示存在于胞质膜外、由细胞壁与胞质膜构成的周质间隙（periplasmic space）或膜–壁界层（membrane-wall interlayer）是菌细胞进行发酵或厌氧代谢的场所，而胞质膜内则是菌细胞进行需氧代谢或有氧氧化的场所。由此认为，细胞壁缺陷导致菌细胞赖以进行发酵或厌氧代谢活动的周质间隙或膜–壁界层被破坏以及胞质膜受到损伤，造成菌细胞能量匮乏和胞质膜脆性增高，以致细胞壁缺陷细菌的菌细胞发生肿胀和死亡，这是其死亡的主要机制。稳定 L 型通过改变其代谢机制而形成和加强了胞质膜相关的需氧代谢或有氧氧化机制，以致稳定 L 型演化成为只能在有氧的环境条件下生长繁殖的专性需氧性细胞。

细菌稳定 L 型还可表现出某些不同于其亲代细菌型等原核生物细胞，而与真核生物细胞相似的代谢活性。例如，Partrige 和 Klieneberger 报道，在念珠状链杆菌的稳定 L 型能够检出固醇。Nishiyama 等采用 Felipin 冷冻蚀刻电镜技术证实，金黄色葡萄球菌稳定 L 型的细胞膜含有大量固醇。王和等采用生物化学方法以及洋地黄皂苷、两性霉素 B 敏感性实验的方法证实，沙门菌的 CWDMs 不但对作用于固醇的药物高度敏感和具有与白假丝酵母菌相似的固醇含量，而且还具有三酰甘油以及某些不同于其亲代细菌型的氨基酸代谢活性。

三、基 因 结 构

国内外的研究资料显示，相对稳定 L 型和稳定 L 型都能够在不含诱导剂的环境中保持相对稳定或稳定的细胞壁缺陷状态，以致其在生长繁殖过程中不能或难以重新合成细胞壁和返祖。这些具有相对稳定或稳定性质的 L 型，不论来自革兰氏阳性细菌还是来自革兰氏阴性细菌，都同样地丧失了其亲代细菌型所具有的常规细菌学方法可检测的几乎各种代谢活性与表面抗原性等特性。病原性细菌形成稳定 L 型后，都分别丧失了常规细菌学方法可检测的外毒素、内毒素、侵袭性酶类等其亲代细菌型具有的重要致病物质。王和等报道，在非高渗透压培养基传代培养的金黄色葡萄球菌、白喉棒状杆菌、破伤风梭菌、伤寒沙门菌及甲型副伤寒沙门菌的相对稳定 L 型或稳定 L 型纯培养物中，采用常规细菌学方法都不能检出溶血毒素、血浆凝固酶、白喉毒素、破伤风痉挛毒素或内毒素的活性，但这些细菌的相对稳定 L 型返祖后，可迅速恢复溶血毒素、血浆凝固酶、白喉毒素、破伤风痉挛毒素或内毒素的活性；伤寒沙门菌和甲型副伤寒沙门菌的 CWDMs 具有胆固醇代谢活性并且含有高浓度的胆固醇；沙门菌、葡萄球菌、蜡样芽孢杆菌、产气荚膜梭菌及破伤风梭菌等兼性厌氧菌或专性厌氧菌形成稳定 L 型圆球体后，都表现为专性需氧生长的性质，但这些细菌的 L 型一旦重新合成细胞壁返祖后，即可恢复同其亲代细菌型一致的氧需要特性。

由于细菌发生细胞壁缺陷成为 L 型后，其原来所具有的形态、细胞壁结构及其相关附件、代谢活性、致病性等多种特性都发生了明显的改变或者丢失，以致人们不得不联想到细胞壁缺陷是否已经导致细菌基因的结构或其功能发生了某些改变。近年来对于细胞壁缺陷细菌基因研究的结果显示，细胞壁缺陷细菌以及稳定 L 型通常保留了同其亲代细菌型一致的染色体 DNA 结构，但可丢失菌细胞内游离存在的质粒，某些插入序列也可丢失或不能表达。王和等采用 5′-ATC CAC TTT TAG TGC GAG AAC CTT CGT CA-3′以及 5′-GAA AAC TTT TCT TCG TAC CAC GGG ACT AA-3′作为引物，通过 PCR 和核苷酸序列测定的方法，检测了非高渗传代培养的白喉棒状杆菌稳定 L 型染色体上 β 棒状杆菌前噬菌体的 Tox 基因 A 片段毒性相关序列。结果证实白喉棒状杆菌的稳定 L 型可仍然保留同其亲代细菌型一致的 Tox 基因 A 片段及其核苷酸序列，但却不能表达和产生白喉毒素或白喉毒素蛋白质。采用 5′-GCG TAG GCG TCG GTG AC-3′以及 3′-AGC ACT CCC GTA GCT CC-5′序列作为引物，分别对自发形成的和利福平或乙胺丁醇诱导形成的结核分枝杆菌稳定 L 型非高渗传代培养物的染色体 DNA 重复保守序列 IS986 进行 PCR 扩增。结果发现，传代 5 次以上的不同来源的结核分枝杆菌稳定 L 型不但可仍然保留 IS986 序列，而且对此大小为 245bp 的扩增产物进行核苷酸序列测定，并不能发现其核苷酸组成及其序列有任何改变。采用非高渗培养法获得自发形成的和利福平或乙胺丁醇诱导形成的结核分枝杆菌稳定 L 型传代培养物，分别检测其利福平耐药性相关基因 ropB、异烟肼耐药性相关基因 katG 和乙胺丁醇耐药性相关基因 embB。结果证实，虽然不同来源的结核分枝杆菌稳定 L 型都形成了利福平（rifampin）、异烟肼（isoniazid）与乙胺丁醇（ethambutol）的多重耐药性，但其耐药性相关的 *ropB*、*katG* 和 *embB* 基因的核苷酸序列并没有发生改变。

　　然而也有一些研究者发现，某些细菌稳定 L 型的表型改变，同其染色体 DNA 的基因结构发生改变有关。例如，王和等报道，伤寒沙门菌和甲型副伤寒沙门菌的稳定 L 型具有不同于其亲代细菌型的染色体 DNA 限制性核酸内切酶图谱；结核分枝杆菌以及破伤风梭菌的稳定 L 型也可表现出与其亲代细菌型有差异的染色体 DNA 基因的 PCR 扩增产物或限制性核酸内切酶图谱。Horowitz 等报道，枯草芽孢杆菌的稳定 L 型丧失了位于染色体末端的细胞膜相关基因。Hoyer 等报道，采用核酸杂交方法证实，粪链球菌的稳定 L 型缺失了部分染色体 DNA 片段。魏荣璇等报道，在淋病奈瑟菌稳定 L 型的原代培养物及其数代培养物内，均可检出隐蔽性质粒 *cppB* 基因，但经过 5 次以上传代的培养物则可变为 *cppB* 基因 PCR 阴性反应。王和等对沙门菌稳定 L 型返祖性的研究发现，将伤寒沙门菌和甲型副伤寒沙门菌的稳定 L 型分别接种于人工培养基或家兔及小鼠体内多次传代培养，都不能形成自发返祖现象。但将这些稳定 L 型接种于 SS 琼脂培养基上与其相同菌属的同种或异种细菌型接触培养，L 型在 SS 琼脂培养基上不能生长，但不论与相同菌种还是与不同菌种的细菌型接触培养的 L 型，都能够有规律地在接种了 L 型的区带形成与 L 型同源性的返祖菌生长现象。用从伤寒沙门菌细菌型分离的噬菌体，分别同伤寒沙门菌和甲型副伤寒沙门菌的稳定 L 型进行转导试验，同样也能够有规律地使这些稳定 L 型发生返祖。更加有趣的是这些丧失了其亲代细菌型所具有的内毒素、特异性 O 抗原和 H 抗原等特性的稳定 L 型返祖后，既可成为能够表达同其亲代细菌型一致的各种生物学特性和抗原性的正常沙门菌，也可有少数稳定 L 型返祖后成为缺失某些菌体蛋白质的沙门菌粗糙型菌株。此现象提示，沙门菌的稳定 L 型不能自发返祖的性质，可能同其丧失了细胞壁合成相关的某种"结构基因"或某种"调控因子"有关，从而导致菌细胞的细胞壁合成相关基因不能表达而成为"非编码基因"。这一机制似乎可用于解释为什么不能自发返祖的沙门菌稳定 L 型，通过与其相同菌属的同种或异种细菌型接触后可发生返祖；稳定 L 型返祖后即可恢复细胞壁合成能力，并且同时也表达了与其亲代细菌型一致的各种生物学特性的现象。

四、菌体蛋白质构成

　　细胞壁的缺失可造成细菌 L 型丧失细胞壁蛋白质以及细胞壁相关的多种表面蛋白质，但 L 型细胞的蛋白质丧失程度也同其细胞壁缺失的程度密切相关。王和等采用超声波破碎法处理细菌稳定 L 型后进行 SDS-PAGE，证实伤寒沙门菌和甲型副伤寒沙门菌的稳定 L 型保留了与其亲代细菌型一致的绝大多数菌体蛋白带，但丧失了部分高分子量的蛋白带和出现一些不同于其亲代细菌型的低分子量蛋白带。完全丧失细胞壁的稳定 L 型不但丧失了细胞壁蛋白质，而且也丧失了鞭毛蛋白质、菌毛蛋白质以及其他各种细胞壁相关附件的蛋白质。

五、抗原结构与免疫原性

　　细胞壁缺陷细菌通常丧失了其亲代细菌型所具有的部分或全部细胞壁表面抗原物质及其特异性决定簇，但能够保留同其亲代细菌型一致的内部抗原物质以及显露出胞质膜表面的抗原物质及其特异性，并且还可形成 L 型独特的某些表面抗原物质。王和等对沙门菌稳定 L 型抗原的研究发现，这些稳定 L 型不能同其亲代细菌型特异性的诊断血清（A-F、O、H 及 Vi）发生明显的凝集反应或沉淀反应。用沙门菌的细菌型及其稳定 L 型分别免疫家兔，稳定 L 型刺激动物产生的特异性血清抗体凝集效价明显低于其亲代细菌型刺激产生的特异性抗体效价。细菌型和 L 型分别免疫动物制备的抗血清，虽然不能在相互之间发生交叉凝集反应，但却能够形成明显的交叉沉淀反应。Beletskaya 报道，A 群链球菌

（Streptococcus group A）的细胞壁缺陷型，具有与人心肌和胸腺细胞共同的抗原决定簇。细胞壁缺陷细菌表面抗原特性的改变，不但可导致采用血清学方法检测或鉴定细菌的错误以及临床病原学检查的漏诊或误诊，而且也可造成病原体在宿主体内长期潜伏存在或引起超敏反应性疾病。

六、理化性质和抵抗力

细菌的细胞含有丰富的蛋白质分子，因此菌细胞可形成带电现象。一般认为革兰氏阳性细菌的等电点（pI）为 pH 2～3，革兰氏阴性细菌为 pH 4～5。唐七义与王和研究发现，金黄色葡萄球菌和白喉棒状杆菌的稳定 L 型的 pI 可与其亲代细菌型相同或升高，而伤寒沙门菌稳定 L 型的 pI 则较其亲代细菌型降低。王和等对非高渗透压培养基培养的多种细菌的稳定 L 型的观察发现，不论革兰氏阳性细菌或是革兰氏阴性细菌形成的稳定 L 型，在液体培养基内都表现为沉淀生长，混悬在生理盐水或蒸馏水内也可迅速沉积。此现象形成的机制除了同细菌 L 型具有较大的体积有关之外，也同其细胞表面疏水性质的改变有关。细菌 L 型所具有的带电性质和疏水性质及其所具有的粗糙细胞膜表面，可能同其能够黏附在哺乳类细胞表面以及导致宿主胆囊与肾脏等组织与器官内形成结石的性质有关。

虽然细胞壁缺陷细菌属于"受伤的细菌"，然而细胞壁缺陷却并不通常导致菌细胞对外界环境的抵抗力降低，反之可使菌细胞表现为对某些理化因素形成更强的耐受性。王和与唐七义等发现，金黄色葡萄球菌及白喉棒状杆菌的稳定 L 型，对 3%甲紫、70%乙醇、3%过氧化氢溶液以及胆盐、煌绿、玫瑰色酸、干燥的敏感性降低，伤寒沙门菌稳定 L 型则对 3%甲紫、胆盐、煌绿及玫瑰色酸的敏感性增高。非高渗传代培养的金黄色葡萄球菌、沙门菌等细菌的稳定 L 型纯培养物对 60℃水浴及紫外线照射的耐受性降低，但存在于患者胆囊结石内的细菌稳定 L 型对体外加热或碘酒处理却具有明显增强的耐受性。王和等将直径 2～10 mm 的患者胆囊结石置于 2.5%的碘酒内浸泡 20 分钟或置沸水浴中处理 5 分钟后，仍然可以分离培养出细菌稳定 L 型。然而在采用同样方法处理过的胆石内，已不能再分离培养出任何细菌型。采集患者胆囊组织及结石标本置 4℃冰箱内保存一周后，其细菌 L 型的检出率并不低于立即送检的标本。产芽孢细菌形成 L 型后，由于丧失了产生芽孢的能力，以致对加热 100℃处理的敏感性较其亲代细菌型显著增高，但可保留同其亲代细菌型繁殖体相似的耐热性。

七、药物敏感性

一般来说，细菌在成为细胞壁缺陷变型后，对作用于细胞壁的各种抗菌药物都可变为不敏感或敏感性降低，但对作用于细菌其他代谢环节的抗菌药物则可仍然敏感甚至敏感性增高。然而细胞壁缺失程度的不同，可造成细胞壁缺陷细菌具有不同的药物敏感性，甚至常常可见关于细胞壁缺陷细菌对青霉素等作用于细胞壁的抗生素仍然敏感的报道。王和等对非高渗培养基传代培养的相对稳定 L 型及其返祖菌和细菌型以及胆囊分离的细菌 L 型的药物敏感性进行了观察，发现了细胞壁缺失程度对细胞壁缺陷细菌药物敏感性的影响以及细菌 L 型药物敏感性的某些基本规律（表 5-2～表 5-4）。

表 5-2　葡萄球菌和铜绿假单胞菌的相对稳定 L 型及其返祖菌和细菌型的药物敏感性

药物	金黄色葡萄球菌			铜绿假单胞菌		
	L 型	返祖菌原代	细菌型	L 型	返祖菌原代	细菌型
青霉素 G	>0.2*	>0.2	<0.1	N	N	N
氨苄西林	>32	>32	<0.2	>32	>32	16

续表

药物	金黄色葡萄球菌			铜绿假单胞菌		
	L 型	返祖菌原代	细菌型	L 型	返祖菌原代	细菌型
羧苄西林	N	N	N	>250	>250	<125
先锋霉素Ⅱ	>32	>32	<10	>32	>32	16
卡那霉素	>25	>25	<6	>25	>25	>25
阿米卡星	>32	<16	<16	<16	<16	<16
庆大霉素	<4	<4	<4	>8	>8	>8
红霉素	<2	<2	<2	8	8	8
链霉素	<6	<6	<6	>15	>15	>15
氯霉素	<125	<125	<125	>250	>250	<125

注：*. 最低抑菌浓度（MIC，μg/ml）；N. 无资料。

表 5-3　结核分枝杆菌、破伤风梭菌和产气荚膜梭菌的稳定 L 型及其细菌型的药物敏感性

药物	结核分枝杆菌		破伤风梭菌		产气荚膜梭菌		药物	结核分枝杆菌		破伤风梭菌		产气荚膜梭菌	
	L 型	细菌型	L 型	细菌型	L 型	细菌型		L 型	细菌型	L 型	细菌型	L 型	细菌型
氨苄西林	N	N	R	S	R	S	阿米卡星	S	S	N	N	N	N
羧苄西林	N	N	R	S	R	S	庆大霉素	S	R	R	R	S	S
诺氟沙星	S	R	N	N	N	N	链霉素	S	R	R	R	R	S
氧氟沙星	S	R	N	N	N	N	利福平	R	S	S	S	S	S
红霉素	S	R	S	R	S	R	异烟肼	R	S	N	N	N	N
克林霉素	S	R	N	N	N	N	乙胺丁醇	R	S	N	N	N	N
氯霉素	S	S	S	R	S	S	甲硝唑	N	N	R	R	R	R
万古霉素	N	N	R	S	R	S							

注：①S. 敏感；②R. 耐药；③N. 无资料。

表 5-4　胆囊分离的细菌 L 型的药物敏感性

药物	浓度（μg/ml）	L 型生长或抑制	药物	浓度（μg/ml）	L 型生长或抑制
红霉素	2/8	–/–	利福平	5	–
诺氟沙星	5/12	–/–	庆大霉素	4/8	+/+
四环素	4/12	–/–	氯霉素	12.5/25	–/–

注：①–. 抑制；②+. 生长。

实验室研究发现，不同菌种形成的稳定 L 型，也可对相同抗菌药物表现出不同的敏感性。例如，利福平不但能够有效抑制或杀灭诱导形成的金黄色葡萄球菌、伤寒沙门菌等细菌的稳定 L 型纯培养物，而且能够有效抑制与杀灭从患者胆囊等标本内分离的不同种类细菌的稳定 L 型。然而利福平却不但不能杀灭结核分枝杆菌的稳定 L 型，而且还可诱导结核分枝杆菌形成稳定 L 型。足够剂量的红霉素（erythromycin）、链霉素（streptomycin）、氯霉素（chloramphenicol）、诺氟沙星（norfloxacin）、四环素（tetracycline）、多黏菌素（polymyxin）等抗菌药物，对绝大多数细菌的稳定 L 型都具有明显的抑制或杀灭作用，因此这些是治疗细菌 L 型感染常用的抗菌药物。在宿主体内，细菌 L 型对各种抗菌药物的敏感性，还可受到其生长繁殖的速度以及细胞内寄生性质的影响。由于细菌稳定 L 型生长繁殖速度缓慢并且可寄生在宿主许多种类的细胞内，在选择抗菌药物对患者进行治疗时，还应当考虑到用

药的时间及其种类。王和等用异烟肼、利福平、乙胺丁醇等抗结核药物，诱导结核分枝杆菌发生细胞壁缺陷变异，并且通过非高渗传代培养获得稳定 L 型，发现这些稳定 L 型能够在含有高于其亲代细菌型最小抑菌浓度的异烟肼、利福平、乙胺丁醇等抗结核药物培养基内生长和传代培养。然而检测这些具有显著耐药性的结核分枝杆菌稳定 L 型染色体 DNA 上的耐药性相关基因，并没有发现其核苷酸存在任何突变，表明细胞壁缺陷变异也是造成细菌对某些抗菌药物形成耐药性甚至多重耐药性的一个重要机制。

八、返 祖 性

　　各种细菌形成的细胞壁缺陷变型，无论是不稳定 L 型、相对稳定 L 型还是稳定 L 型，都保留了重新合成细胞壁和恢复成为原来细菌型的性质。不稳定 L 型和相对稳定 L 型在不含诱导剂的培养基内传代培养，或在不含诱导剂的宿主机体内生长繁殖的过程中，都十分容易自发返祖。但稳定 L 型却不论在培养基内还是在宿主体内，都难以自发返祖甚至几乎不能自发返祖。关于稳定 L 型不能自发返祖的机制尚不清楚，认为其可能与稳定 L 型缺乏肽聚糖合成的起始位点、染色体 DNA 的细胞壁合成相关基因发生突变、基因缺失、丧失细胞壁合成相关基因的调控因子或启动子有关。王和等报道，伤寒沙门菌及甲型副伤寒沙门菌的稳定 L 型，在与同种或异种沙门菌的细菌型接触培养过程中，或在噬菌体转导试验中都可以发生返祖。对铜绿假单胞菌稳定 L 型返祖过程的观察可见，L 型逐渐合成细胞壁，形成细胞壁不完整和形态不规则的过渡型（transitive form）或称为 T 型（T-form），继续传代培养后可见菌细胞最终成为具有完整细胞壁和典型形态的返祖菌（图 5-12）。通过获得外源基因返祖的沙门菌可恢复与其亲代细菌型一致的各种特性，但也可成为缺乏 H 抗原或具有 H 抗原但没有动力的粗糙型菌株。

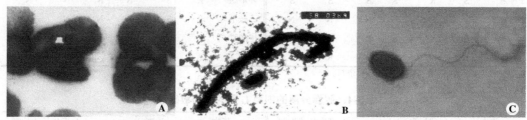

图 5-12　铜绿假单胞菌的稳定 L 型、T 型和正常细菌的透射电镜形态
A. 稳定 L 型细胞；B. T 型菌细胞；C. 正常菌细胞

　　研究发现，某些因素能够抑制或促进细胞壁缺陷细菌的返祖。例如，D-甲硫氨酸、β-巯基乙醇可抑制溶菌酶诱导的枯草芽孢杆菌圆球体返祖，溶血卵磷脂可抑制化脓性链球菌（pyogenic streptococcus）及金黄色葡萄球菌的 L 型返祖，多种 D-氨基酸及软琼脂能够抑制芽孢杆菌的 L 型返祖。Dienes 等发现，芽孢杆菌在含 2.5%NaCl 的培养基内可生长，而在含 0.5% 的培养基内则可返祖。王和等报道，在培养基内加入葡萄糖能够促进蜡样芽孢杆菌相对稳定 L 型的返祖。

　　细胞壁缺陷细菌返祖后，通常可恢复同其亲代细菌型一致的各种特性，但也可发生抗原性或生物学特性的改变。Bertolani 等报道，3 株铜绿假单胞菌的 L 型返祖后，成为具有不同于其亲代细菌血清型的菌株。也有报道布鲁菌（Brucella sp.）L 型返祖后，变为不同于其亲代细菌型的生物型。王和等报道，伤寒沙门菌及甲型副伤寒沙门菌的稳定 L 型返祖后，可形成粗糙型菌株或没有动力的菌株。

第四节　细菌 L 型的致病性

　　由于广义的细菌 L 型包括了细胞壁缺失程度不同的各种细胞壁缺陷细菌，细胞壁缺失程度不同的细胞壁缺陷细菌在生物学、抗原性、毒力等特性方面可具有显著的异质性，从而造成细胞壁缺陷细菌形成了较为复杂的或高度异质性的致病性表现，这也是导致关于细胞壁缺陷细菌致病性问题形成较大争议的最主要原因。例如，一些研究者的实验结果显示，许多细胞壁缺陷细菌仍然具有同其亲代细菌型相似的致病性和致病因素，但其毒力可不同程度地减弱。也有研究结果显示，完全缺失细胞壁的细菌可完全丧失了对宿主的致病性。然而另一些研究者的实验结果却显示，细胞壁缺陷细菌仍然具有同其亲代细菌型相同或相似的致病性，并且许多细菌的细胞壁缺陷变型可仍然保留产生内毒素或外毒素的能力以及具有同其亲代细菌型相似或相同的致病物质和致病作用。

王和等采用非高渗培养法，对多种细菌形成的稳定 L 型纯培养物的研究证实，各种细菌形成的稳定 L 型通常丧失了其亲代细菌型所具有的内毒素、外毒素等致病物质和致病作用，而主要以黏附宿主细胞表面和侵入细胞内生长繁殖而致细胞病变的机制引起疾病。其认为不同细胞壁缺陷细菌所表现出的不同致病能力和致病作用，主要同细胞壁缺失的程度或是否分离获得细胞壁缺失程度一致的细胞壁缺陷细菌纯培养物关系密切。从广泛的意义上来说，细菌的细胞壁缺失了 1%～100%都属于细胞壁缺陷从而被称为细胞壁缺陷细菌，不同程度的细胞壁缺陷都可以导致细菌形态、革兰氏染色或细胞壁染色反应、生物学特性等特征发生不同程度的改变。细胞壁的不同程度缺失，可造成细胞壁缺陷细菌形成具有明显差别的生物学特性，甚至可表达某些完全不同的生物学特性。如果将细菌的细胞壁比作人体的皮肤，虽然由热力所致皮肤发生 1%～100%面积范围与程度的损伤者都可称为烧伤患者，但不同面积或不同程度烧伤所导致的人体生理与病理改变及其治疗等，是有差别的，甚至几乎是截然不同的。细胞壁缺陷对于细菌形态和生物学特性的影响，也具有同样的含义。那些仅仅缺失部分细胞壁的细菌，常常可表现为菌体不同程度地增大和成为圆球体或丝状体、革兰氏染色和细胞壁染色为阴性、对作用于细胞壁的抗生素敏感性降低或不变、代谢活性不变等，但其仍然可保留迅速生长繁殖以及同其亲代细菌型相似甚至相同的菌细胞表面抗原、具有内毒素活性或能够产生外毒素等正常细菌的基本特性。而那些完全丧失细胞壁的细胞壁缺陷细菌或细菌 L 型，则通常表现为形态高度不规则、生长繁殖缓慢、对作用于细胞壁的各种抗菌药物不敏感、丧失其亲代细菌型所具有的各种表面抗原以及常规细菌学方法可检测的代谢活性、丧失内毒素活性和不产生外毒素。因此对于细胞壁缺陷细菌致病性及其毒力的研究或讨论，应当限定在某个相对一致的条件下。例如，细胞壁缺失程度或稳定程度、纯培养物等，而不是在不同条件下的广义细胞壁缺陷细菌、细胞壁缺陷细菌的菌落培养物或非纯培养物。

细菌的稳定 L 型丧失了全部细胞壁结构及其化学组成，因此也就随之丧失了其亲代细菌型所具有的细胞壁相关的致病因素和致病性。王和等研究证实，在白喉棒状杆菌、金黄色葡萄球菌、破伤风梭菌、产气荚膜梭菌、肺炎链球菌、伤寒沙门菌、甲型副伤寒沙门菌、结核分枝杆菌等细菌的稳定 L 型，不能检测到外毒素、内毒素、溶血毒素及荚膜，也不能引起实验动物发生明显的或典型的疾病反应。但这些稳定 L 型却可以通过黏附细胞表面生长、侵入细胞内的机制，引起细胞病变和坏死。结核分枝杆菌稳定 L 型感染动物，可见引起非典型的或非结核样的组织炎症反应，在动物组织内也可检出抗酸阳性的圆球体形态的 L 型细胞。沙门菌的稳定 L 型感染实验动物，可引起动物发生 "无菌性"的慢性胆囊炎和胆囊结石。在"无菌性"胆囊炎患者以及正常屠宰猪的胆囊组织、胆囊结石和胆汁内，也可广泛检出细菌稳定 L 型。在这些稳定 L 型的分离培养物中，分别检出了幽门螺杆菌、伤寒沙门菌、甲型副伤寒沙门菌、鼠伤寒沙门菌的稳定 L 型。由此可见，细菌的稳定 L 型可在细菌感染的组织和器官内形成和寄生，成为宿主正常组织器官或"无菌性炎症"组织器官内不能被常规细菌学方法检出的潜在细菌或潜在病原体（latent pathogens）。对于反复发作的或"无菌性"的慢性肾盂肾炎、慢性膝关节炎、淋巴结肿大或疑似淋巴瘤患者的细菌 L 型检查也发现，在这些具有不典型症状的肾盂肾炎患者的尿液、膝关节炎患者的关节液或"淋巴瘤"患者的淋巴结组织内，可检出细菌的稳定 L 型，其中也常常可检出抗酸染色阳性的结核分枝杆菌稳定 L 型。

因此，细胞壁缺陷细菌仍然具有致病性，但其毒力和致病机制同细胞壁缺失的程度密切相关。缺失部分细胞壁的细胞壁缺陷细菌或不稳定 L 型的毒力可减弱，或者具有同其亲代细菌型相似的毒力和致病性。丧失全部细胞壁的细菌 L 型或稳定 L 型也同样具有致病性，但其毒力显著减弱，致病机制也发生改变，常见引起慢性和非典型的组织病理学损害和临床表现。细菌 L 型一旦重新合成细胞壁和返祖成为正常细菌，则恢复同其亲代细菌型一样的毒力和致病性，常常引起疾病的加重或复发。

一、不稳定 L 型的致病性

缺失部分细胞壁的细胞壁缺陷细菌或不稳定 L 型保留了部分或绝大部分细胞壁成分，并且其同细胞壁合成代谢相关的遗传物质的结构或功能没有发生改变，因此不稳定 L 型常常可保留同其亲代细菌型相似或相同的某些代谢活性、致病物质、毒力和致病机制、抗原性、生长繁殖特性等。例如，对于采用高渗透压培养基分离培养的许多细菌的不稳定 L 型或相对稳定 L 型的研究发现，沙门菌和变形杆菌的细胞壁缺陷变型可仍然保留内毒素活性，但其脂类 A 的脂肪酸比例降低；链球菌的细胞壁缺陷细菌不但可保留 M 蛋白质，而且还能够合成透明质酸荚膜与磷壁酸；霍乱弧菌的细胞壁缺陷细菌能够产生神经氨酸酶；白喉棒状杆菌的细胞壁缺陷细菌可仍然保持溶原性和毒原性；破伤风梭菌的细胞壁缺陷细菌能够产生痉挛毒素等。黄谷良及张世馥等报道，高渗透压培养基培养的金黄色葡萄球菌、结核分枝杆菌等多种细菌的 L 型感染动物或人体，通常为以引起间质性炎症为主要特征的组织病理学改变。

王和通过对细胞壁缺陷细菌生物学性状和致病性等特性的研究发现，造成关于细胞壁缺陷细菌致病性争议的原因，主要是细胞壁缺陷细菌培养物的异质性。虽然采用高渗透压培养基分离培养的细胞壁缺陷细菌可在固体培养基上形成典型的荷包蛋样菌落等 L 型菌落以及在液体培养基内可见典型形态的细胞壁缺陷的菌细胞，但这些细胞壁缺陷细菌培养物常常是由细胞壁缺失程度不同的以及稳定性不同的细胞壁缺陷细菌组成，甚至还包含许多正常细菌的菌细胞。组成 L 型菌落的各个细胞壁缺陷菌细胞之间在细胞壁缺失程度及稳定性等方面的差异，造成每个菌细胞及其子细胞可具有不同的代谢活性、致病物质与致病作用、抗原性、生长繁殖特性等。因此，缺失部分细胞壁的细胞壁缺陷细菌或不稳定 L 型不但可保留同其亲代细菌型相似或相同的毒力和致病性，而且也容易重新合成细胞壁和形成返祖菌，从而引起感染的加重或急性发作。如果将不稳定 L 型或细胞壁缺陷细菌的高渗透压培养基培养物感染实验动物，通常可从动物组织内分离出细菌 L 型及其亲代细菌型或返祖菌的混合物，而常常不是 L 型的纯培养物。因此，不稳定 L 型所具有的异质性和不稳定性及其高渗透压培养基培养物的异质性，是造成其对于宿主组织与器官的损伤常常具有多重性机制的主要因素。

二、稳定 L 型的致病性

王和等采用非高渗透压培养基分离培养法分离获得了多种细菌的稳定 L 型纯培养物，并且对非高渗透压培养基传代培养的伤寒沙门菌、甲型副伤寒沙门菌、鼠伤寒沙门菌、金黄色葡萄球菌、白喉棒状杆菌、肺炎链球菌、破伤风梭菌、产气荚膜梭菌、幽门螺杆菌、结核分枝杆菌的稳定 L 型纯培养物进行了体外和动物体内的致病性研究。其结果显示，各种细菌的稳定 L 型都丧失了其亲代细菌型所具有的致病物质和致病机制，包括不能形成溶血现象、丧失血浆凝固酶活性、对家兔无致热作用、不能激活豚鼠血清补体、对豚鼠及家兔没有致皮肤坏死作用、不能产生破伤风痉挛毒素或引起小鼠发病、不能引起典型的结核样皮肤迟发型超敏反应等。但这些稳定 L 型却可共同表现为能够黏附 HeLa 细胞或 Vero 细胞的单层培养物并且侵入宿主细胞内，引起缓慢发生的细胞病变现象。王和等将菌细胞数量相同的结核分枝杆菌细菌型以及非高渗培养基传代培养的结核分枝杆菌稳定 L 型纯培养物，分别注射至豚鼠的腹部皮下，发现结核分枝杆菌细菌型能够引起动物注射部位的皮肤及其附近淋巴结形成红肿、硬结以及典型的结核样病理改变。然而结核分枝杆菌稳定 L 型却不能引起动物发生皮肤病变及明显的淋巴结肿大或病变，但取其注射部位附近的淋巴结做组织病理学检查，却能够发现可广泛存在的非结核性炎症以及局灶性的结核样病变。将伤寒沙门菌细菌型注射至豚鼠胆囊，在注射后的第 7 天即不能在动物胆囊内发现伤寒沙门菌的细菌型存在，但却能够持续检出伤寒沙门菌稳定 L 型至 60 天。病理学检查证实，细菌型阳性时期的动物胆囊以急性炎症为主要表现，而在细菌型阴性时期或称为常规细菌学方法检查"沙门菌阴性"动物的胆囊，则以慢性"无菌性"炎性病理改变为主要特征。此外，在这些常规细菌学方法检查"沙门菌阴性"动物的胆囊内，结石的形成率也显著高于正常对照动物组以及抗菌药物治疗的感染动物组。对于常规细菌学方法检查无菌的慢性肾盂肾炎、慢性胆囊炎、慢性前列腺炎、结核样胸膜炎、淋巴结肿大或疑似淋巴瘤等患者的标本，采用细菌 L 型的非高渗透压培养基分离培养方法，也常常可获得伤寒沙门菌、甲型副伤寒沙门菌、结核分枝杆菌、幽门螺杆菌等细菌 L 型的纯培养物。采用 PCR 扩增和核酸序列测定方法证实，非高渗培养的白喉棒状杆菌稳定 L 型仍然保留了同其亲代细菌型一致的 *Tox* 基因，但其培养物既不能引起豚鼠或家兔发生皮肤病变，也不能同特异性抗毒素发生沉淀反应。采用盐析法分离与浓缩白喉棒状杆菌稳定 L 型培养物的蛋白质后，进行 SDS-PAGE 和免疫电泳分析，也不能检出白喉毒素蛋白质。提示白喉棒状杆菌稳定 L 型虽然保留了 *Tox* 基因，但却丧失了合成与分泌白喉毒素及白喉毒素蛋白质的能力。由此可见，完全丧失细胞壁的细菌稳定 L 型仍然具有致病性，但丧失了其亲代细菌型所具有的致病物质和致病作用。细菌稳定 L 型主要通过黏附宿主细胞表面和侵入宿主细胞内生长繁殖的机制致病，以引起机体的细胞、组织或器官的慢性病变过程，以非典型或非特异性炎症反应为主要的致病机制或致病作用。

细胞壁缺陷细菌对机体的致病作用或危害，还同其所具有的特殊表面抗原结构以及能够返祖的性质有关。细菌 L 型同其亲代细菌型一致的表面抗原特异性改变及其免疫原性减弱，可有助于 L 型细胞逃避宿主免疫机制的识别和清除。而某些细菌 L 型所产生或显露的同宿主组织相同的抗原决定簇，则可能导致宿主发生自身免疫性疾病或超敏反应性疾病。各种细菌 L 型（不稳定 L 型、相对稳定 L 型或稳定 L 型）都始终保留了重新合成细胞壁的能力以及返祖成为正常细菌的性质，因此在宿主体内潜伏存在的细菌 L 型一旦重新合成细胞壁和返祖成为正常细菌后，即可迅速地大量生长繁殖，从而导致疾病的加重和急性发作。

第五节 细菌 L 型感染的病原学诊断与治疗原则

细菌成为 L 型后，多种生物学特性发生了改变，以致其成为采用常规细菌学方法，不论在宿主体内还是在自然界环境中，都难以发现或检出的潜在病原体。细菌 L 型的这种特性，使其成为感染性疾病的潜在传染源，可造成病原体在宿主体内或自然界长期潜伏存在。这些潜在的病原体不但可引起宿主的组织或器官发生慢性损害和产生非典型的临床表现，而且其一旦发生返祖还可造成感染的加重、急性发作或传染病的发生与流行。因此从严格意义上来说，在感染的病原学检查、动物检疫或传染病的流行病学调查中，不但应当发现明显存在的病原体的细菌型，而且还应当注意发现那些潜伏存在的细胞壁缺陷细菌或细菌

L型、细菌活的非可培养状态以及芽孢。

一、细菌L型的分离与鉴定

1. 标本采集　用于细菌 L 型分离培养的标本采集原则和方法，与常规细菌学的标本采集原则和方法基本相同，其主要内容和程序包括：

（1）使用抗菌药物之前采集标本：同其他各种感染性疾病的标本采集一样，用于细菌L型分离培养的标本也应当在患者接受抗菌药物治疗之前采集。如果患者已经接受了抗菌药物治疗，所采集的标本中将会含有高浓度的抗菌药物，以致可影响分离培养的检出率或在分离培养的过程中诱导细菌形成L型，造成不能正确反映细菌在患者体内是否形成L型的情况。对于已经接受抗菌药物治疗的患者，如果病情允许，应当暂时停止使用抗菌药物至少 3 天后再采集标本，使患者体内的药物充分排除，以致标本内的药物浓度降低或消失。也可以采用将少量标本接种于大量培养基内的方法，使标本内的抗菌药物形成充分的稀释。虽然在培养物内加入某种拮抗剂，能够消除影响细菌及其L型生长的抗菌药物活性，但其可能会成为培养物内细胞壁缺陷细菌的诱导剂，因此这种方法并不适用于细菌L型的分离培养。

（2）采集病变明显部位的标本：患者病变明显的部位或组织往往含有最多数量的病原体，这样即使仅采集了少量的标本也同样有利于获得较高的分离培养检出率。

（3）根据病原菌的分布与排出部位采集标本：各种病原体在宿主体内都可形成一定的分布规律及排出途径，因此在病程的某一时期采集机体某一部位的标本，将有利于提高分离培养的阳性率。

（4）标本及时送检：采集的标本应当尽快送到实验室，并且及时进行处理和分离培养。虽然绝大多数细菌的L型对外界理化因素具有较强的抵抗力，以致存在于离体标本内的细菌L型可在较长的时间内保持存活。但标本在体外久置，不但可由于标本内的细菌型和（或）污染菌大量生长繁殖而影响分离培养的结果，而且也可由于细菌代谢和老化等原因而发生细胞壁缺陷变异、细胞壁缺陷细菌重新合成细胞壁或细胞壁缺陷细菌死亡，从而影响分离培养的结果。

（5）低温保存：采集的标本如果不能立即送检，结石、组织等固体标本或不含细菌型的标本，应放置于能密闭封口的无菌容器内，在 4℃冰箱内保存 1～2 周，可以不影响 L型的检出。不含细菌型的固体标本及液体标本，也可直接放置于常规细菌学肉汤培养基或L型非高渗透压液体培养基内，在 4℃冰箱、室温或 37℃温箱内短期保存。

2. 标本前处理　标本的前处理是指将采集的临床标本在进行涂片染色镜检以及接种培养基进行分离培养之前，为提高检出率所进行的必要处理。一般来说，绝大多数临床标本都不需要进行特殊的处理或前处理。但对于某些含菌量少以及可能含有较多污染菌或细菌型的标本，则需要进行前处理。例如，含菌量较少的脑脊液、胸腔液、腹腔液、关节腔液等，含有较多污染菌或细菌型的粪便标本、肾盂肾炎患者的尿液标本、支气管炎患者的痰标本以及其他体液或组织标本等，常常需要进行前处理。前处理的目的是将标本内细菌L型浓缩以及将L型与细菌型分离，从而有利于L型的检出、分离以及判断培养物内细菌L型的来源。标本前处理的常用方法包括：

（1）滤过法：适用于尿液、腹水、胸腔积液、脑脊液、组织灌洗液等液体标本内细菌L型的分离。通常可用注射器吸取液体标本 1～2ml，经 0.22～0.3μm 孔径的滤菌器加压过滤后，将滤过物接种于高渗或非高渗L型培养基进行分离培养。

（2）稀释法：适用于痰液、粪便、结石、组织等黏稠或固态标本内细菌L型的分离。取适量痰标本或粪便标本直接（结石及组织标本需经破碎处理）置于 2～5ml 无菌生理盐水或营养肉汤内,充分混匀并经滤菌器过滤后,将滤过液接种于 L 型培养基进行分离培养。

(3)消毒剂浸泡法:适用于结石及较大的组织块标本内细菌 L 型的分离。将结石或组织块标本置于 2.5% 碘酒内浸泡 5～20 分钟后,用无菌生理盐水洗涤 3 次。用无菌剪刀、组织研磨器、玻棒、镊子或止血钳等破碎标本后接种于 L 型培养基,但也可不需破碎处理而直接将固体标本接种于 L 型液体培养基内进行分离培养。

3. 分离培养　将标本接种于 L 型培养基,置温箱内 37℃ 分离培养。细菌 L 型生长繁殖并不严格需要胆固醇和糖类,但需要提供丰富的氨基酸或蛋白质以及充分的氧气。含 5%～10% CO_2 的环境,可有利于细菌 L 型在高渗透压软琼脂培养基上生长和形成典型的 L 型菌落形态。L 型分离培养的常用方法包括:

(1)高渗培养法(high osmotic culturing):指采用高渗透压培养基分离培养细胞壁缺陷细菌的方法。高渗培养法通常使用含高浓度血清和高渗透压的软琼脂固体培养基或 L 型选择培养基,置 CO_2 温箱或烛缸内培养并且逐日在普通光学显微镜的低倍镜下观察 L 型菌落,或者在高倍镜下观察以非菌落形式存在的 L 型圆球体。细胞壁缺陷细菌在高渗透压软琼脂培养基平板上生长繁殖后,可形成荷包蛋样、颗粒状或丝状形态的 L 型菌落,但也可不形成菌落而以 L 型圆球体或 L 型丝状体的非菌落形式分散存在于培养基的表面。

标本内细胞壁缺陷细菌在高渗透压软琼脂培养基上形成显微镜下可见的 L 型菌落或 L 型圆球体及 L 型丝状体的时间,同培养基的营养构成及其理化性质、培养条件以及细菌的菌种及其细胞壁缺失的程度等因素有关。如果培养基营养丰富并且具有适宜分离细菌及细胞壁缺陷细菌生长繁殖的理化条件、环境的温度与气体条件,细胞壁部分缺失的细胞壁缺陷细菌常常可在培养的 24 或 72 小时后形成显微镜下可见的生长现象。而那些细胞壁大部分缺失或完全缺失的细菌 L 型或生长繁殖缓慢的细菌形成的 L 型,则需要培养 3 天甚至更长的时间后,才能形成显微镜下可见的菌落生长现象。

(2)非高渗培养法(non-high osmotic culturing):指采用非高渗透压培养基分离培养细胞壁缺陷细菌的方法。非高渗培养法通常使用不含血清的液体培养基,加入组织培养瓶(小方瓶)内并且接种标本后,用胶塞密封瓶口和放置于普通温箱内 37℃ 培养,每日在倒置显微镜下观察 L 型细胞。非高渗培养法通常可在培养 24 小时后发现生长的 L 型圆球体或不规则形态的 L 型细胞,培养 3～7天后可发现 L 型细胞形成密集生长现象,称为显微镜下密集生长现象(图 5-13)。非高渗液体培养基清亮透明,细菌稳定 L 型生长繁殖后并不会造成培养基变混浊。但经过长时间的培养,可由于 L 型分解蛋白质或氨基酸

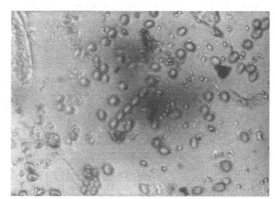

图 5-13　显微镜下在非高渗液体培养基内密集生长的稳定 L 型细胞

产碱,从而使含酚红指示剂的培养基变为红色或紫色。如果发现培养基变混浊,即表示有细菌型或返祖菌生长。细菌 L 型的非高渗培养物经滤菌器滤过后传代培养,可分离获得 L 型纯培养物。

细胞壁缺陷细菌也能够在非高渗透压琼脂固体培养基(软琼脂培养基和常规细菌学琼脂培养基)上生长,但通常不会形成典型形态的荷包蛋样 L 型菌落。在细菌型形成的菌苔之中生长的 L 型以及在富含血清的软琼脂培养基上生长的细胞壁缺陷细菌,在较少的情况

下也可形成颗粒状菌落甚至荷包蛋样菌落。在非高渗透压琼脂培养基上，细胞壁缺陷细菌通常以 L 型丝状体、L 型圆球体或颗粒状菌落的形式生长在培养基的表面。非菌落形式的 L 型细胞需要在显微镜的高倍镜下仔细观察，或用接种环盲刮培养物，涂片染色后镜检才能发现。偶尔也可见某些菌种的细胞壁缺陷细菌经过较长时间的培养后，可在血琼脂培养基上形成极微小的菌落样生长现象，其常常需要通过涂片染色镜检、接种于非高渗透压液体培养基或高渗透压 L 型培养基传代培养后才能够鉴定。

4. **鉴定**　细胞壁缺陷细菌具有高度不规则的形态，以致常常容易同经典细菌、真菌或支原体相混淆。对于细胞壁缺陷细菌的鉴定，主要内容及其程序包括：①培养物是否含有细胞壁缺陷细菌；②细胞壁缺陷细菌同感染性疾病的关系或意义；③细胞壁缺陷细菌的菌种或菌型。鉴定细胞壁缺陷细菌的内容及其常用方法包括：

（1）形态：显微镜下观察细胞壁缺陷细菌所具有的特征性菌落以及高度不规则的菌细胞形态，是识别细胞壁缺陷细菌的重要形态学指标。虽然细胞壁缺陷细菌通常为革兰氏阴性和细胞壁染色阴性，但由于稳定 L 型可呈不规则的染色反应，某些生长时期的正常菌细胞及某些菌种的细菌也可形成细胞壁染色的假阴性反应，因此染色法对于细胞壁缺陷细菌的鉴别并不具有特异性。在电子显微镜下能够清楚地观察并且有效地鉴别细胞壁缺陷细菌，这尤其适用于实验室对细胞壁缺陷细菌的研究与鉴定。

（2）生长：细胞壁缺陷细菌，尤其是缺失大部分细胞壁或完全缺失细胞壁的细胞壁缺陷细菌，通常具有十分缓慢的生长繁殖速度。细菌 L 型不论在高渗透压的软琼脂固体培养基上还是在非高渗透压的液体培养基内，都较其亲代细菌型或酵母菌生长繁殖的速度显著缓慢。尤其是细菌的稳定 L 型，经过数天甚至数周时间的培养也不能形成菌苔（细胞壁缺陷突变株例外）或肉眼可见的混浊生长（肉眼下混浊生长）现象。非高渗液体培养基十分有利于观察细胞壁缺陷细菌的生长情况，稳定 L 型和相对稳定 L 型经过数天甚至数周时间的培养，也不能在非高渗液体培养基出现肉眼可见的混浊生长现象。虽然不稳定 L 型的生长也很缓慢，但其极容易返祖，因此形成的返祖菌的过渡型或细菌型可迅速生长，造成培养基很快出现肉眼可见的混浊生长现象。细胞壁缺陷细菌在支原体培养基上通常不能形成荷包蛋样菌落，而支原体也不能在高渗透压的 L 型琼脂培养基上生长和形成荷包蛋样菌落。将支原体接种于细菌 L 型非高渗培养基，其既不能在显微镜下观察到，也不能形成生长现象。

（3）代谢：细胞壁部分缺失的细胞壁缺陷细菌可保留其亲代细菌型所具有的部分或全部糖代谢活性，因此其可由于分解糖产酸而使含指示剂的糖发酵培养基或鉴别培养基改变颜色。相对稳定 L 型和稳定 L 型则通常丧失常规细菌学方法可检测的分解利用糖类和产酸的能力，这两类具有稳定遗传学性质的细胞壁缺陷细菌主要通过分解氨基酸或蛋白质获得能量和产碱，常常造成培养基变为碱性。

（4）返祖性　各种细菌形成的 L 型都保留了重新合成细胞壁的能力和返祖成为细菌型的性质。在不含诱导剂或细胞壁合成抑制剂的 L 型培养基中，不稳定 L 型经过 1～2 次传代培养、相对稳定 L 型经过 3～5 次传代培养，通常可自发返祖。稳定 L 型经过 5 次以上传代培养，有些甚至不论在培养基中还是在动物体内长期传代，都不能自发返祖。但已发现沙门菌等某些细菌的稳定 L 型，可通过与同菌属的同种或异种细菌型接触培养或噬菌体转导而发生返祖。

（5）抗生素敏感性：由于细胞壁缺失程度的不同，细胞壁缺陷细菌对青霉素等作用于细胞壁的抗生素或溶菌酶的敏感性可有差别。细胞壁大部分缺失或完全缺失的 L 型，对作用于细胞壁的抗生素或溶菌酶不敏感，此特性有利于鉴别和分离稳定 L 型。

（6）抗原：细胞壁缺陷细菌通常丧失了其亲代细菌型所具有的表面抗原物质及其特异性，但可保留同其亲代细菌型一致的内部抗原物质及其特异性。采用血清学的沉淀试验、补体结合试验、ELISA 等标记抗体试验或分子生物学的蛋白质印迹法（Western blotting）、蛋白质芯片技术等方法，可对细胞壁缺陷细菌进行抗原性的检测、分析与鉴定。

（7）基因：细胞壁缺陷细菌通常保留了同其亲代细菌型一致的染色体 DNA 核苷酸序列，因此可采用分子生物学的 DNA 印迹法（Southern blotting）、RNA 印迹法（Northern blotting）、原位杂交、特异性引物 PCR、核苷酸序列测定等方法，进行特异性基因的检测与鉴定。也可采用随机引物聚合酶链反应（arbitrarily primed polymerase chain reaction，AP-PCR）、单链构象多态性分析（single strand conformational polymorphism，SSCP）、随机扩增多态性分析 DNA（randomly amplified polymorphic DNA，RAPD）、限制性片段长度多态性分析（restricted fragment length polymorphism，RFLP）、分子杂交（molecular nucleic acid hybridization）等方法，进行染色体 DNA 片段的同源性检测与鉴定。例如，结核分枝杆菌的稳定 L 型非高渗传代培养物，可仍然保留同其亲代细菌型一致的 IS986 序列及其核苷酸顺序；白喉棒状杆菌的稳定 L 型非高渗传代培养物，仍然保留了同其亲代细菌型一致的 *Tox* 基因及其核苷酸序列。采用"非高渗分离培养与基因检测"的非高渗分离培养法可对结核分枝杆菌及白喉棒状杆菌的稳定 L 型进行菌种鉴定。

非高渗分离培养法及其培养物基因检测与鉴定的基本程序为：用非高渗培养基分离培养并获得细菌稳定 L 型的纯培养物，离心集菌后，进行特异性引物 PCR 扩增或对其扩增产物进行核苷酸序列测定。但由于淋病奈瑟菌以及其他许多细菌的稳定 L 型传代培养物常常可丢失其携带的游离质粒或整合于染色体上的隐蔽性质粒 *cppB* 基因等插入序列，因此可造成基因检测法鉴定稳定 L 型的漏诊或误诊。

5. 药物敏感试验　一般来说，细胞壁缺陷细菌对作用于细菌细胞壁的各种抗菌药物都不敏感或敏感性降低，而对作用于细菌其他代谢环节的抗菌药物以及作用于细胞膜胆固醇的药物表现为敏感或敏感性增高。但由于细胞壁缺失程度的不同、细菌种类的不同以及细胞壁缺陷细菌所处的环境条件不同，也可造成细胞壁缺陷细菌对不同抗菌药物的敏感性不同。检测细胞壁缺陷细菌药物敏感性的常用方法包括扩散法和稀释法。

（1）扩散法：主要用于高渗培养基分离培养的细胞壁缺陷细菌以及那些能够在常规细菌学琼脂培养基上生长的 CWDMs 的药物敏感性测定。其基本操作方法为：取 L 型菌落以涂布法接种于 L 型软琼脂培养基平板，在平板上放置需要测试的药敏纸片，或在培养基上打孔后加入待测抗菌药物。置 CO_2 温箱或烛缸内，37℃培养 24～48 小时后，在显微镜低倍镜下观察 L 型菌落生长范围及其抑菌圈的形成情况（直径），判断细胞壁缺陷细菌对该抗菌药物的敏感性。CWDMs 也可接种于常规细菌学琼脂培养基平板，以常规细菌学方法进行扩散法药物敏感试验。

由于不稳定 L 型在扩散法药物敏感试验中常常形成返祖菌生长，抑菌圈常常由返祖菌形成而不是由 L 型形成，导致难以正确判断 L 型对该抗菌药物的敏感性。

（2）稀释法：用液体或固体培养基稀释抗菌药物，直接检测该抗菌药物对细胞壁缺陷细菌的最小抑菌浓度（MIC）和（或）最小杀菌浓度（MBC）。在目前关于细胞壁缺陷细菌的药物敏感试验中，稀释法常见用于非高渗培养的细菌稳定 L 型的药物敏感性测定。

稀释法的基本操作方法：用非高渗液体培养基根据待测抗菌药物对所测试菌种的 MIC 和（或）MBC 参考值稀释各抗菌药物，接种稳定 L 型培养物后，密封瓶口，置温箱内 37℃培养并且逐日在显微镜高倍镜下观察 L 型细胞生长情况至 3～7 天。如果不含抗菌药物的对照组 L 型培养物生长明显或 L 型细胞数量显著增多，而含 MIC 或 MBC 抗菌药物的试验组 L 型培养物无明显生长或 L 型细胞数量无明显增多甚至消失，即可判断为 L 型对该抗菌药物敏感。如果用软琼脂培养基以稀释法检测细胞壁缺陷细菌的药物敏感性，则需要通过在显微镜下观察是否有 L 型菌落的形成来判断该药物对细胞壁缺陷细菌的 MIC 和（或）MBC。

判断稀释法的结果时，须注意同对照组进行比较观察。尤其是对于 L 型生长情况的观察与判断，需要操作者在细菌 L 型非高渗培养方面具有较丰富的实践经验。细菌 L 型的简易分离和鉴定程序见图 5-14。

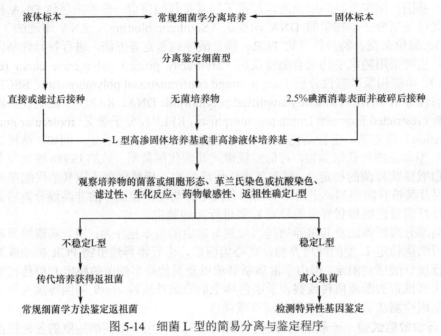

图 5-14 细菌 L 型的简易分离与鉴定程序

二、细菌 L 型分离培养的注意事项

虽然抗菌药物是造成细菌发生细胞壁缺陷变异的常见因素或诱导剂，但抗菌药物的使用并不是造成细菌发生细胞壁缺陷变异和形成 L 型感染的必然的或唯一的因素或诱因，因为在许多从来没有使用过抗菌药物的宿主体内，也可由于其自身的免疫因素、胆汁、渗透压以及细菌自身的代谢活动等因素而使细菌发生细胞壁缺陷变异和形成 L 型感染。因此对于细菌 L 型感染的诊断，不论患者是否已经接受了抗生素治疗，都应当注意检查标本内是否存在细胞壁缺陷细菌。尤其是在慢性和反复发作的感染性疾病、常规细菌学分离培养阴性的慢性炎症、病原学检查结果难以解释患者的临床表现时，更需要重视对于细菌 L 型的检查。但此并不表示，只要在分离培养物内发现细胞壁缺陷细菌，就具有临床诊断和治疗意义。对细胞壁缺陷细菌的检查及其临床意义的判断，需要注意以下几个问题：

1. L 型的数量或同细菌型的比例　细菌 L 型同细菌型具有显著不同的生物学特性，因此要严格规定关于标本中检出细菌 L 型的数量及其同细菌型的比例，是十分困难的或者几乎不可能的。但如果从标本内检出显著大量或占明显优势数量的细菌 L 型或 L 型纯培养物，毫无疑问可将其视为是引起感染性疾病的重要病原体甚至唯一病原体。如果仅仅是在大量细菌型生长物中，偶尔可见 L 型或 L 型的数量显著少于细菌型，则通常可将其视为在培养基内自发形成的和缺乏病原学诊断价值或意义的。

2. 病原菌的种类　大肠埃希菌、克雷伯菌、假单胞菌、变形杆菌、沙门菌等革兰氏阴性杆菌以及霍乱弧菌、淋病奈瑟菌、结核分枝杆菌、某些链球菌及棒状杆菌的菌种、幽门螺杆菌等细菌，是十分容易形成细胞壁缺陷变型的细菌。这些细菌不论在宿主体内还是在高渗或非高渗培养基内，甚至在常规细菌学培养基上，常常可发现在细菌型菌落或菌苔中生长的颗粒样菌落或 L 型圆球体及 L 型丝状体，生长也常常可检出稳定 L 型纯培养物。在对由这些细菌引起的感染性疾病进行治疗时，不论是否已经发现细胞壁缺陷细菌，都应当注意其形成细胞壁缺陷变型及其对治疗效果可能产生的影响。

3. **使用抗菌药物的情况**　青霉素 G、氨苄西林、羧苄西林、头孢唑林、亚胺培南、磷霉素等抗生素，往往比其他种类的抗生素更加容易诱导各种细菌形成细胞壁缺陷变型。利福平、异烟肼、乙胺丁醇，则十分容易诱导结核分枝杆菌形成 L 型。因此对于近期接受过这些药物或其他抗菌药物治疗的患者进行病原学诊断时，尤其需要注意检查细菌 L 型。

4. **病情与病程**　慢性细菌感染性疾病、某些"无菌性"或"非典型"的慢性炎症患者，由于长期接受多种抗菌药物的不规范治疗，以致常常可在其标本内检出大量细菌 L 型甚至 L 型的纯培养物。对于这些患者，检出的任何细菌 L 型都应当视为重要的病原体。

5. **L 型的稳定程度**　细胞壁部分缺失或不稳定 L 型，通常容易在高渗透压软琼脂培养基上生长。那些完全缺失细胞壁的或稳定 L 型，则由于生长繁殖缓慢或适应了宿主的生理渗透压环境，难以在高渗透压培养基上生长或形成可见的生长现象。对于这些稳定 L 型的分离培养，需要采用非高渗分离培养的方法。

三、细菌 L 型感染治疗的基本原则

由于各种细菌 L 型都可在宿主体内以及自然界环境中自发形成和诱导形成，细菌 L 型伴随其亲代细菌型感染和继发感染的情况十分常见。细菌成为 L 型后，可表达许多特殊的生物学特性、致病性与药物敏感性，以致病原学诊断困难并且难以进行采用常规细菌学方法的药物敏感试验。因此临床上对于疑似细菌 L 型感染患者的治疗，常常难以等待或依赖于临床检验科对细菌 L 型的分离培养及其药物敏感试验的结果，而通常需要参考微生物学实验室既往对于细菌 L 型药物敏感性研究的报告。临床医生可结合常规细菌学检验、细菌 L 型分离培养与涂片染色结果，根据检出的细菌种类、药物敏感性及其形成 L 型的趋势或情况、患者的病情或感染特征等因素，对患者进行抗菌药物的经验性选择与治疗。

（一）细菌 L 型感染的治疗原则

临床可根据以下基本原则，对患者进行细菌 L 型感染的治疗。

1. **病原学检查发现细菌 L 型感染者**　在患者标本的涂片镜检和（或）分离培养物内发现具有优势数量的细菌 L 型，是诊断细菌 L 型感染和对患者进行治疗的最有效指标。

2. **急性感染转为临床表现不典型的慢性感染者**　对于具有典型临床表现的或急性感染患者，不论是否经过治疗而变为不典型的和慢性感染临床表现者，如急性肾盂肾炎者转为慢性肾盂肾炎者、急性胆囊炎者转为慢性胆囊炎者等，需要进行细菌 L 型的检查和（或）考虑进行针对细菌 L 型感染的治疗。

3. **用其他疾病不能解释的慢性感染患者**　对于那些用其他疾病不能解释的慢性感染患者，如不明原因的以感染为基本特征的淋巴结肿大、体腔积液、不明原因发热以及其他"无菌性"或"非典型"炎症等，需要进行细菌 L 型的检查和（或）考虑给予抗细菌 L 型感染的治疗。

4. **使用常见 L 型诱导抗菌药物 2 周以上的感染患者**　对于使用青霉素、头孢菌素等作用于细菌细胞壁的抗菌药物治疗的一般细菌感染者，或者使用利福平、异烟肼、乙胺丁醇等抗菌药物治疗的结核病患者，持续或间断用药达 2 周以上者，需要进行细菌 L 型的检查和（或）考虑给予抗细菌 L 型感染的治疗。

5. **其他抗菌药物长期不规范使用的慢性感染患者**　对于长期使用其他各种抗菌药物进行不规范治疗的慢性感染患者，包括喹诺酮类、大环内酯类、氯霉素类、氨基糖苷类等药物的低剂量持续使用或高剂量间断使用者，如果不能有效控制患者的慢性感染或不能迅速有效治愈，需要进行细菌 L 型的检查和（或）考虑给予抗细菌 L 型感染的治疗。

6. 易发生 L 型变异细菌感染者　如前所述，金黄色葡萄球菌、结核分枝杆菌、大肠埃希菌、幽门螺杆菌、沙门菌以及其他许多革兰氏阴性杆菌，属于容易发生细胞壁缺陷变异的细菌。这些细菌引起的感染，不论患者是否使用抗菌药物，其都容易被诱导或自发形成 L 型。对于这些细菌引起的感染，尤其是慢性感染者，需要进行细菌 L 型的检查和（或）给予抗细菌 L 型感染的治疗。

（二）抗菌药物的选择和使用原则

由于细胞壁的缺失或细胞壁的合成代谢活动减弱或停滞，细胞壁缺陷细菌对 β-内酰胺类抗生素以及其他作用于细胞壁的抗菌药物的敏感性降低或不敏感。因此对于细胞壁缺陷细菌或细菌 L 型感染的治疗，需要选择作用于细菌蛋白质、核酸代谢或细胞膜的抗菌药物而不是作用于细胞壁的抗菌药物，并且治疗的时间（疗程）也可适当延长。

由于细胞壁缺失程度的不同，不同实验室报告的细胞壁缺陷细菌可有不规则的或多样性的药物敏感性，甚至有报道细胞壁缺陷细菌对作用于细胞壁的抗菌药物也可具有不同程度的敏感性。王和等研究证实，稳定 L 型、返祖过渡型、返祖菌或细菌型可具有不同的药物敏感性。完全丧失细胞壁的各种细菌的稳定 L 型，都具有相似的药物敏感性，但这些 L 型的药物敏感性不同于其亲代细菌型和返祖过渡型。研究发现，各种细菌的稳定 L 型对干扰蛋白质代谢、干扰核酸代谢的药物以及作用于细胞膜的药物具有相似的敏感性；结核分枝杆菌稳定 L 型对利福平、异烟肼和乙胺丁醇具有显著的耐药性，其他各种非抗酸菌的稳定 L 型则对利福平具有显著的敏感性。稳定 L 型的药物敏感性或耐药性，同 L 型菌细胞是否携带耐药性基因并没有相关性。例如，多重耐药性金黄色葡萄球菌被诱导成为稳定 L 型后，可对其亲代细菌型耐药的、作用于蛋白质代谢和核酸代谢的药物表现出高度的敏感性。结核分枝杆菌的细菌型不论是否具有利福平、异烟肼、乙胺丁醇的抗性基因，当其被诱导成为稳定 L 型后，均表现为利福平、异烟肼和乙胺丁醇的显著耐药性。因此对于细菌 L 型感染的治疗，抗菌药物的选择和使用需要考虑以下基本原则和方法。

1. L 型与细菌型混合感染的治疗　L 型是正常细菌丧失细胞壁形成的变异体，因此 L 型感染是伴随细菌型感染的继发感染或并发感染，临床上常常可见 L 型与细菌型混合感染的病例。对于 L 型和细菌型混合感染者，需要分别选择细菌型敏感的抗菌药物和 L 型敏感的抗菌药物，或 L 型和细菌型都敏感的干扰细菌蛋白质或核酸代谢的药物，同时给药进行治疗。常用于细菌 L 型感染治疗的药物如四环素类、喹诺酮类、大环内酯类、氯霉素类、利福平（不适用于结核分枝杆菌 L 型）、氨基糖苷类，一般可根据所用药物的常规治疗剂量和方法口服给药。细胞壁不完全缺失的细胞壁缺陷细菌或不稳定 L 型感染者，应根据其药物敏感试验结果选择和使用抗菌药物。由于稳定 L 型生长繁殖速度缓慢，对于 L 型感染的治疗时间（疗程），需要比细菌型的治疗时间更长一些，一般为 15～30 天，或者在细菌型治疗的用药结束之后，L 型治疗的用药可继续 3～7 天。

2. L 型感染的治疗　稳定 L 型为主要病原体或 L 型纯培养物引起感染的病例在临床并不少见，尤其常见于那些慢性感染、不典型感染、反复发作的感染以及抗菌药物不规范治疗的病例。

（1）非抗酸菌 L 型感染的治疗：非抗酸性细菌引起的各种感染性疾病在临床广泛存在，因此由这些细菌的 L 型引起的感染也十分常见，并且其也是影响临床诊断、实验室常规细菌学检查以及治疗效果的常见因素。

1）不稳定 L 型感染的治疗：不稳定 L 型的基本特性之一是容易自发返祖，因此不稳定 L 型常常伴随其亲代细菌型或返祖菌混合感染。对于不稳定 L 型所致感染的治疗，不但需要尽可能地根据其药物敏感试验结果选择和使用抗菌药物，而且也需要根据其亲代细菌型和（或）返祖菌的药物敏感试验结果选择和使用抗菌药物，对 L 型和细菌型同时进行治疗。L 型的治疗用药可在细菌型的治疗用药结束之后继续 3～7 天。

2）稳定 L 型感染的治疗：稳定 L 型不容易自发返祖，因此常常可见由稳定 L 型的纯培养物引起感染或疾病。稳定 L 型生长繁殖缓慢，并且可寄生于宿主细胞内，属于"胞内感染菌"。因此在治疗上需要注意选择那些可进入细胞内的抗菌药物，如四环素类、氯霉素类、喹诺酮类、大环内酯类、利福平（不适用于结核分枝杆菌 L 型）等。一般根据所用药物的常规治疗剂量和方法，口服给药 15～30 天。

（2）结核分枝杆菌 L 型感染的治疗：结核分枝杆菌感染目前已形成新的世界范围的扩散和流行趋势，并且临床分离菌株常常具有多重耐药性。然而不论患者是否使用过抗结核药物，其体内的结核分枝杆菌均可自发地形成 L 型。如前所述，结核分枝杆菌的敏感菌株和耐药菌株形成的 L 型，对利福平、异烟肼、乙胺丁醇都具有显著的耐药性。因此在结核分枝杆菌 L 型感染的治疗上，可经验性选择和使用其他干扰细菌蛋白质代谢、核酸代谢以及作用于细胞膜脂类的抗菌药物，如喹诺酮类、四环素类、大环内酯类、氯霉素类等药物，根据所用药物的常规治疗剂量和方法口服给药。对于结核分枝杆菌 L 型纯培养物感染的治疗，并不需要太长的疗程，根据所用药物的常规剂量和方法给药 15～30 天后，可杀灭和清除患者体内的结核分枝杆菌稳定 L 型。如果是结核分枝杆菌细菌型及其 L 型混合感染，则可对患者同时进行细菌型和 L 型的治疗，L 型的治疗用药在细菌型的治疗用药结束之后，可继续 3～7 天。

第六章 微生物和寄生虫的致病性

细菌等微生物（microorganism）能够引起人类、动物、植物发生疾病的性质，称为细菌等微生物的致病性或病原性，具有引起疾病性质的细菌等微生物称为病原微生物。寄生虫（parasite）在其生活史或生活周期中具有寄生宿主体内发育和引起宿主疾病的性质，因此寄生虫都属于病原性生物。医学微生物学和医学寄生虫学均属于病原生物学科，是研究同人体健康有关的微生物和寄生虫的生物学特性、致病性及其相互关系以及它们同宿主、环境相互关系的科学。

细菌等病原性生物的致病能力有强有弱，通常以毒力表示细菌等病原性生物致病能力的强与弱。致病能力强的病原体称为强毒株，致病能力弱的病原体称为弱毒株。不同种类的病原体侵入宿主体内或寄生于宿主体表后，能够以不同的机制引起宿主的组织损伤和（或）生理机能紊乱与疾病。对于细菌等病原体毒力的强与弱，常用半数致死量（LD_{50}）或半数感染量（ID_{50}）来表示。在自然情况下，病原体侵入宿主是否能够引起宿主发生疾病以及引起疾病的程度及其发生与发展，主要决定于病原体和宿主机体两个方面的因素。在病原体方面主要与病原体的毒力、数量、侵入门户以及是否到达适当部位有关，在宿主方面则主要与宿主机体的免疫力及其生理状况有关。

第一节 微生物和寄生虫的致病性及其物质基础

微生物和寄生虫（病原体）能够引起疾病的性质，称为微生物和寄生虫的致病性或病原性。病原性细菌等病原性生物侵入宿主体内或寄生于宿主体表后，主要通过其侵袭性因子以及产生毒素、抗原物质等致病因素引起宿主的组织损害、生理机能紊乱和疾病。不同的病原体可通过不同的或特定的传播方式和感染途径侵入人体，但也有一些病原体能够通过多种传播方式和感染途径侵入人体。侵入宿主体内的病原体需要到达适当的器官或组织（靶组织或靶器官）内生长繁殖和产生毒性代谢产物，才能引起宿主产生明显的和典型的临床表现。如果病原体不能到达适当的器官或组织生长繁殖和产生毒性代谢产物，则不能引起宿主产生明显的和典型的临床表现，从而成为隐性感染（inapparent infection）、亚临床感染（subclinical infection）、潜伏感染（latent infection）或带菌状态（carrier state）。绝大多数细菌等病原体感染人体后，是在宿主感染器官或组织的细胞外间质内生长繁殖和产生毒性代谢产物致病，称为胞外感染菌（extracellular infectious bacteria）或胞外感染病原体。结核分枝杆菌、伤寒沙门菌等少数细菌等病原体也可寄生在宿主的吞噬细胞内形成不完全吞噬（incomplete phagocytosis），称为胞内感染菌（intracellular infectious bacteria）或胞内感染病原体。

一、细菌的致病性及其物质基础

细菌（bacteria）的致病性主要同其所具有的侵袭力、毒素以及抗原物质有关，菌细胞的某些结构与分泌物是病原菌致病性及其毒力的物质基础。

（一）细菌的侵袭因子

侵袭因子（invasive factor）是构成细菌侵袭力的物质基础，主要与细菌的菌体表层结构和侵袭性酶类有关。侵袭力（invasiveness）是指病原菌突破机体的防御机制，侵入宿主体内生长繁殖和扩散的能力。

1. 菌体表层结构　菌体表层结构是指存在于菌细胞的原生质体外表的各种结构，包括细胞壁及其表面的各种附属结构或附件。菌体表层结构及其某些组成成分可对病原性细菌的侵袭力产生重要的影响，如细胞壁、黏附因子、荚膜等（图6-1）。

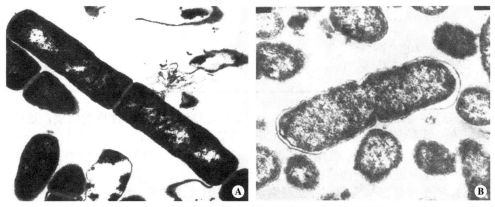

图 6-1　蜡样芽孢杆菌与伤寒沙门菌的形态与超微结构
A. 蜡样芽孢杆菌的透射电镜图像（10 000×）；B. 伤寒沙门菌的透射电镜图像（19 000×）

（1）细胞壁（cell wall）：菌细胞表面具有坚韧性质的膜状结构，细胞壁不但能够帮助菌细胞进行迅速生长繁殖与正常代谢活动，而且细胞壁的磷壁酸、蛋白质、分枝菌酸、脂多糖、肽聚糖等成分，也可通过不同的机制黏附宿主细胞、抵抗吞噬或造成宿主细胞损伤，从而有利于病原菌在宿主体内迅速生长繁殖与扩散。例如，链球菌细胞壁的脂磷壁酸（lipoteichoic acid，LTA）能够黏附人体呼吸道的上皮细胞，金黄色葡萄球菌的 SPA 能够与人体 IgG 的 Fc 端结合而产生抗吞噬作用，结核分枝杆菌细胞壁的分枝菌酸（mycolic acid）能够抑制或损伤吞噬细胞的功能，伤寒沙门菌的细胞壁 O 抗原同其 Vi 抗原一样具有抗吞噬作用，肺炎链球菌释放的肽聚糖成分具有显著的激活血清补体的作用。通过对细胞壁缺陷细菌的研究发现，细胞壁缺陷细菌可由于生长繁殖与代谢活动减慢、丧失细胞壁及其相关的侵袭性结构与物质、表面抗原丢失或免疫原性减弱等，侵袭力与毒力明显减弱。

（2）黏附因子（adherence factor）：或称为黏附素（adhesin），是细菌表面能够帮助菌细胞附着于宿主细胞或物体表面的结构与分泌物。与病原菌黏附性有关的菌体表层结构主要是菌毛、脂磷壁酸、脂多糖、外膜蛋白以及某些分泌物。黏附因子是病原菌在宿主体表定植和形成感染的首要致病因素，包括菌毛（pili）与非菌毛黏附素（afimbrial adhesin）。病原菌黏附细胞后，可引起宿主细胞的形态改变、促进细胞凋亡、刺激细胞合成与释放细胞因子以及表达细胞间黏附分子等生理学与病理学改变。

1）菌毛：菌毛是某些细菌的细胞表面细、短、直的管状细丝形或纤毛样结构。根据菌毛的功能不同，可将其分为"普通菌毛"与"性菌毛" 2 个类型。性菌毛受 F 质粒编码产生，一个菌细胞只有 1～3 根，同细菌之间的接合与遗传物质传递有关。普通菌毛受细菌染色体编码产生，是满布于菌细胞表面的纤毛样结构，能够与宿主呼吸道、泌尿生殖系统及肠道的上皮细胞以及其他细胞或物体表面结合而使细菌产生黏附。根据菌毛的性质、结构、功能等不同，又可将菌毛分为 6 个类型（表 6-1）。

表 6-1　细菌 6 个类型菌毛的基本特性

菌毛类型	形态与结构	功能	常见细菌
I 型	菌毛亚单位螺旋状排列组成，外径 7nm、内径 2～2.5nm、长 2000nm 的管状	可凝集豚鼠等动物的红细胞，但可被 D-甘露糖等物质阻止，称为甘露糖敏感血凝。可黏附于人体消化道、呼吸道与泌尿系统的上皮细胞，真菌与植物细胞，玻璃，塑料等	埃希菌、沙门菌、克雷伯菌、沙雷菌、肠杆菌等
II 型	与 I 型相似	无血凝与黏附作用	沙门菌
III 型	较 I 型细小、直径 5nm 的"细型菌毛"，数量较 I 型多	可黏附真菌与植物细胞、玻璃以及鞣酸处理的红细胞，不被甘露糖等物质阻止	克雷伯菌
IV 型	与 I 型相似，密布于菌细胞表面	可凝集某些动物红细胞，不被 D-甘露糖等物质阻止，称为甘露糖抗性血凝	变形杆菌、埃希菌
V 型	丛生菌毛	—	铜绿假单胞菌
VI 型	周生菌毛，数量少，每个菌细胞只有 4～10 根	—	奈瑟菌、克雷伯菌

　　2）非菌毛黏附素：细菌表层同菌毛结构无关的和具有黏附性质的物质，这些非菌毛黏附素的性质主要是蛋白质以及细胞壁表面的某些物质。例如，磷壁酸是存在于革兰氏阳性细菌细胞壁的、由甘油磷酸酯或核糖醇磷酸酯以磷酸二酯键连接形成的链状多聚物，可吸附外界环境中的阳离子物质以及宿主的上皮细胞。幽门螺杆菌的细胞壁脂多糖与外膜蛋白以及 N-乙酰神经氨酰乳糖原纤维凝集素（NLBH）、BabA 黏附素、胞外酶 S、黏蛋白、尿素酶亚单位、毛状蛋白也分别具有黏附红细胞与上皮细胞的作用。

　　（3）荚膜（capsule）：细菌分泌并包裹于菌细胞表面的一层黏液性物质。荚膜具有规则的形态并且牢固地结合在菌细胞的表面，直径大于 0.2μm，以致其可在普通光学显微镜下被看见。细菌的荚膜主要由水与有机物组成，其中水占荚膜组成的 95%以上，有机物常见为多糖或多肽。例如，肺炎链球菌的荚膜分别由水与多糖组成，炭疽芽孢杆菌（B.anthracis）的荚膜分别由水与多肽组成。荚膜在合成的过程中，也可分泌到菌细胞外和游离存在于环境中。例如，肺炎链球菌分泌和游离存在于菌细胞外的荚膜片段，称为可溶性特异性物质（soluble specific substance，SSS）。存在于菌细胞表面的荚膜具有帮助菌细胞抵抗吞噬细胞吞噬以及补体与溶菌酶杀伤的作用，分泌到菌细胞外环境中的可溶性荚膜物质也能够与荚膜特异性抗体结合，从而对荚膜特异性抗体产生中和作用和抗吞噬作用。动物实验证实，有荚膜的肺炎链球菌对小鼠具有显著增强的侵袭力与毒力，丧失荚膜的肺炎链球菌对小鼠的侵袭力与毒力则明显降低。

　　（4）其他表层结构：微荚膜（microcapsule）、糖萼（glycocalyx）、黏液层（slime layer）、鞭毛（flagella）也是细菌合成和分泌到菌细胞表面的表层结构，属于细菌的荚膜样结构。微荚膜、糖萼、黏液层具有与荚膜相似的化学组成以及帮助菌细胞抵抗宿主免疫杀伤的作用，其中微荚膜的直径小于 0.2μm，在普通光学显微镜下不能被看见，糖萼也称为胞外多聚物（extracellular polymer），主要由纤维状多糖或球状蛋白质组成。已发现糖萼是致肾盂肾炎大肠埃希菌的一种相关抗原，变异链球菌（S.mutant）的糖萼具有黏附人体牙组织的作用。黏液层疏松和不规则地存在于菌细胞的表面，其容易从菌细胞上脱落和游离存在于外界环境中。鞭毛是细菌的运动器官，有助于细菌趋避行为的表达，鞭毛的摆动使菌细胞能够定向游走到更适宜其生长繁殖的位置或环境。细菌的趋避反应属于细菌的"感觉"行为，主要包括趋化性、趋温性、趋氧性、趋磁性、趋光性、趋电性。细菌的趋避行为有利于病原菌侵袭性的表达，如霍乱弧菌、空肠弯曲菌（C.jejuni）、幽门螺杆菌可借助其鞭毛的运动逃避宿主体内不利化学因素的伤害作用。

　　2. 侵袭性酶　侵袭性酶（invasive enzymes）是细菌在生活过程中合成和分泌到菌细

胞外的水解酶等酶类，有助于病原菌在宿主体内的生长繁殖和扩散。侵袭性酶属于细菌的胞外酶（exocellular enzymes），其既可结合存在于菌细胞的表面，也可游离存在于外界环境中。细菌需要从外界环境获得各种营养物质，以维持其正常的生命活动。胞外酶是菌细胞赖以将外界大分子营养物质分解成为能够吸收的小分子营养物质所需的重要酶类，主要包括蛋白酶、脂酶、淀粉酶、核酸酶、纤维素酶、卵磷脂酶、胶原酶、透明质酸酶、血浆凝固酶等。病原菌分泌的某些胞外酶可水解宿主的组织或有助于病原菌逃避宿主免疫机制的识别与清除，因此其同病原菌的侵袭力有关。例如，A 群链球菌产生的透明质酸酶（hyaluronidase）可水解宿主细胞间质的透明质酸，造成细胞间质变疏松而有利于感染扩散。金黄色葡萄球菌产生的血浆凝固酶（coagulase）可使血浆纤维蛋白原变为血浆纤维蛋白，纤维蛋白可将细菌及其所致病灶包裹从而有利于细菌逃避宿主免疫机制的识别和在宿主体内扩散。产气荚膜梭菌（*C.perfringens*）产生的外毒素有许多是具有酶活性的侵袭性因子，如 α 毒素具有卵磷脂酶活性、κ 毒素具有胶原酶与明胶酶活性、λ 毒素具有蛋白酶活性、μ 毒素具有透明质酸酶活性。

（二）细菌的毒素

毒素（toxins）是细菌合成的可引起人与动物发生中毒反应的代谢产物，可在细菌生活过程中释放到菌细胞外，也可在菌细胞死亡裂解后释放。细菌产生的毒素有外毒素与内毒素，其是绝大多数病原菌最重要的致病因素。细菌毒素的识别或鉴别指标主要包括：①细菌产生的；②与产生毒素菌株的毒力有关；③可在宿主体内产生并且引起远离感染病灶的组织或器官发生无菌性的病理改变；④将无菌的毒素注射给易感动物可引起与疾病相似的症状；⑤注射相应抗毒素可预防该毒素引起的疾病；⑥通常引起宿主的血管、心肌、中枢或外周神经的损害。

1. 外毒素　外毒素（exotoxin）是病原菌在生活过程中合成与分泌到菌细胞外的毒性蛋白质。有些病原菌合成外毒素后并不分泌，只有当菌细胞死亡与裂解后才能释放。例如，痢疾志贺菌（*S.dysenteriae*）产生的志贺毒素，大肠埃希菌产生的肠毒素，肉毒梭菌（*C.botulinum*）产生的肉毒毒素、鼠疫耶尔森菌（*Y.pestis*）产生的鼠毒素。外毒素主要由革兰氏阳性菌产生，少数革兰氏阴性菌也可产生外毒素。外毒素的主要特性包括：

（1）常见由革兰氏阳性菌产生并分泌到菌细胞外，少数革兰氏阴性菌也可产生外毒素。某些细菌的外毒素需要在菌细胞死亡与裂解后才能释放，称为细菌胞内的外毒素。

（2）绝大多数是简单蛋白质或多肽，并且由 A、B 亚单位构成。其中 A 亚单位具有毒性，是外毒素的毒性单位；B 亚单位没有毒性但能够与宿主细胞表面受体结合，是外毒素的受体结合单位。

（3）对高温敏感，加热 58～60℃ 20 分钟可使绝大多数外毒素丧失毒性。

（4）用甲醛、加热 100℃、蛋白酶等处理外毒素，可使其脱去毒性但保留抗原性而成为可用于人工主动免疫的类毒素（toxoid）。

（5）外毒素或其类毒素在人与动物体内能够刺激宿主产生抗毒素，外毒素的毒性也可被相应抗毒素中和。

（6）外毒素具有强烈的毒性，具有组织或器官的选择毒性作用。例如，1mg 纯化的破伤风痉挛毒素可杀死 1500 万只小鼠；1mg 纯化的肉毒毒素可杀死 2000 万只小鼠，其是毒性最强的外毒素。破伤风痉挛毒素选择作用于运动神经的抑制性上位神经元，引起骨骼肌兴奋性增高。肉毒毒素选择作用于运动神经末梢，引起骨骼肌麻痹。白喉毒素选择作用于细胞的延长因子 2（EF-2），抑制蛋白质合成。

（7）外毒素主要受细菌的染色体基因编码产生，某些外毒素也可受质粒或前噬菌体的基因编码产生。例如，大肠埃希菌的肠毒素、破伤风梭菌的痉挛毒素分别受相应质粒基因编码产生，白喉棒状杆菌的白喉毒素受前 β 棒状杆菌噬菌体的 *Tox* 基因编码产生。

（8）许多外毒素在分泌到菌细胞外时就具有活性，但有些外毒素则是以无活性的毒素前体蛋白质或毒素原的形式分泌。例如，溶原性肉毒梭菌（*C.botulinum*）产生的肉毒毒素是没有活性的毒素前体蛋白质，需要在菌细胞外被蛋白酶水解后才具有毒素活性。

2. 内毒素 内毒素（endotoxin）是革兰氏阴性菌死亡与裂解后释放的毒性脂多糖。内毒素是革兰氏阴性菌细胞壁的结构成分，因此各种革兰氏阴性菌都能够产生内毒素。内毒素的主要特性包括：

（1）由革兰氏阴性菌死亡与裂解后释放。但已发现，奈瑟菌属、弧菌属（*Vibrio*）等的细菌也能够在生活过程中，通过产生细胞壁泡（cell wall bleb，CWB）或称为外膜泡（outer membrane bleb，OMB）的方式释放内毒素。

（2）其为由脂类 A-核心多糖-特异多糖组成的脂多糖，脂类 A 是内毒素的毒性部位。

（3）能够耐受加热 100℃ 60 分钟，用甲醛、加热等处理不能使其丧失毒性和成为类毒素。

（4）能够刺激宿主产生抗体，但不是抗毒素抗体。内毒素特异性抗体虽然能够降低内毒素的致 Shwartzman 反应作用与致死作用，但却不能完全中和内毒素的毒性。

（5）内毒素具有较强的毒性，但比外毒素的毒性弱，内毒素的毒性作用也没有宿主组织或器官的选择性。

内毒素对人与动物的毒性作用主要包括：引起发热反应、增高或降低血流白细胞的数量、引起内毒素血症与内毒素休克、引起弥散性血管内凝血（DIC）与动物 Shwartzman 反应、增强或抑制免疫细胞活性、刺激炎症因子的合成与分泌、旁路途径激活补体、诱导产生非抗毒素抗体、产生佐剂效应、引起碳水化合物等物质代谢紊乱、引起流产、引起肿瘤组织坏死等。

（三）细菌的毒力基因

毒力基因（virulence genes）是病原菌编码产生毒力相关致病物质的遗传基础，可分别存于菌细胞的染色体、质粒、前噬菌体及毒力岛的 DNA 分子上。病原菌染色体毒力基因具有稳定的遗传性质，属于病原菌天然具有的毒力基因或固有的致病遗传物质。质粒、前噬菌体及毒力岛属于病原菌染色体外的毒力基因，是细菌在生活过程中从外界获得的毒力基因或获得的致病遗传物质。

1. 染色体毒力基因 染色体毒力基因是存在于病原菌染色体 DNA 上、同病原菌致病性有关的核苷酸序列，包括编码产生毒素的基因以及编码产生侵袭力相关物质的基因。染色体毒力基因具有稳定的遗传性质，其赋予病原菌天然具有的致病性质。例如，肠毒素与普通菌毛是霍乱弧菌最重要的致病因素，分别受霍乱弧菌染色体毒力基因编码产生，包括Tox R 蛋白调控的 *ctx A*、*ctxB*、*tcpA*、*zot*、*ace*、*hap* 等。霍乱肠毒素是霍乱弧菌产生的外毒素和最重要的致病物质，受细菌染色体毒力基因 *ctx A*（choleratoxin A）和 *ctx B* 编码产生。普通菌毛与霍乱弧菌在宿主小肠的黏附和定居有关，受细菌染色体毒力基因 *tcpA*（toxin coregulated pilus A）和 *acf*（accessory colonization factor）编码产生。其中 *tcpA* 编码分子质量为 20.5kDa 的菌毛蛋白亚单位，*acf* 编码黏附素。*tcpA* 失活菌株，可丧失定居作用与致泻作用。

（1）外毒素基因：病原菌产生的外毒素包含多种具有不同活性机制的蛋白质或多肽分子，其中某些成员由病原菌染色体基因编码产生，另一些则可分别由染色体外的不同遗传物质的基因编码产生。在医学常见的病原性细菌中，由染色体基因编码产生的常见外毒素包括痢疾志贺菌产生的志贺毒素、产气荚膜梭菌产生的 α 毒素等、肉毒梭菌产生的肉毒毒素（A、B、E、F、G 血清型）、铜绿假单胞菌产生的绿脓外毒素、霍乱弧菌产生的霍乱肠毒素、金黄色葡萄球菌产生的中毒性休克毒素（TSST-1）、百日咳鲍特菌（*B.pertussis*）产生的百日咳毒素。

（2）内毒素基因：存在于革兰氏阴性细菌的染色体 DNA 上，是病原菌编码产生内毒素的基因群。内毒素是含脂类 A 的脂多糖物质，内毒素的产生同革兰氏阴性菌的细胞壁合成代谢过程密切相关。各种革兰氏阴性菌都能够产生内毒素，不同病原菌产生的内毒素具有相似的生物学活性或毒性。

（3）侵袭力相关物质基因：病原菌编码产生侵袭性酶类、荚膜、菌毛、细胞壁等侵袭力相关物质的基因群，既可存在于病原菌的染色体 DNA，也可存在于染色体外 DNA。例如，肺炎链球菌等许多病原菌的荚膜由细菌染色体的基因编码产生，炭疽芽孢杆菌的荚膜则由质粒基因编码产生。

2. 染色体外毒力基因　染色体外毒力基因包括质粒、前噬菌体及毒力岛携带的各种毒力相关的核苷酸序列，染色体外毒力基因可分别编码产生某些外毒素以及侵袭力相关的某些物质。染色体外毒力基因具有可传递性和相对不稳定性，以致细菌的致病性或毒力常常可随染色体外毒力基因的获得而产生或增强，随染色体外毒力基因的丢失而消失或减弱（详见第七章）。

（1）质粒（plasmid）：细菌染色体外的、能够自行复制和转移的双股环状 DNA。某些质粒具有编码产生外毒素或侵袭力相关物质的毒力基因，称为毒力质粒（virulence plasmid，Vi 质粒）。质粒编码产生的外毒素主要包括破伤风梭菌产生的破伤风痉挛毒素、肠产毒型大肠埃希菌（ETEC）产生的耐热肠毒素（ST）与不耐热肠毒素（LT）、金黄色葡萄球菌产生的表皮剥脱毒素、炭疽芽孢杆菌产生的炭疽毒素。例如，破伤风痉挛毒素基因位于 75kb 的质粒上，其中痉挛毒素基因为 3945bp，编码 1315 个氨基酸。用亚硝基胍、紫外线、利福平等诱变剂处理产毒素的破伤风梭菌，可使细菌的质粒丢失而形成不含毒力质粒和不产毒素的无毒性突变株。

（2）前噬菌体（prophage）：整合于细菌染色体上的温和噬菌体 DNA。某些温和噬菌体的 DNA 上可携带编码产生外毒素或侵袭力相关物质的毒力基因，这些毒力基因在宿主菌的细胞内表达，可使宿主菌产生致病性或毒力增强。例如，β 棒状杆菌噬菌体是侵染白喉棒状杆菌的温和噬菌体，在其 DNA 上存在编码产生白喉毒素的 *Tox* 基因。*Tox* 基因随 β 棒状杆菌噬菌体感染白喉棒状杆菌而进入宿主菌细胞内，发生溶原化后随前噬菌体存在于宿主菌的染色体上并且可表达，从而使宿主菌能够产生白喉毒素，以致成为强毒菌株。前噬菌体编码产生的外毒素常见包括白喉棒状杆菌产生的白喉毒素、肉毒梭菌产生的肉毒毒素（C 与 D 血清型）、金黄色葡萄球菌产生的 α 毒素与 δ 毒素、A 群链球菌产生的致热外毒素、肠出血型大肠埃希菌（EHEC）产生的志贺毒素、鼠疫耶尔森菌产生的鼠毒素。

（3）毒力岛（pathogenecity island，PAI）：或称为致病岛，是存在于细菌染色体 DNA 上的一群同细菌毒力相关的特殊 DNA 片段。毒力岛具有较大的分子量、在染色体上的位置具有 tRNA 基因相关性、能够在细菌间转移、G+C 百分比以及密码使用情况高于或低于宿主菌染色体 DNA、能够编码同宿主菌致病性相关的表面结构或分泌物质等特性。毒力岛编码的基因产物，许多是分泌性蛋白和细胞表面蛋白。一些毒力岛也能够编码宿主菌的分泌系统、信息传导系统及调节系统。例如，尿致病性大肠埃希菌（UPEC）可含有 5 个毒力岛，分别是 PAI-Ⅰ 至 PAI-Ⅴ，可编码产生溶血素、CS12 样菌毛、F17 样菌毛与黏附因子、P 菌毛、S 菌毛、Hek 黏附分子、Sap 黏附素、铁离子运载系统等毒力因子。在沙门菌属的菌种也发现 5 个毒力岛，分别是 SPI-1 至 SPI-5，可编码产生执行分泌功能的 Inv 与 Spa 及其效应因子的Ⅲ型分泌系统，与宿主菌的黏附和内化性质有关。金黄色葡萄球菌的毒力岛 SaP11 与 SaP12 编码产生毒性休克综合征超抗原毒素 1（toxic shock syndrome toxin

1，TSSr-1），毒力岛 SaPIbov 与 SaP13 可分别编码产生不同的肠毒素。

二、真菌的致病性及其物质基础

真菌（fungus）是一类不含叶绿素和无根、茎、叶分化的真核细胞型生物，其中的微生物真菌具有不同于细菌等原核细胞型微生物以及病毒等非细胞型微生物的许多生物学特性（图 6-2）。病原微生物真菌也像病原性细菌一样能够通过多种不同的方式传播和感染人体，引起不同类型的感染与疾病。微生物真菌中的皮肤癣菌等病原性真菌常见感染方式为外源性感染，引起宿主浅部组织和深部组织的感染、中毒性疾病、超敏反应性疾病甚至肿瘤。假丝酵母菌等条件致病性真菌常见感染方式为内源性感染，引起宿主深部组织的条件致病性感染。不同种类的微生物真菌感染人体后可引起急性或慢性的真菌病（mycosis），一般可分为致病性真菌感染、条件致病性真菌感染、真菌过敏、真菌中毒、真菌毒素致癌。与微生物真菌致病性或毒力相关的因素主要包括侵袭因子、毒性代谢产物、抗原物质与毒素，如真菌的生长能力与方式、荚膜、黏附因子、代谢产物、酶类、真菌毒素、菌体抗原物质。

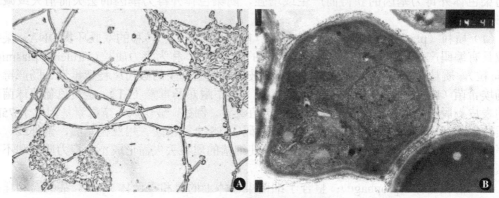

图 6-2　酵母菌的形态与结构
A. 白假丝酵母菌的双相形态（高倍镜）；B. 新生隐球菌（透射电镜）

1. 侵袭因子　侵袭力是病原微生物真菌最重要的致病因素之一，构成侵袭力的侵袭因子主要包括黏附因子、酶类、荚膜、生长方式。已发现假丝酵母菌能够黏附于人体上皮细胞，这种黏附作用可被甘露糖阻止。真菌的形态可分为孢子相与菌丝相，双相性真菌在不同的环境条件下可分别形成孢子相与菌丝相。一般认为菌丝相具有更加显著的生长与繁殖能力，因此可具有比孢子相更强的侵袭力。已发现假丝酵母菌属的某些菌种在吞噬细胞内可形成菌丝相生长，以致其能够穿破吞噬细胞的胞质膜扩散和导致宿主细胞死亡。新生隐球菌在宿主体内能够形成由甘露糖、木糖及葡萄糖醛酸构成的荚膜，其不但能够帮助菌细胞抵抗吞噬细胞吞噬以及补体的杀伤作用，而且分泌到外界环境中的可溶性荚膜物质能够与荚膜特异性抗体结合，从而对荚膜抗体产生中和作用以阻止抗体的调理吞噬作用。皮肤癣菌不同菌属的菌种具有嗜角质的性质以及具有不同的产生角蛋白酶、弹性蛋白酶及其他酶类的能力，其能够选择性地侵犯人体富含角质蛋白的皮肤、毛发与指（趾）甲并且引起独特的组织感染。病原微生物真菌产生的酯酶、蛋白酶等酶类能够损伤宿主的组织与细胞，从而有助于真菌在宿主的组织内生长繁殖与扩散。

2. 毒性代谢产物　病原微生物真菌的毒性代谢产物主要包括某些酸性与碱性物质，它们是真菌在代谢活动中形成的可引起宿主细胞损伤的产物。例如，假丝酵母菌等真菌发酵葡萄糖等糖类产生的有机酸与无机酸类，可造成宿主局部组织细胞的机能障碍和非特异性炎性损害。新生隐球菌等真菌具有较高的尿素酶活性，能够分解尿素产生氨，造成宿主局部的 pH 升高和引起组织细胞损害。

3. 抗原物质 真菌细胞壁及其表层的蛋白质和（或）多糖类结构具有抗原性，可引起宿主产生多种类型的免疫应答，以致引起宿主组织发生免疫病理性损害。

4. 真菌毒素 某些病原性真菌能够产生和分泌真菌毒素（mycotoxin），可引起宿主的肝、肾、心肌、中枢神经、骨髓等器官与组织的急性或慢性损害甚至引起细胞癌变。真菌毒素可存在于真菌的细胞或组织内，也可分泌到细胞外以污染真菌生长的食品等。例如，橘青霉菌产生的橘青霉毒素，能够引起人与动物的肾脏损害。黄曲霉菌产生的黄曲霉毒素是一种双呋喃氧杂萘邻酮衍化物，已证实其可引起大鼠的实验性肝癌。由于真菌毒素缺乏免疫原性，其不能引起宿主产生抗毒素抗体等抗真菌毒素的免疫应答。

三、病毒的致病性及其物质基础

病毒（virus）属于非细胞型微生物，病毒颗粒（毒粒）的基本结构是核酸（DNA 或 RNA）及其外周的蛋白质组成的核衣壳（nucleocapsid）。某些病毒还可具有更加复杂的结构或附加结构，如包膜、刺突、核酸聚合酶以及蝌蚪形噬菌体的尾等（图 6-3）。

由于病毒缺乏进行代谢活动所必需的场所、原料、能量及酶类，各种病毒只能寄生在特定种类的活细胞内，以核酸复制或自我复制的方式增殖。因此各种病毒感染宿主后，可具有明显的器官特异性或组织特异性，这些组织的细胞属于可容纳该病毒进行复制增殖的相容性细胞。侵入宿主体内的病毒首先吸附于细胞表面，随后穿入相容性细胞内，以核酸复制的方式进

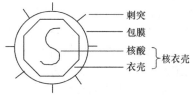

图 6-3 病毒的形态与结构

行增殖并最终产生子代病毒颗粒和引起感染细胞发生病变。因此病毒对宿主的感染及其所造成的损害，首先表现为病毒在吸附与穿入阶段引起的细胞分子结构改变与损伤，整个感染过程可人为地划分为分子水平感染（病毒吸附与穿入阶段）、细胞水平感染（病毒核酸复制增殖阶段）与整体水平感染（宿主产生临床症状与体征阶段）。病毒的致病性及其毒力主要与病毒侵入宿主体内和引起宿主细胞损害的能力及其程度有关，毒力因子主要包括核酸、蛋白质和（或）脂类。

1. 病毒的核酸 各种病毒只有一种类型的核酸，双链或单链 DNA 或者单链 RNA。核酸既是病毒遗传与变异的物质基础，同时也是病毒致病性的最重要因素或关键因素。病毒核酸在宿主细胞内的状态及其复制增殖的能力与速度，对病毒的毒力表达及其程度具有重要的影响。进入宿主细胞内的病毒核酸既可复制增殖以形成病毒的增殖性感染（proliferating infection），也可暂时不复制增殖以形成病毒的非增殖性感染（non-proliferating infection）。

某些病毒的核酸以游离状态被人工导入宿主细胞（转染）后，能够在细胞内进行复制增殖和产生感染性病毒颗粒，称为感染性核酸（infectious nucleic acid）。Gierer、Schrarmm 和 Fraenkel-Conrat 曾于 1956 年首次发现和分离了具有感染性的烟草花叶病毒 RNA，随后从许多 RNA 病毒和 DNA 病毒中发现和分离了感染性核酸。RNA 性质的感染性核酸通常是一类单股正链核糖核酸，如流行性乙型脑炎病毒的 RNA，其在宿主细胞内能够直接与细胞的核糖体结合，作为 mRNA 指导病毒蛋白质的合成和产生感染性病毒颗粒。

增殖性感染是以病毒的核酸为模板，指导合成大量新的核酸、蛋白质等病毒结构成分以及酶类等病毒成分并最终组装产生子代病毒颗粒，然后通过裂解宿主细胞（溶细胞性感染）、出芽（稳定状态感染）等方式，从宿主细胞内释放和引起宿主细胞的细胞病变效应

（cytopathic effect，CPE）。在病毒的增殖性感染中，具有较强复制增殖与扩散能力以及迅速复制增殖性质的病毒核酸，可在较短的时间内产生大量的子代病毒核酸拷贝与蛋白质以及病毒颗粒，以致该病毒能够表达在宿主体内并迅速扩散，引起急性、广泛性和严重性的组织病理损害与临床表现。反之，具有较弱复制增殖与扩散能力以及缓慢复制增殖性质的病毒核酸，由于产生较少数量的子代病毒核酸拷贝与蛋白质以及病毒颗粒，该病毒常常表现为引起宿主产生慢性、局限性或轻缓的组织病理损害与临床表现的相对较弱的致病性或毒力。病毒核酸复制增殖产生的病毒基因产物以及病毒颗粒，不但可引起感染细胞病变，而且也可直接或间接地损害宿主的免疫功能，导致宿主免疫功能降低或引起超敏反应。例如，传染性软疣病毒（MCV）具有较弱的复制增殖与扩散能力以及复制增殖速度，将其实验性感染人与灵长类的细胞后常常形成顿挫感染。MCV 自然感染人体后，可形成长达 6 个月以上的潜伏期，发病后通常形成慢性和轻微的局部病理损害并且能够自行痊愈。人类免疫缺陷病毒（human immunodeficiency virus，HIV）感染过程的慢性感染期，由于病毒核酸的缓慢和有限复制增殖，病毒不能够引起宿主产生明显的临床表现。在激发期由于病毒基因活化，以致病毒的核酸能够迅速复制增殖和产生大量病毒颗粒，从而表现出明显增强的致病性或毒力，引起宿主广泛的细胞感染与损害和导致宿主产生严重的病理损害与临床表现。其他具有较强致病性或毒力的病毒，如麻疹病毒（measles virus）、脊髓灰质炎病毒（poliovirus）、流行性感冒病毒（influenza virus）、甲型肝炎病毒（hepatitis A virus，HAV）、流行性乙型脑炎病毒以及毒性噬菌体（virulent phage）等，通常都具有较强的核酸复制增殖与扩散能力以及复制增殖速度，以致它们侵入易感细胞后常常能够迅速增殖和引起宿主发生急性与严重性的损害。

非增殖性感染是病毒颗粒游离存在于宿主的组织或细胞内或病毒核酸整合于宿主细胞的染色体上暂时不增殖，以致病毒的数量没有明显增多以及不会引起宿主产生明显的病理损害与生理机能紊乱。人类病毒的非增殖性感染类型包括潜伏感染（latent infection）与整合感染（integrated infection），温和噬菌体（temperate phage）感染宿主细菌发生溶原化属于噬菌体在细菌引起的整合感染。非增殖性感染期间的病毒核酸不能进行独立的或自主的复制增殖，以致病毒核酸的数量与病毒颗粒的数量都极少或不能产生病毒颗粒，从而不能引起宿主的细胞与组织发生明显的病理改变。也有一些病毒在发生整合感染后，虽然病毒的核酸没有复制增殖，但可通过促进细胞凋亡、抑制免疫功能、引起细胞转化甚至癌变的机制产生致病作用。人类常见的非增殖性感染如单纯疱疹病毒、水痘-带状疱疹病毒引起的潜伏感染，潜伏病毒的核酸不会引起宿主细胞病变；人类嗜 T 细胞病毒（human T lymphotropic virus，HTLV）引起整合感染，可导致宿主细胞发生转化甚至引起毛细胞白血病等淋巴瘤；EB 病毒引起潜伏感染，潜伏病毒核酸的基因表达可使宿主细胞产生 EBNA1-6 与 LMP1-2 抗原甚至引起某些淋巴瘤或鼻咽癌。人巨细胞病毒引起的潜伏感染，认为其同前列腺癌、睾丸癌、宫颈癌、成神经细胞瘤、卡波西肉瘤的发生有关。

2. 病毒的蛋白质　蛋白质是构成病毒颗粒的主要成分，病毒的蛋白质主要是以核蛋白、衣壳蛋白、包膜蛋白、刺突及酶蛋白的形式存在。蛋白质在病毒致病性中的作用，已在很多病毒所致疾病中得到证实。病毒蛋白质不但可在病毒感染早期引起细胞核、细胞膜、线粒体等的损害，而且其致病作用也可持续存在于病毒感染的整个过程。病毒蛋白质既可具有直接损伤宿主细胞的细胞毒性作用，也可通过诱导人与动物体产生免疫应答和超敏反应造成宿主的免疫病理性损害。病毒蛋白质致病作用的机制主要包括：①阻断细胞大分子物质合成，病毒基因编码产生的早期蛋白能够分别阻断宿主细胞的 RNA 与蛋白质以及影响 DNA 合成；②细胞毒性作用，腺病毒等病毒的衣壳蛋白能引起宿主细胞病变和导致细胞死亡；③影响细胞溶酶体，病毒感染导致细胞溶酶体破坏，以致水解酶类释放和导致细胞病变与溶解；④影响细胞器，病毒感染可非特异性损害宿主细胞的细胞器；⑤损伤宿主胞质膜，流行性感冒病毒、麻疹病毒等病毒表面的刺突蛋白质具有神经氨酸酶（neuraminidase，NA）或溶血素（haemolysin，HL）活性，能够损伤宿主细胞的胞质膜；⑥引起细胞融合，麻疹病毒具有血凝素（hemagglutinin，HA）活性的刺突蛋白质能够引起宿主细胞发生融合而形成多核巨细胞；⑦凝集红细胞，流行性感冒病毒的血凝素、流行性乙型脑炎病毒的包膜蛋白质能够与人和动物红细胞表面糖蛋白性质的受体结合，引起病毒血凝现象；⑧引起融合感染，病毒包膜蛋白质使病毒包膜与宿主细胞发生融合，以致病毒的核衣壳能够穿入宿主细胞内；⑨诱导免疫应答，整合与黏附在宿主细胞膜上或释放到细胞外的病毒蛋白质引起宿主产生的病毒抗原特异性或异嗜性抗原的免疫应答，可造成宿主细胞遭受超敏反应性或自身免疫性的损害。

3. 病毒的脂类 病毒的脂类主要是磷脂，组成双层膜结构的病毒包膜，包膜内含有蛋白质。病毒包膜的脂类来自宿主细胞的胞质膜或核膜，蛋白质是病毒基因编码的产物。病毒包膜的脂类有利于包膜病毒以膜融合的机制感染宿主细胞，包膜脂类与蛋白质复合物也可引起宿主产生发热、过敏反应等临床表现。

四、其他微生物的致病性及其物质基础

除细菌、真菌、病毒之外，微生物还包括放线菌、螺旋体、支原体、衣原体、立克次体。这些微生物中的一些菌种或菌型，也是常见引起人类感染性疾病的重要病原体，可具有与细菌相似或相同的致病因素与致病机制。

1. 支原体 支原体是一类天然缺乏细胞壁、细胞膜含固醇、能够在人工培养基上生长繁殖的体积最小的原核单细胞型微生物。引起人类疾病的支原体包括肺炎支原体、生殖支原体、人型支原体、解脲支原体、穿透支原体。

支原体的致病因素主要包括黏附因子、毒性代谢产物、酶类及抗原物质，但其致病的机制还不十分清楚。支原体常见以直接接触或间接接触的方式传播，通过呼吸道、泌尿生殖道途径外源性感染人体。侵入人体的支原体可通过黏附素（黏附蛋白）黏附于宿主呼吸道或泌尿生殖道的上皮细胞表面生长繁殖和引起细胞的形态改变与功能障碍甚至细胞病变，支原体分解代谢糖类、蛋白质或尿素产生的酸类、碱类、H_2O_2、O_2^- 等毒性产物以及分泌的神经毒素、磷脂酶、核酸酶可引起细胞代谢障碍与细胞病变。支原体抗原中的超抗原（superantigen）是一类蛋白质物质，刺激宿主局部组织的免疫细胞分泌细胞因子 TNF-α、IL-1、IL-6，从而产生免疫调节活性的作用和引起组织细胞损害。穿透支原体首先在 HIV 感染者的尿液中分离到，是唯一能够吸附和穿入人的红细胞、单核细胞、CD^+4 细胞、尿道上皮细胞等细胞内的支原体，其可能是导致 HIV 感染者发病的一个辅助因素。

2. 衣原体 衣原体是一类具有肽聚糖细胞壁、严格活细胞内寄生、具有独特发育周期的原核单细胞型微生物。引起人类疾病的衣原体包括沙眼衣原体、肺炎衣原体和鹦鹉热衣原体。

衣原体常见以直接接触与间接接触的方式传播，可通过呼吸道、泌尿生殖道与眼结膜途径外源性感染人体。衣原体的细胞壁结构成分是其致病性的主要物质基础，包括内毒素样毒性物质与主要外膜蛋白。大剂量的内毒素样毒性物质注射小鼠可引起小鼠死亡，主要外膜蛋白质能够阻止吞噬体与溶酶体的融合以及刺激宿主机体产生局部组织的迟发型超敏反应。

3. 螺旋体 螺旋体是一类菌体细长、柔软、弯曲成螺旋状的原核单细胞型微生物。螺旋体在人与动物体以及自然界内广泛存在，引起人类疾病的病原性螺旋体包括密螺旋体属的苍白密螺旋体苍白亚种、地方亚种、极细亚种与品他亚种，疏螺旋体属的伯氏疏螺旋体、回归热疏螺旋体、杜通疏螺旋体、奋森疏螺旋体，钩端螺旋体属的问号状钩端螺旋体。

不同种类的病原性螺旋体可分别以直接接触和吸血节肢动物叮咬的方式传播，通过皮肤与黏膜、泌尿生殖系统的途径外源性感染人体或通过胎盘与产道垂直感染胎儿与新生

儿。侵袭力是钩端螺旋体等病原性螺旋体最重要的致病因素，与螺旋体所具有的旋转运动性质及其运动能力有关。侵入人体的螺旋体可分别产生内毒素样毒素、溶血素、细胞毒因子、外膜蛋白、透明质酸酶等致病物质，引起宿主的肝、肾、肺、脑、血管、骨关节、皮肤、肌肉等的细胞的损害。

五、寄生虫的致病性及其物质基础

寄生虫与原虫是一些体积较大的真核单细胞或多细胞动物，具有较复杂的生活史以及致病因素与致病机制。感染人类生殖器官的寄生虫与原虫常见是丝虫、滴虫、阿米巴原虫、血吸虫、螨、虱，其致病性与毒力主要与虫体本身的生活特性、生长繁殖与扩散能力、毒性代谢产物、抗原物质等因素有关。

1. **丝虫**　丝虫的致病性和毒力因素主要与侵袭力、营养摄取、虫体成分的毒性与抗原性有关。丝虫释放的抗原物质可引起宿主发生超敏反应，其产生的毒性代谢产物可造成宿主的组织损伤，引起淋巴管炎、淋巴结炎、丝虫热、附睾炎、睾丸炎、精索炎、睾丸鞘膜淋巴积液、阴囊淋巴肿、乳糜尿、象皮肿等疾病。

2. **滴虫**　毛滴虫的毒力因素主要表现为溶解红细胞、黏附和破坏上皮细胞、分泌细胞散在因子（使体外培养细胞分散）、分泌半胱氨酸酶。正常菌群对毛滴虫的生长具有抑制作用，宿主局部组织退化导致抗感染抵抗力降低也可影响毛滴虫的致病性。

3. **阿米巴原虫**　溶组织内阿米巴感染后可引起肠黏膜坏死、溃疡并可累及黏膜下层，导致患者形成腹痛、腹泻以及腐败而腥臭或奇臭的黏液脓血便等临床表现，严重者可发生肠出血甚至肠穿孔。其致病性与毒力因素主要包括虫体造成宿主的细胞间质破坏与组织溶解的侵袭力、产生毒性因子（蛋白酶、金属蛋白酶、胶原酶、明胶酶、阿米巴穿孔素、半胱氨酸蛋白酶、半乳糖/乙酰氨基半乳糖凝集素），产气荚膜梭菌等革兰氏阴性细菌能够增强虫体的毒力。滋养体携带细菌的甘露糖结合凝集素或半乳糖/乙酰氨基半乳糖凝集素可介导阿米巴吸附宿主细胞和增强阿米巴介导的宿主细胞溶解作用。阿米巴穿孔素可对宿主细胞产生孔状破坏，半胱氨酸蛋白酶则可溶解宿主的组织。

4. **血吸虫**　埃及血吸虫感染可引起患者发生膀胱、输尿管、睾丸鞘膜、附睾、阴囊、精索、前列腺的急性炎症反应或肉芽肿性炎症。埃及血吸虫卵的抗原成分是埃及血吸虫致病性的主要因素，其可刺激宿主发生细胞介导的超敏反应，导致患者病变的组织或器官形成肉芽肿性炎症，其中尤以膀胱的病变最为严重。

5. **螨**　疥螨和蠕形螨的致病作用依赖于其对皮肤产生的机械性刺激、产生的排泄物和分泌物、释放的抗原物质，蠕形螨也可能同上皮细胞癌的发生有关。细菌等微生物的继发感染在蠕形螨引起的皮肤损害中发挥了重要的作用，是造成蠕形螨感染局部损害和症状加重的重要因素。

6. **虱**　人虱和耻阴虱主要通过叮咬皮肤和吸血致病。虱叮咬造成宿主皮肤局部瘙痒和丘疹，抓痒损伤皮肤可造成皮肤出现抓痕、出血或细菌等微生物继发感染。

第二节　感染的发生与发展

感染（infection）是细菌等病原体侵入宿主体内生长繁殖和产生毒性代谢产物，引起宿主组织的不同程度病理反应。感染如果导致宿主产生了明显的临床表现，称为感染性疾病或感染症（infectious disease）。感染的发生是由病原体侵入宿主体内生长繁殖和产生毒性代谢产物引起，感染的发展是侵入宿主体内的病原体与宿主抗感染免疫力之间相互作用的表现，感染的结局同侵入宿主体内病原体的毒力与数量、宿主的生理状态及其抗感染免疫应答的能力以及医疗帮助具有密切的关系（图6-4）。

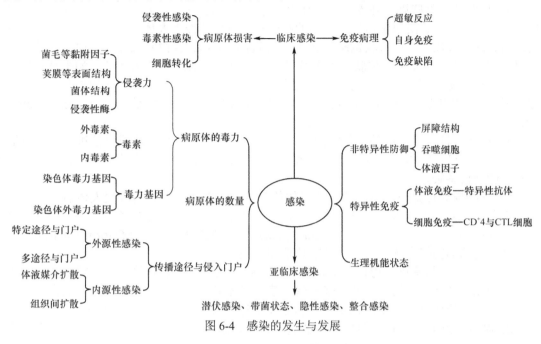

图 6-4　感染的发生与发展

一、感染的发生

感染的发生是由病原体侵入宿主体内生长繁殖和产生毒性代谢产物引起的，因此病原体是引起感染的始动因素或病因。引起感染的各种病原体既可来自外界环境，也可来自宿主自身的体内。由来自外界环境的病原体引起的感染称为外源性感染（exogenous infection），由来自宿主自身体内的病原体引起的感染称为内源性感染（autogenous infection）或自身感染。

1. **外源性感染**　引起外源性感染的病原体来自受感染者或易感者身体之外的病原体携带宿主，这些携带和排出病原体的宿主称为感染源（infection source）或传染源。引起人类外源性感染的病原体，既可以是具有较强毒力的病原体，也可以是毒力较弱的条件致病性病原体。各种病原体既可来自携带病原体的其他人体，也可来自携带病原体的动物。

（1）人类感染源：人体内携带的病原体排出体外，在人群中传播和感染新的人体。携带和释放病原体的人，既可以是具有明显临床表现的患者，也可以是没有明显临床表现的健康带菌者或恢复期带菌者。带菌者（carrier）由于没有明显的临床表现，是最重要的传染源。

（2）动物感染源：某些感染动物的病原体，也能够感染人类和引起人类的疾病，这些来自动物传染源的"动物源病原体"称为"人畜共患病原体"。来自动物的人畜共患病原体引起的人类疾病称为"动物源性疾病"。人畜共患病原体引起人类与动物发生相同或相似的疾病，称为双源性人畜共患病（amphixenosis）。

引起外源性感染的病原体从携带者的体内排出，病原体在人体外可通过不同的媒介和以不同的方式传播与扩散，通过不同的途径感染新的宿主。在自然条件下，外源性感染人体的病原体传播与感染途径包括：

1）呼吸道传播与感染：外界的病原体以飞沫、尘埃、气溶胶等微粒为媒介，通过空气传播和由呼吸道感染人体。例如，肺炎链球菌、流行性感冒病毒、肺炎支原体等病原体引起的呼吸道传播和感染。

2）消化道传播与感染：外界的病原体以食物、饮水、餐具、手等为媒介，由口进入人体的消化道引起感染。例如，伤寒沙门菌、幽门螺杆菌、脊髓灰质炎病毒（poliovirus）、甲型肝炎病毒等病原体引起的消化道传播和感染。

3）接触传播与感染：外界的病原体以传染源的分泌物、生活用品等材料为媒介，通过无明显损伤的眼、泌尿生殖道或直肠的黏膜与身体皮肤侵入人体引起感染。例如，淋病奈瑟菌、沙眼衣原体、问号状钩端螺旋体（*L.interrogans*）、苍白密螺旋体苍白亚种等病原体引起的泌尿生殖道、眼、皮肤感染以及男性同性恋者的 HIV 经直肠感染。如果是直接接触患者等传染源受到感染，称为直接接触感染（direct contact infection）。如果是接触传染源的排出物或其病原体污染的物体受到感染，称为间接接触感染（indirect contact infection）。

4）创伤传播与感染：外界的病原体以尘埃、物体等为媒介传播或直接进入皮肤与黏膜伤口引起感染。例如，金黄色葡萄球菌、破伤风梭菌、铜绿假单胞菌等病原体引起的皮肤与黏膜创伤感染。

5）动物媒介传播与感染：携带病原体的节肢动物以及其他动物叮咬人体后，将其排出的病原体在人群中传播和感染人体。例如，鼠疫耶尔森菌、流行性乙型脑炎病毒、狂犬病毒（rabies virus）、伯氏疏螺旋体（*B.burgdorferi*）、恙虫病东方体（*O.tsutsugamushi*）等病原体引起的动物媒介感染或动物叮咬传播和感染。

6）垂直传播与感染：母体内的病原体通过胎盘或产道扩散到胎儿，引起胎儿感染或新生儿的先天性感染。例如，淋病奈瑟菌、苍白密螺旋体苍白亚种、人巨细胞病毒、单纯疱疹病毒、风疹病毒（rubella virus）等病原体引起的胎儿感染或新生儿感染。

2. 内源性感染 引起内源性感染的病原体来自患者自身体内的其他组织或器官病灶或正常菌群，这些来自患者自身体内的病原体扩散引起的自身感染，称为内源性感染。引起内源性感染的病原体，既可以是具有较强毒力的病原体，也可以是毒力较弱的条件致病性病原体。内源性感染病原体在宿主自身体内扩散，可引起其他组织或器官形成新的感染病灶、再发感染或条件致病性感染。

引起内源性感染的病原体从患者自身体内的病灶或正常菌群排出，病原体在宿主体内可分别通过循环系统的血液循环与淋巴循环、泌尿生殖系统的输精管道与尿道、呼吸系统的支气管管道、消化系统的胃肠道以及组织的细胞间质或在器官之间传播与扩散，引起宿主身体其他组织与器官新的感染病灶或疾病。例如，男性尿道的正常菌群可通过男性尿道及输精管道逆行扩散，引起前列腺、输精管、附睾等内生殖器官的内源性感染，也可通过尿道逆行扩散引起膀胱等尿路的内源性感染。肺结核病灶内的结核分枝杆菌可随被吞咽的痰液进入患者自身的消化道，引起胃肠道的结核病。从局部化脓性感染病灶内进入患者自身血流生长繁殖和产生毒性代谢产物的金黄色葡萄球菌，可随血流扩散和引起宿主自身其他组织与器官产生新的化脓性病灶。人体肠道正常菌群中的大肠埃希菌随粪便排出和污染尿道，可侵入宿主自身的尿道和引起尿道炎、膀胱炎、肾盂肾炎等尿路的内源性感染。

3. 医源性感染（iatrogenic infection） 医源性感染是在医疗操作的条件下发生的一种非自然性的外源性感染或内源性感染，属于医院内感染的范畴。医源性感染主要发生在介入性诊断与治疗操作或污染手术的条件下，介入性诊断或治疗使用的医疗器材进入患者体内，或者污染手术中患者病灶内的病原体扩散，可使外界的病原体、患者身体的正常菌群或病灶内的病原体扩散到患者体内其他无菌的组织器官和引起感染。例如，在进行尿道插管、气管插管与内镜检查、胃肠道内镜检查、静脉穿刺、肌内注射、外科手术等诊断或治疗的医疗操作时，可由于医疗器材本身携带病原体、操作过程中受到外界病原体污染、介入患者体内的医疗材料在留置过程中受到外界病原体污染、介入操作造成患者器官的黏膜与皮肤损伤、被患者有菌器官组织的正常菌群污染等原因，从而将外界的病原体、患者自身的正常菌群或其病灶内的病原体，扩散到患者体内或有利于外界的病原体侵入患者体内和引起感染。

二、感染的发展与结局

如前所述，感染的自然发生、发展与结局分别受到病原体和宿主两个方面因素的影响。在病原体方面，主要决定于病原体的毒力及其侵入宿主体内的数量与到达部位。在宿主方面，主要决定于机体的抗感染免疫力与生理状况。在医学上，感染的诊断和治疗则可人为地对感染的发展与结局产生重要的甚至是关键性的影响。

病原体感染人体并且在宿主的组织与器官内生长繁殖和产生毒性代谢产物，造成宿主的组织与器官损伤和生理机能紊乱。宿主机体产生免疫应答对病原体进行杀伤与清除的同时，也可造成宿主的组织损伤，以致形成免疫病理损害和生理机能紊乱。病原体的感染与宿主机体的抗感染免疫应答，导致宿主局部组织与全身形成了不同类型与不同程度的病理表现。两个方面的矛盾与统一，导致自然感染形成了不同的发展与结局，医学处理则可人为地帮助或改变感染的发展与结局（图6-4）。

1. 感染的发展 在自然条件下，感染的发展及其类型包括：

（1）亚临床感染（subclinical infection）：或称为无症状感染（symptomless infection）、无症状带菌状态感染（symptomless carrier state infection），是病原体感染宿主机体但没有引起宿主产生明显的或典型的临床表现。无症状感染的形成主要是感染机体的病原体没有大量生长繁殖和产生足够多的毒性代谢产物，以致不能引起宿主发生失代偿性的病理损害与生理机能紊乱。在无症状感染者的体内，采用常规细菌学方法也常常不能检测到病原体的存在。无症状感染的类型主要包括：

1）隐性感染（silent infection）：是指病原体感染宿主后没有引起宿主产生明显临床表现的感染类型。隐性感染的病原体可长期在宿主体内存在甚至生长繁殖，在宿主生理机能较好和（或）免疫力较强的情况下，机体也能够清除病原体并且建立特异性抗感染免疫力。例如，大肠埃希菌等肠道正常菌群、肺炎链球菌与灰色奈瑟菌等上呼吸道正常菌群、表皮葡萄球菌与生殖棒状杆菌等男性尿道正常菌群以及前列腺等男性内生殖器官隐性感染菌群。某些病原体引起的隐性感染，如 EB 病毒、流行性感冒病毒的某些型或亚型、流行性乙型脑炎病毒、结核分枝杆菌、白喉棒状杆菌、伤寒沙门菌等引起的隐性感染，在人群中可广泛发生，这是人体获得针对这些病原体的保护性抗感染免疫力的重要方式。

2）潜伏感染：感染宿主的病原体在宿主体内暂时不生长繁殖并且不引起宿主产生临床表现的感染类型。潜伏感染时期的病原体处于不增殖状态，以致宿主不能清除病原体，也不能在宿主体内检出病原体。当宿主抵抗力降低时，潜伏感染的病原体可生长繁殖和引起疾病。例如，单纯疱疹病毒、水痘-带状疱疹病毒可潜伏在人体的神经节内，在宿主机体抵抗力降低时可分别活化并且引起单纯疱疹的再发感染与水痘；结核分枝杆菌可潜伏在组织中的钙化灶内，当宿主机体的抵抗力降低时可活化和引起结核病的内源性感染。

3）整合感染：病原体的核苷酸整合于宿主细胞的染色体 DNA 上形成基因携带状态感染的类型。整合在宿主细胞染色体上的病原体核酸可以暂时不单独进行复制增殖，其基因也可以不表达，以致其不对宿主细胞与人体产生致病作用。但整合感染的病原体核酸的某些基因也可以表达，引起宿主细胞发生转化、功能障碍甚至转变为肿瘤细胞。例如，EB 病毒整合感染的 B 淋巴细胞，可产生 EBNA1-6 和 LMP1-2 抗原；人类嗜 T 细胞病毒整合感染的 T 淋巴细胞，可发生转化甚至形成毛细胞白血病细胞等淋巴瘤细胞。

（2）临床感染（clinical infection）：或称为显性感染（apparent infection），是病原体在宿主体内大量生长繁殖和产生毒性代谢产物，引起宿主机体发生失代偿性的病理损害和生理机能紊乱，以致产生明显的或典型的临床表现。临床根据显性感染者的病情缓急情况，可将显性感染分为急性感染与慢性感染。

1）急性感染（acute infection）：以发病与病情急促、病程短为基本临床特征，宿主机体通常可在数日、数十日等很短的时间内自然清除病原体而恢复健康。

2）慢性感染（chronic infection）：以发病与病情缓慢、病程长久为基本临床特征，患者的病情常常可持续数月、数年甚至更长的时间。

根据病原体及其致病因素以及不同致病因素所造成宿主机体损害范围与临床表现不同，可将显性感染分为局部感染、全身感染与带菌状态。

1）局部感染（local infection）：发生在机体局部组织的感染，患者没有发热等全身症状。引起局部感染的病原体局限在宿主机体的局部组织生长繁殖，其产生的毒性代谢产物也没有扩散到身体其他组织与器官和引起宿主产生相应的临床表现。

2）全身感染（systemic infection）：引起机体全身性病理损害与生理机能紊乱，全身感染患者具有发热等不同程度的全身症状。全身感染既可由病原体侵入宿主身体的其他组织与器官生长繁殖和产生毒性代谢产物引起，也可由局部生长繁殖的病原体产生的毒性代谢产物广泛扩散和造成宿主身体其他组织与器官损伤引起。全身感染的常见临床类型包括：

毒血症（toxemia）：指在宿主机体局部组织内生长繁殖的病原菌产生的外毒素进入血流，引起宿主产生全身中毒性临床表现。引起毒血症的病原菌只在宿主机体的局部组织生长繁殖，导致在患者的血流内并不能检查到菌细胞。

内毒素血症（endotoxemia）：指在宿主机体局部组织内生长繁殖的革兰氏阴性细菌产生的内毒素进入宿主血流，引起宿主产生发热、出血倾向、白细胞减少以及心、肾、肝、肺衰竭等全身中毒性临床表现。引起内毒素血症的革兰氏阴性细菌只在宿主机体的局部组织生长繁殖，导致在患者的血流内并不能检查到革兰氏阴性细菌。

上述毒血症与内毒素血症都是由病原菌产生的毒素（外毒素或内毒素）进入宿主血流引起宿主产生全身中毒症状，因此也将细菌外毒素引起的毒血症与细菌内毒素引起的内毒素血症统称为毒血症的两个不同类型。

菌血症（bacteriemia）：指病原菌进入血流，但不在血流内生长繁殖和进行代谢活动，可引起宿主产生发热等全身症状。

败血症（septicaemia）：指病原菌进入血流大量生长繁殖和产生毒性代谢产物，可引起宿主产生发热等严重的全身中毒性临床表现。

脓毒血症（pyemia）：指化脓性病原菌进入血流大量生长繁殖和产生毒性代谢产物，并且随血流扩散到其他组织器官引起新的化脓病灶，引起宿主产生严重的全身中毒性临床表现。

3）带菌状态（carrier state）：指宿主受到病原体感染后，病原体存在于宿主体内但没有使宿主产生明显临床表现的状态。亚临床感染的隐性感染、潜伏感染、整合感染及健康带菌者，临床感染的潜伏期与恢复期都属于带菌状态感染。

2. 感染的结局 在自然条件下发生的不同类型感染，可自然发展并且产生不同类型的自然结局。然而在现代人类社会，由于可获得良好的医疗救助，从而可使绝大多数感染产生人们所期望的某种特定结局。但也可由于不适当的医疗处理，导致感染产生人们不期望的某种特定结局。在自然条件下，感染的结局主要包括：

（1）痊愈（recovery）：指疾病经过治疗或未经治疗而消失，患者健康完全恢复或基本恢复的状态。痊愈的评估指标是患者体内的病原因子完全清除、疾病器官的组织结构及其机能以及心理状态完全恢复或基本恢复到原来的正常生理状态或生理平衡。

由于感染性疾病是病原体侵入宿主体内生长繁殖和产生毒性代谢产物引起的，感染性疾病痊愈的评估指标是完全清除患者体内引起感染性疾病的病原体和帮助患者恢复原来的生理平衡。感染性疾病治愈的基本内涵需要包括：①完全清除了患者体内引起感染的病原体及其代谢产物；②患者的感染组织完全恢复或基本恢复到疾病前的正常结构与生理机能；③患者的心理机能完全恢复或基本恢复到疾病前的正常状态。

然而在许多情况下，尤其是在严重感染和慢性感染的情况下，由于病原体感染造成宿主器官的组织发生不可逆转性的病理损害或器质性损害，这些严重损害性的感染与慢性感染在完全清除了患者体内引起感染的病原体及其代谢产物、患者的心理机能完全恢复或基本恢复的状态下，感染器官的组织结构和（或）生理机能也常常难以恢复，甚至不能恢复到疾病前的生理状态和平衡，从而成为"建立新的生理平衡"的治愈。例如，慢性感染性前列腺炎患者，病原体的长期和慢性感染过程造成异常的免疫应答和 PGFs/CKs 表达，常常可造成前列腺组织内钙化灶或纤维化的病理损害以及前列腺组织增生的代偿性组织结构改变。这些患者经过有效的抗感染治疗，虽然能够完全清除其前列腺内的病原体及其代谢产物，但却不能恢复前列腺内发生改变的组织结构。慢性感染性附睾炎患者，长期的慢性感染过程可造成附睾的硬化和生理机能减退，导致无菌性的附睾不适、坠胀或疼痛症状。如果这些慢性前列腺炎等生殖器官感染患者在感染治愈后，没有任何明显的局部与全身症状以及实验室检查的异常发现，表明抗感染治疗使其获得了"建立新的生理平衡"的痊愈。但在组织病理学水平上来说，该前列腺炎等生殖器官感染患者的痊愈属于前列腺等生殖器官亚健康状态。临床上慢性胆囊炎、慢性肝炎、慢性支气管炎、慢性肾盂肾炎等许多慢性感染性疾病患者，也常常可见由于病原体造成感染器官的组织结构与生理机能严重损害，以致对于患者的抗感染治疗及其他治疗之后，仅仅能够达到"建立新的生理平衡"的痊愈，以致这些患者成为感染痊愈后的亚健康者。

临床上常常可见，一些前列腺炎等生殖器官感染患者在经过治疗达到前列腺等生殖器官无菌之后，其仍然可有会阴部不适、附睾不适或坠胀、阴茎勃起不坚、性交时间短等症状，但这些症状较治疗之前已经明显缓解。这是因为有效的治疗虽然迅速杀灭和清除了前列腺等生殖器官内的病原体，但其由炎症所致损伤组织的修复及其生理机能的恢复却需要更长的时间。对于这些患者，需要进行适当的机能康复治疗并且需认真做好避免发生重新感染的预防。

（2）好转（change for the better）：指疾病经过治疗或未经治疗而趋于缓解，患者健康逐渐恢复的过程或状态。在感染性疾病，随着患者体内引起疾病的病原体及其毒性代谢产物数量的减少，患者的病情通常也可逐渐缓解并最终达到痊愈。但在某些情况下，如所用抗菌药物缺乏病原体针对性或敏感性（常见于经验性用药）、用药的剂量与疗程不足、病原体潜伏感染或整合感染、病原体发生 L 型变异或代谢活动减缓等，也可使感染转为慢性过程或成为无症状带菌状态感染。例如，对感染性前列腺炎患者，经验性使用抗菌药物以及其他药物治疗，常常能够使患者的局部与全身症状缓解，从而使临床表现好转，但患者可由于其前列腺内的病原体没有完全清除而成为前列腺无症状带菌状态亚健康者。细菌发生 L 型变异或代谢活动减缓，也是感染性疾病有菌但症状缓解的一个常见原因。

（3）加重（aggravation）：指疾病经过治疗或未经治疗而趋于恶化，患者健康逐渐损害的过程或状态。感染性疾病的加重可由耐药性病原体感染、多种病原体混合感染（复数菌感染）、患者生理机能衰竭、患者免疫力严重低下或缺陷、其他严重疾病并发感染等因素造成自然发生的感染结局，也可由于患者没有及时就诊、临床和（或）病原学漏诊或误诊、治疗和护理及预防措施与方法欠缺或错误等因素造成。例如，临床上常常可见许多慢性前列腺炎患者甚至某些急性前列腺炎患者，在发病的初期可表现为尿道不适或炎症等局限性的轻微症状，在没有进行男性生殖器官系统的或规范的病原学检查以及其他相关检查的情况下，对患者进行经验性选择和使用抗菌药物以及其他药物与方法治疗，常常可造成感染扩散和患者症状加重的情况。

（4）死亡（death）：指疾病经过治疗或未经治疗而恶化，以致患者生命活动停止的状态。

第三节 影响感染发生与发展的因素

感染的发生与发展是病原体与宿主相互作用的表现，因此感染的发生与发展可受到许多因素的影响，以致感染的过程可形成不同的表现与结果。一般来说，影响感染发生与发展的因素可分为自然因素与人为因素，两种因素可分别通过影响病原体的生存与传播以及宿主抵抗病原体感染能力的机制而影响感染的发生与发展。

一、自然因素对感染发生与发展的影响

自然因素对感染发生与发展的影响，主要包括病原体和宿主生活的外界自然环境条件以及社会环境条件所产生的影响。这些因素可分别通过影响病原体的生存与传播以及宿主抵抗病原体感染的能力，影响感染的发生与发展。

1. 自然因素对病原体生存与传播的影响 微生物等生物性病原因子同其他各种类型的生物一样，具有生长与繁殖、新陈代谢、遗传与变异、应激反应的基本生命特征。因此微生物等病原因子的生存、性状与传播，同样可受到环境条件的影响甚至具有环境依赖性。影响病原体生存、性状与传播的自然因素，常见包括气候因素相关的季节、空气的温度与湿度、气流等，地理因素相关的生态状况、自然灾害等，传播因素相关的感染途径、侵入门户等。

（1）气候因素：阳光的直接照射可有效杀灭流行性感冒病毒、结核分枝杆菌等许多病原体，阴暗与湿暖的气候条件则有利于病原体的长期存活与传播。冬春季节的气候寒冷和日光照射减少和减弱，以及人体呼吸道抵抗力降低、人群活动减少和聚集、室内外空气交流减少，这些因素可有利于病毒的生存和容易发生呼吸道感染病毒的传播与致病。

（2）地理因素：干燥的自然界环境条件可造成细菌等病原体细胞脱水，导致病原体迅速死亡。富含有机物与水分的自然环境条件，有利于细菌等病原体的生长繁殖和长期生存，从而可形成大量病原体感染，以致提高感染的发病率以及引起严重的病情。在野生动物的寄居与生活地域，病原体可在易感动物宿主中传播和形成自然疫源地或通过节肢动物媒介传播。多次引起人与动物宿主感染或在活体宿主多次传代的病原体，可具有明显增强的毒力，以致容易引起广泛的感染以及产生较为严重的感染类型与结局。细菌等病原体的遗传物质可通过接合、转化、转导等多种机制在微生物种群中传播，从而导致病原体的药物敏感性、毒力等遗传特性发生转移和变异。在大量细菌等病原体聚集生活的局部（如自然界的微生物菌群、人与动物肠道的微生物菌群）环境中，有利于耐药性基因、毒力基因等遗传物质在病原体中传递，以致引起难以治疗的感染或严重的感染。如果消除病原体的自然界滋生地及其中间宿主、严格控制和规范处理含耐药性病原体的标本，可有助于控制感染性疾病的发生与发展。

（3）传播因素：在自然条件下，外源性感染的传染源排出的各种病原体，都需要通过适当的媒介与途径传播，并且从适当的门户侵入宿主体内和到达适当的部位生长繁殖才能引起疾病。例如，在自然条件下，外界环境中的伤寒沙门菌通常以食物或水为媒介传播，由口进入易感宿主的胃肠道，随后进入宿主血液和扩散到肝、脾等部位生长繁殖才能引起典型的伤寒病。自然界中破伤风梭菌的芽孢，通常以泥土或其他物体为媒介，直接进入易感宿主具有厌氧条件的伤口内生长繁殖和产生毒素，才能引起宿主发生破伤风。外界环境中的流行性感冒病毒通常以飞沫为媒介传播，需要从呼吸道侵入易感宿主体内才能引起疾病。但也有一些病原体能够通过多种不同的媒介传播并且由多种不同的门户侵入易感宿主和引起宿主感染，如结核分枝杆菌分别能够通过呼吸道、消化道、皮肤与黏膜伤口的传播途径与门户感染人体和引起疾病。洪水、干燥、地震等自然灾害，可造成病原体及其宿主

的自然生活环境与生态平衡的破坏，从而导致病原体的扩散与传播和增加宿主受到感染的危险性。如果早期发现和隔离治疗病原体携带者、消除病原体传播的媒介或切断病原体传播的途径和（或）提高易感者的抗感染免疫力，将能够有效地控制和预防感染性疾病的发生与发展。在高密度人群和（或）缺乏有效消毒的游泳池内游泳，容易受到沙眼衣原体感染和发生"游泳池尿道炎"。

2. 自然因素对宿主抵抗病原体感染能力的影响　宿主的生理状况及其免疫力是影响病原体引起感染的另一个重要方面，自然因素也可通过影响宿主的生理与心理状态，宿主个人的生活方式、饮食结构、卫生与劳动强度，人群密度与流动等，从而影响感染的发生与发展。

（1）生理与心理因素：正常的生理结构与机能、心理机能以及免疫机能，是人体抵抗病原体感染的基本要素。但这些因素可受到环境条件的影响，以致影响感染的发生与发展。例如，过长的阴茎包皮不利于男性尿道口和阴茎头的卫生与健康，其潮湿的和富含分泌物的环境有利于细菌等病原体的寄生和生长繁殖，以致容易发生尿道口甚至男性内生殖器官的感染以及其他疾病。不良的自然界环境与生活条件可造成人体产生过度的精神紧张与身体劳累，以致宿主的生活质量下降和身体的生理机能与免疫机能降低，从而容易发生结核分枝杆菌等病原体引起的感染。

（2）生活与卫生因素：自然界环境条件与生活环境条件可影响人体的生活与卫生条件和习惯，不良的或恶劣的环境条件常常可造成人体发生消化道、呼吸道、泌尿生殖道、节肢动物媒介等途径传播疾病的危险性。例如，外界或生活环境条件造成人体排便和排尿的不方便或困难，可造成便秘、膀胱过度充盈、会阴部卫生不良等，从而造成男性尿道、前列腺等男性泌尿生殖器官以及女性尿道、阴道等女性泌尿生殖器官容易受到病原体感染或引起感染扩散。贫瘠的环境条件可导致宿主营养和发育不良，以致身体的生理机能紊乱和免疫力降低，从而不利于宿主抵抗病原体的感染以及局限和清除引起感染的病原体。感染性疾病发生与流行期间的人群聚集与流动，可有利于病原体在人群中的传播、感染与扩散。

二、人为因素对感染发生与发展的影响

人为因素对感染发生与发展的影响，主要同人类的生活与生产或社会活动对病原体和（或）宿主本身及其生活的环境条件所造成的影响有关，被人类改变的环境条件可直接或间接地影响病原体的生存、性质与传播以及宿主抵抗病原体感染的能力，从而影响感染的发生与发展。

1. 人为因素对病原体生存与传播的影响　与自然环境条件对病原体的影响一样，由人类生活、生产及社会活动所改变的环境条件，也可通过影响病原体的生存、性状与传播规律，从而影响感染性疾病的发生与发展及其规律。人类的生活、生产及社会活动同样也可通过改变环境与空气的湿度、温度、气体流动性以及环境卫生与生态状况、社会经济与文明状况，从而影响病原体的生存、性状与传播。在生物技术高度发展的现代社会中，生物安全防治措施也成为影响病原体感染发生与发展的一个十分重要的因素。例如，转基因细菌等微生物的研究与应用，成为造成影响细菌耐药性与致病性相关质粒等可传递性遗传物质大量产生与扩散，以致耐药性菌株和强毒力菌株形成与扩散的潜在危险因素。空调在人类社会的广泛使用，已成为导致嗜肺军团菌（*L.pneumophila*）传播和感染的一个重要因素。电冰箱等食品保藏器具的广泛使用，虽然给人类生活带来了极大的帮助与方便，但同时也为病原体的保藏、滋生与存活及其引起疾病提供了重要的帮助。由于绝大多数细菌等微生物在低温条件下能够长期存活甚至继续生长繁殖，在 4℃冰箱条件下长期保藏的食物所携带的细菌等病原体可由于生长繁殖导致数量增多和感染性增强。著者曾经诊治了一例因食用电冰箱保藏生鲜果蔬而发生细菌性痢疾的病例。该患者从市场购买新鲜西红柿并放于4℃冰箱内储存，每日取出经沸水烫洗和剥皮后食用。一次拿取了在冰箱内保存数日的一个西红柿但未经烫洗即剥皮食之，随后发生了福氏志贺菌（*S.flexneri*）引起的急性细菌性痢疾。该病例提示，污染生鲜果蔬等食品的志贺菌在 4℃冰箱内并不会死亡，其在 4℃条件下可继续生长繁殖导致数量增多，从而造成食用少量的污染食品即可引起人体感染和发生疾病。

抗菌药物在人与动物体的不规范使用与滥用以及对自然界环境与食物的污染所造成的细菌等病原体发生细胞壁缺陷变异、代谢活性改变以及耐药性菌株筛选与诱导，可严重影响感染的发生与发展，甚至造成病原体耐药性菌株的广泛扩散以及日趋严重的耐药菌株引起感染的病例。例如，青霉素、头孢菌素等干扰细菌细胞壁合成的抗生素以及其他某些抗菌药物在不规范使用的情况下，容易诱导细菌发生细胞壁缺陷变异和形成 L 型，从而可对作用于细菌细胞壁的抗菌药物不敏感。细菌 L 型具有形态高度不规则、生长繁殖与代谢活动缓慢、丧失菌细胞表面抗原结构、丧失细胞壁相关的抗生素作用靶位点等特性，是导致患者的病情缓解和不典型、病原学检查无菌、青霉素与头孢菌素等抗生素治疗无效的一个常见因素。细菌 L 型在患者体内潜伏存在和重新合成细胞壁返祖，则可造成感染成为慢性过程和反复发作。

2. 人为因素对宿主抵抗病原体感染能力的影响 人为因素通过影响宿主抵抗病原体感染的能力从而影响感染的发生与发展，主要与人体的饮食结构和习惯、生活习惯、个人卫生状况、身体劳累与精神紧张、医疗与保健等因素有关。

（1）生活与卫生因素：不良的生活习惯与卫生条件可增加机体受到病原体感染的危险性，从而容易发生消化道、呼吸道、性接触等途径传播的多种疾病。例如，禁欲、纵欲、膀胱过度充盈、便秘、会阴部卫生不良、酗酒、不洁性活动等因素，均可增加生殖器官受病原体感染的危险性，造成容易发生男性尿道、前列腺等泌尿生殖器官以及女性阴道、尿道等泌尿生殖器官的感染或引起感染扩散。不良的饮食习惯、营养结构与生活规律，可导致机体消化系统、神经系统等器官与组织的生理机能紊乱和机体免疫力降低，从而不利于宿主抵抗病原体的感染以及对引起感染病原体的局限与清除。在感染性疾病发生与流行期间，人群的聚集与流动均有利于病原体的传播、感染与扩散。不洁性行为是造成发生淋病奈瑟菌、沙眼衣原体、解脲支原体、人型支原体、生殖支原体、白假丝酵母菌、阴道毛滴虫等性传播病原体传播和感染泌尿生殖道的主要因素。外伤造成机体局部组织损伤和抗感染抵抗力降低，以致容易受到病原体感染。不良的饮食习惯或暴饮暴食常常可通过减弱或破坏人体的生理状态，从而提高人体的病原体感染易感性。例如，人体正常生理状态下的胃酸具有抑制和杀灭胃内霍乱弧菌的抗感染作用，以致感染人体的霍乱弧菌在宿主胃内的数量需要大于 $10^8 \sim 10^{10}$ 个菌细胞才能逃避胃酸的杀灭作用。然而由于不良饮食习惯等原因造成胃酸浓度降低或含量减少时，霍乱弧菌引起感染的菌细胞数量可减少到 $10^3 \sim 10^5$ 个。

（2）医疗因素：医疗是通过影响宿主抵抗病原体感染能力，从而影响感染发生与发展的常见人为因素之一，由医疗行为引起的感染称为医源性感染。导致医源性感染发生的因素常见包括介入性诊疗操作、抗菌药物的不规范使用与滥用、使用免疫抑制剂、医疗辅料和器械及本人皮肤等消毒和灭菌不彻底、污染性外科手术等。这些因素可通过直接将病原体导入宿主身体的组织或器官内、引起宿主正常菌群失调、降低宿主免疫力、促进病原体扩散等机制，导致感染的发生与发展。临床常见的医源性感染类型是尿道等腔道内插管，其既可将外界的病原体直接导入宿主的腔道内，也可将腔道内的正常菌群扩散到宿主的深部组织。抗菌药物的合理使用，可有助于感染病灶的局限以及感染的迅速治愈。然而抗菌药物的不规范使用与滥用，则可促进或造成感染病灶内的病原体扩散以及感染的恶性化发生与发展。

　　抗菌药物的不合理使用对感染的发生和发展所产生的影响，那些曾经接受过多次抗生素治疗的慢性前列腺炎等生殖器官感染患者尤其可有深刻的体会。这些患者对所使用的某种抗菌药物是否有效，常常可具有明显的自我感觉。缺乏病原体针对性或敏感性的抗菌药物治疗，由于可刺激和促进耐药菌株的生长繁殖和代谢活动，常常会造成患者的症状明显加重。抗菌药物的不规范使用与滥用，已成为临床上最常见的和最严重的影响感染发生与发展的人为因素。许多在发病之初仅表现为尿道炎、前列腺炎等生殖系统单一器官感染或局限性感染症状的患者，可由于抗菌药物的不规范使用而造成感染扩散和表现为生殖系统的多器官感染或出现广泛性感染症状。王和等通过对慢性前列腺炎患者生殖器官菌群的研究发现，在曾经接受过多种抗菌药物经验性治疗或不规范治疗的患者，引起慢性前列腺炎等男性生殖器官感染的病原体以表皮葡萄球菌、生殖棒状杆菌以及粪链球菌等来自男性尿道或肠道正常菌群的条件致病菌最为常见，并且其中绝大多数细菌是耐药性菌株或多重耐药性菌株。

第七章 细菌的耐药性及防制

细菌的耐药性（drug resistance of bacteria）是指细菌对某种或某些抗菌药物的相对不敏感性或相对抗性。细菌的药物敏感性或耐药性，通常以抗菌药物的治疗浓度或抗菌药物常用剂量在血清内的浓度与该抗菌药物对细菌的最小抑菌浓度（minimal inhibition concentration，MIC）的关系来确定。如果某种抗菌药物的治疗浓度小于其对某种细菌的MIC，即表示该细菌对此抗菌药物敏感。反之则表示该细菌对此抗菌药物耐药。

细菌也同其他各种生物一样，具有遗传性与变异性等基本生物学特性。耐药性的形成是细菌的一个生物学属性，通过形成耐药性可使细菌更好地适应环境，从而有利于细菌生物种群的生存与发展。细菌的耐药性既可在其生长繁殖的过程中自发地形成，也可在人工诱导下形成。自发形成的耐药性称为自发耐药性，人工诱导形成的耐药性称为诱导耐药性。耐药菌株的耐药性既可以涉及基因的改变而稳定地遗传给子代细菌，称为遗传耐药性（heritable drug resistance）；也可以不涉及基因的改变而在耐药菌株生长繁殖的过程自发丢失，称为非遗传耐药性（non-heritable drug resistance）。抗菌药物的使用，尤其是不规范使用，对于细菌等微生物耐药菌株的筛选、扩散、耐药性增强或诱导以及耐药菌株感染具有十分重要的促进作用。抗菌药物可通过杀死细菌等微生物群体中的药物敏感菌株而筛选出耐药菌株、刺激耐药基因表达、促进耐药基因的扩散与转移，从而使耐药菌株形成优势菌群生长繁殖和扩散，造成耐药菌株在宿主体内及自然界环境中的广泛存在及其引起感染的病例日趋增多。预防和控制细菌等病原体耐药性的形成、扩散和耐药菌株感染，不仅需要严格地规范使用抗菌药物，而且也需要对耐药菌株、患者排泄物以及抗菌药物污染物进行规范管理和处理。

第一节 细菌耐药性的类型及基本特点

细菌耐药性包括广义的耐药性与狭义的耐药性。广义的耐药性是指细菌以任何机制形成的抗菌药物不敏感性，包括天然具有的"天然耐药性"和后天形成的"获得耐药性"。狭义的耐药性则是指细菌对原来敏感的抗菌药物变为不敏感，包括后天形成的"获得耐药性"。在医学细菌学及临床上，关于细菌耐药性的描述通常是指狭义的耐药性，即细菌的获得耐药性或耐药性变异。

一、细菌的天然耐药性及其产生与特点

细菌的天然耐药性（natural drug resistance）也称为固有耐药性（intrinsic resistance），属于细菌生物种类所具有的天然生物学特性或固有生物学特性，是细菌由于天然缺乏抗微生物药物作用的代谢机制或靶位所致。细菌的天然耐药性通常具有细菌生物种类的分布特点或规律，而不是某一个或一些菌种或菌株的分布特点或规律。

在自然条件下，细菌天然耐药性的性质比较稳定并且不会发生改变，不会形成在细菌的不同株（strains）、种（species）、属（genus）甚至科（family）之间的差异与扩散。例如，具有肽聚糖细胞壁的细菌，缺乏固醇类代谢活性和细胞膜不含固醇，因此对β-内酰胺类抗生素等干扰肽聚糖合成的抗生素天然敏感，但对洋地黄皂苷、两性霉素B等作用于细胞膜固醇类的药物天然不敏感。天然缺乏肽聚糖细胞壁的支原体具有固醇类代谢活性和细

胞膜含固醇，因此对β-内酰胺类抗生素等干扰肽聚糖合成的抗生素天然不敏感，但对洋地黄皂苷等作用于细胞膜固醇的药物天然敏感。真菌的细胞壁由几丁质、蛋白质与多糖等物质组成以及其细胞膜含固醇，因此对水解肽聚糖的溶菌酶以及干扰肽聚糖合成的β-内酰胺类等抗生素天然不敏感，但对水解几丁质的蜗牛酶以及作用于细胞膜固醇的药物天然敏感。

二、细菌的获得耐药性及其产生与特点

细菌的获得耐药性（secondary drug resistance 或 acquired drug resistance）也称为耐药性变异（drug resistance variation），是指细菌对原来敏感的抗菌药物变为不敏感或敏感性降低。耐药性变异是细菌的药物敏感性发生改变，属于细菌的一种变异类型。获得耐药性的形成并不是细菌天然缺乏抗菌药物作用的代谢机制或靶位，而是细菌个体（菌株）在生长繁殖过程中表达或产生了能够拮抗或逃避抗菌药物作用的新机制。细菌的个体（菌株）在生活过程中，可由于其染色体基因突变、获得外源性耐药基因、代谢活性或机制改变、菌细胞结构缺失或改变而产生获得耐药性。因此细菌的获得耐药性的性质不稳定和容易受到外界因素的影响而发生改变，在细菌不同株、种、属甚至科之间可存在明显的差异并且容易扩散。例如，对青霉素敏感的金黄色葡萄球菌可由于从对青霉素耐药的金黄色葡萄球菌或外界环境中获得质粒等青霉素抗性遗传物质，从而由青霉素敏感菌株变异为青霉素耐药菌株。对利福平敏感的结核分枝杆菌可由于其染色体 DNA 上的利福平耐药性相关基因 *ropB* 发生突变，从而变异为利福平抗性菌株。细菌可由于获得质粒而产生氨基糖苷类钝化酶（aminoglycoside-modified enzymes），以致能够通过磷酸转移、乙酰转移、腺苷转移作用改变氨基糖苷类抗生素的分子结构，从而使其丧失抗菌活性。细菌也可通过改变其二氢叶酸合成酶对磺胺类药物的亲和力，从而对磺胺类药物的敏感性降低。细胞壁缺陷细菌由于放弃了青霉素等干扰肽聚糖合成的抗菌药物作用的靶位和代谢机制，以致其可产生对影响细胞壁合成的各种抗菌药物的耐药性。

细菌的获得耐药性属于细菌变异或突变的一个类型，其造成细菌对原来敏感的抗菌药物变为不敏感。研究证实，细菌在接触抗菌药物之前即可自然发生耐药性变异，形成耐药性的自发突变。细菌也可由于受到抗菌药物等诱导剂的作用而发生耐药性变异，形成耐药性的诱导突变。Mel 等（1963 年）将痢疾志贺菌接种于含一定浓度链霉素的培养基上传代培养，获得了对链霉素耐药的链霉素依赖菌株（streptomicine-depended *Shigella* strain，Sd 菌株）。其他研究者随后又分别成功诱导了福氏志贺菌、宋内志贺菌（*S.sonnei*）的 Sd 菌株。Sd 菌株的毒力减弱，并且需要在含链霉素的条件下才能生长繁殖，已被制成菌苗和用于细菌性痢疾的预防。Sd 菌株在营养琼脂培养基上传代培养后，可发生回复突变，成为不依赖链霉素生长的菌株。然而更多的研究结果显示，细菌染色体上的耐药性基因以及其他许多基因可在细菌自然生长繁殖的过程中自然发生突变，从而导致细菌的耐药性等某些遗传学特性发生改变。Luria 和 Delbruck（1943 年）设计的彷徨试验（fluctuation test）以及 Lederbeger（1952 年）设计的影印培养（replica plating）可证实，细菌的噬菌体抗性变异、营养缺陷变异、耐药性变异是细菌在自然生长繁殖过程中自发发生的，同细菌是否接触抗菌药物等诱变剂并没有关系（图 7-1）。

影印培养的基本方法和操作程序是将细菌的药物敏感菌株接种于不含抗生素的琼脂平板上（无抗生素平板 A），置 37℃培养 24 小时后，可见由单个菌细胞生长繁殖形成的菌落生长。随机取一个菌落接种于不含抗生素的液体培养基（①），置 37℃培养 24 小时后，可见细菌在液体培养基内形成肉眼可见的混浊生长现象（②）。取液体培养物接种于不含抗生素的琼脂平板（无抗生素平板 B1，③），置 37℃培养 24 小时后（④），可见细菌形成菌落生长（无抗生素平板 B2）。用无菌绒印在琼脂平板培养物上按压后（⑤），以相同的

方位印迹于含抗生素的琼脂平板上（⑥），置 37℃培养 24 小时后，可见在含抗生素平板上几乎没有菌落形成，或者可有个别菌落生长。能够在含抗生素平板上生长的菌落，是细菌群体中的耐药性菌株。根据印迹的方位，可寻迹和知道此耐药菌株在不含抗生素平板上菌落群中的位置或其亲缘关系（⑦）。

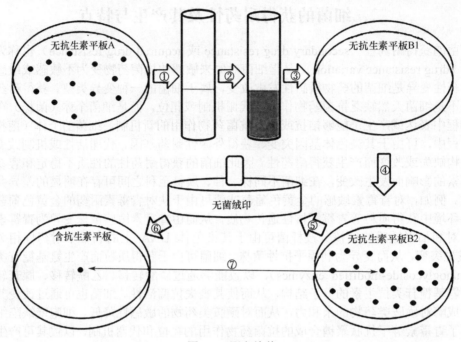

图 7-1　影印培养

　　根据影印培养，细菌是在接触抗菌药物之前就发生了耐药性变异或突变，抗菌药物的使用杀死了细菌群体中的药物敏感菌株，从而使形成优势生长的抗菌药物敏感菌株从"优势菌群"转变为数量极少的或不能生长的"劣势菌群"；而被抗菌药物筛选出来的不敏感菌株则可转变为"优势菌群"，从而形成耐药菌株大量生长繁殖或引起感染的现象。在临床医疗中常常可见，患者自述其极少或几乎没有使用过任何抗菌药物，但在其前列腺液、精液、痰液等标本中常常可检出细菌的耐药菌株。在那些接受过抗菌药物治疗的患者，尤其是在那些经常不规范使用抗菌药物治疗的患者，其前列腺液、精液、痰液、尿液等标本的耐药菌株和（或）多重耐药菌株可具有极高的检出率。患者体内的耐药菌株，既可以是由其自身体内的细菌在生长繁殖过程中自发变异或突变产生，也可以是由外界的耐药菌株感染所致。这些耐药菌株在抗菌药物的使用和治疗过程中可被筛选出来，从而形成耐药菌株感染的现象。著者研究发现，前列腺等生殖器官的复数菌感染和多器官感染特点、前列腺等生殖器官组织病理学损害的特点以及病原学检查的基本原则，造成不论是经验使用抗菌药物治疗，还是根据药物敏感试验结果使用抗菌药物治疗，都常常可筛选出对所用抗菌药物不敏感的菌株，从而很快形成耐药菌株感染的现象。因此对于前列腺炎等男性生殖器官感染者，不可使用某种"病原菌敏感的"抗菌药物进行较长时间的治疗，而是需要按疗程进行规范的治疗和及时进行病原学复查。

第二节　细菌耐药性的物质基础

　　由于各种细菌都具有相同或相似的基本结构以及合成代谢的基本机制或活性，各种细菌不但对许多种类的抗微生物药物（如抗真菌药物、抗病毒药物）具有相同的固有耐药性，而且也对临床上所使用的各种抗菌药物具有几乎相同的天然敏感性。广义的细菌包括古细菌亚界和真细菌亚界的各种原核细胞型微生物，各种细菌由于都具有相似或相同的蛋白质和核酸代谢机制，对于干扰蛋白质代谢、核酸代谢的抗菌药物都具有相同或相似的敏感性。但古细菌亚界的细菌和真细菌亚界的支原体由于缺乏含肽聚糖的细胞壁，对干扰肽聚糖合成的抗生素具有天然耐药性。支原体具有固醇代谢活性及其胞质膜含固醇，因此对作用于细胞膜固醇的抗菌药物具有敏感性。虽然细菌也同其他各种生物一样，其生物学特性或表型的表达主要受细菌天然固有的染色体 DNA 携带的基因控制，但细菌是原核单细胞微生物并且具有生长繁殖迅速、代谢活动活跃、能够产生菌毛等具有特殊功能的结构等特点，因此细菌比其他绝大多数生物细胞更加容易从外界获得某种或某些遗传物质并且可同其染色体 DNA 发生重组；外界因素对菌细胞的直接作用，也可导致细菌的表型结构改变或缺失。这些特性造成细菌容易发生变异或突变，以致其常常能够表达许多更加复杂的或多样性的生物学特性或表型。细菌的药物敏感性与耐药性不但可受到其染色体 DNA 的影响，而且也常常可受到"感染"或"污染"菌细胞的外源性遗传物质的影响，以及受到菌细胞生理特性及其表型结构的影响。

一、核 酸

细菌的核酸包括 DNA 和 RNA，由胸腺嘧啶（T）或尿嘧啶（U）、胞嘧啶（C）、鸟嘌呤（G）及腺嘌呤（A）组成。DNA 在菌细胞内主要以核质、质粒、转位因子、前噬菌体、毒力岛、整合子、基因盒的形式存在，RNA 则主要以 mRNA、rRNA 及 tRNA 的形式存在。根据细菌所含各种核酸的来源、性质及其生物学功能不同，可将核酸分为"固有核酸"以及"感染性核酸"或"移动性核酸"。固有核酸（intrinsic nucleic acid）是细菌天然具有的和细菌生命活动必需的遗传物质，包括核质 DNA（染色体 DNA）、mRNA、rRNA、tRNA。固有核酸在菌细胞内具有相对较高的稳定性质，其在相同菌属、菌种、菌型及菌株内通常具有相似甚至相同的核苷酸序列和 G+C 百分比、分子量及密码使用情况。感染性核酸（infectious nucleic acid）或移动性核酸（mobile nucleic acid）则是菌细胞在生活过程中从外界获得的遗传物质，包括质粒、转位因子、前噬菌体、毒力岛、整合子、基因盒。感染性核酸属于细菌的染色体外遗传物质，是一些具有可移动性质的特殊DNA分子或DNA片段。感染性核酸是细菌生命活动非必需的遗传物质，其通常具有不同的类型、核苷酸序列和 G+C 百分比、分子量及密码使用情况。感染性核酸可游离存在于宿主菌的细胞质内，也可整合于宿主菌的染色体 DNA 上甚至相互整合存在。同细菌耐药性的形成有关的遗传物质主要是核质、质粒、转位因子、前噬菌体及整合子。毒力岛或称为致病岛，是存在于细菌染色体 DNA 上的一组同细菌毒力相关的特殊 DNA 片段。毒力岛具有较大的分子量、具有tRNA 基因相关性、具有可转移性、G+C 百分比及密码使用情况同宿主菌染色体 DNA 存在差异、能够编码同宿主菌致病性相关的表面结构或分泌物质等。

1. **核质** 核质（nucleoplasm）是细菌生命活动必需的双股闭合环状 DNA。核质构成了细菌的细胞核样结构或"原核"，但缺乏核膜和核仁。核质松散地游离存在于菌细胞的细胞质内，因此也将核质存在的区域称为"核区域"。核质携带了细菌生命活动所必需的全部遗传信息，是细菌进行正常生命活动不可缺乏的遗传物质。细菌是原核生物细胞，没有严格意义上的细胞核。细菌的核质 DNA 对于细菌来说具有相似于染色体 DNA 对于真核生物细胞的生理意义，因此也将细菌的核质 DNA 称为细菌的"染色体 DNA"，以便于同细菌的质粒等"染色体外遗传物质"相区别。

细菌核质 DNA 为双股闭合环状的螺旋形态，其伸展后的长度可大于 1mm。核质 DNA

在细菌繁殖时能够以半保留方式进行复制，产生各保留一条亲代 DNA 单链的两条子代双股 DNA 并且指导 mRNA、rRNA、tRNA 的转录。已知大肠埃希菌的核质 DNA 由（3～5）×10^6 个碱基对组成，长度为 1.1～1.4 mm，可携带 3 000～5 000 个基因。如果细菌的核质 DNA 发生质粒、转位因子、前噬菌体、毒力岛或基因盒的插入与整合，其分子量、长度以及基因数量将会有所增加。在一个菌细胞内通常只有一个核质，但在生长繁殖与分裂期的菌细胞内也常常可以见到 2～4 个核质。

细菌染色体 DNA 上基因的核苷酸序列或结构发生改变并且由此导致细菌表型特征发生改变的现象称为细菌的突变（mutation），染色体 DNA 上的耐药性相关基因突变也是导致细菌形成耐药性的重要因素。已知细菌对红霉素、链霉素、利福平、磷霉素、乙胺丁醇、异烟肼等抗菌药物的耐药性，同其染色体 DNA 上的相关基因发生突变有关。基因突变将导致细菌基因产物上的抗菌药物作用靶位的结构发生改变，造成抗菌药物不能再同该靶位结合，以致不能发挥抗菌作用。

2. 质粒 质粒（plasmid）是细菌染色体外的遗传物质。细菌的质粒是双股环状 DNA，通常以闭合环状超螺旋型（CCC 型）、开环型（OC 型）或线型（L 型）的形式游离存在于宿主菌的细胞质内。但某些质粒也能够同宿主菌的染色体 DNA 发生重组，从而以整合的形式存在于细菌的染色体 DNA 上。

质粒 DNA 绝不是细菌天然所具有的遗传物质，而是细菌在生活过程中从其他具有质粒的细菌或外界环境获得的或受"感染"获得的染色体外 DNA 物质。某个菌细胞在获得这种外源性 DNA 之后，也可通过遗传和菌细胞间转移的方式，将此质粒传递给子代菌细胞或其他菌细胞。在自然情况下，细菌除了可通过遗传的方式从具有质粒的亲代细菌获得质粒外，还可通过接合、转化、转导的方式直接从其他细菌或从外界环境获得质粒。许多质粒在宿主菌的细胞内能够表达其所携带的遗传信息，从而导致宿主菌表现出某些新的遗传性状。但也有一些质粒在宿主菌的细胞内虽然能够复制但却不能表达其基因的信息，称为隐蔽性质粒（cryptic plasmid）。例如，淋病奈瑟菌的许多野生菌株，常常可携带不表达任何基因信息的隐蔽性质粒。由于这些隐蔽性质粒及其所携带的基因在淋病奈瑟菌中广泛存在，因此其中的某些基因（如 pJD1、*cppB*）已被广泛应用于淋病奈瑟菌的基因检测与鉴定以及淋病的快速诊断。质粒是细菌从外界获得的外源性遗传物质，并且具有分子量较小和游离存在于菌细胞的细胞质内等特性，因此质粒通常具有不稳定的性质，以致细菌的质粒常常可从宿主菌的细胞内丢失，从而造成细菌丧失由该质粒所编码的各种遗传性状。

一个质粒可以携带一种或多种基因，一个菌细胞也可以同时拥有多种质粒或一种质粒的多个拷贝。通常将那些能够在同一个宿主菌细胞内存在并且表达其基因信息的质粒，称为"相容性质粒"（compatible plasmid）。反之，"非相容性质粒"（incompatible plasmid）则不能共存于同一宿主菌细胞内或同时表达其基因信息。游离存在于宿主菌细胞内的质粒能够进行与宿主菌染色体 DNA 不同步的自行复制，而整合于宿主菌染色体 DNA 上的质粒则只能进行与宿主菌染色体 DNA 同步的复制。质粒在宿主菌细胞内复制产生的拷贝数量，同质粒的性质有关。一般来说，"松弛型"质粒能够产生数十个至数百个拷贝，而"严谨型"质粒仅仅能够产生 1～3 个拷贝。但如果在细菌的培养物内加入氯霉素以及其他某些种类的抗生素，可使细菌质粒的拷贝数量增加数百倍甚至数千倍。

在通常情况下，质粒在宿主菌细胞内能够表达其所携带的全部基因或部分基因，其中抗性基因的表达能够使宿主菌获得对相应抗菌药物的耐药性。例如，青霉素抗性基因能够编码产生 β-内酰胺酶，以致其宿主菌能够利用该酶水解青霉素的 β-内酰胺环，从而形成对青霉素的耐药性。氯霉素类、氨基糖苷类抗生素的抗性基因，分别能够编码产生 CM-乙酰基转移酶（CM-acetyltransferase）、乙酰基转移酶（acetyltransferase）、磷酸转移酶（phosphotransferase）、腺苷转移酶（adenylyltransferase），这些钝化酶（modified enzymes）

可分别使氯霉素、链霉素、卡那霉素、新霉素、庆大霉素等抗生素发生乙酰化、磷酸化或腺苷化，从而导致这些抗生素丧失抗菌活性。

3. 转位因子 转位因子（transposable element）是能够在细菌染色体、质粒、前噬菌体等 DNA 之间自行转移的特殊 DNA 片段。基因在染色体上移动的转位或转座（transposition）现象，最早由美国的遗传学家 McClintock 于 1951 年在对玉米的研究中首次发现。1967 年，Shapiro 在大肠埃希菌中发现了转位因子。现在已知转位因子可分为插入序列（insertion sequence，IS）和转座子（transposon，Tn）两大类型，各类型还可包含多个成员。

（1）插入序列：转位因子中具有较简单结构和功能的一种类型，是由 750～2 000 个碱基对组成的小分子 DNA 片段。IS 能够编码产生转位酶（transposase），此酶可错位切开宿主的 DNA，从而使 IS 插入宿主的 DNA 链内。IS 仅具有插入功能，其插入宿主 DNA 后可引起插入部位的基因灭活，称为插入灭活。IS 包含 IS1、IS2、IS3、IS4 等多种类型，其中 IS1、IS2 及 IS3 广泛存在于大肠埃希菌的染色体 DNA 中。此外，在各种 R 质粒、λ-噬菌体及 F 质粒中，也都证实有 IS 存在。IS 既可作为独立的基因组，也可作为转座子的一个部分在质粒中存在，从而造成在质粒、噬菌体与宿主菌染色体之间容易发生质粒-质粒、质粒-噬菌体、质粒-染色体的重组，形成一个新的基因联合体。存在于质粒中的 IS 使质粒极容易与宿主菌的染色体 DNA 发生重组，导致该质粒成为宿主菌染色体 DNA 的一个部分并且可随染色体 DNA 的复制而复制，从而在子代细菌中形成稳定的遗传过程。

（2）转座子：转位因子中具有更为复杂结构和功能的一种类型，是由 2 000～8 000 个碱基对组成的大分子 DNA 片段。Tn 的结构由 3 个部分组成，包括位于 Tn 分子中间的中间序列及其两端的重复序列（图 7-2）。中间序列可携带一种或多种抗菌药物及重金属离子的抗性基因以及某些毒素基因和代谢酶基因，同宿主菌的耐药性变异以及其他遗传性状的变异有关。Tn 广泛存在于各种细菌，已经在许多革兰氏阳性细菌和革兰氏阴性细菌中发现了携带编码针对多种重要类型抗生素的可移动的抗性基因。例如，Tn10 是可从 R 质粒易位至宿主菌染色体，然后又到噬菌体的四环素抗性因子；Tn3 是氨苄西林抗性因子；Tn4 是氨苄西林、链霉素及磺胺抗性因子；Tn5 是卡那霉素和新霉素抗性因子；Tn9 是氯霉素抗性因子；Tn551 是红霉素抗性因子。Tn 携带的重金属离子抗性基因可导致宿主菌形成针对重金属离子的抗性、携带的代谢酶基因可导致宿主菌的代谢活性改变、携带的毒素基因可使宿主菌编码产生毒素，如 Tn1681 同大肠埃希菌产生肠毒素的性质有关。位于 Tn 分子两端的重复序列同 Tn 的转移和插入功能有关。由于重复序列可具有不同的复制方向，据此将其分为正向重复序列（direct repeat，DR）和反向重复序列（inverted repeat，IR）。

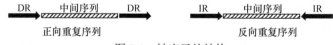

图 7-2 转座子的结构

Tn 可在宿主菌的不同 DNA 分子之间进行转移与插入的特性，同其具有编码产生解离酶（resolvase）与转座酶（transposase）的功能有关。解离酶可将 Tn 从宿主菌 DNA 分子上切离，转座酶则可错位切开宿主菌的 DNA 分子和使 Tn 插入宿主菌 DNA 分子内。Tn 在宿主菌的染色体、质粒及前噬菌体等 DNA 分子之间的转移，可造成其携带的药物抗性基因在细菌之间扩散，这是导致细菌耐药性形成、转移与扩散的一个重要机制。

4. 前噬菌体 前噬菌体（prophage）是整合于细菌染色体 DNA 上的温和噬菌体 DNA。温和噬菌体感染宿主菌之后，其 DNA 可整合在宿主菌的染色体 DNA 上成为前噬菌体。前噬菌体在宿主菌细胞内可暂时不进行独立的复制增殖，而是伴随宿主菌染色体 DNA 的复制而复制，使宿主菌成为溶原状态。伴随着溶原性细菌的核酸复制和分裂繁殖，前噬菌体可分布于两个子代菌细胞内。前噬菌体的存在可导致宿主菌的某些表型特征发生改变，也可由于前噬菌体某些基因信息的表达而导致宿主菌的某些遗传性状发生改变。例如，前噬菌体的存在，可使宿主菌获得抵抗其他同种噬菌体再感染的抗性或称为免疫性；前噬菌体携带的某些抗性基因信息的表达，将使宿主菌形成对某些抗菌药物、消毒剂或紫外线的抗性；β棒状杆菌前噬菌体携带的 *Tox* 基因在宿主菌表达，可使白喉棒状杆菌获得产生白喉毒素的性质；感染沙门菌的某些前噬菌体则可使宿主菌产生某些新的表面抗原。

前噬菌体也可从宿主菌的染色体 DNA 上脱离而进入复制增殖状态，导致宿主菌细胞最终被增殖产生的子代噬菌体裂解。脱离宿主菌染色体 DNA 的噬菌体核酸也可以不进入复制增殖状态，这种情况造成前噬菌体丢失及其所编码的宿主菌的各种遗传性状消失，称为溶原性细菌的"治愈"。

5. 整合子　整合子（integron）是一类能识别和捕获外源性基因盒并使其表达的移动性 DNA 序列。整合子广泛分布于革兰氏阴性细菌，由 5′保守片段（5′conserved segment，5′CS）与 3′保守片段（3′conserved segment，3′CS）及之间的可变区（variable region）三个部分组成。5′CS 是整合子的基本结构，含整合酶基因（*intI*）、整合子重组位点（*attI*）及整合子可变区启动子（*Pant*）。其中的 *intI* 属于酪氨酸整合酶家族，可催化基因盒在 *attI* 与 *attC* 之间整合与剪切；*attI* 位于 *intI* 的上游，是外源性基因盒插入整合子的位点；*Pant* 与下游可变区的基因表达有关，可指导不带启动子的基因盒内基因表达。

根据整合子 *int I* 的 DNA 序列不同，可将其分为Ⅰ～Ⅳ类。Ⅰ类整合子编码的 IntI1 含 337 个氨基酸，5′CS 含编码整合酶（IntI1）的 *intI*1 以及 *attI*1 与 *Pant*，是临床分离菌株的最常见类型。Ⅱ类整合子编码的 IntI2 含 318 个氨基酸，与 IntI1 有 40%同源性。存在于 Tn7 及其派生物上，主要分布于志贺菌属、埃希菌属、变形杆菌属、沙门菌属及不动杆菌属的菌种。Ⅲ类整合子编码的 IntI3 含 346 个氨基酸，与 IntI1 有 60.9%同源性。Ⅲ类整合子含碳青霉烯耐药基因，已在黏质沙雷菌（*S.marcescens*）、肺炎克雷伯菌等细菌中发现。Ⅳ类整合子编码的 IntI4 含 320 个氨基酸，与Ⅰ～Ⅲ类整合子的 IntI 有 45%～50%同源性。Ⅳ类整合子的可变区内，可携带上百个基因盒，因此又将其称为超级整合子（superintegron，SI）。

整合子存在于宿主菌的质粒或染色体上，并且常常具有转座子相关性。一个整合子能够捕获多个基因盒，就如同细菌的具有较大容量的可转移性"基因捕获与表达器"。在Ⅰ～Ⅲ类整合子上，已至少发现 60 多种耐药基因盒，同细菌多重耐药性（multiple drug resistance，MDR）或泛耐药性（pan-drug resistance，PDR）的产生以及耐药性转移有关。

6. 基因盒　基因盒（gene cassettes）或称为盒基因（box gene），是一类移动性基因元件，可插入整合子成为整合子结构的一个部分，也可以环状形式独立存在。基因盒由美国生物学家爱德华·B. 刘易斯（Edward B.Lewis）等人于 1984 年首先在果蝇（fruit flies）中发现，其于 1995 年获得诺贝尔生理学或医学奖。基因盒由一个结构基因和一个整合位点 *attC* 组成，因首次发现的 *attC* 为 59bp 而又称为 59 碱基元件（59 base elements，59be）。细菌的基因盒主要携带抗菌药物的抗性基因，少数是未知功能的可读框（open reading frame，ORF），此外也可含代谢与毒力基因，常见于弧菌科（Vibrionaceae）的霍乱弧菌等细菌。

二、菌细胞的结构

细菌的细胞壁、细胞膜、核糖体等结构及其代谢机制是某些抗菌药物作用的靶位，抗菌药物可通过干扰这些结构的合成或其功能而发挥抗菌作用。细菌在受到抗菌药物作用时，也可通过丧失这些结构、改变这些结构的性质以及代谢活性或机制，以逃避抗菌药物的抑制或杀灭作用。

1. **细胞壁** 细胞壁（cell wall）是存在于菌细胞外表具有坚韧性质的膜状结构。除古细菌亚界的细菌外，各种细菌细胞壁的基本成分是肽聚糖，不同细菌的细胞壁还可含有不同种类与数量的脂类及蛋白质。例如，已知革兰氏阳性细菌中的金黄色葡萄球菌及 B 群链球菌的细胞壁除了含有大量的肽聚糖外，还含有磷壁酸及蛋白质。而棒状杆菌属、分枝杆菌属及诺卡菌属的细胞壁中，除肽聚糖外还含有丰富的脂类。这些富含脂类的革兰氏阳性细菌称为 CMN 群（CMN group），所含脂类的性质是 C28～C90 的长链脂肪酸，称为分枝菌酸（mycolic acid），包括白喉棒状杆菌的 C28～C40 棒状菌酸（corynomycolic acid），诺卡菌的 C40～C56 诺卡菌酸（nocardomycolic acid）以及结核分枝杆菌的 C60～C90 分枝菌酸或称为分枝杆菌酸（mycobacterial acid）。革兰氏阴性细菌的细胞壁则由肽聚糖和外膜构成，其中肽聚糖的含量较少和交联程度低，存在于肽聚糖外层的外膜主要由脂多糖（lipopolysaccharide，LPS）或脂寡糖（lipooligosaccharide，LOS）构成，其是革兰氏阴性细菌细胞壁的主要结构成分。肽聚糖的结构及其合成代谢机制，是青霉素等β-内酰胺类抗生素、万古霉素、杆菌肽、磷霉素以及溶菌酶作用的靶位。肽聚糖结构的破坏或缺失，可造成菌细胞由于外界水的进入及其胞内物质的逸出而发生肿胀、破裂和死亡。

细菌肽聚糖的化学组成与结构也可因菌种不同而有差异。例如，金黄色葡萄球菌的肽聚糖含有由 *N*-乙酰胞壁酸和 *N*-乙酰葡糖胺交替排列并以 β-1,4 糖苷键连接形成的聚糖支架，由 *L*-丙氨酰- *D*-谷氨酰-*L*-赖氨酰-*D*-丙氨酸组成的四肽侧链以及由甘氨酸组成的五肽交联桥。聚糖支架通过 *N*-乙酰胞壁酸与四肽侧链的 *L*-丙氨酰连接，又通过甘氨酸五肽交联桥分别与两条四肽侧链的 *L*-赖氨酸和 *D*-丙氨酸交联而形成肽聚糖的三维结构。大肠埃希菌的肽聚糖也含有由 *N*-乙酰胞壁酸和 *N* 乙酰葡糖胺交替排列并且以 β-1,4 糖苷键连接形成的聚糖支架，但其四肽侧链由 *L*-丙氨酰-*D*-谷氨酰-二氨基庚二酸-*D*-丙氨酸构成。聚糖支架 *N*-乙酰胞壁酸与四肽侧链的 *L*-丙氨酰连接，又通过一条四肽侧链的二氨基庚二酸与另一条四肽侧链的 *D*-丙氨酸直接交联而形成肽聚糖的二维结构。已证实在巨大芽孢杆菌（*B.megatherium*）、白喉棒状杆菌等革兰氏阳性细菌的肽聚糖四肽侧链中也含有二氨基庚二酸，并且可通过二氨基庚二酸交联和形成二维结构或三维结构的空间构象。

外膜（outer membrane，OM）是革兰氏阴性细菌位于肽聚糖外表的细胞壁主要成分，由脂质双层、蛋白质及脂多糖（LPS）或脂寡糖（LOS）构成。存在于外膜中的蛋白质称为外膜蛋白（outer membrane protein，OMP），是革兰氏阴性细菌细胞壁的重要功能蛋白质。外膜蛋白中的孔蛋白（porin proteins，Por）是菌细胞内与外界沟通的重要通道，如果孔蛋白丢失或其通透性改变，将导致细菌细胞壁的抗菌药物透过性降低和形成耐药性。

2. **胞质膜** 胞质膜（cytoplasmic membrane）是位于细胞壁下、包裹细菌原生质的脂质双层膜。胞质膜是细菌进行氧化磷酸化代谢和菌细胞大分子物质合成的重要部位。细菌胞质膜的结构同一般生物膜的结构相似，在其磷脂双层结构中镶嵌有蛋白质。具有两极性的多黏菌素类能够通过其亲水端同细菌胞质膜的蛋白质结合，通过疏水端同细菌胞质膜的磷脂结合，从而导致细菌的胞质膜裂开和菌细胞的内容物漏出。细菌的胞质膜缺乏固醇类物质，因此细菌对作用于固醇的药物（如两性霉素、洋地黄皂苷等）天然不敏感。但细菌 L 型可具有固醇代谢活性以及胞质膜存在丰富的胆固醇，以致对作用于固醇的药物具有高度的敏感性。

3. **核糖体** 核糖体（ribosome）是细菌唯一的细胞器，是细菌进行蛋白质合成代谢的场所。核糖体由 RNA 与蛋白质构成，沉降系数为 70S，由 50S 和 30S 的亚基组成。一个菌细胞可有数万个核糖体，都游离存在于菌细胞的细胞质内。氨基糖苷类、大环内酯类、四环素类、氯霉素类等抗生素能够同细菌的核糖体结合，通过干扰细菌的蛋白质合成代谢而发挥抗菌作用。

4. 抗菌药物结合物 许多抗菌药物能够同细菌的某种结构或活性分子结合，通过影响细菌靶结构的稳定性和（或）功能而发挥抑菌或杀菌的作用。因此细菌是否具有可供该抗菌药物结合的靶结构或分子以及靶结构或分子与抗菌药物的亲和力，将影响到细菌对该抗菌药物的敏感性或敏感程度。例如，青霉素结合蛋白质（PBP）是广泛存在于各种细菌胞质膜的一类能够同青霉素、头孢菌素等 β-内酰胺类抗生素结合的蛋白质。PBP 具有转肽酶（transpeptidase）或羧肽酶（carboxypeptidase）的活性，能够催化肽聚糖合成中 D-丙氨酰-D-丙氨酸的交联反应。但不同菌种所具有的 PBP 数量及其同青霉素的亲和力可不相同，从而可导致不同细菌对青霉素的敏感性存在差异。例如，枯草芽孢杆菌的胞质膜上有 5 个青霉素结合位点，蜡样芽孢杆菌至少有 6 个，大肠埃希菌可有 10 个以上。各种细菌的转肽酶和羧肽酶对青霉素的亲和力也不相同。一般来说，羧肽酶对青霉素的亲和力明显大于转肽酶。枯草芽孢杆菌的羧肽酶对青霉素的亲和力比大肠埃希菌的羧肽酶对青霉素的亲和力更大，因此其能够与少量青霉素形成更稳定的结合，以致其对青霉素具有更高的敏感性。已知细菌对链霉素、萘啶酸、利福平的敏感性与这些抗菌药物能够同细菌的某些靶位结合有关，其中链霉素能够同细菌核糖体的 30S 小亚基 P10 结合、萘啶酸能够同细菌的 DNA 螺旋酶结合、利福平能够同细菌的 DNA 依赖性 RNA 聚合酶结合。

三、菌细胞的代谢

细菌能够从外界环境中摄取营养物质，进行活跃的分解代谢与合成代谢活动。分解代谢使细菌能够获得维持生命活动的能量和中间代谢产物，合成代谢则使细菌能够迅速生长与繁殖。处于活跃代谢活动状态的细菌，可具有显著增高的抗菌药物敏感性；而处于静息或休眠状态的细菌芽孢、细胞壁缺陷细菌以及活的非可培养状态的细菌，则对于绝大多数抗菌药物的敏感性显著降低甚至可以完全不敏感。

1. 分解代谢 细菌通常能够分解蛋白质、糖类或某些脂类，产生能量及某些中间代谢产物与终末代谢产物。各种细菌所具有的酶类不完全相同，因此对营养物质的利用能力及分解代谢的机制和产物可不相同。需氧性细菌（专性需氧菌、兼性厌氧菌、微需氧菌）可通过需氧呼吸或发酵的模式对营养物质进行分解代谢，厌氧性细菌（专性厌氧菌）则只能以发酵或厌氧呼吸的模式对营养物质进行分解代谢。各种细菌分解代谢产生的能量主要以 ATP 的形式储存，中间代谢产物或终末代谢产物则可释放到菌细胞外。干扰细菌分解代谢环节的药物，将导致细菌由于能量匮乏而不能继续生长繁殖或发生死亡。

2. 合成代谢 细菌能够合成其自身的各种结构成分及其生长繁殖所需要的各种蛋白质、糖类、脂类、核酸以及毒素、色素、抗生素等生物活性物质，但不同种类的细菌可具有不同的合成代谢机制、活性或能力以及合成代谢产物。在细菌等原核细胞型微生物中，除支原体和细胞壁缺陷细菌外，都不能合成固醇。许多细菌还不能合成三酰甘油、糖蛋白及某些维生素等物质。因此，几乎各种细菌对作用于固醇的药物天然不敏感；结核分枝杆菌等细菌对抑制磷脂合成的异烟肼以及通过与 Mg^{2+} 等二价阳离子结合而抑制 RNA 合成的乙胺丁醇等抗菌药物敏感；几乎各种细菌对干扰细菌脂类、糖类、蛋白质、核酸以及细胞壁等合成代谢的某一或某些环节或机制的绝大多数抗菌药物，都具有天然的敏感性。

第三节 获得耐药性的形成与扩散

获得耐药性是细菌的个体或菌株在生活过程中发生的耐药性变异，属于细菌抵抗或逃避环境中抗菌药物对其产生致死性伤害作用的一种求生机制。细菌是原核单细胞型微生物并且具有活跃的代谢活动和迅速生长繁殖的能力，以致细菌十分容易受到外源性遗传物质的侵染以及在外界因素作用下发生代谢活性与机制、菌细胞结构或染色体 DNA 结构的改变，从而发生非遗传性耐药性变异或遗传性耐药性变异。

一、获得耐药性的形成

细菌的获得耐药性是影响临床使用抗菌药物对感染症治疗及其效果的常见和重要因素之一，细菌等病原体的耐药性形成及其感染同样也是影响前列腺炎等男性生殖器官感染治疗效果常见和重要的因素之一。各种细菌都能够对任何一种或多种抗菌药物形成获得耐药性，任何细菌的获得耐药性也都能够在同种、同型、异型、异株或子代细菌中传递、转移和扩散。

获得耐药性的形成既可由细菌获得耐药性基因所致，也可由菌细胞结构或生理状态改变所致。获得耐药性基因所致的获得耐药性包括染色体 DNA 上的耐药性相关基因发生突变以及获得外源性耐药性基因，菌细胞结构或生理状态改变所致的耐药性包括菌细胞丧失抗菌药物作用的靶位及其代谢活性或机制改变。一般来说，染色体 DNA 上的耐药性相关基因突变导致细菌形成的耐药性通常较为局限和稳定，其虽然可由于该耐药性细菌的分裂繁殖而形成更多的耐药性子代菌株，但却不容易在细菌群体中广泛传递或从宿主菌细胞内消失。然而外源性耐药基因（质粒、转座子、前噬菌体）的转移与重组导致细菌形成的耐药性则常常可表现为不稳定性和广泛扩散性，其不但容易从宿主菌细胞内丢失而造成细菌的耐药性消失，而且还容易在细菌的相同种、属、科甚至可能在其他不同细菌种群中广泛传递和扩散。虽然抗菌药物的应用并不是导致细菌发生耐药性变异和产生耐药性的主要因素，然而抗菌药物的不规范使用或滥用却不但能够迅速筛选出耐药菌株，而且还能够加重细菌耐药性的程度、促进细菌耐药性形成与扩散的速度与范围。抗菌药物的不规范使用可诱导细菌发生细胞壁缺陷变异或使细菌代谢活动减缓，这是临床常见的造成细菌形成耐药性的一个因素与机制。细胞壁缺陷和代谢活动减缓使细菌丧失了抗菌药物作用的靶位或降低了菌细胞对抗菌药物作用的反应，常常可造成细菌对作用于该靶位的多种抗菌药物的敏感性降低或表现出耐药性。

1. **突变** 突变（mutation）是指生物体遗传物质的结构发生可遗传性的改变。突变既可发生在基因水平，也可发生在染色体水平。发生在基因水平的突变称为基因突变（gene mutation），可涉及基因的一个或多个核苷酸序列的改变。发生在染色体水平的突变称为染色体突变（chromosome mutation）或染色体畸变（chromosome aberration），其涉及染色体的结构和数目的改变。细菌是单细胞原核生物，没有真正意义上的染色体，因此也就没有染色体突变。

基因突变可发生在一个碱基对（bp）或多个碱基对，由碱基对的替换、增加或缺失引起的基因突变称为点突变（point mutation）。突变也可以发生多个核苷酸的缺失或插入，称为缺失突变（deletion mutation）或插入突变（insertion mutation）。细菌的基因突变可以在没有明显外界因素作用的情况下自然发生，称为自发突变（spontaneous mutation）。自发突变的发生率（突变率）较低，并且具有显著的随机性或不定向发生的特点，通常细菌分裂繁殖 $10^6 \sim 10^9$ 次才可能发生一次突变。细菌的基因突变也可人工诱导发生，称为诱发突变（induce mutation）。人工使用紫外线照射或放射线照射方法处理细菌，或者在培养基内加入溴尿嘧啶、2-腺嘌呤等碱基类似物，亚硝酸等硝基化合物，吖啶等荧光素、链霉素、利福平、萘啶酸等抗菌药物作用于细菌，都可诱导细菌发生染色体基因突变和显著提高细菌的突变率。由于诱导突变是使用某种特定的诱变剂作用于细菌，其常常能够诱导细菌的某一特定基因发生改变或使插入细菌染色体 DNA 上的感染基因脱落，可形成明显的定向突变的特点。例如，将痢疾志贺菌接种于含有适当浓度链霉素的培养基内长期传代培养，可导致痢疾志贺菌的染色体 DNA 发生点突变，从而改变其核糖体的 30S 亚基 P10 的构型，以致链霉素不能再与 30S 亚基 P10 结合。用放射线、紫外线、碱基类似物等处理细菌，也可使细菌染色体 DNA 上携带的前噬菌体等感染基因发生脱落或转移。人工诱导可使突变率提高 10～100 倍，约为 10^{-6}～10^{-4}（图 7-3）。诱导突变的机制也被应用于化学物致癌性的检测上，常用方法是 Ames 试验。Ames 试验的基本原理和方法是通过观察在缺乏组氨酸（histidine）的培养基上不能生长繁殖的鼠伤寒沙门菌的组氨酸营养缺陷菌株（his$^-$）受检样作用后，是否会发生染色体基因突变和成为能够在缺乏组氨酸的培养基上生长繁殖的 his$^+$菌株，从而判断该检样是否具有潜在的致癌性。

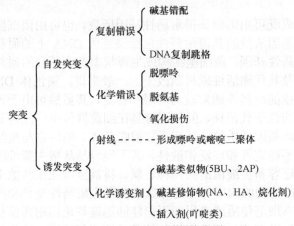

图 7-3　细菌基因突变的类型
5BU：5 溴尿嘧啶；2AP：二氨基嘌呤；NA：亚硝酸；HA：羟胺

2. 基因转移与重组　基因转移与重组（transfer and recombination of gene）是指细菌的染色体 DNA 片段、质粒、转位因子、前噬菌体、毒力岛、整合子在细菌之间或细菌各种遗传物质之间转移或传递和（或）重组，从而导致受体菌的遗传性状发生改变的现象。细菌既可以在其生长繁殖的过程中自发地获得外源性遗传物质，其机制或方式包括转化、接合、转导、溶原性转换、转位。细菌也可以通过人工方法获得外源性遗传物质，常用方法包括转染与原生质体融合。

（1）转化（transformation）：指外界环境中游离存在的核酸片段被细菌直接摄入其细胞内的过程。供体菌释放到外界环境中的游离 DNA 片段可被处于"感受态"的受体菌直接摄取，此 DNA 片段进入受体菌后，如果与受体菌的染色体 DNA 发生重组，可导致受体菌的遗传性状发生改变。细菌的染色体 DNA 片段以及质粒都可以通过转化的方式，在菌细胞之间传递，耐药性基因的转化可导致细菌耐药性的形成与扩散。

（2）接合（conjugation）：指菌细胞之间通过性菌毛连接和沟通而传递遗传物质的过程。细菌的性菌毛可受 F 质粒及 R 质粒的编码产生，因此含有 F 质粒或 R 质粒的细菌都具有产生性菌毛的能力。但由 F 质粒编码产生的性菌毛较为稳定，能够长期存在于其子代菌细胞。而由 R 质粒编码产生的性菌毛仅仅在细菌获得质粒的最初几代可以产生，经过数次分裂繁殖之后的子代菌细胞虽然仍保留 R 质粒，但可丧失产生性菌毛的表型特征。具有性菌毛的细菌（称为 F$^+$菌或雄性菌）可通过其性菌毛同没有性菌毛的细菌（称为 F$^-$菌或雌性菌）连接和沟通，从而将其细胞内 F 质粒、R 质粒以及其他可传递质粒的拷贝通过性菌毛传递给受体菌。受体菌在获得 F 质粒或 R 质粒之后，即可在这些外源性基因编码下表达相应的和可遗传的表型特征，并且能够继续以性菌毛接合的方式将这些质粒在其他菌细胞传递和扩散。

F 质粒在菌细胞内也可整合于宿主菌的染色体 DNA 上，使宿主菌成为"高频重组"（high frequence recombination，Hfr）菌株。Hfr 菌株也能够产生性菌毛并且通过性菌毛与受体菌（F⁻菌）结合，从而将其染色体 DNA 的部分基因通过性菌毛传递给受体菌，但通常不能将其整合在染色体 DNA 上的 F 质粒传递给受体菌。因此，在 Hfr 菌株接合传递后的受体菌，通常不能产生性菌毛或不会发生"性变异"或称为"性变"。

（3）转导（transduction）：指以温和噬菌体为媒介传递细菌遗传物质的过程。温和噬菌体感染宿主菌后，其 DNA 可整合于宿主菌的染色体 DNA 上而成为前噬菌体。前噬菌体从宿主菌的染色体 DNA 上切离时如果发生错误，可将与其末端邻接的宿主菌的部分基因携带。此携带了宿主菌基因的噬菌体核酸，可与噬菌体外壳组装成为子代感染性噬菌体或称为转导噬菌体（transducting phage）。在溶原性周期结束时，如果前噬菌体是正常切离和进入增殖裂解期，在其组装的过程中也可能错误地随机将宿主菌染色体 DNA 的某一片段或质粒装入其外壳内。这些携带宿主菌核酸片段或质粒的转导噬菌体再感染新的宿主菌时，即可将获自供体菌的基因或质粒导入受体菌的细胞内，从而导致受体菌的可遗传表型特征发生改变。

（4）溶原性转换（lysogenic conversion）：也简称为转换，是指温和噬菌体的 DNA 整合在宿主菌的染色体 DNA 上，导致宿主菌遗传性状发生改变的现象。温和噬菌体感染宿主菌后发生溶原化成为前噬菌体，其携带的某些基因（如 *Tox* 基因、Tn 等）如果在宿主菌表达，即可造成宿主菌表现出相应的可遗传的表型特征。

（5）转位（transposition）：指转位因子在细菌的染色体 DNA、质粒及前噬菌体之间自行转移的过程。转位因子中的转座子常常可携带一种或多种抗菌药物的抗性基因，因此当其在细菌的染色体 DNA、质粒、前噬菌体之间转移时，可造成细菌耐药性的形成与扩散。

（6）转染（transfection）：指用人工方法将病毒的核酸片段导入真核细胞或原核细胞。如果人工方法将噬菌体的核酸导入细菌细胞内，这些核酸可在宿主菌的细胞内进行复制增殖并且与外壳组装，从而产生感染性子代噬菌体。

3. 细胞壁结构改变或丧失　虽然细菌的细胞壁、鞭毛、菌毛等许多结构对于细菌的生命活动具有重要的影响，但其对于细菌的生命活动或生存常常也并不是至关重要的或必需的。在某些特殊的条件下，几乎各种细菌都可在丧失细胞壁及其表面附件之后继续生存和生长繁殖。细胞壁缺陷造成菌细胞丧失了 β-内酰胺类抗生素等抗菌药物作用的靶位，这也是造成细菌形成耐药性甚至多重耐药性的最常见机制。

细菌的细胞壁是由糖类、蛋白质及脂类等大分子化合物构成的菌细胞表层膜状结构。因此一般来说，凡是能够干扰细菌细胞壁合成代谢与组装以及影响同细胞壁成分合成有关的糖、蛋白质、脂类或核酸合成代谢环节的抗菌药物等因素，都可能造成细菌的细胞壁合成障碍和诱导细菌发生细胞壁缺陷或成为 L 型。例如，青霉素、头孢菌素、亚胺培南等抗生素能够同细菌的转肽酶及羧肽酶结合，干扰细菌肽聚糖 *D*-丙氨酰-*D*-丙氨酸与甘氨酸五肽或二氨基庚二酸的交联反应，导致细菌形成宽松交联的肽聚糖或形成肽聚糖部分缺失的细胞壁缺陷或成为完全丧失肽聚糖的细菌 L 型。利福平、乙胺丁醇、异烟肼、链霉素分别能够通过干扰结核分枝杆菌的核酸、磷脂、蛋白质的合成代谢环节，导致结核分枝杆菌发生细胞壁缺陷和成为稳定 L 型。细胞壁缺陷细菌由于丧失了抗菌药物作用的靶位、生长繁殖缓慢和能够进入和寄生于宿主的细胞内，可对影响肽聚糖形成或肽聚糖合成有关的代谢环节的抗菌药物的敏感性降低或完全不敏感。此外，革兰氏阴性细菌也可通过改变其细胞壁的外膜蛋白质结构，从而降低其外膜对某些抗菌药物的透过性。例如，铜绿假单胞菌、淋病奈瑟菌可通过染色体 DNA 基因的突变而改变其外膜蛋白质的结构，以致其对某些 β-

内酰胺类抗生素的透过性降低，从而形成对这些抗生素的耐药性。

4. 生理状态改变 各种抗菌药物是通过选择作用于细菌代谢环节的某一机制或靶位而产生抑菌或杀菌作用的，因此抗菌药物通常只对那些处于活跃代谢活动的细菌具有明显的抗菌作用。许多细菌在含有抗菌药物的环境中，也可通过改变、减缓或停滞其代谢活动或生长繁殖速度的方式，逃避抗菌药物的作用。例如，磺胺类药物是一类具有与对氨基苯甲酸（PABA）相似结构的人工合成化学治疗剂，其能够同对胺苯甲酸竞争与二氢叶酸合成酶的结合，从而干扰细菌二氢叶酸的合成。细菌在受到磺胺类药物作用时，能够改变其二氢叶酸代谢的环节，可通过产生更多的 PABA、降低二氢叶酸合成酶同磺胺的亲和力或直接利用外界的叶酸，从而能够逃避磺胺类药物对细菌生长繁殖所产生的影响。

研究发现，存在于自然界或人工培养基内的某些革兰氏阳性细菌，可通过产生芽孢来抵抗外界不利因素对细菌细胞的影响；许多革兰氏阴性细菌则可转变为活的非可培养状态，以逃避外界不利因素的作用；各种细菌都可通过形成细胞壁缺陷变型，以此放弃抗生素作用的细胞壁靶位、放弃发酵获能代谢模式、减缓生长繁殖的方式与速度。细菌的芽孢、活的非可培养状态及 L 型，可分别通过代谢活动减缓或停滞、丢失细胞壁或细胞壁的通透性降低、对外界环境刺激的反应迟钝、对化学药物的敏感性降低等机制，逃避抗菌药物的伤害作用，以致其能够在不利于正常细菌生长繁殖的环境中长期存活。

二、获得耐药性的扩散

细菌的获得性耐药性是细菌在生长繁殖过程中产生的变异现象，这些变异现象有助于细菌逃避抗菌药物的作用而得以继续生存及进行种群的延续与发展。因此细菌的获得耐药性一旦形成，不但可在细菌种群中自发地迅速扩散，而且也可在抗菌药物的使用与滥用下促进增强和扩散。

1. 获得耐药性扩散的原理与方式 细菌是一类具有活跃代谢活动和快速生长繁殖特性的原核单细胞微生物，因此一个菌细胞一旦获得了某种新的遗传性状，不但能够在自然条件下通过迅速生长繁殖而形成具有同样遗传性状的一个群落或菌株，而且也能够通过遗传物质的传递而将此遗传性状在细菌种群中广泛扩散。在抗菌药物的使用与滥用条件下，耐药菌株的筛选、菌细胞死亡裂解释放质粒等耐药性遗传物质、促进质粒等耐药基因复制与表达、促进耐药菌株生长繁殖等机制，可造成细菌耐药性遗传物质的扩增与扩散。

细菌的获得耐药性扩散方式主要包括自然扩散与人工促进扩散。自然扩散是发生于细菌耐药菌株生长繁殖过程中的耐药性扩散，包括耐药菌株通过分裂繁殖，将其耐药性遗传物质传递和扩散给子代菌细胞；耐药菌株通过接合、转化、转导、溶原性转换的方式，将耐药性遗传物质转移给其他菌细胞。人工促进扩散是抗菌药物的使用与滥用造成或促进的耐药性扩散，常见包括耐药菌株死亡裂解后释放耐药性遗传物质、刺激耐药菌株生长繁殖及其耐药基因的表达和复制、筛选产生单克隆的耐药菌株、实验室耐药菌株或其耐药性遗传物质污染与播散。

泛耐药性的基本含义是在铜绿假单胞菌和鲍曼不动杆菌（*A.baumannii*）感染者的临床治疗中，除多黏菌素类外对其他经验使用的抗菌药物全部耐药的情况。但泛耐药性也被应用于对绝大多数常用抗菌药物产生了广泛耐药性的菌株及其所致感染治疗的描述，如广泛耐药结核病或称为极端耐药结核病、泛耐药结核病。泛耐药结核病（extensively drug-resistant tuberculosis，XDR-TB）是指除对主要一线抗结核药物耐药、也对 6 类二线药物中的至少 3 类药物具有耐药性的耐多药结核分枝杆菌菌株感染和引起的结核病。广泛耐药性或泛耐药性菌株可以通过药物敏感试验或耐药性相关基因检测的方法予以证实，仅仅根据经验性用药治疗的效果并不能说明患者是由泛耐药菌株感染所致。

2. 耐药性扩散造成的影响　细菌的获得耐药性是影响临床使用抗菌药物对感染症治疗及其效果的常见和重要的因素之一，细菌等病原体的耐药菌株感染以及耐药性变异同样也是影响感染性前列腺炎等男性生殖器官感染治疗效果常见和重要的因素之一。各种细菌都能够对任何一种或多种抗菌药物形成耐药性，任何细菌的耐药性也都能够在同种、同型或异型、异株的细菌中传递、转移和扩散。王和的临床研究资料显示，在慢性前列腺炎等男性生殖器官感染患者生殖道分离出的病原菌中，绝大多数菌株对青霉素、头孢菌素等 β-内酰胺类抗生素以及其他几乎各种类型的抗菌药物都具有不同程度的耐药性甚至多重耐药性（MDR）或泛耐药性（PDR）。据文献报道，磺胺类药物在 1930 年曾是治疗淋病的首选药物和有效药物，但仅仅几年之后，临床分离的淋病奈瑟菌的大多数菌株就已形成了对磺胺的耐药性。1970 年在菲律宾和西非首次发现了产生 β-内酰胺酶的淋病奈瑟菌之后，很快就形成了世界范围的扩散与分布。在 20 世纪 70 年代之前，铜绿假单胞菌的庆大霉素耐药菌株仅占 13.9%，而 20 世纪 70 年代之后则达到了 38% 以上。1944 年的资料显示，大多数葡萄球菌对青霉素 G 敏感，但 1948 年发现从医院分离的葡萄球菌的 65%～85% 菌株能够产生 β-内酰胺酶，并且对青霉素 G 具有耐药性。目前青霉素耐药性葡萄球菌不仅广泛存在于医院内，而且在医院外分离到的葡萄球菌的青霉素耐药菌株也高达 80%～90%，并且还表现出形成多重耐药性的趋势。虽然认为万古霉素是目前治疗金黄色葡萄球菌甲氧西林耐药性菌株以及其他耐药菌株感染的最佳抗生素，然而已经发现了金黄色葡萄球菌的万古霉素体外中介敏感但体内也许是万古霉素耐药的菌株。肠道杆菌曾被认为是引起细菌性前列腺炎的最常见病原菌，同时也是最容易通过基因的转移与重组发生耐药性变异的细菌。然而肠道正常菌群中的许多革兰氏阴性杆菌不但普遍携带具有抗性基因的质粒等遗传物质，并且其质粒等遗传物质可通过转化、接合、转导等机制在肠道细菌中传播，从而造成耐药性的广泛扩散。肠球菌的菌种也是最寻常形成耐药性甚至多重耐药性的肠道细菌之一，在前列腺炎等男性生殖器官感染患者体内常常能够分离到对于 β-内酰胺类、大环内酯类、氨基糖苷类、四环素类、万古霉素、磷霉素等抗生素以及喹诺酮类抗菌药物单耐或多重耐药的菌株。已证实耐药性肠球菌同万古霉素耐药性相关的基因包括 *vanA*、*vanB*、*vanC-1*、*vanC-2*。棒状杆菌属的许多菌种也是引起前列腺炎等男性生殖器官感染症的常见细菌，近年来已经分离到对 β-内酰胺类、大环内酯类、喹诺酮类等抗菌药物耐药的菌株以及多重耐药菌株。结核分枝杆菌的耐药性同其染色体 DNA 上抗性相关基因的突变有关，常见包括异烟肼抗性基因 *KatG*、*inhA*、*KasA*、*KasB*、*FurA*、*ahpC* 启动子，链霉素抗性基因 *rpLs*、*rrS*，利福平抗性基因 *rpoB*，乙胺丁醇抗性基因 *embA*、*embB*、*embC*，吡嗪酰胺抗性基因 *pncA*，喹诺酮抗性基因 *GyrA*、*GyrB*、*lfrA*、*mfpA* 的突变。结核分枝杆菌的原发耐药性变异最常见为异烟肼及链霉素的耐药性变异，其对于异烟肼和利福平的耐药性常为多重耐药性。根据来自世界一些不同国家的报道，结核分枝杆菌多重耐药菌株的检出率分别为 14.5%～48%，而治疗中的不规范用药是导致结核分枝杆菌形成耐药性的基本因素之一。

第四节　细菌耐药性变异的分子与生化机制

变异（variation）是指生物的亲代与子代之间出现性状差异的现象。这种差异既可由生物体或细胞的遗传物质的结构发生改变所致，称为可遗传变异（heritable variation）；也可由生物体或细胞的表型特征受到外界因素作用而发生改变所致，称为非可遗传变异（non-heritable variation）。通常根据正常细菌或细菌型获得耐药性的性质及其是否能够相对稳定地传递给其子代正常细菌，将细菌的耐药性划分为遗传耐药性和非遗传耐药性两种类型。遗传耐药性是由细菌的基因突变或基因转移与重组所致，非遗传耐药性则是由细菌的表型改变所致。细菌形成表型耐药性时，菌细胞的基因结构并没有发生改变。但如果亲代细菌同耐药性有关的表型改变是相对稳定的（如细菌的稳定 L 型变异）那么这种由表型改变所致的"非遗传耐药性"同样也能够以非正常细菌的形式相对稳定地传递给其子代非正常细菌，使其子代细菌继续以非正常细菌（细胞壁缺陷细菌）的形式保持亲代非正常细菌所具有的耐药特性。因此著者认为，由于细菌耐药性以及细胞壁缺陷变异所具有的特殊性和复杂性，建议根据细菌获得耐药性的分子与生化机制不同，将细菌的耐药性分为基因型耐药性（genotypic resistance）和表型耐药性（phenotypic resistance）两种类型。基因型耐药性同细菌通过基因突变或基因的转移与重组机制，获得抗性基因及其表达有关。表型耐药性则同细菌通过调节其固有的非抗性基因的活性、菌细胞结构或生理活性机制，减弱或逃避抗菌药物的致死性伤害作用有关。毫无疑问，由于遗传物质的结构发生改变，基因型耐药性能够在其子代菌细胞相对稳定地遗传。由于表型耐药性不涉及抗性基因的形成，其通常不能在子代菌细胞稳定地遗传。如果将具有表型耐药性的细菌接种在原来正常细菌生长的环境条件下培养，其常常能够恢复原来亲代细菌具有的各种正常性状。但由细胞壁缺陷导致的细菌表型耐药性，尤其是稳定 L 型形成的耐药性，则能够在其子代非正常菌细胞（细胞壁缺陷细菌）相对稳定地遗传。由于稳定 L 型仍然能够以细胞壁缺陷的状态生长繁殖并且保留了对宿主致病的性质，细胞壁缺陷导致的表型耐药性对于临床感染症的抗菌药物治疗效果所产生的影响同样也是不可忽视的。

一、基因型耐药性的分子与生化机制

基因型耐药性菌株由于通过基因突变或基因的转移与重组的机制获得了抗性基因，因此只要抗性基因仍然存在于菌细胞内，其宿主菌细胞通常就能够表达相应的耐药性质。抗性基因的表达可导致宿主菌细胞发生某些分子结构及生化机制的改变，主要表现为产生抗性青霉素结合蛋白质、产生钝化酶、改变靶分子的抗生素亲和力、改变细胞壁的抗菌药物透过性。

1. **产生抗性青霉素结合蛋白质**　青霉素结合蛋白质（PBPs）是细菌染色体基因编码的具有转肽酶或羧肽酶活性的一类蛋白质分子。PBPs 的分子量为（4~12）×10^5，一个菌细胞可有 3~6 个 PBPs 或者更多。PBPs 位于细菌的胞质膜，在细胞壁合成的第三阶段催化肽聚糖的交联反应或调节细胞壁交联的程度。青霉素类及头孢菌素类药物需要首先与菌细胞的 PBPs 结合才能发挥抗菌作用，因此 PBPs 的存在情况及其与青霉素、头孢菌素的亲和力，同细菌对青霉素等 β-内酰胺类抗生素的敏感性密切相关。细菌染色体 DNA 上编码 PBPs 的基因一旦发生突变，即可影响 PBPs 的产量及其同 β-内酰胺类抗生素的亲和力或导致 PBPs 丢失。已发现甲氧西林耐药性金黄色葡萄球菌（methicillin-resistant *Staphylococcus aureus*，MRSA）和甲氧西林耐药性凝固酶阴性葡萄球菌（methicillin-resistant coagulase negative staphylococci，MRCNS），都能够产生一种由染色体 *mecA* 基因编码的新的青霉素结合蛋白质 PBP2a，其对青霉素等 β-内酰胺类抗生素具有较低的亲和力。当较高浓度的 β-内酰胺类抗生素造成寻常的 PBPs 丧失活性时，PBP2a 即可替代寻常的 PBPs 继续进行细胞壁的交联反应。PBP2a 受 β-内酰胺酶调节基因（*bla*）系统的调节，染色体上细胞壁合成的相关基因 *femA*、*femB*、*femC*、*femD*、*femE*、*agr*、*sar* 也是其表达水平调节的辅助基因。

2. **产生钝化酶**　钝化酶（modified enzyme）是细菌的耐药性菌株产生的能够通过使抗菌药物发生水解、磷酸化、糖基化或酰基化等反应，从而导致抗菌药物丧失活性的酶类。细菌产生的钝化酶类常见包括 β-内酰胺酶、氨基糖苷钝化酶、氯霉素乙酰转移酶。

（1）β-内酰胺酶（β-lactamase）：一类能够水解 β-内酰胺环，导致 β-内酰胺类抗生素丧失抗菌活性的酶类（图 7-4）。细菌的 β-内酰胺酶分别由细菌质粒携带的抗性基因和染色体 DNA 上的抗性基因编码产生。质粒抗性基因编码产生的称为质粒介导的 β-内酰胺酶，染色体抗性基因编码产生的称为染色体介导的 β-内酰胺酶。

　　已有许多关于 β-内酰胺酶分类的报道，但被广泛接受的是 Bush-Jacoby-Medeiros 的分类法（BJM 分类法）。根据 BJM 分类法，β-内酰胺酶可被分为 Ⅰ 组、Ⅱ 组、Ⅲ 组、Ⅳ 组共四个类别。其中 Ⅰ 组由染色体基因编码产生，主要作用于头孢菌素；Ⅱ 组包括 Ⅱa、Ⅱb、Ⅱbe、Ⅱbr、Ⅱc、Ⅱd、Ⅱe、Ⅱf，可分别由染色体基因编码产生（Ⅱe、Ⅱf）或质粒基因编码产生（Ⅱa、Ⅱb、Ⅱbe、Ⅱbr、Ⅱc、Ⅱd），并且作用于青霉素类或头孢菌素；Ⅲ 组和 Ⅳ 组都由染色体基因编码产生，可作用于青霉素类或重金属类。

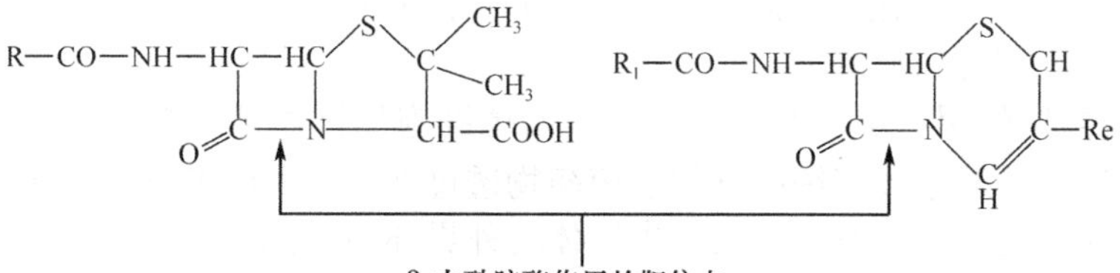

图 7-4　β-内酰胺酶作用于 β-内酰胺类抗生素的位点

　　已证实 Ⅰ 组 β-内酰胺酶具有诱导酶性质。阴沟肠杆菌（*E.cloacae*）、弗劳地枸橼酸杆菌（*C.freundii*）在缺乏 β-内酰胺类抗生素的环境中，Ⅰ 组 β-内酰胺酶的产量很低。但在有 β-内酰胺类抗生素存在的条件下，Ⅰ 组 β-内酰胺酶的产量可显著增高。已证实头孢孟多、头孢西丁、亚胺培南都是 Ⅰ 组 β-内酰胺酶的强诱导剂，可显著刺激 Ⅰ 组 β-内酰胺酶的表达，但亚胺培南对 Ⅰ 组 β-内酰胺酶的敏感性较低。*ampC* 是 Ⅰ 组 β-内酰胺酶的结构基因，其需要在 *ampR*、*ampD*、*ampE* 等调控基因的参与下编码产生 AmpC 酶蛋白。

　　近年来的研究发现，葡萄球菌以及肠道杆菌的许多菌种，都能够产生一类超广谱 β-内酰胺酶（extended-spectrum βlactamases，ESBLs）。ESBLs 包括 SHV、TEM 等共 70 多个成员，其不但能够水解青霉素类以及第 1 代和第 2 代头孢菌素，而且还能够水解第 3 代头孢菌素及氨曲南等单环 β-内酰胺类抗生素，但不能水解头霉素类（头孢西丁）及碳青霉烯类（亚胺培南）抗生素。由于携带 ESBL 基因的质粒常常也可携带氨基糖苷类和喹诺酮类抗菌药物的抗性基因，因此 ESBLs 阳性菌株也常常可同时表达对于氨基糖苷类抗菌药物及喹诺酮类抗菌药物的抗性。

　　（2）氨基糖苷钝化酶（aminoglycoside modified enzymes）：一类能够使氨基糖苷类抗生素丧失活性的酶，常见包括磷酸转移酶（phosphotransferase）、腺苷转移酶（adenylyltransferase）、乙酰转移酶（acetyltransferase）。已发现的氨基糖苷钝化酶有 20 余种，其分别可催化氨基糖苷类各种抗生素的磷酸化、腺苷酰化、乙酰化反应，导致氨基糖苷类抗生素丧失活性。

　　（3）氯霉素乙酰转移酶（chloramphenicol acetyltransferase）：一类能够催化转乙酰基反应、使氯霉素发生乙酰化而丧失活性的酶。氯霉素乙酰转移酶由细菌抗性质粒的基因编码产生，该基因也可存在于转位因子的 Tn9。

　　3. 靶位修饰或亲和力降低　细菌的抗菌药物作用靶位可有多种不同的类型，但各种抗菌药物作用的靶位通常是同菌细胞生理活动密切相关的分子或基团。因此细菌的各种靶位一旦受到抗菌药物的作用，常常可造成菌细胞的代谢活动不能正常进行以及菌细胞的正常结构或功能不能维持，从而可影响细菌的生长繁殖或导致菌细胞死亡。

　　（1）改变核糖体：氨基糖苷类、四环素类、大环内酯类及氯霉素类抗生素分别能够同细菌核糖体的 30S 亚基或 50S 亚基接合，从而抑制细菌蛋白质的合成。细菌的耐药菌株可由于染色体 DNA 基因突变而造成核糖体的 30S 亚基或 50S 亚基结构改变、产生甲基化酶使细菌核糖体中红霉素耐药性相关的 23S rRNA 发生甲基化、编码链霉素耐药性相关的 S12

和（或）16S rRNA 的基因突变造成核糖体蛋白 S12 或 16S rRNA 结构改变等机制，导致抗生素不能与细菌核糖体接合，以致其不能发挥抗菌效应。

（2）改变代谢酶：代谢酶是细菌进行代谢活动和生长繁殖的重要工具，同时也是某些抗菌药物作用的靶分子。细菌的耐药菌株可由于基因突变或基因活性改变，通过改变代谢酶的结构、增加酶产量等机制形成耐药性。例如，喹诺酮类抗菌药物通过与细菌的 DNA 旋转酶结合而发挥抗菌作用，但细菌的耐药菌株可改变其 DNA 旋转酶的结构，造成喹诺酮类抗菌药物不能与之结合而形成喹诺酮耐药性；结核分枝杆菌的利福平耐药菌株染色体上 *ropB* 基因突变，导致 RNA 聚合酶的 β 亚单位结构改变，以致利福平不能同其结合；在细菌的磺胺耐药菌株，PABA 合成酶的活性增加使 PABA 的产生明显增多，二氢叶酸合成酶同磺胺的亲和力则可明显降低。

4. 屏障与外排作用　屏障与外排作用是由菌细胞的抗性基因编码产生的获得耐药性的一个重要机制，其通过改变细胞壁的抗菌药物透过性而形成耐药性。细菌通过细胞壁以十分简单的理化及生物学机制，将其原生质体与外界环境相隔离，并且通过细胞壁屏障与外界环境进行菌细胞内外的物质交换。在革兰氏阴性细菌通过细胞壁进行的菌细胞内外物质交换机制中，构成外膜脂类的流动性以及外膜蛋白质中的孔蛋白是阻止或允许菌细胞内外物质通过细胞壁的主要因素。LPS 能够使外膜的流动性降低，从而降低外膜的通透性。编码外膜蛋白质的基因突变可导致某些外膜蛋白质丢失或比例改变，造成细菌细胞壁的通透性降低。已证实在大肠埃希菌的外膜孔蛋白 OmpC、OmpD、OmpF、PhoE 中，耐药菌株可通过改变 OmpF 与 OmpC 的比例而降低细胞壁对抗生素的透过性；铜绿假单胞菌的外膜孔蛋白主要为 OmpF，其有利于降低铜绿假单胞菌细胞壁的氨苄西林透过性。

已发现许多细菌的耐药菌株还能够通过加强抗菌药物的外排机制表达耐药性，这种外排机制依赖于一种需要能量的"流出泵"将抗菌药物排出菌细胞。已证实可通过外排机制表达耐药性的细菌包括大肠埃希菌、铜绿假单胞菌、淋病奈瑟菌、克雷伯菌、变形杆菌、空肠弯曲杆菌、肠杆菌、沙门菌、金黄色葡萄球菌、表皮葡萄球菌、肺炎链球菌、化脓性链球菌、枯草芽孢杆菌、棒状杆菌、干酪乳杆菌等以及酵母菌，常见形成四环素类、喹诺酮类、大环内酯类、氯霉素类、β-内酰胺类抗生素的耐药性。细菌的外排系统包括五个家族，分别为主要易化子家族或 MF 家族（major facilitator family）、抗性结节细胞分化家族或 RND 家族（resistance nodulation cell division family）、小多药抗性家族或 SMR 家族（staphylococcal multidrug resistance family）、ATP 结合盒家族或 ABC 家族（ATP-binding cassette family）以及多药与毒物外排家族或 MTE 家族（multidrug and toxic compound extrusion family）。各家族的成员都具有转运子（transporter）的作用，一个转运子能够同一个附加蛋白质和一个外膜蛋白质形成复合体，在消耗能量的条件下通过与附加蛋白质与外膜蛋白质连接而将进入菌细胞内的抗菌药物主动排出到菌细胞外。

二、表型耐药性的分子与生化机制

表型耐药性同细菌通过调节其固有的非抗性基因活性、改变菌细胞的结构或生理活性及机制，减弱或逃避抗菌药物的致死性伤害作用有关。

1. 丧失抗菌药物作用的靶位　细菌的某些结构及其合成以及分解代谢与合成代谢活动可由于遭受抗菌药物的干扰而被破坏或暂时放弃，造成细菌因丧失抗菌药物作用的靶位而对该抗菌药物或其他某些抗菌药物的敏感性降低或产生表型耐药性。细胞壁缺陷变异是细菌通过这种被动逃避的机制，逃避抗菌药物伤害的最常见表型耐药性类型。

虽然已有报道细菌的稳定 L 型可由染色体基因突变或基因缺失所致，但尚没有充分的证据能够确定稳定 L 型的形成同任何一个或多个细胞壁合成相关基因的改变或缺失有关。另一种观点认为，细菌稳定 L 型的形成同其胞质膜表面缺乏细胞壁合成相关的起始物或引物有关，因此不论细菌的不稳定 L 型、相对稳定 L 型还是稳定 L 型都属于非遗传型变异。稳定 L 型放弃了细胞壁及其合成代谢活动以及细胞壁相关的几乎各种抗菌药物作用的靶位和（或）代谢机制，能够在不含诱导剂的环境中保持缺乏细胞壁的状态（原生质体或圆球体）和生长繁殖，因此各种细菌形成的稳定 L 型都对作用于细胞壁的抗菌药物的敏感性降低或不敏感。自发形成的或利福平、异烟肼、乙胺丁醇诱导形成的结核分枝杆菌稳定 L 型不但难以自发返祖，而且也形成了利福平、异烟肼、乙胺丁醇等抗菌药物的耐药性。然而各种类型的细胞壁缺陷细菌都保留了重新合成细胞壁和返祖的性质，其一旦重新合成细胞壁返祖，通常可恢复对干扰细胞壁合成的抗菌药物以及其他许多抗菌药物原来具有的敏感性。

2. 代谢活性减弱或停滞　几乎各种抗菌药物都表现为对处于活跃代谢活动和生长繁殖时期的细菌具有明显的抑菌或杀菌作用，因此细菌代谢活动减弱或生长繁殖减缓也是形成表型耐药性的重要机制。细菌常见发生代谢活动减弱或生长繁殖减缓的形式，主要包括细胞壁缺陷、活的非可培养状态、芽孢以及生长繁殖的静息阶段。

（1）细胞壁缺陷：细胞壁缺陷细菌由于丧失了糖酵解获能代谢模式和生长繁殖速度缓慢，常常可表现出对许多抗菌药物敏感性降低的现象。如果按照常规细菌学方法进行药物敏感试验，在通常的时间内常常难以判断细胞壁缺陷细菌是否对该药物敏感。但如果延长培养与观察结果的时间，则可由于某些药物活性衰减或丧失而形成细胞壁缺陷细菌生长的现象。细胞壁缺陷细菌还能够寄生在宿主细胞内缓慢生长繁殖，因此体内药物敏感试验的结果以及体外药物敏感试验结果指导的治疗效果，常常可受到菌细胞寄生宿主细胞的膜屏障作用影响。这一机制也是导致临床常常可见根据细菌药物敏感试验的结果使用 β-内酰胺类抗生素或其他某些抗菌药物对患者进行治疗，可发生治疗效果不理想或停药后患者症状重现（复发）的一个重要因素。

（2）活的非可培养状态：细菌活的非可培养状态（VNS）是细菌在不利于其生长繁殖的环境中形成的一种不能生长繁殖和代谢活动停滞的圆球形态。VNS 细菌既不同于细菌 L 型，也不同于芽孢。VNS 细菌的细胞壁结构既无损伤也没有形成新的结构，并且其表面抗原结构也没有发生改变，而仅仅是表现为圆球形态、代谢活动停滞和在常规条件下培养不能生长繁殖。如果将 VNS 细菌置于适当的培养基内与环境条件下，其仍然可以重新恢复生长繁殖状态。已经发现形成 VNS 的细菌主要是革兰氏阴性细菌，包括大肠埃希菌、肠炎沙门菌（*S.enteritidis*）、宋内志贺菌（*S.sonnei*）、肺炎克雷伯菌、产气肠杆菌、霍乱弧菌、假单胞菌属的菌种、空肠弯曲菌、根癌土壤杆菌等。

细菌活的非可培养状态常见存在于海水、污染的自然水或深海水域中，在实验室内人工模拟海水的含盐溶液中或常规细菌学液体培养基中也可形成细菌活的非可培养状态。将含细菌的溶液放置在 4℃冰箱内一段时间后，再接种于常规细菌学培养基进行培养，可发现这些细菌的形态变为球形，在培养过程中其数量既不会增多也不能进行代谢活动，表现为似乎已经"死亡"的现象。如果在 VNS 细菌的培养物内加入具有抑制 DNA 聚合酶活性和刺激细菌对营养物质吸收作用的萘啶酮酸，可发现 VNS 细菌能够吸收营养物质和生长，但不能够进行分裂繁殖，导致菌细胞的体积明显增大。如果将霍乱弧菌的 VNS 细菌接种于家兔结扎小肠段内，则能够使其复苏和生长繁殖，并且可引起动物肠段内形成积水和充血现象，同时在动物的肠内容物中也能够分离培养出正常的霍乱弧菌。但采用这些方法并不能使其他各种细菌的 VNS 复苏，因此尚难以证实其他更多的革兰氏阴性细菌以及革兰氏阳性细菌是否也能够形成 VNS 以及 VNS 细菌形成的遗传学或分子生物学机制。

细菌的 VNS 通常对外界环境具有较强的抵抗力。用吖啶橙染色计数法证实，在碱性蛋白胨水培养 10 天左右的霍乱弧菌培养物内，可生长繁殖的霍乱弧菌数量显著减少甚至为零，大部分霍乱弧菌均已转变成为 VNS 并且可在培养物内长期存在。在冬季或 4℃冰箱内保存的海水或其他水域环境中的细菌可很快"死亡"，以致用常规细菌学培养方法不能检出有活的细菌存在，但却可证实有大量 VNS 细菌长期存在。细菌的 VNS 在自然界等环境中的潜伏存在，造成了病原体的长期保存，可成为导致传染病发生与流行的重要潜在传染源。

（3）芽孢：芽孢杆菌属（*Bacillus*）和厌氧芽孢梭菌属的菌种在一定环境条件下形成的一种对外界环境具有较强抵抗力性质的菌细胞内特殊结构。芽孢是细菌的休眠形式，其产生过程涉及菌细胞的细胞质脱水与浓缩、合成芽孢壳、合成外衣、代谢酶修饰等生理与生化机制。细菌的芽孢富含吡啶二羧酸钙、通透性降低和代谢活动趋于停滞，因此芽孢对外界理化因素及抗菌药物都具有显著增高的耐受性。产芽孢细菌既可以在人工培养基内以及自然界环境中产生芽孢，也可以在宿主体内产生芽孢。虽然尚没有证据表明细菌在宿主体内产生的芽孢同耐药性有关，但实验室的研究已发现存在于药物敏感试验抑菌圈内的芽孢，可在抗菌药物的作用减弱之后出芽形成繁殖体生长。

（4）生长繁殖的静息阶段：各种细菌在其生长繁殖的过程中，可由于受到外界因素的影响而形成代谢活动和生长繁殖速度暂时减缓的静息阶段。静息状态的细菌对于抗菌药物的敏感性可明显降低，这种情况在结核分枝杆菌尤其明显。

第五节　细菌耐药性的检测与判定

细菌耐药性的检测与判定，不但是临床病原学诊断以及指导选择和使用抗菌药物对细菌感染症进行治疗的最重要依据，而且还关系到对细菌耐药性及其发展趋势的评估、预测、预防等许多方面的问题。因此对于细菌耐药性的检测和判定，应当严格按照有关规定科学地进行，常用方法包括：

一、药物敏感性检测

药物敏感性检测是临床及实验室的细菌学实验最常使用的直接而简便的判定细菌的抗菌药物敏感性或耐药性的方法，常用包括琼脂扩散法和连续稀释法。临床实验室常用的全自动细菌鉴定/药敏分析仪采用连续稀释法，其分别通过比浊法、比色法或荧光法检测和判断分离培养物的生长情况或药物敏感性。

1. **琼脂扩散法**　琼脂扩散法（agar diffusion method）是在接种了待测菌株的琼脂平板上放置含一定浓度抗菌药物的纸片，或在接种了待测菌株的琼脂平板上打孔或挖沟槽并且加入不同浓度的某种抗菌药物，根据抗菌药物扩散所形成抑菌圈或带的直径直接判定细菌药物敏感性的方法。通常使用的方法包括 K-B 法、打孔法、挖沟法。

琼脂扩散法的操作简便、对实验室条件要求不高，而且也有利于取分离培养物的多个菌落或菌株混合测试药物敏感性、肉眼直接观察细菌在固体培养基上的生长现象、观察被筛选的耐药性菌株（参见影印培养）以及被诱导的细胞壁缺陷变异型。在琼脂扩散法的操作过程中，需要注意培养基的营养组成、含量与分布、污染、脱水或干燥，药敏纸片的药物含量与放置方法，细菌的生物学特性及接种方法与剂量、培养条件、观察结果的方法等因素，对试验结果产生的影响。

2. **连续稀释法**　连续稀释法（serial dilution method）是将待测菌株接种于含不同浓度抗菌药物的液体或固体培养基，根据细菌的生长情况判断抗菌药物对于待测菌株的最小抑菌浓度（MIC）和（或）最小杀菌浓度（MBC）的方法。液体连续稀释法是在试管内用液体培养基稀释抗菌药物使其形成一定的浓度梯度，接种一定浓度和剂量的待测菌株和培养后，以肉眼观察细菌生长情况和判定药物对于测试菌株的 MIC。固体连续稀释法是用营养琼脂培养基稀释抗菌药物并且制备形成含一定浓度梯度抗菌药物的琼脂平板或琼脂斜面，接种一定浓度和剂量的待测菌株和培养后，以肉眼观察细菌生长情况和判定药物对于测试菌株的 MIC。如果需要检测抗菌药物对于测试菌株的 MBC，则需要将 MIC 试验中细菌无明显生长的培养物转种于不含抗菌药物的培养基，以肉眼观察细菌的生长情况和判定抗菌药物对测试菌株的 MBC。通常是以能够完全抑制测试菌株生长的药物最高稀释度，作为该药物对该细菌的 MIC。

连续稀释法的操作较琼脂扩散法相对复杂、对实验室条件要求也相对较高、需要使用比浊法观察细菌在液体培养基内的生长繁殖现象和判断其药物敏感性。此方法不利于取分离培养物的多个菌落或菌株混合测试药物敏感性，也不能发现被筛选的耐药性菌株和诱导的细胞壁缺陷变异型。在连续稀释法的操作过程中，需要注意培养基的营养组成、污染、抗菌药物的含药量或活性、细菌的生物学特性与接种剂量、培养条件等因素，对试验结果产生的影响。

3. 全自动细菌鉴定/药敏分析仪法　此法由于具有便于规范化操作、可大批量进行、降低人工操作误差及其成本等优点，已在国内外的临床实验室广泛使用。临床常用的全自动细菌鉴定/药敏分析仪法分别通过比浊法、比色法或荧光法，检测和判断分离培养物的生长情况及其药物敏感性。

全自动细菌鉴定/药敏分析仪法对于细菌药物敏感性的测试原理属于连续稀释法，其将细菌的分离培养物稀释成一定的浓度，取稀释的菌液定量加入含不同浓度抗菌药物的培养板小孔内，放置于仪器内培养，分别通过比浊法、比色法或荧光法检测分离培养物的生长情况，从而判断测试菌株药物敏感性的 MIC。

二、耐药性相关基因的检测

耐药性相关基因或抗性基因检测，是采用聚合酶链反应、核酸杂交、单链构象多态性分析或核酸序列测定的方法，检测待测菌株染色体 DNA 或质粒 DNA 上耐药性相关基因的方法。

1. 聚合酶链反应　聚合酶链反应（polymerase chain reaction，PCR）是体外模拟 DNA 复制的过程与条件，在试管内对模板 DNA 进行扩增的方法。PCR 的基本过程包括对模板 DNA 的热变性、引物与模板的退火及引物的延伸之循环。经过多次的循环以后，可使模板 DNA 的数量增加百万倍以上。使用特定核苷酸序列作为引物，可分别对细菌染色体 DNA 或质粒上的耐药性相关基因进行百万倍的扩增，有利于进行细菌抗性基因的检测与分析。

2. 核酸杂交　核酸杂交是用已知序列的寡核苷酸探针，检测待测核酸中相应碱基序列的方法。在细菌耐药性相关基因的检测方面，常用方法主要有原位杂交法、杂交测序法、基因芯片法。

3. 单链构象多态性分析　单链构象多态性分析（single strand conformation polymorphism，SSCP）是用聚丙烯酰胺凝胶电泳，检测由于构象不同而形成不同迁移率的单链 DNA 的方法。变性 DNA 由于核苷酸序列不同而可在中性的聚丙烯酰胺凝胶中形成不同构象，导致在电泳中可形成不同的电泳迁移率。因此可根据单链构象多态性图谱的特征，检测细菌耐药性相关基因碱基结构改变的情况。

4. 核酸序列测定　核酸序列测定是检测核酸中核苷酸的组成及其排列顺序的方法。核酸序列测定能够有效地检测细菌耐药性相关基因的核苷酸组成及其顺序，可准确地了解细菌基因发生突变的情况。

三、耐药性相关酶检测

耐药性相关酶检测通常根据酶生化反应的原理及其方法，检测某些耐药性相关酶的活性，从而分析和判定细菌的耐药性。β-内酰胺酶是常见检测的耐药性相关酶类，可帮助分析和判定细菌对于 β-内酰胺类抗生素的耐药性。

四、细胞壁缺陷细菌药物敏感性检测

细胞壁缺陷细菌是细菌表型耐药性变异的最常见类型，细胞壁缺陷常常可导致细菌对 β-内酰胺类抗生素以及其他多种类型抗菌药物的敏感性降低。检测细胞壁缺陷细菌及其药物敏感性的常用方法，主要有涂片染色镜检法、高渗分离培养法、非高渗分离培养法、基因检测与鉴定法。

第六节　细菌耐药性的评估和预测

检测细菌药物敏感性的意义，并不仅仅在于了解细菌对多少抗菌药物仍然具有敏感性，而还在于包括对细菌的耐药状态及其发展趋势进行评估和预测。细菌的耐药性具有可变性、交叉性、转移性、扩散性、多重性、诱导性、回复性等特点，因此了解细菌已具有的抗菌药物耐药性，要比了解其仍然具有的抗菌药物敏感性在抗菌药物的选择和使用及其预防和控制的指导方面具有更加重要的意义。

一、细菌耐药性的评估

随着各种抗菌药物的广泛应用以及不规范使用或滥用，已造成了医院内分离的几乎各种细菌对不同抗菌药物都分别具有不同程度的耐药性甚至多重耐药性的严峻情况。因此如果仍然是仅仅满足于了解细菌的药物敏感性而不是耐药性并且依据其选择和使用抗菌药物，这种情况不但可导致难以获得对感染症治疗的良好效果，而且还会进一步促进细菌耐药性的形成、转移与扩散以及耐药菌株的感染。

同细菌的抗菌药物敏感性一样，细菌对于抗菌药物的耐药性也是临床选择与使用抗菌药物的十分重要的依据。换言之，在根据细菌药物敏感性试验的结果选择抗菌药物和处方时，不仅需要关注所测试菌株对于所测试的各种抗菌药物的敏感性及其规律，同时也更应当高度关注所测试菌株对于所测试的各种抗菌药物的耐药性及其规律。就一般原则来说，所测试菌株敏感性高的抗菌药物，应当是首选的抗菌药物。但并不是选择了所测试菌株敏感性高的抗菌药物，在该抗菌药物的应用过程中就必然能够对患者获得良好的治疗效果。造成这种选择和使用高敏药物不能获得理想治疗效果情况的因素，除了实验室操作者的专业素质和工作经验、实验使用的培养基和培养条件、测试菌株的生物学特性、标本的采集和处理方法、药物敏感试验结果的评判标准以及抗菌药物试剂本身的质量之外，还同抗菌药物的理化性质及其在宿主体内的吸收、分布与排泄特点以及患者的病情、病程、组织病理学特征、病变部位、曾经实施的治疗方法、抗菌药物接触史、患者其他生理与病理情况、抗菌药物的种类、抗菌药物的使用方法等密切相关。近年来已有大量体内和体外的研究证实了抗菌药物的种类以及病原菌的种类与性质影响治疗效果的重要性。例如，已证实青霉素类和头孢菌素类能够在体外和体内有效地诱导几乎各种细菌形成 L 型，这些抗生素属于细菌 L 型的高效诱导剂（high efficient inducer）；铜绿假单胞菌、大肠埃希菌、克雷伯菌属的菌种、肠杆菌属的菌种、变形杆菌属的菌种、幽门螺杆菌、淋病奈瑟菌等革兰氏阴性细菌以及葡萄球菌、结核分枝杆菌、芽孢杆菌属的细菌等革兰氏阳性细菌，不但容易自发形成基因型耐药性,而且也可频频通过发生细胞壁缺陷变异或代谢活动减缓机制而形成表型耐药性。这些具有高频发生细胞壁缺陷变异性质的各种细菌,不但可在抗菌药物以及宿主机体免疫因素等的作用下容易形成 L 型,而且在生长繁殖的过程中也常常容易自发形成 L 型。如果在具有高频发生细胞壁缺陷变异性质的细菌感染的同时,又选择使用(尤其是不规范使用)了细菌 L 型的高效诱导剂类抗生素,即使这种抗生素是细菌药物敏感试验的高敏药物,也常常可由于 L 型的自发形成或诱导形成而造成感染症难以有效治愈的情况。

由于细菌耐药性常常具有交叉性,因此某一株细菌一旦对某一类抗菌药物(如 β-内酰胺类、大环内酯类、氨基糖苷类、喹诺酮类等)中的一些或多数抗菌药物形成了耐药性,那么这一株细菌常常容易对剩余的一种或两种仍然敏感的抗菌药物迅速形成耐药性。这一原理导致了一种"交叉耐药性用药"观点的形成,其认为在已经对一类抗菌药物中的某种药物产生耐药性的菌株感染的治疗上,应当避免使用同类抗菌药物中其他任何一种仍然敏感的抗菌药物。虽然关于细菌的耐药性变异及其耐药性评估的重要性已不言而喻,但著者并不赞同以"交叉耐药性用药"的观点否定选择和使用某类抗菌药物中仅存的一种或两种敏感抗菌药物。在化学与生物化学方面,虽然"交叉耐药性用药"的观点也并没有什么可以挑剔的问题。但在细菌学、治疗学及生物学方面,过于强调"交叉耐药性用药"的观点常常可导致在抗菌药物的选择和使用上形成某些局限性或极端性。感染症发生的基本原理是病原体同其宿主之间矛盾的平衡关系受到破坏,即病原体克服了宿主的抵抗力或免疫力并且侵入宿主体内大量生长繁殖和产生毒素等代谢产物,造成宿主的正常生理平衡机能紊乱和发生不同程度的病理反应。感染症治疗的目的则主要是帮助患者消除病理反应和恢复原来的正常生理平衡与机能(治愈),但也可以仅仅是帮助患者机体建立同病原体之间暂时的或长久的新的平衡(好转或缓解)。著者曾采用体外 MIC 和 MBC 的方法,测试了金黄色葡萄球菌、大肠埃希菌、肺炎克雷伯菌及铜绿假单胞菌的头孢唑林、庆大霉素等抗菌药物的耐药菌株在其不敏感的抗菌药物作用下形成生长曲线的特征。结果发现这四种细菌的耐药菌株在含头孢唑林、庆大霉素等不敏感抗菌药物的培养基内,初期生长繁殖的速度可明显减慢以及细菌的数量明显减少,但随后可表现为迅速生长繁殖和数量显著增多的特殊生长现象或生长曲线(图 7-5)。根据耐药菌株在含抗菌药物的培养基内形成的生长规律或生长曲线特征,提示耐药菌株在生长繁殖的初期(迟缓期以及对数期的初期),可由于受到培养基内过剩的活性药物分子作用于细菌靶位,从而表现为代谢活动和生长繁殖减缓甚至发生菌细胞死亡。随后则可由于细菌的药物抗性基因活化与表达增加,导致拮抗酶的产生和释放增多以及抗菌药物衰变和活性分子减少等,使细菌能够更加有效地抵抗或逃避抗菌药物的作用,从而表现为迅速生长繁殖。这一机制如果发生在患者体内,在使用抗菌药物治疗的初期,由于细菌生长繁殖速度的暂时减缓和细菌数量的暂时减少,可有利于宿主机体重新调整其抵抗力或免疫力以及同病原菌之间的平衡关系,从而使机体能够同病原体之间建立起新的平衡,造成患者的症状缓解和形成无症状带菌感染状态或亚临床感染状态。著者通过病原学检查和治疗观察与研究,证实这一机制尤其常见发生于经验性用药治疗的慢性肾盂肾炎患者、慢性前列腺炎及其他生殖器官感染患者、慢性胆囊炎患者、慢性支气管炎患者等。在抗菌药物的帮助下,随着病原体数量的相对减少和患者免疫力的不断增强,一些患者体内残留的病原体也可最终被完全清除,从而使机体的组织或器官恢复正常的生理状态。这一机制也可用于解释为什么体外药物敏感试验为耐药的抗菌药物,在临床的应用中,尤其是在大剂量和长期使用该抗菌药物的情况下,也常常能够产生一定的治疗效果,甚至也可使患者病情明显缓解、好转或治愈。著者认为,经验性选择和长期使用抗菌药物的方法并不可取,因为其不但缺乏病原体药物敏感性的针对性、增加患者的医药费用和造成菌群失调,而且也常常可对患者体内的耐药菌株产生筛选作用和刺激细菌耐药基因的表达,从而可导致耐药菌株扩散和引起患者的耐药菌株感染。根据患者个体的具体情况、药物性质以及病原体的性质与药物敏感性，但绝不是简单地依赖于任何规律或公式，合理使用和选择抗菌药物，通常能够有效地治愈前列腺炎等生殖器官感染以及其他组织器官的感染症。

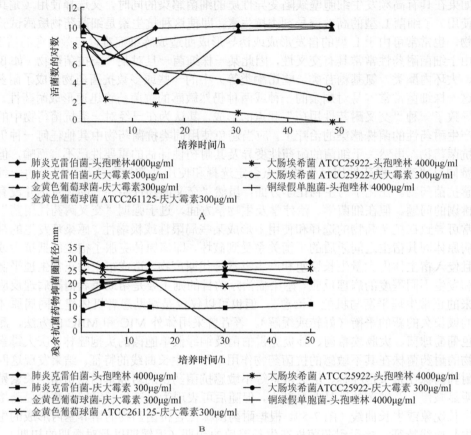

图 7-5　细菌耐药菌株在含抗菌药物培养基内的生长曲线及抗菌药物活性的变化

A. 耐药性细菌在含抗菌药物培养基内的生长规律；B. 不同时间培养物内抗菌药物的活性

　　著者对数百例慢性前列腺炎等生殖器官感染、慢性肾盂肾炎、慢性支气管炎、结核病等感染症患者的治疗及其规律进行的病原学和治疗学研究发现，几乎每一位患者都具有近期接受过多种抗菌药物以及中药或物理方法治疗的经历，在这些患者体内所检出的病原菌的绝大多数也都是耐药菌株或多重耐药菌株。然而通过正确的标本采集和处理、根据药物敏感试验的结果，选择仅存的一种或两种敏感抗菌药物对患者进行规范用药治疗，以病原菌的数量、患者体内抗菌药物的活性、实验室细胞学检查结果以及患者症状的改善情况作为疗效判断的指标，可获得 98% 以上治愈率的效果。著者认为，对感染症患者，尤其是慢性感染症患者的正确临床诊断和标本采集，是影响后续检查以及治疗效果的第一要素。对细菌药物敏感试验结果的观察不仅需要了解测试菌株的药物敏感性，而且更需要了解测试菌株的耐药性以及其他相关的生物学特性。了解测试菌株的耐药性和其他相关生物学特性，可有助于分析和判断该菌株的耐药性发展趋向，以便于在测试菌株敏感的抗菌药物中抉择可能具有最佳治疗效果的药物及其使用方法。例如，某患者 29 岁，临床诊断为慢性前列腺炎，其症状主要包括夜尿 2～4 次、腰骶及小腹部胀痛，曾在国内数个省、市级医院接受过多种抗菌药物的全身给药治疗和前列腺介入治疗。著者利用"尿液-前列腺液-精液法"采集其泌尿生殖系统标本和进行病原体的分离培养，检出表皮葡萄球菌，细菌计数为 4 000 个 CFU/ml。检出菌株的药物敏感试验结果显示其对头孢曲松、头孢哌酮、头孢呋辛、磷霉素、阿米卡星、氧氟沙星、环丙沙星、左氧氟沙星耐药，对头孢唑林、头孢噻肟、米诺环素、万古霉素敏感。推荐使用头孢噻肟 2g/次、静脉滴注和米诺环素 100mg/次、口服，每天 2 次。治疗一周后，患者的症状完全消失，前列腺液、精液标本的细菌及 L 型培养阴性，前列腺液常规细胞学检查结果显示白细胞为 0～2 个/HP、红细胞为 0 个/HP、卵磷脂小体+++/HP，判断该患者的治疗效果为"治愈"。

二、细菌耐药性的预测

经验选择和使用抗菌药物是临床医生对于那些急性感染或重症感染患者进行紧急处理的必要措施之一，其对于缓解患者的症状和挽救患者的生命具有十分重要的意义。然而正确的经验选择和使用抗菌药物，必须以对细菌药物敏感性及其耐药性的正确评估和预测作为基础，其至少应当包括对本地区当前细菌药物敏感性的一般规律、患者本人近期的抗菌药物使用情况及其相关疾病人群的抗菌药物使用情况的了解。应当注意的是，在抗菌药物广泛使用和细菌的耐药性菌株广泛存在的今天，引起某一患者感染的细菌的耐药性并不一定是在该患者体内由于接触抗菌药物后才形成的。许多病原菌在感染其他宿主及其传播的过程中就已经获得了耐药性，病原菌在患者体内生长繁殖的过程中也可自发变异和形成耐药性。因此在临床上常常可见，某感染症患者虽然是极少使用抗菌药物的个体，但病原学检查结果却显示其病原菌具有耐药性甚至多重耐药性。如果仅仅根据抗菌药物的理化性质、抗菌谱及其商品价格而将其划分为"低档""中档"及"高档"类型并且由"低档"逐渐使用至"高档"进行经验选择与使用抗菌药物，甚至又在配伍、剂量和疗程等方面发生抗菌药物的不规范使用，其不但可能造成治疗时机的贻误，而且可造成通过"筛选""诱导"或"驯化"方式促进细菌耐药性形成、扩散、增强以及耐药菌株感染。

虽然一般来说，新一代抗菌药物在抗菌活性、抗菌谱、稳定性、吸收性、宿主体内的分布、毒性作用及副作用等某一个或几个方面，要比其前一代抗菌药物有不同程度的改善。然而自然界细菌耐药性的形成，常常并不一定完全按照抗菌药物研究与生产的世代之规律发展。许多新一代抗菌药物在临床应用不久后，即可发现对其耐药的菌株甚至形成耐药菌株感染。著者认为，造成这种现象的因素主要与抗菌药物的不规范使用有关。新抗菌药物的不规范使用可迅速杀灭对其敏感的菌株，从而筛选出对其耐药的菌株。基础和临床研究发现，对新进入临床应用的抗菌药物形成耐药性的菌株，可对过去使用或长期在临床应用的抗菌药物具有敏感性。一些菌株对某种"高档次"的抗菌药物耐药，但却可对同类"低档次"抗菌药物敏感，例如，对第一代或第二代头孢菌素敏感的细菌，同时可对第三代或第四代头孢菌素敏感；对第一代或第二代头孢菌素耐药的细菌，可对第三代或第四代头孢菌素敏感；但也有许多菌株对第一代或第二代头孢菌素敏感，却可对第三代或第四代头孢菌素具有耐药性。由于细菌的耐药性也同其抗菌药物敏感性一样具有可变性，一般来说，细菌对于长期没有接触的某些抗菌药物常常可恢复其原来的敏感性甚至可具有较高的敏感性，而对于近期频繁使用的抗菌药物则常常可形成耐药性或具有较强的耐药性。例如，呋喃妥因是近年来城市患者较少使用的抗菌药物，喹诺酮类则是使用较多的抗菌药物。著者实验室在 1999 年至 2003 年期间，从肾盂肾炎患者分离的 94 株肠球菌属细菌、大肠埃希菌、克雷伯菌属细菌、枸橼酸杆菌属细菌，对呋喃妥因的总敏感率为 40.4%，对喹诺酮类（诺氟沙星、氧氟沙星、环丙沙星）的总敏感率仅为 33.0%。对于多重耐药以致没有可供选择与使用的敏感抗菌药物的细菌感染者，著者通过要求患者尽可能避免使用任何抗菌药物（其间也可使用清热解毒的中药）并且等待 3～6 个月后，再进行病原学检查时通常都可重新发现该细菌敏感的抗菌药物，使用这些敏感的抗菌药物通常能够治愈患者的感染症。其机制可能同耐药菌株在没有抗菌药物刺激的情况下，其耐药性基因的复制与表达减弱甚至丢失有关。

第七节　细菌耐药性的防制

细菌耐药性的防制（prevention and control of bacterial resistance）是指对细菌形成耐药性及其扩散流行预防和控制的策略与方法。青霉素等抗菌药物的发现和应用，为人类治疗和控制感染性疾病提供了极大的帮助。但细菌耐药性的扩散以及耐药菌株引起感染病例的广泛存在，又给人类治疗和控制感染性疾病造成了越来越大的困难。人类曾希望通过加强对新抗菌药物研究与开发力度的方法，克服细菌耐药性以及耐药菌株感染对人类健康所造成的严重危害。但多年来的实践证实，人类开发新抗菌药物的速度，远远赶不上细菌耐药性形成以及耐药菌株扩散的速度。通过对医院内或医院外患者体内分离出的细菌的耐药性分析与研究发现，细菌形成耐药性甚至多重耐药性以及由于这些耐药性菌株引起感染而造成患者病情加重甚至死亡的报道，已形成了明显增多的趋势。著者从 300 多例前列腺炎、支气管炎、肾盂肾炎等慢性感染症患者体内分离的 544 株各种细菌中，几乎没有发现对各种类型抗菌药物都敏感的任何菌株，但却频频发现了具有多重耐药性的菌株。可见企盼或依赖新的抗菌药物的开发，已经很难有效解决日益严重的细菌耐药性的形成、耐药菌株扩散及其引起感染治疗的问题。

著者认为，防制细菌耐药性形成与扩散的重要措施，应当是通过加强细菌耐药性形成与扩散机制及其对策的研究、正确判断细菌的药物敏感性、加强抗菌药物的管理与合理使用、建立科学的疗效评估体系、妥善处理细菌的耐药菌株以及建立与健全细菌耐药性监测和通报机制等方法，主动"拦截"细菌耐药性的形成及耐药菌株的扩散，而不是仅仅采用被动等待新的抗菌药物的研究、开发和应用的方法，去"追杀"细菌耐药性的形成及耐药菌株的扩散。

一、耐药菌株的来源

细菌等微生物耐药性的形成及其机制已如前所述，自发突变、诱导突变、耐药基因的转移与重组、改变生理状态是细菌等微生物形成耐药性的常见机制。这些不同机制造成的耐药性和耐药菌株，既可在细菌等微生物生长繁殖过程中自然发生和形成，也可被抗菌药物以及其他因素诱导发生和形成，从而造成细菌等微生物的耐药菌株广泛存在于自然界以及宿主体内的微生物菌群中。抗菌药物的广泛使用、不规范使用及滥用，在适当的浓度条件和长期作用下能够诱导细菌等微生物形成耐药性和产生耐药菌株，但其更重要的作用则是从细菌等微生物群体中筛选出耐药菌株和增强了细菌的耐药性程度，使耐药菌株成为微生物菌群中的优势菌群。抗菌药物的不规范使用，能够通过刺激耐药菌株的耐药基因复制、耐药性表达、生长繁殖的机制，促进耐药菌株的扩散以及增加耐药菌株的感染率。在自然界及人类社会活动的条件下，引起人体感染的细菌等微生物耐药菌株的来源主要包括以下方面。

1. **自发突变**　如前所述，生活在自然界及宿主体内的细菌等微生物，在其自然生长繁殖的过程中，可通过抗性基因突变、抗性基因转移与重组、改变生理状态的机制获得耐药性自然产生耐药菌株。这些耐药性突变菌株存在于细菌等微生物的菌群里但难以被发现，其在生长繁殖过程中可将耐药性通过遗传方式传递给子代、通过基因转移与重组的方式传递给其他细菌等微生物，从而造成耐药菌株的数量不断增多和耐药性扩散。

2. **抗菌药物诱导**　细菌等微生物在抗菌药物、核苷类似物、射线、某些化学物质等诱变剂的作用下，可发生基因突变和形成耐药菌株。抗菌药物的使用与耐药菌株形成之间的因果关系，似乎已成为人们最常关注的问题。近年来由于常见关于在自然界环境中检出抗菌药物的报道，这更加造成人们对于抗菌药物的广泛使用和滥用所造成的细菌等微生物形成耐药性的进一步忧虑。抗菌药物在自然界环境中是广泛存在的，这些抗菌药物既可来自生活在自然界环境中的微生物（抗菌药物产生菌）代谢，如青霉属产生的青霉素，头孢菌属（*Cephalosporium*）产生的头孢菌素类，链霉菌属产生的氨基糖苷类，链霉菌属产生的四环素类，芽孢杆菌属产生的多黏菌素类等；也可来自抗菌药物在动物饲料或饲养环境的添加、抗菌药物治疗患者的排泄物、抗菌药物的生产与使用中的丢弃或污染等。

然而实验室研究结果显示，抗菌药物需要在一定浓度、处理时间等条件下，才具有较好的诱导细菌等微生物发生耐药性突变和形成耐药菌株的作用。抗菌药物在人与动物体内，可以通过诱导细胞壁缺陷变异、抑制细菌的生长繁殖和代谢活动、刺激耐药菌株耐药性表达的机制，使细菌对干扰细胞壁合成的抗菌药物以及其他抗菌药物的敏感性降低，但却很少或难以诱导细菌通过基因突变的机制形成耐药性。因此在规范使用抗菌药物治疗的条件下，并不能在患者体内有效地或广泛地诱导细菌等微生物发生耐药性突变和形成耐药菌株。

3. **抗菌药物筛选** 如前所述，耐药菌株广泛存在于自然界环境、人与动物体的细菌等微生物菌群中。这些在患者体内隐匿于细菌等微生物菌群中的耐药菌株，在医院通常的常规细菌学检查中难以或不能被发现和检出。然而在使用抗菌药物治疗的过程中，不论是规范使用抗菌药物，还是不规范使用抗菌药物，都常常可由于杀死了敏感菌株而筛选出其中的耐药菌株，从而成为耐药菌株来源和发生耐药菌株感染的一个重要机制。

4. **耐药菌株感染** 对于患者个体来说，来自外界环境或其他人体的耐药菌株引起感染，是发生耐药菌株感染的一个常见方式。由于耐药菌株的广泛存在，尤其是在患者身体及其排泄物内、医院物品及医护人员身体表面、自然界环境中的广泛存在，耐药菌株可通过多种不同的方式与途径传播，使一些患者在首次感染或发病之初即可发生耐药菌株感染。

二、加强细菌耐药性形成与扩散机制及其对策的研究

细菌耐药性的形成与扩散涉及遗传学、生物化学、分子生物学、细胞生物学、药理学、治疗学等方面的多种复杂的机制，几乎任何一个学科的某一个或一些环节的忽略，都可能导致有利于细菌耐药性形成和耐药菌株扩散条件的形成。因此，加强对于同细菌耐药性形成和耐药菌株扩散相关的各学科环节、流行规律与特点及其防制策略的研究，将有利于针对细菌耐药性的形成与耐药菌株扩散的主动防制体系的建立。

三、正确判断和评估细菌的药物敏感性

正确判断和评估细菌的药物敏感性，是指导选择和使用抗菌药物以及防制细菌耐药性形成和耐药菌株扩散的重要的和基本的环节之一。反之，在细菌药物敏感性不适当判断和评估的指导下，选择和使用抗菌药物进行治疗，则是造成细菌耐药性形成和耐药菌株扩散的重要的和常见的因素之一。

临床通常是根据琼脂扩散法（K-B法）中抑菌圈直径或连续稀释法中MIC或MBC来判断和评估细菌对某种抗菌药物的敏感性或耐药性，就常规细菌学的一般情况来说其也无可非议。但抗菌药物对于细菌代谢活动和生长繁殖的抑制作用、对细胞壁缺陷变异的诱导作用以及细菌产生芽孢，常常可导致常规细菌学方法判断和评估的细菌药物敏感性发生失误甚至错误。在抑菌性抗菌药物的作用下，细菌可由于代谢活动或生长繁殖的速度减缓而表现为抗菌药物敏感性降低或形成"不真实的"药物敏感性。在β-内酰胺类等干扰细胞壁合成的抗生素以及其他某些抗菌药物的作用下，细菌可由于发生细胞壁缺陷变异而逃避抗菌药物的作用和形成常规细菌学方法不能检出的潜在细菌，从而影响药物敏感试验结果的真实性。

王和等报道，金黄色葡萄球菌、表皮葡萄球菌、蜡样芽孢杆菌、结核分枝杆菌、淋病

奈瑟菌、大肠埃希菌、铜绿假单胞菌、普通变形杆菌等细菌，分别在 β-内酰胺类、氨基糖苷类、氯霉素类及大环内酯类抗生素或利福平、乙胺丁醇、异烟肼、喹诺酮类抗菌药物的抑菌圈内以及 MIB 或 MBC 培养物内，都能够检测到细菌 L 型的存在。细菌 L 型广泛存在于常规细菌学方法的药物敏感试验培养物内的现象，造成了抑菌或杀菌作用的假阳性或假敏感结果，可导致对细菌的药物敏感性产生错误判断与评估。

因此，对于细菌药物敏感性的正确判断和评估，不但应当注意琼脂扩散法试验中形成抑菌圈的大小、形态、整洁度以及连续稀释法试验中药物的稀释度、培养物的澄清度及生长现象等情况，而且还应当考虑到可能存在的细菌特殊存在形式（细胞壁缺陷细菌、芽孢、活的非可培养状态、生长繁殖减缓的静息状态细菌）对试验结果产生的影响。

四、加强抗菌药物的管理与规范使用

抗菌药物的管理属于药政管理工作的范畴，涉及抗菌药物的生产、销售、保藏、使用等多个环节，以保证抗菌药物的优质、安全和有效使用为目的。使用抗菌药物的基本原则及其目的，是抑制或杀灭患者体内引起疾病的病原体而不是任何病原体，从而帮助患者恢复健康。因此抗菌药物的规范使用，首先需要具有明确的病原学诊断以及严格的病原体药物敏感结果以针对性地选择抗菌药物，再根据患者的病理与生理特征、抗菌药物的性质、病原体的生物学特性等，进行合理配伍与施用。

1. **正确选择**　抗菌药物的选择开始于对细菌等病原体分离鉴定及其药物敏感试验报告的阅读。一般来说，抗菌药物的选择与使用并不存在任何"可规律化"的或"可公式化"的程序以及"主要"与"次要"之等级区分，而是对患者个体及其病原体具体特征具有针对性或独特性。因为某一个或一些因素对于某一患者及其病原体可能并不成为影响抗菌药物选择与使用的因素，然而对另一患者或另一种甚至另一株病原体则该抗菌药物可能不适宜使用、不能使用或形成无效应用。

对于细菌等微生物的药物敏感试验报告的阅读，既需要注意细菌等病原体的生物学特性及其药物敏感性的情况与规律，也需要注意细菌耐药性的情况与规律，绝不可偏重或摒弃三者中的任何一个方面。在根据病原体的生物学特性及其药物敏感试验结果选择抗菌药物时，需要注意以下问题。

（1）病原体药物敏感性与耐药性：病原体的药物敏感性及其规律是选择抗菌药物的根本依据和首要的基本原则，病原体的耐药性及其规律则同抗菌药物的使用剂量与方法有关。在一般情况下，医生通常并且应当是在病原菌敏感的各种抗菌药物内选择某一种或某一些药物，参考病原菌的耐药性情况与规律，决定所选抗菌药物的种类及其具体使用剂量、方法、疗程与配伍。

（2）病原体的生物学特性：不同的病原体具有不同或不完全相同的生物学特性，这对抗菌药物的选择与使用及其治疗效果同样会产生重要的影响。例如，结核分枝杆菌、丝状真菌具有生长繁殖缓慢的生物学特性，结核分枝杆菌还可自发地或在抗结核药物诱导下形成 L 型，丝状真菌也可形成代谢活性与生长繁殖减缓的孢子相，以致对药物的敏感性降低；大肠埃希菌、肺炎克雷伯菌等肠道杆菌生长繁殖迅速，并且容易自发地或在抗菌药物诱导下形成细胞壁缺陷变型并且也容易自发返祖，从而可引起严重的临床表现以及对作用于细胞壁的抗菌药物敏感性降低和引起疾病的"无菌性缓解"与复发；克雷伯菌属的菌种、葡萄球菌属的菌种、肠球菌属的菌种、奈瑟菌属的菌种等细菌常常存在耐药菌株，这些耐药菌株可在抗菌药物治疗的过程中被筛选出来，造成"治疗无效"的假象。

（3）抗菌药物作用机制与毒副作用：不同种类的抗菌药物是通过不同的药理学机制，选择性抑制或杀灭药物敏感的病原体。不同种类抗菌药物的抑菌或杀菌效果，也可受到病原体种类及其生物学特性、药物敏感性程度、抗菌药物使用方法等因素的影响而产生不同的治疗效果甚至毒副作用。因此医生对于某一种或某一些抗菌药物的最终抉择与使用，应当是建立在明确细菌敏感性与耐药性的基础上，至少还需要包括对抗菌药物的药理学特性与使用方法、患者的生理与病理特征及其治疗史、病原体的特性等诸方面因素的综合考量。

（4）患者生理和病理特征：患者不同的年龄、生理状态、疾病特征、病史与治疗史等生理学和病理学特征，都可对抗菌药物的使用及其疗效产生影响。

（5）抗菌药物使用方法及其他因素：口服、肌内注射、静脉注射，是实施抗菌药物治疗的最常用方法。根据药理学和药物动力学的基本原理，按照药物说明书推荐的剂量和方法，临床以不同途径与方法使用的抗菌药物都可以达到有效血药浓度和良好治疗效果。不同的给药途径与方法，可由于患者个体的生理与病理特征、工作性质、生活居住地等方面差异而影响其选择和实施。因此，医生对于某一种或某一些抗菌药物的选择和使用，还常常需要考虑包括商品价格、病原菌的生物学特性与数量、患者的生理与病理状态、感染部位及其组织病理学特征、治疗史与药物毒副反应史、工作与生活情况等方面的相关因素。

2. 合理配伍　抗菌药物的配伍是在某种必要条件下的一种选择，抗菌药物的合理配伍不但是防制细菌耐药性形成和耐药菌株扩散的重要措施，而且对于缩短疗程和降低药物对患者机体的毒性作用或副作用也具有重要的意义。抗菌药物的合理配伍不但应当注意不同药物药理学与药物动力学等特性及其相互之间的协同作用与配伍禁忌，而且也需要注意根据病原菌和（或）抗菌药物的特性选择对于细胞壁缺陷细菌的形成具有防止或杀灭作用的药物。例如，对于容易形成细菌 L 型的病原菌引起感染的治疗，如果需要使用 β-内酰胺类抗生素以及其他作用于细菌细胞壁的抗菌药物，则需要考虑选择干扰细菌蛋白质或核酸代谢的药物进行配伍使用。使用一线抗结核药物（利福平、异烟肼、乙胺丁醇）治疗结核分枝杆菌感染时，常常需要注意选择作用于结核分枝杆菌 L 型的药物（如喹诺酮类、大环内酯类等药物）进行配伍使用。在对所使用的抗菌药物具有明显耐药趋向的病原菌引起感染的治疗时，也需要注意选择作用于细菌其他代谢环节的抗菌药物进行配伍使用。

3. 合理施用　抗菌药物的合理施用主要包括抗菌药物的种类、剂量、给药途径与方法、疗程的选择以及疗效评估。一般来说，对于容易发生耐药性变异的各种细菌，如葡萄球菌属菌种、结核分枝杆菌、棒状杆菌属菌种、奈瑟菌属菌种、肠球菌属菌种、假单胞菌属菌种、肠道杆菌菌种等，如果仅仅根据通过对细菌药物敏感性的回顾性调查所获得的一般信息及其规律，制订的"抗菌药物使用规则或公式"（即所谓的首选药物或一线药物、二线药物、三线药物）进行经验性使用抗菌药物，这只能作为药物敏感试验结果尚未出来之前的应急之策。因为某一株细菌如果对某种抗菌药物已经具有耐药性，继续使用（尤其是大剂量使用）该抗菌药物虽然可能通过暂时抑制病原菌生长繁殖速度的机制使患者的病情缓解，然而其不但容易造成疾病的慢性过程和反复发作，而且还将产生促进细菌耐药性的形成、转移和扩散以及造成耐药菌株的选择性过度生长、扩散和感染等更加严重的后果。在引起感染，尤其是引起慢性感染的细菌群体内，常常可能存在中介敏感性或耐药性的菌株。例如，著者对前列腺炎等男性生殖器官感染症患者的病原学研究结果显示，对从这些患者前列腺液和精液标本内分离检出的相同菌种的不同菌株分别进行药物敏感试验，常常可发现在来自相同和不同标本的不同菌种和不同菌株之间，其药物敏感性常常可具有不同程度的差异。这表明慢性感染症患者，可发生不同菌种、菌型或菌株的混合感染或复数菌感染，患者在曾经接受的抗菌药物不规范治疗过程中，可造成感染菌群内的耐药菌株筛选或形成耐药性变异菌株。

由于细菌耐药菌株的广泛存在以及抗菌药物的筛选作用，在治疗后的患者病灶组织器官内残留的病原菌常常是具有耐药性的菌株。这些耐药菌株既可以在继续使用其不敏感的抗菌药物治疗过程中生长繁殖，也可在停止使用抗菌药物之后大量生长繁殖，从而引起患者病情的加重、复发和形成耐药菌株感染。因此对于抗菌药物治疗后患者的病原学复查尤为重要，其有助于发现被筛选出来的耐药菌株及其敏感的其他抗菌药物，从而指导进一步的治疗和消除这些耐药菌株。

五、建立科学的疗效评估体系

疗效评估或疗效判断，是对施用于患者的治疗方案、药物、方法及其在患者身体所产生的生理与病理效应进行评估和预测的方法与策略。科学的疗效评估体系不但有助于对患者治疗情况的近期效果进行评估，而且也有助于对患者治疗情况的远期效果进行评估。

临床对于感染症患者治疗效果的判断主要分为无效、缓解、好转、治愈或死亡，在治愈中又可分为临床治愈与实验室治愈。临床治愈通常以患者的症状和体征改善作为主要判断依据，实验室治愈则具有更加严格和深入的判断指标与依据。实验室治愈是在患者的症状与体征改善的基础上，以细胞学、病理学、血液学或生物化学等指标基本恢复或完全恢复正常、常规细菌学三次分离培养阴性和（或）血清学检查阴性，作为判断的指标与依据。在现代细菌感染治疗学的疗效判断中，还需要增加细菌 L 型的分离培养阴性和（或）分子生物学检查阴性，作为其疗效评估的指标与依据。但在实际工作中，常常可由于患者在生理与病理状况、经济条件和与工作性质、病史、治疗史以及使用的药物及其方法、病原体的性质、医疗健康基本知识等方面的差异，不得不选择和使用疗效评估体系的部分项目对特定的或具体的患者个体进行疗效评估。

在感染症以及其他许多疾病的疗效判断方面需要注意的是，患者的疾病是否缓解、好转甚至治愈，通常是由患者自己主动或首先告诉医生，而不是由医生主动或首先告诉患者。对于疾病所造成的身体不适或痛苦，只有患者自己才具有更加真实的感受和切身体会。除非由于某种目的、企图或恐惧，否则几乎不会有任何具有正常心理或理智的人，能够希望在自己提供经费但没有任何不适或疾病的情况下，要求或接受可造成自己身体不适甚至伤害的任何治疗。对于感染症治疗效果的判断，医生的职责只是根据患者对于其自身疾病（症状）的描述（主诉），给患者做进一步的相关检查或检查指导，以获得患者的疾病体征和帮助患者证实其对于疾病好转或治愈的主观感觉是否正确。在对患者实施治疗的过程中或疗程之后，医生应当根据其对于患者疾病的诊断以及患者自己的主观感觉，通过直接对患者进行物理检查或提出进一步检查的项目与方法，对患者做进一步的实验室检查和（或）影像学检查，最后根据各项检查结果的综合分析证实患者的主观感觉是否正确，判断其疾病是否好转或治愈。根据著者对前列腺炎患者的治疗观察与研究结果，可见绝大多数前列腺炎等生殖器官感染以及其他感染性疾病患者对于其疾病转归的感受同实验室检查结果具有完全的一致性或符合性。然而也可有少数患者，虽然自我感觉良好，但实验室检查结果显示其仍然存在病原菌感染的情况，这些患者通常需要继续进行抗感染治疗。还有极少数患者，可由于心理因素、曾接受的不适治疗方法（如前列腺局部注射、尿道插管等介入治疗）以及严重或长期感染等所造成的局部组织损伤等原因，在实验室检查结果完全恢复正常后，仍然具有会阴部不适、腰骶部不适或排尿不适等症状。对于这些仍然具有自我症状的患者，需要通过进一步的相关检查，以排除可能存在的潜在致病因素或疾病，必要时可给予心理治疗和机能恢复治疗，但绝不是抗感染治疗或抗菌药物的预防性使用。

六、妥善处理耐药菌株和抗菌药物污染物

近年来国内外已有大量文献报道，各种细菌等病原体的耐药菌株及其引起的感染性疾病都在逐渐增多，耐药菌株感染导致患者病情加重甚至死亡的病例也频频发生。耐药菌株携带的耐药基因常常具有可传递性质，其不论在菌细胞内还是游离于外界环境中，都可通过遗传、接合、转化或转导机制中的一种或多种方式在细菌群体内传递和转移，从而造成

耐药性的广泛扩散。因此高度重视耐药菌株及其污染物的正确处理、重视抗菌药物污染物的正确处理而不是随意丢弃，同样也是预防和控制细菌等病原体的耐药性形成与转移以及耐药菌株扩散的重要措施之一。

1. 耐药菌株的处理　由于细菌耐药性的可传递性与扩增性以及耐药菌株所致感染的严重性，对于耐药菌株，尤其是多重耐药菌株感染患者，不但应当给予与重症患者一样的高度重视，而且对于患者的排泄物、标本及实验室的分离培养物，原则上都应当采取积极有效的甚至在必要情况下还应当是极端的方法进行处理。例如，加强对耐药菌株感染患者的排泄物（尿液、痰液、脓液、坏死组织）及其污染物（敷料、用具等）的管理和处理，加强密切接触患者及其标本的医护人员和实验室人员的无菌操作与生物安全观念以及防护措施，加强对病原菌感染尤其是通过呼吸道、消化道等容易形成广泛扩散与传播途径感染的患者的隔离措施、加强对患者的疗效评估和病原学监测、严格遵循抗菌药物规范使用的原则与方法。对于耐药菌株或多重耐药菌株感染患者，不论其症状是否严重，都应当严格根据病原菌的药物敏感试验结果选择抗菌药物，并且及时进行严格的抗菌药物规范使用和治疗。对于那些由多重耐药菌株感染导致没有抗菌药物可供选择与使用的患者，在患者病情允许的前提下，应当暂时停用抗菌药物，必要时可给予中医药辨证治疗。对这些患者停止使用抗菌药物 3～6 个月或更长时间后，可根据病原菌的药物敏感试验结果合理选择抗菌药物和进行规范的使用与治疗。

2. 抗菌药物污染物的处理　抗菌药物被认为是细菌等病原体形成耐药性和造成耐药菌株扩散的最常见和最直接的因素，因此加强抗菌药物的管理和规范使用以及抗菌药物污染物的处理，也是防制细菌等病原体耐药性形成与扩散以及耐药菌株感染的一个重要措施。

如前所述，自然界环境中的抗菌药物主要来自微生物的代谢产物、动物饲养的添加、患者的排泄物、抗菌药物生产与使用中的丢弃或污染。在这些造成自然界抗菌药物污染的因素中，动物饲养添加和患者排泄物可通过制订相关的政策及管理措施予以控制。然而，对于动物饲养添加抗菌药物、住院患者治疗期间的抗菌药物污染排泄物（尿液、粪便、痰液等）、抗菌药物生产与使用中的丢弃或污染（发酵罐及其清洗液、发酵残留物、抗菌药物容器及其清洗液等），虽然可通过国家主管部门的相关政策和措施进行有效管理和控制，但对于门诊患者治疗期间的抗菌药物污染排泄物的管理和控制，却仍然是一个十分困难的和有待解决的问题。

七、建立与健全细菌耐药性监测和通报机制

细菌耐药性监测与通报机制是对医院内和医院外分离的病原体耐药性的状况、规律及其发展趋势进行及时监测、报告和预测的网络系统。虽然各地的疾病控制中心已经建立了对医院内细菌耐药性的定期监测与报告体制，但在医院的科室与科室之间、医院与医院之间、医院与疾病控制中心之间建立可自助查询与通报的细菌耐药信息周报或月报而不是年报的网络系统，将更加有利于临床及时了解细菌耐药性的状况、动态和发展趋向，对于指导临床选择和使用抗菌药物以及主动防制细菌耐药性的形成以及耐药菌株的扩散具有重要的意义。

计算机技术及其应用的发展导致许多学科建立或形成了数字分析系统或数字化分支学科，数字生物学（digital biology）的概念也于 1999 年由美国学者（NIH Working Group on Biomedical Computing）首次提出，计算机的原理和技术目前已在生物学的许多领域得到了应用。虽然在微生物学领域尚未发现任何明确的"数字微生物学"以及其他相关的名词或概念，但微生物分类学的数字化分析与鉴定系统也在微生物学基础研究领域以及临床病原学诊断工作中应用了很多年。著者及同事于 20 世纪 90 年代末开始对计算机在微生物学领

域的应用进行研究，其中即包括了采用计算机的基本原理和技术，对各种常见病原性细菌形成耐药性的分布、规律及其未来的发展进行分析和预测。通过建立"数字微生物学"（digital microbiology）或者"细菌耐药性数字管理与分析"（digital management & analysis for the drug-resistance of bacteria，DMADB），将能够更加有利于人类对细菌等微生物的生物学特性、遗传与变异、演变以及耐药性的形成及其规律等进行高效分析和科学预测，同时也能够为临床医生选择和使用抗菌药物提供具有历史性和广泛性意义的科学性指导，而不是过去那种仅仅具有个人性或局部性意义的经验性指导。

第八章 抗菌药物与治疗学

　　抗菌药物是临床治疗感染性疾病最常使用的药物，也是常见不规范使用或滥用的药物之一。各种不同的抗菌药物能够选择性地作用于不同微生物或寄生虫的不同代谢环节，以微小的剂量抑制或杀死宿主体内的敏感病原体，但不能抑制或杀死这些微生物或寄生虫的耐药性菌株。抗菌药物的发现及其合理使用已帮助人类有效治疗和控制了许多严重的感染性疾病，但抗菌药物的不规范使用或滥用，已造成越来越多的耐药菌株被筛选出来和成为优势菌群，以致耐药菌株广泛扩散和引起严重的或难以治疗的感染。在前列腺等男性生殖器官感染性疾病的治疗上，抗菌药物是最重要的药物，但不是唯一的药物。抗菌药物的合理使用或规范使用，能够有效地清除患者体内感染前列腺等生殖器官的敏感病原体，但患者生殖器官感染相关的其他疾病，如机能紊乱或障碍、组织病理学损害等，则需要使用其他适当的药物与方法进行治疗。

第一节　抗菌药物与治疗学的基本概念

　　1. 抗菌药物　　抗菌药物（antimicrobial drugs）是指一类能够选择性地抑制或杀灭宿主体内细菌等病原微生物的化学药物。狭义的抗菌药物是指能够选择性地抑制或杀灭病原性细菌的化学药物，广义的抗菌药物则是指能够选择性地抑制或杀灭病原性细菌等原核细胞微生物、真菌、病毒以及肿瘤细胞、寄生虫的化学药物。

　　抗菌药物用于治疗由细菌等病原体所引起的感染症，主要包括抗生素（antibiotics）和化学合成治疗剂（synthetic therapeutical agents）。根据各种抗菌药物的临床主要或寻常用途，也将其进一步划分为：①用于治疗非抗酸菌等原核细胞微生物感染的"抗菌药物"；②用于治疗抗酸菌感染的"抗结核药物"；③用于治疗病毒感染的"抗病毒药物"；④用于治疗真菌感染的"抗真菌药物"；⑤用于治疗寄生虫感染的"抗寄生虫药物"；⑥用于治疗肿瘤的"抗肿瘤药物"等。此外，天然药物（natural medicine）中的某些植物（或称为中草药，Chinese medicine）也具有直接选择性抑菌或杀菌的作用，因此也属于抗菌药物的范畴。由于对绝大多数抗生素和化学合成治疗剂的性质、结构及其药物代谢动力学已获得了深入的了解，并且容易进行工业化提取或制备以及使用较方便等原因，抗生素和化学合成治疗剂已成为临床上最常使用的抗菌药物，同时各种抗菌药物也是临床上最不规范使用的或滥用的药物。

　　2. 治疗学　　治疗学（therapeutics）是医学的一个分支学科，是研究对疾病进行治疗的策略与方法。治疗学的目的与任务，是采用药物以及其他方法，去除引起疾病的原因（病因）、消除患者的症状、改善患者组织或器官功能的不平衡状态、恢复患者机体的生理机能、增强患者机体的一般健康状况。抗菌药物是感染症治疗中最常使用的和最重要的药物之一，抗菌药物的规范使用是治愈感染症最重要的基本因素。

　　抗菌药物只能选择性地作用于那些药物敏感的微生物或寄生虫，通过不同的机制抑制或杀死敏感微生物或寄生虫。使用抗菌药物的目的是清除感染人或动物体内引起疾病的病原体，而不是其他任何微生物与寄生虫或未知的微生物与寄生虫。

　　3. 男性生殖器官感染的治疗学　　细菌等微生物感染是引起前列腺炎等男性生殖器官炎症的最常见病原因子，这些生物性病原因子常常在宿主的前列腺等组织或器官内生长繁殖和引起不同程度的炎性病理反应以及感染性疾病或感染症。包括前列腺炎在内的人体各种炎性疾病或炎症，仅仅是人类诸多疾病中的一种类型，各种炎症及其不同程度的炎性病理反应可广泛存在其他多种不同的病理损害以及引起其他多种疾病的继发形成。前列腺炎等感染症是病原体同宿主免疫之间相互作用及其矛盾的表现，感染症的发生既决定于病原体对宿主致病的性质，也决定于宿主抵抗病原体感染的能力或免疫力。在病原体方面，引起疾病的因素主要同该病原体的毒力、侵入宿主机体的数量、侵入宿主的门户与到达部位有关。在宿主方面，疾病的发生与发展则同宿主机体的生理状态和免疫力有关。如果具有足够数量和毒力的病原体侵入人体并且到达宿主适当的部位生长繁殖和产生毒素等毒性代谢产物，常常可以克服宿主机体的免疫力而造成宿主正常的生理平衡机能紊乱与组织损伤从而引起宿主发生疾病。也有许多毒力较弱的病原体虽然感染人体但通常并不引起宿主发生疾病，这些感染宿主的病原体可迅速同宿主建立平衡关系，以致其能够长期寄生在宿主体表或体内的特定部位，从而成为宿主的正常菌群或使宿主形成亚临床感染带菌状态。但如果宿主抗感染的抵抗力或免疫力降低、菌群失调、正常菌群寄居部位改变、宿主局部组织的微环境改变，可造成正常菌群同宿主之间的平衡关系破坏，可有利于正常菌群中的某些条件致病性病原体大量生长繁殖，从而引起宿主发生显性感染或感染性疾病。因此前列腺炎等感染症治疗的基本原则是使用抗菌药物等药物或方法，杀灭侵入宿主体内和引起疾病的病原体或抑制其生长繁殖，从而帮助机体恢复正常的生理平衡与修复受损伤的组织，或者帮助宿主建立与病原体之间新的平衡。感染症的治疗仅仅是治疗学的一个部分，虽然抗菌药物及其使用是治疗感染症的重要药物和方法，但绝不是唯一的药物和方法。

前列腺等男性生殖器官感染性炎症或疾病的发生，既可由外界的病原体侵入（外源性感染）所致，也可由患者自身体内的正常菌群中某些条件致病性病原体大量生长繁殖与扩散（内源性感染）引起，其中尤以条件致病性病原体引起的慢性前列腺炎等生殖器官慢性炎症最为常见。由于正常菌群同宿主之间平衡关系的破坏，正常菌群中的某些成员扩散进入前列腺等男性生殖器官和引起前列腺等生殖器官组织的感染性炎症反应以及其他疾病，是前列腺等生殖器官疾病的最常见类型。在抗菌药物不规范使用的情况下，也可由于人体尿道等生殖器官内的正常菌群之间的平衡关系破坏，从而造成正常菌群中的某些成员大量生长繁殖和扩散导致感染前列腺等生殖器官。因此对于前列腺炎等生殖器官感染症的治疗，也同其他各种感染症的治疗一样，抗菌药物是最重要的药物，合理选择和规范使用抗菌药物则是有效治愈前列腺炎等男性生殖器官感染的重要保障之一。

长期以来，在关于使用抗菌药物治疗前列腺炎的许多文献报道中，并非偶然的有时甚至是更为常见的情况是在经验性使用抗菌药物治疗之后，并不能够有效地使患者的病情缓解或使感染症治愈。这些频频发生的不理想治疗效果或治疗无效情况，造成人们开始怀疑前列腺外途径给予的绝大多数抗菌药物是否能够进入前列腺等男性生殖系统的器官内，并且由此将"前列腺的药物透过性"认为是造成前列腺炎等男性生殖系统器官感染症难以治愈的主要的原因甚至是唯一的原因。然而王和对于前列腺炎动物和前列腺炎患者的病原学和治疗学研究证实，不论是前列腺内途径给药还是前列腺外途径给药，几乎各种抗菌药物都能够有效地进入感染性前列腺炎的前列腺组织及其分泌液内，并且有效地抑制或杀灭患者前列腺内的病原体，从而使患者的病情得到缓解及其感染症得到治愈。王和等报道，通过对慢性前列腺炎等男性生殖器官感染症患者的病原学调查与分析以及前列腺液与精液抗菌药物活性的研究发现，前列腺炎等男性生殖器官感染症常常可由多种不同种类的病原体混合感染（复数菌感染）以及具有多重耐药性的菌株和通常认为是不致病的或条件致病性的细菌等微生物感染所致。如果根据前列腺病原学检查结果以及病原体的性质及其药物敏感性，选择抗菌药物和进行规范的治疗，即使以常规方法采用前列腺外途径给予的绝大多数抗菌药物，都能够进入急性前列腺炎（acute prostatitis，AP）、慢性前列腺炎（chronic prostatitis，CP）、炎性良性前列腺增生（CP-BPH）等男性生殖器官感染症患者的前列腺等生殖器官内，并且达到较高的抑菌或杀菌浓度，有效地缓解或治愈前列腺炎等生殖器官感染症。通过对 300 多例 AP、CP 及 CP-BPH 患者等男性生殖器官感染症患者的治疗学研究和分析，著者认为在影响前列腺炎等男性生殖器官感染症有效治愈的诸多因素中，主要以病原体混合感染或复数菌感染、病原体耐药、抗菌药物的不规范使用以及细菌 L 型的形成最为重要。因此是否能够有效地治愈前列腺炎等男性生殖器官感染症，不但需要医生对前列腺炎等男性生殖器官感染症的病原学具有充分的了解，而且还需要医生对治疗学与药理学的基本原理以及抗菌药物的合理使用原则具有良好的了解。

第二节　抗菌药物的药理学

药理学（pharmacology）是研究药物防治疾病的作用与应用原理的科学。药理学研究的任务主要是阐明各种药物同机体及病原体之间的相互作用以及药物在机体内的经过与变化的规律和原理，包括药物对机体或病原体的作用规律的药物效应动力学（pharmaco-dynamics）以及机体或病原体对药物的作用规律的药物代谢动力学（pharmacokinetics）。抗菌药物的药理学是药理学的一个部分。

各类抗菌药物，不论是抗生素、化学合成治疗剂还是抗菌天然药物，通常都应当具备以下几个方面的特点：①能够选择性地作用于微生物、寄生虫或某些肿瘤细胞而对宿主或宿主正常细胞无毒害作用或仅具有极微小的毒性作用；②对宿主不是变应原，不应当引起宿主对该药物发生超敏反应；③药物在宿主体内发挥功效之前，不应被破坏、中和或清除；④病原体对该药物不容易产生耐药性；⑤具有明确的化学结构与作用机制。

然而遗憾的是，目前在临床上所使用的各种抗菌药物，尤其是抗生素和化学合成治疗剂，通常难以严格达到上述各项标准。各种抗菌药物对人体都具有不同程度的毒性作用或副作用，即民间流传的所谓"是药三分毒"。各种抗菌药物在不同个体的体内，尤其是在使用方法不适当或药物滥用的情况下，其毒性作用或副作用将会变得更加显著。例如，在肝或肾功能减弱或损害的患者，使用某些抗生素常常可造成迅速发生的肝或肾功能严重损害；某些患者在接受头孢菌素等抗菌药物以及其他某些药物治疗的过程中如果饮酒，可迅速发生一种称为"双硫仑样反应"或"戒酒硫样反应"的药物毒副作用样症状，患者的临床表现主要包括胸闷、气促、心慌、面潮红、血压降低、乏力、多汗、恶心或呕吐、恍惚或产生幻觉甚至过敏性休克。抗菌药物的过大剂量使用或长期使用，将会导致该药物表现出显著的毒性作用或副作用，常见如引起宿主肾脏或肝脏的损伤、导致正常菌群平衡的破坏从而引起菌群失调症的发生等。某种抗菌药物的反复多次使用，在某些具有超敏反应体质的宿主，则可能导致其发生对该药物的超敏反应性疾病，常见如药物性过敏或休克、药物性血细胞减少症等。在感染性疾病的治疗上，如果不是依据对病原体的药物敏感试验结果进行"对因"用药，而是依据患者的临床表现经验性地"对症"用药，则不但常常可导致细菌耐药性的形成与扩散以及耐药菌株的筛选和感染，而且也可造成感染症由急性转变成为慢性或无症状带菌状态甚至形成"难以治愈性疾病"。同抗生素以及化学合成治疗剂比较，抗菌天然药物不但具有直接抑制或杀伤病原体的作用机制，而且还常常可具有调节与增强宿主免疫功能或生理功能的作用机制，因此抗菌天然药物在抗菌作用、毒性作用或副作用等方面均具有更加独特的和更加显著的优势。抗菌天然药物不但能够有效地抑制或杀灭细菌、真菌、病毒甚至寄生虫等病原体，而且其中的许多种类药物在正确使用的情况下，对宿主可具有较少的毒性作用或副作用。某些种类的抗菌天然药物（如小檗碱等）还具有促进细菌质粒丢失或增强抗生素活性的作用，以致抗菌天然药物在治疗微生物感染的应用上展示出了良好的前景，其已受到了国内外医药界的高度重视。

鉴于各类抗菌药物在人体应用的优势及其所具有的对宿主的潜在危害，因此了解抗菌药物的种类及其性质、药物代谢动力学以及细菌或其他病原体耐药性的形成与扩散、形成耐药菌株感染的机制，对于正确选择与使用抗菌药物、减少或避免抗菌药物毒性作用或副作用的产生、获得对细菌等微生物感染症治疗的最佳效果都是非常重要的。

一、抗细菌药物的种类与性质

抗细菌药物（antibacterial agents）也习惯称为抗菌药物，是临床常用于治疗细菌等原核细胞微生物感染的各种药物，包括抗生素和化学合成治疗剂。根据抗菌药物的来源、理化性质、作用机制、使用方法等特性，可将各种抗细菌药物划分为多种不同的类型。在抗菌药物的分类中，常用的分类方法如下。

1. 根据抗菌药物的来源与性质分类　根据抗菌药物的来源与性质的不同，可将各种抗菌药物划分为：①抗生素类；②化学合成治疗剂类；③抗菌天然药物类。抗生素是微生物产生（也可人工合成）的、极微量就具有选择性抑制或杀灭其他微生物或癌细胞作用的天然有机化合物，如青霉素、链霉素、四环素等。化学合成治疗剂或称为化学治疗剂（chemotherapeutic agent）则是指那些只能用人工方法合成的抗菌化学药物，如磺胺、诺氟沙星、氟康唑、呋喃妥因、异烟肼等。天然药物是指具有药用活性的天然植物或由这些天然植物中提取的化合物，其中那些具有抗菌活性的天然植物或由这些植物提取的化合物称为抗菌天然药物（antimicrobial natural drugs），如黄连、黄柏、黄芩、鱼腥草、苦参、板蓝根、大蒜、大青叶、青蒿、除虫菊等植物及其分离提取物。

2. 根据抗菌药物作用的靶位或机制分类　根据抗菌药物作用的靶位或机制，可将各种抗菌药物划分为：①通过抑制细菌肽聚糖合成而抑制细胞壁合成的抗菌药物（如头孢菌素类、万古霉素、磷霉素）；②通过增强细菌细胞膜通透性而导致细胞内化合物外漏的抗菌药物（如多黏菌素、两性霉素、制霉菌素）；③通过破坏细菌核糖体功能而抑制蛋白质合成的抗菌药物（如氯霉素、四环素、红霉素）；④通过与细菌核糖体 30S 亚单位结合而改变蛋白质合成的抗菌药物（如氨基糖苷类）；⑤通过抑制细菌 RNA 聚合酶（如利福平）或拓扑异构酶（如喹诺酮类）而影响核酸代谢的抗菌药物；⑥通过抑制细菌必需酶而干扰代谢活动的抗菌药物（如磺胺类、三甲氧苄二氨嘧啶）。

（一）抗生素的种类及其基本性质

自 1922 年 Alexander Fleming（英国）首次发现青霉素以来，已经有许多种类的抗生素陆续被发现和分离提纯，至今已形成了一个庞大的抗生素家族。早先发现和使用的绝大多数抗生素是由放线菌和真菌的培养物中分离提取的微生物代谢产物，仅极少数适用于临床患者治疗的抗生素是由细菌产生的，如杆菌肽（bacitracin）、多黏菌素（polymyxin）及氨曲南（aztreonam）。杆菌肽分别由枯草芽孢杆菌和地衣芽孢杆菌（*B.licheniformis*）产生，是一种具有环状结构的十二肽抗生素。多黏菌素由多黏芽孢杆菌（*B.polymyxa*）产生，是一种小分子多肽性质的抗生素。氨曲南由葡糖杆菌属（*Gluconobacter*）、醋杆菌属（*Acetobacter*）等革兰氏阴性细菌产生，是一种单 β-内酰胺类抗生素。因此曾对抗生素定义为"微生物产生的天然有机抗菌药物"。然而随着对抗生素化学结构的深入了解以及化学分子合成技术的发展，许多种类的抗生素已经能够通过人工方法进行半合成甚至对其化学结构进行改造，获得了化学性质稳定、抗菌活性强、毒性作用或副作用小、可口服吸收等比天然抗生素更具有显著优点的许多抗生素衍生物，由此大大提高了抗生素的实际使用效果。因此，现代抗生素的概念不仅仅是指由微生物产生的微量就对细菌等微生物、某些肿瘤细胞以及寄生虫具有选择性抑制或杀灭作用的天然有机化学药物，而且还包括了那些由人工合成的具有与天然抗生素相似结构和性质的有机化学药物。

　　已知各种抗生素都是含有不同的环状结构的有机化合物，其中青霉素、头孢菌素、万古霉素、多黏菌素、杆菌肽是最重要的和临床常用的肽类抗生素。由于这些肽类抗生素以及其他各种抗生素的分子质量通常小于 3 000 Da，缺乏免疫原性，以致即使在连续使用的情况下也不能刺激机体产生中和抗体，避免了由此导致的这些抗生素活性丧失情况的发生。根据天然抗生素所具有的不同化学结构，可将其分为 β-内酰胺类、氨基糖苷类、大环内酯类、四环素类、氯霉素类、利福霉素类等种类。各种类型的抗生素都能够通过不同的机制作用于细菌等微生物、某些肿瘤细胞或寄生虫的不同代谢环节，因而其能够在极微小的剂量下就具有显著的选择性抑制或杀灭细菌等微生物、某些肿瘤细胞或寄生虫的作用。

　　1. β-内酰胺类抗生素　β-内酰胺类抗生素（beta lactam antibiotics）是一类在其化学结构中含有 β-内酰胺环（β-lactam ring）的肽类抗生素，包括青霉素类（penicillins）、头孢菌素类（cephalosporins）、碳青霉烯类（carbapenems）、头霉素类（cephamycins）、氧头孢烯类（oxacephems）和单 β-内酰胺类（single β-ring lactam antibiotics）（图 8-1）。

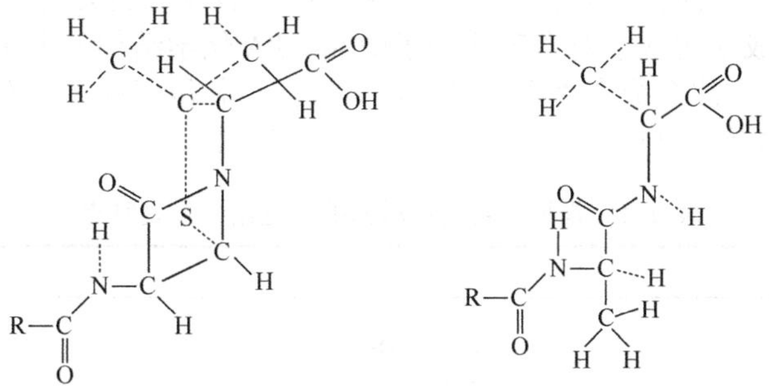

青霉素　　　　　　　　　　　　　　　　D-丙胺酰-D-丙氨酸

图 8-1　青霉素和 D-丙胺酰-D-丙氨酸的结构

　　β-内酰胺环是 β-内酰胺类抗生素产生抗菌作用的重要活性基团，此基团与细菌肽聚糖合成中形成的 L-丙氨酰-D-谷氨酰-L-赖氨酰（或二氨基庚二酸，diaminopimelic acid，DAP）-D-丙氨酰-D-丙氨酸五肽链末端的 D-丙氨酰-D-丙氨酸具有相似的结构，因此其能够在细菌细胞壁合成的第三阶段（肽聚糖交联与形成阶段）同 D-丙氨酰-D-丙氨酸竞争，与细菌的转肽酶和羧肽酶结合，从而抑制这两种酶在细胞壁肽聚糖的交联中发挥正常作用，造成细菌的细胞壁合成障碍和发生细胞壁缺陷，由此导致菌细胞的代谢障碍使菌细胞破裂和死亡。

　　β-内酰胺类抗生素能够诱导各种细菌发生细胞壁缺陷变异和形成 L 型，尤其是在相对较低浓度的条件下很容易诱导细菌形成 L 型，以致细菌对 β-内酰胺类抗生素的敏感性降低或丧失敏感性，成为"获得性非遗传性耐药性菌株"。细菌形成 L 型后，由于生长繁殖速度及代谢活动减慢、致病因素和致病机制改变，可引起疾病的不典型表现和慢性过程。停止使用 β-内酰胺类抗生素后，细菌的不稳定 L 型可重新合成细胞壁而恢复成原来的正常细菌（返祖），可引起疾病的急性或慢性发作。

　　（1）青霉素类：青霉素（penicillin）是人类最早发现和应用于临床的肽类抗生素，由于青霉素具有毒性低、杀菌力强的优点，因此已成为临床上至今仍然广泛使用的抗生素之一。早在 1922 年，Alexander Fleming 就已发现了真菌的不整囊菌纲（Plectomycetes）的青霉属中的青霉菌（P.notatum）能够产生一种对金黄色葡萄球菌的生长具有抑制作用的代谢产物。Haward Florey 和 Ernst Chain 随后成功地将这种具有抗菌活性的产物分离提纯，从此便获得了可在临床上广泛应用的青霉素纯品。天然青霉素主要由青霉属的点青霉菌（P.notatum）、产黄青霉菌（P.chrysogenum）和皮壳青霉菌（P.crustacesum）的培养物滤液中提取获得，包括青霉素 F、G、X、K 以及双氢 F 共五种类型。其中以青霉素 G（苄青霉素，benzyl-penicillin）的产量较高、性质较为稳定和抗菌作用较强，因此其成为临床最常使用的青霉素制品。

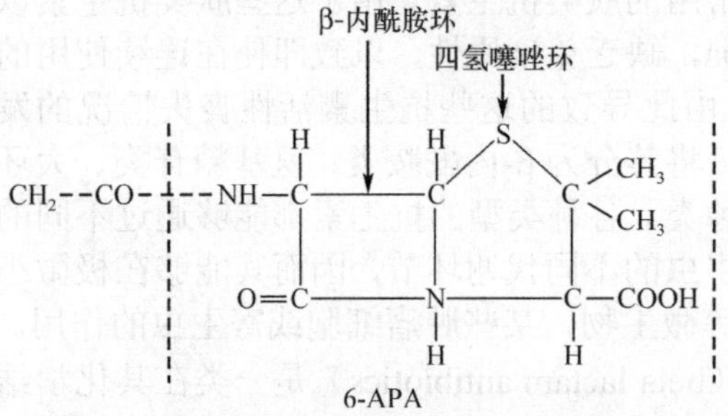

6-氨基青霉烷酸（6-aminopenicillanic acid, 6-APA）是青霉素分子表达抗菌活性的主核结构，含有 β-内酰胺环和四氢噻唑环（thiazolidine ring）（图 8-2）。青霉素的 β-内酰胺环是青霉素抗菌活性的重要基团，其可受 β-内酰胺酶的作用而被破坏并因此丧失其抗菌活性。连接于 β-内酰胺环上的苄基是一种难溶于水的不稳定有机酸，但其成为钾盐或钠盐后，性质较为稳定。青霉素的干粉制品具有较好的稳定性，可保持活性达数年时间。但青霉素的水溶液不稳定，在酸、碱、醇或金属离子的作用下其结构极容易破坏。在室温条件下放置 24 小时后，水溶液中青霉素的抗菌活性可丧失大半。

图 8-2 青霉素 G 的化学结构

自 1959 年首次成功实现了对青霉素分子中 6-APA 化学结构的人工改造或侧链的更换之后，便开辟了人工方法合成青霉素的时代，随后已经获得了许多具有耐酸、耐 β-内酰胺酶、广谱抗菌活性以及可以口服的半合成青霉素（表 8-1）。

表 8-1 常见半合成青霉素的侧链结构及其特点

名称	侧链结构	特点
苯氧甲基青霉素（phenoxymethyl penicillin）	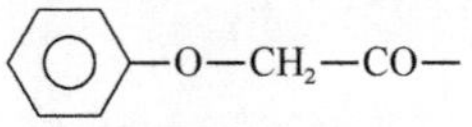	耐酸、可口服
非奈西林（α-phenoxyethyl penicillin）	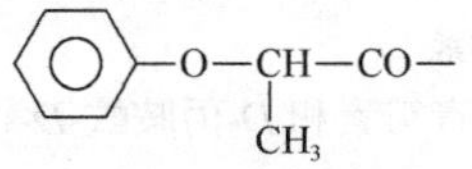	耐酸、可口服
甲氧西林（methicillin）	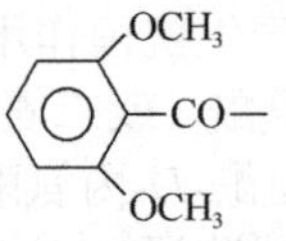	耐酶、不耐酸
苯唑西林（oxacillin）	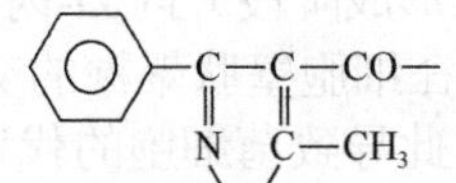	耐酸、耐酶、可口服
奈夫西林（nafcillin）	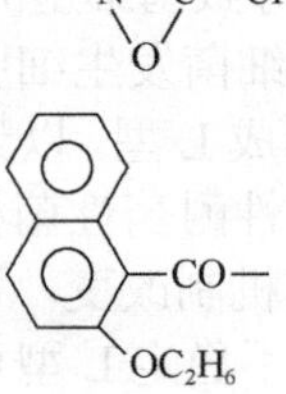	耐酸、耐酶、可口服
氯唑西林（cloxacillin）	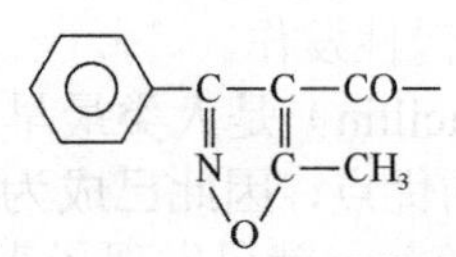	耐酸、耐酶、可口服
双氯西林（dicloxacillin）	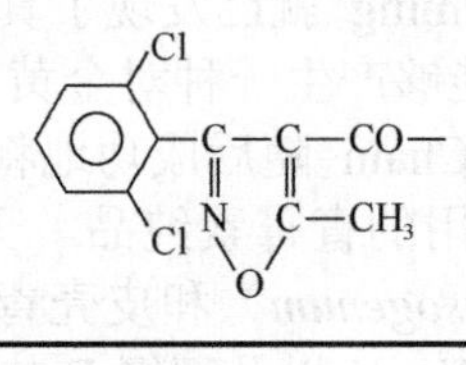	耐酸、耐酶、可口服

续表

名称	侧链结构	特点
氟氯西林（flucloxacillin）	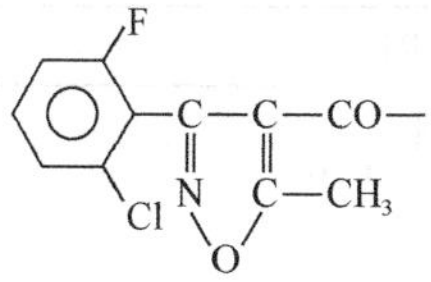	耐酸、耐酶、可口服
氨苄西林（ampicillin）	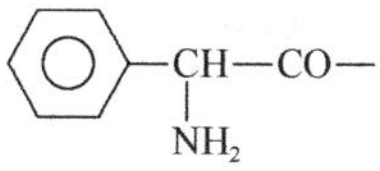	耐酸、广谱、可口服
阿莫西林（amoxycillin）	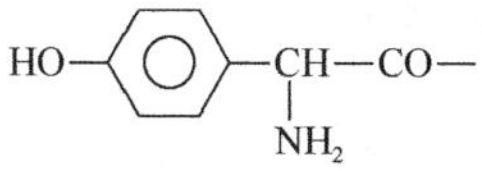	耐酸、广谱、可口服
匹氨西林（pivampicillin）	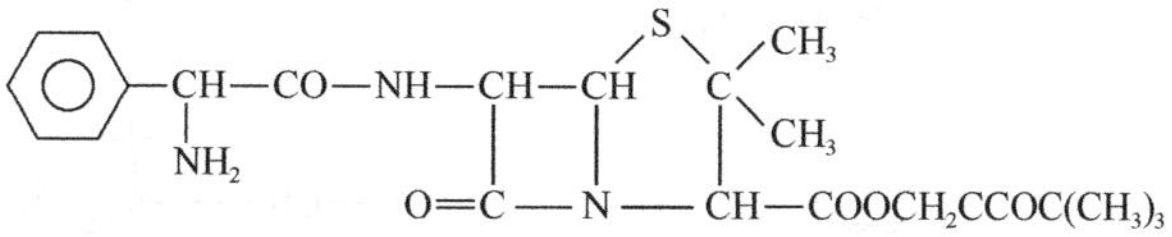	耐酸、广谱、可口服
羧苄西林（carbenicillin）	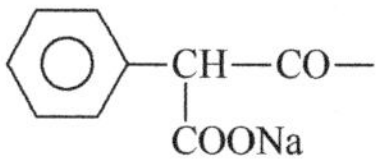	耐酸、广谱
磺苄西林（sulbenicillin）	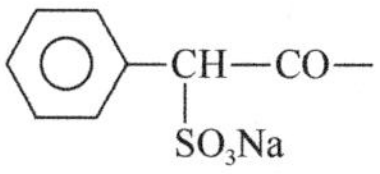	耐酸、广谱
替卡西林（ticarcillin）	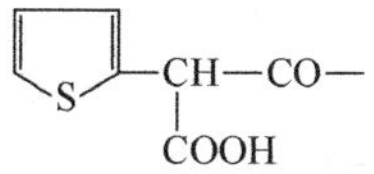	耐酸、广谱

（2）头孢菌素类：头孢菌素（cephalosporins）或称为先锋霉素，是由真菌的头孢菌属的顶头孢霉菌（*C.acremonium*）产生的、含有 7-氨基头孢霉烷酸（7-aminocephalosporanic acid，7-ACA）的肽类抗生素（图 8-3）。7-ACA 是头孢菌素表达抗菌活性的主核结构，含有 β-内酰胺环和二氢噻唑环（thiazoline ring）。头孢菌素的 β-内酰胺环对 β-内酰胺酶敏感，若被 β-内酰胺酶水解后，头孢菌素即可丧失抗菌活性。

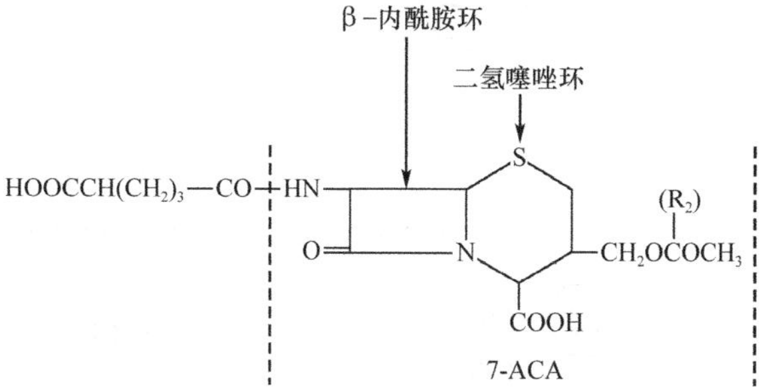

图 8-3 头孢菌素 C 的化学结构

从顶头孢霉菌的培养物中可分离到头孢菌素 C、N 和 P，将天然头孢菌素 C（cephalosporin C）的 7-ACA 水解后再加上不同的侧链，可获得多种具有耐酸、耐 β-内酰胺酶、可从消化道吸收、具有广谱抗菌活性的半合成头孢菌素（表 8-2）。

表 8-2　常见半合成头孢菌素的侧链结构及其给药途径

名称	侧链结构		给药途径
	R1	R2	
头孢噻吩（cephalothin）	（噻吩-2-基-CH—）	—CH₂OCOCH₃	肌内注射 静脉注射
头孢匹林（cephapirin）	（吡啶-N-S-CH₂—）	—CH₂OC(=O)CH₃	肌内注射 静脉注射
头孢噻啶（cephaloridine）	（噻吩-2-基-CH—）	—CH₂-N⁺（吡啶）	肌内注射 静脉注射
头孢氨苄（cephalexin）	（苯基-CH(NH₂)—）	—CH₃	口服
头孢唑林（cephazolin）	（四唑基-CH₂-CH(NH₂)—）	—CH₂-S-（1,3,4-噻二唑-CH₃）	肌内注射 静脉注射
头孢拉定（cephradine）	（环己二烯基-CH₂-CH(NH₂)—）	—CH₃	口服、肌内注射 静脉注射
头孢乙腈（cephacetrile）	（HO-环己二烯基-CH₂-CH(NH₂)—）	—CH₃	口服
头孢唑肟（ceftizoxime）	（2-氨基噻唑-C(=N-OCH₃)—）	—H	肌内注射 静脉注射
头孢噻肟（cefotaxime）	（2-氨基噻唑-C(=N-OCH₃)—）	—CH₂OOOCH₃	口服、肌内注射 静脉注射
头孢哌酮（cefoperazone）	（C₂H₅N-哌嗪二酮-CONHCH(对羟苯基)—）	—CH₂S-（四唑-CH₃）	肌内注射 静脉注射
头孢曲松（ceftriaxone）	（2-氨基噻唑-C(=N-OCH₃)—）	—CH₂S-（三嗪-CH₃,ONa,O）	肌内注射 静脉注射
头孢克洛（cefaclor）	（苯基-CH(NH₂)—）	—Cl	口服、肌内注射 静脉注射
头孢呋辛（cefuroxime）	（呋喃-2-基-C(=N-O-CH₃)—）	—CH₂-O-CO-NH₂	口服、肌内注射 静脉注射
头孢他啶（ceftazidime）	（2-氨基噻唑-C(=N-O-C(CH₃)₂COOH)—）	—CH₂-N⁺（吡啶）	肌内注射 静脉注射

名称	侧链结构		给药途径
	R1	R2	
头孢孟多（cefamandole）	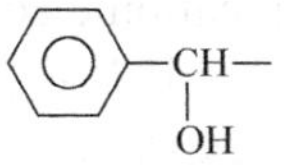 （结构式）	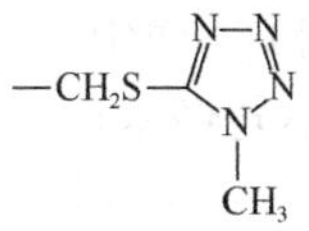 （结构式）	肌内注射 静脉注射
头孢匹胺（cefpiramide）	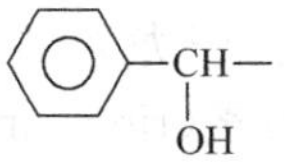 （结构式）	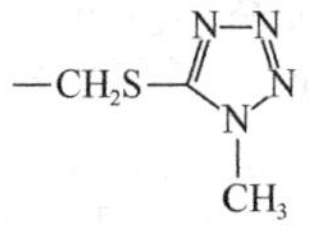 （结构式）	静脉注射

国内外十分重视对于头孢菌素的研究，以致头孢菌素类抗生素的发展也十分迅速。根据头孢菌素的抗菌谱、抗菌作用及其对酶的耐受性，可将头孢菌素分为以下几种类型：

1）第一代头孢菌素：头孢噻吩、头孢唑林、头孢拉定、头孢氨苄、头孢硫脒（cefathiamidine）、头孢匹林、头孢羟氨苄（cefadroxil）等。

2）第二代头孢菌素：头孢孟多、头孢呋辛、头孢呋辛酯（cefuroxime axetil）、头孢尼西（cefonicid）、头孢雷特（ceforanide）、头孢替安（cefotiam）、头孢替安酯（cefotiam hexetil）、头孢克洛、头孢丙烯（cefprozil）等。

3）第三代头孢菌素：头孢噻肟、头孢曲松、头孢地嗪（cefodizime）、头孢唑肟、头孢甲肟（cefmenoxime）、头孢他啶、头孢哌酮、头孢克肟（cefixime）、头孢布烯（ceftibuten）、头孢他美酯（cefetamet pivoxil）等。

4）第四代头孢菌素：头孢匹胺、头孢匹罗（cefpirome）、头孢吡肟（cefepime）等。

（3）碳青霉烯类：碳青霉烯类抗生素是具有碳青霉烯环的甲砜霉素（thiamphenicol）类或非典型 β-内酰胺抗生素（图 8-4）。碳青霉烯类抗生素由链霉菌属的牡畜链霉菌（*Streptomyces cattleya*）产生的甲砜霉素经半合成制取，化学结构类似青霉素，包括亚胺培南（imipenem）、美洛培南（meropenem）、帕尼培南（panipenem）、厄他培南（ertapenem）、比阿培南（biapenem）、多尼培南（doripenem）。亚胺培南在宿主体内可被肾脱氢肽酶灭活，因此需要与抑制肾脱氢肽酶的西司他丁（cilastatin）配伍联用。

（4）单 β-内酰胺类：单 β-内酰胺类抗生素（single-ring lactam antibiotics 或 monobactam antibiotics）由葡糖杆菌属、醋杆菌属的菌种等革兰氏阴性细菌产生（图 8-5）。氨曲南（aztreonam）是临床常用的单 β-内酰胺类抗生素，其与青霉素无交叉过敏反应。

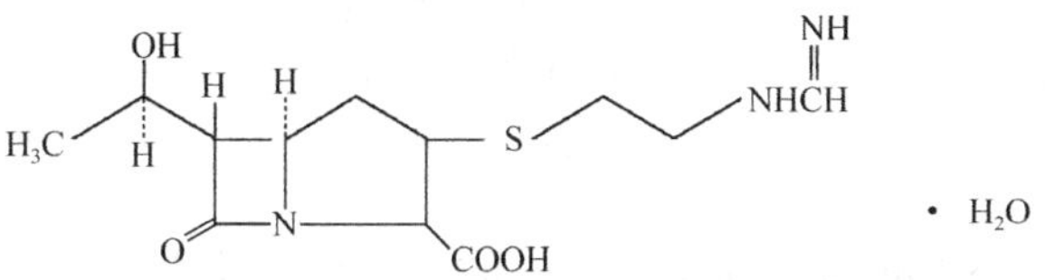

图 8-4 亚胺培南的化学结构

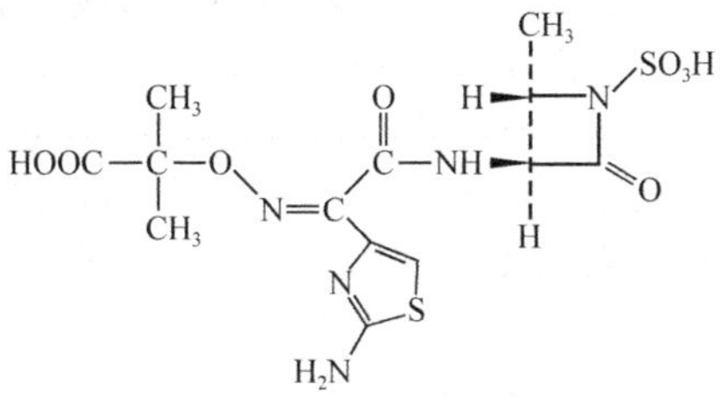

图 8-5 氨曲南的化学结构

单 β-内酰胺类抗生素能够与菌细胞的青霉素结合蛋白质（PBP3）结合而发挥抗菌活性，主要对埃希菌属、克雷伯菌属、变形杆菌属、嗜血杆菌属、假单胞菌属、奈瑟菌属等革兰氏阴性细菌具有明显的抗菌活性。

（5）其他：头霉素类包括头霉素、头孢西丁等，化学结构与头孢菌素类相似，对 β-内酰胺酶的稳定性高于头孢菌素类，抗菌谱似第二代头孢菌素类。氧头孢烯类包括拉氧头孢、氟氧头孢等，对 β-内酰胺酶具有高度的耐受性。

2. 氨基糖苷类 氨基糖苷类（aminoglycosides）的抗生素是由放线菌目（Actinomycetales）、链霉菌科（Streptomycetaceae）中的链霉菌属的某些菌种产生（也可人工半合成）的一种含有氨基环多醇环的聚阳离子化合物（polycationic compound）。氨基环多醇环是肌醇的衍生物，肌醇的不同羟基可被碱性基团——氨基替换。由于不同的氨基糖通过糖苷键连接于氨基环多醇环上，形成了氨基糖苷类各种不同的抗生素，主要包括链霉素（streptomycin）、庆大霉素（gentamycin）、卡那霉素（kanamycin）、阿米卡星（amikacin）、妥布霉素（tobramycin）、新霉素（neomycin）、巴龙霉素（paromomycin）、小诺米星（micronomicin）、大观霉素（spectinomycin）、核糖霉素（ribostamycin）、奈替米星（netilmicin）、福提米星（fortimicin）、地贝卡星（dibekacin）、异帕米星（isepamicin）、达地米星（dactimicin）、阿贝卡星（arbekacin）等。由于氨基糖苷类中各种抗生素的基本结构是由氨基糖分子和非糖部分的苷元组成的氨基糖苷类化合物，并且都具有相似的肌醇侧链和突出的碱性基团，因此其各种抗生素都具有相似的毒性作用（图 8-6）。

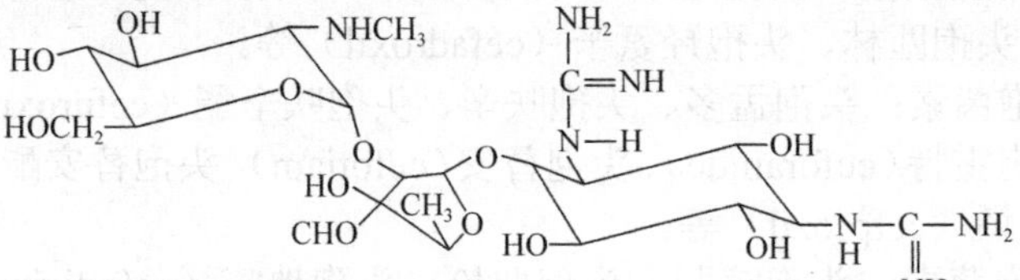

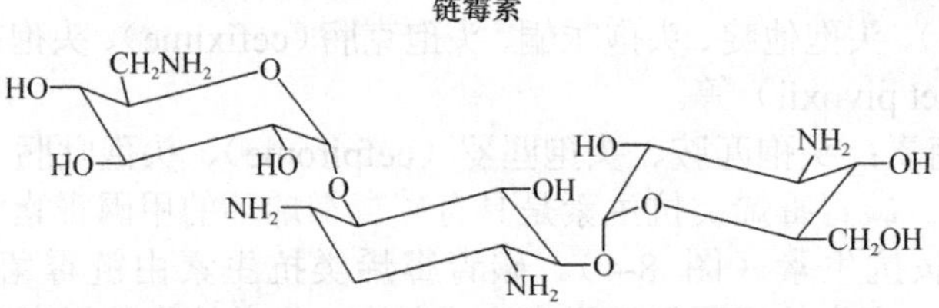

图 8-6 氨基糖苷类抗生素的基本化学结构

氨基糖苷类抗生素具有快速杀菌作用，其通过干扰细菌蛋白质合成而发挥抗菌活性。氨基糖苷类抗生素的作用机制主要包括：①与菌细胞的核糖体 30S 亚基上靶位蛋白质 P10 结合而导致翻译错误；②抑制菌细胞的核糖体 70S 亚基解离；③阻止肽链释放因子进入 A 位。氨基糖苷类抗生素不但对各种非抗酸菌及抗酸菌的敏感菌株具有杀菌活性，而且对支原体、衣原体以及各种细菌形成的 L 型也具有杀菌活性，可用于支原体、衣原体感染的治疗以及细菌 L 型感染的治疗。

（1）链霉素：由灰链霉菌（*S.griseus*）产生的一种在肌醇侧链含有链霉胍（streptidine，在其下面糖内含有两个胍基）的氨基糖苷类抗生素。临床上通常使用的链霉素是其硫酸盐。链霉素的化学性质较稳定，其水溶液在 25℃以下可保存一周。若放置在冰箱内，其抗菌活性则可保持一年不变。

（2）卡那霉素：由卡那霉素链霉菌（*S.kanamyceticus*）产生的一种在肌醇侧链含有脱氧链霉胺（deoxystreptamine，在其中间糖内含有两个氨基）的氨基糖苷类抗生素，包括卡那霉素 A、B、C 三种。其中卡那霉素 A 是临床上通常使用的"卡那霉素"。如果用羟丁酰胺取代卡那霉素 A1 位氨基上的氢原子，则可获得阿米卡星或称为丁胺卡那霉素。如果将卡那霉素 B 的 3′和 4′位的羟基脱去，即可获得能够耐受卡那霉素磷酸转移酶钝化作用的双脱氧卡那霉素 B。

（3）妥布霉素：由黑暗链霉素（*Streptomyces tenebrarius*）产生，也可由人工利用卡那霉素 B 半合成获得。妥布霉素能够抵抗耐药性菌株产生的卡那霉素磷酸转移酶的钝化作用，其与卡那霉素的主要差别在于去掉了卡那霉素具有的 3′ 位羟基。妥布霉素的性质稳定，其水溶液在 pH 1～pH 11 的范围、置 5～37℃下可长期保持不变。

（4）庆大霉素：虽然具有与氨基糖苷类其他抗生素相似的化学结构，但庆大霉素不是链霉菌属菌种产生的，而是由小单孢子菌属的绛红小单孢菌（*M.purpurea*）产生的，包括庆大霉素 C1、C2、C1a 三种成分（图 8-7，表 8-3）。庆大霉素的肌醇侧链具有两个氨基糖，其三种成分的差异在于各种成分具有一个或两个不相同的甲基（R 基）。庆大霉素三种成分的化学性质均较稳定，并且具有相同的抗菌活性和毒性作用。

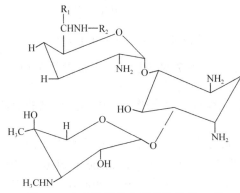

图 8-7 庆大霉素的化学结构及其 R 基

表 8-3 三种庆大霉素的 R 基团

庆大霉素	R1	R2
C1	CH	CH
C2	CH	H
C1a	H	H

（5）巴龙霉素：通过抑制蛋白质合成而直接杀死阿米巴滋养体，是常用于治疗肠道阿米巴感染的氨基糖苷类抗生素。巴龙霉素以口服给药，在肠道内的吸收很少，可形成较高的肠道浓度。

3. 大环内酯类 大环内酯类抗生素（macrolide antibiotics）是由放线菌目、链霉菌科、链霉菌属中的某些菌种产生的一类具有大内酯环（large lactone ring）的广谱抗生素。大环内酯类抗生素现在也可由人工半合成，包括红霉素（erythromycin）、林可霉素（lincomycin）、克林霉素（clindamycin 或称为氯林可霉素、氯洁霉素）、罗红霉素（roxithromycin）、地红霉素（dirithromycin）、氟红霉素（flurithromycin）、阿奇霉素（azithromycin）、克拉霉素（clarithromycin）、螺旋霉素（spiramycin）、麦迪霉素（medemycin）、交沙霉素（josamycin）、北里霉素（kitasamycin）、竹桃霉素（oleandomycin）、碳霉素（carbomycin）、罗他霉素（rokitamycin）、米欧卡霉素（miocamycin）等。

大环内酯类抗生素能够与细菌核糖体 50S 亚基发生不可逆性结合，阻断 tRNA 移位或促使 tRNA 从核糖体上解离，从而抑制细菌的蛋白质合成和产生杀菌效应。

大环内酯类抗生素对支原体、衣原体以及各种细菌形成的 L 型也具有杀菌活性，可用于支原体、衣原体感染的治疗以及细菌 L 型感染的治疗。

（1）红霉素：由红霉素链霉菌（*S.erythreus*）产生的一种具有连接非寻常糖的大内酯环的抗生素（图 8-8）。红霉素的大环内酯由一分子羧基和羟基内酯缩合形成的从第 14 位至第 20 位碳原子形成的链构成。大环内酯类其他抗生素的内酯环结构及其所连接的糖与红霉素不同，虽然这些抗生素也具有与红霉素相同的抗菌谱，但其效力较红霉素弱，因此并不常用。

（2）林可霉素：由林可链霉菌（*S.lincolnensis*）产生。与大环内酯类其他抗生素不同的是，林可霉素由氨基酸连接于含氨基糖的硫组成。此氨基酸是反-*L*-4-*N*-丙基毒芹酸（trans-*L*-4-*N*-propyl hygric acid），氨基糖是甲基-α-硫代林可胺（methyl-α-thiol lincosaminide）（图 8-9）。

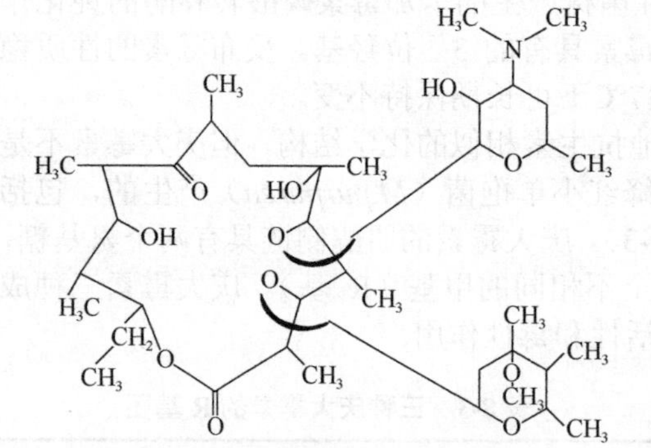

图 8-8　红霉素的化学结构

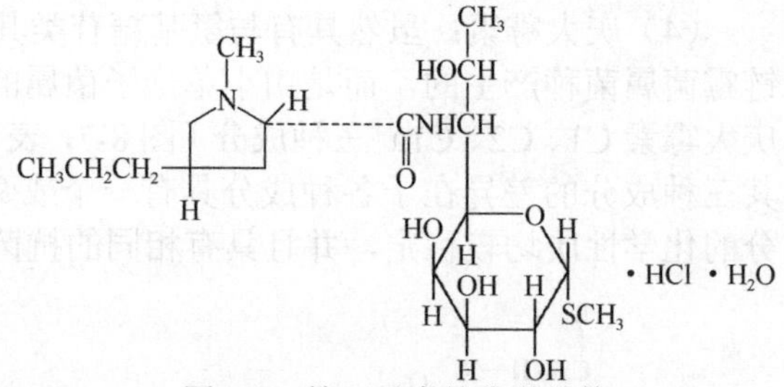

图 8-9　林可霉素的化学结构

（3）克林霉素：或称为氯林可霉素、氯洁霉素，是将 7-氯替换了林可霉素的 7（R）-羟基而人工合成的一种半合成抗生素，其化学名为 7-氯 -7-脱氧林可霉素（7-chloro-7-deoxylincomycin）。克林霉素比林可霉素具有更容易吸收、可达到更高的血浓度以及抗菌活性更强的优点。

4. 四环素类　四环素类（tetracyclines）抗生素是由放线菌目、链霉菌科中的链霉菌属中的某些菌种产生的一类含四个熔合环的羟基萘核（hydroxynaphthalene nucleus）的抗生素。四环素类抗生素主要包括四环素（tetracycline）、金霉素（chlortetracycline）、去甲金霉素（demethylchlortetracycline）、多西环素（doxycycline）、美他环素（methacycline）、土霉素（oxytetracycline）、米诺环素（minocycline）（图 8-10）。四环素类抗生素中的许多种类已可由人工半合成，如通过对去甲四环素的催化还原而产生四环素。用二氢卟酚取代去甲四环素的氢，可产生去甲金霉素；若用羟基离子取代氢，则获得土霉素。去甲金霉素是缺乏 6-甲基的金霉素。多西环素是没有 6-羟基的土霉素。这些微小的改变对于各种抗生素的抗菌谱并不产生明显的影响，但对其在溶液中的稳定性以及药理学性质却可产生较明显的影响（表 8-4）。

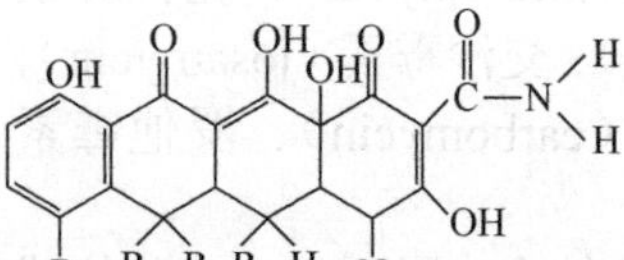

表 8-4　四环素类抗生素的 R 基团

图 8-10　四环素类抗生素的基本化学结构及其 R 基

名称	R1	R2	R3	R4
四环素	H	CH_3	OH	H
土霉素	H	CH_3	OH	OH
多西环素	H	CH_3	H	OH
美他环素	H	$=CH_2$	$=CH_2$	OH
金霉素	Cl	CH_3	OH	H
去甲金霉素	Cl	H	OH	H
米诺环素	N（CH_3）$_2$	H	H	H

四环素类抗生素可通过被动扩散机制经细菌细胞壁的亲水性通道穿过细胞壁，再以主动转运机制经胞质膜进入细菌的细胞质内，与菌细胞核糖体的 30S 亚基 A 位结合，阻止氨基酰-tRNA 进入 A 位，从而抑制细菌的蛋白质合成和抑制细菌的生长繁殖。

四环素类抗生素对支原体、衣原体、螺旋体、立克次体、原虫以及各种细菌形成的 L 型也具有抗菌活性，可用于支原体、衣原体、螺旋体、立克次体、原虫感染的治疗以及细菌 L 型感染的治疗。

5. 氯霉素类　氯霉素类抗生素是由放线菌目、链霉菌科中的链霉菌属中的委内瑞拉链霉菌（*S.venezuelae*）产生的唯一天然含硝基苯的抗生素，此化学基团也正是与氯霉素对细菌以及人体毒性有关的部位（图 8-11）。氯霉素类抗生素包括氯霉素（chloramphenicol）和甲砜霉素，甲砜霉素是用甲砜基替代氯霉素苯环上的硝基而形成的衍生物。

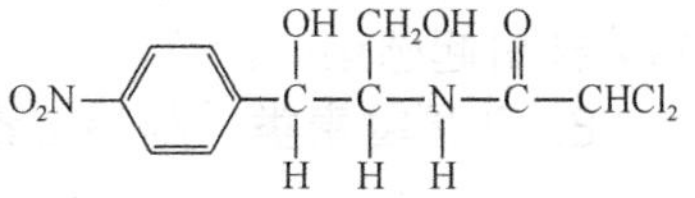

图 8-11　氯霉素的化学结构

　　氯霉素类抗生素的作用机制是与细菌核糖体 50S 亚基的乙酰转移酶形成可逆性结合，阻止肽链延伸和抑制细菌的蛋白质合成。氯霉素对支原体、衣原体、立克次体以及各种细菌形成的 L 型也具有抗菌活性，可用于支原体感染、衣原体感染以及细菌 L 型感染的治疗。

　　在中国食品药品检定研究院安全评价研究所根据世界卫生组织国际癌症研究机构2017 年 10 月 27 日公布的致癌物清单的整理中，氯霉素对人很可能致癌，属于对人致癌性证据有限、对实验动物致癌性证据充分的 2A 类致癌物。

　　6. 万古霉素　　万古霉素（vancomycin）是由放线菌目、链霉菌科中的链霉菌属中的东方链霉菌（*S.orientalis*）产生的一类糖肽性质的抗生素，包括万古霉素和去甲万古霉素（norvancomycin）。通过 X 线分析，已对万古霉素的结构获得了详细的了解。万古霉素的基本结构是连接有三个芳香环（*N*-甲亮氨酸、天冬氨酸以及一个双苯基系统）的二糖。这三个芳香环通过次级酰胺键相互连接，形成具有 N 末端的 *N*-甲亮氨酸和两个游离羧基的三环状分子（图 8-12）。

　　万古霉素对革兰氏阳性细菌具有强大的杀菌活性，其作用机制是在细菌细胞壁合成的第二阶段（*N*-乙酰氨基葡萄糖-*N*-乙酰胞壁酰-五肽支架合成阶段），与前体肽聚糖末端的丙氨酰-丙氨酰结合，从而干扰细胞壁合成、导致细菌细胞壁缺陷和死亡。万古霉素在临床上主要用于革兰氏阳性细菌感染的治疗，在某些条件下（如不同的使用剂量、方法等）可诱导细菌发生细胞壁缺陷变异和成为 L 型，从而对万古霉素的敏感性降低或形成表型耐药性菌株。

　　7. 多黏菌素类　　多黏菌素类（polymyxins）抗生素是由细菌中的芽孢杆菌属（*Bacillus*）的多黏芽孢杆菌（*B.polymyxa*）产生的一类环形多肽性质的抗生素。多黏菌素的抗菌活性同其分子中的氨基酸（α，γ-二氨基丁酸，α，γ-diaminobutyric acid，DAB）和 C9 脂肪酸（6-甲基辛酸，6-methyl-octanoic acid）有关（图 8-13）。其分子中 DAB 的阳离子 α-氨基以及脂肪酸的疏水性侧链赋予多黏菌素具有阳离子去污剂的表面活性的性质。进入菌细胞内的多黏菌素，也可对细菌核质、核糖体的功能产生影响。多黏芽孢杆菌产生的多黏菌素类抗生素主要有多黏菌素 B、E、M，临床上常用的是多黏菌素 B 和多黏菌素 E。

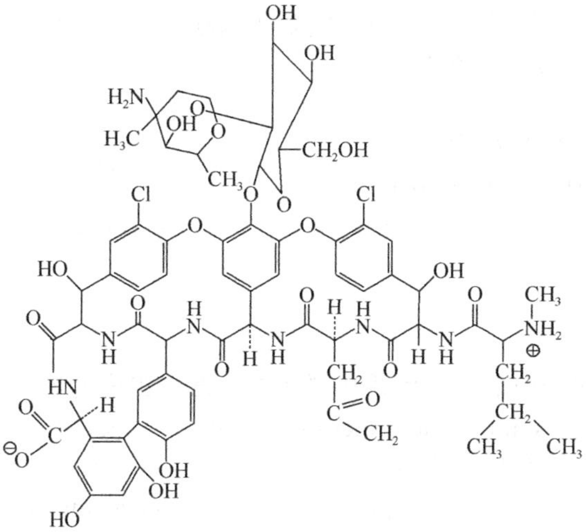

图 8-12　万古霉素的化学结构

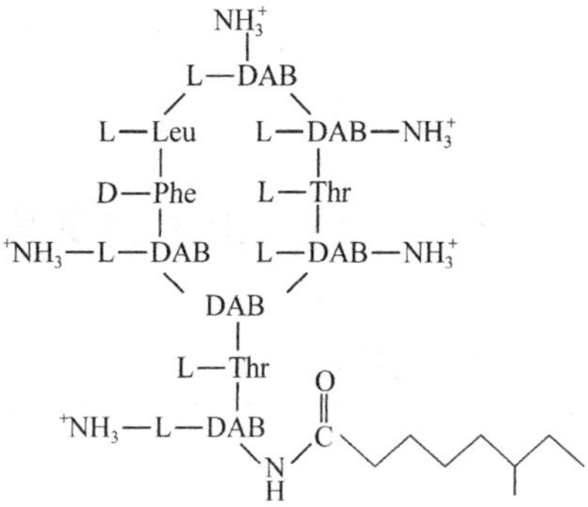

图 8-13　多黏菌素的化学结构

多黏菌素对革兰氏阴性细菌具有强大的抗菌活性，临床主要用于革兰氏阴性细菌的敏感菌株引起感染的治疗。

8. 利福霉素类 利福霉素类（rifamycins）抗生素是由链霉菌属的某些菌种产生的一类抗生素，主要有地中海链丝菌（*S.mediterranei*）产生的利福霉素 B（rifamycin B）和利福霉素小单孢菌（*M.rifamycetica*）产生的利福霉素 S。天然的利福霉素不能由肠道良好吸收，临床上使用的利福平、利福定（rifandin）或利福喷丁（rifapentine）等药物是用利福霉素 B 作为起始物，人工半合成的。这些人工半合成药物不但具有极好的肠道吸收性质，而且对各种细菌、某些病毒及真菌都具有更强效的活性。利福平的基本结构为具有横跨脂桥的芳香族环状化合物，其分子结构包括双环化合物、长脂桥以及侧链 —CH=N—N⟩N—CH₃。此环是一种萘氢醌，为与利福平红色性质有关的化学基团（图 8-14）。

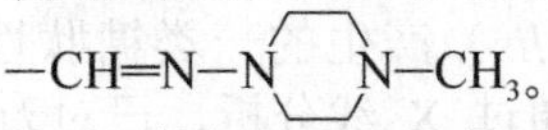

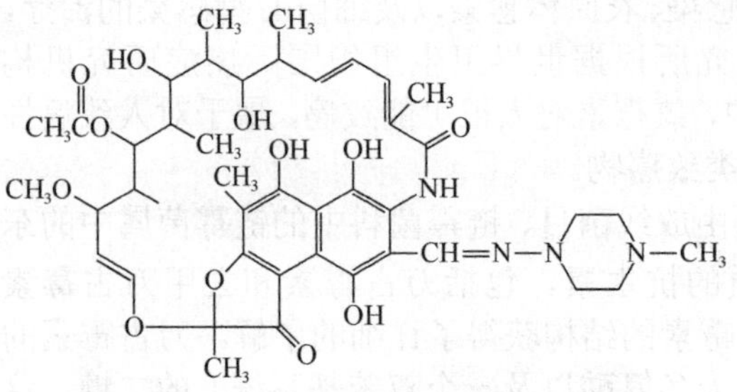

图 8-14 利福平的化学结构

利福平与异烟肼、乙胺丁醇都是临床常用于结核病治疗的首选药物和一线药物，因此也被称为"抗结核病药物"（antituberculosis drugs）。然而，利福平属于广谱抗菌药物类，对多种细菌、支原体、衣原体等原核细胞型微生物以及细菌 L 型具有强大的抗菌作用。利福平可与细菌的 DNA 依赖的 RNA 聚合酶的 β 亚单位结合，从而抑制其活性和阻止细菌 mRNA 的合成。

结核分枝杆菌在利福平的作用下，可很快丧失细胞壁和成为稳定 L 型。结核分枝杆菌 L 型可在含高浓度利福平的培养基内生长繁殖，成为利福平耐药的潜在结核分枝杆菌。因此利福平不能用于结核分枝杆菌 L 型感染的治疗，在结核病治疗过程中也需要高度注意结核分枝杆菌形成 L 型后对治疗效果的影响。在结核病的治疗上，临床常以口服给药法使用利福平，并且与乙胺丁醇、异烟肼等药物联合用药。

在中国食品药品检定研究院安全评价研究所根据世界卫生组织国际癌症研究机构 2017 年 10 月 27 日公布的致癌物清单的整理中，利福平对人类致癌性可疑，属于尚无充分的人体或动物数据的 3 类致癌物。

9. 磷霉素 磷霉素（fosfomycin）是新霉素链霉菌（*S.fradiae*）等菌种产生的（1R，2S）-1, 2-环氧顺丙烯磷酸类抗生素（图 8-15）。磷霉素具有与磷酸烯醇丙酮酸相似的化学结构，可竞争结合丙酮酸 UDP（尿苷二磷酸）-N-乙酰葡糖胺（UDP-NAG）转移酶，与 UDP-NAG 转移酶的半胱氨酸残端硫原子以共价键结合而使其丧失活性，使 UDP-NAG 不能转换为 UDP-N-乙酰胞壁酸（UDP-NAM），从而在肽聚糖合成的第一阶段（尿苷二磷酸-N-乙酰胞壁酰五肽合成阶段）干扰细菌细胞壁合成。

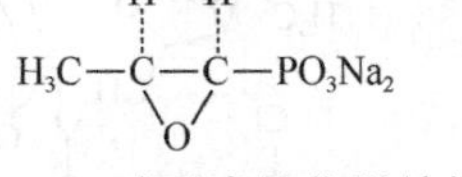

图 8-15 磷霉素的化学结构

（二）化学合成治疗剂的种类及其基本性质

化学合成治疗剂是指那些只能用人工方法合成的用于治疗由微生物、寄生虫引起的疾病的各种化学药物，也称为化学合成抗菌药物（synthetic antimicrobial drugs）。广义的化学合成治疗剂还包括那些人工方法合成的、用于抑制或杀灭癌细胞的各种化学治疗药物。

在欧立希（Paul Ehrlich）于 1910 年首次人工合成了一种称为砷凡纳明（salvarsan）的含砷化合物之后，多马克（Gerard Domabk，德国）于 1935 年首次人工合成了磺胺并且证实了其在用于治疗细菌等微生物所引起的感染症方面的医疗价值，开辟了人工合成治疗微生物感染的化学治疗剂的新纪元。在多马克之后，已有数千种磺胺类以及其他许多种类的化学抗菌药物相继由人工合成，但适用于临床的仅有十余种。各种化学合成治疗剂也同抗生素一样，都是含有不同的环状结构的有机化合物。目前在临床上使用的各种化学合成抗菌药物都能够通过选择性作用而干扰微生物或寄生虫代谢的不同环节，以极其微小的剂量有效地抑制或杀灭细菌、支原体、真菌、病毒等微生物以及原虫、线虫等寄生虫而对宿主不产生或仅具有极微小的毒性作用或副作用。此外，各种化学合成治疗剂还以其价格低廉、使用方便等优点，在临床医疗中得到了广泛的应用。

1. **磺胺类** 磺胺类（sulfonamides）抗菌药物是人工合成的一种含氨苯磺胺的有机化合物，不同种类磺胺衍生物的差别主要在于其氨苯磺胺上的磺胺基（—SO_2NH_2）所连接的基团以及抗菌活性的不同（表 8-5）。在氨苯磺胺另一端的对氨基通常可仍然保持游离状态，但也可被替换（如琥磺胺噻唑）。虽然已有数千种磺胺衍生物被人工合成，但适用于临床的磺胺类抗菌药物仅有十余种。

表 8-5 几种磺胺类抗菌药物的化学结构与性质

名称	化学结构	性质
磺胺醋酰（sulfacetamide，SA）	H_2N—⟨⟩—$SO_2NHCOCH_2$	外用
磺胺嘧啶银（烧伤灵）（silver sulfadiazine，SD-Ag）		外用
磺胺嘧啶（sulfadiazine，SD）		口服易吸收
磺胺异噁唑（sulfisoxazole，SIZ）		口服易吸收
磺胺甲噁唑（sulfamethoxazole，SMZ）		口服易吸收
磺胺二甲嘧啶（sulfamethazine，SMZ）		口服易吸收
琥磺胺噻唑（succinylsulfathiazole，SST）		口服不易吸收
酞磺胺噻唑（phthalylsulfathiazole，PST）		口服不易吸收

磺胺类抗菌药物对革兰氏阳性细菌和革兰氏阴性细菌均具有抑菌作用，其作用机制主要是干扰细菌叶酸的合成代谢。细菌在生长繁殖过程中，需要从外界获得蝶啶、对氨基苯甲酸（PABA），在二氢蝶酸合成酶的催化下合成二氢蝶酸，然后与谷氨酸生成二氢叶酸。二氢叶酸又在二氢叶酸还原酶的催化下，成为四氢叶酸。四氢叶酸作为一碳基团载体的辅酶，参与嘧啶核苷酸及嘌呤的合成。磺胺类抗菌药物的结构与 PABA 的结构相似，可竞争

结合二氢蝶酸合成酶，从而产生效应。

在中国食品药品检定研究院安全评价研究所根据世界卫生组织国际癌症研究机构2017 年 10 月 27 日公布的致癌物清单的整理中，磺胺异噁唑、磺胺二甲嘧啶、磺胺甲噁唑对人类致癌性可疑，属于尚无充分的人体或动物数据的 3 类致癌物。

2. 二氨嘧啶类 二氨嘧啶类（diaminopyrimidines）化合物是人工合成的 DNA 嘧啶碱基类似物。例如，临床常用的乙胺嘧啶（pyrimethamine）和甲氧苄啶（trimethoprim，TMP，磺胺增效剂）都是胸腺嘧啶类似物（图 8-16）。乙胺嘧啶主要用于治疗疟疾、弓形虫病等原生动物感染，甲氧苄啶则用于治疗细菌感染。二氨嘧啶类抗菌药物如果同其他抗菌药物联合应用，将能够使其他抗菌药物的抗菌效力显著增强。

3. 硝基呋喃类 硝基呋喃类（nitrofurans）是人工合成的在呋喃环的第 5 位具有硝基的呋喃衍生物，包括呋喃妥因（nitrofurantoin）、呋喃唑酮（痢特灵，furazolidone）、呋喃西林（furacilin）等（图 8-17）。

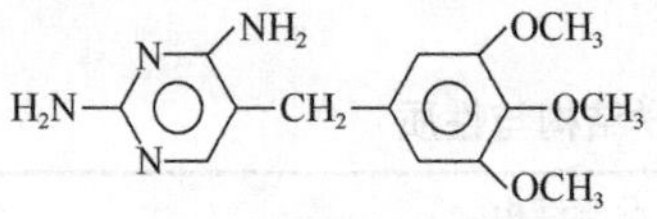

图 8-16　甲氧苄啶的化学结构 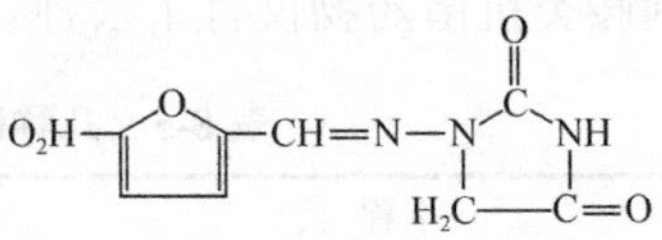　　　　　图 8-17　呋喃妥因的化学结构

呋喃妥因也称为呋喃坦啶，对革兰氏阳性细菌和革兰氏阴性细菌具有抑菌或杀菌作用。临床常以口服给药治疗肾盂肾炎、膀胱炎、尿道炎等泌尿系统感染，细菌产生呋喃妥因耐药菌株的速度较缓慢。在中国食品药品检定研究院安全评价研究所根据世界卫生组织国际癌症研究机构 2017 年 10 月 27 日公布的致癌物清单的整理中，呋喃妥因对人类致癌性可疑，属于尚无充分的人体或动物数据的 3 类致癌物。

4. 喹诺酮类 喹诺酮类（quinolone）抗菌药物是人工合成的、以 4-喹诺酮为基本结构的化学药物（图 8-18）。在喹诺酮类药物的 4-喹诺酮母核 N1、C3、C6、C7、C8 位加入不同的哌嗪环，药物与 DNA 回旋酶（DNA gyrase）亲和力可分别提高 2～17 倍，抗菌活性可分别增强 5～100 倍。喹诺酮类抗菌药物具有广谱杀菌活性，对革兰氏阳性细菌、革兰氏阴性细菌、结核分枝杆菌、无芽孢厌氧菌、支原体、衣原体引起的感染，都具有良好的治疗效果。细菌可因 *gyrA* 基因发生突变，通过降低其 A 亚基与喹诺酮类药物的亲和力、改变菌细胞外膜孔蛋白通透性、增强喹诺酮类药物外排的机制，形成对喹诺酮类抗菌药物的耐药性。

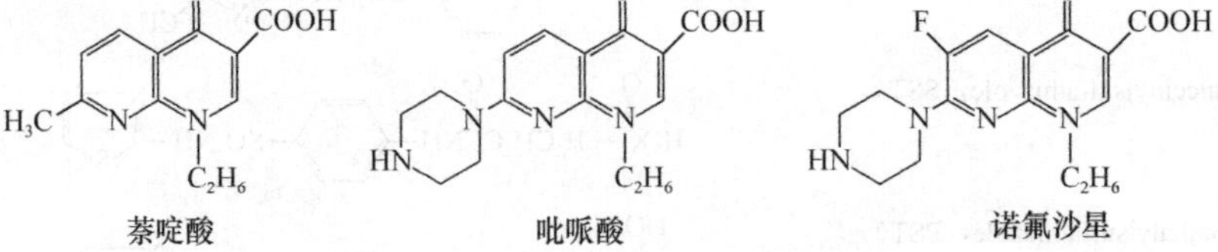

萘啶酸　　　　　　　　　吡哌酸　　　　　　　　　诺氟沙星

图 8-18　喹诺酮类抗菌药物的化学结构

喹诺酮类药物通过干扰细菌等微生物的 DNA 合成而产生杀菌效应，其作用机制主要是与细菌 DNA 合成过程中的 DNA 回旋酶 A 亚基结合，形成 DNA 回旋酶-DNA-喹诺酮复合物。喹诺酮类药物也可作用于革兰氏阳性细菌的拓扑异构酶Ⅳ（topoisomerase Ⅳ），通过抑制拓扑异构酶Ⅳ的活性而干扰细菌 DNA 的合成。哺乳动物类细胞的拓扑异构酶Ⅱ具有与细菌拓扑异构酶Ⅳ相似的生物学活性，但喹诺酮类药物对拓扑异构酶Ⅱ的影响较小，因此对哺乳动物类的细胞毒性很小。

喹诺酮类抗菌药物（Du-6859a）包括萘啶酸（nalidixic acid）、吡哌酸（pipemidic acid）、

诺氟沙星（norfloxacin）、依诺沙星（enoxacin）、培氟沙星（pefloxacin）、氧氟沙星（ofloxacin）、环丙沙星（ciprofloxacin）、氟罗沙星（fleroxacin）、洛美沙星（lomefloxacin）、司帕沙星（sparfloxacin）、妥舒沙星（tosufloxacin）、左氧氟沙星（levofloxacin）、莫西沙星（moxifloxacin）等。

（1）诺氟沙星：喹诺酮类药物中第一个用于临床的抗菌药物，其口服的利用率仅为35%～45%。在临床上，诺氟沙星主要用于治疗敏感细菌引起的泌尿系统感染、肠道感染、淋病等生殖道感染，不适宜用于支原体、衣原体、军团菌感染的治疗。

（2）环丙沙星：口服吸收不完全，利用率略高于诺氟沙星，体内的环丙沙星可分别以29%～60%的原形随尿液排出。

（3）氧氟沙星：口服利用率为89%，吸收到宿主体内的药物80%以上以原形随尿液排出，在胆汁内的浓度可达到血液浓度的7倍。可用于结核分枝杆菌、衣原体、无芽孢厌氧菌某些菌种及其他敏感细菌感染的治疗。

（4）左氧氟沙星：消旋氧氟沙星的左旋体，抗菌活性为氧氟沙星的2倍，口服的利用率近100%。吸收到宿主体内的左氧氟沙星，85%以原形随尿液排出，适宜用于支原体、衣原体、军团菌、无芽孢厌氧菌及其他敏感细菌感染的治疗。

（5）莫西沙星：也称为"第四代"喹诺酮类药物，口服的利用率约为90%。吸收到宿主体内的莫西沙星25%以原形随粪便排出、19%以原形随尿液排出，临床常用于敏感细菌、支原体、衣原体感染的治疗。

5. 硝基咪唑类 硝基咪唑类（nitroimidazoles）抗菌药物是人工合成的对无芽孢厌氧菌、滴虫、阿米巴具有显著抑制或杀灭作用的广谱抗菌药物，其常见种类包括甲硝唑（metronidazole）、替硝唑（tinidazole）、尼莫唑（nimorazole）、硝噻哒唑（niridazole）、哌硝噻唑（piperanitrozole）等（图8-19）。硝基咪唑类抗菌药物可通过抑制 DNA 的合成或使 DNA 变性的机制，导致无芽孢厌氧菌死亡。

硝基咪唑类抗菌药物对阿米巴滋养体及滴虫的作用机制，是通过抑制氧化还原反应所需的烟酰胺腺嘌呤二核糖，导致氧链断裂，以致虫体死亡。硝基咪唑类抗菌药物对阿米巴滋养体肠腔内厌氧菌的杀灭作用，破坏了阿米巴滋养体肠腔的厌氧条件，也可对阿米巴滋养体产生影响。此外，硝基咪唑类抗菌药物也能够引起宿主细胞的螺旋状 DNA 断裂或消失。

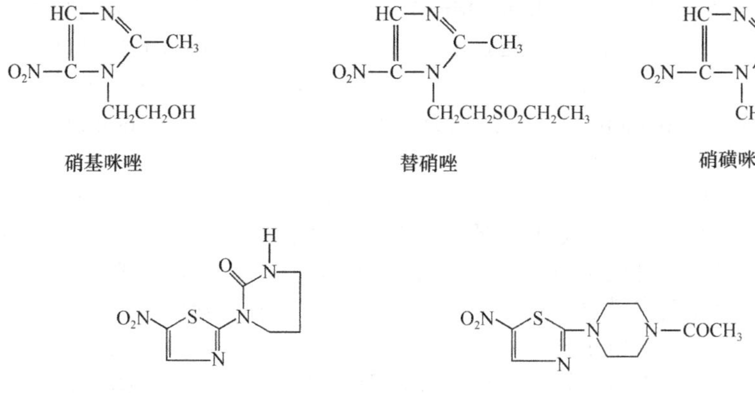

图 8-19 硝基咪唑类抗菌药物的化学结构

在中国食品药品检定研究院安全评价研究所根据世界卫生组织国际癌症研究机构2017年10月27日公布的致癌物清单的整理中，甲硝唑对人可能致癌，属于对人致癌性证据有限，对实验动物致癌性证据并不充分，或对人致癌性证据不足，对实验动物致癌性证据充分的 2B 类致癌物。

6. 异烟肼 异烟肼也称为雷米封,是人工合成的异烟酸酰肼和临床常用的一线抗结核药。异烟肼可通过抑制分枝菌酸、磷脂合成及促进 DNA 降解等机制,造成细菌的细胞壁损伤、细胞膜通透性增加以及 DNA 合成障碍,导致结核分枝杆菌死亡。异烟肼以口服给药,对生长繁殖活跃的结核分枝杆菌具有显著的抑菌和杀菌效果,是治疗活动性结核病的首选药物,临床常与利福平、乙胺丁醇和(或)链霉素等药物联合口服给药。实验室研究发现,结核分枝杆菌在异烟肼的作用下,很容易发生细胞壁缺陷变异和形成稳定 L 型,从而形成异烟肼耐药性。

在中国食品药品检定研究院安全评价研究所根据世界卫生组织国际癌症研究机构 2017 年 10 月 27 日公布的致癌物清单的整理中,异烟肼对人类致癌性可疑,属于尚无充分的人体或动物数据的 3 类致癌物。

7. 乙胺丁醇 乙胺丁醇是人工合成的乙二胺衍生物,可通过与 Mg^{2+} 等二价金属离子络合而干扰结核分枝杆菌 RNA 的合成,抑制结核分枝杆菌的生长繁殖。临床常与利福平、异烟肼和(或)链霉素等药物联合口服给药,治疗结核病。在乙胺丁醇的作用下,结核分枝杆菌很容易发生细胞壁缺陷变异和形成稳定 L 型,从而对乙胺丁醇形成耐药性。

(三)抗菌天然药物的种类及其基本性质

抗菌天然药物是指那些具有选择性抑制或杀灭细菌、真菌、病毒等微生物活性的天然药物。抗菌天然药物通常具有较为复杂的化学组成,其所含有的某些化合物可通过直接作用于细菌等微生物的细胞结构或代谢环节而发挥抗菌活性。在抗菌天然药物中,有一些化合物可通过对宿主免疫功能或生理机能的调节作用而发挥抗菌或抗炎的活性。随着有机元素微量分析技术的建立,人类对许多抗菌天然药物中有效化合物的性质、结构及其活性机制已获得了进一步的了解,从而促进了抗菌天然药物化学及其生理活性研究的发展。

天然药物通常具有较复杂的、不同生理活性的化学组分,根据其有效成分的化学性质不同可分为:生物碱类(alkaloids)、糖和苷类(carbohydrates and glycoside)、醌类(quinones)、黄酮类(flavones)、苯丙素酚类(benbinsufen)、萜类(terpenes)、强心苷类(cardiac glycosides)及皂苷类等化合物。具有抗菌活性的天然药物化合物,常见包括获自黄连或黄柏的小檗碱(黄连素,berberine)或黄柏碱(phellodendrine),获自黄芩的黄芩苷(baicalin)、黄芩苷元(baicalein)或获自大青叶的靛苷(indican)以及获自白头翁(pulsatilla chinensis)的白头翁皂草甙(anemo sepogenin),获自四季青(ilex chinensis Sims)的总黄酮苷(flavone),获自穿心莲(andrographis paniculata)的黄酮类(flavonoid)。鱼腥草(houttuynia cordata)有效成分主要是鱼腥草素(癸酰乙醛);苦参(lightyellow sophora root)有效成分是苦参碱(matrine)和氧化苦参碱(oxymatrine);金银花(lonicera)有效成分主要是绿原酸(chlorogenic acid)和异绿原酸(isochlorogenic acid)。各种抗菌天然药物不但对细菌、病毒等多种微生物具有抑制或杀灭作用,而且还可具有其他多种生物学活性。例如,黄芩苷和黄芩苷元不但具有抗菌活性以及治疗病毒性肝炎的作用,而且还具有镇静、降血压、利尿、利胆、抗过敏、解痉等功效。木脂素(lignans)除了具有抗病毒活性外,还具有抗肿瘤、降血压的活性。已证实黄连、黄芩、大黄、板竹、半枝莲、千里光等抗菌天然药物具有促进细菌质粒丢失的作用,这一机制对于防止由耐药性质粒的转移所致的耐药性在细菌群中的形成与扩散方面具有重要的意义。此外,许多天然药物富含的鞣酸(tannic acid),也具有较强的抗菌活性。

王和等通过实验室及动物实验研究发现,川参通注射剂(含丹参、川芎、麦冬、当归等成分)、黄芩等天然药物具有增强头孢菌素、青霉素等抗生素以及某些化学合成治疗剂的抑菌与杀菌活性的作用。虽然这些天然药物中的绝大多数种类在单独使用的情况下仅仅具有微弱的抑菌或杀菌作用或没有明显的抑菌或杀菌作用，但与抗生素及化学合成治疗剂配伍使用时，却能够数倍、数百倍、数千倍甚至数万倍地提高抗生素及化学合成治疗剂对于敏感菌株甚至耐药菌株的抑菌或杀菌活性，称为抗生素活性增效剂（potentiator of antibiotic activity）或抗生素增效剂（potentiator of antibiotics）。实验室研究发现，将川参通注射剂、黄芩等抗菌天然药物分别与头孢菌素类、青霉素类抗生素或氟康唑配伍，进行金黄色葡萄球菌、粪链球菌、淋病奈瑟菌、大肠埃希菌、普通变形杆菌、白假丝酵母菌的体外 MIC 与 MBC 试验，其能够使各种抗生素及化学合成治疗剂的抑菌及杀菌活性分别增高2 倍、200 倍甚至 10 000 或 20 000 倍。将这些天然药物分别与头孢菌素类抗生素配伍，注射入细菌性前列腺炎动物模型体内，则可表现出显著的增强抗生素对于敏感细菌或耐药细菌引起的感染性前列腺炎的治疗作用。

　　某些种类的抗菌天然药物不但具有抗菌活性，而且还可具有对宿主免疫功能和生理机能的调节作用。例如，糖和苷类化合物能够通过刺激宿主细胞产生并释放干扰素、增强吞噬细胞的吞噬功能、促进淋巴细胞分化等机制增强宿主抗细菌、病毒等微生物感染的免疫功能。因此在对感染性疾病患者进行治疗时，使用的抗菌天然药物不但能够直接抑制或杀灭细菌等病原体，而且还可以通过对机体免疫机能的调节与增强作用而产生抗感染的协调作用。

二、抗病毒药物的种类与性质

　　抗病毒药物（antiviral agents）是一类作用于病毒的复制周期，抑制病毒复制增殖的药物。

　　病毒是一类严格细胞内寄生的非细胞型微生物，基本化学组成是核酸与蛋白质，一些病毒颗粒还可含有脂类、糖类。病毒感染宿主细胞后，在细胞内以"自我复制"的方式产生子代病毒颗粒，可引起细胞发生病变、溶解、转化或癌变。一些病毒（如甲型肝炎病毒）具有很强的复制增殖能力，其感染细胞后可立即进行复制增殖，其复制增殖过程（复制周期）包括吸附、穿入、脱壳、生物合成、装配与释放，可很快引起宿主细胞发生病变或溶解。另一些病毒（如反转录病毒）感染细胞后，其复制增殖过程包括吸附、穿入、脱壳、整合、生物合成、装配与释放。这些病毒感染细胞后可将其核酸整合在宿主细胞的染色体DNA 上，形成溶原性周期或整合感染。整合的病毒核酸称为前病毒（provirus），其既可长期在宿主细胞内存在，也可重新复制增殖和引起细胞发生病变或溶解。还有一些病毒（如疱疹病毒）感染宿主后也可暂时不增殖，在宿主的组织或细胞内形成潜伏感染，在适当的条件下可复制增殖和引起细胞病变或溶解。

　　由于病毒是严格的细胞内寄生，并且具有在宿主细胞内进行复制增殖的生物学特性，各种抗病毒药物分别是在病毒复制周期的不同环节发挥抗病毒效应。根据抗病毒药物作用的靶位或机制，抗病毒药物可分为：①干扰病毒吸附和穿入的药物；②干扰病毒复制增殖的药物；③干扰病毒释放的药物。

（一）干扰病毒吸附和穿入的药物

　　干扰病毒吸附和穿入的抗病毒药物是在病毒吸附和穿入细胞的阶段，产生抗病毒效应的一类药物，这类药物包括金刚烷胺（amantadine）、金刚乙胺（rimantadine）、恩夫韦肽（enfuvirtide）、马拉维若（maraviroc）以及中和抗体（neutralizing antibody）。

　　1. 金刚烷胺　金刚烷胺是早期用于治疗流感病毒感染的抗病毒药物。已知 M2 蛋白是流感病毒特有的基质蛋白质，具有离子通道和调节膜内酸碱度的作用。流感病毒吸附宿主细胞后，其包膜与细胞膜发生膜融合，使其 RNA 通过 M2 蛋白的离子通道进入细胞内。金刚烷胺可作用于流感病毒 M2 蛋白的 TM 结构域，阻断其离子通道功能，从而抑制流感病毒在细胞内的复制增殖。

2. 金刚乙胺 金刚乙胺是金刚烷胺的衍生物,具有与金刚烷胺相同的作用机制和疗效,但其副作用较小。

3. 中和抗体 中和抗体属于生物制品类,是病毒刺激机体产生的、可特异性阻止病毒感染细胞和扩散的免疫球蛋白,最重要的中和抗体包括 IgG、IgM 和 sIgA。常用的中和抗体制剂主要是抗病毒血清(antiviral serum)、丙种球蛋白(gamma globulin)及胎盘球蛋白(placenta globulin),丙种球蛋白和胎盘球蛋白含有多种病毒特异性的中和抗体。

中和抗体与相应病毒特异性结合后,能够阻止病毒吸附和穿入宿主细胞,以致病毒不能够在细胞内进行复制增殖。例如,流行性感冒病毒(influenza virus)HA 中和抗体(IgG、IgM、sIgA)可与病毒的 HA 结合,从而阻止病毒吸附细胞表面的糖蛋白受体和穿入细胞内。乙型肝炎病毒(HBV)中和抗体可与 HBV 的表面抗原(HBsAg)特异性结合,阻止HBV 感染肝细胞。人类免疫缺陷病毒(human immunodeficiency virus,HIV)中和抗体(IgG、IgM)可与 HIV 表面蛋白质 gp120 特异性结合,阻止 HIV 感染 TH8$^+$细胞。脊髓灰质炎病毒(poliovirus)中和抗体可与宿主咽部及肠道内的脊髓灰质炎病毒特异性结合,阻止脊髓灰质炎病毒侵入宿主体内(sIgA)或与血液内的脊髓灰质炎病毒特异性结合,阻止病毒感染中枢神经(IgG、IgM)。

各种中和抗体不但可以特异性地阻止相应病毒感染细胞、阻止相应病毒在宿主体内广泛扩散和引起系统性感染,而且还可以特异性地预防相应病毒的再次感染。

(二)干扰病毒复制增殖的药物

干扰病毒复制增殖的抗病毒药物主要包括核苷类的阿昔洛韦、伐昔洛韦、更昔洛韦、曲氟尿苷、利巴韦林、阿糖腺苷、碘苷、屈氟尿苷、拉米夫定、甲磷酸、齐多夫定、扎西他滨、司坦夫定、齐多夫定、阿巴卡韦,以及干扰素、干扰素诱生剂等。

1. 核苷类 核苷类抗病毒药物具有类似核苷酸的结构,可干扰病毒的核酸合成。

(1)无环鸟苷(acyclovir):人工合成的嘌呤核苷类衍生物,商品名包括阿昔洛韦(aciclovir,ACV)、伐昔洛韦(valacyclovir)、更昔洛韦(ganciclovir)、阿糖腺苷(vidarabine)、利巴韦林(ribavirin)、拉米夫定(lamivudine)、齐多夫定(zidovudine)、扎西他滨(zalcitabine)、司坦夫定(stavudine)。核苷类抗病毒药物对单纯疱疹病毒、水痘-带状疱疹病毒、EB 病毒及巨细胞病毒具有显著的抑制作用(图 8-20)。

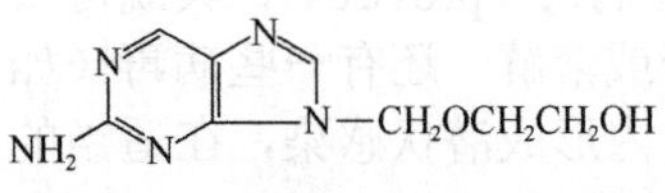

图 8-20 无环鸟苷的化学结构

未受疱疹病毒感染的人体正常细胞,仅具有较低水平的无环鸟苷磷酸化作用,因此不能形成大量的三磷酸无环鸟苷。由于感染细胞的疱疹病毒可编码产生胸苷激酶,宿主细胞对无环鸟苷的磷酸化程度可显著增高。

胸苷激酶能够催化无环鸟苷的磷酸化反应,使无环鸟苷成为单磷酸无环鸟苷。单磷酸无环鸟苷又可在宿主细胞酶的催化下进一步成为二磷酸无环鸟苷、三磷酸无环鸟苷,从而可同疱疹病毒的 DNA 聚合酶结合并掺入到病毒的 DNA 中。三磷酸无环鸟苷掺入疱疹病毒的 DNA 中后,可通过终止病毒 DNA 的复制而抑制疱疹病毒的增殖。

1)阿昔洛韦:在中国食品药品检定研究院安全评价研究所根据世界卫生组织国际癌症研究机构 2017 年 10 月 27 日公布的致癌物清单的整理中,阿昔洛韦对人类致癌性可疑,属于尚无充分的人体或动物数据的 3 类致癌物。

2)伐昔洛韦:阿昔洛韦的前药(prodrug,也称为前体药、药物前体),是 *L*-缬氨酸酯,在体内可转化为阿昔洛韦,可用于阿昔洛韦耐药病毒株感染的治疗。

3)更昔洛韦:阿昔洛韦的衍生物,为 2′-脱氧鸟苷酸类似物。

4)利巴韦林:也称为病毒唑或三氮唑核苷,是人工合成的强效广谱抗病毒药物。利巴韦林对多种 RNA 病毒和 DNA 病毒具有显著的抑制作用，其在宿主细胞内可转变成单磷酸、双磷酸、三磷酸利巴韦林，从而竞争性抑制病毒的肌酐单磷酸脱氢酶、流感病毒 RNA 聚合酶、mRNA 鸟苷转移酶的活性，阻止病毒 RNA 和 DNA 的合成。

（2）碘苷（idoxuridine）：也称为疱疹净、碘去氧尿啶、5-碘去氧尿苷，是一种早期人工合成的嘧啶类抗病毒药物，对 DNA 病毒具有抑制作用。碘苷通过竞争性抑制胸苷酸合成酶（尤其是 DNA 聚合酶）的活性，干扰 DNA 病毒胸腺嘧啶核苷的合成。碘苷也可直接掺入病毒 DNA 内，抑制 DNA 病毒的复制增殖。

（3）屈氟尿苷（trifluridine）：也称为曲氟尿苷、三氟尿苷、三氟哌啶，结构与碘苷相似，可竞争抑制病毒的 DNA 聚合酶活性，疗效优于碘苷，与阿糖腺苷相似，对单纯疱疹病毒等 DNA 病毒以及耐药的疱疹病毒引起的感染具有较好疗效。

（4）阿糖腺苷（vidarabine）：具有广谱抗病毒活性的嘌呤核苷类抗病毒药物，主要作用于疱疹病毒、乙肝病毒等 DNA 病毒，对大多数 RNA 病毒没有抗病毒活性。阿糖腺苷在细胞内被磷酸化生成阿糖腺苷三磷酸后，与脱氧腺苷三磷酸竞争结合病毒的 DNA 聚合酶，抑制病毒 DNA 的合成。

2. 干扰素和干扰素诱生剂 干扰素是机体细胞受到病毒感染或干扰素诱生剂刺激而产生的具有抗病毒、抗肿瘤、调节免疫活性的糖蛋白。干扰素诱生剂是能够诱导细胞产生干扰素的物质。

（1）干扰素（interferon，IFN）：属于生物制品类，是机体的有核细胞受到病毒感染、干扰素诱生剂或抗原刺激后，产生的具有抗病毒、免疫调节、抗肿瘤活性的糖蛋白。IFN 具有间接的抗病毒作用，从细胞内产生和释放的 IFN 作用于另外的细胞，诱导这些细胞产生抗病毒蛋白质（antiviral protein，AVP）。AVP 包括 2′-5′腺苷合成酶（2′-5′A 合成酶）、蛋白激酶、磷酸二酯酶，通过降解细胞内病毒的 mRNA、抑制病毒蛋白质翻译，使病毒的复制不能继续进行。

IFN 还可以通过调节免疫功能、刺激免疫细胞分化和产生细胞因子等机制，发挥抗病毒作用。

（2）干扰素诱生剂（interferon inducers）：也称为干扰素诱导剂、干扰素刺激剂，是一类可诱导机体细胞产生和释放干扰素的药物或化学物质。

许多物质都可以诱导干扰素的产生，如聚肌苷酸-聚胞苷酸（polyinosinicacid-polycytidylic acid，poly I:C，聚肌胞核苷）、多聚肌苷酸（ampligen，poly I:C·12U）、替洛隆（tilorone）、病毒等微生物、多核苷酸、细菌脂多糖、抗原物质、黄芪、香菇多糖、绿茶儿茶素等，其中以病毒、人工合成的双链 RNA 具有更强的诱导细胞产生干扰素的作用。

聚肌胞核苷（Poly I:C）是临床常用的干扰素诱生剂，其是人工合成的一种双链核糖核酸。肌内注射 Poly I:C 后，可刺激机体产生内源性干扰素和调节免疫功能，适用于各种病毒感染及肿瘤的辅助治疗。

（三）干扰病毒释放的药物

干扰病毒释放的抗病毒药物包括奥司他韦（oseltamivir）、扎那米韦（zanamivir）、抗病毒血清（antiviral serum）、丙种球蛋白（gamma globulin）。

1. 奥司他韦 奥司他韦也称为达菲（zanamivir），是唾液酸类似物，可特异性地作用于流感病毒的神经氨酸酶（NA），阻止 NA 与唾液酸结合及其对唾液酸的水解，从而抑制流感病毒从宿主细胞内释放。

2. 扎那米韦 扎那米韦同奥司他韦一样，也是唾液酸类似物，通过特异性作用于流感病毒的神经氨酸酶，阻止流感病毒从宿主细胞内释放。

3. 抗病毒血清和丙种球蛋白 抗病毒血清和丙种球蛋白可含有特异性的血凝抑制抗

体（hemagglutination inhibition antibody，HIAB）、神经氨酸酶抗体（neuraminidase antibody）、补体结合抗体（complement fixing antibody），这些特异性抗体可与整合在宿主细胞表面的病毒结构结合或裂解宿主细胞，使病毒不能从宿主细胞表面分离或不能产生成熟的病毒颗粒，从而阻止病毒从宿主细胞释放。例如，流感病毒神经氨酸酶特异性抗体，可与整合在宿主细胞膜上的病毒神经氨酸酶结合，从而阻止流感病毒从宿主细胞内释放。

三、抗真菌药物的种类与性质

抗真菌药物（antifungal agents）是一类能够抑制真菌生长繁殖或杀死真菌的药物，包括抗生素类和化学合成治疗剂类。真菌属于真核细胞的单细胞或多细胞生物，包括大型真菌和微生物真菌两大类（详见第四章）。微生物真菌的酵母菌和丝状真菌中的一些成员是医学上常见的病原性或条件致病性真菌，常见引起人体的侵袭性感染、中毒性疾病以及超敏反应性疾病。真菌具有不同于细菌等其他微生物的化学组成、菌细胞结构、生长繁殖方式和代谢机制，对作用于细菌等微生物的各种抗菌药物不敏感。

（一）抗生素类

抗真菌的抗生素类药物包括多烯类的两性霉素 B（amphotericin B）、制霉菌素（nystatin）、球红霉素（globoroseomycin）、克念菌素（cannitracin），非多烯类的灰黄霉素（grifulvin）。这些抗生素可分别通过与真菌的细胞膜固醇结合或干扰微管合成，发挥抑制或杀灭真菌的作用。

1. 多烯类 多烯类（polyenes）是由放线菌产生的一类抗真菌的抗生素，常见包括两性霉素B、球红霉素、克念菌素。多烯类抗生素可通过与真菌细胞膜上的麦角固醇等固醇类物质结合，造成真菌细胞膜形成微孔，从而导致真菌细胞膜的通透性改变和细胞内容物外溢。

（1）两性霉素B：由放线菌的结节链霉菌（*Streptomyces nodosus*）产生的多烯类抗真菌抗生素，可用于患者深部真菌感染的治疗。两性霉素 B 是活性最强的多烯类抗生素，具有广谱的抗真菌活性，对微生物真菌的各种假丝酵母菌、隐球菌和丝状菌引起的人体深部组织感染，都具有显著的疗效。

两性霉素B通过与真菌细胞膜的麦角固醇结合，从而提高菌细胞膜的通透性，导致菌细胞内的小分子物质和电解质外渗，以致菌细胞不能正常生长繁殖或死亡（图 8-21）。两性霉素 B 在低浓度时，对敏感菌株具有抑菌作用；在高浓度时，对敏感菌株具有杀菌作用，对大多数种类酵母菌和丝状真菌的最小抑菌浓度或最小有效浓度（MIC/MEC）值为 0.02～2.0 mg/L。两性霉素 B 治疗深部组织的真菌感染通常以静脉滴注给药，肌内注射难以吸收。口服给药主要用于肠道的真菌感染者，浅部组织的真菌感染可局部外用。临床上已发现假丝酵母菌以及其他微生物真菌的两性霉素 B 耐药菌株。

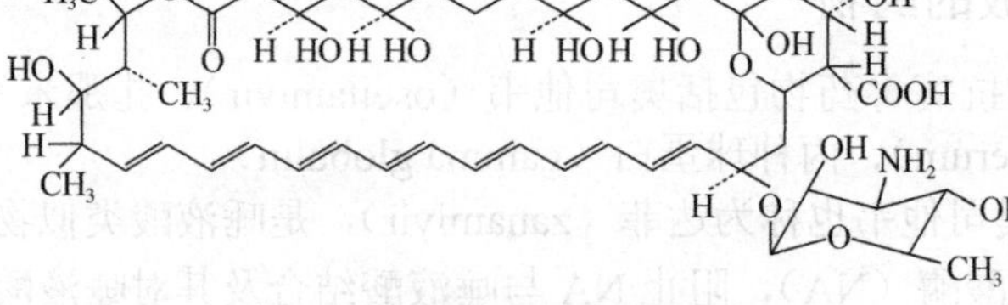

图 8-21　两性霉素 B 的化学结构

（2）制霉菌素：由放线菌的诺尔斯链霉菌（*Streptomyces noursei*）产生的多烯类抗真菌抗生素，具有同两性霉素 B 基本相同的抗菌机制和药理作用，但其活性弱于两性霉素B。制霉菌素对假丝酵母菌具有较明显的抗菌活性，且不易产生耐药性，但口服给药较少吸收，注射给药可产生较大毒副作用。临床常用于假丝酵母菌所致肠道、皮肤及黏膜感染的口服给药治疗，也可外用于浅部真菌感染的局部给药治疗。

2. 非多烯类 非多烯类的抗真菌抗生素主要是灰黄霉素，由放线菌的展青霉（*Penicillium patulum*）产生，对浅部真菌（皮肤癣菌）感染具有较好的疗效。

灰黄霉素具有鸟嘌呤样化学结构，其抗真菌机制主要是通过竞争性抑制鸟嘌呤参与的DNA 合成，从而干扰真菌核酸的合成代谢。灰黄霉素也可干扰真菌细胞的微管蛋白聚合形成纺锤体，抑制真菌的生长与繁殖。

灰黄霉素对皮肤癣菌和其他丝状真菌具有较好的抑菌和杀菌活性，口服给药较少吸收，主要外用于癣症等浅部真菌感染的局部给药治疗。

在中国食品药品检定研究院安全评价研究所根据世界卫生组织国际癌症研究机构2017 年 10 月 27 日公布的致癌物清单的整理中，灰黄霉素对人可能致癌，属于对人致癌性证据有限，对实验动物致癌性证据并不充分，或对人致癌性证据不足，对实验动物致癌性证据充分的 2B 类致癌物。

（二）化学合成治疗剂

抗真菌的化学合成治疗剂是人工合成的抗真菌药物，包括唑类（azoles）、丙烯胺类（allylamines）、嘧啶类（pyrimidine），可分别通过干扰真菌的固醇合成或 DNA 合成而发挥抑制或杀灭真菌的作用。

1. 唑类 唑类抗真菌药物包括咪唑类（imidazoles）、三唑类（triazoles）、硝基咪唑类，其主要通过干扰真菌细胞麦角固醇的生物合成，导致真菌的细胞膜缺损和透过性增加，对真菌产生抑菌和杀菌作用。

酮康唑是第一个化学合成的具有广谱抗真菌活性的咪唑类药物，但由于其口服剂存在严重的肝毒性反应，我国食药监总局已于 2015 年发文停止其生产、销售及使用。唑类的其他成员包括氟康唑（fluconazole）、伊曲康唑（itraconazole）、伏立康唑（voriconazole）、咪康唑（miconazole）、益康唑（econazole）、克霉唑（clotrimazole）、联苯苄唑（bifonazole），是目前临床常用治疗深部真菌感染和浅部真菌感染的抗真菌药物。在临床常用的唑类抗真菌药物中，氟康唑对假丝酵母菌和隐球菌（*Cryptococcus*）的体内抗菌活性比酮康唑强 5～20 倍，是治疗酵母菌类所致深部真菌感染的首选药物。

（1）咪唑类：咪唑类抗真菌药物是人工合成的广谱抗真菌药物，常见包括克霉唑（clotrimazole）、咪康唑（miconazole）、益康唑（econazole）、酮康唑（ketoconazole）。

咪唑类抗菌药物可通过其 N 原子（N3）与细胞色素 P450 亚铁原卟啉离子结合，从而抑制细胞色素 P450 的活性和酶功能，导致羊毛甾醇 C14 位去甲基反应受阻而抑制麦角固醇的生物合成，导致麦角固醇的前体中间物羊毛甾醇积累，从而破坏了真菌细胞膜的完整性（图 8-22）。

1）咪康唑和益康唑：具有相似的抗真菌活性和作用机制，主要用于阴道、皮肤等浅部真菌感染的局部给药治疗。

2）克霉唑：广谱抗真菌药物，主要用于丝状真菌引起的浅部组织感染的局部给药治疗。

（2）三唑类：三唑类抗真菌药物也是人工合成的广谱抗真菌唑类药物，包括氟康唑、伊曲康唑、SCH-39304、沙柏康唑（saperconazole）、伏立康唑、IcI-195739 等十个种类。三唑类抗真菌药物的作用机制与咪唑类抗真菌药物的作用机制相似，其 N 原子（N4）可与细胞色素 P450 亚铁原卟啉离子结合，抑制细胞色素 P450 的活性和酶功能，从而导致羊毛固醇 C14 位去甲基反应受阻而抑制麦角固醇的生物合成。此作用导致麦角固醇的前体中间物羊毛固醇积累，从而破坏了真菌细胞膜的完整性（图 8-23）。

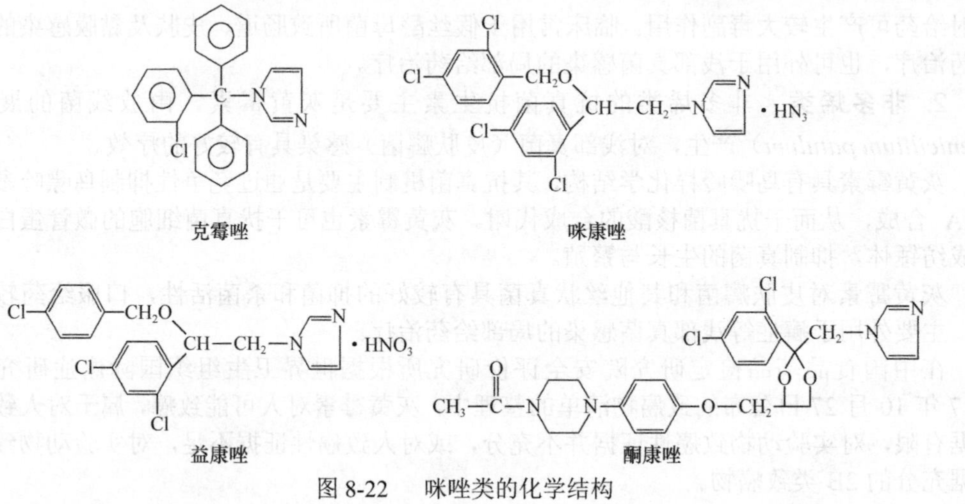

克霉唑　　　　　　　　　　　　　咪康唑

益康唑　　　　　　　　　　　　　酮康唑

图 8-22　咪唑类的化学结构

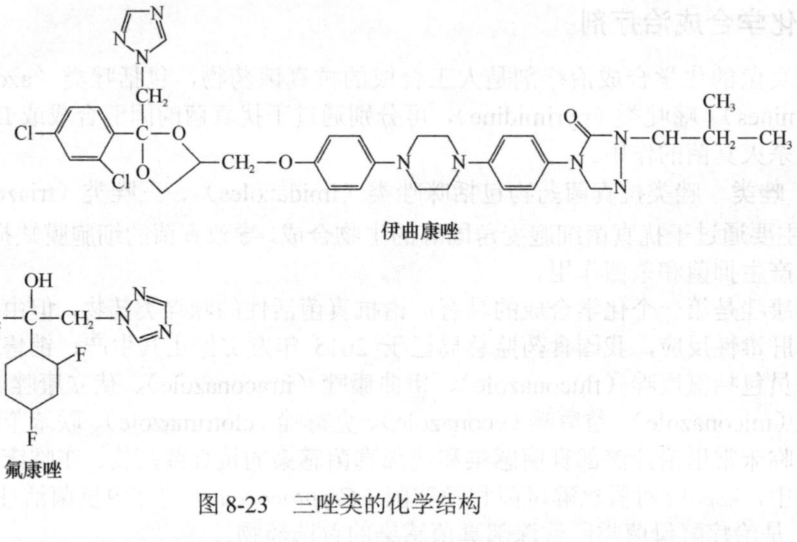

伊曲康唑

氟康唑

图 8-23　三唑类的化学结构

1）氟康唑：对假丝酵母菌和隐球菌具有很强的体内抗菌活性，比酮康唑强 5～20 倍，是治疗酵母菌类所致深部真菌感染的首选药物。

2）伊曲康唑：对酵母菌和丝状真菌的体外抗菌活性比酮康唑强 5～100 倍，是治疗深部真菌感染和浅部真菌感染的首选药物。

3）伏立康唑：对酵母菌和丝状真菌的抗菌活性比酮康唑强 10～500 倍，而且对氟康唑和两性霉素 B 的耐药菌株引起的感染也具有明显治疗效果，因此是临床治疗深部真菌感染和浅部真菌感染的重要药物。

2. 丙烯胺类　丙烯胺类（acrylamides）抗真菌药物是真菌细胞的鲨烯环氧酶抑制剂，可干扰真菌的麦角固醇合成，从而影响真菌细胞膜的结构和功能。

临床常用的丙烯胺类抗真菌药物包括萘替芬（naftifine）、特比萘芬（terbinafine），可外用和口服治疗丝状真菌引起的深部感染及浅部感染。特比萘芬与两性霉素 B 或与唑类抗真菌药物联合使用，治疗酵母菌引起的感染可具有良好效果。

3. 嘧啶类　嘧啶类（pyrimidine）抗真菌药物包括氟胞嘧啶（flucytosine）或称为 5-氟胞嘧啶（5-fluorocytosine），是广谱的抗真菌药物。

氟胞嘧啶通过胞嘧啶透性酶进入真菌细胞内，经胞嘧啶脱氨酶的催化脱氨基，成为氟尿嘧啶。氟尿嘧啶又经尿苷-5-磷酸焦磷酸化酶催化，转变成为脱氧氟尿苷。脱氧氟尿苷可作用于胸腺嘧啶核苷合成酶，阻止其催化的尿嘧啶脱氧核苷向胸腺嘧啶核苷的转变，从而干扰真菌细胞的 DNA 合成。

氟胞嘧啶主要用于假丝酵母菌、隐球菌、着色丝菌引起感染的口服给药治疗，与两性霉素 B 联合使用，可用于隐球菌性脑膜炎的治疗。

四、抗寄生虫药物和杀虫剂的种类与性质

抗寄生虫药物（antiparasitic agents）和杀虫剂（insecticides）是一类能够杀死寄生虫的化学药物或试剂。治疗体内寄生虫感染的抗寄生虫药物主要是化学合成治疗剂，包括甲硝唑（metronidazole）、乙酰胂胺（acetarsol）、吡喹酮（praziquantel）、乙胺嗪（diethylcarbamazine）。青蒿素（artemisinin）是从植物中提取的化合物，可用于疟原虫感染的体内给药治疗。治疗体外寄生虫感染的抗寄生虫药物包括化学合成治疗剂和杀虫剂，常用杀虫剂包括除虫菊素（pyrethrins）、拟除虫菊酯（pyrethroid）、美曲膦酯（metrifonate）、六氯环己烷（benzene hexachloride）、硫黄（sulfur）制剂、苯甲酸（benzoic acid）制剂、百部酊（stemonae tincture）、氯化汞酊剂（mercuric chloride tincture）、桉叶油（eucalyptus oil）、薄荷油（peppermint oil）、樟脑油（camphor oil）等。

（一）化学合成治疗剂

抗寄生虫的化学合成治疗剂可用于体内和体外寄生虫感染的治疗，常见包括甲硝唑、巴龙霉素、乙酰胂胺、吡喹酮、乙胺嗪、二氯尼特（diloxanide）、依米丁（emetine）、硝硫氰胺（amoscanate）、青蒿素等。其中的甲硝唑、乙酰胂胺、吡喹酮、乙胺嗪，常用于泌尿生殖道寄生虫感染的治疗。

1. **甲硝唑**　甲硝唑也称为灭滴灵，是人工合成的 5-硝基咪唑类药物，常用于口服治疗无芽孢厌氧菌、阿米巴原虫、滴虫引起的感染。

2. **二氯尼特**　二氯尼特是二氯乙酰胺类的衍生物，常用为糠酸酯。二氯尼特口服给药后可迅速吸收，一小时即可达到血药高峰并且形成全身分布。二氯尼特可直接杀死阿米巴滋养体，常用于阿米巴痢疾的治疗。

3. **乙酰胂胺**　乙酰胂胺是五价砷剂，局部外用可直接杀灭滴虫，尤其适用于杀灭甲硝唑耐药的滴虫。乙酰胂胺对局部皮肤具有较大的刺激性，并且可形成体内蓄积。

4. **吡喹酮**　吡喹酮也称为环吡异喹酮，是人工合成的吡嗪异喹啉衍生物，常以口服给药治疗血吸虫引起的感染。

5. **硝硫氰胺**　硝硫氰胺是人工合成的二苯胺异硫氰酯类化合物，可口服给药治疗血吸虫感染。硝硫氰胺通过麻痹血吸虫的吸盘和体肌、干扰虫体的三羧酸循环的机制，杀死血吸虫的成虫。

6. **乙胺嗪**　乙胺嗪也称为海群生，对班氏丝虫和马来丝虫的成虫及微丝蚴具有杀灭作用，常以口服给药治疗丝虫引起的感染。

7. **青蒿素**　青蒿素是从植物"黄花蒿"分离提取出的化合物，属于倍半萜内酯类过氧化物。青蒿素对红细胞内期的各种疟原虫具有杀灭作用，可口服、肌内注射、肛门给药治疗疟疾。

（二）杀虫剂

杀虫剂是用于体外寄生虫感染治疗的化学药物或试剂，主要用于杀灭寄生于人与哺乳动物体表、植物体表的节肢动物类寄生虫，也可杀死环境中的昆虫。在医学上，杀虫剂可

外用于人体皮肤等体表的虱、螨、蚤等节肢动物类寄生虫感染的局部给药治疗。

1. 除虫菊素 除虫菊素是从除虫菊花分离提取出的高效广谱天然杀虫剂,对人与哺乳动物无毒副作用。除虫菊素对昆虫的中枢神经具有麻痹作用,通过干扰离子转导而影响细胞膜的钠离子通道,从而迅速杀死蚊、蝇、臭虫等昆虫。

2. 拟除虫菊酯 拟除虫菊酯是一类人工合成的对人体和哺乳动物具有低毒性的高效广谱杀虫剂,能够迅速杀灭虱、螨、蜱、蚊、蝇、蟑螂等多种节肢动物或昆虫。拟除虫菊酯中的氯菊酯(化学式:$C_{21}H_{20}Cl_2O_3$)、氯氰菊酯(化学式:$C_{22}H_{19}Cl_2NO_3$)、胺菊酯(化学式:$C_{19}H_{25}NO_4$)等,已广泛应用于环境杀虫以及哺乳动物与人体表面寄生虫感染的治疗。拟除虫菊酯主要作用于虫类的神经系统,通过影响神经膜通道,使动物的神经细胞产生兴奋性增高、重复放电和传导阻滞等表现。研究发现,拟除虫菊酯可通过延长各个钠通道的开放时间、引起钠电流延长、增加神经细胞膜的除极后电位和导致重复放电,从而引起动物出现中毒症状。也有认为,拟除虫菊酯的氰基可影响细胞色素 c 及电子传递系统,使脊髓神经膜去极期延长和出现重复动作电位,兴奋脊髓中间神经元和周围神经,对 Na^+-K^+-ATP 酶也有不同程度的抑制作用。

拟除虫菊酯类杀虫剂可外用于人体皮肤疥螨、蠕形螨、阴虱感染的局部给药治疗,也用于杀灭植物表面及环境的昆虫,常用包括 0.2%～0.6%氯菊酯(permethrin,扑灭司林、二氯苯醚菊酯、苄氯菊酯、除虫精)、0.1%～0.3%氯氰菊酯(cypermethrin,灭百可)、0.2%～0.3%胺菊酯(tetramethrin,四甲司林)、0.1%～0.3%丙烯菊酯(allethrin,烯丙菊酯)、d-苯醚菊酯(d-phenothrin,速灭灵)等。拟除虫菊酯类杀虫剂中的 d-苯醚菊酯,在美国等国家已被批准应用于民航飞机的客舱以及人体表面的喷洒灭虫。

拟除虫菊酯不可内服,小剂量局部外用可对人体皮肤产生刺激作用,常见引起局部皮肤的灼烧感、刺痒、疼痛、脱屑、潮红、肿胀、丘疹等症状,但可很快自行消失或用清水冲洗后很快消失。拟除虫菊酯类杀虫剂可通过皮肤、呼吸道、消化道吸收中毒,中毒者多死于呼吸衰竭,服毒者可立即死亡。有报道氯丙嗪、普萘洛尔(心得安)、利舍平可能对拟除虫菊酯类杀虫剂有增毒效应,用药时需予注意。

3. 美曲膦酯 美曲膦酯是一种有机磷杀虫剂,在碱性环境可被水解成敌敌畏(dichlorvos),毒性也因此增加 10 倍。美曲膦酯可外用于人及动物体表的疥螨、阴虱等节肢动物感染的局部给药治疗,也用于杀灭植物表面及环境的昆虫。

在中国食品药品检定研究院安全评价研究所根据世界卫生组织国际癌症研究机构 2017 年 10 月 27 日公布的致癌物清单的整理中,美曲膦酯对人类致癌性可疑,属于尚无充分的人体或动物数据的 3 类致癌物。敌敌畏属于对人致癌性证据有限,对实验动物致癌性证据并不充分,或对人致癌性证据不足,对实验动物致癌性证据充分的 2B 类致癌物。

4. 六氯环己烷 六氯环己烷也称为六六六,是人工合成的苯的 6 个氯原子加成物(分子式 $C_6H_6Cl_6$)。六六六可外用于人及动物体表疥螨、阴虱等节肢动物感染的治疗,也用于杀灭植物表面及环境的昆虫。大剂量或长期低剂量摄入可引起急性中毒或慢性积蓄中毒反应,常见出现头疼、头晕、乏力、震颤、恶心呕吐、腹痛、呼吸困难、心律不齐、皮肤潮红以及丘疹、水疱等症状。

在中国食品药品检定研究院安全评价研究所根据世界卫生组织国际癌症研究机构 2017 年 10 月 27 日公布的致癌物清单的整理中,六氯环己烷对人可能致癌,属于对人致癌性证据有限,对实验动物致癌性证据并不充分,或对人致癌性证据不足,对实验动物致癌性证据充分的 2B 类致癌物。

5. 其他 10%～20%硫黄软膏、1%丙体六六六、30%苯甲酸苄脂乳剂、50%百部酊、新芙满灵霜、1%氯化汞酊剂、25%苯甲酸苄脂乳、硫黄液、桉叶油、薄荷油、苯甲酸苄脂、樟脑油，对疥螨、蠕形螨、阴虱等体外寄生性节肢动物具有杀灭作用，可外用于体外寄生虫感染的局部给药治疗。

五、抗菌药物在宿主体内的分布与排泄

抗菌药物在以口服、肌内注射、静脉注射、局部皮肤或黏膜吸收的方式给药之后，通常能够很快地被吸收进入宿主体内并且溶解于血浆的水分内，从而形成一定的"血药浓度"。进入血浆的抗菌药物主要以两种形式存在，一种形式是游离存在于血浆内，另一种形式是吸附于血清蛋白质上，也可偶然吸附于红细胞上。抗菌药物随着血液的流动，可迅速分布于宿主体内各组织的血管内并且扩散到血管外的组织间和体液内。当抗菌药物扩散到血管外时，血浆内抗菌药物的浓度（血药浓度）即开始迅速下降。不同抗菌药物在宿主体内的分布、血浆中的浓度、排泄的途径等特性，与抗菌药物的吸收情况、理化性质、对宿主组织的亲和性以及肾脏或肝脏功能的状态等具有密切的关系。

（一）抗菌药物的吸收

抗菌药物的吸收（absorption of antimicrobial drugs）是指抗菌药物在用药部位进入宿主体内血液循环的过程。任何一种抗菌药物如果能够被宿主稳定地吸收，则不论是以口服、肌内注射、静脉注射、组织注射还是由皮肤与黏膜吸收的方式给药，通常都能够迅速被吸收并且最终在血浆内达到相似的最高浓度（最高血药浓度）。除静脉注射给药外，其他途径给予的药物都必须通过由细胞膜组成的细胞膜屏障机制进行转运，或通过毛细淋巴管或毛细血管以透过、穿过或吞饮的机制进行转运。抗菌药物吸收的机制包括毛细淋巴管和毛细血管吸收，以及细胞被动转运和主动转运。药物通过毛细淋巴管和毛细血管吸收与转运的机制，主要发生于肌内注射或组织注射给药的情况下。由胃肠道以及皮肤与黏膜吸收的方式给药以及需要进入机体细胞内发挥药理学作用的药物，则需要通过细胞被动转运和主动转运的机制被吸收。

1. **毛细淋巴管和毛细血管吸收**　注射进入组织（皮肤及黏膜下组织、肌肉组织等）的药物，可随组织液的流动而由毛细淋巴管上和（或）毛细血管壁上的小孔或细胞连接间隙进入毛细淋巴管及毛细血管内，从而被吸收进入血流。随血液循环被转运到全身其他器官和组织内的药物，又以同样的机制扩散到所在器官的血管外组织内。

2. **被动转运**　由组织外（口服、皮肤或黏膜吸收）给予的或需要进入机体细胞内发挥活性的大多数抗菌药物以及其他药物，主要是通过被动扩散机制被吸收的。这种吸收过程是一种顺浓度梯度的机制，即药物由高浓度向低浓度穿过细胞膜进行渗透与扩散的吸收方式。这种吸收方式不需要消耗能量，也不受饱和限速以及竞争抑制的影响，但可受药物分子的大小、脂溶性、极性等因素的影响。一般来说，分子量小、脂溶性大、极性小（不易离子化）的抗菌药物，能够容易穿过细胞膜而进行被动扩散。抗菌药物所具有的极性的性质，可形成"离子障"（ion trapping）现象。"离子障"现象的表现：非离子型的药物是脂溶性的，其能够自由地穿过细胞膜；而离子型的药物则为非脂溶性的，其通常不易透过细胞膜，从而可被限制在细胞膜的一侧。一般来说，酸性药物在碱性环境中容易发生解离而形成离子型，碱性药物在酸性环境中容易发生解离而形成离子型。例如，弱酸性药物在胃液内以非离子型的为多，因此在胃内即可被吸收；弱碱性药物在胃液内以离子型的为多，其主要在小肠内被吸收。碱性较强或酸性较强的药物，在胃内通常都已被离子化，因此可由于离子障作用而导致难以被吸收。

3. **主动转运**　主动转运是一种需要消耗能量的吸收方式，其通过细胞膜上的载体与抗菌药物结合，从而进行逆浓度梯度的转运，可造成抗菌药物在宿主体内形成不均匀分布的情况。

一般认为，不同的给药途径与方法，可影响抗菌药物的吸收及其到达宿主体内发挥有效抗菌作用的时间。抗菌药物从给予到开始发挥疗效所需的间隔，称为抗菌药物的潜伏期（latent period）。潜伏期主要反映抗菌药物在宿主体内吸收的过程，其所需时间的长短同给药的方式和途径、抗菌药物的理化性质等密切相关。一般来说，水溶性抗菌药物的潜伏期较脂溶性抗菌药物的潜伏期短，由静脉注射则没有潜伏期。在用药之后，抗菌药物经过吸收可在宿主体内（主要是指在血浆内）达到最高浓度并且同时显现出最大的效应。将抗菌药物在宿主体内达到最高浓度呈现最大效应的时间，称为该抗菌药物的高峰期（peak time）。高峰期形成峰的高度，与给药的剂量正相关。在高峰期之后，由于抗菌药物的降解和排除，以致其在宿主体内的浓度逐渐下降。抗菌药物在宿主体内维持最低的有效浓度或维持基本疗效的时间，称为持续期（persistent period）。持续期的长短，决定于该抗菌药物的吸收及其消除的速度。

在一般情况下，给药的途径与方法同抗菌药物的性质、病原微生物的特性以及患者的生理与病理状况等因素有关，可分为胃肠道途径给药与非胃肠道途径给药。

1. 胃肠道途径给药 胃肠道途径给药是指以口服、舌下或直肠给药的方法给予抗菌药物，使抗菌药物通过口腔、胃或肠道的黏膜被吸收。其中口服是最常采用的方便、经济、安全的给药方法。抗菌药物在口服之后，可通过口腔黏膜或胃肠道黏膜不同程度地被吸收。但各种抗菌药物口服之后的吸收情况，通常与该药物的化学性质、对胃肠道黏膜的透过性以及耐酸性有关。由于某些抗菌药物在酸性条件下是不稳定的，或者其在宿主肠道内可与食物、二价或三价阳离子等结合，这些抗菌药物在口服给药之后，通常不能很好地被吸收。某些抗菌药物则由于对宿主口腔或胃肠道黏膜的透过性较低，不能在血浆或组织内达到可产生有效抗菌活性的血药浓度。各类抗菌药物经口服之后，吸收的情况分别为：

（1）青霉素类：青霉素 G 在 pH 1～2 的胃酸中极不稳定，在 20 分钟内至少有 50%可被破坏。但在 pH 4～5 的条件下，则能够保持稳定 4 小时。青霉素的某些衍生物（如新青霉素Ⅲ、甲苯异噁唑青霉素等）在酸性环境中也极容易被破坏，以致其口服后不能被良好吸收。但青霉素的另一些衍生物（如氨苄西林、阿莫西林、羧苄西林、环青霉素等）却具有较强的耐酸性，这些耐酸的青霉素经口服后可被良好吸收。羧苄西林苯酯（carfecillin）是羧苄西林的一种酚酯，由于不能有效地透过宿主的胃肠道黏膜在血浆内达到足够的浓度，不适宜采用口服方法给药治疗全身性感染。青霉素的某些衍生物，如匹氨西林（pivampicillin）、巴氨西林（bacampicillin）是氨苄西林的酯，其在肠黏膜以及血清内可被转变成为氨苄西林，以致在血清内的浓度可达到口服氨苄西林所达到的血清浓度的两倍。

（2）头孢菌素类：头孢菌素类抗生素中头孢氨苄、头孢拉定、头孢来星（cephaloglycin）、头孢克洛、头孢曲松等均可在口服后有效地被吸收，但其中头孢来星的吸收较差。头孢来星经口服后虽然能够在尿内达到有效的治疗浓度，但在血清内只能形成较低的水平。

（3）四环素类：在四环素类抗生素中除金霉素外，其他种类的抗生素经口服后都能够被良好地吸收。但四环素类抗生素在肠道内可与食物及二价或三价金属阳离子（铁离子、钙离子、镁离子等）结合，从而干扰四环素在胃肠道的吸收。如果患者在空腹状态下口服四环素类抗生素，其中二甲胺金霉素及多西环素约 95%、四环素盐酸盐约 75%、去甲金霉素约 65%、土霉素约 55%、金霉素约 30%可被吸收。二甲胺金霉素和多西环素的吸收率通常不受食物的影响，但却可受到铁离子及钙离子的影响。

（4）大环内酯类：红霉素是常用的和可以口服的大环内酯类抗生素，但红霉素在胃内可迅速被胃酸破坏。因此口服的红霉素须用耐酸的包衣包裹起来，以使红霉素在进入十二指肠以后才从包衣内释放和在肠道黏膜被吸收。红霉素硬脂酸酯（erythromycin stearate）或依托红霉素（erythromycin estolate）是在胃内被吸收的，以致这些药物可比红霉素更早达到血清最高水平。虽然食物对依托红霉素的吸收并不会产生显著的影响，但如果与食物同时服用，也可降低依托红霉素的吸收率。

林可霉素、克林霉素、螺旋霉素、竹桃霉素也都是常用于口服的大环内酯类抗生素。克林霉素比林可霉素在肠道能够更好地被吸收，其在血流内的浓度可达到林可霉素的 5 倍。食物虽然可显著影响林可霉素的吸收，但并不影响克林霉素的吸收。

（5）氨基糖苷类：氨基糖苷类抗生素，如链霉素、庆大霉素、阿米卡星等，在胃肠道难以被吸收，这些抗生素经口服后大部分以原形随粪便排出。氨基糖苷类抗生素的这一特性可用于治疗病原菌所引起的肠道感染，能够避免由于氨基糖苷类抗生素吸收进入体内所产生的毒性作用。

（6）磺胺类：磺胺类的各种抗菌药物中，除磺胺胍、琥珀磺胺、酞磺胺外，其他都能够通过肠道黏膜被良好地吸收。甲氧苄啶（TMP）和乙胺嘧啶口服后也可良好地被吸收。

其他种类抗菌药物，如氯霉素、利福平，抗真菌药如酮康唑、灰黄霉素，抗病毒药如金刚烷胺、美替沙腙，也可在肠道内被良好地吸收。

2. 非胃肠道途径给药 非胃肠道途径给药是指通过肌内注射、静脉注射、组织器官注射或由皮肤、消化道之外的黏膜吸收的方法给予抗菌药物。对于不能接受口服给药的患者（如吞咽困难或神志不清的患者）通常可选择非胃肠道途径给药的方法。临床在对于慢性前列腺炎等感染症的治疗上，为增加抗菌药物在疾病组织器官内的浓度，也有采用组织器官注射的给药方法。在非胃肠道途径给药方法中，静脉注射方式给药的最常见并发症是静脉炎，其他还有由药物漏出所导致的局部组织坏死等。组织器官注射方式给药的最常见并发症则是局部出血、出现血肿或钙化灶，万古霉素等药物还可导致组织的局部坏死或出现无菌性脓肿。

（1）肌内注射：一般来说，如果不是因为抗菌药物经口服给药可产生比肌内注射更高的血清水平，或者在糖尿病患者以及肥胖者由于局部血液循环较差影响局部抗菌药物的吸收而不适宜采用肌内注射给药外，经由肌内注射给药是一种很安全的方法。但是反复多次地肌内注射给药，可造成注射局部的疼痛甚至形成难以吸收的肿块。某些抗菌药物在肌内注射后，可很快地从宿主体内清除。例如，青霉素 G 在肌内注射后 15～30 分钟，即可被吸收，在血液内达到高峰浓度，并且其宿主体内的半衰期仅为 30～60 分钟。这种情况通常要求更加频繁地给药以维持有效药物活性的血药浓度，或仅适用于牙科手术前 30 分钟给药以预防细菌性心内膜炎。然而，青霉素的衍生物苄星青霉素 G（benzathine penicillin G）在肌内注射之后，可在机体内维持 15～30 天。普鲁卡因青霉素在宿主体内能够以低水平的状态维持达 12 小时，但其双倍的剂量并不能够产生双倍的血清水平（除非在两个不同的部位给药），这对于治疗溶血性链球菌（hemolytic streptococcus）或肺炎链球菌所引起的感染以及预防风湿热的复发都是较为安全的和有效的。四环素类的大多数抗生素以及氨基糖苷类的全部抗生素，都可以采用肌内注射方法给药。林可霉素和克林霉素也可采用肌内注射方法给药，但不宜注射过快。红霉素肌内注射可产生剧烈的疼痛，万古霉素肌内注射则可导致局部组织坏死和形成无菌性脓肿，因此不能采用肌内注射的方式给药。一般来说，耐青霉素酶的青霉素在成年人由肌内注射后，通常难以达到治疗严重的全身性葡萄球菌感染所需要的血清水平。氨苄西林、羧苄西林、α-羧基噻吩青霉素以及其他较新的广谱青霉素在肌内注射后，所产生的血清水平仅适合于治疗革兰氏阳性细菌感染或尿道感染，而不适合于治疗由革兰氏阴性细菌所引起的全身性感染，如大肠埃希菌、假单胞菌属、克雷伯菌属及肠杆菌属引起的感染。

（2）静脉注射：静脉注射给予的抗菌药物能够迅速在宿主体内达到药物的高峰期，其尤其适用于治疗革兰氏阴性细菌引起的全身性感染。因为对于革兰氏阴性细菌引起的感染，通常需要相对较高的血清抗菌药物水平。例如，羧苄西林应当予以静脉注射，并且每4小时给药一次，可获得显著有效的治疗效果。

大多数可肌内注射的抗菌药物都能够静脉注射，如四环素类、大环内酯类以及氨基糖苷类的绝大多数抗生素（但链霉素只可肌内注射给药），青霉素类和头孢菌素类的全部抗生素、磺胺类的部分药物以及万古霉素都可以采用静脉注射的方式给药。

（3）皮肤与黏膜吸收：皮肤与黏膜对各种抗菌药物吸收的程度极不相同，但皮肤剥脱或烧伤处对各种抗菌药物均具有极好的吸收率，甚至可以达到抗菌药物在体内积蓄和产生毒性反应的程度。青霉素和头孢菌素采用皮肤吸收的方式给药是不适当的，因为这样做不但可导致耐药菌株的筛选，并且还能够造成 β-内酰胺基团与局部的蛋白质结合，从而使患者致敏。氨基糖苷类抗生素可通过烧伤的皮肤吸收，如果联合非肠道途径给药，可达到产生肾毒性和耳毒性的程度。磺胺嘧啶银盐、磺胺米隆、硝酸银都可通过皮肤与黏膜良好地被吸收，产生安全的并且能够有效地防止细菌在伤口局部生长以及对由此发生的败血症的治疗效果。杆菌肽、万古霉素及氨基糖苷类抗生素经局部给药，可进入纤维蛋白区但并不黏附于纤维蛋白，此特性有利于抑制被纤维蛋白捕获的细菌。但一般来说，由皮肤与黏膜局部给予抗菌药物是不宜采用的方法。

（4）组织器官注射：组织器官注射给药是将某种或某些药物直接注射到疾病组织器官或其病灶内，属于一种特殊的或非常规的给药方法，常见如前列腺内注射、疼痛的封闭注射等。在临床男科学，组织器官注射给药尤其常用于慢性前列腺炎的治疗，将某种抗生素以及其他某些药物直接注射到患者的前列腺内，使抗生素等药物在前列腺组织内迅速达到极高的浓度，从而可以形成杀灭细菌的药物敏感菌株以及其他药物机制的高效活性。但由于组织器官注射常常会造成疼痛、出血、血肿、钙化灶、局部坏死等并发症，由组织器官注射给予抗菌药物也是不宜采用的方法。

（二）抗菌药物的分布

抗菌药物被吸收之后，首先是进入宿主的血液循环，然后再通过血管壁进入到血管外的各种组织、体液或细胞内液。在正常生理情况下，各种抗菌药物可分别以透过、穿过或吞饮的机制，通过毛细血管壁的小孔、细胞连接间隙或细胞膜，从血管内扩散到血管外周的组织内。然而在炎症等病理情况下，血管内的各种抗菌药物还可通过渗出或漏出的方式，从血管内扩散到血管外周的组织内。

抗菌药物在宿主体内的分布大多数是不均匀的，到达血管外的抗菌药物的量不仅同血浆内该药物的浓度有关，而且还同该药物的扩散性质（即药物的分子量、分裂常数、脂溶性）以及宿主局部组织内的炎症反应与血管损伤情况有关。抗菌药物在宿主体内的浓度与其效应强度具有正相关性的关系。抗菌药物浓度与药物效应强度的比例关系，称为抗菌药物的量效关系（dose-effect relationship）。抗菌药物在宿主体内可表达药理效应的最低剂量或其浓度，称为其最小有效量（minimal effective dose）或阈剂量（threshold dose）。随着抗菌药物剂量或浓度的增加，其药理效应也相应增强。但如果再继续增大抗菌药物的剂量，并不能够继续以正比关系增强抗菌药物的药理效应，反而会导致药物毒性作用的表达。各种抗菌药物都具有其所能够表达的最大效应，将此性质称为该药物的效能（efficacy）。因此每种抗菌药物都规定了其允许使用的治疗量（therapeutic dose）和极量（maximal dose）。但抗菌药物的治疗量和极量并不是一个恒定的绝对值，其可因抗菌药物在宿主体内的积蓄情况、宿主个体差异等而表现出差异。抗菌药物的量效关系见图8-24。

一般来说，抗菌药物在宿主体内的自然分布主要有三个区域，包括 ①高灌注组织，如心肌、肺及肝门静脉系统；②次灌注组织，如肌肉与皮肤；③一般灌注组织，如韧带、软骨组织以及某些骨区域。抗生素在宿主心、肺、肝内的浓度，通常相当于其在血清内的浓度。机体内的某些屏障可显著改变腔隙中抗生素的浓度，如存在于血液与脑和中枢神经系统之间的"血-脑屏障"及"血-脑脊髓屏障"，存在于眼液与血浆水之间的眼内水性和玻璃屏障，存在于母体与胎儿之间由胎盘组织及其血管形成的"血-胎屏障"。

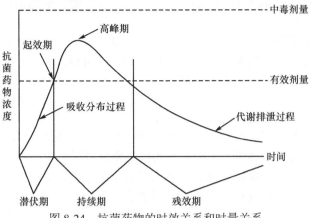

图 8-24　抗菌药物的时效关系和时量关系

有许多种类的抗菌药物进入血液后可黏附于血清白蛋白上，但通常只有少量的抗菌药物能够发生黏附。如果血浆内抗菌药物有 50%黏附了血清蛋白，其实际只占该抗菌药物总量的 10%黏附于蛋白质上。黏附于蛋白质的抗菌药物不能发挥抗菌效应，只有游离的抗菌药物才具有抗菌活性。因为绝大多数抗菌药物作用的靶位或受体是在细菌的细胞壁下面，黏附于血清蛋白的抗菌药物不能够到达此作用部位。在各种抗生素中，氨基糖苷类抗生素通常不黏附血清蛋白。青霉素可黏附血清蛋白，其中氨苄西林和阿莫西林的黏附率为 17%，双氯西林的黏附率为 97%。对血清蛋白具有高黏附率的抗菌药物，在组织内形成高浓度的时间要迟一些，但却能够在组织内存留更长的时间。虽然黏附于血清蛋白的抗菌药物也能够进入组织内，但血清内游离的抗菌药物浓度对于组织内抗菌药物的浓度具有重要的调节作用。抗菌药物对于血清蛋白的黏附具有暂时储存抗菌药物的作用，此可防止由于血清游离抗菌药物向组织内的过度渗透或经肾小管迅速分泌而形成的抗菌药物浓度过大波动的现象。不同抗菌药物在宿主各种组织内的分布特点如下。

1. **肺**　由于血液循环的特点。绝大多数抗菌药物能够在肺内形成有效的浓度。各种抗菌药物在给药后 2 小时即可在痰内达到高峰，但其高峰值是剂量依赖性的。头孢菌素类抗生素中的头孢噻吩和头孢氨呋肟在给药后 1 小时，即可在支气管分泌物内达到可检测的浓度。其中头孢噻吩在痰内的浓度约为血清浓度的 25%。羧苄西林和 α-羧基噻吩青霉素在肺内可达到同时期血清浓度的 5%。虽然四环素在痰内的浓度较低，但其在支气管上皮和肺内的浓度却接近血清水平。氨基糖苷类抗生素也能够在痰内形成可检测的浓度，但由于电荷性质的因素，其在痰内所形成的效应强度较其他抗菌药物更小。由于氯霉素具有脂溶性和小分子量的特点，其可在痰及支气管分泌物内达到较高的浓度。利福平、异烟肼、乙胺丁醇也可在肺组织内达到相当高的浓度水平。

2. **肾**　肾实质内抗菌药物的浓度不仅与肾血流量有关，而且还与肾脏内的水合状态以及其他竞争运输机制的药物的存在有关。一般认为，对于尿道感染的治疗效果，主要与尿内抗菌药物的浓度有直接的关系，而不是与血清内抗菌药物的浓度有关。在肾盂肾炎的治疗中，肾髓质、皮质及乳头间质液内具有的高浓度抗菌药物是十分重要的。青霉素和氨苄西林以及头孢菌素在肾内的浓度为血清浓度的 2～8 倍，氨基糖苷类抗生素在肾内的浓度足以引起肾近基管细胞的损害。妥布霉素和奈替米星（netilmicin）在肾皮质内的浓度，远低于庆大霉素。即使在肾功能显著降低的情况下，口服氨苄西林、头孢氨苄、甲氧苄氨嘧啶-磺胺甲噁唑，在尿内也可达到足以治疗尿道大多数细菌感染的浓度。反之，呋喃妥因、乌洛托品、萘啶酸在肾衰患者的尿内并不能达到治疗水平，除非其在血清内达到了毒性水平。非胃肠道途径给予的青霉素（如羧苄西林和 α-羧基噻吩青霉素）以及头孢菌素（如头孢噻吩、头孢唑啉、头孢孟多），即使在具有显著的肾功能衰退的情况下，也可在肾脏及尿内达到足够高的浓度。

3. 胸膜、心包及腹腔液　青霉素类、头孢菌素类、磺胺类、大环内酯类的大多数抗生素以及克林霉素、氯霉素、梭霉孢酸、抗结核药物，均可进入胸、心、腹的浆膜腔内。氨基糖苷类（如妥布霉素、庆大霉素）可缓慢扩散到心包腔内，但当其达到细胞外液的平衡后，由于增加了分布的体积，血清水平比所预计的要低。在腹膜炎的情况下，氨基糖苷类抗生素渗透入腹膜腔的能力可增强。通常并不采用将抗生素注入腹膜腔的方法给药，但将青霉素类、头孢菌素类及氨基糖苷类的抗生素加入腹膜透析液内使用却是很安全的。

4. 骨　青霉素类、四环素类、头孢菌素类抗生素以及林可霉素和克林霉素都能够进入骨及骨髓内，并且这些抗生素在受感染的骨内所达到的浓度，要比在正常骨内所达到的浓度更高。耐青霉素酶的半合成青霉素或头孢菌素若在外科手术时给药，其在骨血肿内所达到的浓度将足以抑制大多数葡萄球菌。四环素能够黏附于骨组织，以致其能够产生暂时性抑制正常骨骼生长，但不会产生永久性抑制的作用。新的头孢菌素类抗生素能够在骨髓内达到较高的浓度，其足以抑制肠杆菌科（Enterobacteriaceae）和嗜血杆菌属的大多数细菌。虽然骨组织具有高浓度的钙离子，但并没有证实这种高浓度钙离子环境能够对氨基糖苷类抗生素的活性产生任何抑制作用，正如众所周知的氨基糖苷类抗生素已经安全地用于治疗由假单胞菌属和沙雷菌属（Serratia）所引起的骨髓炎的情况一样。抗结核药物，如异烟肼、利福平、乙胺丁醇，也都能够在骨内达到有效的治疗浓度。

5. 滑膜液　青霉素类、头孢菌素类及四环素类的抗生素以及氯霉素、林可霉素和克林霉素，都可进入炎症关节内。在给药 1～2 小时后，这些抗生素即可在炎症关节液内达到高峰水平。在给药后 4～6 小时内，滑膜液内的这些抗生素浓度可相当于血清内的浓度甚至超过血清内的浓度。氨基糖苷类抗生素，如卡那霉素、庆大霉素、妥布霉素、阿米卡星，都能够在具有炎症的滑膜液内达到治疗浓度。多黏菌素不能透入滑膜液和达到治疗浓度，如果必须用药，则需要采用关节内注射的方法给药。

6. 耳、窦及泪　青霉素类的大多数抗生素，如青霉素 G、青霉素 V、氨苄西林、阿莫西林，都能够在急性耳炎的中耳液内达到足以根治引起感染的大多数敏感细菌的浓度。阿莫西林和氨苄西林碳酯在中耳液内，可形成比氨苄西林更高的浓度。头孢菌素类抗生素虽然可进入中耳液，但除头孢克洛之外，均由于浓度太低而不能抑制流感嗜血杆菌（H.influenzae）的大多数菌株。红霉素、磺胺类、甲氧苄啶（TMP）可在中耳液内达到有效的浓度。但在慢性耳炎患者，其中耳液内的青霉素浓度通常较低。即使是大剂量给药，青霉素 G 也不能达到足够的浓度。

可在窦内达到足够浓度的抗生素包括氨苄西林、阿莫西林及其他氨苄西林酯、四环素、红霉素、磺胺及 TMP。在泪液内，磺胺、米诺环素、利福平均可达到较高的浓度。泪液内高浓度的这些抗生素可洗浴潜伏于后咽部的脑膜炎奈瑟菌，对脑膜炎奈瑟菌所致的感染具有较好的预防作用。

7. 眼　仅有极少数抗菌药物能够进到眼内。一般来说，青霉素类和头孢菌素类抗生素在眼房水内的浓度比血清高峰浓度要低 10%，此浓度仅能够抑制那些具有高度敏感性的细菌，如肺炎链球菌或链球菌。耐青霉素酶的青霉素类抗生素（如甲氧西林、甲苯异噁唑青霉素等）不能透入非炎性的眼房水内。但在发生感染时，如果由静脉大剂量注射，这些抗生素也可在房水内达到抑制葡萄球菌的浓度。头孢孟多能够在眼房水内达到足以抑制链球菌和葡萄球菌的高浓度。在肌内注射或静脉注射给药时，氨基糖苷类抗生素不能在房水内达到足够高的浓度。氯霉素经口服或静脉注射给药，能够在房水内形成可检测的浓度。在以非胃肠道途径给予的药物中，两性霉素不能在房水内形成可检测的浓度。但动物实验表明，氨基糖苷类抗生素和两性霉素由结膜下滴注给药，可在房水内形成足以治疗假单胞菌感染的浓度。还没有证实任何一种抗生素能够有效地透入玻璃体内，但有报道可将氨基糖苷类抗生素进行房内注射。

8. 皮肤 具有高度蛋白质黏附性质的青霉素类及头孢菌素类抗生素，不能在皮肤组织达到高浓度。四环素类以及克林霉素在皮肤组织内所达到的浓度，能够有效地治疗痤疮。由于米诺环素所具有的高度脂溶性质，其成为四环素类抗生素中能够在皮肤组织内达到最高浓度的抗生素。虽然氯霉素也能够在皮肤达到相当高的浓度，但除非其他抗菌药物不宜使用，否则不适宜用于皮肤感染症的治疗。在皮肤发生Ⅱ度及Ⅲ度烧伤的情况下，抗生素不能透入其痂下。因此即使血清内具有很高浓度的抗生素，但对这些抗生素敏感的细菌仍然能够在烧伤皮肤的痂下继续生长繁殖。

9. 中枢神经系统 对于大多数抗菌药物进入脑组织的机制及其清除率仍然不清楚。由于在脑与血流之间存在着血-脑屏障，在正常生理情况下只有脂溶性抗生素容易到达脑内。已知氯霉素、磺胺类的许多药物以及 TMP 能够在脑组织内达到较高的浓度。在发生炎症时（如脑脓肿、脑膜炎），青霉素 G、氨苄西林、甲氧西林、苯甲异噁唑青霉素、萘夫西林、万古霉素都能够在脑组织内达到可检测的浓度。氨基糖苷类抗生素、克林霉素、林可霉素则不能在脑组织内形成有效抗菌的浓度。甲硝唑可在脑组织内达到足以治疗厌氧菌所引起的脑脓肿的浓度。在没有发生炎症时，除氯霉素、TMP、某些种类的磺胺、异烟肼、氟胞嘧啶之外，大多数抗菌药物在脑脊液内的浓度都是很低的。青霉素不但很难通过血-脑屏障，而且还需主动转运才能从脑脊液内清除。但在发生炎症的情况下，青霉素 G 以及氨苄西林均可在脑脊液内达到足够的浓度。苯甲异噁唑青霉素、萘夫西林、甲氧西林在以高剂量（12g/d）给药时，能够在脑脊液内形成足以治疗葡萄球菌性脑膜炎的浓度。万古霉素能够在脑脊液内达到有效的治疗浓度，但早期的头孢菌素类却不能。然而也有用头孢噻吩治疗由肺炎链球菌和脑膜炎奈瑟菌引起的复发性脑膜炎的报道。头孢孟多和头孢噻吩不能在脑脊液内形成足以治疗大多数细菌所引起的脑膜炎的浓度。许多头孢菌素，如头孢噻肟、拉氧头孢、头孢唑肟、头孢曲松，在有炎症的情况下也能够进入脑脊液并且达到足以抑制肺炎链球菌、流感嗜血杆菌、脑膜炎奈瑟菌以及大多数大肠埃希菌和克雷伯菌的浓度，但其不能达到抑制铜绿假单胞菌的浓度。四环素在脑脊液内的浓度可达到血清浓度的10%，但米诺环素比四环素类的其他抗生素能够更容易进入正常脑脊液。红霉素在没有发生炎症的情况下不能进入脑脊液，氯霉素在脑脊液内形成的浓度足以治疗由肺炎链球菌、脑膜炎奈瑟菌及流感嗜血杆菌感染所致的炎症。氨基糖苷类抗生素不能进入脑脊液，如果需要治疗假单胞菌或多重耐药性的肠道杆菌所引起的感染，则必须由鞘内给药或心室内注射的方法给药。多黏菌素不能进入脑脊液，治疗中枢神经系统感染时，也必须进行鞘内注射。两性霉素在脑脊液内所达到的浓度对于治疗隐球菌性脑膜炎是足够的，但其并不适宜治疗由粗球孢子菌（C.immitis）或阿米巴原虫（amebic protozoa）所引起的感染。在炎症的情况下，利福平和乙胺丁醇都可在脑脊液内达到足以抑制大多数分枝杆菌的浓度。

10. 胆囊 四环素类、青霉素类、头孢菌素类、喹诺酮类的许多抗菌药物以及利福平、红霉素、甲硝唑，都可进入胆汁内并且达到有效的治疗浓度。青霉素 G 在胆汁内可达到其在血清内浓度的 2～5 倍，红霉素则可在胆汁内达到其在血清内浓度的 50 倍。四环素在胆汁内的浓度为血清浓度的 5～20 倍。磺胺类、氯霉素在胆汁内的浓度较低。利福平在胆汁内可达到 200μg/ml 的浓度。

11. 前列腺　曾经认为由于抗生素的离子化作用以及对蛋白质黏附的性质,绝大多数抗生素在以口服、肌内注射或静脉注射的方式给药时,不能够进入前列腺及其分泌液内。虽然在前列腺发生急性炎症时,可允许某些抗生素进入前列腺内,然而正常前列腺以及慢性炎症的前列腺却具有明显的阻止抗菌药物进入的屏障作用,以致由前列腺外途径给予的绝大多数抗菌药物都不能够进入到前列腺及其分泌液内。早期的实验室研究结果显示,只有少数种类的抗菌药物能够进入正常的前列腺,如磺胺、红霉素、利福平,但这些药物在临床上的应用却显示都不能达到足以抑制或杀灭引起慢性前列腺炎的细菌的浓度。TMP到达前列腺内的浓度比血清浓度高 8 倍,多西环素和米诺环素也能够在前列腺内达到较高的浓度。然而近年来,王和等对 300 余例慢性前列腺炎和急性前列腺炎患者以及前列腺炎实验动物前列腺的抗菌药物透过性进行了研究,通过采用以口服、肌内注射或静脉注射的方法,分别给患者及实验动物使用病原体敏感的抗菌药物进行治疗。在用药后的不同时间,分别检测患者前列腺液内的抗菌药物活性、病原体的数量及其性质的改变、前列腺液细胞学和症状的变化以及实验动物前列腺的病原体数量及其性质、组织病理学的变化,判断抗菌药物是否能够进入慢性前列腺炎或急性前列腺炎患者以及实验动物的前列腺组织及其分泌液内。研究结果如下。

(1) 抗菌药物能够进入炎性前列腺组织及其分泌液内并且达到显著高的抗菌活性浓度。几乎各种类型的抗菌药物,包括头孢菌素类、青霉素类、氨基糖苷类、大环内酯类、喹诺酮类、磺胺类、利福霉素类、万古霉素、氯霉素、磷霉素、亚胺培南等抗细菌药物以及咪唑类、三唑类抗真菌药物,在给药后 30 分钟内即可在慢性前列腺炎患者的前列腺液内检测到,并且都能够达到足以杀灭敏感病原体的活性浓度。其中氨基糖苷类抗生素(如阿米卡星)、利福平、头孢菌素类等抗菌药物,还能够在前列腺液内保持有效的抑菌或杀菌浓度达 12 小时以上。

(2) 给药后前列腺内的药物敏感病原体数量逐渐减少并最终消失。在前列腺病原学检查及药物敏感试验结果的指导下,选择与使用病原体敏感的抗菌药物治疗 7～10 天后,停药 3 天以上使前列腺内的抗菌药物充分排出,取患者的前列腺液和野生动物的前列腺组织进行的病原菌分离培养发现,不论是患者的前列腺分泌物内还是实验动物的前列腺组织内,病原体的特征可发生以下改变。

1) 敏感菌株的数量减少和消失:患者经过不同时间的治疗后,其前列腺分泌液内的病原体数量较治疗前的数量显著减少甚至完全消失。例如,采用常规细菌学方法进行分离培养,在治疗前的患者,其前列腺液内细菌的数量可达 1 万～2 万个 CFU/ml 甚至更多。而在治疗之后,其前列腺液内细菌的数量往往可减少至数千以下或达到无菌。由此可以证实抗菌药物进入了患者的前列腺组织内并且杀灭了其中的药物敏感病原体,以致患者前列腺内病原体的数量发生了如此明显地减少甚至消失。实验动物前列腺组织的药物敏感菌株,也以同样的规律随治疗时间的延长而逐渐减少和消失,前列腺组织的炎性病理学损害也随细菌数量的减少而日渐修复。

2) 病原体的药物敏感性改变:患者在经过规范使用抗菌药物治疗后,如果其前列腺液内仍然可检出病原体,这些病原体通常是对所用抗菌药物具有耐药性的菌株。这表明抗菌药物进入前列腺内,杀灭了那些对该抗菌药物敏感的病原体和筛选出菌群中的耐药性菌株,从而使那些对所用抗菌药物耐药的病原体大量生长繁殖,成为治疗后病原学复查中的优势病原体。虽然认为细菌等微生物在低于治疗浓度的抗菌药物作用下,易被诱导形成对该抗菌药物的耐药性。即便如此,任何细菌都不会由于接触抗菌药物而发生如此高频率的耐药性变异,但细菌可通过发生细胞壁缺陷变异、生长繁殖速度减缓的机制,使其对抗菌药物的敏感性降低。王和在对前列腺炎的治疗中发现,使用某些抗菌药物,如万古霉素、妥布霉素、头孢菌素、利福平、氧氟沙星、磷霉素、亚胺培南等,治疗由葡萄球菌属、棒状杆菌属、肠球菌属、结核分枝杆菌以及克雷伯菌属等肠道杆菌的某些菌种引起的感染时，尤其容易通过发生 L 型变异的机制形成耐药菌株。即使是根据药物说明书推荐的足够剂量与疗程，也常常可发现在治疗后患者的前列腺液或精液内细菌的数量虽然可有减少，但检出对所用万古霉素、磷霉素、妥布霉素、头孢菌素、亚胺培南等抗菌药物敏感性较低或仍然敏感的菌株的概率，可明显高于其他许多抗菌药物。

3）菌群交替：或称为重叠感染（superinfection）或二重感染，是指在抗菌药物治疗过程中或治疗之后，在患者的疾病组织器官内检出了新的病原体。菌群交替的发生机制主要是由于抗菌药物抑制或杀死了患者疾病组织器官内的敏感菌株，筛选出耐药菌株并且大量生长繁殖所致。然而，这些新的耐药菌株也可以来自患者自身的其他部位，或者来自外界环境。菌群交替症在慢性前列腺炎等男性生殖器官感染症患者是寻常可见的，在经过一个疗程的治疗之后，其前列腺内残留的病原体常常是同种或异种的耐药菌株，此主要同慢性前列腺炎所具有的复数菌感染特征有关。治疗后检出的病原体常常不是治疗前所检出的那些病原体种类，而是另外一种或一些菌属或菌种的病原体。这些交替感染的病原体通常是对所用抗菌药物具有耐药性的菌株，但在极少数情况下也可以是对所用抗菌药物仍然敏感的菌株。如果在治疗后检出的病原体是对所用抗菌药物具有耐药性的菌株，往往提示其是前列腺病原学检查漏诊的耐药性菌株，或是来自其他男性生殖器官的菌株。如果检出的病原体是对所用抗菌药物敏感的菌株，则通常可视为在停药期间重新感染尿道、前列腺等生殖器官的菌株或菌种，以及通过前列腺脓肿破溃、结石脱落、腺管疏通等机制释放的病原体。对于这些不同因素的判断与鉴别，需要通过对患者停药的时间、停药期间的性生活及卫生与健康情况的了解，或通过前列腺等生殖器官的影像学检查等方法鉴别。

（3）前列腺液细胞学指标恢复正常：通过抗菌药物治疗，使前列腺液病原学检查结果达到无菌后，绝大多数患者的前列腺液细胞学检查结果通常能够随之恢复和达到正常指标，包括卵磷脂小体+++～++++/HP、白细胞数 0～5 个/HP、无脓细胞、不见或偶见红细胞。

（4）治疗后患者的症状消失或显著缓解：虽然有少数患者的临床表现与其前列腺液内检出的病原体数量可无明显的平行关系，但几乎每一位经过有效治疗的患者，其症状都可随着其前列腺液内检出的病原体数量减少或消失而显著缓解或消失。

王和等通过大鼠的前列腺锥虫蓝（trypan blue）透过性实验研究发现，不论是正常前列腺、良性增生前列腺还是细菌性炎症前列腺，都具有良好的锥虫蓝透过性，以致其被锥虫蓝染成同肌肉等绝大多数组织相似的蓝色。然而在同样的条件下，这种具有极性的化合物却难以透过该动物的血-脑屏障，导致动物的大脑和脊髓不被染色。分别给具有急性炎症、慢性炎症、良性增生、良性增生伴慢性炎症前列腺的动物注射万古霉素、阿米卡星或口服四环素等药物，也都能够在动物的前列腺组织内检测到显著的抗生素活性，其活性浓度可等于甚至高于该动物同时间的血清抗生素活性浓度（详见第九章）。

根据以上临床观察和动物实验研究，王和认为动物及人类的前列腺，尤其是在急性炎症或慢性炎症情况下的前列腺，对于绝大多数抗菌药物来说是具有较好的透过性的。炎症反应所造成的前列腺血管及组织损伤，使进入血流的抗菌药物能够容易地从血管内渗出或漏出，从而进入并且广泛分布于前列腺的组织及其分泌液内，以致绝大多数抗菌药物在以前列腺外途径给药时，都能够有效地杀灭前列腺内对该抗菌药物敏感的病原体和治愈前列腺炎。

12. 胎盘 青霉素 G、氨苄西林、阿莫西林、四环素、克林霉素、红霉素、林可霉素、头孢噻吩、头孢噻啶在给母体用药后，短时间即可在胎血内达到有效治疗的浓度。此现象表明，如果青霉素具有高度的蛋白质黏附性质，则较难以通过胎盘屏障。氨基糖苷类、TMP

以及甲硝唑，都能够通过胎盘屏障。青霉素 G、氨苄西林、红霉素、克林霉素能够容易地在羊水内达到治疗浓度，但四环素、链霉素、氯霉素只能够在羊水内达到微不足道的剂量。

13. **细胞内** 许多抗菌药物并不能进入多形核细胞、巨噬细胞等吞噬细胞内，但氯霉素、四环素、利福平、异烟肼、TMP 则可进入到这些细胞内。能够进入细胞内的抗菌药物对于治疗如伤寒沙门菌、结核分枝杆菌、布鲁菌属、细菌 L 型、沙眼衣原体等胞内感染菌或胞内寄生菌所引起的感染具有十分重要的意义。各类抗菌药物在机体各组织内的分布情况见表 8-6 和表 8-7。

表 8-6 各类抗菌药物口服给药后在机体内的分布

抗菌药物	口服剂量	平均最高浓度（μg/ml）			
		血	尿	胆汁	脑脊液
羧苄西林（carbenicillin）	0.5 g	10	1 000	10	N
氨苄西林（ampicillin）	0.25 g	1.5	50	5	N
头孢氨苄（cephalexin）	0.25 g	8	500	3	N
头孢拉定（cephradine）	0.25 g	8	500	85	N
头孢唑林（cephazolin）	0.25 g	2	300	4	N
氯霉素（chloramphenicol）	1 g	13	100	3	6
克林霉素（chlorodeoxylincomycin）	0.15 g	2	30	20	N
四环素（tetracycline）	0.25 g	2.2	100	15	N
多西环素（vibramycin）	100 mg	2.5	100	15	N
米诺环素（minocycline）	100 mg	25	100	15	N
依托红霉素（erythromycin estolate）	0.25 g	1.4	200	800	N
甲硝唑（metronidazole）	0.25 g	5	50	5	2
利福平（rifampicin）	8 mg/kg	10	50	100	0.5
磺胺嘧啶（sulfadiazine）	1 g	25	100	25	15
甲氧苄啶（trimethoprim，TMP）	0.16 g	1	10	3	0.5

表 8-7 各类抗菌药物非胃肠道途径给药后在机体内的分布

抗菌药物	注射剂量与方法	平均最高浓度（μg/ml）			
		血	尿	胆汁	脑脊液
青霉素（penicillin）	300 万 U，IV	115	300	15	6
哌拉西林（piperacillin）	3 g，IV	190	>2 000	50	20
美西林（mecillinam）	1 g，IV	70	>1 000	5～30	1～5
氨苄西林（ampicillin）	1 g，IV	35	500	10	3
阿洛西林*（azlocillin）	3 g，IV	190	>2 000	100	20
甲氧西林（methicillin）	2 g，IV	80	1 000	30	4
羧苄西林（carbenicillin）	4 g，IV	250	>1 000	50	20
萘夫西林（nafcillin）	1 g，IV	70	150	40	2
苯唑西林（oxacillin）	1 g，IV	70	500	2.5	1
替卡西林（ticarcillin）	3 g，IV	190	>2 000	50	20
美洛西林*（mezlocillin）	3 g，IV	190	>2 000	100	1～20
卡芦莫南（aztreonam）	1 g，IV	160	>1 000	5～10	1～5
头孢孟多（cefamandole）	1 g，IV	70	1 000	100	N
头孢唑林（cefazolin）	1 g，IV	110	>1 000	50	N

续表

抗菌药物	注射剂量与方法	平均最高浓度（μg/ml）			
		血	尿	胆汁	脑脊液
头孢甲肟（cefmenoxime）	1 g，IV	70	>1 000	30	1～10
头孢哌酮（cefoperazone）	2 g，IV	250	>1 000	>100	N
头孢噻肟（cefotaxime）	1 g，IV	80	>1 000	15	1～30
头孢西丁（cefoxitin）	1 g，IV	70	1 000	25	1～5
头孢磺啶（cefsulodin）	1 g，IV	70	>1 000	5～10	1～10
头孢噻甲羧肟（ceftazidime）	1 g，IV	80	>1 000	5～10	1～20
头孢唑肟（ceftizoxime）	1 g，IV	80	>1 000	10～20	1～30
头孢曲松（ceftriaxone）	1 g，IV	150	>1 000	200	1～20
头孢噻吩（cephalothin）	1 g，IV	70	500	10	0.7
头孢匹林（cephapirin）	1 g，IV	70	500	10	N
氯霉素（chloramphenicol）	1 g，IV	15	100	3	10
克林霉素（clindamycin）	0.6 g，IV	15	30	40	N
庆大霉素（gentamicin）	1.5mg/kg，IM 或 IV	6	50	2	1
卡那霉素（kanamycin）	5 mg/kg，IM 或 IV	20	200	5	5
阿米卡星（amikacin）	7.5mg/kg，IM 或 IV	25	200	5	5
妥布霉素（tobramycin）	1.5mg/kg，IM 或 IV	6	50	2	1
万古霉素（vancomycin）	0.5 g，IV	10	100	3	3
拉氧头孢（moxalactam）	1 g，IV	100	>1 000	60	1～30
甲硝唑（metronidazole）	8mg/kg，IM	25	100	20	10

注：*. 脲基青霉素；IV. 静脉注射；IM. 肌内注射。

（三）抗菌药物的清除

　　抗菌药物在宿主体内的浓度随时间的变化而发生改变，表现为药物效应的显现与消逝的过程。将此现象称为抗菌药物与时间的时效关系（time-effect relationship），通常用"半衰期"（half-life time）来表示抗菌药物在宿主体内消除的情况（图8-24）。半衰期是指抗菌药物在宿主体内从最高浓度值降低50%所需要的时间。半衰期反映了抗菌药物在宿主体内消除的速度。对于绝大多数抗菌药物来说，半衰期出现的时间与给药的剂量、浓度及途径无关，而是依赖于这种抗菌药物在宿主体内的稳定性、排泄机制以及排除速率。有些抗菌药物在宿主血浆内虽然已降至最低有效浓度以下，但可由于某些组织对药物的过分黏附作用，使该药物并没有从宿主体内完全消除。这种情况被称为抗菌药物的残效期（residual period），残效期反映了抗菌药物从宿主体内排除的速度以及在宿主体内储存的情况。在此时期，宿主血浆内抗菌药物的浓度不一定高，但在宿主体内抗菌药物的总储存量却不一定少。抗菌药物的残效期可导致反复用药时发生积蓄中毒（cumulative intoxication）。各种抗菌药物在宿主体内，主要通过排泄和生物转化的机制清除，其中以排泄为最重要的清除机制。

　　1. 抗菌药物的排泄　进入人体内的抗菌药物可随人体的尿液、胆汁、唾液、泪液、呼吸道分泌液、汗液、乳汁等排出体外，但各种抗菌药物主要是通过肾脏和（或）肝脏的分泌作用进行排泄的。抗菌药物可通过肾脏和（或）肝脏的分泌作用以原形直接排出宿主体外，也可首先在肾脏经肾二肽酶或在肝脏经肝微粒体酶灭活后，再随尿液或随胆汁排出宿主体外。

　　（1）肾排泄：大多数抗菌药物都能够以其活性化合物的形式在肾脏排泄，但不同抗菌药物在肾脏排出的机制及其清除率可不相同。肾脏主要通过肾小球滤过及肾小管分泌两种机制，进行抗菌药物的排除。其中有些抗菌药物的绝大部分通过肾小球滤过机制排除，而另一些抗菌药物则绝大部分通过肾小管分泌机制排除，然而更多的抗菌药物通常是同时以肾小球滤过和肾小管分泌两种机制进行排除的。但在正常人体内，也可有某些抗菌药物（如多黏菌素等）能够以不同的剂量黏附于肾间质内，以致其不能够被肾脏排泄。经肾脏排泄的抗菌药物可由于肾功能障碍而在宿主体内积蓄，经肝脏排泄的抗菌药物也可由于肝功能的减退而在宿主体内形成积蓄。

1）肾小球滤过：正常人体的肾小球具有良好的滤过性，在人的体内每天有近 2000L 的血液流经肾脏。因此存在于人体血流中的抗菌药物，除与血浆蛋白质结合者外，绝大多数抗菌药物的游离存在形式及其代谢物通常都能够不同程度地经肾小球滤过排除。虽然在人体内可存在多种因素影响抗菌药物在肾小球的滤过排除率，但其主要因素是肾小球的滤过率以及抗菌药物与血浆蛋白质的结合率。一般来说，青年人的肾小球对抗菌药物具有良好的滤过性，但新生儿及老年人肾小球的滤过性则显著较差。新生儿的肾小球滤过率较低，主要是与其肾滤过功能发育不完善有关；而老年人的肾小球滤过率较低，则是由肾功能减退所致。如果以年龄 20 岁的青年人肾小球滤过率为 100%，则其肾小球的滤过率通常以每年 0.72% 的速度递减。因此可造成随着人体年龄的增长，其肾脏对抗菌药物的滤过率也随之逐渐降低的情况。

2）肾小管分泌：肾小管对于抗菌药物的分泌作用是主动转运过程，主要由肾近端小管完成。由于肾近端小管对于各种抗菌药物的分泌能力不同，造成了不同抗菌药物在人体内具有不同半衰期的情况。例如，在青霉素类抗生素中，青霉素 G 的半衰期仅为 40 分钟，而羧苄西林的半衰期则为 66 分钟。

（2）肝排泄：抗菌药物的肝排泄是一个主动转运过程，是抗菌药物在肝脏内经过肝细胞摄取、储存、生物转化及转运到胆汁的过程。抗菌药物既可经肝脏随胆汁以原形排入肠道后排出体外或被肠道吸收进入肠肝循环，也可在肝细胞内通过生物转化而使活性降低或灭活之后再被排泄。例如，四环素的一部分在肝脏内可被浓缩和排入胆汁，以致其在胆汁内的活性可高于在血清内活性的 10～20 倍。头孢噻吩等头孢类抗生素在肝脏内可被肝酯酶生物转化成为去乙酰衍生物，从而导致其活性显著降低。利福平在肝细胞内可通过生物转化成为去乙酰利福平，此物质可仍然保留对分枝杆菌属等细菌的抗菌活性。

2.抗菌药物的生物转化　生物转化是许多抗菌药物在宿主体内被灭活的重要机制，各种抗菌药物经生物转化灭活的过程主要在肝脏内，与肝细胞的微粒体酶有关。生物转化可分为两相反应，第一相反应包括氧化、还原与水解，第二相反应包括乙酰化、甲基化等结合反应。各种药物灭活所需要的生物转化反应不同，有些仅需要第一相反应或第二相反应，有些则需要经过两相反应。

六、抗菌药物的作用机制

各种抗菌药物都能够以不同的机制，选择作用于细菌等微生物、某些肿瘤细胞或寄生虫代谢活动的某一环节或靶位，从而在极微小的剂量下发挥抑制敏感细菌等微生物或肿瘤细胞生长或杀灭敏感细菌等微生物、肿瘤细胞或寄生虫的作用。由于抗菌药物能够选择性地作用于细菌等微生物、肿瘤细胞或寄生虫，而对人体及其正常细胞没有毒性或仅具有极低的毒性，其已成为临床用于治疗细菌等微生物感染疾病的最有效药物。自从抗菌药物被发现与使用以来，人类由微生物感染所致的许多感染症及其相关疾病都得到了十分有效的控制。但随着抗菌药物的广泛使用和滥用，也造成了越来越多的耐药菌株被筛选出来并且扩散，导致常常发生对那些具有多重耐药性的菌株所致感染束手无策的情况。虽然也已经有越来越多的新的抗菌药物被研发和应用，但目前在临床上已经没有任何一种抗菌药物不存在耐药性的细菌，也没有任何一种细菌不存在耐药性菌株或不能够形成耐药性菌株。因此细菌等微生物耐药性的广泛存在及迅速扩散的问题，也像人类所面对的生态环境破坏、水资源或能源匮乏等问题一样，是由人类自己造成或促进的，并且已经对人类的健康或生存形成了日益严重的影响或威胁。

了解细菌等微生物耐药性的形成与扩散的机制并对其采取有效的预防和控制措施，是微生物学学者以及临床医生所面临的和应当高度重视的一项十分重要的课题。虽然努力发现和研究新的抗菌药物是人类克服细菌等微生物感染症的重要措施，然而过去的实践经验告诉人们，新药的发现并用于临床的速度，远远赶不上细菌耐药菌株筛选和扩散的速度。因此，防止细菌耐药性的形成与扩散的最有效措施，应当是合理使用抗菌药物，而绝不能仅仅被动地依赖于新的抗菌药物的发现、研究与开发。只有合理使用抗菌药物有效地杀灭引起人体疾病的病原菌，才能够主动地有效减缓或防止细菌耐药性菌株的形成及其扩散。

不同种类的抗菌药物通过选择作用于细菌等微生物的不同代谢环节或机制，产生抑制或杀灭微生物的药理学效应，因此各种抗菌药物只对那些药物敏感菌株具有抑制或杀灭作用，而对于耐药菌株不但没有抑制或杀灭作用，反而可刺激细菌耐药性的表达以及促进耐药菌株的代谢活动和生长繁殖。抗菌药物的抗菌作用与机制主要包括：

1. **影响细胞壁合成**　革兰氏阳性细菌的细胞壁主要由肽聚糖、磷壁酸及蛋白质构成，在分枝杆菌属、棒状杆菌属等少数革兰氏阳性细菌还可含有丰富的脂类。革兰氏阴性细菌的细胞壁则由肽聚糖与外膜构成，其中外膜是革兰氏阴性细菌细胞壁的主要成分。肽聚糖是除古细菌及支原体等外的各种细菌细胞壁的基本成分，肽聚糖的合成开始于 1-磷酸葡萄糖，可分为三个阶段，包括尿苷二磷酸-N-乙酰胞壁酰-五肽合成阶段（第一阶段）、N-乙酰葡萄糖-N-乙酰胞壁酰五肽骨架形成阶段（第二阶段）、肽聚糖交联与形成阶段（第三阶段），三个阶段分别在细胞质、胞质膜内及胞质膜表面进行。青霉素、头孢菌素、磷霉素、万古霉素、杆菌肽等抗生素以及环丝氨酸，分别能够影响肽聚糖合成中不同阶段酶的活性，从而干扰细胞壁肽聚糖的合成。例如，环丝氨酸和磷霉素分别作用于肽聚糖合成的第一阶段，影响尿苷二磷酸-N-乙酰胞壁酰-五肽的合成。其中环丝氨酸具有与丙氨酸相似的结构，其能够同细菌的消旋酶及合成酶结合，从而使催化 L-丙氨酸转化为 D-丙氨酸的反应不能进行；磷霉素的结构与丙酮酸相似，因此能够抑制细菌尿苷二磷酸-N-乙酰胞壁酰丙酮酸转移酶的活性。万古霉素和杆菌肽作用于肽聚糖合成的第二阶段，影响 N-乙酰葡萄糖-N-乙酰胞壁酰五肽骨架的形成。其中杆菌肽能够抑制细菌类脂焦磷酸酶的活性从而影响脱磷反应；万古霉素能够与五肽末端的 D-丙氨酸结合形成万古霉素-双糖类脂质焦磷酸复合物，从而影响细菌肽聚糖聚合酶的活性。青霉素及头孢菌素的 $β$-内酰胺环具有与肽聚糖的 D-丙氨酰-D-丙氨酸相似的结构，其能够与 D-丙氨酰-D-丙氨酸竞争与转肽酶及羧肽酶结合，从而影响 D-丙氨酰-D-丙氨酸与甘氨酸五肽或二氨基庚二酸的交联，导致细菌形成宽松交联的肽聚糖（图 8-25）。

由于细菌细胞壁的合成同脂类、糖类、蛋白质等物质的代谢活动密切相关，干扰脂类、糖类、蛋白质代谢甚至干扰核酸代谢的许多抗菌药物也能够间接地影响细菌细胞壁的合成，从而导致细菌发生细胞壁缺陷。例如，异烟肼、利福平、氯霉素、氨基糖苷类等抗生素，在一定条件下也能够诱导许多细菌，尤其是分枝杆菌属、肠道杆菌以及其他革兰氏阴性杆菌形成细胞壁缺陷变型或细菌 L 型。

2. **影响胞质膜的结构与功能**　多黏菌素类抗生素是具有二极性的多肽类抗生素，其亲水性的多肽端能够同细菌胞质膜的蛋白质部分结合，疏水性的脂肪端则能够同细菌胞质膜的磷脂结合。此机制可导致细菌胞质膜分子的定向排列发生改变，引起细菌的胞质膜形成分层和通透性增加，导致细胞内电解质、氨基酸等物质外漏，从而造成菌细胞死亡。

两性霉素、制霉菌素、毛地黄皂苷等药物能够同胞质膜上的麦角固醇或胆固醇结合，从而可影响胞质膜的稳定性，因此其对胞质膜含有麦角固醇的微生物（如真菌、支原体）以及含胆固醇的人体红细胞都具有杀伤或损伤作用。由于细菌的胞质膜不含固醇，其对这些作用于胞质膜固醇的药物均不敏感。但细菌在丧失细胞壁成为稳定 L 型后，其细胞膜也可含有大量固醇，从而也可对作用于胞质膜固醇的药物敏感。

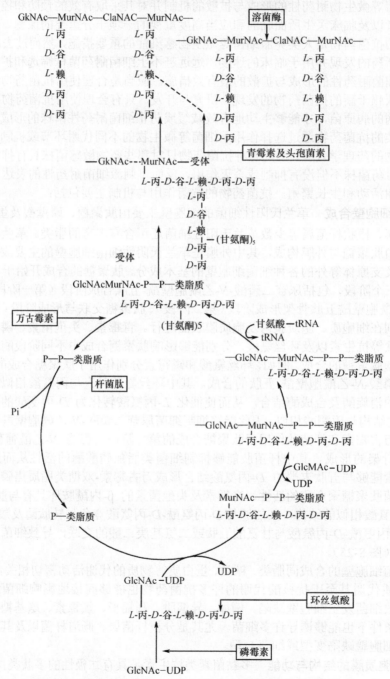

图 8-25 金黄色葡萄球菌细胞壁合成过程中的抗生素作用位点

3. 影响蛋白质合成 氨基糖苷类、四环素类、氯霉素类、大环内酯类抗生素分别能够与细菌核糖体的大亚基或小亚基结合，从而干扰细菌蛋白质的合成。例如，氨基糖苷类抗生素能够同细菌核糖体的 30S 小亚基结合,对蛋白质合成起始的密码子识别阶段产生抑制作用。四环素类抗生素与细菌核糖体的 30S 亚基结合后,可阻止其与氨基酰-tRNA 的连接,从而抑制细菌的蛋白质合成。氯霉素类抗生素可与细菌核糖体的 50S 亚基结合,抑制肽链延长阶段的转肽作用。大环内酯类抗生素能够与细菌核糖体的 50S 亚基结合,对细菌蛋白质合成过程中的肽链延长阶段产生抑制作用。

4. 影响核酸的合成或结构 通过干扰细菌核酸代谢产生抗菌作用的抗菌药物主要有利福霉素类、放线菌素 D 及平阳霉素,这些抗菌药物分别能够同细菌的 DNA 或 RNA 中的碱基结合或同细菌的核酸聚合酶结合,从而影响细菌核酸的复制或功能。例如,利福霉素类药物能够同细菌 RNA 聚合酶的 β 亚基结合,对细菌 RNA 的转录以及 DNA 复制的起始阶段产生抑制作用。更生霉素(放线菌素 D)能够特异性地同细菌 DNA 双链中的鸟嘌呤以氢键结合,从而影响细菌 RNA 聚合酶转录 RNA 的作用。平阳霉素则能够直接作用于细菌的 DNA 并导致其断裂,使细菌 DNA 不能进行正常的复制。

此外,磺胺、TMP、对氨基水杨酸(PAS)等抗菌药物可通过影响细菌核酸或蛋白质代谢相关辅酶的合成,从而间接地影响细菌 DNA、RNA 或蛋白质的合成。例如,四氢叶酸是细菌进行核酸及蛋白质合成的重要辅酶,四氢叶酸由二氢叶酸在还原酶的催化下形成。绝大多数细菌不能直接利用外界环境中的二氢叶酸,而需要从外界环境中摄取对氨基苯甲酸(PABA)自身合成二氢叶酸。磺胺类药物具有与 PABA 相似的结构,其能够同 PABA 竞争结合二氢叶酸合成酶而导致细菌二氢叶酸的合成减少或合成以磺胺代替 PABA 的无效二氢叶酸,从而影响细菌核酸的合成。TMP 的结构与二氢叶酸分子中的蝶啶相似,其能够竞争抑制二氢叶酸还原酶,从而影响四氢叶酸的生成。PAS 的结构与 PABA 相似,因此也可像磺胺一样,通过干扰二氢叶酸的合成而进一步影响细菌核酸与蛋白质的合成(图 8-26)。

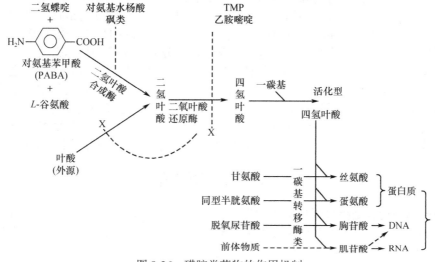

图 8-26 磺胺类药物的作用机制

第三节 抗菌药物的选择与应用

前列腺炎等男性生殖器官感染性疾病的发生,是由于病原体等病原因子侵入前列腺,引起前列腺局部和(或)全身组织病理反应与生理机能紊乱而产生的临床表现。因此对于前列腺炎等生殖器官感染性疾病治疗的基本原则,也同其他感染性疾病治疗的基本原则一样,一方面是清除引起前列腺等生殖器官疾病的病原因子,属于前列腺炎等生殖器官感染的病因治疗或对因治疗，只有彻底清除了患者前列腺等生殖器官内引起感染的病原因子，才能有效治愈前列腺炎等生殖器官感染症；另一方面则是帮助前列腺等生殖器官和（或）机体恢复正常的组织结构与生理机能，属于前列腺炎等生殖器官感染的症状治疗或对症治疗。对于由生物性病原引起的前列腺炎等生殖器官感染性疾病的病因治疗，主要依赖于抗菌药物。因此抗菌药物的正确选择与使用，将是影响对于感染性前列腺炎等疾病治疗效果的重要因素之一。

对于抗菌药物与病原体的关系来说，根据病原体对抗菌药物的敏感性进行抗菌药物的选择并且实施规范的治疗，是获得良好治疗效果的最首要的基本保障。从病原学治疗的角度来说，并不是只要选择病原体敏感的任何抗菌药物进行一次或一个疗程的治疗，就能够获得最佳的治疗效果；也不是病原体敏感的某一种抗菌药物，都可适用于任何感染性疾病患者的治疗。换言之，对于一个由大肠埃希菌感染所致的慢性细菌性前列腺炎（CBP）患者和一个由金黄色葡萄球菌感染所致的 CBP 患者，如果细菌学检验结果显示获自这两位不同患者的大肠埃希菌和金黄色葡萄球菌对同样三种抗菌药物都具有相同的敏感性，这并不表示只要在这三种敏感抗菌药物中任意选择一种抗菌药物进行治疗，不论对于大肠埃希菌还是对于金黄色葡萄球菌感染者都可获得同样的有效治愈效果。已知表皮葡萄球菌是引起 CBP 的常见菌种，如果在某一个或某一些患者的前列腺液内有规律地检出表皮葡萄球菌并且获得了这些菌株的药物敏感性资料，这并不表示可以参照这些菌株的药物敏感性资料对其他没有做药物敏感试验的表皮葡萄球菌感染甚至尚不清楚病原体种类和性质的前列腺炎患者进行治疗。病原体的种类、数量、性质等因素的不同以及患者在生理与病理方面的差异，常常可造成对同样疾病患者不能获得相同治疗效果的情况。即使对不同的细菌选择了适当的抗菌药物，在进行治疗的过程中也常常可由于耐药菌株的存在或抗菌药物的使用不当，同样难以获得最佳的治疗效果。

那么，怎样才能获得前列腺炎等男性生殖器官感染性疾病抗感染治疗的最佳疗效呢？著者认为，对于前列腺炎等生殖器官感染者的抗感染治疗，影响获得最佳疗效的因素主要决定于三个方面，称为"抗感染治疗三要素"，包括①正确的标本采集和病原学诊断；②抗菌药物的合理选择与合理使用；③病原学监测与复查。正确的标本采集和病原学诊断以及对患者生理与病理情况的正确评估或诊断，就好比是在战役之前、之中、之后对于敌情与环境的侦察与评估。抗菌药物的合理选择与合理使用，就好比是战役中对于武器的合理选择与使用。疗程结束后进行必要的病原学复查，就好比是打扫战场与阶段总结。关于前列腺炎等生殖器官感染性疾病的标本采集和病原学诊断以及病原学复查的有关细节问题将在后续章节进行讨论，在本章节内主要讨论抗菌药物的选择与应用的有关问题。

一、抗菌药物的选择

抗菌药物的选择是指根据病原体的性质与数量、药物敏感性与耐药性、患者的生理与病理状况等因素，对拟用于前列腺炎等生殖器官感染患者治疗的抗菌药物的种类与剂量的抉择。需要强调的是，抗菌药物的选择绝不是主要根据医生或患者的主观喜好、患者病情的严重程度以及其他某些主观需求。由于绝大多数抗菌药物在不论以口服、肌内注射或静脉注射给药的情况下，都能够进入前列腺炎等生殖器官感染患者的前列腺等生殖器官组织及其分泌液内，因此能否有效治愈感染性前列腺炎等生殖器官感染性疾病的关键在于：病原体是否对所使用的抗菌药物真正敏感、所用抗菌药物的种类与剂量以及患者的身体或其他情况是否能够承受或接受所使用的抗菌药物及其剂量等。已知感染性前列腺炎等生殖器官感染性疾病是由细菌等病原体侵入前列腺等疾病器官内生长繁殖所致，使用抗菌药物进行治疗的目的是杀灭和清除引起前列腺炎等生殖器官疾病的病原体（病因），而绝不是针对患者或其发生感染症的组织或器官（病症）。因此在对感染性前列腺炎等生殖器官感染疾病选择与使用抗菌药物时，除非是由患者的病情或者其他不可抗拒的因素所致，否则绝不可轻易地采用主要针对炎性前列腺以及其他疾病器官或患者病情的"经验性"选择与使用抗菌药物的方法。即使是在紧急或迫不得已的情况下，对患者实施了抗菌药物的经验性选择和治疗，也必须尽可能在使用抗菌药物之前或在使用抗菌药物初步控制病情并停药后，采集标本进行病原学检验。在获得病原学检验报告之后，需立即根据病原体的性质及其药物敏感性，调整或改变所使用的抗菌药物与方法。

（一）抗菌药物的种类

抗菌药物是临床医生治疗前列腺炎等生殖器官感染性疾病并赖以"克菌制胜"的重要材料或武器。因此正如并不是任何一种具有杀伤性的武器都适用于任何一次战役一样，也不是病原体对之敏感的任何一种抗菌药物都适用于任何一种病原体或任何一位患者的治疗。某一种抗菌药物是否适用于该病原体或患者疾病的治疗，首先应当考虑的因素是病原体对该抗菌药物是否真正或确实敏感，而不是首先考虑患者的病情严重与否。在临床对于前列腺炎以及其他各种感染性疾病的治疗上，常常可见选择抗菌药物种类及其使用方法的依据主要是患者的病情，而不是病原体的性质。尤其是许多慢性前列腺炎等男性内生殖器官慢性感染患者，由于其绝大多数通常具有较轻缓的病情以及长期不规范使用抗菌药物以及其他药物和（或）方法治疗的病史，在其前列腺液和（或）精液标本内检出的病原菌可具有多重耐药性，常常形成病原菌只对某一种或一些价格昂贵的抗菌药物或所谓"高档抗菌药物"（如万古霉素、亚胺培南等）敏感，而对其他所谓"低档抗菌药物"或"常用抗菌药物"全部耐药的情况。在这种情况下，"高档敏感抗菌药物"的使用常常会遭到拒绝，其理由几乎全部都是"患者的病情（临床表现）并不严重""用了如此好药今后将无药可用"等。也许某患者具有严重的病情或临床表现，但病原学检查结果证实引起患者严重病情的病原体是对青霉素、红霉素等几乎各种类型的"廉价"或"低档"抗菌药物都具有高度敏感性的菌株。例如，A群链球菌或金黄色葡萄球菌中对青霉素或红霉素等抗菌药物敏感的菌株引起败血症或脓毒血症的患者，虽然该患者具有严重的病情或临床表现，但在病原治疗上只需要选择和使用病原菌敏感的青霉素或其他"低档抗菌药物"或"常用抗菌药物"，而不需要选择和使用万古霉素、亚胺培南等所谓"高档抗菌药物"。主要根据药物的价格、等级或患者病情选择和使用抗菌药物的方法是缺乏科学依据的，其忽略了选择和使用抗菌药物是"杀灭和清除患者体内引起疾病的病原体，而不是针对患者的身体"的基本原则和主要目的。在使用病原体敏感的抗菌药物规范治疗过程中，引起该患者疾病的病原体菌株最终被完全杀灭和清除，因此不会发生这一株病原体"以后"或"再次"引起疾病以及对其"无药可用"的问题。

此外，在抗菌药物种类的选择上，医生还需要考虑引起感染症的病原体种类、病原体数量、抗菌药物的性质、患者的生理与病理状况等因素。

1. 病原体的药物敏感性　病原体的药物敏感性检验结果是指导临床医生选择抗菌药物以及影响治疗效果的最基本因素。一般来说，病原学检验报告提供的病原体敏感药物目录，是临床医生选择与使用抗菌药物的主要依据甚至唯一依据。但在临床治疗中，也常常可发生根据病原学检验报告所提供的病原体敏感药物的目录选择与使用其中的一种或两种药物，对患者进行治疗后并不能获得令人满意的治疗效果的情况。虽然可有很多因素能够导致这种情况的发生，但病原体对该抗菌药物是否"真正敏感"或者是否存在耐药菌株，是常见的影响因素之一。

临床病原学检验的传统药物敏感试验方法，是采用琼脂扩散法（K-B法）测试细菌的药物敏感性。近年来国内绝大多数医院已普遍使用细菌自动生化鉴定系统，以连续稀释法通过最小抑菌浓度（MIC）或最小杀菌浓度（MBC）检测细菌的药物敏感性。琼脂扩散法药物敏感试验通常以肉眼观察抗菌药物作用于细菌培养物而在培养基上形成的抑菌圈直径，来判断该细菌对该抗菌药物的敏感性。但这种试验方法由于可受到病原菌的生物学特性及其接种量，纸片所含抗菌药物的浓度，琼脂平板的培养基营养组成、含量及其在培养基中的分布，培养的时间与环境条件，对抑菌圈直径的观察方法及其判断标准，细胞壁缺陷细菌的形成，仪器程序设计等许多因素的影响，以致常常可产生"并不真实的"药物敏感试验结果。王和等采用在显微镜下观察与涂片镜检、延长培养时间、细菌 L 型分离培养的方法证实，不论是以琼脂扩散法在青霉素、头孢菌素等抗菌药物的常规细菌学药物敏感试验的抑菌圈内，还是以连续稀释法在含大于 MIC 或 MBC 药物的培养基内，都可存在大量的细胞壁缺陷细菌。这些潜伏存在于抗菌药物的抑菌圈内或 MIC 及 MBC 试验培养物内的细胞壁缺陷细菌，可导致常规细菌学方法判断的病原体对之敏感的抗菌药物并不是真正敏感。在常规细菌学药物敏感试验中，也常常可见有些抗菌药物对病原体的作用虽然已达到甚至超过了生产厂家所提供的"高度敏感"的抑菌圈直径范围，但仔细观察仍然可发现其抑菌圈内或抑菌圈边缘具有模糊不清或不整洁的现象，甚至还可发现抑菌圈边缘的细菌具有向抑菌圈内生长的趋势。有些抗菌药物作用于细菌所形成的抑菌圈在培养的 18～24 小时，常常可显示出令人满意的结果；但如果延长培养时间至 48 小时或 72 小时之后，则可发现其抑菌圈直径变小或抑菌圈内有细菌型菌落的生成。如果取这种生长在抑菌圈内的菌落再做药物敏感试验，常常可发现其已成为对该抗菌药物甚至其他某些抗菌药物具有耐药性的菌株。如果在判断细菌的药物敏感性时，或在选择抗菌药物时不了解或者忽略了这些因素，常常可造成治疗效果与药物敏感试验结果不一致情况的发生。

2. 病原体的种类 不同种类的病原体具有不完全相同的生物学特性，包括细胞结构、代谢活性、生长繁殖速度、对外界理化因素的抵抗力、变异性、致病因素或毒力等。而那些携带耐药性质粒、转位因子或前噬菌体的细菌，则往往可表现出许多更为复杂的性质。因此不同种类的病原体，可对相同或不同抗菌药物的敏感性和耐药性不同。在治疗过程中发生药物敏感性、细胞壁结构、代谢活性等特性的改变，常常可致对治疗效果产生显著的影响。关于病原体种类对抗菌药物选择及其治疗效果的影响，需要注意以下因素。

（1）病原体的细胞结构：在常见引起前列腺炎的各种微生物病原体中，除支原体、真菌及病毒外，其他微生物都具有含肽聚糖的细胞壁，因此其对于 β-内酰胺类抗生素等干扰细胞壁肽聚糖合成的抗菌药物具有基本的或天然的敏感性。支原体除对作用于细胞壁的各种抗菌药物不敏感之外，对其他绝大多数抗菌药物通常较为敏感。真菌仅仅对那些抗真菌药物敏感，而对作用于细菌等原核细胞型病原体的各种抗菌药物以及抗病毒药物都不敏感。病毒则对作用于细菌、支原体、真菌等微生物的药物都不敏感，而仅仅对抗病毒药物敏感。在细菌的细胞结构中，对抗菌药物的选择和治疗效果影响较大的因素主要是细胞壁、耐药性质粒等耐药性相关基因。革兰氏阳性细菌的细胞壁主要由裸露的肽聚糖构成，因此对影响肽聚糖合成的抗菌药物往往具有较高的敏感性；革兰氏阴性细菌细胞壁的肽聚糖含量很少，其主要成分是包被在肽聚糖外表的外膜。耐药菌株的外膜不但能够帮助革兰氏阴性细菌阻挡 β-内酰胺类抗生素等抗菌药物透过而作用于肽聚糖或菌细胞的其他代谢环节，而且外膜还能够在肽聚糖缺失之后保护菌细胞成为圆球体或使其以细胞壁缺陷细菌的形式继续生存。如果细菌发生细胞壁缺陷变异和成为 L 型，则可对作用于细胞壁的各种抗菌药物甚至作用于细菌其他代谢环节的某些药物形成耐药性。携带耐药性基因的质粒以及其他染色体外耐药性基因，常常能够通过遗传、接合、转化、转导或溶原性转换的机制在细菌之间传递和扩散，造成耐药性的转移和耐药菌株扩散。细菌染色体 DNA 上耐药性相关基因一旦突变，可导致其宿主菌发生稳定的或可遗传的耐药性变异。

（2）生长繁殖速度：在医学微生物中，除了结核分枝杆菌、放线菌属的某些菌种、真菌、支原体等少数微生物具有较为缓慢的生长繁殖速度外，其他绝大多数微生物都能够以极快的速度生长繁殖。医学细菌中的绝大多数菌种，不但能够以每 20～30 分钟分裂一代的速度迅速生长繁殖，而且肠道杆菌中的某些菌种还能够以更快的速度进行生长繁殖。这些"快速生长繁殖细菌"不但能够在感染前列腺后，由于迅速生长繁殖而造成宿主前列腺和（或）全身组织的严重损害与生理机能紊乱，而且也容易在宿主生殖系统的器官内以及其他组织器官内迅速扩散，或者在接受抗菌药物不规范治疗情况下迅速生长繁殖、扩散和变异。已知各种抗菌药物在宿主体内都具有半衰期，其中半衰期较短的如青霉素 G 仅为 30～60 分钟，半衰期较长的如两性霉素 B 等可达 24 小时以上。如果在对"快速生长繁殖细菌"引起的前列腺炎等生殖器官感染治疗时，选择了半衰期较短的抗菌药物并且不规范使用，则可由于抗菌药物在宿主体内形成较长时期的低浓度水平而有利于这些病原体获得大量生长繁殖的充分时间。这种情况常常造成患者的前列腺炎症状可在一次给药之后有所缓解，但在下一次用药前又重新加重甚至最终也不能彻底杀灭所有病原体，或者导致前列腺形成耐药菌株慢性感染的情况。

（3）变异性：各种细菌等微生物都具有发生变异的基本性质，但有些细菌、真菌等微生物则可表现出更加明显的易变异性质。这些具有易变异性质的细菌等微生物在抗菌药物等因素的作用下，常常能够以更高的频率发生形态、结构、耐药性、代谢活性等特性的变异，以致在使用某些抗菌药物进行治疗时常常难以获得彻底杀灭和清除病原体的效果。例如，在引起前列腺炎的常见病原菌中，埃希菌属、假单胞菌属、克雷伯菌属等肠道杆菌的许多菌种以及葡萄球菌属、棒状杆菌属的某些菌种等细菌，在 β-内酰胺类抗生素的作用下极容易发生细胞壁缺陷变异。此外，假单胞菌属、葡萄球菌属、肠球菌属等细菌以及假丝酵母菌等真菌，不但容易形成耐药性而且也广泛存在耐药性菌株，以致在这些微生物引起的前列腺炎的治疗中，常常可由于抗菌药物使用不当而造成耐药菌株的形成或筛选，从而形成耐药性菌株感染的情况。

（4）代谢活性：由于绝大多数抗菌药物都是通过选择作用于细菌代谢机制的某个环节而发挥抑菌或杀菌作用的，那些处于活跃代谢活动时期的细菌等病原体往往可对多种抗菌药物具有更高的敏感性，而处于代谢活动较为缓慢或静息时期的细菌等病原体则可对多种抗菌药物具有较低的敏感性。例如，处于活跃代谢活动与生长繁殖时期的结核分枝杆菌对乙胺丁醇、异烟肼、利福平等抗菌药物可具有较高的敏感性，然而在其代谢活动与生长繁殖的静息期则敏感性显著降低。各种细菌发生细胞壁缺陷成为 L 型后，都可发生代谢活动减慢或改变，以致可对许多抗菌药物的敏感性降低。

（5）青霉素结合蛋白质：青霉素结合蛋白质（PBP）是存在于菌细胞的胞质膜上、能够与 β-内酰胺类抗生素结合的一类具有转肽酶或羧肽酶活性的蛋白质。青霉素等 β-内酰胺类抗生素主要是通过与细菌的 PBP 结合，从而抑制转肽酶或羧肽酶的活性和发挥抗菌作用。但由于不同菌种所具有 PBP 的种类、数量及其与 β-内酰胺类抗生素的亲和力不同，其对 β-内酰胺类抗生素的敏感性可存在差别。例如，枯草芽孢杆菌的胞质膜上有 5 个青霉素结合位点，蜡样芽孢杆菌的胞质膜上至少有 6 个青霉素结合位点，大肠埃希菌的胞质膜上则可有 10 个以上青霉素结合位点。在枯草芽孢杆菌的 PBP 中，70% 青霉素是与 D-丙氨酸羧肽酶结合，但这种结合对于枯草芽孢杆菌并不是致死性的。研究发现，虽然转肽酶和羧肽酶均对青霉素敏感，但羧肽酶尤其对低浓度青霉素更加敏感。在远远低于对细菌生长繁殖具有抑制作用的青霉素浓度下，羧肽酶的活性已可受到抑制。一般来说，青霉素对转肽酶的抑制作用是不可逆性的，但对羧肽酶的作用则是可逆性的。转肽酶一旦受青霉素作用后，即使是除去青霉素，也不能使其重新恢复活性。但在枯草芽孢杆菌，也发现存在能够与青霉素发生不可逆结合反应的羧肽酶。

（6）细胞内寄生性：有些微生物具有在宿主吞噬细胞以及其他某些细胞内寄生的性质，如结核分枝杆菌、伤寒沙门菌、布鲁菌、细菌 L 型、放线菌、沙眼衣原体、真菌以及病毒等。这些具有细胞内寄生性的病原体感染前列腺后，可在宿主的吞噬细胞内形成不完全吞噬导致感染扩散。其在上皮细胞等细胞内生长繁殖，可造成那些不能进入宿主细胞内的抗菌药物难以发挥有效的抗感染作用。

3. 病原体的数量 在患者病灶内检出的病原体数量对于抗菌药物的选择和使用以及治疗效果的影响，在前列腺炎等感染性疾病的治疗中是一个常常被忽略的问题。一般来说，在患者标本内检出较大数量的病原体，不但可反映患者的感染组织或器官是急性感染或慢性严重感染，而且也可反映患者感染组织或器官具有严重的病理损害。对于病原体数量较多的前列腺炎等感染性疾病的治疗，通常需要在药物说明书推荐的剂量范围内选择使用相对较大剂量的病原体敏感的抗菌药物或者联合使用两种抗菌药物，并且需要适当延长使用抗菌药物治疗的时间。在治疗的过程中，还需要适时进行病原体数量及其药物敏感性的监测。

4. 抗菌药物的性质 不同种类的抗菌药物通常具有不完全相同的理化及药理学性质，在选择抗菌药物时常常需要考虑抗菌药物的作用机制、蛋白质结合率、对宿主胞质膜及某些组织屏障的透过性，以及其在宿主体内的吸收、分布与排除过程和途径，半衰期，毒性或副作用等。其中的许多问题已在本书的其他有关章节中有过论述，在此仅对一些有关的重要问题进行必要的强调。

（1）对人体的毒性或副作用：抗菌药物对人体具有哪些毒性作用或副作用及其程度，是选择抗菌药物时需要高度注意的重要问题之一。尤其是对于那些具有过敏体质与药物过敏史，肾脏、肝脏、听神经等器官或组织存在功能低下或障碍的患者，更应当注意避免选择与使用对这些组织与器官具有明显毒副作用的抗菌药物。在不得不使用某种具有严重毒性或副作用的抗菌药物时，必须首先将该药物的毒性或副作用告诉患者，以使患者在治疗过程中能够与医生配合和进行必要的防范。例如，在使用头孢哌酮、头孢曲松和其他种类的头孢菌素、氯霉素、异烟肼、甲硝唑、呋喃唑酮、酮康唑、灰黄霉素、磺胺类等抗菌药物以及其他某些药物（如氯磺丙脲、甲苯磺丁脲、氯丙嗪、三氟拉嗪、硝酸甘油、硝酸异山梨醇酯、苯海拉明、华法林、巴比妥类、妥拉唑啉、胰岛素等）的过程中，患者可由于饮酒而发生"双硫仑样反应"（disulfiram-like reaction）或速发型超敏反应样症状。双硫仑（disulfiram）是一种用于戒酒的药物，能够与肝脏内的乙醇代谢关键酶——乙醛脱氢酶结合并抑制其活性，从而造成乙醇在被氧化成乙醛之后就不能再继续分解，以致乙醛在体内蓄积。乙醛能够以共价键与蛋白质、磷脂、核酸等结合并使其丧失活性，从而造成机体表现出"双硫仑样反应"或称为"戒酒硫样反应"的症状。

（2）半衰期：如果考虑到给药的时间、病原体生长繁殖的速度等因素可能对即将实施治疗的效果产生影响，则应当考虑增加给药的次数，或选择那些在人体内半衰期较长的抗菌药物。

（3）抗菌作用机制：由于β-内酰胺类抗生素具有显著的诱导细菌形成L型的作用，在选择这些抗生素时应当注意根据病原菌的性质及其药物敏感性等，联合使用那些作用于细菌其他代谢环节的抗菌药物，以避免由于细胞壁缺陷细菌的形成而对治疗效果产生影响。例如，氨苄西林、羧苄西林、青霉素G、磷霉素、亚胺培南等药物，对多种革兰氏阴性杆菌及葡萄球菌等细菌具有显著的诱导L型的作用，选择时可与喹诺酮类、四环素类、大环内酯类、氯霉素类、氨基糖苷类、利福平等抗菌药物联合使用。利福平、乙胺丁醇及异烟肼在治疗浓度下，能够有效地诱导结核分枝杆菌形成L型，但利福平、链霉素也是治疗其他许多细菌形成L型感染的有效抗菌药物。

（4）对宿主胞质膜及某些组织屏障的透过性：曾经认为"前列腺屏障"可阻止绝大多数抗菌药物进入前列腺的组织及其分泌液内，并将其视为影响前列腺炎治疗效果的主要因素。但根据王和等对慢性前列腺炎以及其他男性内生殖器官感染症患者的研究与观察，前列腺等男性内生殖器官，尤其是具有炎症的男性内生殖器官，并不存在阻止绝大多数抗菌药物透过的组织屏障。以口服、肌内注射或静脉注射的方法给予的绝大多数抗菌药物，都能够随血液循环沿血管进入前列腺等男性内生殖器官及其组织和分泌液内，并且在这些组织和分泌液内达到较高的浓度和有效治愈前列腺炎等男性内生殖器官的感染症。但由于细菌 L 型对抗菌药物的敏感性改变和能够寄生于宿主的细胞内，在对那些容易发生细胞壁缺陷变异的细菌以及在使用那些容易诱导细菌成为 L 型的抗菌药物时，也应当同治疗其他胞内寄生微生物引起的感染一样，注意使用或联合使用那些能够进入宿主细胞内并杀灭细胞壁缺陷细菌的抗菌药物。

（5）配伍禁忌：抗菌药物的联合应用在前列腺炎，尤其是在慢性前列腺炎等生殖器官感染患者的治疗中，是最常采用的给药方法。因此在选择两种或两种以上的抗菌药物联合应用时，需注意所选的抗菌药物是否符合配伍原则以及对于病原体的互补加强作用。

5. 患者的生理与病理状态　患者的年龄、健康情况、疾病组织器官的损害情况等生理与病理状态不同，对不同抗菌药物的可接受情况亦可不相同。例如，对儿童通常是根据其体重情况，决定抗菌药物或其他某些药物的使用剂量。对成年患者，同样也需要注意其身高体重的明显差别可能对所用抗菌药物剂量及其治疗效果的影响。对老年患者，由于其肾脏、肝脏等器官的功能已存在不同程度的减退，或者某些患者由于其他原因已经发生了肾脏或肝脏功能的损害，在对这些患者用药时应当注意选择那些对肾脏、肝脏毒性作用较小的抗菌药物。对那些具有抗菌药物过敏史的患者以及那些具有过敏体质的患者，应当尽可能避免选择和使用那些曾经引起过敏反应或容易引起过敏反应的抗菌药物。此外，在选择抗菌药物时，还应当考虑患者的个人经济承受情况、工作性质与条件等因素，尽可能选择那些不影响治疗效果并且患者能够接受的抗菌药物的种类与剂型。

（二）抗菌药物的剂量

对于前列腺炎等生殖器官感染性疾病的治疗，通常是根据药物说明书推荐的剂量范围和方法使用抗菌药物。但不同患者的病情、生理状态、病原体的种类与性质等不同，也可影响抗菌药物使用剂量的选择及其治疗效果。在选择抗菌药物的剂量时，需要考虑以下因素的影响：

1. 患者的病情与治疗史　对于严重感染或重症患者以及长期使用多种抗菌药物的患者，可在厂家推荐的剂量范围内，选择和使用较大剂量的抗菌药物或联合用药。

2. 患者的生理状态　对于青年患者、身材高大的患者，可在厂家推荐的剂量范围内，选择使用较大剂量的抗菌药物。必要时也可根据患者体重的千克数，计算抗菌药物的使用剂量。年龄相同但身高与体重具有显著差别的成年人，可具有不同的体表面积与体液含量。如果对两者使用相同剂量的抗菌药物，则可形成该剂量抗菌药物对于身高与体重值较小的患者用药量可能适当或过多，而对于身高与体重值较大的患者用药剂量则不足或过小。对于具有过敏体质或过敏史的患者，肾脏、肝脏功能低下的患者以及老年患者，都不宜给予较大剂量的抗菌药物。年龄较小的患者（不是儿童）由于具有较为活跃的代谢活动和良好的器官功能，对于较大剂量的抗菌药物常常可具有较强的接受能力。

3. 病原体的性质　对于受到多种病原体混合感染、多重耐药菌株感染或易变异菌株感染的患者，不但应当考虑选择使用较大剂量的抗菌药物，而且还应当考虑两种具有不同作用机制的抗菌药物联合使用。

需要强调的是，所谓"大剂量"与"小剂量"必须严格按照该药物说明书所推荐的剂量范围进行选择和使用，一般不建议高于或低于该药物说明书推荐的使用剂量范围。例如，注射用磷霉素钠的推荐剂量为每日 4～16g 静脉滴注。对于病原菌单一菌种感染、病原菌敏感性高、病原菌数量较少、病情轻缓以及身高与体重值较小的患者，可考虑每日给药4～

6g 静脉滴注。对于病原菌的敏感性较低、数量较少，复数菌感染，病情较严重以及身高与体重值较大的患者，则需要考虑每日给药 12～16g 静脉滴注甚至联合使用其他抗菌药物进行治疗。

二、抗菌药物的应用

抗菌药物的应用是指将合理选择的抗菌药物及其剂量，以适当的途径与方法对患者施用。在根据细菌学检验结果选择了适当种类与剂量的抗菌药物之后，合理使用抗菌药物将是有效治愈前列腺炎等男性生殖器官感染症的关键因素。王和等对慢性前列腺炎以及其他男性内生殖器官感染症患者的病原学分析与治疗观察发现，根据病原体的性质及其药物敏感性等因素，选择抗菌药物对慢性前列腺炎等男性内生殖器官感染症治疗的效果，同所用抗菌药物的种类及其给药的方法或途径没有明显的关系，但同给药的剂量与疗程具有密切的关系。王和在对患者进行治疗的不同时间后，停药并采集患者的前列腺液和（或）精液标本进行病原体的分离培养发现，虽然绝大多数患者在静脉滴注给药治疗的第 5 天后，即不能检出对该抗菌药物敏感的病原体，但在少数患者仍然发现可有少量对该抗菌药物敏感的病原体存在。甚至还有个别患者在接受口服给药治疗的第 7 天之后，在其前列腺液和（或）精液标本内仍然可检出对所用抗菌药物敏感的少量细菌等微生物。但在静脉注射治疗的第 7 天后或口服治疗的第 10 天后，通常能够完全杀灭对所用抗菌药物敏感的病原体。如果在经此方法与时间治疗后的患者前列腺液或精液标本内仍然存在病原体，其绝大多数通常是对所用抗菌药物具有耐药性的病原体。因此在应用抗菌药物对患者进行治疗时，应当遵循以下原则：

1. 给予足够的剂量与疗程 一旦选择和确定了某一种或两种抗菌药物之后，在治疗过程中就必须给予足够的剂量与疗程。绝不可由于该抗菌药物可能存在的毒性或副作用、患者的工作情况等因素，而随意减少应当给予的抗菌药物的剂量或疗程。因为这不但可由于病原体没有被完全杀灭和清除干净导致形成慢性感染过程或复发感染的后果，而且还可刺激病原体迅速生长繁殖、发生细胞壁缺陷或耐药性变异以及耐药菌株的筛选，造成感染扩散或形成耐药菌株感染。

对于不同患者及其疾病特点所给予抗菌药物剂量的依据已如前所述，对于每一疗程所需的时间则可因病原体的性质以及给药的途径不同而有所差别。例如，对于细菌、支原体、病毒等生长繁殖较为迅速的病原体来说，口服给药一个疗程以 10～15 天为宜，肌内注射或静脉注射一个疗程以 6～10 天为宜。对于衣原体、细菌 L 型、真菌或放线菌等能够在宿主细胞内寄生或生长繁殖较为缓慢的病原体，给药的时间则可适当延长，但一般口服给药不宜超过 20 天、注射给药不宜超过 10 天（特殊情况下也可适当延长）。足够时间或延长时间用药仍然不能有效控制的感染症，往往提示患者体内的病原体已经是对所用抗菌药物具有耐药性的菌株、病灶具有药物不可透过的屏障（如结石、脓肿、分泌物阻塞）或者是该抗菌药物的质量或给药方法存在问题。

2. 联合用药 抗菌药物的联合使用不但有利于减少或避免细菌耐药性的形成，而且也有利于减少或避免药物对于人体毒性或副作用的形成。尤其是对于那些具有多种或大量病原体感染、易形成耐药性菌株感染、易发生细胞壁缺陷变异菌株感染或多重耐药性菌株感染的患者，通常需要考虑联合使用各种甚至两种以上的抗菌药物进行治疗。例如，对于那些受到多种病原体或大量病原体感染的患者，不论其病原体是否具有相同的药物敏感性，都应当考虑使用各种病原体都敏感的一种抗菌药物或联合用药进行治疗。对于那些受到假单胞菌属、葡萄球菌属、肠球菌属、棒状杆菌属等易形成耐药性或易发生耐药性变异的细菌感染的患者，以及那些具有多重耐药性的菌株感染的患者，也应当注意联合使用两种抗菌药物进行治疗。由于埃希菌属、克雷伯菌属、变形杆菌属、假单胞菌属、葡萄球菌属、棒状杆菌属等的细菌及结核分枝杆菌属于易发生细胞壁缺陷变异的细菌，其常常能够自发形成或在接触抗菌药物后容易形成细胞壁缺陷细菌。因此在对这些易发生细胞壁缺陷变异的细菌所引起的前列腺炎等男性内生殖器官感染症状患者进行治疗时，尤其是在使用利福平、乙胺丁醇和（或）异烟肼等药物治疗结核分枝杆菌感染时，或使用青霉素 G、氨苄西林、羧苄西林、亚胺培南等 β-内酰胺类抗生素以及磷霉素、万古霉素等抗菌药物治疗其他细菌感染时，应当注意联合使用作用于细菌其他代谢环节或能够杀灭细菌 L 型的抗菌药物。

3. 根据患者病情的变化调整治疗方案 在对患者进行治疗的过程中，应当密切注意观察患者病情的变化，以便于及时调整治疗方案。如果在治疗过程中，患者自觉其症状随着治疗时间的延长而逐日缓解，或者其症状虽然没有明显缓解但也没有逐渐加重的情况，通常表示此次治疗是有效的，可坚持用完本疗程的药物。如果用药后患者自觉其症状逐渐和持续加重，或者在治疗的初期缓解但随后又重新逐渐和持续加重，则表示此次治疗是无效的，或者疾病组织内有耐药性菌株生长。对于后面的这种情况，应当立即停止使用该抗菌药物并进行病原学检查。通过重新检测来自患者前列腺等泌尿生殖道标本内病原体的性质及其药物敏感性，在绝大多数情况下可发现对所用抗菌药物具有耐药性的菌株。在极少数的情况下，也可检出对所用抗菌药物仍然敏感的菌株，此通常表明用药的剂量不足、治疗时间不够或药物对患者的尿道等生殖器官具有刺激作用，但也可能是由药物的质量及其他因素所致。如果确定病原体对该抗菌药物仍然敏感，可继续使用该抗菌药物进行治疗。也可根据情况调整抗菌药物的剂量或联合使用其他敏感药物（尤其是对该病原体及其 L 型敏感的药物），继续完成一个疗程的治疗时间。

4. 停药后复查病原体 一个疗程完成之后，不论患者的症状是否缓解，都必须停药并且进行病原学检查。这是因为，如果引起前列腺炎等生殖器官感染的病原体对所使用的抗菌药物都是敏感的，其在此一个疗程的治疗中将会全部被杀灭和清除，则已经没有必要再继续使用该抗菌药物。如果在经过一个疗程的治疗之后，患者的前列腺等生殖器官内仍然有病原体存在，那么这些残留的病原体通常是对所用抗菌药物已经具有耐药性的菌株，在这种情况下同样也没有必要再继续使用该抗菌药物。疗程结束后在没有病原学检查结果的指导下，继续使用这种抗菌药物，或者根据治疗之前所做的药物敏感试验结果使用其中的"敏感药物"，或者经验性更换其他抗菌药物进行治疗，不但不能杀灭这些残留的病原体，而且还可能导致具有更多的耐药性的菌株形成和发生严重的耐药菌株感染的情况。

一般来说，在使用病原体敏感的抗菌药物治疗一个疗程之后，患者在治疗之前的症状将会不同程度地改善甚至完全消失，前列腺等生殖器官内病原体敏感菌株也会完全消失，或者病原体的数量会显著减少。其中症状缓解是促使患者能够接受和按照医生的要求进行治疗后病原学复查主要原因，而患者症状缓解、生殖器官标本内病原体敏感菌株消失或病原体数量减少则是医生评估治疗效果的重要依据之一。例如，在临床可见一些经过一个疗程治疗后的患者，其症状改善不明显、前列腺液常规检查的结果也仍然异常，但其前列腺液和（或）精液的细菌学检查则显示病原体的种类和数量显著减少，其细菌数量甚至可从治疗前的 10 万个 CFU/ml 或以上，减少到治疗后的数百个 CFU/ml 或以下。细菌数量的这一变化可充分表明本次治疗是有效的，而患者的症状及其前列腺液和（或）精液常规检查异常则同其疾病组织器官的损伤尚未修复有关。

王和对前列腺炎等男性生殖器官感染患者的前列腺液、精液及尿液标本内抗菌活性检测的结果表明，停药 3 天（72 小时）后，绝大多数抗菌药物都能够从患者体内几乎完全排出，以致用常规细菌学方法在患者尿液、前列腺液及精液标本内不可检测到该抗菌药物的活性。因此在停药 3 天后采集患者的标本进行病原学检查，通常可获得正确的病原学检查结果。复查时不但需要注意检查是否还存在治疗前的病原体，而且还应当注意检查是否存在新的病原体。对于那些容易发生细胞壁缺陷变异的细菌的感染者以及使用了作用于细菌细胞壁的抗菌药物治疗之后的患者，还需要注意检查是否存在细菌 L 型。检出的新病原体可为上一次检查中漏诊或淤积于前列腺管或脓肿内的病原体被排放所致，也可以是细胞壁缺陷细菌在停药后重新合成细胞壁所致，或者是在治疗过程中或停药期间重新感染的外来病原体。一般来说，上一次检查漏诊的病原体通常是对所用抗菌药物具有耐药性的菌株或菌种，而淤积于前列腺管或脓肿内的病原体以及重新感染的病原体则通常是对所用抗菌药物敏感的菌株或菌种。关于复查中所检出病原体的来源，可根据其数量、药物敏感性与耐药性、生物学特性等进行分析与鉴别。

第四节　机能康复治疗

　　虽然在绝大多数情况下，患者在经过有效的抗感染治疗之后，通常能够感觉到其症状明显缓解甚至完全消失，其前列腺液和（或）精液常规也可恢复正常或异常程度减轻。但也有少数患者在抗感染治疗之后，在前列腺液等内生殖器官分泌液标本内病原体已经完全消失以及细胞学检查结果也恢复正常的一段时期内，仍然可存在不同程度的会阴部或腰骶部不适、尿不尽、尿分叉、阴茎勃起不坚或性交时间短暂甚至性功能低下、附睾不适或坠胀等症状，极少数患者甚至还可表现出明显的精神紧张或神经机能紊乱的症状。这些症状的形成主要是由病原体感染以及炎症反应所引起前列腺及其相关组织或器官损害以及生理机能紊乱和（或）心理障碍所致，其不但可造成前列腺炎等生殖器官感染患者及其治疗后的生活质量不理想，而且也常常会由于进一步的药物不规范使用或滥用而造成患者病情加重甚至发生新的疾病。在老年患者，由于慢性前列腺炎常常伴随着良性前列腺增生（CP-BPH）以及其他病理损害存在，肿大的前列腺常常可引起患者在前列腺炎治愈后仍然有尿频、尿不尽、夜尿、排尿困难等症状。因此在完成针对病原体及其代谢产物的抗感染治疗之后或进行治疗期间，进行必要的生理机能与心理的康复治疗，同样是前列腺炎等生殖器官感染患者治疗的一个十分重要的方面。

　　造成前列腺炎等生殖器官感染患者在经过有效的抗感染治疗之后仍然可具有不适症状的原因，常见是由病原体感染所产生的毒性代谢产物及其抗原物质引起的宿主免疫应答所引起的组织损伤尚未痊愈所致，也可由前列腺的良性增生、结石、钙化灶以及精囊囊肿、精索静脉曲张、包皮过长等因素所致。著者通过对细菌性前列腺炎实验动物进行治疗以及治疗后达到无菌的前列腺进行组织病理学研究发现，经过 7～10 天的抗感染治疗可使动物的前列腺达到完全无菌的状态。但组织病理学检查结果发现，这些动物的无菌前列腺组织内仍然存在明显的慢性或急性炎性病理改变，这种治疗后的前列腺无菌性炎症损害甚至可持续存在 6 周以上。在前列腺炎等生殖器官感染患者，造成经过有效治疗使前列腺等生殖器官无菌但仍然存在某些不适症状的因素，还同患者对疾病及其治疗曾经所造成的身体痛苦而产生的焦虑或恐惧心理有关。又通过对 CP-BPH 患者的临床观察发现，患者的慢性前列腺炎治愈（前列腺等生殖器官无菌）后，可表现为前列腺体积不同程度缩小和质地变软，尿频、尿急、夜尿、会阴部疼痛、勃起功能障碍（ED）等症状也可不同程度地改善甚至显著缓解。但这些患者也常常可仍然具有不同程度的尿频、夜尿、排尿困难等症状，并且与其前列腺体积增大等因素密切相关。因此，在前列腺炎等生殖器官感染患者的抗感染治疗过程中以及治疗之后，进行生理机能与心理的康复治疗，不但是抗感染治疗能够正常进行的基本保障，而且也是帮助患者恢复成为具有正常生理机能与心理机能的健康者的重要措施。一般来说，机能康复治疗可在抗感染治疗期间同时进行，这样有助于帮助患者增强坚持治疗的信心和缩短治疗周期。但其也可在抗感染治疗获得显著的疗效之后再视具体情况进行，这样可有助于更好地观察患者病情的变化和抗菌药物治疗的效果以及减少不必要的医药费用开支。

一、生理机能康复治疗

病原体感染及其产生的毒性代谢产物或抗原性物质引起的免疫应答，所造成的前列腺等男性生殖器官的局部损害和（或）身体其他组织、器官及神经等不同程度的损害，不但同患者在治疗前所具有的各种临床表现密切相关，而且也同患者在经过有效的抗感染治疗之后可能仍然存在的许多症状密切相关。有效的抗感染治疗虽然能够帮助患者机体迅速清除病原体及其毒性代谢产物以及缓解或消除免疫应答所造成的损害及其相应症状，但由于病原体感染所致的前列腺等生殖器官组织与生理机能的损害以及神经系统机能紊乱的情况往往难以用同样的速度修复，从而可造成前列腺无菌后的患者可仍然具有某些不适或疼痛症状，甚至其前列腺液标本检查也可能发现白细胞、卵磷脂小体等异常的细胞学表现。著者对细菌性前列腺炎动物模型恢复期的组织病理学研究证实，前列腺达到无菌后的组织炎性病理改变可持续存在 1～3 周甚至更长的时间。临床观察也可发现，一些患者的前列腺、附睾、输精管、尿道等器官达到无菌之后，仍然可继续存在不同程度的前列腺炎、附睾炎或尿道炎样症状甚至可持续较长的时间。病原体引起的前列腺等生殖器官组织损害，即使在病原体已经被完全清除之后的一个相当长的时期（通常为 2 周至 6个月）内，可能也难以完全修复。这是造成许多患者在前列腺等生殖器官达到无菌之后，仍然可具有某些不适或疼痛等前列腺炎样症状或其他生殖器官感染样症状的重要原因，也是造成前列腺炎治愈后容易发生病原体重新感染的重要原因之一。由于治疗后的疾病组织或器官内已经没有病原体存在，再继续给患者使用任何抗菌药物治疗不但没有必要，而且还可能使药物发生毒性作用或副作用，甚至可造成耐药菌株引起前列腺等生殖器官的重新感染。对于这些无菌性前列腺炎等生殖器官疾病患者，需要给予有利于其前列腺等生殖器官或神经系统恢复正常生理机能的化学药物、物理疗剂、营养食品，调节其生活规律等，而不是继续给予抗菌药物治疗，从而达到帮助患者消除其身体不适或疼痛症状、促进前列腺或其他生殖器官受损伤组织的修复或再生以及恢复其正常的生理机能和防止病原体重新感染的目的。

（一）药物治疗

需要根据不同患者的具体情况，选择和使用相应的药物进行治疗。常用药物包括镇静与止痛剂、维生素与微量元素、5α-还原酶抑制剂、α肾上腺素受体阻滞剂、M受体拮抗剂、勃起功能改善剂、活血化瘀的中药等，必要时也可在抗感染治疗之后给患者使用乌洛托品、孟德拉明等尿路消毒剂。对于免疫性前列腺炎等生殖器官疾病患者，也可给予少量肾上腺皮质激素类药物进行短期的治疗。

1. 镇静与止痛剂　由于前列腺炎等生殖器官感染患者的绝大多数可存在不同程度精神紧张和心理困难的情况，其常常会高度集中注意力于前列腺等生殖器官并且努力地感受或体会是否还存在尿道、会阴部、下腹部以及身体其他部位的不适或疼痛症状。这种情况常常可导致患者将那些由尚未完全修复的组织损伤或无菌性炎症所致的不适甚至是偶然发生的瞬间不适或疼痛过度地放大，从而造成患者精神更加紧张以及不适或疼痛症状更加严重的感觉。对于这些患者应当在确定病变组织或器官内已不存在任何病原体的前提下，考虑给予适当的安神、镇静、止痛类的药物。例如，戴芬、氨酚双氢可待因、地西泮、解郁丸、六味地黄丸等。

2. 维生素与微量元素 各种维生素、某些微量元素以及宏量元素是构成人体酶结构或酶活性的重要物质，并且也是在机体血管等组织的再生或修复中必不可少的重要物质。其中已知许多微量元素和宏量元素（如锌、镁、铁、硒、铜、碘、钾、钙、磷等）对于人体某些酶的活性以及前列腺等生殖器官生理功能的调节具有十分重要的作用。因此对于经过抗感染治疗使疾病前列腺等内生殖器官达到无菌状态的患者，在其恢复期可给予适量的维生素 B_1、B_2、B_6，维生素 C 或其他多种维生素（复合维生素）以及包含锌、镁、铁、硒、铜、碘、钙、钾、磷等在内的复合微量元素与宏量元素制剂口服。

3. 5α-还原酶抑制剂 对于前列腺炎合并良性前列腺增生（CP-BPH）的前列腺等生殖器官感染治愈者，如果仍然有前列腺增生相关的症状，可给予 5α-还原酶抑制剂类药物进行治疗。5α-还原酶是催化睾酮（testosterone，T）转化成二氢睾酮（dihydrotestosterone，DHT）的酶，DHT 在前列腺内的高水平积累可引起前列腺的良性增生。5α-还原酶抑制剂类药物包括甾体类（如非那雄胺、度他雄胺、依立雄胺）和非甾体类（模拟甾体类结构的甾体类衍生物，如模拟氮杂的苯丙喹诺酮类衍生物、模拟爱普列特类衍生物），可通过抑制 5α-还原酶的活性而减少 DHT 的生成。非那雄胺（保列治）是人工合成的 4-氮甾体激素化合物，其能够特异性地抑制前列腺细胞内 5α-还原酶的活性，从而影响睾酮转化成二氢睾酮，产生抑制前列腺良性增生或使增生的前列腺体积缩小、改善前列腺炎的症状、增加尿流量、降低循环血液中的二氢睾酮及前列腺特异性抗原（PSA）水平的作用。

4. α₁肾上腺素受体阻滞剂 α_1 肾上腺素受体阻滞剂是一类具有选择性阻断动脉和静脉的 α 受体的药物，具有舒张血管平滑肌、降低外周血管阻力、降低血压、松弛膀胱颈、抑制前列腺和尿道平滑肌的作用。α_1 肾上腺素受体阻滞剂常用于治疗高血压和顽固性心功能不全，也适用于 CP-BPH 患者的前列腺炎治愈后，由良性前列腺增生所造成的排尿不畅及夜尿症状。临床常用药物包括盐酸酚苄明片（竹林胺）、盐酸哌唑嗪、盐酸特拉唑嗪片、盐酸坦索罗辛缓释胶囊（哈乐）等。哈乐对主要存在于前列腺的 α_{1A} 受体具有更强的选择抑制作用，对主要存在于血管的 α_{1B} 受体的作用较弱，因此对心率和血压不会产生慢性影响。

5. 花粉制剂 花粉制剂是植物花粉的提取物，临床常用包括前列平胶囊、前列康、普适泰片、前列舒乐胶囊等，具有清热、化瘀、止痛、补肾固本、改善慢性炎症和（或）前列腺增生引起的排尿症状之功效。

6. 治疗勃起功能障碍的药物 虽然前列腺炎等生殖器官感染常常可引起勃起功能障碍（erectile dysfunction，ED）症状，但绝大多数患者的前列腺炎等生殖器官感染治愈之后，其 ED 症状即可随之自发改善或消失。对于那些感染治愈后仍然具有 ED 症状的患者，可以给予 5 型磷酸二酯酶抑制剂（PDE5 抑制剂）治疗。PDE5 抑制剂属于治疗 ED 的非激素类药物，常见包括枸橼酸西地那非（万艾可）、他达拉非片（希爱力）、盐酸伐地那非（艾力达）。治疗 ED 的激素类药物是雄激素，常用十一酸睾酮。

7. 中医药 中医将包括前列腺等生殖器官在内的男性生殖系统称为"精室"、"经窍"或"经道"，而对于前列腺炎的诊断主要为"精浊"或将慢性前列腺炎诊断为"淋浊""淋症""白淫""白浊"等。中医对于前列腺炎及前列腺痛的辨证分类主要有湿热型、瘀滞型、肾虚型及气虚型，治疗方面主要包括调节脏腑的功能、恢复前列腺的生理机能、改善局部血液循环、促进炎性分泌物的排除等。然而在前列腺炎等男性生殖器官感染症的治疗中，中医药对于前列腺生理机能调节方面甚至可具有更显著的优于西医药的某些特点。

在经过有效的抗感染治疗使前列腺达到无菌之后，仍然存在会阴部或前列腺区域不适或疼痛症状以及某些全身症状或男性不育症的患者，在排除患者其他疾病所致症状的前提下，采用中医药辨证施治常常能够获得良好的治疗效果。中医药治疗不但具有止痛、活血、通瘀、利尿、生精、补肾阴、壮阳等功效，而且对于无菌性前列腺炎等男性生殖器官损伤组织的修复与机能康复、对于患者由对疾病的焦虑或恐惧所致的失眠等各种神经与精神机能紊乱症状的缓解以及细菌等微生物重新感染的预防也可具有良好的作用。

（二）理疗

理疗（physiotherapy）是指应用自然或人工的物理因素或疗剂作用于人体，对疾病进行治疗或预防的方法。理疗不但适用于前列腺炎等男性生殖器官感染症患者的治疗，而且对于前列腺炎等男性生殖器官感染症患者在有效的抗感染治疗之后恢复期症状的缓解或消除也具有良好的促进或治疗作用。

理疗包括电疗、磁疗、冷冻疗、温热疗、水疗、按摩疗、针灸疗、超声波疗等十余个种类，其中以电疗法、水疗法及磁疗法在前列腺炎等男性生殖器官感染症的治疗以及抗感染治疗后的机能康复治疗中较为常用。著者认为，电疗法与水疗法不但适用于前列腺炎等男性生殖器官感染症患者症状的缓解，而且更适用于经过有效的抗感染治疗之后的生理机能康复治疗。电疗法与水疗法通过其产生的热或电离子对人体局部组织的作用，能够使前列腺等男性生殖器官局部组织形成血管扩张、血液循环增强，从而有助于局部症状的缓解和损伤组织的修复。

1. 电疗法 电疗法（electrotherapy）是采用电疗仪将直流电离子和（或）药物离子导入人体局部组织，对疾病进行治疗或预防的方法。在电疗的各种方法中，中波直流电离子导入疗法、短波直流电离子导入疗法、超短波直流离子导入疗法，是最常用于对前列腺炎等生殖器官感染患者进行生理机能康复治疗的理疗方法。

2. 水疗法 水疗法（hydrotherapy）通常是采用不同温度、压力、成分等性质的水，以不同方式作用于人体体表的局部或全身，从而对疾病进行治疗或预防的方法。根据水疗法所使用的温度不同，可分为冷水浴（25℃以下）、低温水浴（25～32℃）、不感温水浴（33～35℃）、温水浴（36～38℃）及热水浴（38℃以上）。

对于男性生殖器官感染症患者的恢复期，以热水浴较为适宜，通常采用热水坐浴的方法。一般可使用普通的热水进行坐浴，也可使用含药物（如某些种类的中草药等）的热水进行坐浴。需要强调的是，热水坐浴应当具有较高的水温。可根据不同个体对热水或高温的耐受性不同，在 40～60℃的范围选择其能够承受的水温，以逐渐适应的方法，小心进行坐浴，每天 1～3 次。热水坐浴还能够刺激坐浴者的直肠发生收缩和引起排便，从而可保持大便稀软和通畅，而且对于便秘、肛裂及外痔患者也具有明显的改善和治疗效果。

（三）调节生活规律

前列腺炎等生殖器官感染性疾病患者在经过有效的抗感染治疗和机能康复治疗之后，应当作为正常人恢复有规律的生活，而不是选择甚至拒绝正常人的某些行为或食品。有规律的正常生活不但是使患者能够迅速恢复身体健康的基本保障，而且也是解除患者由疾病所造成的心理异常的重要措施。不论是前列腺炎患者还是其他男性生殖器官感染患者，一经治愈后即可恢复正常人的生活。其中包括按时起居、合理而具有丰富营养的饮食、适当的体育运动以及正常的性生活，尤其应当注意消除患者对于正常饮食与性生活的顾虑。一般来说，前列腺炎等生殖器官感染性疾病患者在治愈之后，不应当对正常饮食有所选择。虽然某些食物可能作为诱因，促进亚临床前列腺炎（亚临床感染）转变或发作为临床前列腺炎（显性感染），但通常不会作为病原因子（病因）引起正常前列腺发生炎症。因此，前列腺炎等生殖器官感染性疾病治愈者，完全可以恢复其原来所具有的饮食习惯，也不必拒绝适量饮酒以及食用辛辣食品或其他食品，但需注意饮食的营养结构和充分饮水。合理的丰富营养饮食，将有助于患者疾病后的康复和身体健康。

不论是在前列腺、精囊、输精管、附睾还是在男性尿道内长期滞留的大量分泌物或精液，都不利于甚至有害于前列腺等男性生殖器官的健康。尤其是慢性前列腺炎患者，外科通常采用的每周一次前列腺按摩治疗的方法已经充分证实，排除滞留于前列腺内的分泌物能够使患者明显感觉到症状缓解和有利于前列腺的健康。因此对于已婚的青年、中年甚至老年的前列腺炎等生殖器官感染患者在治愈之后，应当保持适当的或正常的性生活。未婚者也可采用手淫法或体外排精法，定期排出滞留于前列腺等生殖器官内的分泌物或精液。一般以每月排精 1～4 次较为适宜，但排精的次数与方法需要因不同个体的具体情况或差异进行选择。这样不但有助于前列腺炎等生殖器官感染患者在治愈后恢复其生殖系统器官的正常生理功能，而且也有利于患者恢复与建立正常的心理状态。

二、心 理 治 疗

人的心理现象包括知觉、感觉、记忆、情感、意志、能力、气质、性格等，心理健康也同身体健康一样，是评判人体健康的重要指标之一。心理学（psychology）是研究人在特定的环境条件下心理现象及其规律的一门科学。医学心理学（medical psychology）是心理学的一个分支学科，其将心理学与医学结合，研究心理因素在健康与疾病及其相互转化过程中所起的作用。心理治疗（psychotherapy）也称为精神治疗，是医学心理学的一个分支学科。心理治疗是运用心理学的原则与方法，根据治疗者与被治疗者之间的相互应用与关系，治疗患者的心理、情绪、认知与行为有关的问题的科学。心理学治疗，可帮助患者解决其心理困难、焦虑、忧郁、恐慌等心理或精神症状，改善患者的非适应性行为。

人体健康并不仅仅是没有疾病，而是应当包括在身体上、心理上以及社会上达到完满的状态，其中也包括没有缺乏明显临床表现的亚健康（sub-health）状态。许多疾病及其治疗方法，由于使患者身体遭受了较大痛苦、患者没有获得足够的关心或理解以及经济负担过大等，常常可导致患者在身体疾病已经治愈的情况下，仍然存在不同程度的焦虑、恐惧等心理症状。前列腺炎等生殖器官感染患者也同其他许多疾病的患者一样，其不论是在治愈之前还是在治愈之后，常常可存在不同程度的心理困难情况。一般来说，绝大多数前列腺炎等生殖器官感染患者在经过有效的治疗之后，常常由于感觉到症状明显缓解或消失的变化，可很快恢复和建立正常的心理状态。但也有一些患者，尤其是慢性前列腺炎患者和久治未愈的患者，常常在其病变组织的炎症反应被完全消除之后，仍然存在高度关注其曾患疾病的器官是否还存在治疗前的症状或者又出现了新的症状的情况。这些患者可终日高度关注其生殖系统及其相关部位的某一器官或组织局部是否出现不适，并且常常可将瞬间发生的不适症状过度地放大，担心是否又发生了前列腺炎等男性生殖器官感染症。心理健康问题，常常可导致患者产生选择食品甚至拒绝某些食品以及发生失眠、多梦、头晕、健忘、注意力不能集中、疲乏无力、消瘦、性功能减退、禁欲、畏惧性生活等异常行为或生理机能紊乱的症状。对于这些患者应当给予必要的心理帮助或心理治疗，但绝不可以轻率地将任何存在 "治疗后异常行为"或"异常心理现象"者，一概视为"需要心理治疗"的患者。对于绝大多数人，尤其是对于那些久病方愈者来说，其绝不会由于将服用或注射药物作为一种乐趣或嗜好而希望获得医生的帮助，因此临床医生应当重视患者关于其身体不适的描述。对于这些人，不但应当首先通过多次的病原学与细胞学检查以确证其前列腺以及其他生殖器官是否还存在病原体感染以及炎症反应，而且还应当注意进行必要的血液学、影像学、神经学、病理学等方面的检查，以排除可能存在的其他疾病，以此帮助患者对其身体状况和疾病进行正确了解和认识，从而建立该疾病能够治愈或已经治愈的信心。临床医生需要注意倾听患者对其疾病的描述，并且耐心和热情地解答患者提出的各种问题，了解患者的思想症结，以客观的科学依据帮助其解除疑虑。医生需要努力对患者解释或说明前列腺等男性生殖器官解剖学、生理学及其感染症所具有的基本特点和科普知识，告知患者应当注意的基本事项以及防范措施。对于那些存在较为严重的心理异常与生理机能紊乱患者，可给予镇静剂、某些微量元素等药物或包括针灸与中药在内的中医药治疗。由于前列腺等男性生殖器官是十分容易受到微生物等病原体感染或容易发生良性增生甚至恶性肿瘤等疾病的器官，可要求患者定期（可1～2年或视具体情况而定）进行一次前列腺等男性生殖器官健康或疾病状态的常规检查，以早期发现其可能存在的疾病和及时给予必要的治疗。

对于前列腺炎等生殖器官感染患者的心理治疗，绝不仅仅只是局限于患者本人，而且还应当注意对患者的妻子以及其他某些同患者具有密切关系或联系的人群，进行心理指导和介绍关于前列腺炎等生殖器官感染性疾病的发生、发展以及治疗和预防的基本知识。许多患者由于担心来自其妻子以及亲友或社会人群关于性病的误解或指责，常常可对其疾病产生严重的精神负担或压力，以致不能很好地配合治疗。患者及其某些密切相关人员缺乏对于前列腺炎等生殖器官感染性疾病发生与发展及其治疗和预防知识的了解以及患者情感和性欲的压抑，不但不利于患者前列腺炎等疾病的治疗获得良好效果，而且也同样不利于患者治疗后前列腺等损伤组织的修复及其生理机能的康复。

第五节 疗 效 判 断

对于某种疾病是否能够治愈以及是否已经治愈的判断或评估，并不是仅仅依赖于主观意志或者简单的或口号似的承诺就能够确定的。对于疾病治愈及其评估，需要根据不同人体及其疾病的具体情况，进行具体和客观分析与判断才能确定。这也就如同一场战争是否能够打赢、一台机器是否能够修好一样，需要根据具体的和客观的指标，进行综合分析与判断。然而人体是一个具有复杂生理机能与病理反应的生物有机体，因此对于人体疾病的治疗远比修理机器更加复杂和困难。疾病治疗的效果或者是否能够治愈可受到许多因素的影响，任何疾病的疗效常常是包括患者的病理、生理与心理状况以及医疗条件与技术方法等诸多因素在内的一个综合反映。一般来说，判断某一疾病是否能够治愈，至少同以下几个方面的因素有关：①患者是否具备配合治疗的生理与心理素质；②疾病的临床诊断与实验室诊断或其他诊断是否正确；③是否具有适宜的药物、设备与技术方法；④药物、设备或技术方法的选择与使用是否恰当；⑤组织或器官受到损害的性质、程度与范围；⑥患者是否具备配合治疗的经济与时间条件；⑦患者在疾病的治疗过程中及其恢复期是否获得良好的护理；⑧判断治疗效果的指标及其方法是否适当。

临床对于前列腺炎以及其他器官的各种感染性疾病以及非感染性疾病治疗效果的判断，主要根据患者的症状与体征以及实验室检查相关指标的变化情况，基本上可分为治愈、好转、缓解、无效及死亡类别。由于前列腺炎等男性生殖器官感染性疾病在病因及其发生与发展上所具有的多样性和复杂性，对于前列腺炎等男性生殖器官感染症治疗效果的评判，既不可以仅仅根据患者的主诉，也不可以仅仅根据临床医生对于患者症状的了解与分析。在著者所治疗和观察的前列腺炎等男性生殖器官感染患者中，常常可见患者自述其症状已经完全消失和（或）细胞学检查恢复正常，但实验室检查仍然有病原体存在的情况，或者实验室检查已经无菌和细胞学检查恢复正常，但患者仍然可具有自觉症状的情况。在疾病的诊断和治疗上，患者常常是由于发生了不同程度的疾病和症状而寻医问药。临床医生则是根据对患者进行临床检查、实验室检查、影像学检查或病理学检查的结果，诊断其是否患病以及患何种疾病以及疾病的程度。同样在疾病治疗效果的评判上，患者经过治疗后通常也会根据对其自身症状的感受向主治医生报告，主治医生同样也是根据对患者关于症状的主诉和对患者进行临床检查、实验室检查或其他辅助检查的结果判断其疾病是否好转或治愈。因此在许多情况下，对于疾病的发生及其治疗效果的评判，通常是由患者首先提出而不是临床医生首先提出。临床医生仅仅是根据患者的主诉，对其进行身体和实验室的检查，通过分析并最后帮助患者判断其是否发生疾病或者疾病是否好转或治愈。

　　同其他任何感染性疾病以及其他许多非感染性疾病的治疗一样，前列腺炎等男性生殖器官感染性疾病的治疗，也是包括"帮助患者恢复正常生理平衡"以及"帮助患者建立新的生理平衡"两种不同的结果。一般来说，通过治疗帮助感染性疾病患者达到恢复正常生理平衡的治疗效果，属于治愈或者也可称为实验室治愈；而达到帮助患者建立新的生理平衡的治疗效果，则属于好转或者也可称为临床治愈。恢复正常生理平衡的治疗，不但需要彻底杀灭和清除患者体内引起感染症的病原体，而且还需要帮助患者受感染的组织或器官恢复原来所具有的正常组织结构及其生理机能。由于完全杀灭和清除了患者体内引起感染症的病原体以及受损伤的组织或器官完全恢复了正常的组织结构及其生理机能，如果不发生重新感染或其他疾病，恢复正常组织结构及其生理平衡的组织或器官不会形成疾病的复发或者慢性感染过程。恢复正常生理平衡的治疗，主要适用于病原体引起的急性感染症以及发生于那些正常生理情况下无菌组织或器官的感染症，尤其是组织损伤并不十分严重的急性感染症容易获得较为满意的治愈效果。然而对于那些病史长久或者曾经接受过多种药物与方法治疗的慢性感染症患者，由于存在严重的组织损伤和结构改变等病理损害，其难以获得完全治愈的效果。建立新的生理平衡的治疗，是通过抑制病原体的生长繁殖或部分杀灭病原体以及改善患者的生理机能，使患者的症状与体征缓解或消失，但并没有完全杀灭和清除患者体内引起感染症的病原体，受损伤的组织或器官也不能完全恢复到其原来的正常组织结构及生理机能。在这种情况下，病原体仍然存在于宿主的组织或器官内，其所致的组织损伤仍然可继续存在并且可不断加重，因此常常可在停药后形成疾病的复发，或者成为慢性感染过程、亚临床感染或亚健康状态。临床上在达到建立新的生理平衡治疗效果时，就常常中断治疗的疾病常见有急性或慢性的前列腺炎及其他生殖器官感染、支气管炎、肾盂肾炎、胆囊炎、肺结核等。尤其在经验性选择与使用抗菌药物治疗的情况下，更是频频发生仅仅达到建立新的生理平衡的治疗效果。对引起感染症的病原体的性质以及患者疾病组织或器官的病理改变缺乏足够的了解、担心药物的毒性或副作用、实验室的标本处理方法及其结果的评判标准有差异等原因，常常造成患者的症状与体征缓解或基本消失，但病原体仍然在患者疾病组织或器官内残留和（或）疾病组织或器官的生理机能没有完全恢复正常的情况下即终止了治疗。这种情况不但可造成疾病的复发和（或）成为慢性过程，而且也可由于患者疾病组织或器官的生理机能紊乱而形成"无菌性炎症"。朱以勇与王和报道，将细菌的耐药性菌株接种于含该菌株不敏感的抗菌药物的培养基内，观察耐药菌株的生长繁殖现象及其生长曲线，发现抗菌药物对耐药菌株的生长繁殖同样也可产生短暂的抑制作用，以致形成了耐药菌株特有的生长规律和生长曲线。根据此生长曲线，可发现耐药菌株在含抗菌药物的培养基内，形成培养初期的细菌数量明显减少，但继续培养后细菌又迅速生长繁殖导致其数量明显增多的生长规律。这提示即使是耐药菌株，在接触其不敏感的抗菌药物的初期，由于单位体积内抗菌药物分子的数量显著多于细菌拮抗酶的数量，药物也可对耐药性细菌的代谢活动产生一定程度的影响，从而抑制耐药性细菌的生长繁殖或导致部分细菌死亡。王和对于急性细菌性肾盂肾炎患者的细菌学研究也进一步证实，采集了尿液标本后的患者在等待病原学检查结果期间，由于不能忍受疾病的痛苦而分别经验性选择诺氟沙星、磺胺或呋喃妥因服用后，可使其症状明显缓解。然而在此时，患者尿液标本的病原学检查仍然可检出同经验性用药之前数量与性质相同的、对所用抗菌药物显著耐药的细菌。对于经验性使用抗菌药物或中医药治疗的前列腺炎患者的前列腺液病原学研究同样也可发现，虽然患者用药后症状可明显缓解或消失，甚至前列腺液的细胞学检查结果也接近正常或基本正常，但其前列腺液标本内常常还能够检出较大数量的病原体。不论是使用病原体敏感的抗菌药物还是使用耐药的抗菌药物，尤其是在较大剂量地使用抗菌药物的情况下，常常能够使患者体内病原体的数量形成瞬间的或短时间的减少或生长繁殖速度减慢，以致宿主机体的生理机能可以得到改善而重新恢复优势状态，从而使机体同病原体之间建立起一种新的生理平衡和导致患者症状的明显缓解或暂时消失，造成患者从临床疾病状态（显性感染）转变成为亚临床感染或亚健康状态。在这种亚临床感染或亚健康状态的情况下，由于病原体仍然在宿主的疾病组织或器官内存在，组织或器官的损伤也仍然存在并且随着病原体的生长繁殖而继续加重，可造成疾病的慢性过程或者在外界因素的作用下导致疾病复发。这种情况在前列腺炎等男性生殖器官感染者并不少见，尤其是亚临床前列腺炎或前列腺亚健康状态者，常常可由于饮酒、食用辛辣食品、劳累等因素而造成疾病的发作或复发，这也是导致临床将这些食物列为前列腺炎的"常见诱因"甚至是重要的"致病因素"的主要原因。亚临床支气管炎或支气管亚健康状态者，常常可由于受凉或感冒等因素而导致支气管炎急性发作或复发。亚临床肾盂肾炎或肾脏亚健康者，常常可由于劳累、受凉或感冒等因素而造成肾脏急性感染症状的发作或复发。

对于前列腺炎治疗效果的判断，至少应当以"病原学检查无菌、患者的症状消失或显著缓解、前列腺液和精液常规细胞学检查无异常发现"三个指标共同作为依据。在对于前列腺炎等生殖器官感染性疾病治疗效果的综合临床评估时，"真正治愈"或"有效治愈"还应当增加"患者心理机能恢复正常"的指标。王和采用"尿液-前列腺液-精液法"对370 余例前列腺炎等男性生殖器官感染患者进行的病原学检查和治疗观察发现，有效的治疗通常表现为患者的症状伴随着病原体数量的显著减少或消失而显著缓解或消失，同时患者的尿液、前列腺液及精液等标本的实验室常规检查结果也随之恢复正常。虽然也有极少数前列腺炎等生殖器官感染症患者在经过多次检查证实其尿液、前列腺液及精液内的病原体已经完全消失，实验室常规细胞学检查结果也无任何异常发现，但其仍然存在尿道不适、会阴部不适、腰骶部不适或疼痛等症状。这些患者的症状常常同前列腺等男性生殖器官的无菌性炎症、机能障碍、组织结构破坏、良性增生或其他损害或疾病有关，在给予机能康复治疗之后，其绝大多数的症状通常能够进一步缓解或消失。

一、病原学检查无菌

"病原学检查无菌"是指经过有效的抗感染治疗之后，除男性尿道前段及外生殖器官皮肤的表面可仍然有少量细菌或其他非病原性微生物之外，在来自前列腺及其他内生殖器官的分泌物标本内，不能检出任何与疾病有关的活的病原体。病原学检查无菌应当包括两个方面的内容，一个方面是复查时不能发现治疗前曾经检出的病原体，另一个方面是不能检出新的病原体以及细菌 L 型等潜在病原体。如果在治疗后第一次进行的病原学复查发现无菌时，应当以同样的方法每周一次再进行 1~2 次复查，检查内容包括在治疗前曾经检出的病原体、可能重新感染的病原体以及细菌 L 型等潜在病原体。只有至少三次病原学检查都获得了相同的阴性结果，并且其结果不能用"受到可能存在的其他因素影响"所解释的时候，即可判断为病原学检查无菌。绝大多数前列腺炎等生殖器官感染患者，在经过有效的治疗之后，前列腺液及精液的无菌状态至少可保持数年，许多患者甚至可在治愈后十余年仍然保持前列腺液及精液的无菌状态。但也有少数患者在治愈后不久，可由于过早地进行无保护的性生活、会阴部卫生状况较差、身体抵抗力或免疫力降低等原因甚至也可没有任何明显的原因而又重新发生前列腺或其他生殖器官感染的情况。

在引起人类疾病的各种病原中，细菌等微生物以及寄生虫不同于其他病原因子的最显著特征之一，是这些活的病原体具有增殖性。这些病原体一旦在宿主机体形成定植后，即可不断地和迅速地生长繁殖并且形成转移与扩散。除非在人体那些通常被认为是正常生理情况下允许有菌存在的部位，如男性生殖系统的尿道前段、外生殖器官以及肠道、皮肤、口腔及上呼吸道等，否则在那些被认为是正常生理情况下无菌的部位或正常菌群的非正常寄居部位，如男性生殖系统的内生殖器官，包括前列腺、输精管、精囊、附睾、睾丸等，所存在的不论是病原性的微生物还是寄生虫，不论是条件致病性的微生物还是在正常情况下被认为是非病原性的微生物，都能够形成不同程度的生长繁殖以及引起不同程度的炎症反应。因此对于那些发生在正常情况下应当属于无菌部位的感染症，经过抗感染治疗之后是否达到真正的无菌状态，是判断治疗效果的十分重要的一项指标。尤其是那些机体局部或全身抵抗力较弱的患者，如伴有尚未完全修复的损伤组织、营养不良、过度劳累、糖尿病、乙肝病毒携带状态及其他疾病的患者，即使残留极少数量的病原体，也可能由于病原体的持续存在和产生毒性代谢产物以及不断地生长繁殖，而造成该器官炎症反应的持续存在或疾病的慢性过程甚至急性发作。

二、患者的症状消失或显著缓解

前列腺炎等男性生殖器官感染性疾病治疗的效果，不论是通过对患者主观症状的询问，还是通过对患者客观体征的检查，都可获得十分明显的发现。对于绝大多数患者来说，有效的治疗往往在疗程的第 3~4 天之后即可有所显现。但也有一些患者直到疗程结束，甚至在其前来领取病原学复查结果的报告时，才可有症状明显缓解甚至消失的主观感觉。在治疗过程中，患者症状缓解的情况可使患者兴奋不已并且由此建立起配合治疗与征服疾病的信心，其也是对临床医生在疾病及其病原学诊断与治疗方面的判断与措施是否正确的一个有效验证。一般来说，有效的治疗将造成病原体大量死亡及其引起的炎症反应显著缓解，因此患者的症状也会随之明显缓解甚至消失。反之，在治疗过程中如果患者的症状逐渐加重，即表示临床医生对疾病或其病原学诊断与治疗方面的某个环节发生了失误或错误。在这种情况下，应当立即停止治疗和重新进行病原学检查，根据重新检查的结果和诊断，再进行新的治疗。

对于伴有良性前列腺增生或组织坏死、前列腺结石、前列腺脓肿、附睾硬化症、精囊囊肿、输精管等内生殖器官的严重器质性损害以及精索静脉曲张的患者，要使其症状完全消失常常是十分困难的或者甚至是不可能的。这些患者的局部组织或器官不但容易发生微生物的重新感染，而且也常常可由性兴奋、长时间坐或站立、服装不适、过度劳累等因素而导致前列腺、睾丸、附睾、输精管等产生不适症状，但这种情况所致的不适症状往往是短暂的并且可因排精、热水浴、卧床休息等处理而得以显著缓解的。如果前列腺等生殖器官无菌后的症状是由感染、超敏反应或其他病理损害所致，则不但难以很快缓解，而且还可持续存在和继续加重。这种情况需要进行更加广泛的病原学或免疫学检查，以及其他相关检查进行诊断与鉴别诊断。对于那些组织器官发生严重的器质性改变和引起慢性症状的患者，如严重的组织坏死、结石、脓肿、囊肿，以及附睾硬化、精囊囊肿、精索静脉曲张等，需要考虑进行外科手术治疗。

三、实验室常规检查无异常发现

外生殖器官的病变程度及其好转情况，通常可用肉眼直接观察到。而前列腺等内生殖器官的病变程度及其好转情况，则常常需要借助对患者的临床检查、实验室检查、影像学检查或其他检查的相关指标来进行分析与判断。因此对于尿道炎、前列腺炎、附睾炎、输精管炎、精囊炎、睾丸炎是否真正治愈及其损伤组织的恢复程度，通常需要依赖于对患者尿道分泌物、前列腺液、精液或尿液等标本进行的病原学、细胞学甚至影像学等的检查结果进行分析和判断。如果病原体已经被完全杀灭和清除、炎症反应也已被有效平息，那么实验室检查将会显示出正常的结果。根据著者的观察，前列腺炎患者经过有效的抗感染治疗之后，其前列腺液的病原学检查结果可成为阴性，细胞学检查也常常可显示为白细胞

0～5 个/HP、卵磷脂小体+++～++++/HP、没有或偶见红细胞、无脓细胞。在绝大多数患者，这种检查结果至少能够维持数年甚至十余年。

应当注意的是，不论是前列腺炎等男性生殖器官的感染症，还是身体其他器官或组织的感染症，病原体的完全杀灭和清除并不意味着疾病器官或组织内的炎症反应就会立即消失，或者损伤的组织就能够立即完全修复。病原体长时间生长繁殖和产生毒性代谢产物、其抗原物质引起的免疫应答以及炎症反应等引起的 PGFs/CKs 异常表达，已造成患者的疾病组织或器官受到了严重的损害或破坏。虽然经过短暂而有效的抗感染治疗已经完全杀灭和清除了疾病组织或器官内的病原体，但受到损伤的组织或器官并不能够以病原体消失的速度被迅速修复和恢复正常的生理机能。因此在病原体消失后的一段时期内，患者疾病组织或器官内的炎症反应以及炎症相关因子还可继续存在，以致在抗菌药物治疗的疗程结束时，立即甚至短时期内进行的实验室检查还可能发现前列腺液和（或）精液标本内仍然具有一定数量的白细胞、红细胞（通常没有脓细胞和病原体）等病理性的但不是很显著的异常情况。

第六节　复发与再感染

同其他绝大多数感染症患者对于治疗的反应一样，前列腺炎等男性生殖器官感染性疾病患者在治疗过程中以及治疗之后，其症状通常都能够不同程度地减轻或消失。虽然许多不同的治疗方法常常能够使感染症患者的症状消失或疾病痊愈，但也有一些患者可在疾病痊愈或症状缓解之后的一段时间，又重新发生原来的症状。这种现象不但引起了人们对于前列腺炎等生殖器官感染性疾病治疗效果的怀疑，甚至还引起人们认为前列腺炎即使治愈后也十分容易复发。

著者通过对分别由细菌、真菌、支原体或衣原体感染引起的数百例慢性前列腺炎或急性前列腺炎及其他生殖器官感染患者以及前列腺炎实验动物的治疗研究与分析，认为如果前列腺等生殖器官的损害较轻且单一和局限（如单纯性前列腺炎的早期阶段）、病原因子的数量较少并且容易排除以及具有良好的药物敏感性与较少的变异性、具有适宜的药物或设备与技术方法并且能够正确使用、临床与实验室检查没有发生漏诊或误诊、正确进行标本采集和处理、患者具有配合治疗的经费与时间保障并且遵照医嘱进行必要的护理、具有客观和全面的疗效评估指标与方法，那么绝大多数前列腺炎等生殖器官感染性疾病通常能够被有效治愈。然而需要注意或强调的是，除非采用外科手术方法完全切除疾病器官，否则对某种疾病的一次治愈并不等于对该疾病的终生治愈或永久治愈。因为只要该组织或器官仍然在人体保留，就有可能再次或重新发生相同或不同的疾病。例如，某患者的前列腺受到大肠埃希菌感染并且发生了细菌性前列腺炎，在经过治疗之后，该患者前列腺内的病原因子被完全清除，前列腺组织的损伤以及生理机能也完全恢复正常，这样就达到了有效治愈。然而这并不表示其体内仍然存在的前列腺不会再次受到大肠埃希菌的其他菌株或其他种类的细菌以及其他病原体的感染，或者不会受到其他病原因子的作用，从而再次发生细菌性前列腺炎或者由其他病原因子引起的前列腺炎以及其他类型的前列腺疾病。当然这也并不是说，前列腺炎等生殖器官感染患者在治愈之后，就一定会再次发生前列腺炎或其他前列腺疾病与其他生殖器官疾病。因此一般来说，只要前列腺等生殖器官仍然在人体内存在，再次发生前列腺炎或其他前列腺疾病的可能性就必然存在。但再次发生前列腺炎或其他前列腺疾病以及其他生殖器官疾病的时间、引起疾病的病原因子、疾病的类型及其程度等，主要同患者的生活方式或习惯、身体的生理与病理情况、卫生护理等因素密切相关。著者对数百例慢性前列腺炎治愈者的随访结果显示，其绝大多数在治愈后数年、十余年甚至更长时间内没有再次发生前列腺炎样症状。再次发生前列腺炎症状或前列腺炎等生殖器官感染症状的重新显现，既有可能是上一次没有清除干净的残留病原体（如耐药菌株、细菌 L 型、阻隔于组织内的病原体）所致，也有可能是重新感染或其他病原因子作用于前列腺或其他生殖器官所致。两种不同的原因或机制引起的前列腺炎样症状或其他生殖器官感染样症状的重现，分别称为复发与再感染。前列腺炎等生殖器官感染性疾病的复发和再感染虽然可具有相同或相似的临床表现，但在前列腺炎等生殖器官感染的发生机制、病原学特性以及诊断和治疗的策略与方法等方面，常常可存在重要的区别甚至根本性的区别。

一、复　发

复发（recur）是指已经好转的疾病或消失的症状经过一段时间后重新发生或加重。复发的发生机制是患者体内原来的病原因子或病因没有被完全清除，以致其在一定的条件下引起了与原来相同的疾病的重新表现，属于内源性感染或由内源性病原因子所致。由于生物性病原因子具有增殖性、变异性、致病作用的复合性等特点，复发是感染性疾病常见的和重要的基本特征之一。从理论上来说，即使数量极少的残留病原体也可随着时间的延长而不断地生长繁殖导致其数量逐渐增多和致病作用逐渐加强，从而可引起疾病的复发。前列腺炎等生殖器官感染性疾病的复发，是由于残留在原来疾病组织或器官内的细菌等病原体或细菌 L 型等生长繁殖和产生的毒性代谢产物或释放的抗原物质大量堆积，造成病原体寄生组织或器官的损害逐渐加重，最终造成宿主机体的生理机能紊乱，从而引起疾病和症状的重新显现。在那些损伤尚未完全愈合的组织及那些正常生理情况下无菌的组织或器官内，残留的病原体更加容易获得营养和迅速生长繁殖，以致其常可在较短的时间内引起疾病的重新发生或症状的重新表现。王和对治疗后症状缓解或消失而复查证实仍然有菌者的观察发现，即使是每毫升前列腺液标本内残留数十个或数百个细菌而没有继续治疗者，其也常可在 1～6 个月内重新发生前列腺炎样症状。在这些复发的前列腺炎患者的前列腺液标本内，通常能够检出原来的病原体，甚至可检出某些新的病原体。

二、再　感　染

再感染（reinfection）是指在原来感染机体的病原体已经被完全杀灭和清除或者疾病痊愈后，又发生新的病原体感染和（或）引起疾病或症状的重新显现。再感染的发生机制是机体受到新的病原体感染而引起疾病的重新发生，该病原体通常具有完全不同或部分不同于原来感染机体的病原体的特性。再感染既可以是来自患者身体之外的患者、带菌者、患病或带菌动物的病原体引起的外源性感染，也可以是来自患者自身其他组织或器官的病灶的菌群或正常菌群引起的内源性感染，但病原体绝不是来自患者自身的原来疾病组织或器官本身。病原体感染引起的前列腺炎也同人体其他各种组织和器官的感染一样，抗感染治疗和机能康复治疗可完全杀灭前列腺组织内的各种病原体和清除病原体的毒性代谢产物及抗原物质，疾病组织和器官可完全恢复正常的组织结构和生理机能，因此患者在达到实验室治愈之后不会复发。然而由于前列腺等男性生殖器官所具有的特殊解剖学与生理学特性，前列腺等男性生殖器官比其他许多体内器官都更加容易受到微生物等病原体的再次感染或重新感染。

前列腺等男性生殖器官的感染性疾病，也同人体其他各种组织和器官的感染性疾病一样，通过有效的治疗即使完全消除了病因和恢复了器官及其组织的正常结构和生理机能，只要该器官继续在人体内存在，人体依然有发生重新感染及发生其他某种因素或机制造成各种疾病的可能性。前列腺是男性内生殖器官中体积最大的附属腺体器官，也是一个通过尿道与输精管道同外界相通的门户器官。前列腺产生的分泌物是细菌等微生物的良好营养物质和扩散媒介，因此前列腺又是人体最容易受微生物等病原体感染的一个体内器官。在前列腺炎治愈之后的恢复期，尿道正常菌群已经消失及受损伤的前列腺等生殖器官的组织尚未完全修复，从而为细菌等病原体的重新感染和扩散提供了良好的条件。人体在这种缺乏正常菌群的拮抗机制及尿道或输精管道黏膜和前列腺组织尚存在损伤而抵抗力减弱的情况下，不论是感染尿道的病原微生物还是条件致病性微生物，以及进入血流的来自身体其他组织或器官病灶内的病原微生物或其他部位正常菌群的条件致病性微生物，都容易沿尿道逆行感染前列腺或通过血流扩散进入前列腺，从而引起前列腺的重新感染和炎症反应。著者对前列腺炎等男性生殖器官感染性疾病治愈后发生再感染情况的观察发现，在前列腺炎等生殖器官感染性疾病有效治愈之后，通过保持会阴部的卫生、适量增加饮水和排尿次数、增强身体的抵抗力或免疫力、避免抗菌药物的滥用，以及避免发生泌尿生殖道的淋病奈瑟菌、支原体、衣原体等病原体感染，可有助于减少或预防再感染的发生（详见第十一章）。

第九章 前列腺的药物透过性

前列腺是男性的一个腺性内生殖器官，也是男性生殖系统器官中体积最大和同时具有内分泌与外分泌功能的附属腺体。前列腺具有与人体其他腺性器官相似的解剖学与组织学基本结构特点及相似的生理学基本功能，包括可通过表面被膜或包膜及其血管和神经等形成与其他器官和组织的隔离与联系、组织内富含毛细血管与淋巴管、富含腺细胞与腺管等组成的腺组织、具有显著的产生和分泌生物活性分子与体液的功能等。虽然人体的某些组织或器官，如中枢神经、胎盘、肺、淋巴结，可由于存在某些特殊细胞构成的生物屏障而具有阻止某些药物等小分子物质、蛋白质等大分子物质、细菌和细胞等颗粒进入其组织内的选择性透过性，但并不是具有不加选择地阻止任何物质透过的性质。作为具有腺体性质和重要外分泌与内分泌功能的前列腺，其基本生理学功能的实现常常依赖于良好的吸收和分泌的透过性质，尤其是在受到细菌等病原体感染或其他因素作用造成的组织炎症等病理性损害的条件下，不论是前列腺组织还是其他各种组织，其中的扩张或受损害的血管将导致组织的透过性显著提高，以致存在于人体血流内的各种抗生素及其他药物、血浆成分甚至血细胞都能够大量进入前列腺组织及其分泌液和其他组织内。近年来的实验室和临床研究已进一步证实，前列腺具有允许抗菌药物及其他药物和组织染色剂透过的性质，由静脉注射、口服等前列腺外途径给予的绝大多数抗菌药物及其他药物，都能够进入前列腺的组织和分泌液内。抗菌药物在前列腺的组织和分泌液内可达到足以抑制和杀死敏感病原体的浓度，其他药物也可在前列腺的组织内达到调节前列腺及其细胞的生理功能的浓度，从而改善患者的症状或有效治愈前列腺炎等前列腺疾病。

第一节 前列腺药物透过性的概念及对前列腺炎治疗效果的影响

前列腺同人体其他内生殖器官及其他体内器官或脏器一样，是一个由以结缔组织构成的被膜（或称为前列腺包膜）包绕的具有独立的解剖学结构的器官。前列腺也同其他器官一样，通过血管、淋巴管、神经等结构，同机体的其他组织或器官保持着密切的有机联系。由于在前列腺炎，尤其是慢性前列腺炎治疗效果方面存在某些缺憾或困惑，人们对于前列腺对抗生素等抗菌药物透过性的问题高度重视且广泛关注，甚至将前列腺的药物透过性视为影响前列腺炎治疗效果的主要因素甚至唯一因素。

一、前列腺药物透过性的基本概念

前列腺的药物透过性（permeability of drugs diffuse into prostatic tissue）是指前列腺允许化学药物进入其组织内并且在组织内扩散的性质。在人体的正常生理条件下，前列腺的药物透过性主要受到前列腺组织的结构特点（生物屏障）及药物理化性质（离子化性质或脂溶性及其解离常数）的影响。在病理或其他特殊因素存在的条件下，前列腺的药物透过性还可受到前列腺的组织病理学改变、给药的方法与途径等因素的影响。

1. 前列腺的组织结构 一般来说，组织结构对于前列腺药物透过性的影响，主要同前列腺毛细血管壁的结构有关，绝不是同前列腺被膜或包膜有关（详见第三节）。然而，在受到病原体感染或其他病原因子作用的病理条件下，前列腺组织的药物透过性主要受其病理状态的影响。在正常人体及动物体的器官或某些组织的表面存在着分别由浆膜、肌纤维和（或）结缔组织组成的囊膜或被膜，这些器官组织由此保持相对独立，通过血管、淋巴管和神经等同机体保持密切联系。例如，被覆于前列腺表面的筋膜鞘，称为前列腺被膜或前列腺囊；被覆于心脏及出入心的大血管根部内、外的纤维浆膜囊，称为心包；被覆于肝脏表面的浆膜与结缔组织，称为肝纤维膜；被覆于肾脏皮质表面的平滑肌纤维与结缔组织，称为肾被膜；被覆于胸壁内面及膈上面与肺表面的浆膜，称为胸膜；被覆于腹腔与盆腔壁内及其脏器表面的浆膜，称为腹膜等。同其他各器官表面的包膜或被膜一样，虽然前列腺被膜可能具有阻挡游离在前列腺器官或被膜之外的组织及其细胞外基质的液体、药物、蛋白质分子、细菌及白细胞等分子、晶体、胶体、颗粒或细胞直接扩散进入前列腺器官及其组织内的屏障作用，但此被膜绝不可能具有阻止存在于血管内的任何药物、细菌及血液成分随血液循环出入前列腺器官及其组织内毛细血管的作用。在临床治疗中，不论以任何方式给予人体的任何药物在进入机体的局部组织后，都能够以不同的机制被吸收并最终进入血液，形成不同的血药浓度。进入血液的药物将随血流沿血管被运送到全身各个器官内，不存在任何"包膜屏障"能够阻止被吸收到血液内的药物进入前列腺及其他器官内。由此可见，"前列腺包膜的抗菌药物屏障作用"之说，其实是误将人体的前列腺视同为脱离母体的鸡蛋一般的孤立器官或单元。"包膜屏障"之说完全忽略了前列腺是机体内具有内分泌与外分泌等生理功能的活体腺性器官，完全忽略了前列腺通过循环系统、神经系统等同机体建立和保持整体有机联系的解剖学、组织学与生理学基础知识。"前列腺包膜的抗菌药物屏障作用"，纯属缺乏医学基础知识或依据的闲暇之谈。

2. 药物的理化性质　药物的理化性质对于前列腺药物透过性的影响，主要同药物的分子量、脂溶性及离子化性质有关。根据药物的组织透过性基本原理，一般认为影响生物体内的药物进入前列腺组织及其他许多组织的因素，主要是药物的离子化性质或脂溶性及其解离常数（pK_a），并且根据离子化性质可将药物分为"非解离型"与"解离型"两种类型。其中非解离型药物由于具有较大的脂溶性，容易通过细胞的双层磷脂膜屏障而进入细胞内。解离型药物则具有显著的离子化性质，其在酸性或碱性环境条件下可变为离子型。药物在动物或人的体液内发生离子化而转变成为离子型后，由于其具有非脂溶性质或脂溶性小而较难通过或不能通过细胞的双层磷脂膜屏障和扩散进入细胞内。在临床使用的商品化的抗菌药物及其他许多药物中，为了使该药物在生物体的体液内更加容易溶解并且被吸收，常常需要对其进行离子化处理，从而使其成为钠盐、钾盐、盐酸盐或硫酸盐等具有高度水溶性的离子化药物或盐类制剂。例如，青霉素类的青霉素钠或青霉素钾，头孢菌素类的头孢唑林钠、头孢曲松钠、头孢哌酮钠/舒巴坦钠，喹诺酮类的盐酸左氧氟沙星、盐酸环丙沙星，氨基糖苷类的硫酸阿米卡星、硫酸庆大霉素，磺胺类的磺胺嘧啶钠（SD）、磺胺二甲嘧啶钠（SM），甲硝唑磷酸二钠，四环素类的盐酸四环素、盐酸米诺环素，盐酸万古霉素，磷霉素钠，亚胺培南/西司他丁钠，盐酸坦索罗辛，盐酸特拉唑嗪等。

二、前列腺药物透过性对前列腺炎治疗效果的影响

前列腺炎在男性人群中具有较高的发生率，其不但同前列腺其他疾病的发生与发展具有密切的关联（详见第三章），而且也是男科或泌尿外科难以治愈的一种常见病和多发病，以致前列腺炎曾被患者称为"不死的癌症"。国内外男科学和泌尿外科学的一些研究人员和临床医生通过动物实验与临床观察，认为影响前列腺炎治疗效果的因素主要是前列腺存在阻止绝大多数抗生素等抗菌药物进入前列腺的"生物屏障"或"离子障"，从而导致以前列腺外途径给予患者的绝大多数抗菌药物不能透过此屏障，以致不能在前列腺组织及其分泌液内达到足以杀灭引起前列腺炎的病原体的血药浓度。

许多来自国内外的动物实验研究及对前列腺炎患者临床治疗的观察，似乎已经使人们完全相信，动物和人体的前列腺都存在能够阻止绝大多数抗菌药物进入其组织和分泌液内的生物屏障结构。学界也曾广泛流传，"前列腺包膜影响抗菌药物进入前列腺，是导致前列腺炎难以治愈或不能治愈的主要因素甚至关键因素"。一些关于前列腺的抗菌药物透过性研究的结果也显示，虽然某些抗菌药物能够进入发生急性炎症的前列腺组织或前列腺液内，但除了磺胺类、四环素类等少数几种抗菌药物之外的绝大多数抗菌药物，几乎都不能够进入具有慢性炎症的前列腺组织或前列腺分泌液内。前列腺的"药物透过性屏障论"或"包膜屏障论"导致临床普遍认为，前列腺药物屏障或前列腺包膜是导致前列腺炎及其他某些前列腺疾病难以治愈甚至不能治愈的主要因素或关键因素，而似乎只有借助穿刺、激光甚至外科手术等方法穿过或破坏前列腺包膜，或者采用经尿道插管导流的方法，才能将药物送入前列腺组织或使药物沿尿道-前列腺管扩散到前列腺的组织内，从而克服前列腺的药物屏障以获得对于前列腺炎等前列腺疾病的治疗效果。

然而，著者通过对 300 余例前列腺炎患者的病史及其诊断和治疗情况的分析与研究发现了以下长期被人们忽略或者混淆的一些普遍现象与基本问题：

1. 前列腺的非抗菌性药物透过性　非抗菌性药物（non-antimicrobial drugs）是指那些不具有抑制或杀灭机体内细菌等病原微生物功效的药物，在前列腺炎等前列腺疾病治疗中，常见使用的非抗菌性药物有盐酸酚苄明片（竹林胺）、盐酸哌唑嗪、盐酸特拉唑嗪、盐酸坦索罗辛（哈乐）、非那雄胺（保列治）、丙酸睾酮、雌激素、前列康及其他许多天然植物药或中药（详见第八章）。在前列腺炎的临床治疗中，人们长期将前列腺炎难以有效治愈的主要原因归咎于前列腺存在影响抗生素等抗菌药物透过性的生物屏障，极少关注甚至回避在前列腺炎及其他前列腺疾病治疗中常使用的许多非抗菌性药物是否存在前列腺透过性的问题。临床在前列腺炎及其他许多前列腺疾病的治疗中，所使用的非抗菌性药物同样具有与抗菌药物相似或相同的理化性质，其中许多非抗菌性药物甚至还具有比绝大多数抗菌药物更加难以透过"前列腺药物屏障"或"前列腺包膜"的性质，但人们似乎从不怀疑其前列腺的透过性及其对于前列腺疾病的治疗效果。

2. 前列腺炎的诊断及其治疗的针对性　疾病诊断与治疗的基本概念，是每一位从事医学工作与研究的人员所必须掌握的医学基础知识。疾病诊断，是根据患者的症状、体征、实验室检查及其他相关检查的资料，对疾病的病因、发生部位、性质、病理损害程度等进行综合分析、评估与判断。疾病治疗，是消除疾病、减少患者痛苦、促使恢复健康的医疗措施。疾病治疗的基本原则是去除病因、缓解或消除症状、改善或恢复正常生理与心理机能、改善和增强机体的健康等。疾病诊断及其治疗的针对性是指医生根据患者个体及其疾病的特点所采取和实施的指向性措施，主要包括对患者个体的某一具体疾病进行病因、疾病部位及其所涉及的组织与器官、疾病的发生与发展情况、病理损害的性质与程度等的分析、检查、评估和处理。然而，著者通过对临床诊断为慢性前列腺炎的患者进行病史的询问与分析，发现其中的绝大多数前列腺炎病例是医生仅仅根据患者的症状、体征（直肠指检、B 超）和（或）细胞学检查（前列腺液细胞学、病原体涂片检查）结果进行诊断的，只有少数患者曾经接受过尿液和（或）前列腺液病原因子的分离培养及其药物敏感性的检查。在那些曾经接受过前列腺炎相关的病原学检查的患者，其绝大多数也主要是接受了尿液、尿道分泌物或前列腺液的涂片染色镜检、衣原体和（或）支原体的基因检测或分离培养，极少数进行了前列腺液的细菌分离培养及其药物敏感试验，但不是全面的微生物分离培养及其药物敏感试验。著者分析了 94 例在医院或诊所被诊断为"慢性前列腺炎"并因此接受了针对前列腺炎的抗菌药物以及其他药物与方法治疗患者的检查或依据，发现临床诊断"慢性前列腺炎"的常用指标或依据及其发生频率可依次排列为：①症状+体征+细胞学检查（占 66%）；②症状（占 26%）；③症状+体征+细胞学检查+病原体分离培养及其药物敏感试验（占 8%）。由此可见，在前列腺炎的临床诊断和治疗上，存在明显的症状和（或）体征的依赖性，而不是患者及其病原体的个体针对性。绝大多数前列腺炎病例是医生根据患者的前列腺炎样症状与体征和（或）前列腺液的细胞学检查结果诊断的。绝大多数前列腺炎患者是在既不知道引起前列腺炎的病原因子的种类也不了解病原体的性质及其药物敏感性等因素的情况下，就接受了针对"前列腺炎患者"或患者"前列腺炎"的抗菌药物及其他药物与方法的治疗。然而，著者对前列腺炎等生殖器官感染疾病的研究显示，绝大多数被诊断为"慢性前列腺炎"的患者并不是单纯的或单一的前列腺炎，而是同时存在附睾、输精管、精囊等多器官感染。这些具有"前列腺炎样症状"的患者，其前列腺液和精液内也常可检出具有不同药物敏感性的多种细菌或其他病原体（详见第四章和第十五章）。

3. **前列腺炎的研究方法与评估指标不完善**　国内外曾经通过动物实验及临床患者治疗观察的方法，对前列腺的抗菌药物及其他某些药物透过性进行了研究。虽然绝大多数研究者都认为不论正常前列腺还是疾病前列腺都具有较低的抗菌药物或其他某些药物透过性，但也有一些研究者认为前列腺，尤其是炎症前列腺可具有允许少数种类抗菌药物或其他某些药物进入的良好透过性。著者通过对过去关于前列腺药物透过性研究资料的分析，发现其中许多实验研究虽然注意观察了前列腺炎动物或人体的前列腺组织病理学改变以及前列腺组织和前列腺液内的抗菌药物活性或含量，但却忽略了对于抗菌药物半衰期及其排除时间与规律、病原体的性质与数量及其药物敏感性等特性变化情况及其相互关系的观察与研究。细菌等病原体不但可具有不同的生物学特性以及对实验所用的抗菌药物可具有不同的药物敏感性，而且其在实验研究的过程中也可同宿主免疫因素及抗菌药物等作用而发生细胞壁缺陷变异、代谢活性降低、耐药菌株筛选等改变，以致试验菌株的药物敏感性可发生改变甚至形成耐药性菌株感染，或者由细胞壁缺陷细菌的不断形成与返祖而造成感染菌的潜伏与再生，从而可造成实验动物或患者的前列腺组织或前列腺液内虽然具有较高浓度的抗菌药物，但其前列腺炎症可依然存在或不能治愈。许明等报道，对于常规细菌学方法检查无菌但并发钙化或结石的慢性非细菌性前列腺炎患者，给予磺胺等抗菌药物治疗可获得明显的治疗效果。由此可进一步提示，常规细菌学方法有限范围的检查无菌，并不表示前列腺炎患者的前列腺组织内确实没有细菌等病原体存在。

王和等通过动物实验和临床治疗与研究，发现前列腺具有允许几乎各种抗菌药物及其他绝大多数药物进入的良好药物透过性。王和认为，前列腺炎可由多种不同种类的病原因子引起（详见第十五章），而这些不同种类的病原因子常常具有不同的生物学性质和（或）药物敏感性。例如，常见引起前列腺炎的不同种类细菌、真菌、支原体等病原体，不但可具有不同的药物敏感性，而且还能够以细胞壁缺陷变异的方式丧失或改变某些抗菌药物作用的靶位，或以降低代谢活性的方式在前列腺组织内潜伏存在，这些发生变异的病原体已成为影响前列腺炎病原学诊断和治疗效果的最常见因素之一。前列腺炎的不同个体，虽然可具有相同或相似的临床症状与体征，但却可具有不同的生理与病理特征、不同的病因及药物敏感性等。因此对存在这些不同或差别的患者进行经验性诊断与抗菌药物治疗，常常可由于个体针对性的缺乏，造成前列腺炎难以被治愈或不能治愈。此外，如果仅以感染前列腺的病原体减少或消失和（或）炎症缓解或完全消失以及抗菌药物的含量或活性程度，作为判断抗菌药物进入前列腺组织及其对于前列腺炎治疗效果的指标，而忽略了对于抗菌药物的体内半衰期及其到达前列腺组织和从前列腺排泄的时间与规律以及病原体数量与性质在治疗过程中可能发生变化的了解与观察，则难以正确评估或不能正确评估抗菌药物的前列腺透过性及其对于感染性前列腺炎的治疗效果。因此著者认为，在判断抗菌药物的前列腺透过性及其对于感染性前列腺炎的治疗效果时，至少应当注意以下几个方面的检测与观察及其相关性的分析：①根据不同药物的体内半衰期特点及其排泄规律检测前列腺内该药物的活性及其变化趋势；②前列腺病原体的种类、数量、生物学特性、药物敏感性的变化趋势；③前列腺的组织病理学特点及其变化趋势；④前列腺液的细胞学特点及其变化趋势；⑤患者症状与体征的变化趋势及该变化同实验室和（或）影像学检查结果的相关性。

第二节　前列腺药物透过性研究概况

国内外已有许多关于前列腺的药物（通常是抗菌药物，极少有其他药物）透过性研究报道，大多发现在以前列腺外途径（口服、肌内注射、静脉注射及皮肤黏膜吸收）给予的抗菌药物中，仅有极少数能够进入动物或人体的前列腺组织及其分泌液内，而绝大多数抗菌药物必须采用直接前列腺注射等前列腺内给药的方法，才能对前列腺炎等前列腺疾病产生治疗效果。文献报道，甲氧苄啶（TMP）、磺胺等少数抗菌药物虽然能够进入急性感染性前列腺炎的前列腺组织及其分泌液内，但却难以进入正常前列腺的组织及其分泌液内以及慢性感染性炎症的前列腺组织及其分泌液内。动物实验发现，TMP 能够以较高的浓度存在于犬的正常前列腺分泌液内，用 TMP 对实验性慢性细菌性前列腺炎动物进行治疗也能够获得很高的治愈率。然而在临床上对于前列腺炎患者的应用中却发现，即使根据细菌学药物敏感试验的结果使用 TMP，也常常很难获得明显的治疗效果。Meares、Drach 及 McGuire 等报道，不论 TMP 还是磺胺甲噁唑（SMZ）都难以进入人的前列腺组织及其分泌液内，两种药物联合使用对于慢性细菌性前列腺炎患者的治愈率仅为 30%。Winningham、Reeves 及 Stamey 等报道，抗菌药物在动物及前列腺炎患者的前列腺液内含量极低，认为采用前列腺外途径给予的绝大多数抗菌药物都不能进入动物及人的前列腺组织及其分泌液内。对于动物前列腺的药物透过性及人类前列腺的药物透过性研究产生的差异使人们认为，动物前列腺具有不同于人类前列腺的抗菌药物透过性，人类前列腺似乎具有更加显著的阻止绝大多数抗菌药物透过的作用或性质。然而近年来的一些研究结果也显示，人类炎性前列腺及良性增生前列腺对某些抗菌药物都可具有较高的透过性。例如，Shoskes 等报道喹诺酮类、大环内酯类（macrolides）、四环素类及磺胺类药物都属于具有较高 pK_a 及脂溶性的药物，这些药物都能够良好地扩散到慢性前列腺炎患者的前列腺液内。使用环丙沙星治疗大肠埃希菌感染引起的慢性细菌性前列腺炎，可获得良好的治疗效果。Goto 等报道，米诺环素（minocycline）、阿米卡星、氧氟沙星、哌拉西林（piperacillin）、头孢替安（cefotiam）都可在人的前列腺液及前列腺组织内形成较高的浓度。王和等报道，根据细菌学药物敏感试验结果选择与使用抗菌药物，对患者以口服、肌内注射或静脉注射的前列腺外途径给药方法进行治疗，以患者症状与体征的变化、前列腺液的抗菌药物活性以及病原体的性质和数量的改变情况作为疗效判断的指标，对慢性前列腺炎患者的前列腺药物透过性进行的研究获得了同过去其他研究有差别的结果甚至几乎完全相悖的结果。

王和等采用"尿液-前列腺液-精液"法，从慢性前列腺炎患者的前列腺液标本内检出的病原体包括细菌、支原体、真菌及衣原体，其中与其他研究结果明显不同的是引起慢性前列腺炎的病原体以革兰氏阳性细菌和复数菌最为常见，革兰氏阳性细菌可占检出细菌的94.2%。根据前列腺病原体的生物学特性及其药物敏感试验结果，选择抗菌药物并且由前列腺外途径给药进行规范的治疗。证实临床常用的各种抗菌药物几乎都能够在不同病原体感染引起的急性前列腺炎、慢性前列腺炎及良性前列腺增生合并感染的前列腺炎患者的前列腺液内形成较高的活性浓度，以致能够完全杀灭和清除前列腺内的药物敏感病原体和有效治愈前列腺炎。王和等对动物的实验研究，将具有大分子量和高度离子化性质的染料锥蓝（trypan blue）由静脉注射大鼠，其同样也能够以较高的浓度存在于动物的正常前列腺、细菌性前列腺炎前列腺、良性增生的前列腺及良性增生合并细菌性前列腺炎的前列腺组织内，以致将动物的前列腺染成同皮肤、肌肉、内脏甚至睾丸等几乎各个易染色器官或组织相似的蓝色。细菌性前列腺炎动物模型的万古霉素静脉注射治疗研究结果也证实，具有大分子量和高度离子化性质的盐酸万古霉素（vancomycin hydrochloride）同样能够进入动物的正常前列腺、细菌性前列腺炎前列腺、良性增生的前列腺及良性增生合并细菌性前列腺炎的前列腺组织内，以致杀灭和清除动物前列腺内的敏感细菌并且促进前列腺的组织病理损害迅速修复。根据这些研究结果，王和认为前列腺炎等前列腺疾病的药物治疗，也同其他各种疾病的药物治疗一样，以口服、肌内注射及皮肤黏膜吸收之前列腺外途径给予的各种抗菌药物和其他药物，都可不同程度地被吸收进入血液并且在不同的时间达到其最高血药浓度。由静脉注射途径给予的抗菌药物，则是直接进入血流并且迅速达到其最高血药浓度。存在于血液内的药物可随血液循环被广泛运送到机体包括疾病器官在内的各个器官及其组织内的毛细血管，除非该器官或组织的毛细血管具有特殊的结构，以致形成不允许药物透过的生物屏障（如已知的血-脑屏障、胎盘屏障等），否则到达组织中毛细血管内的药物将以透过、穿过或吞饮的机制，扩散到血管外组织的细胞外基质，并且作用于细胞间质甚至细胞内的病原体或其他靶细胞表面的受体。发生炎症反应的组织，由于血管及淋巴管的通透性明显增高，血液内的水分、蛋白质甚至细胞可大量渗出或漏出血管或淋巴管，在组织间质内形成大量聚集。感染局部组织的细菌等病原体及其毒性代谢产物，则可大量地被毛细血管及毛细淋巴管吸收进入血液，并且随血流广泛扩散到宿主全身的组织器官和进入血管外组织。因此在这种情况下，存在于血液内的各种小分子量的抗菌药物及其他药物，不论是"非解离型"的药物还是"解离型"的药物，都可通过同样的机制十分容易地随渗出或漏出血管外的血液成分进入病变组织，发挥抗菌作用或其他药理学活性。在感染性前列腺炎及其他许多感染性疾病的药物治疗中，如果不存在下述原因，那么该疾病在规范使用抗菌药物及其他药物或疗剂的治疗下，通常能够获得良好的治疗效果并且最终治愈。①疾病组织或器官缺血、坏死、增生或形成结石，以致影响药物的扩散和局部聚集；②药物的体内半衰期短或毒性与副作用明显；③疾病组织或器官发生较为严重的不可逆转或难以逆转的组织病理学损害；④病原体产生耐药性或不能良好地从局部组织排除；⑤患者缺乏配合实施治疗所必需的时间、经济、心理或生理条件的支持；⑥其他某些影响药物使用或作用效果的特殊原因。

一、动物前列腺药物透过性研究

动物模型是研究前列腺药物透过性及许多前列腺疾病的常用模型，其中最常使用的实验动物是大鼠（rat）和犬（dog）。实验大鼠不但具有人工容易控制的饲养、繁育、微生物与寄生虫携带及遗传等特点，而且在生理学特征及病理学反应方面也与人类具有更多的相似性。因此大鼠在前列腺炎等前列腺疾病及其他许多疾病的实验研究中，已成为最常使用的重要实验动物。

将动物模型作为前列腺炎等前列腺疾病研究的模型，其最大的优点是动物实验中的几乎各种因素或条件都具有显著的可控制性、均质性及可重复性。通过对于引起前列腺炎等前列腺疾病的病原因子的性质、种类及其给予的剂量和方法等因素的选择与控制，能够比较容易地获得单一病原因子或复合病原因子引起的具有单纯性或复合性组织病理学改变的前列腺炎或其他某些前列腺疾病的动物模型，从而有利于深入地研究某种病原因子或多种病原因子所致前列腺疾病的特点及其发生与发展的规律、检测或诊断的方法及指标以及治疗的策略与方法。人们曾通过动物模型，研究了许多抗菌药物及其他药物的前列腺透过性、某些天然植物药的前列腺透过性及染料的前列腺透过性，研究内容主要涉及正常动物前列腺的药物或染料透过性、前列腺炎动物的前列腺药物或染料透过性、良性前列腺增生动物的前列腺药物或染料透过性及良性前列腺增生合并前列腺炎动物的前列腺药物或染料透过性。

1. **动物前列腺的解剖学特点**　并不是任何种类的雄性实验动物都具有前列腺，也不是各种具有前列腺的动物都适宜用作前列腺疾病研究的实验动物。大鼠及犬所具有的生理学与解剖学特点及其他适宜作为前列腺疾病研究实验动物的许多特点，使其成为前列腺药物透过性及其他前列腺疾病研究的最常用实验动物。

雄性大鼠生殖系统的器官包括睾丸、附睾、输精管、阴茎、副性腺及阴囊，其中副性腺包括输精管、前列腺、精管腺、精囊、尿道球腺和包皮腺（图 9-1）。由耻区正中解剖成年（体重 250～300g）雄性大鼠至其腹腔，提起膀胱及两侧精囊，可在尿道近膀胱部发现前列腺。大鼠前列腺的体积为（1.5～1.8）cm×（0.7～0.9）cm×（0.4～0.5）cm，平均重量约 0.39g，前列腺重量与体重比值为 $1.4×10^{-3}$。大鼠的前列腺由凝固腺（背前叶）、腹叶和背侧叶三个部分组成，腹前列腺位于尿道的两侧（图 9-2，图 9-3）。

雄性犬的生殖系统器官包括睾丸、附睾、输精管、阴茎、前列腺及阴囊，其前列腺较发达，不含精囊及尿道球腺（图 9-4）。

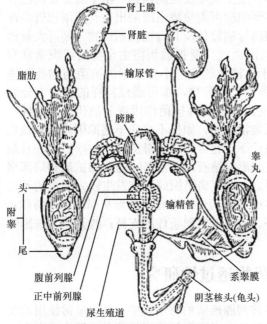

图 9-1 雄性大鼠的泌尿生殖器官

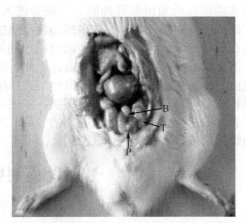

图 9-2 大鼠的前列腺（P）、膀胱（B）、睾丸（T）及其邻近器官（彩图见插页）

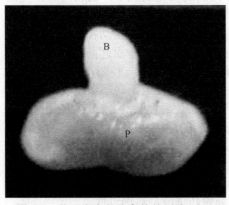

图 9-3 从正常大鼠分离的前列腺（P）和膀胱（B）（彩图见插页）

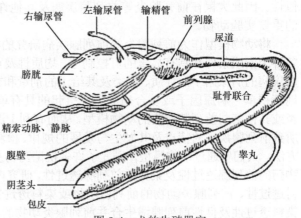

图 9-4 犬的生殖器官

2. 动物前列腺药物透过性的研究方法　　曾有许多文献报道,可使用动物进行实验性前列腺炎及其他前列腺疾病的造模及进行诊断与治疗方法、效果与机制的研究。对于前列腺炎动物模型的前列腺药物透过性研究主要包括某些抗生素与抗菌化学药物、天然植物药及染料的透过性研究。文献报道,对正常犬或慢性细菌性前列腺炎犬采用前列腺外途径给予 TMP 或磺胺类药物后,可在动物的前列腺液内检出与血清浓度相似甚至更高浓度的 TMP 或磺胺类药物。

　　王和等研究了大鼠正常前列腺、细菌性炎症前列腺、良性增生前列腺及良性增生合并细菌性炎症前列腺的离子型染料及药物的透过性。发现由肌内注射丙酸睾酮,能够使动物的前列腺在数天的时间内发生明显的良性增生。将离子型染料——锥蓝溶液由静脉注射至正常前列腺大鼠及具有不同前列腺疾病的大鼠体内后,可见各组前列腺疾病动物除中枢神经(脑与脊髓)组织仍然保持同正常对照动物相应组织的相似或相同颜色外,其皮肤、黏

膜、肌肉、腹内脏器、胸内脏器、睾丸及前列腺的表面及其切面组织都被染成相似的深蓝色(图 9-5~图 9-8)。分别取被染色动物的脑组织与前列腺组织的浸出液,以比浊法检测其锥虫蓝的含量,发现动物脑组织内的锥虫蓝含量小于 $0.1×10^{-8}$g/L,然而其前列腺组织的锥虫蓝含量竟可高达 $0.4×10^{-8}$~$1.28×10^{-8}$g/L。在动物的正常前列腺及各种不同疾病前列腺组织内,尤其是细菌性前列腺炎动物及前列腺良性增生合并细菌性前列腺炎动物的前列腺组织内,可具有高浓度的锥虫蓝含量。这两组

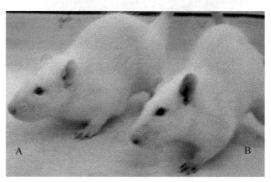

图 9-5　锥虫蓝未染色大鼠(A)与染色大鼠(B)的外表(彩图见插页)

动物前列腺组织内的锥虫蓝含量,甚至可明显高于(t 检验 $P<0.05$)正常前列腺组和良性前列腺增生组动物前列腺组织内的锥虫蓝含量。提示大鼠的前列腺也同其皮肤、黏膜、肌肉及其他绝大多数内脏器官一样,并不存在能够阻止锥虫蓝透过的生物屏障。注射到动物血管内的锥虫蓝,能够随血液循环到达前列腺并且透过前列腺毛细血管壁而扩散到血管外组织内,从而使前列腺组织的细胞被染成蓝色。

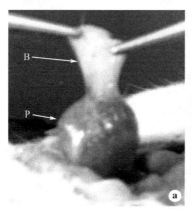
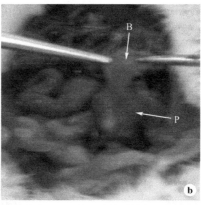

图 9-6　锥虫蓝未染色大鼠(a)和锥虫蓝染色大鼠(b)的局部解剖图(彩图见插页)
B:膀胱；P:前列腺

　　锥虫蓝(trypan blue)是生物学、免疫学、组织学、微生物学等领域进行组织学和生物屏障等研究中广泛使用的生物染色剂,具有染色活体组织而不能透过正常动物的血-脑

屏障等某些生物屏障的特性。锥虫蓝的分子量为960.82，是一种含苯环的水溶性蓝色染料，其化学名为"双（甲苯偶氮氨基苯酚二磺酸钠）"或"bis（5-amino-4-hydroxy-2,7-naphthalenedisulfonate）"，分子式为$C_{34}H_{24}N_6Na_4O_{14}S_4$（图9-9）。锥虫蓝具有兼性离子的性质及同临床常用的许多抗菌药物相似的分子结构特点（参见第八章），但其分子量显著大于临床常用的绝大多数抗菌药物的分子量，在动物的体液内也十分容易发生离子化和成为离子型（表9-1）。

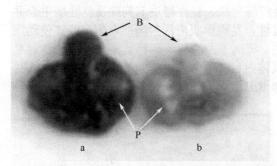

图9-7 锥虫蓝染色大鼠（a）和未染色大鼠（b）分离的前列腺（P）和膀胱（B）（彩图见插页）

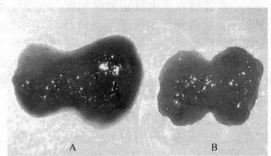

图9-8 锥虫蓝染色大鼠（A）和未染色大鼠（B）分离的前列腺冠状切面（彩图见插页）

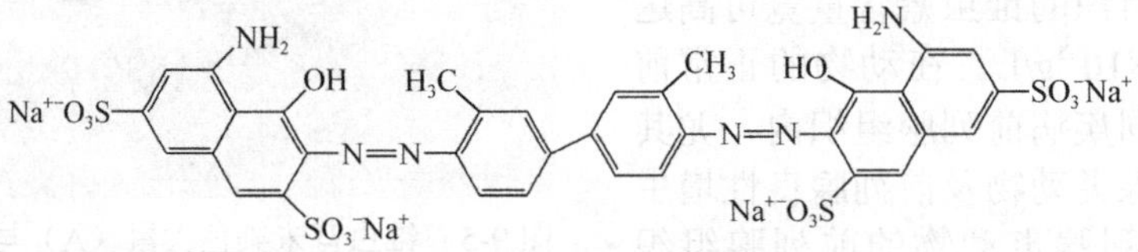

图9-9 锥蓝的分子结构

表9-1 锥蓝及前列腺疾病治疗常用药物的分子式和分子量及其常用方法

药物名称	分子式	分子量[*]	常用方法
异烟肼（isoniazid）	$C_6H_7N_3O$	137.14	Oral、I.M、I.V
磷霉素钠（fosfomycine sodium）	$C_3H_5Na_2O_4P$	182.02	Oral、I.V
奥硝唑（ornidazole）	$C_7H_{10}ClN_3O_3$	219.63	Oral、I.V
三氮唑核苷（ribavirin）	$C_8H_{12}N_4O_5$	244.11	Oral、I.M、I.V
阿昔洛韦钠（acyclovir sodium）	$C_8H_{10}N_5O_3Na$	247.19	Oral、I.V
磺胺甲基异噁唑（sulfamethoxazole）	$C_{10}H_{11}N_3O_3S$	253.30	Oral、I.M
三甲氨基苄氨嘧啶（trimethoprim）	$C_{14}H_{18}N_4O_3$	277.20	Oral
盐酸乙胺丁醇（ethambutol）	$C_{10}H_{24}N_2O_2 \cdot 2HCl$	290.32	Oral
氟康唑（fluconazole）	$C_{13}H_{12}F_2N_6O$	306.30	Oral、I.V
甲硝唑磷酸二钠（metronidazole disodium phosphate）	$C_6H_8N_3Na_2O_6P \cdot H_2O$	313.12	Oral、I.V
亚胺培南/西司他丁钠（imipenem & cilastatin sodium）	$C_{12}H_{17}N_3O_4S \cdot H_2O/ C_{16}H_{25}N_2O_5SNa$	317.4/380.4	I.V
氯霉素（chloromycetin）	$C_{11}H_{12}Cl_2N_2O_5$	323.13	Oral、I.V
丙酸睾丸酮（testoterone propionate）	$C_{22}H_{32}O_3$	344.49	I.M
头孢拉定（cephradine）	$C_{16}H_{19}N_3O_4S$	349.40	Oral、I.M、I.V
青霉素G钠（penicillin G sodium）	$C_{16}H_{17}N_2NaO_4S$	356.38	Oral、I.M、I.V
氧氟沙星（ofloxacin）	$C_{18}H_{20}FN_3O_4$	361.37	Oral、I.V
非那雄胺（finasteride）	$C_{23}H_{36}N_2O_2$	372.54	Oral
盐酸环丙沙星（ciprofloxacin hydrochloride）	$C_{17}H_{18}FN_3O_3HCl \cdot H_2O$	385.82	Oral、I.V

续表

药物名称	分子式	分子量*	常用方法
诺氟沙星（norfloxacin）	$C_{17}H_{18}FN_3O_2 \cdot HCl \cdot H_2O$	385.82	Oral、I.V
头孢克洛（cefaclor）	$C_{15}H_{14}ClN_3O_4S \cdot H_2O$	385.82	Oral
阿莫西林（ampicillin）	$C_{16}H_{19}N_3O_4S \cdot 3H_2O$	403.46	Oral、I.M、I.V
盐酸左氧氟沙星（levofloxacin hydrochloride）	$C_{18}H_{20}FN_3O_4 \cdot HCl \cdot H_2O$	415.85	Oral、I.V
羧苄青霉素钠（carbenicilin sodium）	$C_{17}H_{16}N_2NaO_6S$	422.36	I.M、I.V
氨曲南（aztreonam）	$C_{13}H_{17}N_5O_8S_2$	435.44	I.M、I.V
盐酸莫西沙星（moxifloxacin hydrochloride）	$C_{21}H_{24}FN_3O_4.HCl$	437.9	Oral、I.V
盐酸坦索罗辛（tamsulosin hydrochloride）	$C_{20}H_{28}N_2O_5S \cdot HCl$	444.98	Oral
头孢呋辛钠（cefuroxime sodium）	$C_{16}H_{15}N_4NaO_8S$	446.37	Oral、I.M、I.V
硫酸头孢克肟（cefixime sulfate）	$C_{16}H_{15}N_5O_7S_2$	453.46	Oral
盐酸特拉唑嗪（terazosin hydrochloride）	$C_{19}H_{25}N_5O_4 \cdot HCl \cdot 2H_2O$	459.93	Oral
盐酸林可霉素（lincomycini hydrochloridi）	$C_{18}H_{34}N_2O_6 \cdot HCl \cdot H_2O$	461.01	Oral、I.M、I.V
头孢唑林钠（cefazolin sodium）	$C_{14}H_{13}N_8O_4S_3Na$	476.49	I.M、I.V
头孢噻肟钠（cefotaxime sodium）	$C_{16}H_{16}N_5NaO_7S_2$	477.45	I.M、I.V
盐酸四环素（tetracycline hydrochloride）	$C_{22}H_{24}N_2O_8 \cdot HCl$	480.89	Oral、I.V
盐酸米诺环素（minocycline hydrochloride）	$C_{23}H_{27}N_3O_7 \cdot HCl$	493.94	Oral
克林霉素磷酸酯（clindamycin phosphate）	$C_{18}H_{34}ClN_2O_8PS$	504.96	I.M、I.V
硫酸头孢匹罗（cefpirome sulfate）	$C_{22}H_{22}N_6O_5S_2$	514.57	I.V
酮康唑（ketoconazole）	$C_{26}H_{28}Cl_2N_4O_4$	531.44	Oral
硫酸妥布霉素（tobramycin sulfate）	$C_{18}H_{37}N_5O_9 \cdot H_2SO_4$	565.59	I.M、I.V
硫酸庆大霉素（gentamicin sulfate）	$C_{21}H_{43}N_5O_7 \cdot nH_2SO_4$	477.60+98n	Oral、I.M、I.V
头孢他啶（ceftazidime）	$C_{22}H_{22}N_6O_7S_2 \cdot 5H_2O$	636.65	I.M、I.V
头孢曲松钠（ceftriaxone sodium）	$C_{18}H_{16}N_8Na_2O_7S_3 \cdot 3.5H_2O$	661.59	I.M、I.V
头孢哌酮钠（cefoperazon sodium）	$C_{25}H_{26}N_9NaO_8S_2$	667.66	I.M、I.V
伊曲康唑（itraconazole）	$C_{35}H_{38}Cl_2N_8O_4$	705.64	Oral、I.V
红霉素（erythromycin）	$C_{37}H_{67}NO_{13}$	733.94	Oral、I.V
克拉霉素（clarithromycin）	$C_{38}H_{69}NO_{13}$	747.96	Oral
硫酸阿米卡星（amikacin sulfats）	$C_{22}H_{43}N_5O_{13} \cdot 2H_2SO_4$	781.76	I.M、I.V
利福平（rifampin）	$C_{43}H_{58}N_4O_{12}$	822.94	Oral、I.V
罗红霉素（roxithromycin）	$C_{41}H_{76}N_2O_{15}$	837.06	Oral
红霉素琥珀酸酯（erythromycin ethylsuccinate）	$C_{43}H_{75}NO_{16}$	862.06	Oral
锥蓝（trypan blue）	$C_{34}H_{24}N_6Na_4O_{14}S_4$	960.82	I.V
硫酸多黏菌素 B（polymyxin B）	$C_{55}H_{96}N_{16}O_{13} \cdot 2H_2SO_4$	1385.63	I.M、I.V
盐酸万古霉素（vancomycin hydrochloride）	$C_{66}H_{75}Cl_2N_9O_{24} \cdot HCl$	1486.00	Oral、I.V

注：*. 按分子量大小顺序依次排列；PO. 口服；IM. 肌内注射；IV. 静脉注射。

　　著者分别采用静脉注射、肌内注射及口服给药的方法，研究了大鼠的正常前列腺、良性增生前列腺、炎症前列腺对万古霉素、阿米卡星等多种抗菌药物的透过性，感染的治疗效果及前列腺组织病理学的变化。在所研究的各种抗菌药物中，盐酸万古霉素、头孢呋辛钠及盐酸四环素具有离子化性质，盐酸万古霉素还具有比锥虫蓝更大的分子量，硫酸阿米卡星则被认为属于难以通过细胞膜屏障而进入细胞内的药物。通过尾静脉注射法将盐酸万古霉素与头孢呋辛钠分别注射至各组实验大鼠体内，通过肌内注射法将硫酸阿米卡星注射至实验大鼠体内，通过口服法将盐酸四环素喂饲实验大鼠。在给药后的 10、30、60、90、

120、150、180、210、240 分钟等不同时间，分别采集动物的血清及制备前列腺组织匀浆，检测各种抗菌药物的 MIC 和 MBC。在抗菌药物治疗过程的第 2、3、4、5、8 天等时间，分别采集金黄色葡萄球菌或大肠埃希菌感染动物的前列腺，进行病原菌的分离培养和检测 CFU 及前列腺的组织病理学改变。结果证实，大鼠的正常前列腺、良性增生前列腺及细菌性炎症前列腺对静脉注射的盐酸万古霉素及头孢呋辛钠、肌内注射的硫酸阿米卡星及口服给药的盐酸四环素，都具有相似的良好透过性，不过各种药物在前列腺内存留的时间都相对较短。然而国内外研究者常常是在给药后数小时甚至数天时间，才分别检测前列腺内的抗菌药物活性并且常常获得阴性实验结果，这可能是导致认为抗菌药物不能进入前列腺组织内的一个重要因素。著者通过动物实验研究发现，盐酸万古霉素在正常前列腺、良性增生前列腺及炎症前列腺的组织内都具有明显的可检测活性，其活性程度同血清内盐酸万古霉素的活性程度具有明显的相似性。静脉注射盐酸万古霉素 10 分钟后，即可在动物的前列腺组织匀浆内检测到药物的活性；30 分钟后，万古霉素在动物的血清及前列腺组织匀浆内都能够达到最高的活性浓度；4 小时后，动物血清及前列腺组织匀浆内的抗生素活性都几乎完全消失（图 9-10）。在静脉注射头孢呋辛钠的各组动物前列腺组织匀浆内，也可迅速检测到明显的活性，其活性程度甚至明显高于相同时间所检测的血清内头孢呋辛钠的活性程度。注射头孢呋辛钠 10 分钟后，可在动物的血清及正常前列腺、良性增生前列腺和炎症前列腺的组织匀浆内分别检出显著的抗生素活性；注射后的 30 分钟至 2 小时内，动物前列腺组织匀浆内的抗生素活性程度达到高于血清内抗生素活性的程度；4 小时后动物血清与前列腺组织匀浆内的头孢呋辛抗菌活性几乎完全消失（图 9-11）。在肌内注射硫酸阿米卡星的动物前列腺组织匀浆内，10 分钟后可检测到明显的但低于血清的药物抗菌活性；注射后 30 分钟的检测结果显示，前列腺组织匀浆的硫酸阿米卡星活性可达 1∶1600 稀释度（mic），而此时动物血清的抗菌活性仅为 1∶400 稀释度（mic）；注射后 150 分钟，在动物的前列腺组织匀浆及血清内仍然可分别检测到明显而相似的硫酸阿米卡星活性（图 9-12）。对感染性炎症的各组动物前列腺进行细菌检测发现，前列腺组织内对盐酸万古霉素、头孢呋辛钠或硫酸阿米卡星敏感的细菌数量（CFU/ml）随着抗菌药物使用次数的增加而明显递减。在使用盐酸万古霉素治疗 5 天后，动物前列腺内细菌的数量显著减少或者完全消失。在使用头孢呋辛钠治疗 6 天后，动物前列腺内细菌的数量也显著减少或者完全消失。在使用硫酸阿米卡星治疗 9 天后，动物前列腺内的金黄色葡萄球菌和（或）大肠埃希菌可完全消失。动物前列腺组织的病理性损害情况，也随着治疗次数的增加和细菌数量的减少或消失而程度明显缓解或范围明显缩小。前列腺组织在达到完全无菌的 1~3 周之后，其炎症反应可完全消失。

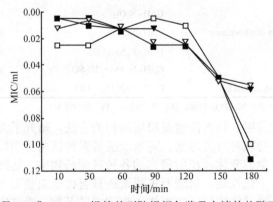

图 9-10　大鼠 BP 或 BPH-BP 组的前列腺组织匀浆及血清的盐酸万古霉素活性

注：□. BP 组前列腺组织匀浆的抗菌活性；■. BP 组血清的抗菌活性；▽. BPH-BP 组前列腺组织匀浆的抗菌活性；▼. BPH-BP 组血清的抗菌活性

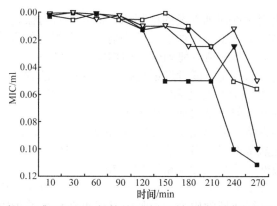

图 9-11　大鼠 BP 或 BPH-BP 组的前列腺组织匀浆及血清内头孢呋辛钠活性

注：□.BP 组前列腺组织匀浆的抗菌活性；■.BP 组血清的抗菌活性；▽.BPH-BP 组前列腺组织匀浆的抗菌活性；▼.BPH-BP 组
血清的抗菌活性

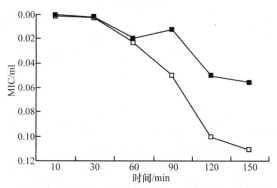

图 9-12　大鼠 BP 组的前列腺组织匀浆及血清内硫酸阿米卡星活性

注：□.BP 组前列腺组织匀浆的抗菌活性；■.BP 组血清的抗菌活性

（1）正常前列腺药物透过性的研究方法：正常动物前列腺药物透过性研究的基本方法是将一定剂量的某种抗菌药物及其他药物或生物染料，按剂量/体重分别以口服、肌内注射、静脉注射或皮肤黏膜吸收的方法与途径给予实验大鼠或犬；然后在给药后的不同时间，分别采集动物的前列腺组织和（或）前列腺液及血液、尿液或其他需要进行比较观察与研究的组织或体液。将采集的组织标本制备成匀浆或直接通过抑菌试验、MIC 试验、MBC 试验、比色法、沉析法或色谱分析法等方法，检测与分析样品内该药物或染料的活性或浓度；前列腺组织标本可制备成为切片，染色后观察和研究其组织病理学改变。

William 等报道，在通过前列腺外途径给予犬的各种抗菌药物中，只有 TMP 能够以较高的浓度存在于动物的正常前列腺液内，其他绝大多数抗菌药物都不能扩散到动物的前列腺液内。一些研究者认为，药物的脂溶性及 pK_a 是影响抗菌药物扩散进入犬前列腺液内的主要因素。为进一步探讨脂溶性及 pK_a 对药物进入前列腺的影响，王和等采用容易肉眼观察的生物染色剂——锥虫蓝，以静脉注射的方法，研究了正常大鼠前列腺的药物透过性与扩散性。结果显示，大鼠的非炎性前列腺及非良性增生前列腺都具有同样的锥虫蓝透过性，锥虫蓝在前列腺组织内具有相同的扩散性。这提示存在于血液内的锥虫蓝可随血液循环进入前列腺内，其在前列腺组织内可穿过毛细血管和进入血管外的组织内并且广泛扩散。锥虫蓝进入前列腺及在前列腺组织内扩散的性质与程度，并不受到其所具有的脂溶性及 pK_a 影响。

（2）炎性前列腺药物透过性的研究方法：炎性前列腺包括感染性前列腺炎的急性前列腺炎与慢性前列腺炎、非感染性前列腺炎（无菌性前列腺炎）的急性前列腺炎与慢性前列腺炎以及超敏反应性或变应性前列腺炎的前列腺。感染性前列腺炎的动物模型可通过将一定浓度的细菌等微生物或寄生虫直接注射于动物前列腺组织内的方法制造，或者经尿道插管灌注病原体的方法制造。非感染性前列腺炎动物模型可采用将药物或化学试剂直接注射于动物前列腺组织内的方法制造，或者经尿道插管灌注的方法制造。超敏反应性或变应性前列腺炎的动物模型可通过将抗原性物质或免疫复合物直接注射于动物前列腺组织内的方法制造，或者通过将其注射于动物血管内的方法制造。

　　王和等收集大肠埃希菌营养琼脂 18～24 小时的培养物，以 10 000r/min 离心 5 分钟收集沉淀物，用无菌生理盐水洗涤 3 次，配制成每毫升含 10 亿个菌细胞的菌液。用乙醚吸入法麻醉大鼠，将其腹部剃毛后用 2.5%碘酒和 70%乙醇常规消毒腹部皮肤。剖开腹壁暴露前列腺，分别注射 0.1ml 菌液于前列腺组织内，缝合腹壁组织和皮肤。注射细菌的动物饲养 3 天后，取前列腺进行病理学检查，肉眼明显可见在疾病前列腺的组织内散在分布许多体积不等的脓肿。组织病理学检查结果证实，动物的前列腺存在成堆的炎性细胞，主要为中性粒细胞聚集于扩张的腺腔内并侵入上皮，腺体周围纤维组织内可见大量炎性细胞浸润（图 9-13）。采用一次性注射感染法制备的细菌性前列腺炎动物，其前列腺内细菌的数量常常可在感染 4～5 周后自发性地显著减少甚至完全消失。这时动物的前列腺组织仍然可存在明显的急性和（或）慢性炎性病理学改变，成为无菌性前列腺炎（bacteria-free prostatitis， BFP）。如果需要使动物的前列腺内较长时间地保留足够数量的细菌，常常需要采用多次注射感染法。

　　对于前列腺炎动物模型的药物透过性实验研究，可根据动物模型的体重以前列腺外途径或前列腺内直接注射法，给予其一定剂量的某种抗菌药物、染料、病原特异性的拮抗药物或免疫抑制剂等进行治疗。然后在不同的时间处死动物并采集动物的前列腺或前列腺液，分别进行病原体的分离培养和计数及病原体基因检测、抑菌试验、MIC 试验、MBC 试验、比色、沉析或色谱分析，检测动物前列腺组织或前列腺液内的病原及其含量、所用药物或染料的活性或浓度以及前列腺的组织病理学改变或其他需进行比较与研究的组织或器官内的药物活性或含量。

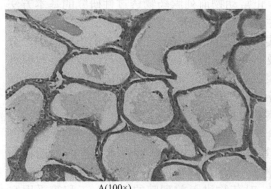

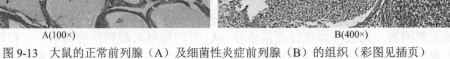

A(100×)　　　　　　　　　　　　　　B(400×)

图 9-13　大鼠的正常前列腺（A）及细菌性炎症前列腺（B）的组织（彩图见插页）

　　一般认为，发生急性炎症反应的前列腺通常具有良好的药物透过性，而发生慢性炎症反应的前列腺则几乎不允许绝大多数抗菌药物进入其组织和前列腺液内。Winningham 等（1968 年）、Reeves 等（1970 年）及 Stamey 等（1970 年）报道，以前列腺外途径对慢性细菌性前列腺炎的犬使用的抗菌药物中，除 TMP 能够在动物的前列腺液内达到很高的浓度外，其他绝大多数药物都不能扩散到动物的前列腺液内。王久源等用 25%消痔灵溶液 0.2ml 直接注射雄性大鼠获得非感染性前列腺炎动物模型，然后给动物喂饲加三妙散。28 天后取动物前列腺制备切片进行组织病理学检查，可见加三妙散高剂量组动物的前列腺没有纤维组织增生及炎性细胞浸润，组织结构基本正常。采用高效液相色谱法分析动物的前列腺组织标本，可发现组织内存在微量的小檗碱。王和等采用前列腺内注射大肠埃希菌的方法制造了感染性前列腺炎的大鼠模型，由静脉给动物模型注射锥蓝溶液后，发现大鼠的炎性前列腺具有比正常前列腺及良性增生前列腺更高的锥虫蓝透过性。王和认为，研究动物感染性前列腺炎前列腺对抗菌药物的透过性，不但应当分别在给药后的不同时间检测动物血清及前列腺组织内的抗菌药物活性，而且还应当在不同时间检测动物前列腺内的感染菌及其数量的变化情况。关于动物感染性前列腺炎前列腺对抗菌药物透过性的实验研究，著者建议并推荐使用以下方法：

1）感染性前列腺炎动物造模：以大鼠为例，选择体重为 200～250g 的成年健康雄鼠，麻醉大鼠后，解剖动物腹部并暴露前列腺。取 10 亿/ml 浓度的菌液，分别注射 0.05～0.1ml 于动物的前列腺组织内。3 天之后以腋动脉放血法处死一组动物作为未注射抗菌药物的对照组，收集动物的分离血清和摘取前列腺。前列腺称重后充分剪碎，按比例（W/V）加入适量无菌生理盐水制成前列腺组织匀浆。分别以琼脂打孔扩散法及肉汤稀释法检测动物血清及前列腺组织匀浆内的药物抗菌活性及其 MIC 与 MBC；以倾注平板法检测动物前列腺匀浆内的细菌数量（CFU/ml 或 CFU/g）；以组织病理学方法，检查前列腺的组织病理学改变特征。

2）感染动物的抗菌药物治疗：根据刘锡玖与孙瑞元的报道，施用于感染性实验大鼠的各种抗菌药物的剂量，可按"g/kg 体重"方法计算。动物每千克体重的抗菌药物用量可按人体每千克体重所用的剂量的 7 倍给予。例如，盐酸万古霉素在儿童的使用剂量为每千克体重 40mg/d，对于体重 200g 的大鼠，则应给予的盐酸万古霉素剂量为 56mg/d。抗菌药物可以采用经口喂饲、后腿肌内注射或者由尾静脉注射的方式给予大鼠，以每天给药 1～3 次的方法进行治疗。

3）动物体内抗菌药物活性的检测：在给药后不同的时间，处死动物和收集血清、前列腺或其他需要研究的动物组织。分别以琼脂打孔扩散法及肉汤稀释法检测动物血清、前列腺组织匀浆或其他组织内的抗菌药物活性及其 MIC 与 MBC。

4）动物前列腺内感染菌的鉴定及其数量的检测：在检测动物前列腺内抗菌药物活性的同时，也应当检测前列腺内感染菌的性质及其数量。动物血清及前列腺组织内抗菌药物活性的检测结果可受到采集标本时间的影响，检测前列腺内感染菌的性质及其数量的变化情况，可通过治疗效果帮助进一步了解和分析动物前列腺对抗菌药物的透过性。对于在模型动物前列腺内分离获得的任何病原体，都应当采用常规细菌学方法、血清学方法或分子生物学方法进行菌种、菌株及其药物敏感性的鉴定，以鉴别在动物前列腺内分离的病原菌确为本实验所用菌株，排除实验菌株变异、其他菌株污染及继发感染对实验结果所产生的影响。此外，在治疗过程中采集的前列腺组织常常可由于含有较高活性的抗菌药物，影响感染菌的分离培养结果。为了最大限度地减少标本内所含抗菌药物对感染菌分离培养的影响，检测前列腺标本内感染菌及其数量时，需要采用倾注平板法，而不宜采用琼脂平板涂布接种法或肉汤稀释法。

5）动物前列腺的组织病理学检查：对于动物的造模，不但需要对造模前和造模后的动物分别进行前列腺的组织病理学检查，而且还需要对用于不同试验的动物模型进行组织病理学检查。前列腺不同类型组织病理学改变的形成及其变化，是评估前列腺的药物透过性及治疗效果的一项重要指标。

（3）良性增生前列腺药物透过性的研究方法：良性前列腺增生动物的造模方法主要包括雄激素法和去势法，其可在较短的时间内导致动物的前列腺发生良性增生及获得良性前列腺增生 BPH 的动物模型。

雄激素法造模通常使用麻油稀释丙酸睾酮，以每 100g 体重 0.2～0.6mg 丙酸睾酮的剂量，注射成年雄性大鼠的后腿肌肉，每天一次，共 7～20 天后可获得良性前列腺增生动物模型。

去势法需首先对成年雄性大鼠进行去势处理，再以 5α-二氢睾酮、17β-雌二醇诱导其形成良性前列腺增生。

处死各组动物，分离其前列腺并分别称取前列腺的重量，以公式"前列腺重量值=前列腺重量（g）÷体重（g）"计算前列腺重量与动物体重之比值（g/g），可获得动物前列腺增生程度的数据。通过前列腺外途径给予某种药物对动物实施治疗，按上述方法在不同的时间分别检测动物前列腺组织、前列腺液及其他需进行比较研究的组织或器官内该药物的浓度及前列腺的组织病理学改变。雄激素法制备的良性前列腺增生大鼠的前列腺组织病理学特征主要包括：前列腺体积明显增大，重量可达 0.74g 或与体重的比值达 2.7×10^{-3}；显微镜下可见前列腺组织的腺体上皮增生呈高柱状，有乳突状结构凸向管腔，腺腔内有大量分泌物潴留（图9-14）。

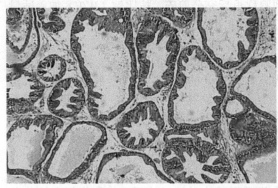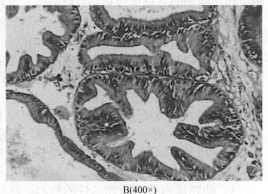

A(100×)　　　　　　　　　　　　　　　　B(400×)

图9-14　雄激素法制备的大鼠良性增生的前列腺组织（彩图见插页）

（4）良性增生合并炎症前列腺药物透过性的研究方法：采用雄激素法制备良性前列腺增生动物模型，再以前列腺炎动物造模的方法处理动物，可获得良性前列腺增生合并前列腺炎症的动物模型。通过前列腺外途径给予某种抗菌药物及其他药物或试剂后，在不同的时间收集前列腺液和（或）前列腺组织，分别进行病原体的分离培养和计数、检测动物前列腺标本内所用药物或试剂的活性或浓度及前列腺的组织病理学变化。

二、人体前列腺药物透过性研究

人体的前列腺透过性研究，主要是对前列腺炎及其他前列腺疾病患者在进行临床治疗的过程中观察和研究。国内外关于人体的前列腺透过性研究，主要包括急性细菌性前列腺炎（ABP）患者的前列腺抗菌药物透过性、慢性细菌性前列腺炎（CBP）患者的前列腺抗菌药物透过性及良性前列腺增生合并慢性前列腺炎（CP-BPH）患者的前列腺抗菌药物透过性研究。同动物的前列腺疾病及其药物透过性研究比较，人体前列腺疾病及其药物透过性的研究具有更大的困难性和高度的复杂性，以致其结果也常常可具有多样性或不一致性。因为人体前列腺疾病可由病原的种类、性质、剂量、作用时间及强度及被研究者的遗传背景、生活条件与社会活动等许多不可控制的及未知的因素造成多样性或异质性，所采用的研究方法、时间、药物的种类和剂量及采集标本的性质、时间及方法等，也常常可受到不同程度的限制或存在不同程度的差异。在人体前列腺炎等前列腺疾病及其药物透过性的研究中，人们通常只能选择其中一种病原或部分病原及其所致的一种或两种主要的疾病或明显的病理表现作为研究的对象，而不得不忽略其他可能存在的病原因子及其所致的潜在疾病或不明显的病理表现对研究结果可能产生的影响。前列腺疾病的病原多样性及疾病前列腺的组织病理学改变多样性的问题，已经受到了人们的关注。例如，Kohenen 等报道，采用组织病理学方法研究的 162 例通过外科手术获得的人体良性增生前列腺组织中，有98.1%可分别或同时存在不同性质或类型的慢性或急性炎性病理学改变，其中包括散在性腺性炎（85.2%）、腺周性炎（88.8%）、弥漫性间质炎（77.2%）、孤立性间质性淋巴样炎（61.7%）、局灶性肉芽肿性炎（3.7%）及急性坏死性炎（3.7%）。夏同礼等报道，对 477 例猝死于非前列腺疾病者的尸体前列腺组织病理学研究发现，前列腺炎性病变可发生于 15～90 岁年龄范围。在具有炎性病理改变的前列腺中，慢性前列腺炎者占 96.6%。这些慢性前列腺炎中的 9.8%伴有慢性尿道炎、23.2%伴有腺体含巨大淀粉样小体及 23.2%伴有结石。王和等对于感染性前列腺炎的病原学研究证实，绝大多数前列腺炎患者的前列腺内可检出生物学特性及药物敏感性或耐药性不同或有差异的细菌等病原体。可见人体良性前列腺增生及慢性前列腺炎等前列腺疾病，通常并不是单纯性的疾病或由唯一的或单纯性的病原作用所致，因此良性前列腺增生及慢性前列腺炎等前列腺疾病的前列腺药物透过性或治疗效果的研究结果，常常可受到多种因素的影响。

在人体前列腺炎等前列腺疾病及其药物透过性的研究中，尤其需要注意的另一个重要问题是任何实验研究都必须首先征得研究对象（患者）或其亲属的同意，各种研究方法及药物的选择及其使用都必须在保证对患者具有高度的安全性、科学性，有利于患者疾病康复及没有或仅有最低程度的能够忍受的不适或痛苦的基础上进行。对于研究中拟选择的药物及其使用方法，应当严格根据药理学的基本原理和应用原则及患者体内检出病原体的种类、生物学特性、药物敏感性，患者的生理状况、病理状况、心理状况、经济状况及其他相关状况等进行科学的抉择。总而言之，在人体进行的任何观察或研究，都必须在严格遵守有关法律法规和伦理准则的基础上，以有效诊断和治愈患者疾病作为基础和目的，以严谨的科学态度与方法进行研究方案的设计及实施。

1. **急性炎症前列腺药物透过性的研究方法**　Itoh 等报道，以前列腺外途径与方法给急性细菌性前列腺炎患者使用拉氧头孢（latamoxef）并且在用药后的第 1、4、7 天分别检测患者前列腺液内的药物含量，发现拉氧头孢能够以较高的浓度存在于患者的前列腺液内。王和等根据前列腺病原体的性质及其药物敏感性选择头孢菌素、氯霉素或阿米卡星等药物并且分别以静脉注射、肌内注射的方式给药治疗急性细菌性前列腺炎，证实规范使用的各种抗菌药物不但能够使治疗前检出的前列腺病原体数量减少或消失及前列腺液细胞学指标恢复正常，而且也能够使患者的症状随着病原体数量的减少或消失而明显缓解并且最终被治愈。

2. **慢性炎症前列腺药物透过性的研究方法**　慢性感染、多器官感染和复数菌感染等因素，造成慢性前列腺炎患者的前列腺及其他生殖器官组织长期遭受到严重的和多样性的病理损害，因此慢性前列腺炎可存在多种影响抗菌药物在前列腺组织内扩散的因素，并且也可存在影响对治疗效果进行正确评估的多种因素（图 9-15，图 9-16）。

文献报道，对正常犬或慢性细菌性前列腺炎（CBP）犬采用前列腺外途径给予 TMP或磺胺类药物后，可分别在动物的前列腺液内检出与血清浓度相似甚至更高浓度的 TMP或磺胺类药物。然而采用同样的方法对 CBP 患者进行 TMP 和（或）磺胺类药物的治疗，却不能获得任何明显的效果。文献据此认为，人类前列腺具有与动物前列腺不同的生物屏障结构及其药物透过性，TMP 或磺胺类药物尤其不能进入 CBP 患者的前列腺组织内。然而王和等报道，根据 CBP 患者前列腺病原体的种类、性质及其药物敏感性选择不同的抗菌药物，按照药物说明书推荐的方法以常规治疗剂量进行前列腺外途径用药治疗，在给药后分别在 30 分钟、60 分钟及 24 小时、48 小时和 72 小时采集患者前列腺按摩液，在体外用金黄色葡萄球菌和大肠埃希菌的药物敏感菌株通过琼脂扩散法，检测标本内的抗菌药物活性及分离培养和鉴定与分析病原体的性质、数量与药物敏感性及其耐药性。结果证实，在静脉注射、肌内注射或口服给药后 30～90 分钟，已可在前列腺液内检出显著的抗菌药物活性，16 小时后前列腺液内的抗菌药物活性明显降低，72 小时后绝大多数抗菌药物在前列腺液内的活性已不能检出（表 9-2）。提示以前列腺外途径给予的抗菌药物能够进入 CBP 患者的前列腺内，达到有效杀灭前列腺内药物敏感病原体的活性浓度。进入前列腺内的抗菌药物可在 16 小时后逐渐排出，以致浓度明显降低，从而可影响其在前列腺组织内的杀菌作用及实验研究的检测结果。

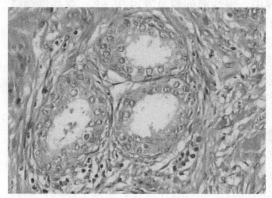

图 9-15　人的正常前列腺组织（100×，彩图见插页）

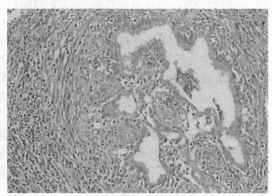

图 9-16　人的慢性细菌性炎症前列腺组织（100×，彩图见插页）

表 9-2　前列腺炎患者以前列腺外途径给药后不同时间的前列腺液内抗菌药物活性检测结果

抗菌药物	给药途径与方法	给药后标本采集时间/时	抑菌圈直径/mm	相对药物浓度/μg
头孢唑林（cefazolin）	IV	1.0	24.5	15.7
		16.0	14.0	6.8
头孢噻肟（cefotaxime）	IV	2.0	25.0	50.0
		72.0	0.0	0.0
阿米卡星（amikacin）	IM	1.5	26.0	56.0
		36.0	25.0	53.0
妥布霉素（tobramycin）	IM	3.0	15.0	N
		76.0	0.0	0.0
氧氟沙星（ofloxacin）	PO	2.5	21.0	81.4
		72.0	0.0	0.0
万古霉素（vancomycin）	IV	2.0	28.0	N
		74.0	0.0	0.0
利福平（rifampin）	PO	1.0	16.0	2.0
		72.0	0.0	0.0
氯霉素（chloromycetin）	IV	0.5	25.0	710.0
		72.0	0.0	0.0

注：N. 无资料；IV. 静脉注射；IM. 肌内注射；PO. 口服。

3. 良性增生前列腺药物透过性的研究方法　良性增生前列腺的组织病理学特征主要包括腺组织增生和（或）基质组织的平滑肌及纤维组织增生，腺体密集并有乳头形成（图 9-17，图 9-18）。然而人体良性前列腺增生的形成常常具有较为漫长的过程，以致常常可由细菌等病原体感染、PGFs/CKs 异常表达及某些药物或食品等化学因素的作用，造成前列腺组织的损害形成多样性。因此人的良性前列腺增生不但常常具有更加复杂的组织病理学改变，而且还可存在影响抗菌药物透过性研究及其结果的更多因素。

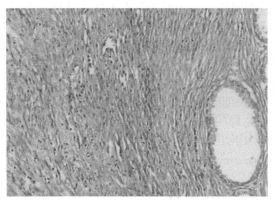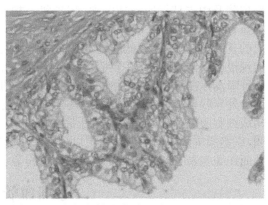

图 9-17　人的良性增生前列腺组织（间质增生，　　　图 9-18　人的良性增生前列腺组织（腺体增生，
　　　　　100×，彩图见插页）　　　　　　　　　　　　　　　200×，彩图见插页）

在人体良性增生前列腺药物透过性研究中，首先需要通过直肠指检、B 超检查、CT 检查、前列腺液细胞学检查、血清 PSA 检查及前列腺穿刺的活体组织病理学检查等方法，确定患者前列腺增生的性质及其程度及排除其他类型的病理损害，包括恶性肿瘤、脓肿、结石、炎症及其他可能导致前列腺体积增大的疾病的诊断与鉴别诊断。在确定患者为良性前列腺增生后，可根据病原学检查结果及患者的病情选择适当的抗菌药物或其他药物，以不同的途径与方法对患者进行治疗和在治疗过程中采集患者的前列腺液、尿液或血液等标本进行药物活性或浓度的检测与分析。

根据著者的研究资料，良性前列腺增生合并慢性前列腺炎（CP-BPH）患者绝大多数是 60 岁以上的老年人，常常可具有不同程度的尿线变细、尿无力、夜尿增多、尿不尽、尿痛甚至尿潴留或尿失禁等排尿症状，以及多年的性功能降低或 ED 病史。通过进行前列腺液的病原学检查，根据病原体的性质及其药物敏感性等选择和使用抗菌药物及其他药物规范治疗，患者能够达到前列腺液病原体分离培养无菌及获得尿痛消失、能够自主排尿、夜尿次数明显减少，甚至恢复勃起现象等症状改善的治疗效果。这提示以前列腺外途径给予的不同种类的抗菌药物同样能够进入 CP-BPH 患者的前列腺组织内，通过杀灭和清除前列腺内的药物敏感病原体而使患者前列腺的炎症得以缓解，患者前列腺的炎症所致的相关症状能够部分改善。

第三节　前列腺药物透过性的组织学基础

生物屏障是存在于生物体及其某些组织、器官及各种细胞及其细胞器表面，具有特殊生理功能的组织学和（或）解剖学结构。生物屏障不但有助于构成使生物体同外界相分离的内环境，而且也有助于构成生物体的某些组织、器官及各种细胞及其细胞器的特殊内环境。生物屏障可通过机械阻挡、化学杀伤、吞噬、排除等机制，抵抗来自体外或体内其他组织的某些有害物质，从而具有保护生物体及其组织、器官和细胞免受这些有害物质伤害的重要生理功能。

根据各种生物屏障的结构特点、存在部位及其作用等，可将其分为组织屏障（tissue barrier）和生物膜屏障（biomembrane barrier）两类。组织屏障主要由上皮细胞、内皮细胞和（或）吞噬细胞等构成，常见包括由上皮细胞等组成的皮肤黏膜屏障，由星状胶质细胞和脑毛细血管等组成的血-脑屏障，由自绒毛表面向下的合体滋养层、细胞滋养层与基膜、绒毛内薄层结缔组织、绒毛毛细血管基膜构成的胎盘膜（placental membrane）及由内皮组成的胎盘屏障，由吞噬细胞等组成的淋巴结屏障，由主细胞近腔面紧密连接形成的血-附睾屏障及由支持细胞形成的血-睾屏障。构成组织屏障的毛细血管具有不同于其他一般毛细血管的结构特点，屏障毛细血管通常具有广泛的闭锁性小带、少许质膜小泡及连续和成层的基膜，因此具有较低的透过性而不允许大分子物质自由通过，甚至可阻挡直径仅为5nm的辣根过氧化酶通过。生物膜屏障主要由磷脂和蛋白质构成，包括存在于细胞质外表的细胞膜屏障及存在于线粒体、溶酶体等细胞器的细胞器膜屏障。生物膜屏障中的细胞膜屏障是细胞与外界联系的首要屏障，因此具有更加重要的保护细胞免受药物等因素伤害的作用。已知构成细胞膜屏障的磷脂具有位于膜内部的疏水性脂肪酸基团及位于膜外表的亲水性磷酸基团，细胞膜屏障内的蛋白质也是以疏水的非极性基团向内、亲水的极性基团向外的方式存在，从而在细胞表面形成了具有疏水性内层和亲水性外层的双层类脂质膜屏障。

一、毛细血管与毛细淋巴管

细胞是构成生物体各种组织和器官的基本单元，细胞的生长繁殖和代谢活动不但需要直接或间接通过血管获得来自动脉血液的营养物质，而且也需要通过血管和淋巴管将其代谢产物从静脉血液或淋巴液分散。生物体通过血管、淋巴管、神经及内分泌系统，形成了细胞、组织及器官之间的有机整体联系网络。其中毛细血管和毛细淋巴管具有较薄的结构和较高的透过性，是血液同组织之间进行物质交换的重要场所。

1. **毛细血管**　毛细血管（capillary）是人体管径最细和分布最为广泛的血管，尤其在腺体、骨骼肌、心肌、肺、肾等代谢旺盛的组织和器官内，具有很高的分布密度。毛细血管的管壁很薄，主要由一层内皮细胞组成，在其外周还可具有包含成纤维细胞、巨噬细胞、肥大细胞等的少量结缔组织。根据构成毛细血管的内皮细胞结构等特点不同，可将其分为连续毛细血管、有孔毛细血管及血窦三个类型。

（1）连续毛细血管（continuous capillary）：内皮细胞在含核的部分较厚和凸向血管腔内，在不含核的部分则很薄，在其细胞质内还可见许多吞饮小泡（图9-19）。在连续毛细血管内皮细胞的相邻细胞之间，存在10～20nm宽的间隙。血管内皮细胞的基底面具有连续的基板，存在于内皮细胞外的周细胞（pericyte）也可有薄层的基板包裹。连续毛细血管主要分布于人体的外分泌腺、性腺、结缔组织、肌肉组织、肺及中枢神经等器官和组织内，存在于肺及中枢神经的毛细血管具有更薄的内皮细胞及较少的吞饮小泡。由于脑的毛细血管内皮细胞之间具有紧密连接形成封闭、内皮外具有基膜和周细胞及星状胶质细胞突起的脚板围绕，其形成了可选择性阻止许多物质通过的血-脑屏障。

（2）有孔毛细血管（fenestrated capillary）：内皮细胞在不含核的部分很薄，并且有许多直径为60～80nm的小孔贯通细胞（图9-19）。许多器官的有孔毛细血管外可有隔膜封闭小孔，而肾血管球毛细血管的小孔没有隔膜封闭。在有孔毛细血管的内皮细胞之外也存在连续的基板，相邻细胞间也常常可有细胞连接。有孔毛细血管主要分布于人体的胃及肠道的黏膜、某些内分泌腺、肾小球等组织内。

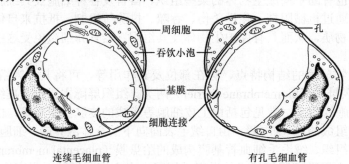

连续毛细血管　　　　　　　　有孔毛细血管
图9-19　连续毛细血管和有孔毛细血管的结构

（3）不连续毛细血管（discontinuous capillary）：也称为血窦（sinusoid）或窦状毛细血管，主要分布于肝、脾、骨髓等组织内。不连续毛细血管的形态不规则，管腔较大，有利于大分子物质的交换。构成不连续毛细血管的内皮细胞可有孔及较宽的细胞间隙，存在连续或不连续的基板，也可不存在基板。

2. 毛细淋巴管　毛细淋巴管（lymphatic capillary）的管壁由一层内皮细胞构成，管壁很薄并且存在较宽的细胞间隙，可有很薄的基板或缺乏基板，管径可粗达 $100\mu m$。毛细淋巴管在组织内伴随血管分布，具有较高的通透性。其起始端为盲端，相互吻合并汇合成淋巴管，最终汇合成为胸导管和右淋巴管。

各种类型的毛细血管及毛细淋巴管都具有不同程度的透过性，其允许物质通过的能力称为毛细血管或毛细淋巴管的通透性。毛细血管和毛细淋巴管是血液或淋巴液同其周围组织进行物质交换的主要场所，其不但允许血浆内的许多可溶性成分通过，而且也允许各种白细胞通过。在各种类型的毛细血管中，尤以不连续毛细血管的透过性相对较大。由于不连续毛细血管具有相对较大的细胞间隙及不规则分布的孔，缺乏基膜或基膜不完整，其可允许较大分子量的物质甚至红细胞自由通过。血液的不同成分或物质可通过不同的机制经毛细血管和毛细淋巴管同其周围组织进行物质交换，其机制主要包括透过、穿过及吞饮。

透过是指毛细管允许物质自由通过其管壁的间隙或小孔进行交换的机制。由于毛细血管及毛细淋巴管的内皮细胞存在大小不等的间隙和小孔，液体和许多小分子物质甚至某些大分子物质可直接或自由透过毛细管的管壁进行交换。内皮细胞在受到5-羟色胺、组胺、缓激肽等因素的作用时可发生收缩，造成细胞间隙变大和透过性增高，可发生血浆性漏出。

穿过是指物质直接透过毛细管内皮细胞的细胞膜和胞质进行交换的机制，二氧化碳、氧及脂溶性物质等可通过穿过的机制进行毛细管内外的交换。

吞饮是指物质被毛细管内皮细胞吞入形成吞饮小泡而进行转运的交换机制，某些大分子物质可通过吞饮机制进行交换。

白细胞包括中性粒细胞、嗜碱性粒细胞、嗜酸性粒细胞、单核细胞及淋巴细胞，是人体正常血液内体积最大的颗粒性成分，直径范围为 $5\sim18\mu m$。各种白细胞离开骨髓进入血流后，仅仅在血流内存在数小时至数天，然后即穿过毛细血管壁进入局部的组织内。那些存在于组织内的白细胞中，仅少数淋巴细胞还能够返回血管，其他绝大多数都在组织内停留终生。当机体遭受抗原物质的攻击时，存在于组织内的淋巴细胞和吞噬细胞将形成免疫应答，产生抗体和（或）淋巴因子等细胞因子及 PGFs/CKs。这些具有较大分子量的抗体及细胞因子同样也能够通过毛细血管和毛细淋巴管，被吸收进入血流和产生不同的生物学效应。

从血液进入组织液的营养物质、药物等小分子物质如果需进入机体的细胞内，可通过被动转运、主动转运和吞噬或吞饮的机制进行跨膜转运。

被动转运（passive transport）是不需消耗能量的药物扩散进入细胞内的机制，其包括①脂溶扩散：药物依赖其脂溶性通过双层类脂膜，进入细胞内的扩散机制；②膜孔扩散：药物通过生物膜的膜孔，直接进入细胞内的扩散机制；③易化扩散：药物通过与细胞膜上的特殊载体发生可逆性结合，而不耗能地顺差扩散到细胞内的扩散机制。

主动转运（active transport）是需要消耗能量的药物扩散进入细胞内的机制，其包括①膜泵转运：药物通过耗能载体进入细胞内的扩散机制；②吞饮转运：药物通过细胞的吞饮作用进入细胞内的扩散机制。

绝大多数药物属于小分子化合物，根据其离子化性质分为非解离型和解离型两类。非解离型药物的脂溶性大，因此容易通过细胞的双层磷脂膜屏障和进入细胞内。解离型药物具有离子化性质，其在酸性或碱性环境条件下可变为离子型。一般认为影响药物进入机体细胞内的因素，主要包括药物的脂溶性和 pK_a 或离子化性质。药物发生离子化成为离子型后，具有非脂溶性质或脂溶性小，因此较难通过细胞的双层磷脂膜屏障扩散进入细胞内。

前列腺是人体最大的副性腺器官，具有重要的外分泌和内分泌功能，其产生和分泌的前列腺液具有稀释与活化精子及润滑阴茎头等重要的生理功能。前列腺同其他各种腺体器官一样，是生长于机体内的有机活体器官。前列腺通过丰富的血管、淋巴管、神经及激素或细胞因子等，同其邻近的组织或器官及机体的其他组织或器官之间建立了复杂的直接或间接的有机整体联系。血管、淋巴管和神经穿过前列腺包膜，进入前列腺组织内形成毛细血管、毛细淋巴管和神经末梢。毛细血管在前列腺基质的分布形成了特殊的区域性，即在一些区域内是连续毛细血管，而在另一些区域内则是有孔毛细血管。前列腺组织内的毛细血管、毛细淋巴管和神经末梢对于前列腺分泌物的形成及腺泡同血液间的物质交换等正常生理活动，不但形成了重要的组织学保障，并且也具有重要的生理学调节作用。

二、腺组织与基质

前列腺的组织构成包括结缔组织、平滑肌、腺组织及毛细血管和毛细淋巴管。主要由成纤维细胞、平滑肌细胞及毛细血管和毛细淋巴管组成的基质，对前列腺的腺组织具有重要的支持作用。被吸收到血流内的各种药物通过血液循环扩散和到达前列腺并且离开毛细血管进入前列腺基质后，在前列腺组织内的扩散主要受到基质细胞及其相互之间的连接因素影响。一般来说，各种正常组织的细胞外基质通常都具有良好的透过性与扩散性，以致组织液及其所携带的营养物质等小分子物质能够充分地同各组织细胞密切接触并对其进行滋养或功能调节。因此在正常生理情况下，被吸收进入血管内的抗菌药物及其他各种药物可随血液循环扩散和到达前列腺组织，以透过、穿过及吞饮的机制穿过毛细血管壁和进入血管周围组织，在前列腺组织内进行良好的扩散（图 9-20）。

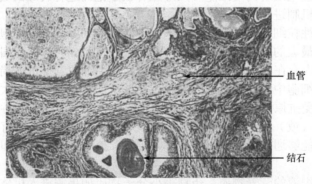

图 9-20　人前列腺的基质及其血管（100×）

三、药物在前列腺组织内的扩散与作用

在常见引起前列腺感染性疾病的生物性病原因子中，除了结核分枝杆菌等少数细菌属于胞内感染菌及病毒、衣原体、细菌 L 型、真菌能够在吞噬细胞和（或）上皮细胞等细胞内寄生之外，其他绝大多数病原体都属于胞外感染病原体。各种胞外感染病原体在引起机体感染的过程中，主要存在或只能存在于宿主的吞噬细胞或其他细胞外的基质或体腔内，以致从血管内转移到组织的白细胞等免疫因素及抗菌药物等并不需要穿过任何细胞的细胞膜，即可同这些存在于宿主细胞外的病原体接触和发挥抗菌作用。尤其是在组织发生炎症反应的情况下，病原体及其毒性代谢产物、免疫应答产物、吞噬细胞和其他组织细胞释放的溶酶体酶等血管损伤因子及某些血管活性因子的大量产生和聚集，可造成局部组织的毛细血管扩张或损伤，以致通透性增高，从而更加有利于血管内的白细胞、蛋白质等血液

成分及抗菌药物等渗出或漏出血管，在组织内聚集。王和等通过对大鼠静脉注射具有较高分子量和离子化性质的锥虫蓝，发现该染料在具有炎症的非增生前列腺及良性增生前列腺中，都形成了比在没有炎症的正常前列腺及良性增生前列腺中明显更高浓度的聚集。通过对前列腺炎患者前列腺液的细胞学及抗菌药物活性检查也可发现，不论是急性前列腺炎还是慢性前列腺炎患者的前列腺液内，都可存在较大数量的白细胞甚至红细胞及较高活性的抗菌药物。这些基础实验研究及临床观察的结果，都进一步证实了在炎症反应的条件下前列腺血管的透过性明显增高，以致可有更多的血液成分及抗菌药物通过毛细血管壁，从血管内转移到前列腺的组织内。

在临床对于前列腺炎及其他许多前列腺疾病的治疗中，抗生素等抗菌药物并不是唯一被使用的药物，其他具有改善前列腺机能及患者症状的非抗菌药物及中药也具有很高的使用率。长期以来，人们似乎更加关注抗菌药物的前列腺透过性问题，而通常并不强调如α-受体阻滞剂、性激素、天然植物药及其他许多非抗菌药物类药物的前列腺透过性问题。国内外普遍接受或认可，采用前列腺外途径与方法给予的α-受体阻滞剂、性激素、天然植物药等许多非抗菌药物类的药物，对于包括前列腺炎在内的许多前列腺疾病可具有良好的缓解症状作用甚至治愈的效果，却难以接受或认可采用同样途径与方法给予的抗菌药物能够对前列腺炎产生治疗效果。由此可见，人们显然知道细菌等病原体是引起前列腺炎的常见病原因子及同前列腺炎发生与发展的关系，也知道抗菌药物及其他药物用于前列腺炎治疗的目的及期望的疗效，却似乎忽略了使用抗菌药物的某些基本原则和方法，也忽略了前列腺炎的病原学特点及前列腺炎等男性生殖器官感染的特点（详见第一章、第八章）。已知不论是抗菌药物还是非抗菌药物，只要是以前列腺外途径与方法给药，其都需要通过血管或淋巴管被吸收进入血液，然后再随血液循环转运到前列腺并且以透过、穿过、吞饮及渗出或漏出的机制，通过毛细血管壁扩散到前列腺血管外的周围组织内。在感染性前列腺炎的药物治疗方面，抗菌药物属于病原治疗剂或病因治疗剂，非抗菌药物的绝大多数种类则属于机能治疗剂或症状治疗剂。随血液循环到达前列腺并且以透过、穿过、吞饮及渗出或漏出机制扩散到前列腺血管外周组织内的抗菌药物，需要通过作用于具有高度异质性、变异性和耐药性的细菌等病原体发挥治疗作用。例如，青霉素、头孢菌素、万古霉素、磷霉素、亚胺培南通过选择性干扰细菌的细胞壁合成而发挥抑菌或杀菌作用；氨基糖苷类及大环内酯类抗菌药物通过选择性干扰细菌等微生物的蛋白质代谢而发挥抑菌或杀菌作用。如果感染前列腺的病原体对所用的抗菌药物具有耐药性，抗菌药物则不能抑制或杀灭前列腺内的病原体，以致难以治愈前列腺炎。在引起感染性前列腺疾病的各种病原体中，除了结核分枝杆菌等少数细菌和真菌属于"胞内感染病原体"及病毒、衣原体、细菌 L 型能够在吞噬细胞和（或）上皮细胞等宿主细胞内寄生之外，其他绝大多数病原体都主要寄生在前列腺细胞外的组织中，属于"胞外感染病原体"。因此在前列腺内，随组织液在细胞外基质流动与扩散的抗菌药物，一般不会受到前列腺细胞表面的受体及其他绝大多数细胞的细胞膜屏障作用的影响，可以直接作用于寄生于宿主细胞外的病原体而发挥其药理学活性。随血液循环到达前列腺并且以同样机制扩散到前列腺血管外组织中的非抗菌药物类药物，则需要作用于相对均质性、稳定性及通常不易产生耐药性的前列腺细胞发挥治疗作用。例如，非那雄胺（保列治）是临床常用于治疗 BPH 的 5α-还原酶抑制剂类药物，通常以口服的方式给药。非那雄胺在人体肠道内吸收并最终进入到血液内，然后随血液循环进入前列腺，穿过前列腺毛细血管壁扩散到血管外的组织中。存在于前列腺毛细血管外组织中的 5α-还原酶抑制剂类药物，将以不同的机制穿过前列腺细胞膜和（或）进入细胞内，特异性地抑制前列腺细胞的 5α-还原酶活性。丙酸睾酮（testosterone propionate）是动物实验性 BPH 常用的性激素类药物，在以肌内注射的方式给动物用药数天后，即可引起动物发生 BPH。由肌内注射于动物体内的丙酸睾酮，被肌肉组织内的毛细血管及淋巴管吸收进入血液后，通过血液循环被运送到前列腺并且穿过毛细血管壁扩散到前列腺的血管外组织中。进入前列腺血管外组织中的丙酸睾酮选择性地同前列腺细胞上可与 5α-二氢睾酮结合的特殊蛋白质性质的受体结合，从而经胞质膜被转运到前列腺细胞内，产生刺激靶细胞 RNA 及蛋白质合成的生物学活性。己烯雌酚（diethylstilbestrol）是雌激素类药物，在男科临床常用于 BPH 及 PCa 的治疗。己烯雌酚通常以口服的方式给药，在人体肠道内被吸收进入血液内的己烯雌酚，随血液循环到达前列腺的毛细血管，并且穿过血管壁扩散到血管外的组织中。已证实小剂量的雌激素能够造成前列腺发育障碍甚至萎缩，大剂量的雌激素则能够刺激前列腺上皮增生和鳞化，以及引起前列腺基质的增生。

在相当长的一段时期内，临床上曾广泛采用前列腺局部注射、经尿道插管导入抗菌药物及其他药物进入前列腺的方法治疗前列腺炎，试图以此方法"突破前列腺包膜屏障"，从而使抗菌药物在前列腺内达到一个相对较高的浓度。然而，即便是采用前列腺局部注射法直接将药物注射到前列腺内，其通常也只能将绝大多数药物注射到前列腺的基质组织或细胞外基质，而不是（既不可能也没有必要）注射到前列腺的细胞内。因此，注射到前列腺组织内的抗菌药物同样也需要通过在前列腺细胞外基质扩散的机制，作用于寄生在前列腺细胞外（或少数寄生在细胞内）的细菌等病原体。如果引起患者前列腺炎的细菌等病原体具有显著的异质性、变异性和（或）耐药性，即使是向前列腺组织内注射了大剂量的抗菌药物，其同样也难以杀灭和清除这些耐药性病原体，以致不能获得明显缓解或治愈前列腺炎的效果。此外，抗菌药物与非抗菌药物在前列腺组织内作用的靶细胞所具有的不同性质，以及药物作用于不同靶细胞的药理学机制的差异，是造成临床上常见的以前列腺外途径与方法给予的非抗菌药物似乎具有比抗菌药物更好的前列腺透过性表现及对前列腺炎等前列腺疾病的症状可具有更加明显的改善作用或治疗效果的一个重要因素（图 9-21）。

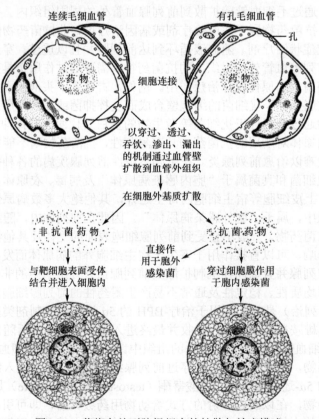

图 9-21 药物在前列腺组织内的扩散与效应模式

通过图 9-21 可以了解到，以口服、肌内注射、静脉注射及其他方法与途径给予患者的各种抗菌药物都需要被吸收到血液内，然后随血液循环到达前列腺的组织内。在前列腺正常组织内的抗菌药物可通过毛细血管壁的孔与细胞间隙扩散到血管外，而炎症组织内的抗菌药物还可通过损伤的血管壁漏出到血管外。常见引起前列腺炎的绝大多数病原体是在前列腺组织内的细胞外间质中生长繁殖和引起疾病的，因此抗菌药物在前列腺组织内的扩散和抗菌作用的发挥，并不会也不需要受到药物的理化性质及其对于细胞双层磷脂膜屏障的透过性的影响。由此可见，临床不论是以前列腺内途径与方法还是以前列腺外途径与方法对前列腺炎患者使用的抗菌药物及其他药物，都能够以同样的机制被吸收到血液内，并且通过血液循环运送到前列腺等器官。随血液循环进入前列腺等疾病器官内的药物，可分别通过"透过、穿过、吞饮"的生理机制及经损伤血管壁渗出或漏出的病理机制，扩散到前列腺间质组织的血管外细胞间质，其通常并不需要克服疾病器官内细胞的双层磷脂膜屏障或"离子障"和扩散进入细胞内。从血管内扩散到血管外细胞间质的抗菌药物可与寄生在宿主细胞外的病原体接触，从而对敏感的病原体产生抑制或杀灭作用。因此前列腺炎的抗感染治疗效果，通常不会受到前列腺被膜或包膜及前列腺细胞膜形成的所谓抗菌药物透过性屏障或离子障的影响，而常常是受到引起前列腺感染的病原体种类、数量及其药物敏感性等因素的影响，或者是受到前列腺组织内其他严重病理损害或改变的影响。

第四节　影响前列腺抗菌药物透过性的组织病理学因素

由于并没有发现前列腺具有不同于机体其他绝大多数组织和器官的特殊的生物屏障结构，可认为前列腺具有同机体其他绝大多数组织和器官相同或相似的抗菌药物透过性。然而同其他许多感染性疾病的治疗一样，感染性前列腺疾病的治疗效果也常常可受到抗菌药物的选择与使用、病原体的种类及其生物学特性与耐药性、疾病组织器官的组织病理学特点、患者身体的生理与病理状况等许多因素的影响。抗菌药物的选择与使用及病原体的生物学特性与耐药性等因素，对于感染性前列腺炎治疗效果的影响已在其他相关章节内进行了讨论，本章节主要讨论疾病前列腺的组织病理学改变对于前列腺炎治疗效果的影响。

来自实验室和临床研究与观察的许多资料都已充分证实，许多前列腺炎患者，尤其是慢性前列腺炎患者的前列腺，常常可受到多种病原体感染和造成多样性的病理性损害或疾病，疾病前列腺的组织病理学改变的多样性可成为影响抗菌药物在前列腺组织内的扩散及前列腺炎治疗效果的重要组织病理学因素。文献报道，在许多急性前列腺炎和慢性前列腺炎患者的前列腺组织内，常常可伴随存在分泌物滞留、脓肿、囊肿、结石、钙化、出血或良性增生等一种或多种类型的病理学改变。

一、前列腺分泌物滞留

炎症造成前列腺的血管扩张和（或）损伤，以致血液成分从血管内大量渗出或漏出到血管外的组织中。同时，炎症反应还造成前列腺的腺管肿胀，以致腺管内的分泌物增多和排出发生障碍，从而大量淤积于腺管内。前列腺组织的炎症反应及其所致的体液淤积，也常常可造成患者的前列腺肿胀，以致其体积不同程度地增大。对前列腺炎患者的前列腺影像学检查结果显示，急性前列腺炎及许多慢性前列腺炎患者可存在不同程度的前列腺体积增大。这些患者在经过有效的抗感染治疗使前列腺炎症缓解或被治愈之后，常常可显示前列腺体积缩小或恢复正常的影像学检查结果。炎症反应造成前列腺的组织病理学改变所产生的大量体液或分泌物及病原体在局部组织内滞留，淤积的分泌物能够帮助其中的病原体抵抗或逃避抗菌药物的抑制或杀灭作用，从而对前列腺炎的治疗效果产生不利的影响。

二、前列腺脓肿

化脓性细菌感染常常引起宿主发生不同程度的化脓性炎症，以致可在宿主的局部组织产生数量和大小不等的化脓性病灶（脓肿）。动物实验研究及临床组织病理学研究都已经证实，金黄色葡萄球菌、淋病奈瑟菌、乙型溶血性链球菌、大肠埃希菌等化脓性细菌感染前列腺，常常可引起前列腺发生不同程度的化脓性病理损害，从而导致前列腺组织内形成大小和数量不等的脓肿。脓汁及脓肿壁不但具有限制或保护细菌等病原体及阻止抗菌药物同脓汁内病原体接触的作用，而且也不利于病原体从前列腺组织的病灶内排除。在使用抗菌药物进行治疗的过程中，脓肿周围组织炎症的缓解或者消除，以及前列腺检查时对脓肿形成的挤压作用等因素，常常可导致脓肿破溃，以致脓汁排出，造成脓肿内的病原体释放、扩散或被吸收，从而引起前列腺感染的复发甚至患者的病情加重。

三、前列腺结石

在正常前列腺的腺腔内，常常可存在由分泌物浓缩形成的、具有同心圆结构的板层小体，称为前列腺凝固体（prostatic concretion）。前列腺凝固体可由于发生钙盐的沉积而转变成为"前列腺结石"。前列腺结石的形成及其数量，可随着人体年龄的增长而明显和增多。前列腺结石不但可对前列腺局部组织形成压迫和影响血液循环，增加前列腺受到病原体感染的危险性，而且前列腺结石也是影响抗菌药物在前列腺组织内扩散及阻止前列腺组织内的分泌物或病原体排出的一个重要因素。通过抗菌药物的治疗使前列腺组织的炎症缓解或消除，以及前列腺检查时形成的挤压作用等因素，都可造成某些结石松动并且使那些体积较小的结石被排除，从而有利于被堵塞和淤积在腺腔内的病原体随分泌物释放，以致引起前列腺感染的复发或患者的病情加重。

四、前列腺出血

出血是指血液通过破裂的心脏或血管（破裂性出血）及通透性增高的毛细血管（漏出性出血）进入组织、体腔或体外的现象。正常生理情况下，在血液内的各种细胞中，除了白细胞能够自主地穿过毛细血管壁并且进入前列腺的血管外组织，其他血细胞都不能穿过毛细血管壁和进入前列腺的血管外组织。然而在前列腺感染、前列腺外伤、前列腺穿刺、前列腺挤压、前列腺癌等某些病理情况下，红细胞等血液成分也能够通过损伤的或通透性明显增高的血管壁，进入到前列腺的血管外周组织内，形成不同程度的前列腺出血或者血浆蛋白质等血液成分漏出的现象。前列腺挤压、前列腺穿刺及其他某些前列腺介入性诊疗操作是造成医源性前列腺出血的常见因素，可造成前列腺组织内形成血肿甚至出现肉眼可见的血尿、血性前列腺液或血精。在采用前列腺穿刺注射法治疗前列腺炎等前列腺疾病的情况下，一次性注射到前列腺组织内的抗生素及其他药物的总体积可多达 5~8ml 甚至更多。如此反复多次地穿刺及局部高浓度药物的聚集，不但可造成和（或）加重前列腺组织的炎症反应与损伤，而且也可由血管损伤而造成前列腺出血，发生穿刺后的前列腺血肿或者出现血尿、血性前列腺液、血精。如果淤积于前列腺血管外组织中的血液成分不能良好地被吸收或排除，其不但可成为帮助病原体逃避抗菌药物作用的屏障，或者成为促进病原体生长繁殖的营养物质，而且也可成为前列腺组织内较难清除的感染性病灶甚至脓肿成分。因此，前列腺注射法是不宜采用的方法。

五、前列腺增生与钙化灶

虽然王和等通过动物前列腺的锥虫蓝和抗菌药物透过性实验研究及良性前列腺增生

合并感染性前列腺炎患者的抗菌药物治疗研究已充分证实，不论是大分子的离子型染料还是抗菌药物，对于良性增生合并慢性细菌性炎症的前列腺组织的透过性和治疗效果，同没有发生良性前列腺增生的慢性细菌性炎症的前列腺组织的透过性和治疗效果比较，通常并不存在显著的差别。然而由于腺体和（或）基质组织的过度增生，前列腺体积明显增大，以致可产生压迫等，造成前列腺组织的血液循环障碍。增生前列腺的组织病理学改变容易造成前列腺出血和降低抗菌药物在前列腺组织的局部透过性及其在前列腺组织内的扩散性，发生细菌等病原体感染时可由于形成较为严重的炎症反应和病理损害，从而更加降低抗菌药物的前列腺透过性及其在前列腺组织内的扩散性和治疗效果。

组织内的钙化灶是由钙盐在局部坏死灶沉积而形成的高密度区域。如果组织内的病灶是由细菌等病原体感染所致，钙化灶内则可包含残留的病原体。这些以潜伏感染形式存在于钙化灶内的病原体，常常可由于受到钙化灶屏障的保护作用，能够逃避抗菌药物的作用，成为引起感染性前列腺疾病复发及发生其他前列腺疾病的重要因素。此外，前列腺钙化灶也是造成无菌性前列腺疼痛，或者形成慢性骨盆痛综合征的一个常见原因。

第十章 男性生殖器官感染的病原学诊断

病原学诊断（etiological diagnosis）也称为病原学检查（etiological test），是指对疑似感染的人类、动物或植物进行标本的采集，对标本所含病原体及其代谢产物进行分离与鉴定及对检出物与疾病的关系进行分析和判断的方法。同其他感染性疾病的发生一样，前列腺炎等男性生殖器官感染性疾病的发生也是由细菌等病原体侵入宿主的生殖器官内生长繁殖和产生毒性代谢产物，引起宿主生殖器官的局部组织和（或）全身产生不同程度病理损害与生理机能紊乱。因此通过对男性生殖器官感染者进行标本的正确采集与处理，能够在标本内发现或分离到引起感染的病原体并且对分离病原体进行药物敏感性检测。正确的病原学检查结果，不但有助于临床对男性生殖器官感染进行诊断和鉴别诊断，而且更有助于临床选择抗菌药物和其他药物与方法对患者实施治疗及对疗效和预后进行分析与评估。

第一节 病原学检查与诊断的基本原理

病原微生物等生物性病原因子通过一定门户与途径侵入宿主体内和形成感染后，可在宿主体内的特定器官与组织内生长繁殖和产生毒性代谢产物，引起宿主的组织产生不同程度的病理反应及使宿主产生典型或不典型的临床表现。病原体感染和引起宿主产生的疾病中，有些疾病可具有特征性的临床表现（如破伤风、肉毒中毒、麻疹），以致可通过患者所具有的特征性临床表现进行诊断。而更多的病原体感染和引起宿主产生的疾病可缺乏特征性的临床表现或具有相似的临床表现，以致必须通过病原体的分离与鉴定才能对疾病进行诊断与鉴别诊断。引起感染的各种病原体具有不同的生物学特性及不同程度的药物敏感性或耐药性，以致常常需要在病原学检查及药物敏感试验结果的指导下用药才能获得良好的治疗效果。因此，对男性生殖器官感染性疾病进行病原学检查与诊断的基本原理或依据，也同对其他感染性疾病进行病原学检查与诊断的基本原理或依据一样，包括：①病原体在患者体内存在与生长繁殖；②患者体内含有病原体特异性的抗原物质；③宿主体内含有病原体特异性的分子物质。

一、病原体在患者体内存在与生长繁殖

病原体感染前列腺等男性生殖器官，在感染器官内生长繁殖和引起宿主发生疾病，以致宿主的感染器官内可形成和聚集极大数量病原体或形成优势菌群，并且其可产生与病原体致病性有关的代谢产物或毒性物质。因此采集患者感染器官的标本进行病原体的分离培养及其代谢产物或毒性物质检查时，常常能够在标本内发现病原体的纯培养物或优势生长物和（或）具有诊断意义的病原体代谢产物或毒性物质。例如，淋病奈瑟菌侵入男性尿道或前列腺内生长繁殖和引起男性尿道或前列腺的感染，淋病奈瑟菌可大量存在于男性尿道或前列腺内。采集疑似淋菌性尿道炎患者的尿道分泌物标本或前列腺炎患者的前列腺液标本，既可通过标本的涂片和革兰氏染色镜检发现淋病奈瑟菌样的病原菌，也可通过分离培养检出形成优势生长或纯培养物的淋病奈瑟菌样病原菌。对疑似慢性前列腺炎的患者，采集患者的前列腺液标本进行分离培养，也常常能够检出形成优势生长或纯培养物的病原体。根据不同标本分离培养物中病原体的性质、数量及其分布等特征，可有助于分析和判断此分离物与感染性疾病的关系及其对于感染性疾病诊断和鉴别诊断的意义。

在正确采集和处理的患者标本内，发现或检出形成优势生长或纯培养物的某一种或多种病原体，不但是临床医生对前列腺炎等男性生殖器官感染进行病原学或病因学诊断与鉴别诊断的直接依据或关键依据，而且也是对患者疾病预后及治疗效果进行分析与评估的重要依据或关键依据。通过对分离培养的病原体进行药物敏感性或耐药性检测，可有助于临床医生正确选择抗菌药物以及其他药物和方法对患者实施治疗。

二、宿主体内含有病原体特异性抗原及免疫应答产物

细菌等生物性病原因子的细胞或个体结构，不但含有丰富的蛋白质、多糖、脂类等有机物质及多种无机物质与水，而且也可合成与分泌外毒素、侵袭性酶类等毒性代谢产物。病原体的分泌物与大分子结构物质具有病原体独特的抗原性，在病原体生长繁殖过程中被分泌或病原体死亡裂解后被释放，游离存在于宿主的体液或组织内。采用传统免疫学方法及分子免疫学方法，可在宿主的血清、血液等体液及组织内检测到病原体特异性的抗原物质，从而可对前列腺炎等男性生殖器官感染性疾病的发生与发展进行免疫学的辅助诊断与鉴别诊断。

病原体的各种特异性抗原物质也能够刺激宿主的机体形成免疫应答，产生病原体特异性的抗体、致敏淋巴细胞及某些相关的细胞因子，这些具有病原体抗原特异性的免疫效应物质能够在宿主体内形成浓度消长的变化和存在较长的时间。因此可采用传统免疫学方法和分子免疫学方法，检测宿主体内的病原体抗原特异性抗体的类型及其效价、致敏淋巴细胞的类型与数量或活性、免疫应答相关的细胞因子表达水平，对男性生殖器官感染性疾病的发生、发展及预后进行免疫学的辅助诊断与鉴别诊断。

三、宿主体内含有病原体特异性分子物质

病原体感染男性生殖器官后，病原体的某些特异性或相关性分子物质也随之存在于宿主的感染器官与组织内。例如，细菌等原核细胞型微生物及真菌与寄生虫的染色体上特异性基因的核苷酸序列，细菌质粒的特异性基因核苷酸序列，病毒核酸的特异性基因核苷酸序列及各种病原体的特异性或相关性蛋白质分子。

感染前列腺等男性生殖器官的病原体，也可刺激宿主细胞产生某些特殊的细胞因子，刺激炎症相关的 PGFs/CKs 异常表达，诱导宿主细胞表达某些病原体感染相关的特殊蛋白质分子。

病原体特异性的核酸分子、蛋白质分子及宿主细胞产生的感染相关分子可存在于宿主体内，因此采用分子生物学的方法能够在前列腺炎等男性生殖器官感染者的组织和（或）体液内检测到病原体感染相关的分子物质，从而对前列腺炎等男性生殖器官感染性疾病的发生、发展及预后进行分子生物学的辅助诊断和鉴别诊断。例如，疑为淋病奈瑟菌引起的尿道炎或前列腺炎等感染者，在患者的尿道分泌物或前列腺液等标本内，可检测到淋病奈瑟菌的隐蔽质粒 *cppB*、*pJD1* 等或其染色体基因 16S rDNA、*opa*、*porA* 等的特异性核苷酸序列；疑为结核分枝杆菌引起的前列腺炎或附睾炎等男性生殖器官感染者，在患者的前列腺液、附睾液或精液等标本内，可检测到结核分枝杆菌隐蔽质粒基因 IS986 的特异性核苷酸序列或其染色体基因的特异性核苷酸序列；疑为衣原体或支原体引起的男性尿道炎或前列腺炎等感染者，在患者的尿道分泌物或前列腺液等标本内，可检测到衣原体或支原体染色体基因的特异性核苷酸序列；疑为单纯疱疹病毒、人巨细胞病毒、腮腺炎病毒等病毒引起的前列腺、附睾、睾丸等男性生殖器官感染者，可分别在患者感染器官的组织细胞或分泌物标本内，检测到相应病毒核酸的特异性基因核苷酸序列。人巨细胞病毒在前列腺、睾丸等生殖器官的细胞内形成整合感染，可导致宿主细胞转化甚至成为肿瘤细胞；EB 病毒

形成潜伏感染期间，可使宿主细胞产生 EBV 核抗原（EBV nuclear antigens）EBNA1-6 分子和潜伏感染膜蛋白（latent membrane protein）LMP1、LMP2 分子；慢性前列腺炎等前列腺疾病患者的前列腺组织及其分泌液和血清内，PGFs/CKs 的许多成员及 PSA 的水平，可分别有不同程度的增高（详见第三章）。

根据上述病原学检查与诊断的基本原理，对于前列腺炎等男性生殖器官感染的病原学检查与诊断措施与方法包括：①病原体的检查与分离培养；②抗原及其免疫应答产物的检查；③病原体分子的检查（图 10-1）。

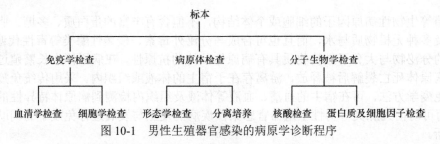

图 10-1　男性生殖器官感染的病原学诊断程序

第二节　男性生殖器官感染标本的采集与处理

标本采集与处理是男性生殖器官感染的病原学检查与诊断的初始环节，对病原学检查与诊断的进行及其结果具有重要的导向作用与影响。根据病原学检查与诊断的基本原理，可知从前列腺炎等男性生殖器官感染者的感染器官采集的标本，含有引起该器官感染的大量病原体。从标本内分离和鉴定病原体及其药物敏感性，不但有助于临床医生对患者疾病进行病原学诊断与鉴别诊断以及疾病类型及其程度和预后的分析与判断，而且也有助于临床医生选择和使用抗菌药物及其他药物与方法对患者实施治疗。

一、标本的采集

感染性疾病的标本采集，是根据疾病的部位、程度及其性质及拟检查病原体的种类与性质，从患者体内采取富含病原体的病变组织或分泌物，以进行病原体检查的方法。正确的标本采集不但依赖于临床对患者疾病的正确诊断，而且也依赖于正确的采集方法。

对于前列腺炎等男性生殖器官感染者的标本采集，需要根据患者的感染器官及其病情以及病原学检查的内容，分别采用不同的方法采集不同的标本。前列腺炎等内生殖器官感染患者用于病原体分离培养的标本，还需要采集其尿液作为污染对照标本。

男性生殖器官感染者的标本采集，基本原则与要求包括：

1. 根据病原体的分布采集标本　病原体侵入男性生殖器官内生长繁殖和引起感染后，不但可在感染器官内形成大量聚集，而且也可伴随感染器官的分泌物排出与扩散。由于男性生殖器官的解剖学特点，常常可发生感染某一生殖器官的病原体通过输精管道与尿道，在男性生殖器官内广泛扩散或通过血流扩散和感染身体其他组织器官的情况。因此在采集男性生殖器官感染患者的标本时，需要根据疑似感染器官及其数量和解剖学位置、感染器官与其他生殖器官的联系以及患者的生理状态等，采集不同的标本。例如，疑为男性尿道感染者，需要采集患者的尿道分泌物或尿道拭子标本；疑为梅毒Ⅰ期者，可采集患者下疳的分泌物标本；疑为前列腺炎者，可采集患者的前列腺液标本；疑为慢性附睾炎或输精管炎者，可采集患者的精液标本；疑为睾丸感染者，可采集睾丸鞘膜腔穿刺液或精液标本。对于不能采集前列腺液标本的急性前列腺炎，也可采集患者的分段尿液标本；对于慢性前列腺炎与症状不典型的或难以鉴别诊断的前列腺、精囊、输精管、附睾等单器官感染或多器官感染者，最好能够分别和依次采集其尿液、前列腺液及精液标本。在特殊情况下，也可分别和依次采集其前列腺液标本和精液标本，或者仅仅采集其精液标本。

2. 注意无菌操作 男性外生殖器官的皮肤及男性尿道前段可存在多种细菌等正常菌群微生物，采集内生殖器官标本（尤其是精液标本）的操作过程中可能受到患者体外的细菌等微生物及尿道正常菌群微生物的污染。因此在采集标本的过程中，需严格注意无菌操作，以保证分离的病原体不是污染菌。

需要强调的是，不论是采集男性外生殖器官的标本还是内生殖器官的标本，无菌操作都是防止或避免标本受到其他非致病微生物污染的关键方法，绝不是依赖于对外生殖器官皮肤、阴茎及男性尿道的消毒。如果强调并且使用消毒剂首先对外生殖器官皮肤、阴茎或男性尿道进行消毒之后再采集标本，不论是采集的外生殖器官局部感染病灶标本，还是采集的前列腺液等内生殖器官标本，都常常可受到残留消毒剂污染而造成病原体分离培养的假阴性结果。同样，也不可以采用给患者服用抗生素以防止标本污染的方法采集标本。

3. 用药前采集标本 不论是病情严重的男性生殖器官慢性感染者，还是男性生殖器官急性感染者，都必须坚持在使用抗菌药物之前采集标本的基本原则。因为在使用抗菌药物之后，采集的标本含有较高浓度的抗菌药物，可造成病原体分离培养的假阴性结果。如果患者就诊时正在使用或已经使用了抗菌药物，可对采集的标本进行抗菌药物灭活或衰减处理，或者要求患者停止使用抗菌药物3天以后再采集标本。对于就诊时已经使用了抗菌药物或不能采集标本的严重感染者和急性感染者，也可首选进行经验性使用抗菌药物治疗，待其病情缓解或适宜采集标本时，再进行标本的采集，并且应当根据病原学检查的结果选择和使用该病原体敏感的抗菌药物继续进行治疗，或者对之前的不适治疗方案进行必要的修改。

4. 采集双份血清 进行病原体特异性血清学诊断时，需要分别采集患者发病初期（急性期）与恢复期的血清标本，比较两次血清抗体效价的增长情况。一般认为，恢复期血清抗体效价比急性期血清抗体效价增高4倍或4倍以上才有诊断价值。如果检查血清内特异性 IgM 抗体，可采集感染早期的血清标本并且根据一次血清抗体效价即可诊断。

5. 及时送检 采集的标本在宿主体外久置，可造成病毒灭活或淋病奈瑟菌等某些病原菌死亡，也可由于标本内的污染菌大量生长繁殖，从而影响病原体的分离培养结果。因此采集的各种标本都需要尽早送到实验室，并且进行及时的处理和分离培养。

6. 妥善保存 采集的男性生殖器官感染标本如果不能及时送检或需长途运送，需要放置在适当的温度、湿度及气体条件下保存，以避免病原体死亡或污染菌生长繁殖。一般来说，绝大多数病原体引起感染的标本，都需要放置在低于 4～10℃ 的温度条件下保存。对疑为淋病奈瑟菌引起感染的标本，则需要放置在 25～36℃ 的温度条件下保存。疑为厌氧菌引起感染的标本，需要严格避免暴露于空气。各种病原体引起感染的标本，都需要注意始终保持潮湿的状态。

7. 做好标记 在进行标本采集之前，必须在各容器上分别做好与所容纳标本相应的和明显的标记，以避免标本弄错。

二、标本的处理

采集的前列腺炎等男性生殖器官感染标本，需要及时送到实验室并且进行适当的处理，以提高病原体的检出率。采集感染性疾病患者的标本，在进行病原体检查或分离培养之前，所进行的处理也称为标本的前处理（pretreatment）。对于男性生殖器官感染标本的处理或前处理，基本原则包括：促进标本内病原体的游离或释放、灭活或衰减标本内的抗菌药物、软化标本组织、减少或除去标本内的污染菌。

1. 促进标本内病原体的游离或释放　采集的病变组织、结石等固体标本及胞内感染或胞内寄生病原体引起感染的标本，在进行病原体检查或分离培养之前，常常需首先进行标本破碎或细胞溶解的处理，以游离或释放存在于病变组织或细胞内的病原体。例如，采集的病变组织块标本，可通过剪碎或研磨的方法进行破碎；采集的结石标本，可通过挤压或敲打的方法进行破碎。破碎的组织标本，可用无菌的营养肉汤培养基、生理盐水、磷酸缓冲液（PBS）等液体进行适当稀释，制备成匀浆或悬液，取匀浆或悬液接种于适当的固体培养基上进行病原体的分离培养。如果是进行细菌 L 型或支原体的分离培养，匀浆或悬液标本需要经过 0.22～0.45μm 孔径的滤菌器过滤后，取滤过液接种于适当的培养基。

2. 灭活或衰减抗菌药物　如果患者在就诊前的 3 天内正在使用抗菌药物，采集的组织或分泌物标本都需要进行抗菌药物的灭活或衰减处理。主要方法包括：①在标本内加入针对所用抗菌药物的拮抗剂，如含青霉素的标本加入青霉素酶、含磺胺的标本加入对胺苯甲酸；②将标本少量接种于大量培养基内，以对标本内的抗菌药物进行充分稀释；③将标本以 5000r/min 离心后，沉淀物用无菌的液体培养基、缓冲盐水或生理盐水洗涤 3 次后，取离心沉淀物分离培养。

3. 软化标本组织　对于进行皮肤癣菌直接镜检的皮肤、指甲或趾甲标本，需要首先进行标本软化处理。基本方法是将标本放置于载玻片上的 10% KOH 溶液内，用盖玻片覆盖后，在酒精灯火焰上微加热并施压于盖玻片，使标本软化和形成薄片。

4. 处理污染菌　需要进行结核分枝杆菌、细菌 L 型、支原体、衣原体及病毒分离培养的标本，常常需要进行除去标本内污染菌的前处理。例如，进行结核分枝杆菌分离培养的标本，需要用 4% 硫酸、3% 氢氧化钠溶液、胰酶或十二烷基硫酸钠（SDS）处理，以液化标本和杀灭标本内的非抗酸菌；进行细菌 L 型或支原体分离培养的标本，需要用 0.22~0.45μm 孔径的滤菌器过滤后，再接种于高渗透压或非高渗透压 L 型培养基分离培养；进行衣原体与病毒分离培养的标本，需要在标本内加入抑制细菌和（或）真菌的抗菌药物，也可采用滤过除菌的方法将标本过滤后培养。

第三节　病原体的形态学检查

某些病原体具有独特的或特殊的形态学特征或染色性，以致这些病原体引起的感染可以通过标本的直接涂片镜检、染色后镜检或在电子显微镜下观察的方法，进行形态学的检查和诊断。病原体的形态学检查可有助于进行男性生殖器官感染的病原学早期初步诊断，指导进一步的鉴定及指导临床经验性选择抗菌药物进行早期治疗。

一、病原体的直接镜检

某些病原体具有独特的结构与形态学特征和（或）相对较大的体积，以致可以将疑为这些病原体感染的标本涂片后，直接在显微镜下观察和进行早期的初步病原学诊断或鉴别诊断。

例如，感染标本内的新生隐球菌，通常具有圆球形态与宽大的荚膜；感染标本内的霍乱弧菌，在普通显微镜下可见其特征性的快速运动现象；放线菌属的菌种，可在感染标本内见到硫黄样颗粒；钩端螺旋体属的菌种具有细密的螺旋结构及钩状弯曲的末端，在暗视野显微镜下可见其形成旋转和快速运动；梅毒螺旋体的菌体有 8～14 个规则的致密螺旋、两端尖直，在暗视野显微镜下可见到细长的菌体及其活泼运动现象；丝状真菌的不同菌种可产生特征性的孢子与菌丝；阴道毛滴虫、溶组织内阿米巴、埃及血吸虫、阴虱等病原体，也都具有其各自独特的形态学特征。因此疑为这些病原体感染者的标本，都可以通过直接镜检的方法，进行病原体的形态学检查、诊断与鉴别诊断（详见第四章）。

二、病原体的染色镜检

微生物及某些体内寄生虫具有体积微小和半透明的性状，常常需要进行染色后才可进行形态学检查与诊断和鉴别诊断。用于病原体染色检查的染料可分为碱性染料与酸性染料两类，其中的碱性染料能够与病原体结合，从而使病原体显示出不同的颜色，酸性染料不能与病原体结合，而仅仅使背景显示颜色。常用于病原体染色的方法包括简单染色法、复染色法、特殊染色法、鉴别染色法、负染色法，组织学中常用的有 Giemsa 染色法、Gemenez 染色法等。经过不同染色法染色后的标本，可在普通光学显微镜下进行观察。

例如，对于疑为淋病奈瑟菌、葡萄球菌属的菌种、链球菌属的菌种感染者的标本，用革兰氏染色法染色后不但可进行早期的初步病原学诊断与鉴别诊断，而且也有利于病原菌的进一步鉴定，了解病原体的致病作用及指导临床选择抗菌药物进行早期的经验性治疗。对于疑为结核分枝杆菌感染者的标本可用抗酸染色法染色后观察抗酸杆菌，或用金胺染色后在荧光显微镜下观察显示金黄色荧光的杆菌。对于疑为梅毒患者的标本，可用镀银染色法或负染色法染色后观察螺旋体。对于疑为衣原体感染者的标本，可用 Giemsa 染色法或 Gemenez 染色法染色后观察衣原体样的病原体颗粒。对于疑为单纯疱疹病毒感染者的标本，可用 Giemsa 染色法染色后观察多核巨细胞及细胞核内嗜酸性包涵体。对于疑为人巨细胞病毒感染者的标本，可用 Giemsa 染色法染色后观察典型形态的"嗜酸性巨细胞包涵体细胞"或"猫眼细胞"。

许多病毒及其他某些病原体感染者的标本，也可经过镀银染色或锇酸染色处理后，在扫描电镜或透射电镜下观察，可更有利于病原体的检查及形态学的诊断与鉴别诊断。

三、病原体的标记抗体染色镜检

前列腺炎等男性生殖器官感染者的标本，也可使用病原体特异性的标记抗体进行直接染色或间接染色，进行免疫标记法的形态学检查。常用方法通常是用某种病原体抗原特异性的荧光素标记抗体、同位素标记抗体、酶标记抗体或生物素标记抗体，对标本进行染色处理。通过直接肉眼观察、荧光显微镜观察、放射性物质检测或电子显微镜观察的方法，检查与病原体结合的标记物，进行病原体抗原特异性的形态学诊断与鉴别诊断。

第四节　病原体的人工培养基分离培养检查

病原体的人工培养基分离培养是使用适宜病原体生长繁殖和分离的各种不同培养基，从患者标本内分离获得病原体纯培养物的人工操作方法。采用人工分离培养法能够从前列腺炎等男性生殖器官感染性疾病及其他感染性疾病患者的不同标本内获得病原体的纯培养物，通过对病原体的类型、数量、分布、生物学特性、药物敏感性与耐药性等特性的观察、研究与分析，不但可有助于指导临床医生选择和使用抗菌药物和其他药物与方法对患者进行有效的治疗，而且也有助于临床医生对患者的感染部位、疾病的性质与程度、治疗效果和预后进行分析、诊断、鉴别诊断和评估。

一、培　　养　　基

培养基（culture medium）是人工合成的适用于细菌等病原体生长繁殖的营养基质。根据培养基的构成、用途、物理性状等不同，可将培养基分为不同的类型。常用的培养基分类方法及其种类包括：

1. **根据培养基的构成与用途分类**　根据培养基的构成和用途不同,可将培养基分为基础培养基(basic medium)、营养培养基(nutrient medium)、鉴别培养基(differential medium)、选择培养基(selective medium)、厌氧培养基(anaerobic medium)、增菌培养基(enrichment medium)等。例如,在微生物学实验室常用的普通营养琼脂培养基(基础培养基)含有细菌、真菌等微生物生长繁殖所需要的基本营养成分,可用于这些微生物的绝大多数菌种的分离培养。血琼脂培养基(营养培养基)含有更加丰富的营养成分,适用于对营养要求高的细菌等微生物的分离培养、细菌生长特性的观察及绝大多数细菌的药物敏感试验。厌氧培养基具有低氧化还原电势,适用于厌氧菌的分离培养。细菌生化反应鉴定培养基(鉴别培养基)含有指示剂和特定的营养基质,适用于对细菌进行代谢活性的检测和鉴别。选择培养基含有抑菌剂和(或)指示剂及特定的营养基质,可选择性地抑制/促进某种或某些细菌等微生物的生长繁殖。沙保诺琼脂培养基属于真菌分离培养的选择培养基,中国蓝培养基与 SS 培养基(*Salmonella-Shigella* medium)属于肠道杆菌分离培养的选择与鉴别培养基。

2. **根据培养基的物理性状分类**　根据培养基的物理性状不同,可将培养基分为液体培养基(liquid medium)、半固体培养基(half solid medium)、固体培养基(solid medium)。液体培养基也称为营养肉汤,适用于细菌等微生物的增菌培养和鉴定。半固体培养基适用于细菌等微生物的鉴定和菌种保藏。固体培养基常用于细菌等微生物的分离培养及纯种分离、琼脂扩散法药物敏感试验及菌种的保藏。

3. **根据培养基构成的人工合成或了解程度分类**　根据培养基组成成分的人工合成或了解程度,可将培养基分为合成培养基(synthetic medium)与天然培养基(complex medium)。例如,用于结核分枝杆菌分离培养的苏通液体培养基及用于组织细胞培养的RPMI-1640 液体培养基等,属于合成培养基;牛肉浸出液、肝消化液、脑心浸出液等,属于天然培养基。

不同种类的培养基通常只适合于某种或某些细菌等病原体的生长繁殖与分离培养,如罗氏培养基适用于结核分枝杆菌的分离培养;鸡蛋血清凝固培养基适用于白喉棒状杆菌的分离培养;中国蓝琼脂培养基与 SS 琼脂培养基适用于沙门菌属、志贺菌属等病原性肠道杆菌的分离培养;血琼脂培养基适用于绝大多数需氧性细菌的分离培养,不适宜用于淋病奈瑟菌、脑膜炎奈瑟菌、结核分枝杆菌、支原体、真菌等病原体的分离培养;厌氧培养基是一类具有低氧化还原电势的培养基,适宜在厌氧的环境条件下分离培养各种专性厌氧菌。采用在培养基内加入具有还原性物质的化学方法、将培养基放置于厌氧环境的物理学方法以及与专性需氧菌同环境培养的方法均可降低各种培养基的氧化还原电势,从而使之成为有利于专性厌氧菌生长繁殖和分离培养的厌氧培养基。

二、病原体的人工培养基分离培养

从前列腺炎等男性生殖器官感染者体内采集的各种标本,需要分别接种于适当的培养基,在适当的温度与气体条件下经过一定的时间培养后,可通过病原体的生长现象进行病原体的筛选与鉴定。

1. **病原体培养的条件**　病原体生长繁殖的基本条件包括丰富的营养物质、适宜的酸碱度、适宜的温度、适宜的渗透压、适宜的气体与适当的时间,各种环境条件的适宜性将有利于标本内病原体的分离培养及细菌等微生物特性的观察和研究。通常采用分离划线的方法,将患者的标本接种于适当的固体培养基表面进行病原体的分离培养。对于含菌量较少的血液、脑脊液及其他体液标本,常常需要首先接种于增菌培养基进行增菌培养后,再划线接种于适当的固体培养基进行分离培养。

接种了标本的培养基称为培养物(culture),需要放置在适当的温度与气体条件下进行

培养。绝大多数病原体需要放置在 35～37℃的温度条件下培养，引起人体浅部组织感染的
丝状真菌需要在 22～28℃的温度条件下培养。绝大多数病原体可放置在自然空气条件下培
养，提供含 5%～10% CO_2 的条件可有利于各种病原体的初次分离培养，也有利于病原体
的传代培养物及组织细胞培养物的良好生长，专性厌氧菌则需要在不含分子氧的气体
（CO_2、N_2、H_2 按比例组合）条件下分离培养。真菌需要在有氧条件下培养，引起人体浅
部组织感染的丝状真菌需要在 22～28℃的温度条件下培养，单细胞真菌需要在 37℃的温
度条件下培养。绝大多数病原体培养 24～72 小时，可形成明显的生长现象。细菌 L 型、
支原体、结核分枝杆菌、酵母菌与丝状真菌等少数种类的病原体，需要培养 3 天至 2 周甚
至更长的时间才可形成明显的生长现象。细菌、真菌、放线菌、钩端螺旋体在人工培养基
中的生长现象通常可用肉眼直接观察，可见在固体培养基上形成菌落或菌苔生长现象，在
液体培养基内形成均匀浑浊生长、表面生长或沉淀生长现象，在半固体培养基内形成原位
生长或扩散生长现象。支原体和细菌 L 型在培养基中的生长现象需要在显微镜下观察。衣
原体、立克次体、病毒及麻风分枝杆菌、梅毒螺旋体等少数原核细胞型微生物需要采用组
织细胞培养或动物培养的方法进行分离培养。

　　2. 病原体的筛选　　病原体的筛选是从培养物内选择与挑出可疑的病原体种类,对其进
行纯培养物分离的方法。在培养物内筛选可疑病原体的基本原则包括：①根据文献资料的
信息选择与该疾病相关的可疑病原体；②根据培养物的生长现象选择优势生长菌群或纯培
养菌群。

　　（1）根据文献资料的信息选择：人类绝大多数感染性疾病及其相关的病原体都有相关的
文献资料，因此可根据文献资料提供的信息选择培养物内与该疾病相关的可疑病原体。例如，
对于疑为急性淋病患者的生殖道脓性分泌物的分离培养物，可根据文献资料关于淋病奈瑟菌
在淋球菌分离培养基平板上的生长特性，选择与挑出疑似淋病奈瑟菌的菌落。对于疑为金黄
色葡萄球菌引起前列腺炎的患者前列腺液分离培养物，可根据文献资料关于金黄色葡萄球菌
在血琼脂培养基平板上的生长特性，选择与挑出疑似金黄色葡萄球菌的菌落。

　　（2）根据培养物的生长现象选择：虽然已知男性生殖系统不同器官的感染可分别或常
见由某些种类的病原体及条件致病性病原体引起，但随着人类对病原体及其引起男性生殖
器官感染的研究工作不断深入及其他某些因素的影响，一些新的病原体引起男性生殖器官
感染的病例也逐渐被发现。因此在男性生殖器官感染及其他许多感染性疾病的病原学检查
中，常常可发现一些缺乏文献资料信息的病原体及条件致病性病原体。例如，过去通常认
为，金黄色葡萄球菌、淋病奈瑟菌、大肠埃希菌等肠道杆菌、解脲支原体、沙眼衣原体、
梅毒螺旋体、腮腺炎病毒等病原体与条件致病性病原体，是引起男性生殖器官感染的常见
病原体。然而近年来的研究发现，奈瑟菌属的灰色奈瑟菌、嗜乳奈瑟菌等呼吸道正常菌群
菌种，棒状杆菌属的生殖棒状杆菌等呼吸道和尿道正常菌群菌种，血链球菌，咽炎链球菌
等呼吸道正常菌群菌种，无芽孢厌氧菌的许多菌种，假丝酵母菌属的克柔假丝酵母菌等条
件致病性菌种，青霉属的菌种，曲霉属的菌种及其他一些弱毒的条件致病性病原体，也常
可引起前列腺炎等男性生殖器官的感染。

　　对于各种未知的或未见报道的病原体引起男性生殖器官感染的病原体筛选，可根据培
养物的生长现象进行可疑病原体的判断和选择。任何感染性疾病的发生都是由某种病原体
侵入宿主的器官或组织内大量生长繁殖和产生毒性代谢产物引起的，因此在宿主的感染器
官及其标本内通常存在大量的病原体甚至是病原体的纯培养物，以致在培养物中可形成优
势生长菌落甚至纯培养菌落。在规范的标本采集和微生物学操作的条件下，如果标本或培
养物受到来自男性尿道及其他外界环境的微生物污染，这些污染的非致病性甚至病原微生
物通常具有数量少、分布无规律等特点，因此十分容易与引起感染的病原体相鉴别。例如，
近年来发现的引起男性生殖器官感染的新病原体，包括灰色奈瑟菌、生殖棒状杆菌、呼吸

道正常菌群中的链球菌、克柔假丝酵母菌、青霉菌、曲霉菌等，都能够在前列腺液和（或）精液标本的培养物内形成具有优势生长现象的菌落或纯培养菌群。由此可见，对于未知的或未见报道的病原体引起前列腺炎等男性生殖器官感染者的前列腺液等标本的分离培养物，可根据培养物中菌落的生长现象及其数量和分布特点，选择与挑出那些形成优势生长现象的菌落或纯培养菌群。

3. 病原体的鉴定 病原体的鉴定是对分离病原体的种类、性质、状态、毒力、药物敏感性等特性进行检测与鉴定。对于采用人工培养基分离培养获得的病原体纯培养物，一般可采用涂片和（或）染色镜检、生化反应、抗原检测、动物试验、核苷酸片段或蛋白质分子检测的方法进行种类、性质、状态、毒力的鉴定。病原体的药物敏感性与耐药性可采用连续稀释法，通过最小抑菌浓度（MIC）试验和（或）最小杀菌浓度（MBC）试验进行测定；或者采用琼脂扩散法，通过观察抑菌圈直径进行测定；也可通过对病原体耐药性相关基因、耐药性相关酶的检测和分析，进行耐药性的检测与评估（详见第七章）。

第五节 病原体的组织细胞与动物分离培养检查

某些微生物由于缺乏新陈代谢和生长繁殖所需要的代谢酶、代谢场所与能量，不能独立进行代谢活动与生长繁殖而需要寄生在一定种类的宿主细胞内。对于这些不能独立进行生长繁殖的微生物，需要采用接种易感动物或组织细胞培养物的方法，进行分离培养和鉴定。还有一些病原体能够感染某种或某些易感动物并且在动物体内形成纯培养物，因此也可以采用接种动物的方法，进行分离培养与鉴定。

一、病原体的组织细胞分离培养检查

病原体的组织细胞分离培养检查，是采用体外培养的人或动物组织细胞培养物，进行病原体分离培养与鉴定。用于病原体分离培养的组织细胞培养物，主要包括二倍体细胞、原代培养细胞、传代培养细胞及体外的组织块。通常需用组织细胞分离培养法检查的病原体包括衣原体、立克次体、病毒等，其中与男性生殖器官感染有关的常见病原体是沙眼衣原体、单纯疱疹病毒、人巨细胞病毒、人乳头瘤病毒、传染性软疣病毒、腮腺炎病毒。病原体在组织细胞培养物内生长繁殖后，可出现病原体数量增多、细胞病变效应（cytopathic effect，CPE）、细胞融合、红细胞吸附、细胞产生新抗原、细胞转化、细胞凋亡等现象。

1. 二倍体细胞 二倍体细胞（diploid cells）是在体外传代培养 50～100 代之后，仍然保持其二倍染色体数目的单层细胞。例如，来自人胚肺的 WI-26 细胞株、WI-38 细胞株。

2. 原代细胞 原代细胞（primary cells）是来自活体组织的体外首次培养细胞。原代细胞可进行再次传代培养，从而成为次代细胞，但通常不能进行多次传代培养。例如，来自鸡胚组织的肌皮细胞单层培养物、来自神经组织的神经细胞单层培养物等。

3. 传代细胞系 传代细胞系（continuous cell line）是来自突变的肿瘤细胞或二倍体细胞的单层细胞培养物。二倍体细胞能够在体外长期和多次传代培养，具有相对稳定的性状，因此二倍体细胞传代细胞系成为最常用的组织细胞培养物。例如，来自人体宫颈癌细胞的 HeLa 细胞系、来自非洲绿猴肾上皮细胞的 Vero 细胞系等。

组织细胞培养物也可用于检测细菌等病原体的毒性代谢产物，例如，用 Vero 细胞培养物检测大肠埃希菌的肠毒素。

二、病原体的动物分离培养检查

病原体的动物分离培养检查，是将含病原体的标本接种于易感实验动物的活体内，进行病原体分离培养与鉴定。一般来说，各种动物都可用于相应病原体或易感病原体的分离培养。在病原体的动物分离培养中，只能使用那些人工饲养与繁育、具有明确的遗传背景或来源及微生物与寄生虫控制的实验动物。实验动物可分为四个等级，分别是一级（普通动物）、二级（清洁动物）、三级（无特定病原体动物）、四级（无菌动物）与悉生动物。

病原体感染易感动物后，可在动物宿主体内生长繁殖并且引起宿主发生疾病，以致可从发病或濒死的宿主动物体内分离获得病原体的纯培养物。目前常用的实验动物主要是小鼠、大鼠、仓鼠、豚鼠、家兔、猫、犬、小型猪及猴类，如豚鼠可用于立克次体、问号状钩端螺旋体、结核分枝杆菌等病原体的分离培养，小鼠可用于流行性乙型脑炎病毒、汉坦病毒（*Hantavirus*）、肺炎链球菌、新生隐球菌、苍白密螺旋体苍白亚种等病原体的分离培养。

第六节　病原体的鉴定与药物敏感试验

在分离获得病原体的纯培养物之后，需要对分离的病原体进行菌属、菌种、菌型或菌株的鉴定及药物敏感性或耐药性的检测。

一、病原体的鉴定

对分离的病原体进行菌属、菌种、菌型或菌株的鉴定，是临床对感染性疾病进行诊断与鉴别诊断、病原学诊断、疗效和预后评估、流行病学诊断的重要依据。病原体鉴定的基本程序与内容包括：

1. **形态学检查**　形态学检查有助于对病原体的初步认识和指导进一步的鉴定，包括直接形态检查与染色形态检查。

2. **生化反应鉴定**　不同病原体具有不完全相同的代谢酶类，以致可具有不完全相同的分解营养物质的能力及代谢产物。采用生物化学检测的方法可通过检测病原体的代谢能力与代谢产物，对病原体进行生物学特性的鉴定。常用方法如糖发酵试验、蛋白质分解试验、无机盐利用试验、糖同化试验、代谢酶活性检测等，称为细菌的"生化反应"。

3. **血清学鉴定**　用特异性抗体检测病原体的相应抗原，常用方法如凝集试验、沉淀试验、补体结合试验、标记抗体染色等。

4. **动物试验鉴定**　埃希菌属的肠产毒大肠埃希菌、棒状杆菌属的产毒性白喉棒状杆菌、肺炎链球菌的强毒菌株、新生隐球菌等病原体可通过接种易感动物的方法进行鉴定。

5. **分子生物学鉴定**　分子生物学鉴定是在分子水平对病原体进行检测与鉴定的方法。分子生物学鉴定常用于对病原体核酸分子与蛋白质分子的检测，基本方法包括：

（1）核酸分子检测：通过检测病原体 DNA 或 RNA 分子中的特异性核苷酸片段及其序列，对病原体进行鉴定。细菌等病原体的 DNA 分子可分别以核质、质粒、前噬菌体、转位因子、毒力岛与整合子的形式存在，RNA 可分别为 mRNA、rRNA、tRNA 及病毒的核心 RNA。检测病原体核酸的方法常见包括：

1）核酸扩增（nucleic acid amplification）：在体外模拟体内的环境，对样品的 DNA 或 RNA 进行成百万倍、千万倍的扩增，从而进行鉴定的方法。核酸扩增主要采用聚合酶链反应（polymerase chain reaction，PCR）技术，扩增产物需要通过凝胶电泳、限制性核酸酶处理、单链构象多态性分析、核苷酸序列测定等方法进行分析与鉴定。王和等采用 PCR 的方法，分别检测了从前列腺炎等男性生殖器官感染性疾病患者生殖道分泌物分离的奈瑟菌属不同菌种的染色体 16S rRNA 基因及从肺结核病患者分离的结核分枝杆菌耐药性相关的 *rpoB*、*katG* 等基因，并对各 PCR 产物进行了核苷酸序列的测定与分析及其对于菌种的基因分类与鉴定以及细菌耐药性机制的意义。结果显示，淋病奈瑟菌并不是引起慢性前列腺炎等生殖器官感染及男性生殖器官淋病样感染的唯一菌种，通常认为的人体呼吸道正常菌群的奈瑟菌属中的其他许多菌种，也能够引起慢性前列腺炎等生殖器官感染及男性生殖器官的淋病样感染；细胞壁缺陷结核分枝杆菌可对多种抗结核药物形成基因非相关性的耐药性，细胞壁缺陷变异也是结核分枝杆菌出现耐药性的一个重要机制（图 10-2，图 10-3）。

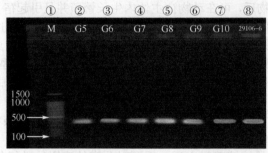

图 10-2　奈瑟菌 16S rRNA 基因 PCR 产物的琼脂糖凝胶电泳结果
①DNA Marker；②～⑦非淋球菌奈瑟菌分离菌株；⑧淋球菌基因阳性对照

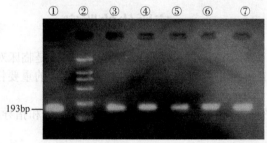

图 10-3　结核分枝杆菌基因 PCR 产物的琼脂糖凝胶电泳结果
①结核分枝杆菌基因阳性对照；②DNA Marker；③～⑦结核分枝杆菌分离菌株

　　2）核酸杂交（nucleic acid hybridization）：在体外用已知核苷酸序列的单链核酸片段做探针，检测样品中具有互补核苷酸序列的核酸片段的方法。核酸杂交可检测各种病原体的 DNA 与 RNA，常用方法包括 Southern blotting（Southern 印迹或 DNA 印迹）、Northern blotting（Northern 印迹或 RNA 印迹）、原位杂交（in situ hybridization）、斑点杂交（dot blotting）、基因芯片（gene chip）等。

　　3）核酸图谱（nucleotide map）：通过检测样品中核酸分子及其片段的组成、分子量、构象及其在凝胶电泳中的分布规律，对样品进行鉴定的方法。核酸图谱的方法常见包括核酸酶切图谱与核酸变性图谱。例如，质粒图谱（plasmid map）与质粒指纹图谱（plasmid fingerprinting）是将分离病原体的质粒直接电泳或将质粒进行核酸酶处理后电泳，相同的病原体可携带相同的质粒或相同的质粒可形成相同的酶切电泳图谱；单链构象多态性（single stranded conformation polymorphism，SSCP）分析是将病原体的 DNA 分子或片段变性后电泳，同源的单链 DNA 通过氢键形成相同的折叠构象，从而可在电泳中形成相同的条带与分布。

　　4）单核苷酸多态性（single nucleotide polymorphism，SNP）分析：通过检测病原体 DNA 分子中的基因组上，由单个核苷酸的变异所引起的 DNA 序列多态性，对病原体进行鉴定的方法。

　　（2）蛋白质分子检测：通过检测样品的特异性蛋白质或多肽分子及其氨基酸序列，对样品进行鉴定的方法。蛋白质是各种病原体主要的组成与结构成分，不同种类、菌种甚至菌株的病原体及其代谢产物，可具有不完全相同的蛋白质、多肽或氨基酸分子组成，因此检测病原体及其代谢产物的蛋白质分子、多肽分子的构成及其氨基酸组成，有助于对病原体进行鉴定。检测病原体蛋白质或多肽的常用方法有 SDS-聚丙烯酰胺凝胶电泳法、蛋白质印迹法、蛋白质芯片法、蛋白质双向电泳法等。

1）SDS-聚丙烯酰胺凝胶电泳：十二烷基硫酸钠-聚丙烯酰胺凝胶电泳（SDS-polyacrylamide gel electrophoresis，SDS-PAGE），是将病原体的破碎物或蛋白质提取物在含 SDS 的聚丙烯酰胺凝胶内进行电泳，相同病原体的菌体蛋白质可依分子量的大小进行泳动和形成相同的图谱。王和等采用 SDS-PAGE 的方法，对伤寒沙门菌及其 L 型返祖形成的粗糙型（rough type）菌株，进行了菌体蛋白质的检测与分析。结果显示，这些粗糙型返祖菌株缺失了其亲代细菌型的部分高分子量蛋白质条带，提示 L 型返祖形成的伤寒沙门菌粗糙型菌株的形成，同菌体蛋白质缺失有关（图 10-4）。

2）蛋白质印迹：或称为免疫印迹、Western blotting、Western 印迹，是将凝胶电泳后的病原体蛋白质转移到纤维素膜上，用标记抗体染色后可见相同病原体形成相同的蛋白质抗原印记。

3）蛋白质芯片：将不同的蛋白质抗原或抗体以点阵法标记于载体上，用于检测样品内相应的抗体或抗原的方法。蛋白质芯片可用于蛋白质表达谱、蛋白质与蛋白质相互作用甚至 DNA 与蛋白质、RNA 与蛋白质相互作用的研究及筛选药物作用的蛋白靶点等。

4）蛋白质双向电泳：或称为蛋白质 2 维电泳、2D 电泳、2D-PAGE，是将蛋白质提取物在 SDS-聚丙烯酰胺凝胶内分别进行 2 个方向的电泳，从而将不同的蛋白质尽可能分开，结合质谱可有利于进行蛋白质组的研究。康颖倩等采用 2D 电泳方法，对伤寒沙门菌及其 L 型返祖形成的粗糙型菌株进行的菌体蛋白质检测与分析结果显示，这些粗糙型菌株与其亲代细菌型的菌体蛋白质 2D 电泳图谱相似系数为 78%，但粗糙型菌株的菌体蛋白质的 pH 分布范围偏酸性，表达丰度较高的蛋白质 93.0%～95.7%的 pH 分布范围为 3.0～6.4。这提示伤寒沙门菌 L 型返祖形成粗糙型菌株绝不仅仅有 O 抗原特异性多糖侧链缺失变异，同时也有部分菌体蛋白质的缺失或改变（图 10-5）。

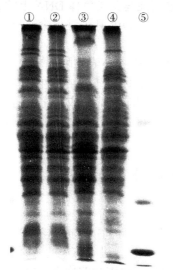

图 10-4　伤寒沙门菌粗糙型 SDS-PAGE 结果

①伤寒沙门菌；②甲型副伤寒沙门菌；③粗糙型 R6 菌株；
④粗糙型 R5 菌株；⑤蛋白质 Marker

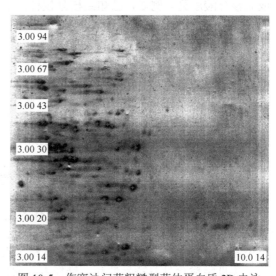

图 10-5　伤寒沙门菌粗糙型菌体蛋白质 2D 电泳结果

pH3～10，考马斯亮蓝染色，可见蛋白质斑点 226 个

二、病原体的药物敏感性检测

病原体的药物敏感性检测是通过检测抗菌药物对于病原体的抑制和（或）杀灭作用及其最小浓度、抗菌药物协同作用或耐药性相关基因，分析与判断病原体的药物敏感性或耐药性及其规律和程度。病原菌药物敏感试验的结果是指导临床医生选择和使用抗菌药物的重要依据，临床常用方法主要是琼脂扩散法药物敏感试验、连续稀释法药物敏感试验（MIC试验与MBC试验）、耐药性基因检测与分析及药物灭活酶或钝化酶检测。

1. 琼脂扩散法药物敏感试验 琼脂扩散法药物敏感试验源于K-B法，临床目前使用的琼脂扩散法药物敏感试验通常是改良K-B法。琼脂扩散法药物敏感试验是将一定数量的病原体涂布接种于固体培养基表面，在病原体接种物上放置含抗菌药物的纸片（药敏纸片）。在一定条件下培养后，肉眼可见培养基上的细菌形成菌苔生长现象，对测试抗菌药物敏感的病原体由于受到抗菌药物的抑制或杀灭作用，在纸片周围可形成无菌生长的圈，称为抑菌圈。根据抑菌圈直径的大小，可分析与判断病原体对该抗菌药物的敏感性及其程度。

2. 连续稀释法药物敏感试验 连续稀释法药物敏感试验是将病原体接种于含不同稀释浓度的液体培养基内或固体培养基上，在一定条件下培养后，肉眼观察液体培养基内或固体培养基上病原体的生长情况，以完全无菌生长的药物最高稀释度，作为该药物对测试病原体的最小抑菌浓度（MIC）。取未见病原体生长的MIC试验的液体培养物或固体培养物，接种于不含抗菌药物的琼脂培养基平板上，肉眼观察培养后的病原体生长情况，以完全无菌生长的药物最高稀释度，作为该药物对测试病原体的最小杀菌浓度（MBC）。有些抗菌药物具有抑制病原体生长繁殖的作用，有些抗菌药物同时具有抑制病原体生长繁殖与杀灭病原体的作用。

3. 耐药性基因检测与分析 耐药性基因检测是通过检测病原体染色体、质粒、转位因子及整合子上的耐药性相关基因和（或）其核苷酸序列，间接了解与分析病原体的药物敏感性或耐药性状态。可用PCR、核苷酸序列测定、基因芯片的方法，检测耐药性相关基因或其核苷酸序列。例如，已知结核分枝杆菌的利福平耐药性与其染色体DNA上的 *ropB* 基因突变有关，可采用PCR产物的核苷酸序列测定方法，对 *ropB* 基因进行检测与分析，判断该菌株的利福平敏感性或耐药性（详见第七章）。

4. 药物灭活酶或钝化酶检测 药物灭活酶或钝化酶是病原体表达耐药性的物质基础，检测药物灭活酶或钝化酶有助于直接了解、分析与判断病原体的药物敏感性及其程度。一般可用药物灭活酶或钝化酶的作用物（底物），直接检测相应灭活酶或钝化酶的产生情况及其活性程度。目前临床常检测的主要是β-内酰胺酶类，包括超广谱β-内酰胺酶（ESBLs）、头孢菌素酶（AmpC酶）、金属β-内酰胺酶。

第七节 病原体感染的免疫学检查

病原体感染宿主后，可刺激宿主机体的免疫系统，引起针对病原体抗原的特异性免疫应答，产生特异性抗体与致敏淋巴细胞。因此可以用病原体特异性的抗体或其抗原物质，检测感染者体内的病原体特异性抗原、抗体和（或）致敏淋巴细胞，进行感染的病原学诊断。

免疫学检查具有特异性高、操作方法简便、可早期与快速进行的优点，可由于病原体的交叉抗原性或抗原性变异、患者的病程与严重程度及感染史、宿主的居住地或环境、宿主的免疫反应性、预防接种、使用免疫抑制剂、操作方法等因素而影响试验结果甚至导致漏诊或误诊，也不利于了解病原体的生物学特性或性状及病原体药物敏感性与耐药性特点及其规律。一般来说，免疫学检查常常用于感染者的病原学初步诊断或初筛，检查结果及其意义需要结合感染者的具体情况进行综合分析与评估。免疫学检查的方法包括血清学检查与细胞学检查，分别检查病原体相关的抗体与抗原及致敏淋巴细胞及其产物。

一、血清学检查

血清学检查（serology test）是用病原体的特异性抗原检测感染者血清等体液或组织内的相应抗体及其效价，对感染性疾病进行病原学诊断与评估的方法。血清学检查也可用特异性的抗体（诊断血清），检查感染者体内的相应病原体的特异性抗原。

血清学检查的方法可分为体外检查法与体内检查法，前列腺炎等男性生殖器官感染者的血清学检查常用方法包括：

1. 体外检查法　在感染者体外对其标本进行的血清学检查试验。体外检查法既可检测病原体相应的特异性抗体或抗毒素，也可检测病原体的特异性抗原。常用方法包括凝集试验、沉淀试验、补体结合试验、毒素中和试验、酶联免疫吸附试验（ELISA）、标记抗体试验。

2. 体内检查法　在感染者体内直接进行的血清学检查试验。体内检查法通常是直接检查感染者体内的病原体相应抗体或抗毒素，常用方法包括皮肤速发型超敏反应试验、毒素中和试验。

由于引起前列腺炎等男性生殖器官感染的许多病原体，既可引起人体其他组织与器官的临床感染与亚临床感染，也可引起前列腺等男性生殖器官的多种类型感染与多次感染，检查患者血清抗体及其效价的方法并不适用于男性生殖器官感染的诊断与鉴别诊断。对于那些继发于全身感染症状之后的前列腺炎等男性生殖器官感染，血清学检查结果仅仅具有诊断的参考价值。例如，单纯疱疹病毒（HSV）既可感染男性生殖器官，也可感染人体的其他组织器官，因此在缺乏男性生殖器官感染典型症状的健康者血清内检出 HSV 特异性IgG 抗体，对于诊断被检者的男性生殖器官 HSV 感染仅仅具有较低的价值或没有价值。如果在具有典型症状的男性生殖器官感染患者的生殖器官分泌物或组织标本内，检出 HSV特异性 IgM 或效价逐渐增高的特异性 IgG 或其他类型的特异性抗体，对于具有典型症状的前列腺炎等男性生殖器官 HSV 感染诊断可具有相对较高的参考价值。

二、细胞学检查

细胞学检查（cytology test）是用病原体的特异性抗原检测感染者体内的相应致敏淋巴细胞的活性或其分化抗原，对感染性疾病进行病原学诊断与评估的方法。

细胞学检查的方法可分为体外检查法与体内检查法，男性生殖器官感染者的细胞学检查常用方法包括：

1. 体外检查法　在感染者体外对其标本进行的细胞学检查试验。一般是用病原体特异性抗原检测感染者的相应致敏淋巴细胞及其活性或细胞的分化抗原及其数量与比例，常用方法包括淋巴细胞转化试验、白细胞移动抑制试验、淋巴细胞分化抗原检测试验。

2. 体内检查法　在感染者体内直接进行的细胞学检查试验。体内检查法通常是直接检查感染者体内的病原体相应致敏淋巴细胞活性及其程度，常用方法是皮肤迟发型超敏反应试验。

细胞学检查也同血清学检查一样，结果解释需注意排除病原体引起其他组织与器官的临床感染与亚临床感染所造成的非特异性反应。一般来说，如果在疑为某种病原体引起的男性生殖器官感染患者的生殖器官分泌物或组织标本内，检出具有诊断意义的特异性致敏淋巴细胞，对于具有典型症状的前列腺炎等男性生殖器官感染的诊断可具有相对较高的参考价值。

第八节 病原体感染的分子生物学检查

病原体感染宿主后，构成病原体的特异性分子物质可伴随病原体存在于宿主体内或引起宿主产生病原体感染相关的某些分子物质。病原体感染也可刺激前列腺等生殖器官的 PGFs / CKs、PSA 等生物活性分子或疾病相关分子的异常表达和分泌。因此通过检测感染者体内的病原体特异性分子物质及病原体感染相关的某些分子物质及其水平，可进行感染的病原学诊断、辅助诊断或鉴别诊断。前列腺炎等男性生殖器官感染的分子生物学检查主要包括病原体核酸与蛋白质检查、PGFs / CKs 检查、PSA 检查。

直接检查疑似前列腺炎等男性生殖器官感染者分泌物或组织标本内的病原体特异性核酸和（或）蛋白质分子，具有微量、特异性高、操作方法简便、早期与快速的优点，其不但有利于对病原体进行特异性的分子分析与鉴定，而且也可通过检测病原体耐药性分子及其结构而间接地分析病原体的药物敏感性或耐药性。对于病原体核酸和蛋白质分子的分子生物学检查，检测试剂的选择、试验操作方法、病原体异位感染或混合感染等因素，可造成非特异性交叉反应，以致漏诊或误诊，同样也不利于对病原体的生物学特性或性状及其药物敏感性与耐药性表型与规律的客观分析与诊断。一般来说，病原体的分子生物学检查可用于感染者的病原学诊断与鉴别诊断，检查结果及其意义需要结合感染者的具体情况进行综合分析与评估。

一、病原体核酸与蛋白质分子检查

核酸分子和蛋白质分子不但是构成病原体的最重要分子物质，而且也是病原体进行生命活动的最重要分子基础，具有病原体的生物种特异性甚至菌株特异性。检查前列腺炎等男性生殖器官感染者分泌物或组织标本内病原体及其感染相关的核酸分子与蛋白质分子的活性，可有助于进行男性生殖器官感染的分子病原学诊断和鉴别诊断。

1. 核酸分子检查 核酸分子检查是用体外扩增、电泳、酶消化、杂交、核苷酸组成与序列分析的方法，检测病原体 DNA 分子与 RNA 分子的组成及其特异性片段的核苷酸序列，对感染性疾病进行病原学诊断与评估的方法。同源性的病原体具有相同组成的核酸分子，因此在核酸检查与分析中可产生相同或相似的反应，从而可对病原体进行菌种、菌型和（或）菌株的鉴定及其来源的分析。

（1）DNA 检测：在感染者体外检测其标本内的病原体 DNA 分子，从而对病原体进行鉴定及对其引起的感染进行诊断的分子生物学试验。检测病原体 DNA 的常用基本方法包括 DNA 扩增、DNA 杂交、DNA 电泳图谱、DNA 指纹图谱、单链构象多态性（SSCP）分析、单核苷酸多态性（SNP）分析、DNA 核苷酸序列测定等。

（2）RNA 检测：在感染者体外检测其标本内的病原体 RNA 分子，从而对病原体进行鉴定及对其引起的感染进行诊断的分子生物学试验。检测病原体 RNA 的常用基本方法包括 RNA 扩增、RNA 杂交、RNA 电泳图谱、单链构象多态性（SSCP）分析、RNA 核苷酸序列测定等。

2. 蛋白质分子检查 蛋白质分子检查是用体外电泳、酶消化、杂交的方法，检测病原体蛋白质分子的组成及其构成，对感染性疾病进行病原学诊断与评估的方法。同源性的病原体具有相同组成的蛋白质分子，因此在检查与分析中可产生相同或相似的反应，从而可对病原体进行菌种和（或）菌型的鉴定及其来源的分析。

（1）蛋白质分子检测：在感染者体外检测其标本内的病原体或其感染相关蛋白质或多肽的分子大小与构象、氨基酸组成及其序列，从而对病原体进行鉴定及对其引起的感染进行诊断的分子生物学试验。检测病原体蛋白质分子的常用基本方法包括 SDS-聚丙烯酰胺凝胶电泳（SDS-PAGE）、蛋白质印迹（Western blotting）、蛋白质芯片、蛋白质双向电泳。

（2）蛋白质活性检测：在感染者体外检测其标本内的病原体的生物学活性蛋白质或多肽分子或其感染相关的生物学活性蛋白质或多肽分子，从而对病原体进行鉴定及对其引起的感染进行诊断的分子生物学试验。在感染性疾病患者的体内，病原体可产生某些具有生物学活性的蛋白质或多肽。例如，在幽门螺杆菌感染引起胃炎患者的胃黏膜组织内，可检测到明显增高的幽门螺杆菌尿素酶活性。

二、肽生长因子/细胞因子检查

慢性细菌性前列腺炎（CBP）、良性前列腺增生（BPH）、前列腺癌（PCa）等前列腺疾病患者，其前列腺组织和（或）血清内的肽生长因子/细胞因子（PGFs / CKs）的某些成员可形成异常表达和过度分泌，对于前列腺疾病的发生、发展和转归具有重要的影响。因此，检测前列腺疾病患者前列腺组织及其分泌物或血清内的 PGFs / CKs 成员及其水平，不但有助于前列腺疾病及其组织病理学特征的分子水平诊断与鉴别诊断以及疾病转归的评估，而且也有助于前列腺疾病的治疗指导、疗效和预后的评估。

由于前列腺疾病具有病原因子多样性、组织病理学损害的多样性等特点，许多患者的前列腺常常可同时存在多种不同的组织病理学改变或疾病，如不同类型的炎性病理损害、良性增生或前列腺癌等。这些不同的组织病理学损害或疾病，可造成不同疾病相关性的 PGFs / CKs 形成异常表达和过度分泌，从而影响或干扰 PGFs / CKs 的诊断学意义或价值（详见第三章）。

三、前列腺特异性抗原检查

前列腺特异性抗原（PSA）在 PCa 患者的血清内可形成一个较高的水平，因此 PSA 的血清水平及其存在形式被临床用于 PCa 的辅助诊断与鉴别诊断。然而 PSA 并不是 PCa 的特异性诊断指标，在前列腺炎、BPH、CP-BPH、前列腺脓肿等多种前列腺疾病患者的血清内，PSA 水平也可以增高，甚至可达到一个相当高的水平或 PCa 样的水平。因此对于 PSA 检测的临床意义或其诊断价值，需要结合多项指标进行评估与鉴别，如直肠指检结果、fPSA / tPSA 值、前列腺的活体组织病理学检查结果、影像学检查结果等。

一般认为，血清 tPSA 含量大于 10ng/ml、fPSA 与 tPSA 比值<0.25，患前腺癌的危险性增加。如果 fPSA/tPSA 值<0.10，可初步诊断 PCa；fPSA/tPSA 值为 0.10~0.20，可认为是前列腺恶性病变与良性病变的重叠区；fPSA/tPSA 值>0.20 或>0.25，可诊断为前列腺的良性病变（详见第三章）。

第十一章　男性生殖器官感染的预防

预防（prevention）的基本含义是"预先做好防备"或"防止发生"。医学上关于疾病预防的基本含义是防止疾病在人群中发生与发展的策略与方法，属于预防医学（preventive medicine）的范畴。预防医学属于医学的一个部分，是研究预防和消灭病害、讲究卫生、增强体质、改善和创造有利于健康的生产环境和生活条件的医学科学。前列腺炎等男性生殖器官感染的预防，是防止或减少前列腺等男性生殖器官相关疾病的发生、提高男性的健康水平、改善和创造有利于男性健康的生活条件的重要措施。

第一节　男性生殖器官感染预防的基本概念与策略

男性生殖器官感染的预防是通过消灭引起男性生殖器官感染的病原体和防止这些病原体扩散、讲究卫生和增强体质、改善和创造有利于男性健康的生产环境和生活条件的各种措施与方法，减少与防止前列腺炎等男性生殖器官感染及其相关疾病的发生与发展。

一、男性生殖器官感染预防的基本概念

男性生殖器官感染的预防属于男科疾病预防医学的范畴，是研究预防和减少或消除男性生殖器官感染及其相关疾病在男性人群中的发生与发展及其所采取的一系列措施与方法。

虽然前列腺炎等男性生殖器官感染性疾病是发生于男性生殖系统的一种疾病类型，但其常常不是男性的一种单纯性疾病，也不是男性的一种孤立性疾病。男性生殖器官感染的发生与发展，不但可涉及男性的生理与病理、行为、饮食等诸多因素，而且也可导致男性生殖器官其他疾病甚至患者身体其他组织与器官的某些疾病的发生与发展。例如，前列腺的炎症、结石、钙化、良性增生甚至恶性肿瘤，常常可导致患者神经与精神的机能紊乱、心血管的机能紊乱甚至损害、局部或全身皮肤组织的损害等；感染前列腺的病原体不但可引起前列腺的炎性损害或其他疾病，而且也常常可沿输精管道或血-淋巴管道扩散和感染精囊、输精管、附睾、尿道等泌尿生殖器官或其他组织与器官，并且引起这些组织器官的炎性损害或其他疾病。因此男性生殖器官感染的预防绝不仅仅是单纯地针对受到感染的生殖器官及其炎症，而是涉及与感染性疾病相关的该器官的其他疾病及人体其他组织和器官相关疾病的预防。

二、男性生殖器官感染预防的基本原则与策略

男性生殖器官包括组成男性生殖系统的多个外生殖器官与多个内生殖器官，前列腺及男性尿道具有通过男性尿道口与外界联系的男性"门户器官"的解剖学特点。男性生殖系统的器官具有分泌前列腺液、附睾液、精液等富含有利于滋养细菌等病原体生长繁殖的分泌物，通过输精管道相互联系、通过血液循环及神经等同其他组织或器官相互联系的解剖学、生理学与组织学特点（详见第二章），从而造成其成为容易受到细菌等生物性病原因子感染及其他非生物性病原因子伤害的男性器官。

1. **男性生殖器官感染预防的基本原则**　根据引起男性生殖器官发生炎症的病原因子

的性质不同，可将男性生殖器官的炎症分为生物性病原因子引起的炎症（感染性炎症）、非生物性病原因子引起的炎症（非感染性或无菌性炎症）两种类型。生物性病原因子常见包括各种微生物、寄生虫和原虫及其代谢产物，非生物性病原因子包括各种物理因素与化学药物与试剂等。生物性病原因子引起的男性生殖器官炎症是临床上最常见的男性生殖器官炎症类型，属于感染性的男性生殖器官炎症或称为男性生殖器官感染，其既可由病原体原发感染男性生殖器官引起，也可由在非生物性病原因子引起男性生殖器官损伤或炎症的基础上继发感染引起。不论是感染性男性生殖器官炎症还是其他原因引起的男性生殖器官炎症，都是男性生殖器官受到来自患者体外或体内的某种或某些病原因子作用后发生的疾病，并且非感染性男性生殖器官炎症常常可最终转变为感染性男性生殖器官炎症。男性生殖器官感染预防的基本原则包括以下四个基本要素：①改善身体的生理机能和增强机体的抵抗力；②保持身心的卫生与健康；③避免男性生殖器官受到病原因子的作用或伤害；④及时治疗男性生殖器官相关疾病。在男性生殖器官感染预防原则的这四个基本要素中，最基本的或最关键的是保护男性生殖器官免受病原因子的作用或伤害。需要强调的是，男性生殖器官感染及其他各种感染性疾病的预防只能采用"非抗菌药物预防"的方法进行预防。绝不可采用，尤其不可随意地或不规范地采用"抗菌药物预防"的方法进行预防。然而对于那些可能已经受到感染的人或"高危人群"，如与性病患者或性传播疾病带菌者发生了性行为者、经尿道插管者、接受前列腺诊疗性穿刺者、会阴部或生殖器官外伤者，也可经验性使用抗菌药物进行预防。

众所周知，使用抗菌药物的目的是选择性抑制或杀灭引起感染性疾病的细菌等病原体，不包括寄居于人体的正常菌群与非感染菌群。对男性生殖器官感染性疾病及其他感染性疾病使用抗菌药物治疗的目的，也仅仅是杀灭和清除患者体内或疾病器官内引起男性生殖器官或其他器官感染的病原体。然而有文献报道，甚至在临床上也时常可见，对于前列腺炎、尿道感染及其他许多感染性疾病患者，在使用某种抗生素或抗菌药物"治愈"后，将这种抗菌药物的剂量减半并继续使用 3～6 个月的时间。文献或临床认为，这样可以预防"治愈后"患者的疾病"复发"或重新感染。已知任何抗菌药物的作用都具有病原体选择性并且受到病原体耐药性的影响，任何抗菌药物只能抑制或杀灭那些对该药物敏感的病原体。对病原体非选择性或非针对性使用抗菌药物，不但造成了患者的经济负担加重和药物毒性与副作用的表达，而且既不能预防疾病的复发也不能预防那些对所用抗菌药物具有耐药性的病原体引起的重新感染。在进行敏感病原体的针对性使用抗菌药物治疗时，其基本原则之一是需要给予足够的剂量与疗程，以保证抗菌药物在患者体内及疾病组织内能够形成有效的抑菌浓度或杀菌浓度。由此可见，如果尿道感染、前列腺炎及其他感染性疾病患者的疾病已经治愈，其疾病器官内就不存在任何与疾病相关的病原体，在这种情况下对该患者继续使用疾病治疗期间所用的抗菌药物，就已经完全没有作用与必要。如果在"疾病治愈"之后，将治疗期间所用的抗菌药物以"剂量减半"的方法继续使用，其不但没有治疗的必要与作用，而且也更不具有，也不可能具有预防"原来病原体"引起疾病复发或预防"新的病原体"感染的作用与必要。因此，使用抗菌药物进行有效治疗，使患者前列腺、尿道等感染器官或组织达到"真正无菌"之后，就完全没有必要再继续使用任何抗菌药物了。如果在患者受感染器官或组织达到"真正无菌"之后继续使用抗菌药物，不但不会对于疾病复发或重新感染的预防产生任何有益的作用，反而可由于造成患者机体的正常菌群失调而促进已达到"真正无菌"的前列腺、尿道等组织器官发生重新感染，或其他从未发生过感染的器官或组织遭受感染，以及发生肠道机能紊乱、神经系统机能紊乱、营养不良等菌群失调相关的许多疾病或菌群失调症。即使是在由于患者病情的需要而不得不使用抗菌药物进行预防的情况下，也应当是采用"给予足够的剂量和疗程的方法"规范地和短期疗程地使用抗菌药物进行预防，而绝不是采用"减少抗菌药物的剂量和（或）长期疗程的方法"不规范地使用抗菌药物进行预防。任何不规范使用抗菌药物的方法，不但不能有效地预防或治疗感染，反而可筛选出耐药性菌株及促进或驯化细菌等微生物迅速形成耐药性、耐药性程度加重甚至发生耐药性的广泛转移。已知在正常生理状态下，人体的尿道前段、肠道、上呼吸道等部位都有正常菌群寄居，属于正常有菌的器官或组织。这些正常菌群具有帮助宿主机体抵抗病原性细菌等微生物外源性感染的作用，其中的某些菌种或菌型在某些特殊的条件下也可能引起宿主机体发生内源性或条件性感染。在人体进行正常生活的过程中，不但几乎不可能始终保持正常尿道前段、阴道、肠道、上呼吸道、皮肤等器官或组织长期处于无菌状态，而且也始终难以避免前列腺等内生殖器官及其他在正常生理情况下无菌的器官或组织发生由某些正常菌群引起内源性感染或病愈后重新感染的潜在危险，或者始终难以避免前列腺等内生殖器官及其他器官或组织受到某些病原性细菌等微生物引起外源性感染的潜在危险。既然人体不能始终避免其尿道前段、阴道、肠道、上呼吸道、皮肤等在正常生理情况下通常有菌的部位受到正常菌群微生物的感染和寄居，那么在临床治疗中使疾病前列腺等正常无菌的生殖器官及其他器官达到真正无菌之后，就应少用或不再继续使用抗菌药物，以保留那些有助于人体健康和抵抗病原性微生物外源感染的正常菌群及对多种抗菌药物具有高度敏感性的正常菌群，而绝不进行抗菌药物的不规范使用或滥用以杀灭这些对宿主机体有益的正常菌群，或者选择与保留那些对多种抗菌药物具有高度耐药性的正常菌群。前列腺等内生殖器官及其他器官或组织一旦不可避免地发生了病原性细菌等微生物的外源性感染，或发生了正常菌群微生物的内源性感染或重新感染，在这种情况下对于由抗菌药物敏感或高度敏感的菌株引起感染的治疗，始终要比由抗菌药物耐药或多重耐药的菌株引起感染的治疗具有更多的抗菌药物可选择性和（或）更加容易获得治愈的效果。

2. 男性生殖器官感染预防的策略　前列腺炎等男性生殖器官感染的发生与发展，除了同病原因子直接侵入或作用于前列腺等男性生殖器官或组织引起炎症反应有关外，也同患者身体的某些生理或病理状况具有密切的关系。例如，禁欲与纵欲、包皮过长或包茎、生殖器官结石、良性前列腺增生、会阴部及生殖器官遭受外力打击或压迫、机体免疫力低下或缺陷等，常常可引起前列腺等男性生殖器官的不适与疼痛、继发性病原体感染，使之容易发生感染等炎性损害与疾病。反之亦然，男性生殖器官感染的慢性过程或急性发作，也常常可引起或促进良性前列腺增生、生殖器官结石、生殖器官脓肿、生殖器官出血、男性不育甚至恶性肿瘤与性功能低下等疾病的发生与发展，甚至感染性疾病与这些非感染性疾病可互为因果（详见第三章）。因此男性生殖器官疾病的预防，并不仅仅是防止和控制男性生殖器官感染性疾病的发生与发展，其对于预防和控制男性生殖器官感染性疾病相关疾病的发生与发展也同样具有十分重要的意义。

根据男性生殖器官感染性疾病发生与发展的特点与规律、男性生殖器官感染的病原学和组织病理学特点及人体的生理学与病理学特点，著者认为前列腺炎等男性生殖器官感染的预防策略宜包括和分为"疾病前预防、疾病期间预防、恢复期预防、康复后预防"四个阶段，并且在不同阶段分别实施。在前列腺炎等男性生殖器官感染性疾病预防的这些不同阶段中，"疾病前预防"是针对从未发生过任何疾病或损伤的前列腺等男性生殖器官所采取的防止疾病发生的预防措施与方法。正常生理状态的前列腺等男性生殖器官具有完全正常的组织结构和生理机能，以致其对于细菌等生物性病原因子的感染及某些化学性病原因子的作用通常具有较强的抵抗力或耐受性，但却容易受到打击、挤压等物理性致病因素的作用。"疾病期间预防"是在前列腺炎等男性生殖器官感染性疾病发生及其治疗期间所采取的避免感染进一步扩散及其相关疾病不良发展的各种预防措施。在某一或某些男性生殖器官感染期间，存在于男性生殖器官内的病原体容易通过输精管道等途径扩散和引起更加广泛的男性生殖器官感染。感染器官的组织损伤以及治疗造成的菌群失调也提高了男性生殖器官的病原体感染易感性。"恢复期预防"是针对前列腺炎等男性生殖器官感染性疾病经过治疗达到无菌后，在疾病恢复期阶段所采取的防止疾病再次或重新发生的预防措施。恢复期阶段的男性生殖器官和（或）患者身体由于曾受病原体感染等因素的作用而具有不同程度的组织损伤及生理机能紊乱，并且患者还可发生心理机能紊乱及由抗菌药物的使用造成的尿道正常菌群失调甚至消失，以致对于细菌等生物性病原的重新感染或某些化学性病原的刺激作用常常可具有较高的易感性或敏感性。"康复后预防"是针对男性生殖器官感染性疾病经过治疗达到无菌及组织损伤完全修复后，在身体康复后的生活过程中所采取的防止疾病再次发生的预防措施。前列腺炎等男性生殖器官感染康复后的人体，某些损害严重的男性生殖器官可存在不可修复的组织结构与生理机能紊乱，如组织钙化灶或瘢痕、结石、血管与神经损伤等，以致其对于细菌等生物性病原因子的感染或某些化学性病原因子的刺激比疾病前具有更高的易感性或敏感性。某些患者还可由于曾经发生疾病及治疗所造成的痛苦或伤害，存在拒绝或畏惧某些食品及不能进行正常性生活的心理障碍，这些因素可使治愈后的前列腺等男性生殖器官容易发生重新感染或其他疾病。

第二节　男性生殖器官感染的疾病前预防

疾病前预防是指在身体尚处于完全健康（不是亚健康）的状态下，所实施的预防疾病发生的策略与方法。尚未受到病原体感染的前列腺等男性生殖器官及其人体具有正常的组织结构与生理机能及相关的心理机能，但患者由于缺乏前列腺炎等男性生殖器官感染发生与发展的经历与基本知识，通常不能正确了解其生殖器官的结构与功能及其相关疾病预防的措施与方法，从而容易形成有利于前列腺炎等男性生殖器官感染发生与发展的行为或条件。

前列腺炎等男性生殖器官感染的疾病前预防，需要针对发生感染之前的男性生殖器官的解剖学、组织学与生理学特点及人体生理学与心理学特点，在发生前列腺炎等男性生殖器官感染之前采取各种措施与方法避免感染的发生与发展。然而由于前列腺炎等男性生殖器官感染的发生与发展具有隐匿性和低龄性，常常很难确切地知道男性前列腺等生殖器官受到感染或发生炎症等疾病的最早时间或起始时间。因此确定或鉴别前列腺等男性生殖器官的完全健康状态、亚健康状态或亚临床感染状态，常常需要对前列腺等男性生殖器官进行病原学、细胞学、影像学、血清学甚至组织病理学的检查。例如，文献报道前列腺炎（前列腺脓肿）可发生于 12 岁年龄者。一般认为，前列腺炎在男性青春期后开始形成逐渐增高的发生率和（或）发病率，并且随人体年龄的增长而明显增高。因此就一般情况来说，对于前列腺炎等男性生殖器官感染进行疾病前预防，应当是针对青春期之前及青春期的人群，其次为青春期后的各年龄组人群。对于男性生殖器官感染的疾病前预防，通常采用一般性的或非特异性的预防措施与方法，包括增强机体抵抗力、注意个人卫生、避免病原因子感染或伤害男性生殖器官、治疗同男性生殖器官感染的发生具有明显相关性的疾病或因素等。

一、保持身体正常生理机能和增强机体抵抗力

保持身体正常生理机能和增强机体抵抗力，是预防前列腺炎等男性生殖器官感染及其他各种疾病最重要的基本原则和有效方法。在人体正常生活中的许多因素，如适当的体育运动与休息、合理的饮食结构与营养、良好的生活与卫生习惯等，都可影响或有利于改善与保持身体的正常生理机能和增强机体抵抗病原体感染及其引起疾病的能力。对于改善与保持身体正常生理机能和增强机体抵抗力的各种措施与方法的选择与应用，需要注意科学性及个体针对性。

1. **运动**　体育运动是改善与保持身体的正常生理机能和增强个人体质，以致提高机体

防御疾病抵抗力的最常使用和重要方法之一。然而进行体育运动需要注意根据个人身体的生理与病理状况及职业等因素的不同，选择适宜自身的运动方式、运动量及运动时间等。作为非专业性的和以增强机体抵抗力或体质为目的之体育运动，常见如行走、跑步、登山、游泳、健身操、拳术与剑术、球类运动、健身器运动等。对于各种运动方式的选择与使用程度，一般以不造成身体的过度疲劳和（或）组织损伤为基本要求。

2. **饮食** 合理的饮食结构与饮食方式，对于前列腺炎等男性生殖器官感染的疾病前预防同样也具有十分重要的意义。饮食的一般含义是指人体通过摄入水与食物，以获得维持身体正常新陈代谢活动与生长发育等所需要的营养物质。合理的饮食结构与饮食方式包括对于含不同营养物质的不同食物的合理搭配、辅料添加、加工处理及适量摄入等。医学上也具有根据患者的病情，利用特别配制的饮食以配合疾病治疗的方法，称为"饮食疗法"。然而在关于前列腺炎等男性生殖器官感染的发生与发展及其同饮食的关系上，却常可见某些正常人，尤其是那些曾患过前列腺炎的人，由于片面地听信了乙醇、辣椒及某些动物肉类等食品可引起前列腺炎的言论，发生选择甚至拒绝某些食品的现象。对于食品的选择或拒绝现象属于不良饮食习惯或偏食，其不但可造成身体发生营养不良、发育与生长障碍甚至某些疾病，而且也可导致机体对于细菌等病原体感染的抵抗力及对于损伤组织的修复能力降低。虽然过量的乙醇及辛辣食品不但可对男性尿道、前列腺等生殖器官产生刺激作用，而且也可能造成机体的抗感染能力降低及对某些疾病的抵抗力降低，但适量饮酒及食用辛辣食品通常并不会造成正常前列腺及其他许多生殖器官发生明显的损害，也不会成为这些器官发生炎症的病因。一般来说，正常食用含乙醇及辣椒等辛辣食物的食品，不会引起没有受到病原体感染或其他因素伤害的正常前列腺等男性生殖器官发生明显的病理损害，以致发生前列腺炎等生殖器官感染性疾病。著者通过对正常人体及患者的观察与研究发现，同饮酒或食用辛辣食品有关的前列腺炎等男性生殖器官感染，其绝大多数患者已经具有亚临床感染性前列腺炎或其他生殖器官的亚临床感染，或者发生于经尿道的或直接前列腺内的介入性诊疗操作之后。适量的乙醇、辛辣食品等食物并不会作为病原因子（病因）引起健康的前列腺等男性生殖器官发生感染或炎症，但可作为诱因引起亚临床感染的前列腺等男性生殖器官感染症或炎症的发作。

3. **休息** 过度劳累与精神紧张也是造成身体抵抗力降低的重要因素之一，其不但可有利于外界环境的病原体感染人体，而且也常常可造成寄居或感染男性尿道及身体其他部位正常菌群的细菌等生物性病原因子容易在宿主体内扩散和感染前列腺等男性内生殖器官。因此通过睡眠、闲暇、娱乐等方式保证足够的休息时间以维持良好的生理与精神状态，对于男性生殖器官感染的疾病前预防同样具有十分重要的意义。

4. **生活习惯** 建立和坚持良好的生活习惯，可有助于建立与保持身体正常的生理机能与健康状态。反之，不良的生活习惯则可造成机体的生理机能紊乱，从而对胃肠道功能、营养物质的代谢与利用、血压、精神甚至细胞的正常分裂等产生不良影响。如果条件允许，应当坚持正常的和有规律的作息，适量多饮水和正常饮食、正常排尿与排便，不可憋尿使膀胱过度充盈、过度劳累、暴饮暴食、酗酒及过度吸烟。通过增加饮水量以增加排尿次数的方法，既有利于避免或改善便秘的发生及膀胱过度充盈对于男性生殖器官形成的挤压作用，也有利于通过对男性尿道菌群的频频冲洗而限制尿道菌群的过度生长繁殖和降低由尿道菌群逆行扩散而感染前列腺等内生殖器官的危险性。

5. **改善胃肠道生理机能** 胃肠道生理机能紊乱可影响食物的消化、营养成分的吸收与利用及身体的健康状况，导致便秘或腹泻。便秘常常可造成前列腺炎、输精管炎、精囊炎等男性生殖器官感染患者的症状加重，这可能同聚集于直肠内的干燥大便及排出过程中对炎性男性生殖器官及其周围神经与血管形成的挤压作用有关。腹泻可使人体会阴部皮肤容易受到肠道菌群的污染，增加尿道或前列腺等生殖器官受到感染的概率。因此建立和保持正常的胃肠道功能，有规律地排便及避免发生和及时治疗便秘与腹泻，是有利于男性生殖器官健康及增强男性生殖器官抵抗病原体感染能力的重要措施。对于胃肠道生理机能的改善或保持，一般可通过增加富含纤维素类食品的摄入等饮食疗法，及时排尿和有规律地排便，排便后热水洗浴会阴部皮肤，必要时可使用止泻药物治疗腹泻或使用促泻药物治疗便秘，也可采用灌肠的方法治疗便秘。便秘及腹泻患者也可服用益生菌制剂或药物，有助于胃肠道生理机能的改善及便秘与腹泻的治疗或预防（详见后述）。

6. 穿着合体服装　穿着柔软、宽松与合体的服装，有利于阴囊、睾丸、阴茎等男性生殖器官保持正常的生理状态。过紧的或不合体的服装常常可影响许多生殖器官的正常血液循环和神经机能，从而容易发生细菌等病原体感染甚至影响生殖器官的正常生长发育及生理功能。

7. 人工免疫　人工免疫预防是以人工方法给易感者机体接种疫苗或注射抗血清，使机体产生特异性抗感染免疫力的方法。人工免疫（artificial immunization）包括人工主动免疫（artificial active immunization）与人工被动免疫（artificial passive immunization），其中人工主动免疫是增强易感者机体抗感染免疫力和预防感染性疾病最重要的和最有效的措施。然而男性生殖器官的绝大多数感染性疾病，目前仍然不能采用人工免疫的方法进行有效的特异性预防。其主要原因是引起男性生殖器官感染性疾病的病原体种类繁多、抗原结构复杂、免疫原性弱或血清型多样化以及可引起浅表组织感染等，以致不能刺激宿主机体产生持久的特异性抗感染免疫力及缺乏有效的疫苗。在常见引起男性生殖器官感染的各种相关病原体中，目前已知可用于人工主动免疫预防的疫苗主要是单纯疱疹病毒及人巨细胞病毒的亚单位疫苗（subunit vaccine）、腮腺炎病毒的减毒活疫苗（attenuated vaccine）、人乳头瘤病毒的疫苗（如九价 HPV 疫苗，可预防 HPV 的 6、11、16、18、31、33、45、52 及 58 型的感染）及结核分枝杆菌的卡介苗（bacillus calmette-guerin, BCG）。这些疫苗主要是用于易感者的全身性感染预防，其对于前列腺炎等男性生殖器官感染的预防效果尚不清楚。苍白密螺旋体苍白亚种等病原体由于感染人体后主要是引起感染免疫（infection immunity）或称为带菌免疫（nonsterile immunity），病原体或其抗原物质一旦从宿主体内消失，即可导致机体丧失抗感染的特异性免疫力，因此不能采用接种疫苗的方法进行梅毒等疾病的人工主动免疫预防。人工被动免疫主要用于病毒感染的紧急预防，可给密切接触者或高危人群注射抗病毒血清、丙种球蛋白、胎盘球蛋白或干扰素等，然而其对于男性生殖器官病毒感染的治疗和紧急预防效果尚不确定。

二、注意个人卫生

个人的卫生状况同许多疾病的发生与发展都具有十分密切的关系甚至是引起疾病发生与发展的重要条件或诱因，其同样对于男性生殖器官感染性疾病的发生与发展具有重要的意义。在关于前列腺炎等男性生殖器官感染预防的个人卫生方面，尤其应当注意的是保持会阴部及外生殖器官的皮肤及尿道的良好卫生状况。

1. 保持会阴部皮肤的清洁与干燥　会阴部皮肤的潮湿与污染将有利于细菌等生物性病原因子的寄居和生长繁殖，这些大量存在于会阴部皮肤上的细菌等微生物不但容易引起外生殖器官损伤皮肤的感染，而且也可通过内裤等媒介扩散和感染男性尿道甚至前列腺等男性内生殖器官。因此注意保持会阴部皮肤的清洁与干燥、大便后及时清洗肛门与会阴部皮肤、勤换洗内裤等，将有利于防止或减少会阴部与外生殖器官皮肤上的细菌等病原体滋生及前列腺等男性生殖器官感染。

2. 保持阴茎头的清洁和切除过长的包皮　包皮过长或包茎者常常可在其包皮腔内形

成尿液残留及尿垢聚集，以致容易引起尿道口炎、尿道炎、阴茎头炎等疾病的发生。因此包皮过长或包茎者应当注意及时清洗包皮腔内的污垢和保持阴茎头及包皮腔的清洁、干燥和卫生，并且注意随时翻转阴茎包皮以暴露尿道口及阴茎头，必要时可行包皮环切手术。

3. 排尿　如前所述，适当增加日饮水量不但有利于身体的代谢活动及其产物的排泄，而且也可形成对尿道的及时冲洗，以致有利于防止尿道正常菌群过度生长繁殖和逆行扩散感染前列腺、输精管等内生殖器官。著者采用"尿液-前列腺液-精液"法，通过对前列腺炎患者分段尿液标本内细菌数量及其变化情况的研究发现，绝大多数近期未接受过抗菌药物治疗患者的前段尿液（IU）内，每毫升常常可含有 1 000～3 000 个 CFU 以上数量的细菌，而末段尿液（TU）标本内所含细菌的数量常常可减少至每毫升数十个至数百个 CFU 以下。由此可见，排尿可显著减少尿道内细菌等正常菌群微生物的数量。如果环境条件允许，饮水量应当以每半天（5～6 小时）的排尿次数达到 2～3 次为宜。适宜的排尿应当是随意的或主动的排尿，而不是由膀胱过度充盈所引起的或被动或被迫的排尿。如果饮水量不足，常常可发生尿液浓缩对尿道产生的刺激作用造成排尿相关的短暂性尿道不适甚至疼痛。同时也可由于排尿次数减少而有利于尿道正常菌群或感染尿道的病原体大量生长繁殖，引起尿道炎或逆行扩散感染前列腺、输精管等内生殖器官。过多地饮水及睡前大量饮水，也可导致排尿次数显著增多甚至发生夜尿增多，从而可对正常生活及工作造成不良的影响。

4. 正常的排精与性活动　正常或适时排精与性活动可有利于男性的身心健康，不洁性行为或不适性活动，如不洁性交、禁欲、纵欲、过度手淫、频繁性兴奋等，可造成前列腺炎等男性生殖器官感染性疾病容易发生。

性功能是人体在性欲驱使下实施性活动及达到性活动满意度的能力。不论是男人还是女人，性功能的表达情况及其达到性活动的满意度，既同人体的生长发育情况有关，也同人体受到性知识教育的情况有关。一般来说，在正常生理状态下，性功能在人体发育的青春期开始形成并且逐渐发展、成熟与完善。男性通常在 25～30 岁达到性欲与性功能的高峰，女性则在 35～40 岁达到性欲与性功能的高峰。不论男人还是女人，到老年（60 岁）以后性欲与性功能逐渐减退，但仍然可具有明显的性欲及性要求。研究发现，甚至年龄在 90 岁的男人与女人，也能够形成性高潮的现象。著者观察到，许多 70 多岁甚至个别 80 岁具有相对健壮体格或相对正常生理机能与心理机能的慢性前列腺炎患者，甚至能够采用手淫法采集精液标本。由此可见，性功能也是评估人体，尤其是男性生理健康与心理健康状态的一个重要指标。对于男性来说，性功能常常可由于受到机能性因素与器质性因素的影响而降低。其中机能性因素主要与人体的心理活动状态有关，常见包括对性信号刺激的反应及其程度、对异性的认知及其程度、对性行为的认知及其程度、对环境条件的认知及其程度、机体的生理状态等。器质性因素主要与疾病及生殖器官的异常发育有关，常见包括神经与内分泌系统疾病、肝脏疾病、肾脏疾病、泌尿生殖器官疾病、生殖器官异常发育、吸烟与酗酒等。

性欲和性交是人类及其他许多生物的基本生理特征与生理活动，是人类及其他许多生物繁衍后代的本能与方式。性欲和性生活对于人类不但是正常生理的基本需求，而且也是正常心理的基本需求。人类的性欲和性生活绝不仅仅是单纯的繁衍后代的需求，而是包含了复杂的心理需求的特殊情感活动。和谐的性生活不论是对于男人还是对于女人，不但都能够获得生理上的释放与满足，而且也都能够获得心理上的释放与满足。性欲的产生及性活动，不但可导致人体许多生理活动发生改变，而且也可导致心理活动发生改变。对于成年男性来说，不论是纵欲还是禁欲，对于疾病前与疾病后的前列腺等男性生殖器官健康都同样是有害而无益的。正常的性生活及适时而有规律地排精，尤其是在发生性兴奋或产生排精欲时能够适时排精，不但有利于排出淤积在前列腺、精囊等生殖器官内的分泌物及输精管道内的精液，从而缓解其对于输精管道等生殖器官产生的挤压作用，而且还有利于减少陈旧分泌物及其降解产物对于前列腺、输精管道等生殖器官形成的化学刺激作用。著者对慢性前列腺炎、慢性附睾炎及慢性输精管炎患者排精与症状关系的观察发现，慢性前列腺炎患者的前列腺炎样症状常常可在排精之后或者在经直肠指检法挤压前列腺之后发生明显的缓解；慢性输精管炎或慢性附睾炎患者也常常可由性兴奋或产生排精欲时不能排精导致症状加重，但常常又可在排精之后或者平卧休息之后症状的发生明显缓解。传统泌尿外科也常常采用每周对慢性前列腺炎患者进行一次前列腺按摩，作为缓解慢性前列腺炎患者症状的"一般治疗"方法。著者对慢性细菌性前列腺炎（CBP）患者进行的细菌数量与排精情况关系的研究发现，CBP 患者在初次就诊时，在第一次排出的精液标本内细菌的数量如果为 500～3 000 个 CFU/ml，则以后每隔 1～2 天排一次精，其精液标本内细菌的数量可表现为明显的逐渐减少趋势，甚至常常可减少至 30～800 个 CFU/ml。有规律地排精不但可使感染内生殖器官的细菌等病原体数量明显减少，而且也有利于增强生殖器官分泌物及精液的抗菌活性与能力。对于前列腺等内生殖器官健康的正常成年人或暂时不宜实施治疗的和病情不是太严重的前列腺炎等生殖器官慢性感染患者（如不会由排精而造成生殖器官出血或明显疼痛等情况的发生），可在性兴奋时采用手淫的方法进行排精或者采用性交的方法进行排精，一般以每月排精 1～4 次为宜。老年人同样也应当注意适时排精，尤其需要在发生性兴奋的时候适时排精。具有正常生理机能的成年男性，如果长期没有发生明显的性兴奋，也应当注意根据其具体情况适当地排出淤积的精液。同时还应当注意在排精之后尽早排尿，以冲洗滞留于尿道内的精液及过度生长的尿道正常菌群微生物。

有规律的性生活与排精的意义绝不仅仅在于缓解男性内生殖器官分泌物对前列腺、附睾、输精管等形成的物理及化学性损害或致病作用，而且其对于建立和保持男性心理健康及身体其他器官或组织的生理机能健康也同样具有十分重要的意义。正常的排精活动有利于男性情感的表达与释放，而性兴奋的过度压抑或禁欲则常常可导致男性情感的异常及生理机能发生不同程度的紊乱。对于一个具有正常生理机能的成年男性来说，性情感的压抑或者不能正常表达，甚至比内生殖器官的分泌物淤积对身体和心理所造成的危害更大。过度地压抑性兴奋的表达或禁欲造成了性情感的异常淤积，常常可导致男性患者表现出忧虑、烦躁甚至产生某些放纵或冲动的行为。对于已婚者来说，夫妻间始终保持和谐而有规律的性生活，不但对于男性的身体及心理健康具有重要的意义，而且对女性的身体及心理健康及家庭生活的和谐也同样具有十分重要的意义。对于未婚成年男性，在性兴奋时也可采用手淫的方法排出精液，但需注意避免频繁性兴奋、过度手淫与不洁性行为。

三、避免病原因子感染或作用

已知引起前列腺等男性生殖器官炎症或疾病的病原因子包括生物性病原因子、化学性病原因子与物理性病原因子，临床上以生物性病原因子引起的前列腺炎等男性生殖器官炎症或疾病最为常见。因此不但需要注意避免或防止外力及化学药物或试剂伤害或刺激男性生殖器官，而且需要注意避免或防止细菌等微生物感染男性生殖器官。

病原微生物和寄生虫主要通过不洁性活动感染男性尿道，常常通过男性尿道逆行感染前列腺、输精管等内生殖器官。在某些条件下，宿主自身体内的病原体或正常菌群微生物也可通过血液循环扩散，感染前列腺等男性内生殖器官。会阴部及男性外生殖器官皮肤的不卫生状态与抵抗力降低，可有利于各种病原体在会阴部及外生殖器官的皮肤表面滋生和感染男性尿道与内生殖器官。在常见引起男性生殖器官感染的病原性微生物中，支原体与衣原体可在正常女性的阴道内寄生和形成较高的无症状携带率（健康带菌者）；淋病奈瑟菌感染女性后，也常常可形成阴道的长期无症状携带状态或亚临床感染状态。因此杜绝不洁性交和及时诊断与治疗女性的阴道带菌者，是防止或避免发生病原体外源性感染男性尿道等男性生殖器官的重要措施。如果发生了在性交或游泳之后的尿道不适或排尿症状及会阴部不适等生殖器官感染样症状，应当及时到医院就诊，并且根据病原学检查及病原体药物敏感试验的结果，选择抗菌药物和进行规范的治疗。同时也应当高度重视并及时治疗身体其他部位的感染性疾病，以防止病原体自身扩散或内源性扩散和感染男性生殖器官。

四、治疗生殖器官感染相关疾病或因素

由于男性生殖器官的解剖学和生理学特点及男性生殖器官和（或）机体抵抗力降低等，人体的某些疾病或因素常常可成为造成容易发生前列腺炎等男性生殖器官感染的因素。这些造成男性生殖器官容易受到感染和发生炎症及其他损害的疾病或因素称为"男性生殖器官感染相关的疾病或因素"，常见包括肾盂肾炎、膀胱炎、生殖器官结石、良性前列腺增生、前列腺钙化灶、便秘、腹泻、糖尿病、HBV感染、感冒、皮肤癣症、结核病、单纯疱疹、菌血症或败血症、包茎或包皮过长等。

男性生殖器官感染相关的疾病或因素，可通过直接或间接降低身体及男性生殖器官的抵抗力或免疫力、增加尿道等男性生殖器官受到感染的易感性，有利于感染男性尿道及身体其他部位病灶的病原体或正常菌群及亚临床感染菌群的大量生长繁殖和释放到血流或生殖道内，造成前列腺等男性生殖器官容易受到感染和发生感染性炎症与疾病。对于这些男性生殖器官感染相关的疾病，不但需要进行早期诊断和规范治疗，而且在治疗的过程中也需要注意患者是否产生排尿症状或男性生殖器官感染样症状，以避免发生由于抗菌药物的使用造成菌群失调而引起的男性生殖器官的继发性条件致病菌感染。

1. **造成机体免疫力降低**　糖尿病、HBV感染、长期使用糖皮质激素、感冒等，可造成机体抗感染免疫力降低，从而有利于患者体内及外界的病原体感染男性尿道及其他生殖器官。研究证实，糖尿病、HBV感染者的免疫力可有不同程度的降低，尤其是白细胞的吞噬功能降低，从而不能有效地清除体内的病原体。著者对伴有糖尿病或HBV感染的前列腺炎等生殖器官感染者的治疗发现，这些患者前列腺等生殖器官内的细菌等病原体不但难以完全清除，还常常可在前列腺炎等生殖器官感染治愈之后又很快发生重新感染。肾盂肾炎、膀胱炎、腹泻的患者，可随其尿液或粪便排出大量细菌等病原体，从而容易污染尿道和引起尿道及前列腺等生殖器官的感染。生殖器官结石、良性前列腺增生、前列腺钙化灶、便秘的患者，前列腺或其他生殖器官的病理性损伤或受挤压，以致抵抗力降低而容易发生感染。

2. **有利于病原体寄生和生长繁殖与扩散**　包茎、包皮过长可由于尿液残留于尿道口及包皮腔内，造成包皮腔内潮湿、分泌物聚集或尿垢堆积，从而可对包皮腔及尿道口形成刺激作用和降低其抵抗力或引起炎症。潮湿并含有异物的包皮腔也有利于细菌等病原体的寄生和生长繁殖，从而感染尿道及前列腺等生殖器官。

3. **避免接触和治疗感染源**　直接的性接触是造成淋病奈瑟菌、解脲支原体、生殖支原体、人型支原体、沙眼衣原体、梅毒螺旋体、人乳头瘤病毒、单纯疱疹病毒、传染性软疣病毒、白假丝酵母菌、阴道毛滴虫等病原体感染男性尿道及其他生殖器官的主要传播方式，因此需要避免不洁性行为，及时诊断并治疗性伴的生殖道传染病。

前列腺等男性生殖器官的体检主要适用于男性的孕前健康体检、中年与老年人群以及高危人群，常用方法包括临床检查、实验室检查、影像学检查、分子生物学检查（详见第15章）

五、生殖器官体检与保健

前列腺等男性生殖器官的亚临床感染或亚临床炎症，在成年男性人群中具有较高的发生率，尤其常见于已婚、纵欲和禁欲、过度手淫、不洁性行为的成年男性（高危人群）。前列腺亚临床感染或亚临床炎症者通常没有明显的或典型的临床表现，以致常常被忽略或漏诊。长期存在的亚临床慢性炎性病理反应能够刺激前列腺等男性生殖器官的细胞因子、免疫反应及某些抗原物质的异常表达，从而可引起前列腺等生殖器官细胞的死亡、凋亡、异常分化、增生等病理反应，成为发生早泄、性功能障碍、急性前列腺炎、慢性前列腺炎、前列腺钙化灶、前列腺脓肿、良性前列腺增生、前列腺癌、不育以及其妻的不孕、胎儿发育异常等严重疾病的诱因。由此可见，定期地进行前列腺等生殖器官的体检与保健，对于早期发现和及时治疗前列腺等生殖器官的亚临床感染与炎症，预防性功能障碍、前列腺炎、良性前列腺增生、前列腺癌等男性生殖器官严重疾病的发生与发展及其对生育的影响具有重要意义。

前列腺等男性生殖器官的亚临床感染与炎症检查主要适用于男性的孕前健康体检、中年与老年人群以及高危人群，常用方法包括临床检查、实验室检查、影像学检查、分子生物学检查。

1. **临床检查**　通过性活动史、相关症状、生活习惯等的仔细询问以及生殖器官体查，常常能够发现或初步诊断前列腺等男性生殖器官亚临床炎症者。

2. **实验室检查**　实验室检查及其结果是诊断与鉴别诊断前列腺等男性生殖器官亚临床感染或亚临床炎症的最重要方法和依据，主要包括尿液常规检查、前列腺液常规检查、精液常规检查、前列腺液与精液的病原体检查（尿液-前列腺液-精液检查），必要时可进行血液的特异性前列腺抗原（SPA）检查。

3. **影像学检查**　B超是最常用的影像学检查方法，通过前列腺等生殖器官的组织结构与形态学改变特征，结合受检者的临床检查与实验室检查结果，可进行前列腺等男性生殖器官亚临床炎症的辅助诊断。

4. **分子生物学检查**　前列腺等男性生殖器官亚临床感染与炎症的分子生物学检查具有较高敏感性和灵敏度，常用方法包括生长因子信号/细胞因子（PGFs/CKs）检查、特异性抗体或致敏淋巴细胞检查、病原体特异性抗原检查、病原体特异性基因检查。

第三节　男性生殖器官感染期间的预防

在男性生殖系统的某一个或多个器官发生感染及其治疗期间，疾病器官存在组织与机能的损伤及含有大量的病原体。抗菌药物的使用可不同程度地造成患者身体其他部位的菌群失调及相关的生理机能紊乱或损害，受感染的生殖器官内的病原体容易在男性生殖系统的各器官内扩散甚至感染其他器官与组织，受感染器官本身也容易受到来自外界环境及自身体内具有耐药性的病原体及条件致病性病原体的继发感染或形成复数菌感染。发生于治疗期间的继发感染与感染扩散不但可造成患者病情加重与复杂化，而且是影响前列腺炎等男性生殖器官感染性疾病治疗效果的一个十分重要的常见因素。

对于前列腺炎等男性生殖器官感染期间的预防，基本原则和措施是防止受感染器官内的病原体扩散及防止受感染器官发生新的病原体继发感染，主要包括：合理使用抗菌药物及其他药物与方法、加强病原学检查与监测、改善生理机能和增强抵抗力、保持良好的个人卫生。

一、合理使用抗菌药物及其他药物与方法

前列腺炎等男性生殖器官感染的治疗也同人体其他器官感染的治疗一样，抗菌药物及其他药物与方法的规范使用可有助于患者疾病的迅速治愈和身体康复。然而抗菌药物及其

他药物与方法的不规范使用或滥用不但可导致患者疾病难以治愈甚至病情加重，而且也可导致耐药菌株筛选、感染扩散及治疗药物或治疗方法对患者身体产生毒性作用与副作用伤害。抗菌药物及其他药物与方法的正确使用，不但需要基本或充分了解引起患者感染的病原体种类、性质及其药物敏感性，而且还需要基本或充分了解患者受感染器官及其相关器官与组织及身体的生理学与病理学特征，基本或充分了解所用药物的药理学、药代学等特征，基本或充分了解与患者疾病及其治疗密切相关的其他因素，在此基础上选择引起患者感染的病原体敏感的和适宜患者生理学与病理学特征的抗菌药物及其他药物与方法，以适当的药物剂量与配伍、给药途径、治疗方法与疗程及适时的病原学监测对患者实施治疗。然而在前列腺炎等男性生殖器官感染的临床治疗上，由抗菌药物及其他药物与方法不规范使用造成患者疾病难以治愈、加重或身体伤害的病例寻常可见。

例如，在没有进行受感染器官的病原学检查的情况下，仅仅根据患者的症状、体征和（或）前列腺液等标本的细胞学检查结果就将其诊断为"急性前列腺炎"、"慢性前列腺炎"或其他生殖器官感染性疾病，并且经验性地选择和使用抗菌药物及其他药物或方法对患者实施治疗。这些患者在治疗过程中常常可由于临床漏诊或误诊、所用抗菌药物缺乏病原体种类及其药物敏感性的针对性、药物剂量和（或）疗程不足、局部穿刺等治疗方法造成局部组织损伤、获得性或药物性免疫力降低等因素而造成受感染器官内或其他器官内的病原体或正常菌群扩散，从而导致患者的受感染器官及其他器官发生继发感染、复数菌感染、耐药菌株感染、多器官感染。单纯性的阴茎炎、阴囊炎、尿道炎、前列腺炎等男性生殖器官局部感染患者，也常常可见由于选择了不适当的药物与治疗方法，如局部感染的不适当全身用药、经验性用药、使用对人体组织具有刺激或伤害性的药物或治疗方法等，从而导致感染不能有效控制、耐药菌株筛选甚至病原体扩散和引起其他生殖器官感染的不良结果。

二、加强病原学检查与监测

治疗之前的病原学检查是感染性疾病诊断与鉴别诊断及指导临床选择抗菌药物和治疗手段的重要方法和依据，治疗过程中的适时病原学监测则对于了解患者病情的发展及其预后、选择或修正治疗药物与方法、评估治疗效果具有重要的甚至关键的指导意义。男性生殖器官感染及其他各种感染性疾病的发生与发展，都是由病原体侵入宿主的器官或组织内生长繁殖和产生毒性代谢产物引起的，病原体感染是感染性疾病发生与发展的始动因子。因此病原体在宿主感染器官或组织内的存在及其繁殖与代谢、种类与生物学特性、药物敏感性等，将对感染的发生与发展和治疗效果产生重要的甚至是关键的影响。在不了解病原体的种类及其生物学特性与药物敏感性等性状的情况下，使用抗菌药物及其他药物与方法进行治疗，不但不能抑制或杀灭引起感染的耐药性病原体，反而会刺激耐药性病原体的生长繁殖与代谢活动及其耐药性程度迅速增加，以致常常可造成耐药菌株的筛选与感染及引起感染的广泛扩散。

临床上，常常可见前列腺炎等男性生殖器官感染患者在接受抗菌药物的不规范治疗过程中，可产生病情或症状随治疗时间延长而逐渐加重或扩散的情况。王和等采用病原学检查与监测的方法，对前列腺炎等男性生殖器官感染及其他器官感染患者的抗菌药物–病原体–患者病情变化的关系进行了研究，结果发现在正确的病原学检查结果和病原体药物敏感性试验结果指导下的抗菌药物规范治疗，通常能够在治疗的第5天后基本杀灭慢性前列腺炎等男性生殖器官感染或其他器官感染患者的感染器官内病原体的药物敏感菌株，并且患者的症状也可随之明显缓解甚至消失。因此认为在前列腺炎等急性与慢性感染性疾病的治疗上，过长时间的疗程与获得疾病治愈疗效之间并没有必然的联系，其却同发生病原体的耐药菌株感染、复数菌感染及感染扩散具有很大的相关性（详见第八章与第十五章）。

三、改善生理机能和增强抵抗力

良好的生理机能及抗感染免疫力是宿主抵抗病原体感染的重要基础，合理的饮食结构及其营养组成、适当的运动与休息、良好的心理状态、良好的胃肠道生理机能等因素，都可有助于患者生理机能的改善和增强抵抗病原体感染的能力。在前列腺炎等男性生殖器官感染性疾病的治疗期间，患者同样需要根据自身的病情及其发展进行适当的休息与运动，合理饮食，穿着柔软与合体的服装。避免或消除对于疾病的过度关注或焦虑、食物的选择与拒绝、禁欲或纵欲、不洁性活动、便秘或腹泻、剧烈运动或过度疲劳等可影响身体的生理机能或抵抗力、造成身体不适或感染加重与扩散及重新感染的各种因素。

在前列腺炎等男性生殖器官感染及其治疗期间，炎症及抗菌药物的使用常常可造成患者器官或身体不适及菌群失调及其相关的生理机能紊乱，因此常常需要对患者进行感染器官或身体机能的康复治疗或帮助。例如，阴囊炎、阴茎炎、尿道炎等男性外生殖器官感染的急性期与慢性期，需要根据患者疾病的具体情况分别采用冷浴或热浴的方法，帮助改善感染器官的生理机能和缓解症状。慢性前列腺炎、慢性附睾炎等内生殖器官感染患者，通常需要采用热浴的方法帮助感染器官改善生理机能和缓解症状。此外还可给患者服用一些有利于受感染损伤组织修复和增强机体抵抗力的药物，如维生素 C、维生素 B 等维生素类及锌、钙等元素。适当增加水果、蔬菜及植物蛋白质的食用量，可有利于减少或避免便秘的发生和促进前列腺等生殖器官受损伤组织的修复。由于治疗期间正在使用抗菌药物，不宜对患者进行肠道及其他部位正常菌群的补充或菌群失调的纠正，必要时可给予适当的对症治疗。

四、保持良好的个人卫生

保持良好的个人卫生是指在前列腺炎等男性生殖器官感染性疾病的治疗期间，患者通过采用保持其外生殖器官及会阴部皮肤的卫生与洁净、适当排精、保持尿道洁净的方法，减少病原体污染、感染和扩散的机会。

1. 保持男性外生殖器官和会阴部皮肤的卫生与洁净　治疗期间需要注意勤洗澡和换衣，尤其需要注意清洗会阴部的皮肤与外生殖器官的皮肤，以保持身体的卫生及会阴部和外生殖器官皮肤的洁净，从而减少或抑制细菌等微生物在会阴部皮肤表面的大量生长繁殖及通过尿道口侵入人体和外源性感染男性尿道、前列腺或输精管道等男性生殖器官的机会。主要方法包括患者在大便后需要进行肛门及会阴部与外生殖器官皮肤的洗浴和勤换内裤，以保持会阴部与外生殖器官皮肤的清洁与干燥；会阴部及外生殖器官的皮肤多汗和潮湿者，可在洗浴之后局部使用爽身粉或痱子粉；会阴或阴囊皮肤发生皮炎或湿疹者，可局部涂搽白色洗剂、丁苯羟酸乳膏或皮康霜（曲咪新乳膏）；局部皮肤病灶继发细菌等微生物感染者，可用聚维酮碘溶液或其他消毒剂涂搽于病灶，必要时可进行病原体检查和给予抗菌药物治疗（详见第十二章）；及时治疗腹泻、腹胀等肠道功能紊乱或疾病。

2. 适当排精　前列腺炎等男性生殖器官感染患者的感染器官内，可存在大量的病原体及炎性分泌物。治疗期间进行适当的排精，不但有利于感染器官内病原体与炎性分泌物的排除和患者症状的缓解，而且也有利于抗菌药物及其他药物在感染器官的组织内扩散与渗透及损伤组织的修复。排精并不是无条件地适用于任何性质、种类、器官、病理改变与疾病阶段的男性生殖器官感染者，也不是广泛地适用于任何年龄、生理状态及环境条件下的男性生殖器官感染患者。适当排精需要根据男性生殖器官感染患者的感染器官、疾病情况、病理学与生理学特征、环境条件等，以适当的方法适时进行。例如，慢性前列腺炎、慢性附睾炎、慢性输精管炎等内生殖器官慢性感染的绝大多数患者，在治疗期间（通常在用药后的 3～5 天）适当排精，可有助于提高治疗效果和缓解患者症状。以性交方法排精者，需要使用安全套。对于不便排精或不能排精者，可采用由医生每周一次为患者进行前列腺按摩的方法排出前列腺液。

3. 保持男性尿道洁净　保持男性尿道清洁包括治疗期间的患者通过增加饮水量而增多排尿次数，包皮过长或包茎者注意清洗包皮腔内的尿垢、保持包皮腔的洁净与卫生，性生活时使用安全套具，射精后及时排尿，保持会阴部和外生殖器官皮肤的卫生、清洁与干燥。在前列腺炎等内生殖器官感染的治疗初期或疗程中，不宜对患者实施包皮环切手术，以免影响病原学复查时的前列腺液及精液标本采集。

第四节　男性生殖器官感染的恢复期预防

前列腺炎等男性生殖器官感染的恢复期，开始于完全清除感染器官组织内引起炎症的病原因子之后，止于男性生殖器官的损伤组织完全修复。虽然通过对前列腺液与精液标本的病原学检查，可以确定是否完全清除了患者前列腺等内生殖器官内的病原因子，但却常常很难确定患者前列腺等内生殖器官的损伤组织是否已经完全修复。如果感染器官的组织损伤较为严重，前列腺液与精液的细胞学检查常常有助于判断感染器官的组织损伤及其修复程度。由于感染器官的微小与慢性损伤或者恢复期的损伤常常不能引起明显的前列腺液或精液的细胞学异常现象，根据前列腺液或精液的细胞学检查结果也常常不能判断损伤是否继续存在。然而即使感染器官内残存的损伤是极微小的，也可能成为有利于病原体定植和生长繁殖以引起男性生殖器官感染性疾病及其他疾病的原发病灶。因此对于前列腺炎等男性生殖器官感染的恢复期预防，常常需要临床医生根据其经验，结合患者的症状与体征及病原学检查与实验室检查的结果进行综合分析与判断。由于不同患者、不同生殖器官感染及其器官的组织损害情况及病史和治疗过程与方法等因素的不同，可造成不同患者在治疗后形成不同的恢复期时间，一般为 1 周至 6 个月的时间。

一、改善生理机能与增强机体抵抗力

由于病原体感染及经过抗感染治疗或其他治疗，患者恢复期的男性生殖器官及身体其他器官的组织结构和（或）生理机能及患者的心理机能都遭受到了不同程度的损害，以致宿主机体的抗感染能力可有不同程度的降低。因此对于前列腺炎等男性生殖器官感染者的恢复期，改善身体的生理机能与心理机能以提高机体的抗感染能力，是使前列腺炎等男性生殖器官感染性疾病获得有效治愈的重要措施。改善生理机能和增强机体抵抗力的基本措施与方法主要包括：

1. 保持合理的饮食结构与营养组成　正常饮食的各种食品并不是引起前列腺炎及其他男性生殖器官感染或炎症的病原因子，合理的饮食结构及其营养组成是改善人体生理机能和提高抗感染免疫力或抵抗力的重要基础。因此在前列腺炎等男性生殖器官感染性疾病患者的恢复期，如果不是某种或某些食品可导致身体产生某些不适或疾病（如过敏、皮炎、腹泻、便秘、高血糖、高血压、高血脂等），则没有必要拒绝某种或某些食品的正常食用。必要时也可服用一些有利于感染器官组织修复与机能恢复的药物，如维生素 C、维生素 B 等维生素类及锌、钙、钾、磷等微量元素与宏量元素。

2. 合理运动与休息　在前列腺炎等男性生殖器官感染的恢复期，患者应当积极参加适当的或适合自身体质的体育运动与社会活动，建立良好的生活习惯与保持足够的休息时间，注意避免剧烈运动造成机体过度疲劳或损伤。

3. **局部理疗**　采用会阴部或感染器官局部热疗的方法，可通过促进局部组织的血液循环而有利于感染器官的组织修复与机能康复。例如，可采用每天进行 1～2 次热水坐浴的方法，也可使用超短波治疗仪、红外线治疗仪等理疗设备，进行生殖器官或会阴局部的机能康复性理疗。

4. **恢复正常菌群**　虽然抗感染治疗可不同程度地破坏患者身体的正常菌群，从而导致腹泻或便秘甚至抵抗力降低或营养缺乏，但绝大多数患者在治疗后恢复期的生活过程中，可自然恢复其男性尿道、肠道及身体其他部位的正常菌群，以致不需要特殊接受关于正常菌群恢复的帮助或治疗。对于那些曾经接受过多种抗菌药物长期治疗或不规范治疗的患者，如果在恢复期仍然有明显的腹泻或便秘等胃肠道机能紊乱、身体虚弱、神经机能紊乱等菌群失调相关症状或疾病，可口服干酵母、乳酶生及其他富含人体益生菌的制剂或药物，也可饮用发酵奶等富含人体益生菌的饮品，加强营养和进行菌群失调的治疗或辅助治疗。

经过治疗后的男性尿道常常可处于暂时无菌的状态，因此对许多条件致病菌的易感性可明显增高。在进行恢复期的尿道正常菌群恢复时，需要采用保持会阴部与尿道卫生、阴茎及会阴部热水浴、增强机体抵抗力、增加饮水量与排尿次数、排精后尽早排尿、性交使用安全套等方法，增强男性尿道的抗感染能力，以避免外界的病原体或条件致病性病原体引起男性尿道甚至其他男性生殖器官的重新感染。必要时也可采用口服尿道消毒剂（如乌洛托品、孟德拉明、苯乙醇酸或萘啶酸）的方法，进行尿道病原体感染的非选择性或非针对性药物预防。

二、治疗生殖器官感染相关疾病或因素

在前列腺炎等男性生殖器官感染患者的恢复期，需要对包皮过长、包茎、生殖器官结石、膀胱或肾脏感染、结核病、梅毒、皮肤癣症、单纯疱疹、丝虫病、糖尿病、HBV 感染等及时进行治疗。同时也需要高度重视患者的配偶或性伴是否存在生殖道感染性疾病，并且给予及时的诊断和彻底的治疗。

三、正常性生活与排精

前列腺炎等男性生殖器官感染患者在恢复期，可进行正常的性生活或采用手淫的方法适时排精。频繁性兴奋、禁欲和纵欲不利于男性生殖器官的健康，因为滞留于前列腺等内生殖器官的分泌物不但可对感染器官的损伤组织产生化学性刺激与伤害作用，而且还可有利于病原体的感染与扩散。已婚者主要采用性交方法排精，需要注意使用无菌的安全套，以防止来自女性阴道的正常菌群微生物或病原微生物等病原体感染男性尿道。未婚者可采用手淫方法排精，需要注意避免频繁性兴奋及过度手淫造成阴茎等生殖器官的伤害。

第五节　男性生殖器官感染的康复后预防

前列腺炎等男性生殖器官感染者经过恢复期之后，感染造成的生殖器官组织损伤已基本修复或完全修复，生殖器官与身体其他器官的生理机能紊乱也基本恢复或完全恢复，因此可以恢复同健康人一样的正常生活与工作。康复后预防的原则与方法同疾病前预防的原则与方法基本相同，需要注意进行心理康复的帮助或治疗。前列腺炎等男性生殖器官感染者的康复后预防主要包括合理饮食与营养、注意个人卫生、避免病原因子感染或作用、及时发现和治疗男性生殖器官感染及其相关疾病等。

一、合理饮食与营养

前列腺炎等男性生殖器官感染患者康复后，需要恢复合理饮食与营养，不可因为担心饮酒、食用辛辣食品等可能造成前列腺炎或其他男性生殖器官感染性疾病或炎症而选择或拒绝某种或某些食物。对于食物的选择或拒绝常常可导致营养不良而影响身体的生长发育与生理机能，从而导致机体的抗病原体感染能力或免疫力降低甚至发生其他营养相关的疾病。如果某种饮食造成了男性生殖器官产生不适或症状，则应当及时到医院就诊并且进行相关的体格检查、病原学检查及其他实验室检查、影像学检查甚至病理学检查。

二、注意个人卫生

保持良好的身体卫生及外生殖器官和会阴部皮肤的卫生，是减少或避免发生前列腺炎等男性生殖器官感染的基本要素之一。主要措施与方法包括坚持大便后清洗肛门及会阴部皮肤、保持外生殖器官皮肤的清洁与干燥、合理饮水与保持必要的排尿次数、有规律排精及排精后及时排尿、穿着柔软与合体的服装及勤换洗内衣裤、进行适当的体育运动与参加健康有益的社会活动、保持足够时间的休息等。

三、防止病原因子感染或作用

避免男性生殖器官受到病原因子感染或刺激的措施与方法，除了需要保持身体健康与卫生之外，还需要注意避免不洁性行为、禁欲或纵欲及过度手淫，避免生殖器官受到外力打击或挤压及接触刺激性或致敏性化学药剂，避免或减少不必要的男性尿道介入性诊疗操作。

四、治疗生殖器官感染及其相关疾病或因素

前列腺炎等男性生殖器官感染患者在恢复期及康复后，少数人可有短暂发生的或瞬间即逝的会阴部、尿道或其他生殖器官不适的感觉或症状。对于频繁或持续产生会阴部、尿道或其他生殖器官不适者，需要及时进行生殖器官疾病相关的检查。定期体检和实验室检查有助于早期发现和及时治疗前列腺等生殖器官的潜在感染或疾病，包括前列腺等生殖器官的健康体检及内生殖器官分泌物或血液的实验室检查。对于糖尿病患者、HBV携带者、乙肝患者等机体免疫功能受到影响的患者，可根据专科医生的诊断进行必要的治疗。前列腺炎等生殖器官感染的康复者，需要注意避免不洁性行为，及时诊断和治疗其配偶或性伴的生殖道感染性疾病。

五、增强机体的抗感染免疫力

前列腺炎等男性生殖器官感染者康复后，机体能够建立不同程度的抵抗该病原体再次感染的特异性免疫力。引起男性生殖器官感染的病原体种类及其型别繁多、免疫原性弱、可引起感染免疫以及浅表组织感染等因素，造成男性生殖器官感染者康复后通常并不能获得抵抗再次感染及其他病原体感染的牢固和持久的特异性抗感染保护性免疫力，以致前列腺炎等男性生殖器官感染者康复后可能发生再次感染或重新感染。换言之，男性生殖器官感染者康复后缺乏有效的特异性抗感染免疫力，因此其仍然属于容易受到各种病原体感染的易感者。

1. 提高非特异性抗感染防御机能 对于前列腺炎等男性生殖器官感染的康复者，增强其机体的非特异性抗感染防御机能，是减少或预防再次感染或重新感染的一项重要措

施。增强机体非特异性抗感染防御机能的措施与方法主要包括：注意合理的营养，以改善身体的生理机能；注意卫生与休息和及时治疗男性生殖器官感染相关疾病，以避免身体局部或全身形成有利于病原体感染的条件；进行适当的体育运动，以增强身体的体质（详见前述）。

2. 提高特异性抗感染免疫力　提高机体特异性抗感染免疫力的措施与方法主要是对病原体的易感者接种疫苗，以增强机体的特异性抗感染免疫力。例如，对于结核分枝杆菌易感者，可接种卡介苗；对于腮腺炎病毒易感者，可接种腮腺炎病毒减毒活疫苗；对于单纯疱疹病毒或人巨细胞病毒的易感者，可分别接种单纯疱疹病毒亚单位疫苗或人巨细胞病毒亚单位疫苗。对于苍白密螺旋体苍白亚种、沙眼衣原体、解脲支原体等支原体、淋病奈瑟菌等细菌、白假丝酵母菌等真菌和寄生虫引起的前列腺炎或其他男性生殖器官感染，尚缺乏有效疫苗用于易感者的人工主动免疫预防。人工被动免疫可用于对那些密切接触某些病毒的易感者及高危人群进行紧急预防，通常是给密切接触者或高危人群注射抗病毒血清、丙种球蛋白或干扰素等。

第六节　益生菌及其应用

在正常生理状态下，人体的皮肤与黏膜、上呼吸道、消化道、尿道前段、外生殖器等组织或器官表面有种类繁多和数量庞大细菌、真菌、病毒等微生物寄生，称为正常菌群（详见第四章）。正常菌群的成员及其比例可因人体的年龄、生理状态、饮食结构、生活与工作环境等因素而发生改变，从而对人体的生理活动、健康状态、疾病等产生不同程度的影响。益生菌也是人体正常菌群的重要成员，对于维持人体正常生理机能、促进生长发育、增强机体的免疫力、抵抗腐败菌和病原微生物感染等具有重要的甚至不可或缺的功效。

一、益生菌的基本概念

1. 益生菌的概念　益生菌是一类有利于人与动物身体健康的肠道寄生菌群,益生菌可通过抑制肠道腐败菌群及某些病原菌生长繁殖、产生有利于宿主身体健康的代谢产物等机制，改善宿主肠道的微生态平衡和对宿主的生理机能的正常表达与平衡产生双向调节作用。广义的益生菌也包括生活在自然界环境中、有助于植物生长发育和环境清洁与净化的微生物菌群。

寄生于人体的益生菌群主要是双歧杆菌属的菌种，乳杆菌属的菌种，芽孢杆菌属的枯草芽孢杆菌，厌氧芽孢梭菌属的丁酸梭菌（*C.butyricum*）及酵母菌属的酿酒酵母（*S.cerevisiae*）、德尔布有孢圆酵母（*Torulaspora delbrueckii*）、布拉氏酵母（*S.boulardii*）等，其中对双歧杆菌和乳杆菌的研究最多，应用也最广泛。

2. 益生菌的种类　已发现和研究并且成为药物、食物或食品添加剂用于人体的益生菌，包括双歧杆菌属的青春双歧杆菌、长双歧杆菌、两双歧杆菌等，乳杆菌属的干酪乳杆菌、保加利亚乳杆菌（*L.bulgaricus*）等，链球菌属的嗜热链球菌，酵母菌属的酿酒酵母、德尔布有孢圆酵母、布拉氏酵母等，芽孢杆菌属的枯草芽孢杆菌、纳豆枯草芽孢杆菌（*B.subitilisnatto*）、地衣芽孢杆菌（*B.Licheniformis*）、蜡样芽孢杆菌等（表 11-1）。各种益生菌广泛存在于婴幼儿及某些成年人的肠道内，也可存在于某些动物的肠道及自然界环境中，尤其在酸奶等发酵乳制品、纳豆或豆豉等发酵豆制品、泡菜等发酵果蔬制品、甜酒酿等发酵米面制品、腊肉等发酵肉制品等食品中含量丰富。

表 11-1 食用/药用益生菌的常见菌种

细菌	双歧杆菌属（*Bifidobacterium*）			
	青春双歧杆菌	*B.adolescentis*	两双歧杆菌	*B.bifidum*
	长双歧杆菌	*B.longum*	双歧杆菌	*B.bifidum*
	短双歧杆菌	*B. breve*	动物双歧杆菌	*B.animalis*
	乳杆菌属（*Lactobacillus*）			
	德氏乳杆菌保加利亚种	*L. delbrueckii* subsp.*bulgaricus*	嗜淀粉乳杆菌	*L. amylophilus*
	干酪乳杆菌干酪亚种	*L. casei* subsp. *casei*	高加索乳杆菌	*L.caucasicus*
	嗜酸乳杆菌	*L. acidophilus*	瑞士乳杆菌	*L.helveticus*
	植物乳杆菌	*L. plantarum*	甘露糖乳杆菌	*L.mannose*
	双发酵乳杆菌	*L. bifermentans*	詹氏乳杆菌	*L.jensenii*
	发酵乳杆菌	*L. fermenti*	拉曼乳杆菌	*L.ramani*
	鼠李糖乳杆菌	*L. rhamnosus*	罗伊氏乳杆菌	*L. reuteri*
	唾液乳杆菌	*L. salivarius*	雪莲乳杆菌	*L. saussurei*
	短乳杆菌	*L. brevis*		
	链球菌属（*Streptococcus*）		厌氧芽孢梭菌属（*Clostridium*）	
	嗜热链球菌	*S.thermophilus*	丁酸梭菌	*C.butyricum*
	芽孢杆菌属（*Bacillus*）			
	枯草芽孢杆菌	*B.subtilis*	地衣芽孢杆菌	*B.licheniformis*
	纳豆枯草芽孢杆菌	*B.subtilis natto*		
真菌	酵母菌属（*Saccharomyces*）			
	酿酒酵母	*S. cerevisiae*	白球拟酵母	*Torulopsis candida*
	布拉氏酵母	*S.boulardii*	深红酵母	*Rhodotorula rubra*
	德尔布有孢圆酵母	*Torulaspora delbrueckii*	薛瓦酵母	*S.chevaliers*
	威克汉姆酵母	*S.wickerhamomyces*	鲍氏酵母	*S.boulardii*
	毕赤拟酵母	*Pichia pastoris*	粟酒裂殖酵母	*S.pombe*

3. 益生菌的重要代谢产物 益生菌群寄居在人体的肠道内，通过大量生长繁殖和产生多种生物活性代谢产物，可对肠道腐败菌及病原菌等微生物的定植、生长繁殖及代谢活动产生抑制作用，阻止肠道内的毒性代谢产物吸收，维持肠道菌群平衡，调节肠道生理功能。寄居于人体肠道的益生菌群能够合成与分泌多种具有生物学活性的代谢产物，可通过人体肠道被吸收，对宿主的健康产生有益的生物学效应。

（1）维生素类：泛酸、烟酸、生物素、维生素 B_1、维生素 B_2、维生素 B_6、维生素 B_{12}、维生素 K，是构成细胞的辅酶及参与细胞的代谢、分化、代谢活动及人体生长发育所必需的微量有机物质。其中人体所需要的维生素 B_1、维生素 B_2、维生素 B_6、维生素 K，主要由肠道正常菌群中的双歧杆菌等细菌合成与产生。

（2）水解酶类：纳豆激酶、纤维素酶、淀粉酶、果胶酶、木糖异构酶、葡聚糖酶、脂肪酶、乳糖脱氢酶、果糖-6-磷酸酮酶、半乳糖苷酶、乳糖酶、葡萄糖苷酶，可水解相应底物和使大分子营养物质分解成小分子营养物质，从而有利于人体吸收及获得代谢活动所需的中间代谢产物、终末代谢产物及能量。

（3）脂肪酸或酯类：短链脂肪酸、磷脂是细胞进行代谢活动的原料或中间代谢产物。短链脂肪酸主要包括乙酸、丙酸、异丁酸、丁酸、异戊酸、戊酸，可被人体肠道迅速吸收和作为能量储存。丁酸还可以刺激乳杆菌的繁殖而增加其在肠道菌群中的数量，从而使大肠埃希菌的数量相对减少。磷脂可对过高的血脂及胆固醇进行乳化，也可使中性脂肪与沉积于血管的胆固醇乳化，使之成为对人体无害的微粒。磷脂也是神经细胞及其他细胞的细胞膜重要结构成分。

（4）抗氧化剂类：产生抗氧化剂和进行需氧代谢，是需氧菌的重要代谢机制，其通过抗氧化自由基和消耗游离氧分子来降低环境的氧分压。

（5）氨基酸或肽类：氨基酸、氨基糖是构成蛋白质及参与细胞代谢的基本物质。

（6）抗原类：肽聚糖、脂磷壁酸是细菌细胞壁的成分，其具有抗原性，可刺激宿主机体形成免疫应答，产生抗体及致敏淋巴细胞。

（7）抗生素类：多黏菌素、制霉菌素、杆菌肽、细菌素，可抑制或杀灭敏感细菌或真菌。

寄生于宿主肠道内的益生菌群及其产生的多种代谢产物，具有抗衰老、改善和调节细胞生理机能与代谢活动、改善或促进胃肠道蠕动及其消化与吸收功能、预防和治疗腹泻与便秘及口臭、预防和治疗血栓病、缓解或改善胃肠炎症状、促进皮肤健康、改善和调节血液生化水平及血管机能、促进病理损伤组织的修复等多种生物学活性。

二、益生菌的生理学功效

研究发现，益生菌对人体有益无害，对宿主机体的生理机能具有双向调节作用。已知双歧杆菌、乳杆菌是在母乳喂养的小儿肠道内大量存在的主要益生菌，对婴幼儿有许多好处，如营养、免疫及抗感染作用，而且还具有抗过敏、抗肿瘤、调整肠道功能的作用等。在临床上，双歧杆菌与乳杆菌广泛应用于胃肠道功能紊乱的调整与治疗，其具有改善胃肠功能、治疗和预防腹泻与便秘的双向调节作用，也具有促进营养物质吸收、预防肠道感染及其他肠道疾病的作用。益生菌的生理学功效主要包括：①维护肠道正常菌群平衡，抑制病原菌的生长，防止便秘、腹泻及胃肠功能障碍等；②阻止或减少肠道内对人体有害的物质的吸收、美容养颜、抗肿瘤；③合成维生素、氨基酸和提高机体对钙离子等的吸收水平；④降低血液中胆固醇水平、预防高血压；⑤改善乳制品的耐乳糖性、提高消化率；⑥增强人体的免疫机能、预防抗生素的副作用、抗衰老、延年益寿。

微生态学研究发现，健康人体消化道内的细菌种类达100种，其数量达100兆以上，占粪便干重的1/3。人体肠道内的细菌群，随着人的年龄增长而变化显著。婴儿出生3～4个月，肠道内即可出现双歧杆菌与乳杆菌，其数量占婴幼儿肠内细菌总量的约25%。随着年龄增大，双歧杆菌与乳杆菌逐渐减少甚至消失。65岁以上老年人肠道内的益生菌数量显著减少或几乎消失，产气荚膜梭菌、大肠埃希菌等腐败菌的数量显著增多。众所周知，人体肠道的腐败菌群随粪便排出和汇集于化粪池，在化粪池内可产生多种有毒的代谢产物，如硫化氢、甲烷、二氧化碳、氰化物、砷化物、胺、氨、吲哚、粪臭素等。如果有人不慎进入或掉入化粪池内，可很快发生中毒甚至死亡。富含腐败菌的人体肠道犹如人体的"化粪池"，尤其是便秘患者的肠道内可含有更多数量的腐败菌。寄生于人体肠道内的腐败菌分解食物成分，可产生氨气、胺类、硫化氢、粪臭素、吲哚、酚类、亚硝胺等有毒物质，使粪便具有不同程度的腐臭或酸臭气味与毒害性。人体长期吸收这些毒性物质，可造成细胞加速衰老与死亡、诱发癌症、引起动脉硬化、引起代谢与生长发育障碍、引起肝脏及其他组织器官损害或疾病。

寄生于肠道的益生菌群可通过生长繁殖和产生多种代谢产物的机制，抑制腐败菌的生长繁殖与代谢活动、降低肠道有毒物质的含量与吸收，从而改善人体的代谢活动与生理机能。双歧杆菌、乳杆菌等益生菌群的生理学功效主要包括：

1. 维护肠道菌群平衡　肠道菌群失调常常可导致人体腹泻、便秘、腹胀、食欲减退、排便与排气明显具有腐臭或酸臭气味（大便臭、屁臭）、口气重（口臭）、消化不良、发热、发生过敏性疾病，严重者甚至可发生肠炎、贫血、消瘦、营养不良、生长发育障碍、肿瘤等疾病。双歧杆菌、乳杆菌、芽孢杆菌、粪肠球菌、屎肠球菌等益生菌群可通过黏附肠壁上生长繁殖，产生有机酸、抗生素、细菌素、抗氧化剂，消耗分子氧及刺激免疫系统表达等，阻止肠道腐败菌及病原微生物的定植、生长繁殖与代谢活动，从而使肠道菌群保持相对的平衡和减少毒性代谢产物的产生与吸收。著者研究发现，排便与排气显著臭、口臭、食欲减退、腹胀、腹泻者，在服用了著者研发的双歧杆菌/乳杆菌制剂后，其症状可明显改善。前列腺炎等男性生殖器官感染患者在经过抗感染治疗后，一些患者可产生腹胀、腹泻、便秘、食欲减退等菌群失调症状，这些患者服用双歧杆菌/乳杆菌等益生菌制剂后，其症状可不同程度地改善或消失。

2. 改善胃肠道功能 胃肠道功能紊乱常常发生于中年及老年人群，受其生理机能减退或紊乱、抗菌药物治疗、胃肠道炎症等疾病、酗酒、饮食、身体其他疾病及其他某些因素的影响。胃肠道功能紊乱者常见表现为胃胀、反酸、嗳气、恶心、呕吐、腹胀、腹痛、腹泻、便秘、排便与排气臭、口臭、食欲减退、消化不良、失眠、多梦、易疲乏、易怒等。双歧杆菌、乳杆菌、地衣芽孢杆菌等益生菌产生的有机酸类、水解酶类、维生素类等代谢产物可抑制腐败菌生长繁殖与代谢，维持和调节胃肠道的正常生理功能、促进胃肠道蠕动、促进食物消化及营养物质吸收、缓解胃肠道炎症及其所致不适或疼痛症状。例如，牛奶喂养的新生儿及幼儿容易发生大便干结、便秘症状，口服双歧杆菌/乳杆菌制剂可使其症状改善。著者研究发现，胃肠道功能紊乱者服用了著者研发的双歧杆菌/乳杆菌制剂后，腹胀、胃胀、胃痛、反酸、嗳气、口臭、消化不良、腹泻、便秘等症状可分别不同程度改善或缓解，肠蠕动及排便与排气频率也可明显增加。双歧杆菌/乳杆菌还能够抑制幽门螺杆菌的生长繁殖，可缓解幽门螺杆菌所致胃炎的症状。著者研究发现，幽门螺杆菌感染者服用了著者研发的双歧杆菌/乳杆菌制剂后，其胃胀、胃痛、反酸、嗳气、消化不良等症状可明显缓解。在前列腺炎等生殖器官感染者的抗感染治疗之后，一些患者可由于菌群失调而产生胃肠道功能紊乱症状。这些患者服用双歧杆菌/乳杆菌等益生菌制剂后，可出现肠蠕动增加、排便与排气增加、食欲增强等胃肠道功能改善或恢复现象。

3. 改善乳糖消化不良症 牛奶具有丰富的营养，是老年人和婴儿的良好食品。中国人中有相当一部分缺乏乳糖酶，以致不能分解牛奶中的乳糖。这些人饮用牛奶后，常常会出现胃肠道紊乱，导致胃肠痉挛、胀气或腹泻，称为乳糖不耐受症，迫使其不能饮用牛奶，从而不能获得牛奶中的其他重要营养成分。双歧杆菌、乳杆菌、嗜热链球菌等发酵益生菌在对乳制品的发酵过程中可产生乳糖酶，改善乳制品的耐乳糖性，从而帮助患者消化和利用乳糖。对于乳糖酶缺乏者，食用经双歧杆菌、乳杆菌、嗜热链球菌等发酵益生菌发酵的乳制品，既可获得牛奶中的丰富营养，又可免受胃肠道疾病之苦。

4. 营养作用 人体主要是通过饮食获得各种营养物质，食物在肠道内通过胃肠道分泌的酶类及肠道菌群产生的水解酶类分解，成为有利于人体吸收的小分子营养物质。双歧杆菌、乳杆菌等益生菌可产生多种水解酶类，其通过发酵作用将大分子营养物质水解成小分子营养物质，产生乳酸、乙酸、氨基酸、短链脂肪酸、磷脂等，从而促进人体对营养物质的吸收与利用；益生菌也可提高人体对于钙、磷、铁的利用率，促进铁、钠及维生素 D 的吸收。双歧杆菌/乳杆菌发酵乳糖产生的半乳糖，是构成神经系统中脑苷脂的成分，与婴儿出生后的大脑迅速生长具有密切的关系。双歧杆菌属的不同菌种及其他肠道正常菌群还可分别合成与产生维生素 B_1、维生素 B_2、维生素 B_6、维生素 B_{12}、丙氨酸、缬氨酸、天冬氨酸和苏氨酸等人体必需的营养物质，对于人体具有重要的和不可缺少的营养作用。著者研究发现，体形消瘦、疲乏无力、不思饮食者，服用了著者研发的双歧杆菌/乳杆菌制剂后，其体重、精神状态、食欲可有不同程度改善。

5. 保护肝脏 人体肠道的腐败菌产生并释放的毒性物质被吸收到血液内,可对肝脏产生严重的损伤。双歧杆菌、乳杆菌等益生菌可抑制腐败菌的生长繁殖和产生毒性物质,从而对肝脏疾病起到良好的预防和治疗作用。有报道使用双歧杆菌制剂对慢性肝炎患者及实验动物进行治疗,发现这些患者或动物的肝功能可明显改善。双歧杆菌分别用于肝性脑病患者、HBV 感染者的治疗研究,发现其可以改善肝功能、抑制乙肝病毒、促进"大三阳"及"小三阳"转阴。对肝纤维化治疗的研究结果显示,双歧杆菌可不同程度地促进患者肝细胞再生与肝组织修复。

6. 防治高血压和动脉硬化 人体血液中胆固醇含量高是造成动脉硬化和高血压的一个重要因素。研究发现,双歧杆菌/乳杆菌可影响胆固醇代谢,将胆固醇转化为人体不吸收的类固醇,从而降低血液中的胆固醇浓度,对高血压和动脉硬化的预防和治疗有一定的作用。

7. 抗感染 消化道是许多病原体感染人体的侵入门户与扩散通道,在肠道菌群失调的条件下,人体对病原体的易感性可明显增高。双歧杆菌、乳杆菌、粪肠球菌等益生菌群在人体肠道内的生长繁殖模式及其代谢产物,对腐败菌及病原微生物的定植、生长繁殖和代谢活动具有拮抗或抑制作用。因此,肠道富含双歧杆菌、乳杆菌等益生菌群的人体,可具有相对较高的抵抗病原体感染肠道的能力或对于病原体具有相对较低的易感性。益生菌释放的抗原物质可刺激机体的免疫系统,能够增强宿主肠道及身体的抗感染免疫力。

8. 抗衰老作用 欧美和日本的微生态学调查与研究结果显示,长寿老人粪便中的双歧杆菌数量与中年及青年人的相当。我国学者对广西巴马地区长寿老人的调查,也得了相同的结果。研究发现,长寿老人肠道中的双歧杆菌含量可达到普通老人的 100 倍,普通健康老人肠道中的双歧杆菌含量为患病老人的 50 倍,接近死亡老人肠道中的双歧杆菌则几乎为零。著者研究发现,长期服用著者研发的双歧杆菌/乳杆菌制剂者,可表现出体格健硕、精力充沛,皮肤的肤色、细腻度、弹性、柔软度、光泽度等也可有不同程度改善,表现为肤色靓丽、毛孔细小、表面光滑、柔软及弹性增高。进行皮肤抗感染治疗并辅以服用益生菌制剂治疗者,还可表现为皱纹及色斑减少或消退、皮肤疖肿或痤疮明显减少或消失。

关于双歧杆菌、乳杆菌等益生菌抗衰老的机制,认为是益生菌群能够产生多种营养物质、改善胃肠道功能、促进排便、抑制肠道腐败菌的生长和代谢活动,从而向人体提供多种必需的营养物质,减少氨、硫化氢、吲哚、粪臭素等有害物质的产生及其在肠道内的滞留与吸收。

9. 防治肿瘤 益生菌及其制剂可用于肿瘤的辅助性预防与治疗。黄曲霉素是经常污染食品的真菌类毒素,具有诱导人与动物发生肝癌的作用。实验研究结果显示,双歧杆菌在宿主体内具有结合黄曲霉素的能力,可降低或阻止黄曲霉素的致肝癌作用。双歧杆菌/乳杆菌也能够与亚硝酸胺或亚硝基胍等肿瘤诱导剂结合,掩盖诱导剂的活性基团或使诱导剂的活性基团降解,使其丧失活性。研究发现,双歧杆菌对于烟熏肉或油炸食品诱变原具有较高的吸附性,可保护机体细胞免受这些致癌物质的伤害。双歧杆菌/乳杆菌可通过调整肠道正常菌群的平衡,抑制肠道许多腐败菌的生长,从而减少一些致癌物质的产生,大大降低消化道癌症的发生率。

近年来国内外研究发现,双歧杆菌能够增强巨噬细胞及 LAK 细胞的活性,使其产生某些细胞因子(如 TNF-α、干扰素等),通过直接杀死肿瘤细胞、抑制肿瘤内血管形成、破坏肿瘤组织微血管的机制,使肿瘤组织出血与坏死。双歧杆菌等益生菌也可通过诱导肿瘤细胞的凋亡基因表达,促进肿瘤细胞凋亡而抑制肿瘤生长。

10. 预防和溶解血栓 纳豆枯草芽孢杆菌能够产生纳豆激酶(nattokinase,NK),这是一种丝氨酸蛋白酶,具有降低血液黏稠度、改善血流动力学、抑制血小板凝固、溶解血栓、软化血管、增加血管弹性、降低血压等生物学活性。纳豆枯草芽孢杆菌及其产生的纳豆激酶已被研发成药物制剂，在临床应用于心脑血管栓塞、高血压、高血脂、栓塞性老年痴呆等疾病的预防和辅助治疗。

11. 双向调整的作用 药品一般具有单向作用效应和应用于疾病的单向治疗，如降血压、降血脂、治疗腹泻、治疗便秘、减肥、增加营养质吸收、抑制营养物质吸收等。益生菌则具有双向作用效应或称为双向调整作用，其能够将高的降低、将低的升高，最终使机体达到正常生理平衡状态。例如，口服益生菌制剂既适用于腹泻者治疗腹泻，也适用于便秘者治疗便秘，其可使人体恢复正常的胃肠道功能。因此，即便是同一个体，不论是腹泻还是便秘，都可以服用相同的益生菌制剂。

三、益生菌的应用

益生菌的应用或称为"益生菌疗法"（probiotic therapy），主要用于正常生理机能的维持、改善与调节，在某些特定的条件下也可用于疾病的辅助性诊断、治疗和预防。

药物（drug）是指一类用于改变或查明机体生理功能及病理状态，进行疾病诊断、治疗和预防的化学物质。药物与毒物之间并没有严格的界限，任何药物剂量过大都可以产生毒性反应。由此可见，益生菌如同空气、饮水及食物一样不是药物，而是维持机体正常生理机能、健康及正常生活所必需的一类营养要素。益生菌疗法也如同氧疗法（oxygen therapy）、水疗法（hydrotherapy）、食疗法（dietetic therapy）一样，在某些特定条件下可用于疾病辅助性诊断、治疗及预防。然而，益生菌本身没有致病性及对人体具有双向调整作用之生物学功效，因此益生菌在应用上是有益无害的并且是可以终身使用的。

1. 益生菌的适用范围 益生菌制剂主要适用于各年龄人群正常生理活动、健康及生命的维护，也适用于各种原因造成的生理机能紊乱、肠道正常菌群紊乱、营养不良、身体各种疾病的辅助性诊断、治疗和预防。

益生菌对于人体健康的维持、正常生理机能与代谢活动的维持、某些疾病的预防具有重要的甚至不可或缺的功效，益生菌与食物、饮水、空气共同构成了人体健康与生活所必需的"四大基本要素"。正常人体肠道等部位的正常菌群构成及其数量并不是一成不变的，其可因年龄增长、饮食结构、生活习惯、使用抗菌药物、饮酒、劳累、受凉、机体生理机能紊乱、疾病等因素而发生改变或紊乱。研究发现，人体新生及幼年期间的肠道内富含乳杆菌、双歧杆菌等益生菌群，腐败菌群的种类及其含量十分稀少，这种特征性的肠道菌群对于维持幼儿生长发育、生理机能、胃肠道功能、粪便等排泄物的性状具有重要的作用。成年人肠道内的益生菌群种类与数量减少、腐败菌群的种类与数量增多，以致生长发育、生理机能、胃肠道功能、粪便等排泄物的性状常常可发生改变，甚至与胃肠道疾病、肿瘤及其他某些疾病的发生也具有密切的关系。在腹泻、便秘、胃肠道功能紊乱患者的粪便内，可含有更加丰富的腐败菌，而益生菌的含量很少甚至缺如。因此益生菌的使用也如同食物、饮水、空气的使用一样，适用于各年龄组的任何人体，并且需要终身使用。

然而，由于益生菌及其制剂的保藏条件、有效期、价格、类别、剂型，人体生理学与病理学特征，适应证或疗效等因素的影响，人们不能终身坚持使用益生菌制剂，以致益生菌制剂常常被作为治疗疾病的药物来应急和短期使用。中年及老年人群，常常可由于生理机能改变、减退或紊乱及其他某些因素的影响，容易发生便秘、腹泻、腹胀、嗳气、失眠、多梦、易疲乏、易怒等生理机能紊乱症状及发生高血压、高血脂、高血糖、胃肠炎等病理反应或疾病，或者由于抗菌药物治疗、酗酒、劳累、饮食、疾病等因素造成正常菌群及生理机能紊乱，成为使用益生菌及其制剂的主要群体。

2. 益生菌制剂及其活性成分 益生菌制剂是用益生菌的活细胞及其代谢产物制备的食用或药用制剂，其活性成分主要是益生菌的活细胞及其代谢产物，也包括某些添加剂及培养基成分。益生元（prebiotics）及其制剂不含益生菌及其代谢产物，而是用具有促进或刺激益生菌生长繁殖功效的多聚糖等化学物质配制的制剂，也称为双歧因子（bifidus factors，BF，或 bifidus promoter）。目前国内外的益生菌制剂包括干粉剂、片剂、液体剂，各种益生菌制剂分别含有不同种类及数量益生菌的活细胞、益生菌活性代谢产物、培养基成分、添加剂，其中益生菌的活细胞及其代谢产物及某些添加剂是各种益生菌制剂的主要功能成分。

使用益生菌制剂是人体获得益生菌及其代谢产物的最重要方式，在自然条件下也可通过饮食获得益生菌。使用益生菌的某些代谢产物（如维生素、抗生素、纳豆激酶等）的分离提取物制剂，可获得益生菌的代谢产物。益生菌可通过两种方式对人体发挥生物学功效，一是益生菌的活细胞在宿主肠道等部位的寄生，二是益生菌的代谢产物被宿主吸收和利用。对于具有不同生理学与病理学特征的不同人体，既可分别使用益生菌的活细胞（如益生菌干粉制剂、益生菌片剂）或益生菌的代谢产物（如纳豆激酶、维生素），也可使用益生菌的活细胞及其代谢产物的混合物，如益生菌液、酸奶等发酵乳制品、泡菜等发酵果蔬制品、纳豆或豆豉等发酵豆制品、甜酒酿等发酵米面制品。

双歧杆菌/乳杆菌是使用最广泛的益生菌制剂，已在世界范围广泛应用和被人们广泛认识与接受。通过不断探索研究，已确认双歧杆菌/乳杆菌是人体肠道内的最有益菌群，其成为评估人体健康的细菌学指标或"晴雨表"，微生态学及临床医学建议将肠道双歧杆菌/乳杆菌数量的减少或消失视为"不健康"或"亚健康"状态的标志。增加双歧杆菌/乳杆菌在人体内数量的方法主要包括"活菌的宿主体外补充"与"活菌的宿主体内养殖"。"活菌的宿主体外补充"方法是使用含双歧杆菌、乳杆菌等益生菌的活细胞制剂或含益生菌的发酵食品，"活菌的宿主体内养殖"方法是使用益生元或双歧因子制剂。

（1）益生菌的活细胞制剂：通常是用益生菌培养物进行真空干燥制备的干粉或片剂，主要含丰富的益生菌活细胞及少量的益生菌代谢产物。目前国内外益生菌产品的绝大多数是干粉制剂及少量的片剂，如益生菌粉、益生菌胶囊、金双歧、整肠生、干酵母、乳酶生等。益生菌干粉制剂与片剂的主要优点是含有经过浓缩处理的益生菌大量活细胞，方便携带、运输和保藏，不易受到腐败菌及病原菌污染、使用方便。其可置于室温或常温（22～25℃）的阴凉处保藏，置于低于 4℃条件下保藏可延长益生菌的存活时间。其主要缺点是以益生菌的活细胞为主要成分，含有较少种类及数量的益生菌活性代谢产物。

益生菌片剂的使用十分方便，可以在饭前或饭后直接吞服或咀嚼后吞服。益生菌干粉制剂的使用需要用水等液体溶解，可用常温或温热（低于 30℃）的饮水、牛奶、果汁饮料等液体调服，不可使用高于 50℃的热水或其他液体及含防腐剂、抗菌药物或消毒剂的液体调服，以避免造成益生菌死亡和破坏其中的益生菌代谢产物。

（2）益生菌的代谢产物制剂：益生菌产生的对人体有益的代谢产物主要包括维生素类、水解酶类、氨基酸类、抗原物质、有机酸类、短链脂肪酸、磷脂、抗生素、抗氧化剂类。各种代谢产物既可以是益生菌在人工培养基内的体外培养过程中产生，也可是益生菌寄生在宿主肠道等部位的生长繁殖过程中产生。然而，各种代谢产物的产生及其含量，可受到益生菌生长繁殖的营养构成、培养条件等因素的影响。对于影响益生菌生长繁殖及其产生代谢产物的条件，在体外人工培养条件下是可控的和相对稳定的，在宿主体内则是不可控的和易变化的。因此，获得益生菌代谢产物的最佳方法是外源性使用益生菌代谢产物的分离提取物制剂，常用微生物工程（发酵工程）的方法生产、分离、提取和制备益生菌的活性代谢产物制剂，如维生素制剂、纳豆激酶制剂、抗生素制剂等。由于益生菌制剂的生产工艺、生产要求及保藏条件等因素不同，也常见由死亡的益生菌细胞与其代谢产物混合的益生菌代谢产物口服制剂。

（3）益生菌的活细胞及其代谢产物制剂：直接将体外人工培养基培养的益生菌培养物进行分装，或用某种或某些添加剂进行勾兑、调整后分装，制备的液体制剂。益生菌的液体制剂不但含有丰富的益生菌活细胞，而且也含有丰富的益生菌活性代谢产物及培养基成分和添加剂，属于益生菌的"原生态"制剂。著者研发的益生菌的活细胞及其代谢产物的液体制剂具有广泛的适用性，既适宜于正常人体的保健性日常使用，也适宜于生理机能紊乱或疾病的辅助性治疗和预防使用。益生菌的液体培养基具有丰富的营养构成，其不但适宜益生菌的生长繁殖，也适宜金黄色葡萄球菌、大肠埃希菌等其他许多细菌及酵母菌、霉菌甚至大型真菌（大生物真菌）的生长繁殖及可用于其他许多细菌和真菌的分离培养。因此益生菌的液体制剂如果密封不严或开启之后在常温或稍高于常温的条件下隔夜放置，常常可受到霉菌（丝状真菌）的污染，极少发生其他细菌的污染。著者研发的益生菌液体制剂置于室温（常温）的阴凉条件下保藏，12 个月后仍然可检出较多数量的活的益生菌。将其置于 4℃冰箱条件下不但可显著延长益生菌的存活时间和形成更加丰富的代谢产物，而且也有助于避免发生丝状真菌污染。

（4）益生菌生长促进剂：果糖、菊糖及其多聚物等化合物具有促进或刺激双歧杆菌等益生菌生长繁殖的作用，用这些化合物制备的产品称为益生元制剂或双歧因子制剂。服用益生元制剂可促进或刺激人体肠道内双歧杆菌等益生菌的生长繁殖，从而增加人体肠道内的益生菌数量。

3. 益生菌制剂的使用原则与方法　益生菌制剂是含有益生菌的活细胞及其代谢产物、其他有机物质和无机物质添加剂的混合物。使用益生菌制剂的目的是使益生菌在宿主肠道及其他某些部位定植和生长繁殖，并且获得对机体有益的益生菌代谢产物。早期或过去使用益生菌的方法，是首先给使用者服用新霉素等抗菌药物，以减少或消除肠道内的腐败菌或病原菌。近年来的益生菌使用方法，则是直接使用益生菌制剂，不需要首先使用任何抗菌药物。益生菌制剂可具有不同构成成分及不同人体可具有不同的生理学与病理学特征，因此在使用时也需要注意使用者的某些特殊情况。著者认为并且建议，益生菌制剂需要在不同阶段分别合理使用，包括定植阶段与维持阶段，从而有助于获得最佳的使用效果。

益生菌及其代谢产物的保健性使用主要是口服益生菌制剂，辅助性治疗及预防使用则可分别采用口服、局部灌注或注射的方法。益生菌的干粉制剂、片剂及液体制剂可分别采用口服、经口或肛门灌注、阴道灌注与冲洗或放置的方法使用，注射方法仅仅适用于从益生菌发酵培养物分离提取的维生素、抗生素等注射剂的使用。

（1）保健：益生菌是适宜于各年龄组正常人使用的保健剂与食品添加剂，具有维护和调整人体正常生理机能的功效。益生菌与食物、饮水、空气一样，是人体正常生长发育、代谢活动与健康所必需的基本营养要素。对于正常人体及微生态亚健康人体，益生菌制剂的使用可在定植阶段、维持阶段分别进行，使用方法包括：

1）定植阶段：益生菌的定植阶段或称为治疗阶段使用，是指对某一个体首次使用益生菌制剂，基本原则是需要较大剂量地使用。正常人体及亚健康人体在使用益生菌制剂之前，绝大多数都可不同程度地存在益生菌群减少或缺乏，属于正常菌群紊乱的"不健康状态"或"亚健康状态"，因此益生菌的首次使用属于菌群紊乱的调整或定植阶段。定植阶段需要使用高浓度的益生菌活细胞制剂，从而有助于抑制或杀灭肠道或其他部位的腐败菌或病原菌，使益生菌能够在肠道内定植、生长繁殖和形成优势菌群。

著者研究发现，定植阶段使用的益生菌浓度或剂量越多越好，同时也需要根据使用者具体的生理学与病理学特征进行选择与决定。对于绝大多数成年人，一般口服益生菌制剂以每天 5 000 亿 CFU 以上的益生菌为宜，可连续服用 3～4 个月。

定植阶段使用益生菌有效的表现主要包括肠蠕动增加、大便排量增多、排便顺畅和有规律，排便、排气及口臭的症状显著减轻，食欲及体重增加，腹胀、腹痛、腹泻或便秘缓解或消失，面色健康或靓丽、皮肤质量不同程度地改善等。著者研发的双歧杆菌-乳杆菌-嗜热链球菌人体制剂，定植阶段成年人一次可服用 200～500ml（含数百兆亿至数千兆亿

CFU 的活性益生菌）以上，每天 1 次或 2 次，在数小时至最初几天即可表现为排便与排气次数增加、每天甚至可排便 3～5 次、大便软而成形但不是腹泻或便秘。继续服用可表现为粪便及口气的腐臭或酸臭气味显著减轻、食欲不同程度增加、面容健康、排便规律、腹痛与腹胀症状缓解等。

口服的益生菌干粉制剂及片剂含有浓缩的和较高浓度的聚糖、蛋白质等添加剂及培养基成分，因此一次性大剂量服用可能引起高渗性腹泻症状。采用大量饮水或其他液体稀释及每天以每次少量、分多次服用的方法，可避免发生高渗性腹泻。

2）维持阶段：益生菌的维持阶段使用是在定植阶段之后，继续减量使用益生菌制剂。通过定植阶段的使用之后，益生菌群已经在人体肠道内定植和生长繁殖甚至形成优势菌群。然而饮酒、食物、劳累、使用抗菌药物、疾病等因素，可造成体内益生菌的种类及数量减少和肠道正常菌群紊乱，因此需要继续服用益生菌，以维持益生菌在肠道内的存在及其数量。

维持阶段可服用较小剂量的益生菌，成年人一般以每天口服 500 亿 CFU 以上的益生菌为宜。可每日或隔日 1 次，持续使用终身。也可根据使用者具体的生理学与病理学特征，食用酸奶等发酵乳制品、纳豆或豆豉等发酵豆制品、泡菜等发酵果蔬制品、甜酒酿等发酵米面制品、腊肉等发酵肉制品等食品。

著者研究发现，用双歧杆菌-乳杆菌-嗜热链球菌人体制剂，维持阶段成年人一次服用 100ml 以上，每天 1 次或隔日 1 次。益生菌的效果主要表现为定植阶段有效的各种表现继续维持、面色健康和肤质改善、生理机能逐渐恢复正常、瘦弱者体重增加和维持正常体重、体格健硕、大便干软和有规律排便、排便与排气及口气的腐臭或酸臭症状消失、指（趾）甲的脆性降低和韧性增高、瓣状甲缓解或消失。

（2）疾病的辅助治疗和预防：益生菌可用于几乎各种疾病和生理机能紊乱的辅助治疗和预防，如急性与慢性胃肠炎、阴道炎、前列腺炎及其他各种感染性疾病治疗后的恢复期、老年体弱、身体消瘦与虚弱、营养与发育不良、胃肠道功能紊乱、菌群失调症、腹泻、便秘、慢性肝炎、肝硬化、肿瘤等。

1）前列腺炎的辅助治疗和预防：便秘、腹泻、身体虚弱、免疫力低下，对于前列腺炎的发生与发展具有重要影响。益生菌可用于这些"前列腺炎相关疾病"的辅助治疗，以改善机体的生理状况和增强机体抵抗细菌等病原体感染前列腺的能力。益生菌用于前列腺炎辅助治疗和预防的方法与益生菌的保健性使用方法相同，在初期的 3～4 个月期间，需要使用相对较大剂量的益生菌制剂，随后可以维持剂量连续服用至症状缓解、疾病康复或终身服用。维持阶段也可食用酸奶等发酵乳制品、纳豆或豆豉等发酵豆制品、泡菜等发酵果蔬制品、甜酒酿等发酵米面制品、腊肉等发酵肉制品等食品。

2）阴道炎的辅助治疗和预防：采用阴道灌注法或阴道栓法，将益生菌的液体制剂直接灌注于阴道炎患者的阴道内，或者将益生菌阴道栓直接塞入阴道内。定植阶段可使用 100 亿 CFU 以上浓度的益生菌液体制剂，每日或隔日 1 次，连续使用 7～15 天。或者将益生菌阴道栓直接塞入阴道内，每日或隔日 1 次，连续使用 7～15 天。其他疾病、治疗等因素造成阴道菌群失调者，也可使用益生菌的阴道灌注法或阴道栓法进行益生菌群的构建，辅助治疗或辅助预防疾病。

3）胃炎的辅助治疗和预防：幽门螺杆菌感染所致胃炎患者，可具有胃痛、胃胀、嗳气、反酸、食欲减退等症状，甚至最终可发生胃癌。临床对于幽门螺杆菌性胃炎的治疗，常用庆大霉素、阿莫西林、阿奇霉素等抗菌药物及抑制胃酸分泌、保护胃黏膜、改善胃功能的药物。益生菌制剂可用于幽门螺杆菌性胃炎的辅助治疗和预防，具有抑制幽门螺杆菌生长、改善胃与肠道功能紊乱症状的效果。著者研究发现，患者经过抗幽门螺杆菌感染治疗之后，使用著者研发的益生菌液体制剂，成年人一次服用 100ml 以上，每天 1 次或 2 次，可明显缓解胃胀、胃痛、嗳气、反酸，促进排便与排气，促进胃黏膜修复，减轻或消除粪便及口气的腐臭或酸臭气味等症状。

4）其他疾病的辅助治疗和预防：感染性疾病的恢复期、胃肠道功能紊乱、菌群失调症、腹泻、便秘、肿瘤、慢性肝炎、肝硬化、老年体弱、消瘦与虚弱、营养不良、失眠等，均可服用益生菌制剂进行辅助治疗和预防。益生菌用于疾病的辅助治疗和预防的方法与正常人使用益生菌保健的方法相似，需要注意根据不同患者的生理学与病理学特征，进行有差别地选择益生菌制剂的不同种类与使用方法。

（3）过敏体质者慎用：一般来说，益生菌的菌细胞、菌体成分及其代谢产物对正常人体是有益而无害的。生产益生菌制剂所使用培养基中的植物蛋白质、动物蛋白质或其他具有免疫原性的大分子物质，可由益生菌的发酵作用而被降解成为无免疫原性和无害的小分子物质，因此通常不会引起人体发生超敏反应。然而在某些益生菌制剂的生产过程中，可能会加入某些具有抗原性或免疫原性的大分子物质或小分子化合物，这些添加剂可能会引起某些过敏体质者产生胃肠道、皮肤等的过敏反应症状。因此过敏体质者在使用益生菌制剂时，需要认真阅读其使用说明书，避免其中某些物质可能引起超敏反应性疾病。

（4）不宜与抗菌药物同时使用：益生菌制剂是含有活的细菌、真菌等微生物的制品，活的细菌等微生物是益生菌制剂最重要的功效成分之一。益生菌制剂中的细菌可对各种或多种抗菌药物敏感，真菌则可对抗真菌药物敏感，各种益生菌对乙醇等消毒剂、氯气等防腐剂、鞣酸等植物抗菌成分都具有不同程度的敏感性。因此在使用细菌的益生菌制剂时不可同时使用抗细菌药物、消毒剂、防腐剂及植物抗菌成分，在使用真菌的益生菌制剂时不可同时使用抗真菌药物、消毒剂、防腐剂及植物抗菌成分，以免降低益生菌的功效。如果由于某些原因必须使用抗菌药物、消毒剂或具有抗菌活性的植物，则应当在停药至少 24 小时或 3 天后再使用益生菌制剂。

（5）免疫缺陷者慎用：一般来说，免疫功能低下或缺陷者，只要其消化道、上呼吸道等部位仍然具有正常菌群，都可以正常使用双歧杆菌、乳杆菌等益生菌制剂。免疫功能严重低下或严重缺陷者，如严重的 AIDS 患者、严重的糖尿病患者、大剂量使用肾上腺皮质激素者、使用免疫抑制剂治疗者，则需要慎用或不可使用益生菌制剂，尤其不可使用含肠球菌属中的屎肠球菌、粪肠球菌等具有明显条件致病性细菌的益生菌制剂，以避免发生由这些条件致病菌引起的继发感染。

第十二章 阴 囊 炎

阴囊炎（scrotitis）是阴囊受到生物性病原因子或某些理化因素作用而发生的阴囊皮肤炎症反应，患者可具有阴囊皮肤损害、阴囊疼痛、阴囊肿大、阴囊溃疡、阴囊坏死甚至全身损害等临床表现。引起阴囊炎的生物性病原因子可以是不同种类的细菌、真菌等微生物及寄生虫与节肢动物，也可以是外伤、药物、化学药剂等非感染性病原因子。常见由非感染性病原因子所致的阴囊炎包括接触性皮炎、阴囊湿疹、固定性药疹、神经性皮炎、创伤性皮炎等，这些非感染性阴囊炎常常可由细菌等微生物的继发感染而转变为感染性阴囊炎。

第一节 阴囊炎的分类

感染性阴囊炎主要采用临床综合分类的方法进行分类，通常根据患者的临床表现、病因和（或）病理学特征将其分为阴囊毛囊炎、阴囊蜂窝织炎、阴囊象皮肿等不同的类型。

一、阴囊毛囊炎

阴囊毛囊炎（folliculitis of scrotum）是发生于阴囊皮肤毛囊的炎性损害，可由细菌、蠕形螨、疥螨、阴虱等病原体感染所致。患者早期表现为阴囊毛囊根部的瘙痒、红肿或疼痛，随后形成疖肿或脓肿。

局灶性的阴囊毛囊炎患者一般没有全身症状，严重者可发展成为阴囊蜂窝织炎并且可产生发热等全身症状。

二、阴囊蜂窝织炎

阴囊蜂窝织炎（cellulitis of scrotum）常见由金黄色葡萄球菌等化脓性细菌感染阴囊所致，以阴囊皮肤及肉膜的广泛性或弥漫性化脓性炎症为基本病理表现，患者可有寒战、高热等全身中毒症状。

三、特发性阴囊坏疽

特发性阴囊坏疽（idiopathic gangrene of scrotum）也称为原发性阴囊坏疽（primary gangrene of scrotum），是由细菌感染阴囊皮肤所致的一种以阴囊剧烈疼痛及迅速发生的阴囊水肿、阴囊增大和坏疽、寒战、高热、恶心、呕吐及虚脱为主要表现的严重感染性疾病。特发性阴囊坏疽如果不能获得及时的治疗，常常可很快导致患者病情恶化甚至死亡。

四、阴囊皮肤癣症

阴囊皮肤癣症（tinea skin of scrotum）是皮肤癣菌感染阴囊皮肤引起的皮肤癣疾病，常见伴发于其他部位的皮肤癣症。阴囊皮肤癣症患者通常具有身体其他部位的皮肤癣症，阴囊局部可发生皮肤潮红、形成丘疹或水疱及皮屑，病灶可见环状表皮损害和明显瘙痒。

五、阴囊象皮肿

阴囊象皮肿（elephantiasis of scrotum）是由丝虫感染引起的淋巴管炎和淋巴结炎，可导致阴囊皮肤红肿、阴囊疼痛、腹股沟淋巴结肿大及阴囊不同程度肿大和象皮样变。丝虫感染男性后，引起阴囊、精索、附睾、睾丸、臂、腿、腹及腹膜后区域的淋巴发生炎症和梗阻，可导致淋巴管曲张、淋巴水肿或淋巴管破裂，以致形成乳糜尿和乳糜腹水。淋巴水肿造成皮下纤维化和角化过度，导致皮肤变厚、变硬和由汗腺损害而变干燥，形成"大象的皮肤"样变。

造成患者发生淋巴管炎和淋巴结炎的机制，是宿主机体对丝虫的分泌物及周期性死亡的虫体释放的抗原产生的超敏反应，而淋巴梗阻则是由淋巴管炎及继发性纤维样变所致。

六、阴 囊 疥 疮

阴囊疥疮（scabies of scrotum）是由疥螨寄生和噬咬阴囊皮肤引起阴囊皮肤剧痒，以形成黄豆大小、质硬的结节（疥疮结节）为主要临床表现的阴囊皮肤疾病。患者常常可抓痒而抓破阴囊表皮，从而导致阴囊皮肤发生化脓性细菌继发感染或发生湿疹样病变。

七、阴囊阴虱病

阴囊阴虱病（pediculosis pubis of scrotum）是由阴虱感染和叮咬阴囊皮肤所致的阴囊皮肤损害和炎症，常见为由耻阴虱感染所致。患者可有阴囊皮肤瘙痒和丘疹，患者抓痒可致皮肤破损而形成抓痕、出血等严重的皮肤损害。

八、传染性软疣

传染性软疣（molluscum contagiosum）是由于传染性软疣病毒（molluscum contagiosum virus，MCV）感染阴茎皮肤引起的性传播疾病，患者局部皮肤可形成无自觉症状的细小与粉红色或白色的疣状瘤。传染性软疣病毒（molluscum contagiosum virus, MCV）主要通过人体皮肤的直接接触传播以及性接触传播，引起的传染性软疣常见发生于人体面部、手臂、后背、臀部、阴囊等外生殖器的皮肤。

MCV 感染阴茎后，可形成 2 周至 6 个月或更长的潜伏期，受感染者可没有任何临床表现。由于病毒不断增殖及其造成的组织损害，患者可产生临床症状，主要表现为皮肤局部形成细小的粉红色疣状瘤。患者局部皮肤的病灶可持续 2 个月至 2 年以上，通常能够自行痊愈。

第二节　阴囊炎的病因

感染性阴囊炎的病因以细菌感染最为常见，其他还可有真菌与寄生虫感染，主要为外源性接触感染。物理或化学因素也可引起阴囊的非感染性炎症，常见包括局部皮肤的摩擦、挤压、高温及使用药物、化学试剂或化妆品。

一、常见病原体及其种类

引起感染性阴囊炎的微生物病原体主要是不同种类的细菌，由真菌感染及寄生虫或原虫感染引起阴囊炎者相对较少。

1. **细菌** 引起阴囊原发性感染的病原性细菌常见为金黄色葡萄球菌与乙型溶血性链球菌（β-hemolytic streptococci），继发性感染细菌常见包括大肠埃希菌等肠道杆菌、表皮葡萄球菌、无芽孢厌氧菌等来自患者自身皮肤与肠道正常菌群中的某些条件致病性细菌。

2. **真菌** 引起阴囊炎的真菌常见为表皮癣菌属、小孢子癣菌属、毛癣菌属的菌种及假丝酵母菌属的某些菌种。其中的皮肤癣菌常见引起阴囊皮肤的原发性感染，假丝酵母菌主要引起继发性感染。

3. **寄生虫** 引起阴囊炎的寄生虫常见是班氏丝虫、疥螨、耻阴虱、蠕形螨。

4. **病毒** 常见为传染性软疣病毒（molluscum contagiosum virus，MCV）。

二、感染的来源

引起阴囊炎的病原体主要来自外界环境及宿主自身的阴囊皮肤与肠道，某些病原体也可来自患者自身其他器官或组织的感染病灶。

1. **外源性感染** 外源性感染是指来自患者体外的外界环境或其他病原体携带者的病原体通过接触、节肢动物叮咬的方式传播和感染阴囊皮肤和引起阴囊炎。常见病原体包括金黄色葡萄球菌、乙型溶血性链球菌、皮肤癣菌、传染性软疣病毒、班氏丝虫。疥螨、耻阴虱、毛囊蠕形螨、皮脂蠕形螨属于宿主体外寄生性的节肢动物，可通过叮咬引起阴囊皮肤的局限性炎症。

阴囊的正常皮肤具有较强的抵抗各种微生物病原体引起外源性感染的能力，因此细菌等微生物引起阴囊感染常常与其他因素首先造成阴囊皮肤破损有关。

2. **内源性感染** 内源性感染是指来自患者自身体内、体表的病灶或正常菌群的病原体通过直接扩散、随血液或淋巴液循环扩散到达阴囊和引起阴囊皮肤的感染。例如，来自肠道的大肠埃希菌等肠道杆菌与无芽孢厌氧菌，来自体表的表皮葡萄球菌等皮肤正常菌群及身体其他部位皮肤病灶的皮肤癣菌、疥螨、随血流或淋巴流扩散的身体其他器官或组织感染病灶的班氏丝虫可引起阴囊的内源性感染或自身感染。

第三节 阴囊炎的诱因

正常阴囊皮肤具有较强的抵抗细菌等病原体感染的能力，因此并不容易发生感染性阴囊炎。阴囊局部的创伤、药物、化学试剂、身体其他器官疾病等因素，既可以是引起阴囊的炎症的病因，也可以通过造成阴囊皮肤或机体的抵抗力或免疫力降低，成为促进感染性阴囊炎发生的诱因。

一、会阴部其他疾病

节肢动物叮咬阴囊皮肤可直接造成阴囊皮肤损害，前列腺炎、附睾炎等生殖器官炎症可引起会阴部与阴囊的神经机能紊乱，以致阴囊皮肤多汗、潮湿和出现湿疹，从而有利于细菌等病原体滋生和导致阴囊皮肤容易受到多种病原体或条件致病性病原体感染。

二、身体抵抗力降低

感染性阴囊炎的发生常常可与糖尿病、过度劳累、菌群失调、肿瘤、使用免疫抑制剂等疾病或因素造成的宿主会阴和阴囊局部皮肤及全身的抵抗力降低有明显的关系。例如，糖尿病患者常常容易发生假丝酵母菌性阴囊感染；肿瘤患者及使用免疫抑制剂治疗的患者，可发生会阴部及阴囊皮肤损害与机能紊乱，以致有利于细菌等病原体滋生和引起阴囊炎。

三、物理或化学因素刺激

不适的或坚硬的内裤、抓搔或创伤及某些药物（如磺胺类、头孢菌素等）、化学试剂（如拟除虫菊酯、复方聚维酮碘搽剂、乙醇等杀虫剂或消毒剂）或化妆品的会阴与阴囊的局部使用或全身使用，可引起阴囊皮肤的刺激、多汗与潮湿，出现湿疹、神经机能紊乱或超敏反应性的损害与炎症，从而导致阴囊皮肤容易受到细菌等病原体的继发性感染和引起阴囊炎。抓挠也是造成患者身体其他部位皮肤癣菌的扩散和感染阴囊皮肤，引起阴囊皮肤癣症的一个常见因素。

第四节 阴囊炎的诊断与鉴别诊断

阴囊炎的诊断包括临床诊断、病原学诊断及其他实验室诊断，其中病原学诊断是帮助鉴别感染性阴囊炎与非感染性阴囊炎及指导选择和使用抗菌药物进行治疗的重要环节。

一、临床诊断与鉴别诊断

1. 诊断 阴囊炎的临床诊断是根据患者的病史、症状与体征，对患者疾病的部位、种类、性质、程度进行分析与初步诊断。不同类型、病程的阴囊炎患者，可具有相似或不完全相同的病史、症状、体征等临床表现。

（1）阴囊毛囊炎：患者早期表现为阴囊的阴毛根部皮肤瘙痒、红肿或疼痛，随后形成疖肿或脓肿。数日后红肿可自行消退或脓肿被吸收，从而形成毛囊根部的皮下硬结。毛囊根部的炎症也能够以原发病变为中心，向周围扩散和形成较大的脓肿甚至发展成为阴囊蜂窝织炎。阴囊毛囊炎患者一般可没有全身症状，如果感染扩散形成较大的脓肿或阴囊蜂窝织炎，也可发生阴囊肿大、疼痛加重、畏寒、发热等局部及全身中毒症状。

（2）阴囊蜂窝织炎：患者可首先发生阴囊毛囊炎或阴囊皮肤破损，发病初期的临床表现为阴囊皮肤局部弥漫性红肿、边界不清、水肿和皮肤皱襞消失。严重者阴囊皮肤表面可形成水疱和局部显著疼痛、腹股沟淋巴结肿大和疼痛及寒战、高热等局部及全身中毒症状。随后病变组织可逐渐溶解软化，形成波动及发生破溃而形成溃疡。经过 2 周左右之后，病灶通常可形成瘢痕和自然痊愈。阴囊蜂窝织炎也可并发阴囊坏疽，形成转移性脓肿、败血症或脓毒血症。

（3）特发性阴囊坏疽：常见发生于各年龄的健康人，患者通常可在夜晚睡眠中因剧烈疼痛而惊醒，并且在数小时之后发生阴囊水肿与增大，阴囊皮肤紧张、发红、发亮，有时可出现表面红斑，触诊有捻发感。病变常常可在 10 多个小时或 3 天内波及整个阴囊，以致患者可发生寒战、高热、恶心、呕吐或虚脱症状。如果不能获得及时的治疗，常常可导致患者死亡。

（4）阴囊皮肤癣症：阴囊受到皮肤癣菌感染和引起皮肤癣症的临床病例罕见，阴囊皮肤癣症常见发生于患者身体其他部位皮肤癣症之后。患者可表现为阴囊局部皮肤潮红、形成丘疹或水疱及皮屑，病灶可见环状损害的皮炎和明显瘙痒。阴囊皮肤癣症患者在临床上并不常见，许多患者常常是阴囊皮肤湿疹、神经性皮炎、创伤性皮肤损害等非感染性皮肤炎症或非皮肤癣菌感染性皮肤炎症所造成的癣症样阴囊皮肤损害。

（5）阴囊象皮肿：常见于人体受到丝虫感染的一年内发病，患者早期的症状主要包括腰、阴囊、附睾、手等部位的急性淋巴结炎症和淋巴管炎。患者常常可表现为腹股沟淋巴结肿大和疼痛、股内侧淋巴管炎、阴囊红肿和疼痛，全身症状主要包括寒战、高热、头痛、乏力、食欲减退等。炎症波及皮下小淋巴管时，可发生局部压痛、红线或绳样水肿并形成从受感染淋巴结向外周延伸的现象，俗称"流火"。患者阴囊、精索、睾丸或肢体疼痛和水肿的症状经数日后可自行消退，通常可形成周期性反复发作并最终导致患者阴囊的皮肤表面粗糙、表皮和皮下组织增生与肥厚而质地松软，称为淋巴水肿。淋巴水肿病变常常可累及阴茎，并最终导致阴囊等部位的皮肤增厚、变硬和干燥而形成大象皮肤样的改变。在阴囊象皮肿病变的后期，阴囊皮肤增厚可达数厘米并且干燥呈皮革样变，壁层组织丧失弹性和收缩力，同时阴囊也可发生不同程度的肿大，重量甚至可达到数十千克。

（6）阴囊疥疮：患者多有传染源或疥螨携带媒体的接触史，临床表现主要为阴囊皮肤剧烈瘙痒，并且以夜间尤其明显。阴囊皮肤可形成黄豆大小、质硬的结节，在皮疹处可见有 5～15mm 长、弯曲、微隆起、淡灰色或皮色的隧道。由于抓痒可致阴囊皮肤发生化脓或湿疹样病变，继发细菌感染者严重时可引起发热等全身损害症状。阴囊疥疮患者通常具有身体其他部位疥疮及阴茎疥疮的症状，并且患者的妻子或家庭其他成员也可具有疥疮的症状或病史。

（7）阴囊阴虱病：患者多有与传染源的性接触史、与传染源的密切接触史或阴虱携带媒体接触史。临床表现主要是阴囊皮肤瘙痒、出现丘疹，抓痒损伤皮肤可形成抓痕、出血或细菌等微生物的继发感染。

（8）阴囊蠕形螨病：患者大多有身体其他部位皮肤的蠕形螨感染，如面部、胸部、肩背、臀部、肛门等部位的蠕形螨感染，也可以是其性伴有大阴唇或其他部位皮肤的蠕形螨感染。在单纯性蠕形螨感染的早期阶段，人体大多没有明显的症状。蠕形螨长期感染者及继发细菌等微生物感染者可有阴囊皮肤损害症状，患者的临床表现常见为阴囊皮肤瘙痒，尤其常发生于傍晚及夜间。也可有下腹阴毛部皮肤瘙痒、阴囊毛囊炎、阴囊皮肤湿疹样丘疹、疖肿，严重者局部皮肤可有抓痕或皮肤粗糙，继发细菌等微生物感染者可有疼痛等严重的皮肤损害症状。

（9）传染性软疣：传染性软疣常见发生于儿童及青年人群，患者有传染源的直接皮肤接触史或不洁性交史。传染性软疣病毒（molluscum contagiosum virus，MCV）感染人体后，形成的潜伏期一般为 14～50 天，也有 6 个月以上至 2 年者。男性外生殖器传染性软疣患者发病的初期，主要表现为外生殖器的皮肤和（或）面部、手臂、后背、臀部、肛周的皮肤形成数个或数十个局灶性的米粒大小的半球形皮疹，一般可没有明显的自觉症状。随后丘疹可逐渐增大至豌豆大小，中心微凹呈脐状，灰白或珍珠色，可挤出白色乳酪样的软疣小体。患者皮肤局部的病灶可持续 2 个月至 2 年以上的时间，然后可自行痊愈。

2. 鉴别诊断　皮肤癣菌、疥螨、阴虱、蠕形螨、丝虫感染引起的原发性阴囊皮肤损害及特发性阴囊坏疽，常常具有身体其他部位感染的症状与体征、明显可检测的特定病原体及特定的临床表现，因此通过仔细的病史询问、体格检查及病原学检查，通常能够进行正确的诊断与鉴别诊断。然而由非特定病原体感染引起的阴囊毛囊炎、阴囊蜂窝织炎，则需要对其诱因与病因进行鉴别。

已知前列腺炎、附睾炎等内生殖器官炎症或感染可造成患者局部及全身的神经机能紊乱，某些药物、化学试剂、服装接触与挤压也可引起阴囊皮肤的过敏性损害或刺激损害，从而导致阴囊及会阴部皮肤出现多汗、潮湿、瘙痒等症状。如果患者抓挠，可造成阴囊皮肤的湿疹样、神经性皮炎样或癣症样损害，继发细菌等微生物感染则可形成毛囊炎、蜂窝织炎表现。通过仔细询问病史及体格检查，必要时以"尿液-前列腺液-精液法"采集患者的分段尿液、前列腺液及精液标本进行病原学检查，可有助于这些非特定病原体感染所致阴囊炎症及其诱因与病因的诊断与鉴别诊断。

二、病原学诊断与鉴别诊断

1. 诊断 在感染性阴囊炎患者的局部病变组织内常常能够发现引起感染的病原体,这是对感染性阴囊炎进行病原学诊断与鉴别诊断及与非感染性阴囊炎进行鉴别诊断的重要依据。

(1)标本采集:在阴囊炎患者的急性期采集病灶分泌物、病变组织或阴囊抽出物,慢性期可采集脓液、积液或病变组织标本。丝虫病性阴囊炎可根据患者的病情,分别采集患者的血液、睾丸鞘膜积液、乳糜尿等液体标本。阴虱病者可采集患者阴毛根部的阴虱及其卵。阴囊疥疮及阴囊蠕形螨病者,可采集患者阴囊皮肤病灶(螨隧道)或毛囊的分泌物(详见第四章)。采集标本进行细菌等微生物病原体的分离培养时,需严格注意无菌操作,以避免阴囊皮肤表面的正常菌群或外界的非病原体污染导致病原学检查误诊。

(2)涂片镜检:疑似细菌等微生物感染者的标本可直接涂片并进行革兰氏染色镜检,可有助于根据病原体的形态特征与革兰氏染色性,初步判断细菌等病原体的类型及分析分离培养结果和指导进一步的鉴定。疑似寄生虫感染者的标本直接涂片后,也可在显微镜下观察微丝蚴、疥螨、蠕形螨,或以肉眼观察和寻找耻阴虱,这是早期诊断阴囊象皮肿、疥疮、蠕形螨病、阴虱病的重要病原学依据。丝虫感染患者的局部病变组织及分泌物标本可用荧光抗体染色法或酶标抗体染色法,直接检查涂片标本中的丝虫特异性抗原。检查者也可用 ELISA 方法检查丝虫病患者血清标本中的丝虫特异性抗体,有助于进行早期特异性诊断。

(3)分离培养:无菌操作采集的阴囊炎患者局部病变组织与分泌物标本需接种于适当的培养基,在适当条件下进行病原体的分离培养与鉴定。

1)细菌感染:疑为专性需氧性细菌和兼性厌氧性细菌感染者的标本,可将标本接种于血琼脂培养基平板,置普通温箱内在 37℃条件下分离培养。疑为专性厌氧性细菌感染者的标本,可将标本接种于厌氧培养基和放置于厌氧罐或厌氧箱内,在 37℃条件下分离培养。

2)真菌感染:疑为假丝酵母菌等单细胞真菌感染者的标本,通常将标本接种于沙保诺琼脂培养基或酵母菌选择鉴别培养基平板或斜面,置普通温箱内在 37℃条件下分离培养。疑为皮肤癣菌感染者的标本,采集的患者病变组织标本需经软化处理后,在显微镜下观察菌丝与孢子,也可接种于沙保诺琼脂培养基平板或斜面,置普通温箱内在 22~28℃条件下分离培养。

3)寄生虫感染:对于引起阴囊炎的班氏丝虫的病原学诊断,主要通过形态学检查和鉴定。节肢动物疥螨、蠕形螨及阴虱引起的阴囊炎的诊断,同样依赖于形态学检查和鉴定。

(4)药物敏感试验:细菌引起的急性与严重的阴囊炎可首先采集标本,然后及时进行经验性抗菌药物治疗。各种细菌和真菌引起的慢性或病情轻缓的阴囊炎,需要对分离的微生物病原体进行药物敏感试验,以指导临床选择使用抗菌药物。对于从阴囊炎患者病灶中分离出的寄生虫,一般不须常规进行药物敏感试验,但在特殊需要的情况下也可测试分离寄生虫的药物敏感性。

(5)病理学检查:传染性软疣病毒(molluscum contagiosum virus,MCV)感染者的病变组织表现为表皮高度增生并伸入真皮,其周围真皮结缔组织受压而形成假包膜和被分隔成为多个梨状小叶。真皮乳头受压,成为小叶间狭窄的间隔。病变早期可见受感染细胞的细胞质内有卵圆形嗜酸性疣体形成,随后疣体逐渐增大成为软疣小体并挤压细胞核,造成细胞核固缩成弯月形。增大的软疣小体可逐渐占据整个细胞质,最终可导致宿主细胞的细胞核消失。

2. 鉴别诊断 阴囊是游离于男性体表的外生殖器官,炎症造成阴囊皮肤损害和抵抗力降低,以致容易发生细菌等微生物污染或继发感染和造成标本污染,从而导致非特定病原体感染的病原学诊断误诊或漏诊。在采集阴囊炎标本时,不可使用消毒剂,而需要严格无菌操作，采集病变明显的组织或病灶深部标本。对于标本的细菌分离培养物，一般可将优势生长菌群视为标本内的致病菌。

三、细胞学及病理学诊断与鉴别诊断

1. **诊断** 阴囊炎患者的其他实验室诊断主要依赖于对患者病灶局部与血液的细胞学或病理学检查，但一般情况下并不需要对患者进行病灶局部的细胞学或病理学检查。原发性或局限性的阴囊炎患者由于没有全身损害与症状，也可不采集患者的血液标本进行实验室检查。

对于具有全身感染症状的阴囊炎患者，可采集其血液标本进行血液细胞学检查，常常能够发现血液的白细胞总数增多和中性粒细胞数量增多。对于那些局部组织损害严重、损害不典型及疑为恶性病变者，可取局部病灶的活体组织进行病理学检查和诊断与鉴别诊断。

2. **鉴别诊断** 对于阴囊感染症状不严重、全身感染症状严重及血液白细胞数量显著增多者，需要注意鉴别诊断其是否存在前列腺炎、附睾炎或其他生殖器官感染。

第五节 阴囊炎的治疗

阴囊炎患者的治疗主要包括一般治疗、抗感染治疗与外科手术治疗，其中抗感染治疗是有助于患者康复的最重要措施。

一、一 般 治 疗

急性期需要患者卧床休息并兜起患者的阴囊，疼痛剧烈者可给予止痛剂口服。患者需穿着柔软与合体的内裤，并保持衣裤干净与干燥及良好的身体卫生状况。非急性期的阴囊蜂窝织炎患者，可进行局部热水浴。阴囊湿疹、瘙痒、潮湿者，可局部使用消炎、止痒、收敛、爽身的药物或用品，如白色洗剂、皮康霜或丁苯羟酸乳膏、痱子粉、爽身粉等。

二、抗感染治疗

抗感染治疗的目的是杀灭和清除引起阴囊炎的病原体，从而有助于患者疾病组织与器官的修复及生理机能康复。细菌、真菌等病原体可具有耐药性，因此需要根据病原体的药物敏感试验的结果选择抗菌药物和规范使用。

1. **细菌感染** 对于细菌性阴囊炎的抗感染治疗，尤其需要注意严格地根据药物敏感试验的结果选择病原菌敏感的抗菌药物，采取全身用药或局部用药的方法，对患者进行治疗。如果患者仅仅为局部的表浅感染而没有全身感染症状，可使用 1/5 000（g/ml）的高锰酸钾溶液或 0.05%～0.1%的苯扎溴铵溶液进行局部涂擦或清洗治疗，也可使用聚维酮碘溶液涂搽局部病灶，每天 1～2 次。

2. **真菌感染** 对于假丝酵母菌或皮肤癣菌引起的阴囊炎，可直接使用氟康唑、伊曲康唑等抗真菌药物，以全身用药或局部用药的方法进行治疗。对于没有全身感染症状的局部浅表皮肤癣菌感染者，可使用聚维酮碘溶液或复方聚维酮碘溶液皮康霜涂搽局部病灶，也可使用 0.05%～0.1%的苯扎溴铵溶液进行局部涂擦或清洗治疗。

3. **寄生虫感染** 对于不同种类寄生虫或节肢动物引起的阴囊炎，需要选择和使用不同的抗虫药物进行治疗。

（1）丝虫感染：全身用药治疗可用枸橼酸乙胺嗪或呋喃嘧酮，成年人用药的参考剂量为枸橼酸乙胺嗪每天 0.6～1.5g，分 2～3 次服用，也可用 1.0～1.5g，1 次顿服；呋喃嘧酮每天以每千克体重 20mg 的剂量，分 3 次服用。

（2）疥螨感染：主要是外用药物治疗，可用 10%～20%硫黄软膏、1%林旦乳膏、1%丙体六六六、30%苯甲酸苄酯乳剂、复方美曲膦酯霜，每天涂搽患部 1 次，每 2～3 天涂搽 1 次，共用 2～3 次。患者治疗 3 天后洗澡，并对内衣、内裤及被褥清洗与煮沸或日晒消毒。其治疗也可用 0.1%～0.3%苯醚菊酯等拟除虫菊酯类杀虫剂涂搽于患部皮肤，每天或隔 2～3 天 1 次，共用 2～3 次。拟除虫菊酯类杀虫剂对阴囊皮肤可产生刺激性作用，引起皮肤瘙痒、疼痛或湿疹样皮炎样症状。如果发生刺激症状，用清水清洗后可缓解（详见第八章）。患者的衣物、被褥等可用 0.1%～0.3%拟除虫菊酯类杀虫剂喷洒后清洗、晒干，家具、床垫等用具可用拟除虫菊酯喷洒杀虫。

（3）阴虱感染：剃除阴毛，用肥皂水清洗会阴部皮肤，可选用 50%百部酊、1%升汞酊、25%苯甲酸苄酯乳、0.2%～0.3%除虫菊素、0.1%～0.3%苯醚菊酯等进行局部皮肤的涂搽治疗，每天 1 次或隔 2～3 天 1 次，共用 2～3 次。患者的内衣、内裤及被褥可进行清洗、热水烫或煮沸、拟除虫菊酯喷洒，居室地面、床面等可用拟除虫菊酯及其他对人体没有明显危害的杀虫剂喷洒。

（4）蠕形螨感染：常用药物或杀虫剂如 75%乙醇、3%甲酚皂溶液、10%～20%硫黄软膏、新芙满灵霜、0.2%～0.3%除虫菊素、1%丙体六六六，可涂搽或喷于皮肤局部患处，每天 1～2 次。对皮肤刺激性小或非刺激性的杀螨剂，如硫黄液、硫黄皂、桉叶油、薄荷油、菊酯类、苯甲酸苄酯、樟脑油等，可外用于阴囊蠕形螨感染局部的治疗。0.1%～0.3%苯醚菊酯等拟除虫菊酯类杀虫剂也可用于皮肤患处局部的涂搽，每天或隔 2～3 天 1 次，共用 2～3 次。由于菊酯类杀虫剂对阴囊皮肤具有明显的刺激作用，从而可引起局部皮肤的疼痛或红肿，因此使用时需要注意此消毒剂的浓度与作用时间。

蠕形螨成虫具有喜好在夜晚或黑暗的条件下活动的特性，根据此特性在傍晚或患者睡前用药，可有助于获得较好的杀虫与治疗效果。寄生于宿主皮脂腺或毛囊内的蠕形螨虫卵经过 60 小时后可孵化出幼虫，此特性可造成蠕形螨感染的反复发生以致需要进行多次治疗。

4. 病毒感染　传染性软疣病毒感染者可用镊子镊住并拔出或挤出软疣小体，局部用浓苯酚或三氯乙酸涂抹并压迫止血。

三、外科手术治疗

对于阴囊脓肿、阴囊坏疽、重度阴囊象皮肿的患者，可根据患者的具体病情，考虑采用外科手术的方法，分别进行病灶清除、切开引流、阴囊大部或全部切除及阴囊成形治疗。

第六节　阴囊炎的预防

阴囊所具有的游离于男性会阴部体表的解剖学与生理学特点，使其成为男性容易受到生物性病原因子感染及物理或某些化学性病原因子刺激而发生炎症的一个外生殖器官。阴囊炎的预防措施主要是一般性的或非特异性的预防措施，包括保持阴囊及会阴部的卫生、避免阴囊皮肤损伤、消除或治疗导致阴囊炎发生的相关因素或疾病等。

一、感染性阴囊炎的预防

阴囊正常的皮肤具有较强的抵抗细菌等微生物感染的能力，能够有效地抵抗细菌等生物性病原因子的感染。在自然条件下，感染性阴囊炎的发生常常与阴囊皮肤损伤与生理功能紊乱，以致抗感染能力降低有关。

预防感染性阴囊炎的措施主要包括保持阴囊皮肤的洁净与干燥、避免病原体感染、防止产生与消除有利于病原体感染的条件。例如，保持内裤的柔软、合体与洁净，勤洗澡和大便后清洗会阴部以保持阴囊及会阴部皮肤的卫生与干燥，避免阴囊皮肤损伤并及时治疗，避免不洁性活动，治疗身体其他部位的皮肤癣症及其他器官的感染性疾病和防止病原体扩散与引起阴囊皮肤感染，治疗前列腺炎等生殖器官感染性疾病。

二、非感染性阴囊炎的预防

非感染性阴囊炎主要是阴囊受到外界物理或化学性因素作用引起的阴囊皮肤炎性损害。常见病因包括：

物理因素：内裤摩擦或挤压、抓搔、外伤等，造成阴囊皮肤组织的损伤或神经性皮炎。

化学因素：常见如磺胺类、头孢菌素类或其他药物引起的阴囊皮肤超敏反应性炎症，某些食物、消毒剂或其他化学试剂或因素引起的阴囊皮肤超敏反应性损害。

感染因素：常见为慢性前列腺炎、慢性附睾炎等内生殖器官感染或疾病，造成神经机能紊乱，以致阴囊皮肤多汗和潮湿，从而引起阴囊皮肤的瘙痒、湿疹等非感染性损害。对于阴囊皮肤的湿疹、神经性皮炎等非感染性阴囊炎需要及时进行规范的治疗，可根据患者病情的具体情况分别选择具有消炎、止痒、止痛、收敛作用的化学药剂（如白色洗剂、皮康霜或丁苯羟酸乳膏、爽身粉、痱子粉等）局部使用与治疗，一般应避免使用油膏性质的药剂，也应避免使用对阴囊皮肤具有刺激性的或具有超敏反应原性的化学药剂。

预防非感染性阴囊炎的基本原则是避免各种理化因素对阴囊的作用和保持阴囊皮肤的清洁与干燥。例如，避免穿着可造成阴囊不适或皮肤损伤的服装；避免挤压与抓搔阴囊皮肤；避免发生可造成阴囊创伤的行为；避免使用对阴囊皮肤具有刺激性的化学药剂；避免使用可引起身体和阴囊皮肤产生超敏反应的药物与化妆品；讲究卫生和保持阴囊皮肤的清洁与干燥，必要时可局部使用爽身粉或痱子粉；及时诊断和治疗慢性前列腺炎、慢性附睾炎等生殖器官感染；建立良好的生活习惯与饮食结构以使身体保持良好的生理状态。

第十三章 阴茎炎

阴茎炎（penitis）是阴茎受到生物性病原因子或某些理化因素作用而引起的炎症反应，患者可具有阴茎局部疼痛、红肿、溃疡、坏死或全身损害等临床表现。阴茎炎可分别由不同种类的微生物、寄生虫等病原体感染引起，也可由于受到物理或化学因素的作用而发生。非感染性阴茎炎常见包括阴茎外伤、接触性皮炎、固定性药疹、包皮冻疮、神经性皮炎，如果继发细菌等生物性病原体感染，可转化成为感染性阴茎炎。引起感染性阴茎炎的病原体常见包括病原性和条件致病性的多种细菌、假丝酵母菌及皮肤癣菌、人乳头瘤病毒、单纯疱疹病毒、沙眼衣原体、梅毒螺旋体、疥螨、蠕形螨、阿米巴等。

第一节 阴茎炎的分类

感染性阴茎炎的分类主要是临床综合分类，通常根据患者的临床表现、病因和（或）病理学特征，将感染性阴茎炎分为阴茎头包皮炎、阴茎蜂窝织炎、阴茎硬化性淋巴管炎、坏疽性阴茎头炎、阴茎结核病、阴茎念珠菌病、阴茎疱疹、阴茎蠕形螨病等多种不同的类型。

一、阴茎头包皮炎

阴茎头包皮炎（balanoposthitis）包括阴茎头的炎性病理损害和包皮的炎性病理损害，其中阴茎头炎（balanitis）是指发生于阴茎头皮肤的炎症，包皮炎（posthitis）则是指发生于包皮及其内叶的炎症。由于阴茎头的炎症和包皮的炎症常常可相互波及，以致同时存在，通常将阴茎头的炎症和（或）包皮的炎症合称为阴茎头包皮炎。

阴茎头包皮炎可分别由多种不同种类的细菌、真菌、节肢动物及原虫感染引起，患者的临床表现主要是在疾病的初期有阴茎头及包皮表面的疼痛、红肿或红斑形的创面，然后可发生创面的溃烂、渗出、出血或有脓性分泌物。严重者可由炎症造成包皮口紧缩，以致形成阴茎头嵌顿，导致阴茎头和包皮水肿，甚至可导致阴茎头发生缺血性坏死。

阴茎头包皮炎的病原学检查通常能够检出引起阴茎头包皮炎的细菌、真菌、滴虫、阿米巴原虫、皮脂蠕形螨或其他病原体。

二、阴茎蜂窝织炎

阴茎蜂窝织炎（cellulitis of penis）常见由化脓性细菌或厌氧性细菌从阴茎头微小的创伤侵入阴茎组织生长繁殖，引起阴茎皮肤及皮下组织的弥漫性化脓性炎症。患者通常表现为阴茎明显疼痛、弥漫性化脓性红肿、病灶边界不明显、包皮水肿严重甚至造成排尿困难，严重者可有畏寒、发热等全身症状。

组织病理学检查可见阴茎皮肤的真皮及皮下组织发生广泛的急性化脓性炎性病理改变、中性粒细胞与淋巴细胞浸润、血管与淋巴管扩张，并且可见血管栓塞及皮肤组织破坏。

三、阴茎硬化性淋巴管炎

阴茎硬化性淋巴管炎（sclerosing lymphangitis of penis）是一种以阴茎冠状沟或阴茎背

部淋巴管纤维组织增生、硬化与肥厚，有时可形成血栓性血管炎，很少见炎性细胞浸润为主要特征的疾病。

阴茎硬化性淋巴管炎的发生可能与分枝杆菌属等细菌或某些病毒感染、创伤或局部机械性刺激等因素的作用有关。

四、坏疽性阴茎头炎

坏疽性阴茎头炎（gangrenous balanitis）常见由寄生在正常人体口腔内的短梭形弧菌属（*Vibrio*）、疏螺旋体属感染阴茎，引起阴茎头的坏疽性疾病。患者在疾病的早期可有阴茎头及包皮灼热、瘙痒及出现臭味明显的分泌物，随后发生糜烂、溃疡和坏疽，并且可有寒战、高热等全身中毒症状。

阴茎病变组织的病理学检查可见早期为局部有多个糜烂与溃疡面并有白色渗出物或脓液，随后溃疡可发生点状出血、扩大及融合甚至蔓延至整个阴茎头及包皮，造成淋巴回流受阻、阴茎水肿或嵌顿，常常可导致阴茎头及包皮变黑和组织坏疽。

五、阴茎结核病

阴茎结核病（tuberculosis of penis）是由结核分枝杆菌感染阴茎引起的阴茎头、包皮系带及海绵体结核性病理改变，患者以出现阴茎头结节及无痛性的慢性溃疡为主要临床特征。发病初期患者的阴茎头可形成较小的硬结，之后可形成表面结痂及长期不愈合的溃疡。

组织病理学检查可见干酪样坏死或肉芽组织，腹股沟淋巴结可发生结核样变，炎症消退后可由局部纤维化而导致阴茎弯曲畸形。

六、阴茎念珠菌病

阴茎念珠菌病（candidiasis of penis）或称为阴茎假丝酵母菌病，是由白假丝酵母菌等假丝酵母菌属的菌种感染阴茎引起的阴茎皮肤炎症反应，阴茎念珠菌病的病变常见发生于阴茎的冠状沟、龟头及包皮的内叶处，患者的主要表现为病变组织淡红、潮湿、瘙痒、有稀薄的分泌物或散在的淡红色小丘疹。

阴茎念珠菌病常常容易被误诊为湿疹，以致在使用甾体类药物治疗的过程中可造成病情加重。

七、阴茎皮肤癣症

阴茎皮肤癣症（dermatophytosis of penis）是由皮肤癣菌不同菌属的菌种感染阴茎皮肤引起的阴茎皮肤炎症反应，常常由股癣、手癣、足癣或体癣的病原体扩散所致。阴茎皮肤癣症的病变常见于阴茎的皮肤及阴毛区，很少波及阴囊。

阴茎皮肤癣症患者的临床表现主要包括病变组织局部在初期形成小丘疹和明显瘙痒，随后可扩散并形成中央平与脱屑、边缘环状凸起的病变。

八、尖　锐　湿　疣

尖锐湿疣（condyloma acuminata）是由人乳头瘤病毒（HPV）感染阴茎所致的性传播疾病。尖锐湿疣常见发生于阴茎的冠状沟，也可发生于尿道口、腹股沟或臀沟。患者的临床表现主要为在阴茎上早期出现无明显疼痛的小丘疹，然后可逐渐发展为菜花状凸起。皮疹可长期存在，也可自行脱落或吸收。

组织病理学检查可见病变组织的表皮呈假上皮样增生，真皮可见水肿、毛细血管扩张及慢性炎性细胞浸润。

九、阴茎疱疹

生殖器单纯疱疹（herpes progenitalis）是由单纯疱疹病毒（HSV）感染阴茎所致的性传播疾病，也可由感染患者身体其他部位的 HSV 内源性扩散所致。70%～90%的阴茎疱疹由 HSV Ⅱ型感染所致，由 HSV Ⅰ型感染所致者仅为 10%～30%。阴茎疱疹患者的疱疹常常发生于阴茎的龟头、冠状沟、包皮，也可发生于阴茎体的皮肤，偶尔可发生于尿道。

阴茎疱疹患者的临床表现主要为阴茎突然出现局限性红斑、丘疹、单个或聚集的细小疱疹，并且具有显著的瘙痒和疼痛症状。局部病灶经一周左右可自然痊愈，但可形成反复发生的再发感染（复发）。

十、下　疳

下疳（chancre）是指在外生殖器形成的丘疹和溃疡性病变，包括硬性下疳（true chancre）和软性下疳（chancroid）。

硬性下疳简称为硬下疳，是后天性梅毒的早期症状。患者的临床表现主要是在不洁性交之后 3 周左右，其阴茎冠状沟包皮系带的两侧或包皮内叶，形成一个小红斑或浅表性溃疡。然后病灶可迅速变为暗红色丘疹或斑丘疹，在数日内其基底部变硬，质如软骨。硬性下疳通常没有疼痛，下疳破溃后可挤出血清样的液体，含有大量螺旋体。没有接受治疗的患者，在第 3～8 周可自行痊愈并且很少遗留瘢痕，可保持数月的硬结或色素斑。组织病理学检查可见病变组织内血管周围形成以淋巴细胞为主的细胞浸润，并且伴有毛细血管内皮增生及小血管闭塞。在病灶组织的上皮细胞间隙、毛细血管与淋巴管周围及局部淋巴结中，均可发现苍白密螺旋体苍白亚种或称为梅毒螺旋体。

软性下疳简称为软下疳，通常是在不洁性交后的 1～5 天，患者的阴茎末端、龟头、尿道口或包皮处，形成多个小红斑。早期的病灶可在 1～2 天内变为丘疹和黄豆大小的脓疱，病灶基底部没有硬结但疼痛较为明显，疱膜剥离后，可形成环形溃疡。软性下疳是杜克嗜血杆菌由阴茎的皮肤破损处感染阴茎组织所致，其通常可在数周内自行痊愈并且遗留挛缩性的瘢痕，也可有持续数月或数年不愈者。组织病理学检查可见病变组织的中央溃疡及其边缘表皮增生，溃疡的基底层以中性粒细胞浸润为主，还可存在红细胞、纤维素及坏死组织；溃疡的中层可见有许多新生血管和成纤维细胞及组织明显水肿，有中性粒细胞、淋巴细胞及大单核细胞浸润；溃疡的深层主要是淋巴细胞和浆细胞弥漫性浸润。病原学检查可发现杜克嗜血杆菌。

十一、阴茎溃疡

阴茎溃疡是性交后 1～2 天，发生于阴茎的局部疼痛与溃疡，常见于阴茎末端、龟头、冠状沟及包皮处。患者在性交后自觉阴茎局部疼痛，可见 1 个小红斑或无明显异常，有触痛或无触痛。病灶常于次日形成小溃疡，轻度红肿，有清液或脓样分泌物，以致疼痛症状加重，体检可见病灶扁平或微凸起、中央凹陷、表面及其基底部软、无硬结。阴茎溃疡如果未经规范处理，病灶可进一步扩大，以致局部感染和症状加重，严重者可出现发热等全身中毒症状。

阴茎溃疡的形成主要与性交动作剧烈、阴道干涩有关，剧烈或干涩的摩擦造成阴茎头部皮肤损害，以致继发细菌感染。引起阴茎溃疡的细菌常见为肠球菌属、肠杆菌属、嗜血杆菌属的某些菌种，属于继发感染的条件致病菌。

十二、性病淋巴肉芽肿

性病淋巴肉芽肿（lymphogranuloma venereum）是沙眼衣原体的性病淋巴肉芽肿生物亚种感染引起的性传播疾病，患者通常表现为在不洁性交后的4天至4周，外生殖器形成暂时性的小丘疹或水疱及一侧或双侧腹股沟淋巴结肿大和疼痛。随后在1~2周内可发生多腔性化脓、破溃，并且可形成经久不愈的多发性窦道。性病淋巴肉芽肿的男性患者，病灶常见于龟头及包皮。

组织病理学检查可见病变组织为非特异性的炎症改变，在淋巴结可见伴有星状脓肿的肉芽肿，中央为坏死组织，多形核白细胞及巨噬细胞浸润，周围有上皮样细胞围绕并可见浆细胞。

十三、阴 茎 疥 疮

阴茎疥疮（scabies of penis）是由疥螨寄生和噬咬人体阴茎皮肤组织引起的局部皮肤病变，患者的临床表现主要是阴茎的皮肤形成黄豆大小、质硬的结节（疥疮结节），抓痒可致发生化脓或湿疹样病变。

阴茎疥疮可通过与传染源的密切接触而发生直接接触感染，或者通过疥螨污染物体的媒介而间接接触感染。阴茎疥疮患者可同时具有阴囊疥疮，或者身体其他部位的疥疮。

十四、阴 虱 病

阴虱病（pediculosis）是由耻阴虱在人体会阴部皮肤表面寄生和叮咬引起的会阴部及阴茎根部皮肤病变。患者的临床表现主要是会阴部及阴茎根部出现皮肤瘙痒、丘疹及血痂。

十五、阴茎蠕形螨病

阴茎蠕形螨病（demodicidosis）是由毛囊蠕形螨、皮脂蠕形螨寄生于人体的会阴部、阴茎根部及阴茎头部皮肤的毛囊或皮脂腺，引起的会阴部及阴茎头部皮肤病变。患者的临床表现主要是会阴部、阴茎根部或阴茎头部出现皮肤瘙痒、毛囊/皮脂腺炎、丘疹、疖肿。

第二节 阴茎炎的病因

感染性阴茎炎的病因可涉及许多不同种类的微生物、寄生虫、原虫和节肢动物，各种病原体主要通过直接接触方式外源性感染阴茎，其也可由来自患者自身其他部位病灶的病原体感染引起。

一、病原体感染

1. **病原体的种类** 引起阴茎炎的病原体包括不同种类的细菌、病毒、真菌、衣原体、螺旋体、节肢动物及原虫。

（1）细菌：引起阴茎原发性感染的病原性细菌常见包括淋病奈瑟菌、金黄色葡萄球菌、乙型溶血性链球菌、杜克嗜血杆菌与结核分枝杆菌。引起阴茎继发性感染的细菌常见有棒状杆菌属、粪链球菌等肠球菌、大肠埃希菌等肠道杆菌、无芽孢厌氧菌、梭状弧菌（Vibrio）、放线菌属的菌种等条件致病性细菌。

（2）真菌：常见包括白假丝酵母菌等假丝酵母菌属的菌种及皮肤癣菌各菌属的菌种。

（3）病毒：主要包括人乳头瘤病毒、单纯疱疹病毒Ⅱ型与Ⅰ型。

（4）衣原体：沙眼衣原体的性病淋巴肉芽肿生物亚种是引起阴茎炎症的常见衣原体。

（5）螺旋体：常见为密螺旋体属的苍白密螺旋体苍白亚种、疏螺旋体属的类疏螺旋体。

（6）节肢动物与原虫：常见为溶组织内阿米巴、阴道毛滴虫。体外寄生虫常见为耻阴虱、人疥螨、毛囊蠕形螨、皮脂蠕形螨。

2. 感染的来源　引起阴茎炎的各种病原体可分别来自外界环境、女性阴道、异体口腔或直肠，通过直接接触方式传播外源性感染阴茎。一些病原体也可首先感染男性的其他器官或组织，然后再通过血液或淋巴循环扩散、污染物媒介扩散，内源性感染阴茎。

（1）外源性感染：外源性感染阴茎的病原体可以是病原微生物与寄生虫，也可以是正常菌群中的条件致病性微生物。病原体一旦感染阴茎后，通常可直接引起疾病。条件致病性病原体通常是在阴茎皮肤发生损伤时，发生继发性感染和引起疾病。

（2）内源性感染：内源性感染阴茎的病原体常见为条件致病性病原体，也可以是在宿主自身体表或体内显性感染、潜伏性感染或隐性感染的病原体。

二、尿 垢 刺 激

包皮过长或包茎不但容易造成尿液滞留于包皮腔及尿道口，而且也十分有利于细菌等病原体的滋生和尿垢的形成与积聚。积聚的尿垢可对阴茎头及包皮的皮肤形成刺激，这是导致阴茎头包皮炎最常见的因素。尿垢及其滋生的病原体和其他某些因素对阴茎局部形成的机械性刺激与生物性损害，也是阴茎硬化性淋巴管炎的病因之一。

第三节　阴茎炎的诱因

具有正常解剖学结构与生理机能的阴茎能够有效抵抗许多病原体的感染，阴茎的不良解剖学结构与生理机能降低、局部创伤、身体其他器官疾病等因素，可有利于病原体感染阴茎和引起阴茎炎。

一、解剖学与生理学因素

阴茎的不良发育或异常发育造成阴茎的不良解剖学结构、包皮过长与包茎，不但可使包皮腔和尿道口易形成尿液滞留及尿垢，以致对阴茎头与尿道口产生刺激作用，而且也可由包皮嵌顿导致阴茎头充血、肿胀或缺血、坏死等。这些因素可降低阴茎头与尿道口的抗感染能力，从而使其容易受到病原体感染。临床观察发现，阴茎包皮较长的幼儿、包皮过长及包茎的成年人，发生不同程度尿道口炎症的概率，可明显高于包皮正常及阴茎头正常暴露者。

二、局 部 创 伤

正常阴茎头与阴茎皮肤对寄居于阴茎皮肤的正常菌群及感染阴茎皮肤的某些病原性细菌等病原体具有较强的抵抗作用，因此在正常生理情况下通常不会发生阴茎皮肤的感染性疾病。挤压、抓痒、剧烈的手淫及性交活动、口交、药物或化学试剂过敏等因素，可造成阴茎头或其皮肤的损伤，从而有利于病原体及条件致病性病原体感染阴茎组织和引起阴茎的炎症反应。

三、机体抵抗力降低

阴茎某些感染的发生，常常与感冒、糖尿病、过度劳累、酗酒、菌群失调、肿瘤或使用免疫抑制剂等因素导致机体抵抗力或免疫力降低有明显的关系。例如，感冒、酗酒或过度劳累等造成机体抵抗力降低，常常可引起潜伏感染的单纯疱疹病毒活化和形成再发感染；糖尿病患者、肿瘤患者及使用免疫抑制剂治疗的患者由于免疫力降低，常常容易发生假丝酵母菌属不同菌种引起的阴茎组织感染；抗菌药物的不规范使用与滥用造成尿道菌群失调，可有利于某些耐药性的病原体和条件致病性病原体感染和引起阴茎头的炎症反应或阴茎头包皮炎。

第四节　阴茎炎的诊断与鉴别诊断

阴茎炎的诊断包括临床诊断、病原学诊断、实验室诊断。不同的病原体可引起阴茎相同的疾病和（或）不同的疾病，因此病原学诊断对于阴茎炎的诊断与鉴别诊断及指导选择和使用抗菌药物进行治疗具有重要的意义。

一、临床诊断与鉴别诊断

1. **诊断**　阴茎炎的临床诊断主要是根据炎症或病变在患者阴茎的发生部位、性质、程度及其临床表现特征等，分别可诊断为急性或慢性的阴茎头包皮炎、阴茎蜂窝织炎、阴茎硬化性淋巴管炎、坏疽性阴茎头炎、尖锐湿疣、阴茎疱疹、下疳等。

（1）阴茎头包皮炎：阴茎头包皮炎患者的临床表现主要是在疾病的初期阴茎头发痒或灼热，阴茎头及包皮表面疼痛、红肿或形成红斑形创面、渗出或出血。随后创面可发生浅表性溃疡或广泛的溃烂，出现脓性分泌物、异臭且疼痛可致患者行动不便，患者可有腹股沟淋巴结肿大与压痛及身体疲乏、低热等全身症状。严重病例可由炎症造成包皮口紧缩而形成阴茎头嵌顿，从而导致阴茎头和包皮水肿，甚至可导致阴茎头发生缺血性坏死及明显的全身中毒症状。

（2）阴茎蜂窝织炎：阴茎蜂窝织炎的大多数患者包皮过长或为包茎，发病初期表现为阴茎弥漫性浸润性红肿、病灶边界不清、包皮严重水肿和疼痛明显，随后可发生阴茎弥漫性化脓性红肿、疼痛加重、排尿困难、腹股沟淋巴结肿大、畏寒与发热。经数日后，病灶皮下组织可逐渐溶解、中心软化出现波动，病灶可被自然吸收而消退，或者发生破溃和形成溃疡。

（3）阴茎硬化性淋巴管炎：阴茎硬化性淋巴管炎常见发生于 30～40 岁者，患者通常无明显自觉症状，或可有局部轻度疼痛。在患者阴茎冠状沟或阴茎背部，可见淋巴管形成弯曲的条索状物，与表面皮肤不形成粘连，能够在皮下滑动，有时可硬如软骨。绝大多数患者，此条索状物经过一段时间后能够自行消退。

（4）坏疽性阴茎头炎：坏疽性阴茎头炎患者都有包皮过长、包茎或口交史，受感染后潜伏期为 3～7 天。早期表现为阴茎头及包皮灼热、瘙痒、小范围糜烂及出现臭气明显的浆液性或脓性渗出物。随后病灶的糜烂面形成较深的小溃疡，其表面覆盖假膜并有散在的出血点。小溃疡可形成融合并可蔓延至整个阴茎头及包皮，使阴茎水肿加重，严重者可形成阴茎头的嵌顿而导致阴茎头及包皮的溃疡变为黑色，发生阴茎头坏疽、腹股沟淋巴结肿大、寒战、高热、恶心、呕吐。病变累及尿道口的患者，可产生尿痛与排尿困难的症状。

（5）阴茎结核病：阴茎结核病患者的临床表现主要为出现阴茎头结节和无痛性的慢性溃疡，可有结核病史、泌尿系统或生殖系统其他器官结核病史及与女性结核病患者密切接触史。疾病早期患者的阴茎头、包皮系带或尿道外口可形成较小的硬结（结核结节），随后硬结周围逐渐肿胀变硬、表面结痂和形成长期不愈合的溃疡。阴茎结核灶溃疡的特征是基底为肉芽组织或干酪样坏死组织、周边较硬、边界清楚、轻度疼痛或无疼痛。严重溃疡的病变可逐渐扩大,引起阴茎头或阴茎体全部破坏。病变如果累及尿道,可产生尿道灼热感、尿频、尿痛及终末血尿。

(6)阴茎念珠菌病:又称为阴茎假丝酵母菌病,常见于包皮过长与包茎的患者,早期表现为在阴茎的冠状沟、龟头及包皮的内叶处组织呈淡红色、潮湿、瘙痒,并可有稀薄分泌物或散在的淡红色小丘疹。病情严重者可形成龟头或包皮内叶的溃疡、阴茎头红肿及异臭。使用甾体类药物治疗的患者,可发生病情加重的情况。如果患者的妻子或性伴也同时具有阴道或外阴瘙痒、白带增多或呈豆腐渣样等假丝酵母菌性阴道炎的表现,可有助于诊断。

(7)尖锐湿疣:尖锐湿疣患者通常具有不洁性交史,人乳头瘤病毒感染阴茎后的潜伏期为1~6个月。患者早期的临床表现为阴茎的龟头、冠状沟、包皮系带或尿道口出现细小的淡红色丘疹,丘疹顶端稍尖、无明显疼痛。丘疹随后可逐渐增大、增多,表面凸凹不平并融合成乳头状、菜花状或鸡冠状凸起。此时的丘疹呈红色或暗灰色,根部有蒂,易发生糜烂、渗出和出血。对于可疑患者,可用3%~5%乙酸溶液涂于病变组织局部表面。阳性者于5~10分钟内,在病变局部可呈现发白现象,称为"醋酸白现象"。醋酸白现象也有利于尖锐湿疣与阴茎其他丘疹样病变的鉴别诊断。

(8)阴茎疱疹:80%以上的人在初次受到单纯疱疹病毒感染时可没有临床症状而成为潜伏感染者,因此疱疹性阴茎炎患者绝大多数为潜伏于其体内的疱疹病毒引起的再发感染。初次感染或原发感染与再发感染的主要区别,除患者是否具有疱疹性阴茎炎的病史外,就是在患者血清中是否能够检出同型单纯疱疹病毒的特异性抗体。但一些再发感染者也可以表现为单纯疱疹病毒抗体阴性。阴茎疱疹的初期主要表现为患者阴茎的龟头、冠状沟、包皮、尿道或阴茎体皮肤出现局部瘙痒,随后出现明显疼痛的局限性红斑或丘疹,继而可发展成为水疱、脓疱、糜烂及溃疡。症状持续1~2周后,疱疹可逐渐消退并且自行痊愈。

(9)下疳:由苍白密螺旋体苍白亚种感染引起的下疳(硬下疳)是一期梅毒的主要损害,表现为在不洁性交后2~4周,患者阴茎的冠状沟包皮系带的两侧或包皮内叶形成一个小红斑或浅表溃疡,然后病变迅速成为暗红色丘疹或斑丘疹,在数日内病灶基底部病变可硬如软骨。梅毒下疳患者的阴茎通常无疼痛,病变破溃后可挤出血清样液体而病灶表面清洁,下疳液镜检可见大量螺旋体;单侧或双侧腹股沟淋巴结肿大而通常无疼痛或红肿。没有接受过治疗的患者,其阴茎局部的病变通常可于3~8周内自行痊愈并且很少遗留瘢痕,但也可留下持续数月的硬结或色素斑。此时患者的病情进入无症状期,苍白密螺旋体苍白亚种进入淋巴及血液循环并在全身广泛扩散,进而可转为二期梅毒。

由杜克嗜血杆菌感染所致的下疳(软下疳)通常发生在不洁性交后1~6天,患者的阴茎末端、龟头、尿道口或包皮处形成多个小红斑。病变在1~2天内可成为丘疹和黄豆大小的脓疱,病灶的基底柔软无硬结但疼痛较为明显。脓疱的膜剥离后,可形成环形溃疡,溃疡表面覆盖有脓性分泌物,在其基底部可见颗粒状肉芽组织并且容易发生出血。少数患者可发生急性疼痛性腹股沟淋巴结炎,多为单侧。红肿的淋巴结可形成脓肿和破溃,创口外翻呈唇状。

(10)性病淋巴肉芽肿:人体受到沙眼衣原体的性病淋巴肉芽肿生物亚种感染后,经过4天至4周的潜伏期可发病。患者初期的症状主要为在尿道口、包皮、龟头或冠状沟出现小丘疹或水疱,病灶可形成单发性或多发性的溃疡,通常无疼痛并且可在数天后自行痊愈和不留瘢痕。发病初期的病变也可在1~4周后发展为一侧(约2/3的患者)或双侧(约1/3的患者)腹股沟淋巴结肿大和疼痛,称为第二期或腹股沟横痃期。腹股沟肿大的淋巴结与周围组织粘连,并且可融合成为质硬的大团块。经过1~2周之后,腹股沟淋巴结可化脓、破溃和形成经久不愈的多发性窦道,患者可表现出畏寒、发热、肌肉疼痛、头痛、关节疼痛、恶心、呕吐等全身症状。经过1~2年后,病变淋巴结的慢性炎症造成淋巴回流障碍(第三期),可发生阴茎或阴囊象皮肿及直肠疼痛、脓血便、里急后重等"肛门直肠综合征"的症状。

（11）阴茎皮肤癣症：阴茎皮肤癣症患者常常可先有手癣、足癣、股癣或甲癣的病史，患病初期的症状主要为阴茎皮肤上形成小丘疹并且明显瘙痒，随后可扩散和形成中央平而脱屑、边缘呈环状凸起的病变。病变反复发作和患者抓搔，可导致病变皮肤变粗、变厚和呈苔藓样变，酷似神经性皮炎。如果患者使用甾体类药物治疗，常常可导致病情加重。阴茎皮肤癣症可波及阴毛区，但很少波及阴囊皮肤。

（12）阴茎疥疮：阴茎疥疮患者具有密切接触传染源史，临床表现主要为阴茎皮肤剧烈瘙痒，尤其在夜间及温暖的条件下更为显著。在患者阴茎皮肤上可见有红色小丘疹、疱疹或小水疱，皮疹处可见有 5～15mm 长、弯曲、微隆起、淡灰色或皮色的隧道（疥隧道），这是疥疮皮疹的主要特征。病变的皮肤组织可形成结痂及黄豆大小、质地硬的结节。抓痒可导致阴茎皮肤发生化脓或湿疹样病变，继发细菌感染严重者可出现发热等全身中毒症状。阴茎疥疮患者通常具有阴囊、手指缝、肘窝、腋窝、股内侧等部位的疥疮，其妻子或家庭其他成员也可具有疥疮症状。

（13）阴虱病：阴虱病患者常常以会阴部皮肤瘙痒就诊，耻阴虱主要积聚在患者阴茎根部的皮肤表面，阴毛干上可见椭圆形、乳白色的虱卵，局部皮肤形成丘疹、血痂、抓伤痕迹或灰色色素性小斑点，内裤上可见斑点状的血痕或污痕。患者的妻子或家庭其他成员常常也可具有阴虱感染的症状。

（14）阴茎蠕形螨病：蠕形螨并不常见感染男性阴茎及会阴部，患者或其性伴通常有身体其他部位皮肤的蠕形螨感染症状。皮脂蠕形螨可感染阴茎头部皮肤的皮脂腺，毛囊蠕形螨常见感染阴茎根部皮肤的毛囊，引起阴茎头部皮肤瘙痒、毛囊-皮脂腺炎、丘疹或疖肿。

2. 鉴别诊断 特定病原体引起的、具有特定临床表现的阴茎感染，如苍白密螺旋体苍白亚种（硬下疳）、杜克嗜血杆菌（软下疳）、结核分枝杆菌（阴茎结核病）、单纯疱疹病毒（阴茎疱疹）、人乳头瘤病毒（尖锐湿疣）、沙眼衣原体性病淋巴肉芽肿生物亚种（性病淋巴肉芽肿）、阴虱（阴虱病）、蠕形螨（阴茎蠕形螨病）、皮肤癣菌（阴茎皮肤癣症）、阴茎头包皮炎、阴茎蜂窝织炎、阴茎溃疡等，根据患者的病史、症状与体征，通常可以进行诊断与鉴别诊断。然而对于症状不典型、发病初期的阴茎感染患者及一些非感染性阴茎皮肤异常或组织损害者，常常容易误诊，需要根据病原学检查及其他相关检查结果进行诊断与鉴别诊断。临床常见的非感染性阴茎皮肤异常或组织损害包括：

（1）阴茎珍珠疹：或称为龟头丘疹，发生于一些人的阴茎冠状沟处，尤其常见于包皮过长者。阴茎珍珠疹的病因及发病机制尚不清楚，其属于一种非正常的生理发育反应，表现为沿阴茎冠状沟分布有数量不等的小颗粒状或珍珠状丘疹，多为皮肤色，也可为淡红色或白色，一般不形成溃疡，也无明显的自觉症状，无传染性，醋酸白试验呈阴性，据此容易与尖锐湿疣、阴茎疱疹等阴茎感染性疾病性鉴别诊断。

（2）阴茎海绵体硬结症：也称为 Peyronie 病、阴茎纤维性海绵体炎，是发生于阴茎海绵体的阴茎白膜纤维样、非顺应性硬结疾病，常见于中年及老年人群。阴茎海绵体硬结症的病因及发病机制尚不清楚，其属于非感染性的炎症反应。患者急性期可表现为阴茎疼痛，阴茎皮肤无红肿或条索状物，尿道口也无异常分泌物。触诊可发现海绵体形成 1 个或数个大小不定的硬结，阴茎弯向患侧，阴茎疲软时疼痛缓解，不影响排尿及性交。慢性期疼痛减轻或消失，结节逐渐变硬甚至钙化或骨化，阴茎弯曲可逐渐明显，阴茎勃起及按压时可有疼痛感，一般不影响阴茎勃起、性交及排尿，无癌变倾向。超声及影像学检查，可发现海绵体结节及其钙化灶。

（3）阴茎癌：阴茎癌患者常见表现为龟头局部丘疹、溃疡、刺痛或灼烧样疼痛、阴茎头或包皮的上皮增厚，严重者可发生性交时出血、局部异物感、疼痛、菜花样肿块或浅表糜烂、排尿困难。

二、病原学诊断与鉴别诊断

1. 诊断　在感染性阴茎炎患者的局部病变组织内常常能够发现引起感染的病原体,这是对感染性阴茎炎进行病原学诊断与鉴别诊断的重要依据。

(1) 标本采集:在急性期采集阴茎炎患者病灶的分泌物、水疱液或病变组织标本,在慢性期可采集患者的脓液、积液、病变组织标本。对阴虱病患者,可直接采集阴虱体、带有阴虱或阴虱卵的阴毛。对阴茎疥疮者,可在其皮肤病灶处的螨隧道内,寻找和发现疥螨。对蠕形螨感染者,可用粘贴法、挤刮法等方法取皮肤分泌物标本,在显微镜下观察蠕形螨。疑为无芽孢厌氧菌感染者的标本,应注意保持其厌氧环境条件。采集表面感染标本进行细菌等微生物的分离培养时,应严格无菌操作,不可随意使用消毒剂对病灶进行消毒,以免造成非感染菌群污染标本或造成感染菌死亡而影响分离培养的结果。

(2) 涂片镜检:标本直接涂片镜检、革兰氏染色或抗酸染色后涂片镜检,可有利于通过观察病原体的形态、染色性而初步诊断或鉴别病原体的种类,分析与判断分离培养结果和指导选择药物进行早期与及时治疗。常用染色方法中,革兰氏染色法有利于诊断革兰氏阳性菌、革兰氏阴性菌、酵母菌感染及初步鉴别某些细菌的种类;抗酸染色法有利于初步诊断分枝杆菌感染;镀银染色或暗视野显微镜检查有助于观察螺旋体;Gemenez、Giemsa或 Wright 染色有助于对衣原体或单纯疱疹病毒、人乳头瘤病毒感染进行早期初步诊断。标本直接在显微镜下观察到耻阴虱、疥螨、皮脂蠕形螨、毛囊蠕形螨、阴道毛滴虫、阿米巴的虫体及皮肤癣菌的菌丝或孢子,是早期诊断阴虱病、疥疮、蠕形螨病、滴虫病、阿米巴原虫感染或阴茎皮肤癣症的重要病原学依据。

(3) 分离培养:对于细菌等微生物、阿米巴及滴虫引起感染的患者,常常需要进行病原体的分离培养,从而能够进行病原体的进一步鉴定和药物敏感试验。

1) 细菌感染:对于疑为一般的专性需氧性细菌或兼性厌氧性细菌感染者的标本,可将其接种于血琼脂培养基平板并放置于普通温箱内 37℃分离培养;对于疑为淋病奈瑟菌或杜克嗜血杆菌感染者的标本,可将其接种于淋球菌分离培养基或巧克力色血琼脂培养基平板,置 CO_2 温箱或烛缸内 37℃分离培养;对于疑为专性厌氧性细菌感染者的标本,可将其接种于厌氧培养基并且置于厌氧罐或厌氧箱内 37℃分离培养;对于疑为结核分枝杆菌感染者的标本,可将其接种于罗氏培养基或苏通培养基,置普通温箱内37℃有氧培养 1~3 周。

2) 真菌感染:真菌感染标本通常需接种于沙保诺琼脂培养基平板或斜面,置普通温箱内有氧分离培养。其中酵母菌感染标本置 37℃条件下分离培养,丝状菌感染标本置 22~28℃条件下分离培养。

3) 衣原体感染:衣原体感染标本需接种于鸡胚卵黄囊、HeLa 细胞或其他细胞单层培养物中分离培养。

4) 螺旋体感染:苍白密螺旋体苍白亚种不能在人工培养基中生长,因此对于苍白密螺旋体苍白亚种感染尚不能进行人工分离培养。

5) 病毒感染:单纯疱疹、尖锐湿疣患者的临床表现较为典型,临床容易诊断,通常不需要做病原体的分离培养。但在特殊的情况下也可采集患者的标本,接种于人胚肾、人羊膜、兔肾等细胞单层培养物,分离培养单纯疱疹病毒等。病毒感染标本也可在电子显微镜下观察病毒的形态,根据不同病毒的形态学特征进行病原学诊断与鉴别诊断,或者用PCR 方法或核酸杂交技术,分别检测标本内单纯疱疹病毒、人乳头瘤病毒的特异性核苷酸序列,进行分子生物学诊断。

6) 寄生虫感染:阿米巴、毛滴虫、阴虱及疥螨的病原学鉴定主要依赖于虫体的形态学检查方法，特殊情况下可将标本接种于 Diamond TYM 或半胱氨酸蛋白胨肝浸液麦芽糖（CPLM）培养基分离培养阴道毛滴虫，或接种于琼脂蛋白胨双相培养基分离溶组织内阿米巴等寄生虫或原虫。

（4）血清学检查：血清学检查发现病原体特异性的 IgM、IgG 抗体及其效价增高，有助于感染的诊断、鉴别诊断和进行流行病学调查。单纯疱疹病毒特异性 IgM 抗体效价增高，有助于急性感染或近期感染的诊断，IgG 抗体效价增高有助于既往感染的诊断。也有一些单纯疱疹病毒感染者，虽然可有多次再发感染病史，但血清抗体可以呈阴性。梅毒患者的血清检查发现密螺旋体特异性抗体与非特异性凝集素抗体，有助于近期感染的诊断。

（5）药物敏感试验：一般来说，应当对从阴茎炎患者的标本中分离出的各种病原体进行药物敏感试验，以指导临床选择和使用抗菌药物。分枝杆菌、真菌、衣原体、病毒、寄生虫的药物敏感试验具有方法较为复杂、试验周期较长或较少形成耐药性等特点，因此通常不能要求临床医生在获得这些病原体药物敏感资料的情况下再对患者进行抗感染治疗。

2. 鉴别诊断 规范地进行标本采集和病原学检查，通常能够对阴茎炎进行正确的病原学诊断与鉴别诊断。对于临床表现不典型、病原学检查阴性但高度疑似感染性阴茎炎的患者，如疑似病毒、衣原体、螺旋体、结核分枝杆菌感染者，必要时可采集病灶组织的标本进行病原体特异性基因的检查，进行诊断与鉴别诊断。苍白密螺旋体苍白亚种感染者在 2～3 周后才可表现为非密螺旋体试验阳性；抗梅毒免疫应答属于有菌免疫，因此螺旋体从宿主体内清除后，特异性抗体也随之消失；上呼吸道感染、风疹、传染性肝炎、慢性肾炎、肝硬化、发热等多种疾病患者及老年人，可形成非密螺旋体试验的假阳性反应。临床上可采用检查病灶内的苍白密螺旋体苍白亚种、密螺旋体抗原试验、PCR 检查基因的方法进行诊断与鉴别诊断。

三、细胞学及病理学诊断与鉴别诊断

1. 诊断 阴茎炎患者的实验室检查包括病灶局部的组织病理学检查和血液的细胞学检查，一般情况下并不需要对患者进行血液的细胞学检查。尖锐湿疣、阴茎结核病患者常常需要进行病变组织的病理学检查，可有助于临床的诊断和鉴别诊断。对于产生全身症状的阴茎炎患者，可采集患者血液或血清标本进行细胞学或血清学检查，若发现血液的白细胞总数及中性粒细胞数量增多及特异性血清抗体效价增高，则有助于感染的诊断、鉴别诊断与进行流行病学调查。

（1）血液学检查：具有全身感染症状患者的血液学检查，可见白细胞总数增多、中性粒细胞数量增多。

（2）病理学检查：采集尖锐湿疣、阴茎结核病患者的病变组织，进行组织病理学检查，可有助于临床诊断与鉴别诊断。

尖锐湿疣患者的组织切片标本经 Giemsa 染色法等染色后，可见人乳头瘤病毒感染者的病变组织表现为表皮轻度角化过度、棘细胞层高度肥厚、表皮突增粗和延长并呈乳头样增生，表皮浅层或中层有体积较大、圆形或卵圆形、胞质淡而空或者可有少许丝状结构、核圆形深染的空泡化细胞（凹空细胞）。空泡化细胞是尖锐湿疣的病理学特征，呈灶性分布。

阴茎结核病患者的组织切片标本，经 H-E 染色法染色后镜检，可见特异性的组织病理学改变，经抗酸染色后镜检，可发现抗酸杆菌。

2. 鉴别诊断 对于症状不典型的阴茎尖锐湿疣、单纯疱疹、结核病、下疳、珍珠疹、海绵体硬结症，可采用醋酸白试验、组织病理学检查或病毒特异性基因检测的方法，进行诊断与鉴别诊断。

第五节　阴茎炎的治疗

感染性阴茎炎患者的治疗，需要根据病原体的种类与性质、感染的范围及性质与程度等选择不同的药物与方法，主要包括一般治疗、抗感染治疗与外科手术治疗。

一、一般治疗

急性期或具有明显全身症状的患者需要卧床休息，疼痛剧烈者可给予止痛剂口服。穿着柔软与合体的内裤并保持内裤、会阴部及阴茎皮肤的洁净与干燥。阴茎头包皮炎患者须翻起包皮，暴露尿道口和阴茎头，应当注意避免发生包皮嵌顿。阴茎硬化性淋巴管炎患者，可进行阴茎局部热水浴。阴虱病、阴茎疥疮及蠕形螨病患者，可剃除阴毛。

二、抗感染治疗

1. **细菌感染**　对于细菌感染引起的阴茎炎，抗感染治疗的基本原则是尽可能根据药物敏感试验结果选择病原菌敏感的抗菌药物。抗菌药物的使用方法可根据患者疾病的特点及病情决定，既可单独以全身用药的方式进行治疗，也可以联合局部用药的方式进行治疗。如果患者仅为阴茎部的表浅感染而没有全身感染症状，也可单纯使用 1/5 000（g/ml）高锰酸钾溶液、0.05%～0.1%苯扎溴铵溶液、聚维酮碘溶液等消毒剂进行局部清洗或涂擦治疗。无芽孢厌氧菌、结核分枝杆菌等某些难以分离培养的细菌引起的感染，常常需要经验性使用抗菌药物治疗。例如，对无芽孢厌氧菌感染者可使用甲硝唑每天 600mg，分 3 次口服给药，或每天 800～1 000mg 分 2 次口服给药；也可使用头孢菌素类抗生素及其他抗菌药物进行治疗，同时使用 3%过氧化氢溶液进行局部清洗治疗。对结核分枝杆菌感染者须使用利福平、异烟肼、乙胺丁醇等抗结核药物，以全身给药方法进行治疗。

2. **真菌感染**　对于真菌感染，通常是经验性使用氟康唑、伊曲康唑等抗真菌药物，以全身用药和局部用药的方法进行治疗。对于没有全身感染症状的局部浅表感染患者，也可使用抗真菌药剂、0.05%～0.1%苯扎溴铵溶液、复方聚维酮碘搽剂或皮康霜，进行局部清洗或涂擦治疗。

3. **衣原体感染**　对于衣原体感染，通常是经验性使用对衣原体具有抑制或杀灭作用的抗菌药物，进行全身用药治疗。例如，喹诺酮类、大环内酯类、四环素类、利福霉素类、氨基糖苷类的许多药物，都能够有效治愈衣原体引起的阴茎感染。

4. **螺旋体感染**　青霉素类及头孢菌素类抗生素是治疗苍白密螺旋体苍白亚种及其他螺旋体感染的十分有效的抗菌药物。此外也可使用大环内酯类、四环素类、氯霉素类等抗菌药物，对患者进行全身用药治疗。

5. **病毒感染**　对于病毒感染引起的阴茎炎抗感染治疗，主要是经验性使用抗病毒药物、干扰素、干扰素诱生剂等药物，进行局部给药或全身给药治疗。如果患者的阴茎炎病情严重或病毒具有全身扩散的趋向，或者阴茎炎由来自患者自身其他部位的病毒引起，则需要采用局部联合全身给药的方法进行抗病毒治疗。阴茎炎局部治疗的常用方法包括抗病毒药物治疗、冷冻或烧灼治疗，必要时可采用外科手术治疗。

（1）单纯疱疹：通常不需要进行治疗即可自行痊愈，也可使用含碘苷、阿昔洛韦或干扰素的凝胶或乳霜剂，进行病灶局部涂擦治疗。全身用药治疗可用阿昔洛韦类药物，如阿昔洛韦、伐昔洛韦，口服给药。感染严重的患者，也可给予抗病毒药物、干扰素或干扰素诱生剂的注射剂进行治疗。对于单纯疱疹病毒感染者的治疗，发病早期用药能够有效阻止病情的发展，获得良好的治疗效果。

（2）尖锐湿疣：全身用药治疗可用干扰素、聚肌胞（干扰素诱导剂）。局部治疗常用方法包括：

1）药物治疗：将抗病毒药物涂抹或注射于局部病灶，常用鬼臼毒素、5-尿嘧啶、三氯乙酸局部涂擦，或用博来霉素、干扰素进行局部注射治疗。

2）冷冻或烧灼治疗：使用激光、液氮或干冰，以冷冻或点灼烧法直接处理病灶，可使病灶组织坏死和疣体脱落。

3）手术治疗：常用方法是疣体的刮除法、剪除法与切除法。刮除法与剪除法适用于疣体数量少于 4 个、病灶直径小于 10mm 的患者，切除法则适用于疣体较大的患者。

6. 寄生虫感染 体内寄生虫引起的感染，需要采用全身用药或全身与局部联合用药的方法进行治疗。体外寄生虫引起的感染，适宜采用体外局部用药的方法进行治疗。

（1）阿米巴原虫感染：全身用药治疗可用甲硝唑或氯喹，成年人用药的参考剂量为甲硝唑每天 600mg 分 3 次服用或每天 800~1 000mg 分 2 次服用；氯喹每天 0.5~1.0mg，分 2 次服用。局部可用 1/5 000（g/ml）高锰酸钾溶液或 0.05%~0.1%苯扎溴铵溶液清洗。

（2）阴道毛滴虫感染：全身用药治疗可给予甲硝唑、氟硝咪唑或硝马唑，成年人用药甲硝唑的参考剂量与方法为其对阿米巴感染治疗用药的剂量与方法；氟硝咪唑每天 600~800mg，分 2~3 次服用；硝马唑每天 500mg，分 2 次服用。局部治疗可用 1/5 000（g/ml）高锰酸钾溶液、0.5%乳酸溶液或 0.5%硝酸溶液进行病灶的涂擦或清洗。

（3）疥螨感染：对于疥螨感染可用 10%~20%硫黄软膏、1%丙体六六六、30%苯甲酸苄酯乳剂、复方美曲膦酯霜、0.1%~0.3%苯醚菊酯等，每天 1 次或隔 2~3 天 1 次，共用 2~3 次。患者治疗 3 天后洗澡，并对内衣、内裤及被褥进行清洗与煮沸或日晒消毒。

（4）耻阴虱感染：剃除阴毛并用肥皂水清洗局部皮肤后，可选择使用 50%百部酊、1%升汞酊、25%苯甲酸苄酯乳、0.2%~0.3%除虫菊素、0.2%~0.6%氯菊酯或其他拟除虫菊酯类杀虫剂，进行皮肤患部涂擦治疗，每天 1 次或隔 2~3 天 1 次，共用 2~3 次。患者的内衣、内裤及被褥应清洗、用热水烫或煮沸消毒，居室地面、床面可用拟除虫菊酯类杀虫剂喷洒。

（5）蠕形螨感染：蠕形螨感染的治疗可用 75%乙醇、3%甲酚皂溶液、硫黄液、桉叶油、薄荷油、氯氰菊酯、苯甲酸苄酯、樟脑油、新芙满灵霜等涂擦皮肤局部患处；也可用硫黄皂局部洗浴或用 0.1%~0.3%苯醚菊酯等拟除虫菊酯类杀虫剂涂擦患部皮肤，每天 1 次或隔 2~3 天 1 次，共用 2~3 次。

寄生虫皮肤感染继发细菌等微生物感染者，可用 1/5 000（g/ml）高锰酸钾溶液、0.05%~0.1%苯扎溴铵溶液或聚维酮碘溶液进行局部洗浴或涂擦治疗，必要时根据病原菌的药物敏感试验结果给予抗菌药物口服或注射治疗。

三、外科手术治疗

对于那些严重感染、坏死性感染、脓肿、包皮过长、包茎或恶性肿瘤的患者，可根据患者的具体情况，考虑采用外科手术的方法进行病灶清创、坏死组织清除、切开引流、切除等治疗。

第六节 阴茎炎的预防

阴茎是男性游离于身体会阴部的体表器官和性交器官，其所具有的解剖学与生理学特点使其成为男性容易受到生物性病原因子感染及物理或某些化学性病原因子刺激而发生炎症的一个外生殖器官。阴茎炎的预防措施主要是一般性的或非特异性的预防措施，包括保持阴茎及会阴部的清洁与卫生、避免阴茎皮肤损伤、治疗导致阴茎炎发生的相关疾病或因素等。

一、感染性阴茎炎的预防

阴茎正常的皮肤具有较强的抵抗细菌等微生物感染的能力，能够有效地抵抗细菌等许多生物性病原因子的感染。因此在自然条件下，除淋病奈瑟菌等某些病原微生物与寄生虫可直接感染阴茎外，其他绝大多数病原体与条件致病性病原体引起感染性阴茎炎常常与阴茎皮肤损伤，以致抗感染能力降低有关。

预防感染性阴茎炎的措施主要包括避免不洁性行为、防止病原体感染、保持阴茎头与阴茎皮肤的洁净与干燥、防止产生与消除有利于病原体感染的条件、增强阴茎抵抗感染的非特异性防御机能。例如，讲究个人卫生和保持内裤的柔软、合体与洁净；勤洗澡和清洗包皮腔及大便后清洗会阴部，以保持会阴部皮肤及阴茎头的卫生与干燥；及时治疗包皮过长或包茎及阴茎的异常解剖学结构；治疗糖尿病、肾盂肾炎等阴茎炎相关疾病；避免不洁性活动；治疗身体其他部位的皮肤癣症及其他器官的感染性疾病，防止病原体扩散与引起阴茎感染；避免阴茎皮肤损伤并及时治疗损伤；及时治疗阴茎皮肤的非感染性炎症。

可采用接种疫苗的方法，对阴茎炎易感者进行特异性的人工主动免疫预防。例如，结核分枝杆菌易感者，可接种卡介苗；单纯疱疹病毒的易感者，可接种单纯疱疹病毒亚单位疫苗；人乳头瘤病毒易感者，可接种九价 HPV 疫苗。常见引起阴茎炎的其他绝大多数细菌、病毒、支原体、衣原体、寄生虫等病原体尚缺乏有效的疫苗等免疫制剂，因此不能采用人工免疫的方法进行特异性预防。苍白密螺旋体苍白亚种感染人体后能够引起抵抗和消除螺旋体的感染免疫，这种免疫力可因螺旋体及其抗原从体内清除而消失，因此不能采用接种疫苗的方法对梅毒及梅毒性阴茎炎（下疳）进行特异性的人工主动免疫预防。

人工被动免疫可用于病毒感染的紧急预防，主要是给易感者或密切接触者注射抗病毒血清、胎盘球蛋白或丙种球蛋白，但其紧急预防效果尚不确定。

二、非感染性阴茎炎的预防

非感染性阴茎炎主要是由阴茎受到外界物理或化学性因素作用引起的阴茎皮肤和（或）皮下软组织损伤。造成非感染性阴茎炎的常见因素包括：

物理因素：常见如阴茎的外伤、挤压、抓挠、摩擦、性交、口交、冻疮等，造成阴茎皮肤的损伤或神经性皮炎。

化学因素：常见如磺胺类、头孢菌素类等药物引起的阴茎皮肤超敏反应，某些食物、消毒剂、安全套、其他化学试剂或因素引起的阴茎皮肤超敏反应性损害。

如果非感染性阴茎炎造成的皮肤损害继发细菌等生物性病原体感染，可转化为感染性阴茎炎。预防非感染性阴茎炎的基本原则是避免各种理化因素对阴茎的作用。例如，避免穿着可造成阴茎不适或损伤的服装，避免对阴茎的损伤性挤压与抓搔，避免发生可造成阴茎创伤的性行为，避免使用可引起阴茎皮肤损伤或超敏反应的化学药剂、药物及安全套，讲究卫生和避免会阴部与阴茎皮肤的节肢动物滋生与叮咬，建立良好的生活习惯与饮食结构以使身体保持良好的生理状态。临床应正确处理非感染性阴茎炎的皮肤损害，防止细菌等微生物的继发感染。

第十四章　男性尿道炎

男性尿道炎（urethritis）是男性尿道由于受到微生物、寄生虫感染或非感染性因素刺激而发生的炎症反应，患者可出现尿道瘙痒、疼痛、红肿、有异常分泌物、排尿不适等临床表现。男性尿道具有适宜微生物等病原体生长繁殖的条件及其可通过尿道口直接与外界相通，因此是男性生殖器官中最常受到微生物与寄生虫感染而引起炎症反应的器官。

第一节　男性尿道炎的分类

男性尿道炎的分类主要包括根据患者症状与体征的临床分类、根据引起男性尿道炎的病原体性质或类型的病原学分类及根据男性尿道炎组织病变特征的病理学分类。同男性其他生殖器官的感染性疾病一样，其病原学分类不但有助于男性尿道炎的临床诊断与鉴别诊断，而且有助于指导选择和使用抗菌药物对男性尿道炎进行有效的病因治疗及进行病原体传播的预防。

一、临　床　分　类

根据患者的尿道局部及全身症状与体征，可将男性尿道炎分为急性尿道炎、慢性尿道炎和尿道痛。

1. **急性尿道炎**　急性尿道炎（acute urethritis）是由细菌等病原体感染男性尿道引起的尿道急性炎症反应，患者常常表现为突发性的尿道疼痛与尿道口红肿，出现黏液性或脓性分泌物，尿频、尿急、尿痛及阴茎肿胀等。

2. **慢性尿道炎**　慢性尿道炎（chronic urethritis）是由细菌等病原体感染男性尿道引起的尿道慢性炎症反应，患者的临床表现主要包括尿道不适、灼热或疼痛，尿道口可有轻微红肿或无明显异常，可有黏液性分泌物、排尿不尽或尿线分叉等。

3. **尿道痛**　尿道痛（urethrodynia）是男性尿道的疼痛症状或疾病，常见由细菌等微生物感染引起。感染性尿道痛可以是病原体外源性感染尿道引起的尿道原发性感染，也可以是来自前列腺等内生殖器官的病原体内源性感染引起的继发性感染。此外，尿道息肉、精阜炎、尿道受外力挤压、导尿管或其他异物插入尿道、刺激性的或腐蚀性的化学药物或试剂注入尿道、乙醇或辛辣食品等因素，也可引起非感染性尿道痛，或称为单纯性尿道痛。

感染性尿道痛的症状与尿道炎相似。非感染性或单纯性尿道痛患者常常表现为尿道近尿道口段（前段）或中段的间歇性或持续性刺痛、灼热或排尿痛，尿道口可见少量分泌物或轻微红肿，但也可没有异常。单纯性尿道痛的病原学检查通常不能够发现任何有意义的病原体，尿液或尿道拭子标本的细胞学检查也常常没有异常发现或可见少量白细胞和（或）红细胞。

二、病　原　学　分　类

根据引起尿道炎病原体的性质或类型不同，可将尿道炎分为淋球菌性尿道炎、非淋球菌性尿道炎、结核性尿道炎、放线菌性尿道炎、细菌性尿道炎、病毒性尿道炎、真菌性尿道炎、滴虫性尿道炎等。

1. 淋球菌性尿道炎　淋球菌性尿道炎（gonococcal urethritis）又称为淋菌性尿道炎或淋病（gonorrhoea），是由淋病奈瑟菌感染男性尿道引起的尿道炎症反应。淋球菌性尿道炎患者的临床表现主要包括尿道明显疼痛、尿道口红肿、出现脓性分泌物、尿频、尿急、尿痛等，病原学检查能够在患者尿道或尿道分泌物中发现淋病奈瑟菌。

2. 非淋球菌性尿道炎　非淋球菌性尿道炎（nongonococcal urethritis）也称为非淋菌性尿道炎，通常是指由衣原体或支原体感染男性尿道引起的尿道淋菌性尿道炎样炎症反应。其中由衣原体感染引起的尿道炎症反应也称为衣原体性尿道炎（chlamydial urethritis），由支原体感染引起的尿道炎症反应则称为支原体性尿道炎（mycoplasmal urethritis）。

非淋菌性尿道炎患者的临床表现与淋菌性尿道炎患者的临床表现较为相似，但非淋菌性尿道炎患者的尿道疼痛常常较淋菌性尿道炎患者轻缓，分泌物的量也较少，而且常常为白色脓性或清亮黏液性。非淋菌性尿道炎主要通过直接性接触感染，衣原体性尿道炎也可由于在游泳池内游泳而间接接触感染（游泳池尿道炎）。病原学检查在患者的尿道或尿道分泌物中不能发现淋病奈瑟菌，但能够检出衣原体或支原体。

王和等报道，其从急性尿道炎、慢性尿道炎、前列腺炎等男性生殖器官感染者标本中分离到的 10 株奈瑟菌属的菌种，常规细菌学的生化反应鉴定结果显示，这些菌种都不是淋病奈瑟菌，而分别是黏液奈瑟菌、灰色奈瑟菌、嗜乳糖奈瑟菌、微黄奈瑟菌。然而通过临床常用的隐蔽质粒 pJD1 的荧光 PCR 检测与淋球菌核酸扩增荧光检测试剂盒检测，则显示这些菌种都是淋病奈瑟菌。用淋病奈瑟菌染色体 16S rRNA 基因（引物 1：5′-CTT ACC TGG TTT TGA CAT GTG-3′；引物 2：5′-CGA TTA CTA GCG ATT CCG AC-3′，扩增产物长度 375bp）片段进行 PCR 扩增，然后进行产物的核苷酸序列测定，结果显示这些菌种分别为淋病奈瑟菌 4 株、黏液奈瑟菌或干燥奈瑟菌 4 株、微黄奈瑟菌 1 株、变黄奈瑟菌 1 株。这提示奈瑟菌属的其他菌种（非淋球菌奈瑟菌）也可引起男性尿道、前列腺等男性生殖器官的感染，形成真正意义上的"非淋球菌性尿道炎"（详见第四章）。

3. 结核性尿道炎　结核性尿道炎（tuberculous urethritis）又称为尿道结核病（tuberculosis of urethra），是由结核分枝杆菌感染男性尿道引起的尿道炎症反应。患者的临床表现主要为尿道有异常分泌物、尿频、尿痛、尿道流血或血尿、尿线变细等，病原学检查能够在患者的尿液或尿道分泌物标本中发现结核分枝杆菌。

4. 放线菌性尿道炎　放线菌性尿道炎也称为尿道放线菌病（actinomycosis of urethra），是由放线菌属的菌种感染男性尿道引起的尿道炎症反应。患者常常缺乏特异性的症状，其临床表现主要包括尿道不适或疼痛、尿痛、血尿等，严重者可形成尿道脓肿或瘘管。病原学检查可发现硫黄样颗粒及放线菌（actinomyces）。

5. 细菌性尿道炎　细菌性尿道炎（bacterial urethritis）通常是指由淋病奈瑟菌、结核分枝杆菌及放线菌属之外的其他细菌感染男性尿道引起的尿道炎症反应，常见病原体为葡萄球菌属、嗜血杆菌属、棒状杆菌属、链球菌属、肠道杆菌等细菌中的病原性细菌与条件致病性细菌。金黄色葡萄球菌、乙型溶血性链球菌、杜克嗜血杆菌、阴道加德纳菌等病原性细菌感染和组织损伤严重者，可有较明显的尿道损害症状与体征，条件致病性细菌感染者的临床表现通常较轻微。患者的临床表现常见包括尿道不同程度疼痛、尿道口红肿、出现黏液性分泌物、尿道瘙痒、排尿时有灼热感或疼痛等。病原学检查不能发现淋病奈瑟菌、结核分枝杆菌、放线菌、支原体、衣原体等特殊的病原微生物，常常可分离出其他革兰氏阳性或革兰氏阴性的病原性或条件致病性球菌或杆菌。

6. 病毒性尿道炎　病毒性尿道炎（viral urethritis）是由病毒感染男性尿道引起的尿道炎症反应，常见为单纯疱疹病毒、人乳头瘤病毒及腺病毒 D 组的 37 型引起感染。患者可表现为尿道口出现异常赘生物或疱疹、尿道口红肿、尿道疼痛（也可没有明显疼痛）、尿痛或有浆液性分泌物。病原学检查可发现单纯疱疹病毒、人乳头瘤病毒或腺病毒。

7. **真菌性尿道炎**　真菌性尿道炎（fungous urethritis）是由真菌感染男性尿道引起的尿道炎症反应，常见由假丝酵母菌属的菌种与丝状真菌感染所致。患者的临床表现主要包括尿道口红肿与瘙痒，尿道瘙痒或疼痛、尿痛、形成少量黏液性或脓性分泌物等。病原学检查可发现假丝酵母菌或丝状真菌的菌丝和（或）孢子。

8. **滴虫性尿道炎**　滴虫性尿道炎也称为尿道滴虫病（trichomoniasis of urethra），是由阴道毛滴虫感染男性尿道引起的尿道炎症反应。患者大多无症状，也可有轻微的尿道瘙痒、不适或晨起时发现有少量浆液性或脓性分泌物。病原学检查可发现阴道毛滴虫。

三、病理学分类

根据尿道炎患者尿道的炎症反应及其病理学特征，可将男性尿道炎分为非特异性尿道炎与特异性尿道炎。

1. **非特异性尿道炎**　非特异性尿道炎（aspecific urethritis）患者的尿道损害及其组织病理学改变表现为非特异性炎症反应。急性期患者的尿道主要表现为尿道外口红肿，黏膜表面常有浆液性或脓性分泌物黏合或形成浅表溃疡，镜检可见尿道黏膜水肿并且有浆细胞和淋巴细胞浸润。慢性期患者的尿道损害及其组织病理学改变表现主要是后尿道或整个尿道黏膜表面粗糙呈暗红色颗粒状，瘢痕收缩可致尿道局部狭窄，镜检可见淋巴细胞、浆细胞，并可见成纤维细胞数量增多。

2. **特异性尿道炎**　特异性尿道炎（specific urethritis）患者的尿道损害及其组织病理学改变表现为特异性炎症反应，其中结核性尿道炎患者的尿道黏膜常常可见结核结节及由结核结节扩大和相互融合形成的溃疡，溃疡的基底由肉芽组织形成，肉芽组织纤维化引起尿道狭窄和梗阻。

第二节　男性尿道炎的病因

男性尿道炎既可由不同种类的微生物、寄生虫感染引起，也可由某些物理与化学因素作用引起。引起男性尿道炎的病原微生物及阴道毛滴虫主要通过直接接触方式外源性感染尿道，条件致病性微生物及某些原虫主要为内源性感染尿道。

一、病原体感染

正常男性尿道通过尿道口与外界相通，并且通过输精管道及泌尿管道与内生殖器官及泌尿系统的器官形成密切的联系。正常男性尿道还具有适宜许多微生物与寄生虫生长繁殖的环境条件。因此男性尿道十分容易受到来自女性传染源、外界与环境、宿主自身的其他内生殖器官与泌尿系统器官的多种微生物或寄生虫的感染，并且这些病原体容易在尿道内形成定植和大量生长繁殖。在正常生理条件下，男性尿道可受到来自外界环境、自身肠道、会阴部皮肤及女性阴道的许多病原性与条件致病性微生物的感染，其中一些毒力较弱的微生物还可成为男性尿道的正常菌群。虽然尿道正常菌群在宿主正常的生理条件下不能引起宿主发生疾病，但当宿主机体的抵抗力降低、菌群失调及其他病原微生物或寄生虫感染时，也可引起宿主尿道的炎症反应或加重尿道的炎症反应。在男性尿道炎的各种致病因素中，微生物最常见。

1. **病原体的种类**　引起男性尿道炎的病原体常见包括细菌、病毒、真菌、衣原体、支原体、螺旋体、放线菌及某些寄生虫。

（1）细菌：引起男性尿道炎的病原性细菌常见包括淋病奈瑟菌、金黄色葡萄球菌、乙型溶血性链球菌、杜克嗜血杆菌、结核分枝杆菌、白喉棒状杆菌。条件致病性细菌常见包括表皮葡萄球菌等凝固酶阴性葡萄球菌、生殖棒状杆菌等棒状杆菌属的某些菌种、非淋球菌奈瑟菌属的许多菌种、粪链球菌等肠球菌属的某些菌种、大肠埃希菌、普通变形杆菌、肠杆菌属及假单胞菌属的某些菌种、梭状弧菌等。

（2）支原体：引起男性尿道炎的支原体以解脲支原体最为常见，人型支原体及生殖支原体也常常可在男性尿道炎患者的尿道分泌物中分离到。

（3）衣原体：引起男性尿道炎的病原性衣原体包括沙眼生物亚种的 D、Da、E、F、G、H、I、Ia、J、K 及 La2 血清型及性病淋巴肉芽肿生物亚种的 L1、L2、L3 血清型。

（4）真菌：真菌通常在尿道正常菌群失调、宿主机体抵抗力降低或尿道黏膜损伤等情况下引起尿道的炎症反应，常见包括白假丝酵母菌等假丝酵母菌属的菌种、曲霉属与青霉属的菌种及其他条件致病性的丝状菌。

（5）螺旋体：常见为疏螺旋体属的螺旋体。一期梅毒患者，苍白密螺旋体苍白亚种也可侵犯男性尿道和引起尿道或尿道口的炎症反应与硬下疳。

（6）病毒：常见为单纯疱疹病毒、人乳头瘤病毒及腺病毒 D 组的 37 型。

（7）放线菌：常见为衣氏放线菌、黏性放线菌及奈氏放线菌。

（8）寄生虫：阴道毛滴虫是引起男性尿道炎的常见病原性寄生虫。在机体抵抗力降低或尿道菌群失调等情况下，也偶可发生溶组织内阿米巴感染男性尿道引起炎症反应。

2. 感染的来源　引起男性尿道炎的病原体可分别来自外界环境、其他人体及患者自身体内，引起外源性感染与内源性感染。各种病原体的来源常见包括患者自身的肠道与会阴部皮肤，其他人体的口腔、直肠或女性阴道及外界环境，这些病原体可通过男性尿道口感染。前列腺炎、附睾炎等男性内生殖器官感染者及肾、膀胱等器官感染者，疾病器官与组织内的病原体可随前列腺液、精液、尿液或血液扩散至男性尿道，引起男性尿道的内源性感染。

二、化 学 损 伤

化学损伤引起的男性尿道炎是将具有较强刺激性或腐蚀性的化学药物或化学试剂注入男性尿道引起尿道的炎症反应。其常见于在尿道炎、前列腺炎、膀胱炎等生殖器官或泌尿系统器官疾病的诊断与治疗过程中，将某些化学药剂或消毒剂注入或污染男性尿道。其也可发生于在对阴茎、男性尿道或尿道口消毒过程中，化学消毒剂或酸性与碱性药剂流入或污染男性尿道。这些具有较强刺激性或腐蚀性的化学药物或化学试剂进入男性尿道后，常常可造成尿道黏膜的化学性损伤，从而引起尿道的急性或慢性炎症反应及发生细菌等微生物的继发感染。

三、物 理 创 伤

物理创伤引起的男性尿道炎常见于将具有坚硬性质的或表面粗糙的物体插入男性尿道引起尿道的炎症反应。例如，不适当操作的导尿管或内镜插入尿道、儿童或精神病患者将棍或签插入尿道等，可造成尿道黏膜受到损伤和引起尿道疼痛、出血与炎症反应。此外，频繁而强力的手淫、口交也可造成尿道黏膜水肿，其也是造成男性尿道的创伤性炎症反应的常见因素。

第三节　男性尿道炎的诱因

正常男性尿道虽然容易受到许多细菌等微生物感染，但在正常生理条件下男性尿道能够抵抗许多毒力较弱的细菌等微生物对尿道的致病作用。除毒力较强的病原微生物与寄生虫感染外，其他绝大多数感染男性尿道的毒力较弱的微生物与条件致病性微生物通常需要在尿道受到损伤或尿道正常菌群失调等条件下才能引起尿道的炎症反应。例如，在男性生殖器官及其他器官疾病的抗菌药不规范使用或滥用治疗的过程中或之后，常常可继发男性尿道的条件致病性细菌等病原体感染；在男性尿道受到病原体感染、物理或化学因素损伤后，也常常容易继发条件致病性细菌等微生物感染。包皮过长或包茎者，可具有较高的尿道炎或尿道前段炎的发病率。

一、抗菌药物滥用

抗菌药物滥用是导致毒力较弱的微生物或条件致病性微生物感染男性尿道，引起男性尿道发生条件致病性病原体感染性炎症的常见因素之一。由抗菌药物滥用所致的尿道菌群失调性感染常见发生于对患者其他器官感染进行抗感染治疗的期间或之后，患者可由于尿道正常菌群消失或尿道各菌群间的平衡破坏，尿道容易受到外源性的病原体与条件致病性病原体感染，或受到其自身尿道及身体其他部位正常菌群中的条件致病性微生物感染。

由抗菌药物的不规范使用而导致继发性男性尿道炎的病例，在临床上常见发生于前列腺炎等男性内生殖器官的治疗过程中。某些前列腺炎等内生殖器官感染患者在发病之初并没有明显的尿道炎症状，在接受缺乏病原学诊断及药物敏感试验指导下的抗菌药物不规范使用或滥用治疗过程中或之后，可由于尿道正常菌群平衡破坏、前列腺等感染器官内的病原体大量生长繁殖和扩散至尿道并且在尿道内生长繁殖和大量聚集，从而引起尿道的显性感染性炎症反应。

二、机体抵抗力降低

机体抵抗力降低常常可导致男性尿道受到假丝酵母菌的菌种或某些丝状真菌、变形杆菌属的菌种、大肠埃希菌等某些肠道杆菌、粪链球菌等肠球菌属的菌种、葡萄球菌属的菌种、棒状杆菌属的菌种等毒力较弱的病原体或条件致病性病原体感染引起尿道的显性炎症反应。造成机体抵抗力降低的因素常见有感冒、过度疲劳或劳累、酗酒、饮水不足使排尿次数减少、糖尿病等。

三、尿道黏膜损伤

造成男性尿道黏膜损伤的因素常见包括导尿管、内镜、棉拭子插入尿道，对阴茎的过强或过度挤压，化学药物或化学试剂注入尿道等。受损伤的尿道黏膜对各种病原体感染的抵抗力明显降低，以致其容易受到感染而发生显性炎症反应。

四、分泌物残留

精液、前列腺液等生殖器官分泌物含有丰富的蛋白质、糖类、维生素等物质，这些是有利于细菌等病原体生长繁殖的良好营养基质。排精后或频繁的性兴奋可造成精液或前列腺液在尿道内滞留，为细菌等病原体的大量生长繁殖提供了良好的营养条件。如果在排精后或性兴奋后的较长时间内没有排尿，尿道内正常菌群微生物数量可明显增多。王和采用分段尿液的病原体检查法研究了排尿对男性尿道菌群的影响，发现在男性的晨起首次尿液（晨尿）及随意尿液中，前段尿液所含细菌的数量可显著多于其中段尿液与末段尿液内的细菌含量（详见第十五章）。

第四节 男性尿道炎的诊断与鉴别诊断

男性尿道炎的诊断包括临床诊断、病原学诊断及其他实验室诊断。不同病原体引起的男性尿道炎常常可具有相同或相似的临床表现，因此病原学诊断对于男性尿道炎的临床鉴别诊断和抗感染治疗具有重要的指导意义。

一、临床诊断与鉴别诊断

1. **诊断**　根据男性尿道炎患者的流行病学资料、临床症状与体征的特点，临床诊断男性尿道炎通常并不困难。然而由不同病原体感染引起的尿道炎患者常常可具有相同或相似的临床表现，以致某些男性尿道炎的临床鉴别诊断可较为困难。因此对于男性不同类型尿道炎的临床诊断与鉴别诊断，常常要将患者的临床表现与病原学检查结果相结合才能实现。

（1）急性尿道炎：急性尿道炎患者可由于引起感染的病原体种类不同及病程不同，临床表现产生某些差别。一般来说，患者在发病的初期可表现为尿道不适，自觉尿道或尿道口瘙痒或疼痛，尤其在排尿初期或排尿的过程中可加剧。随后可很快发展为明显的尿道疼痛与尿道口红肿，尿痛、尿频、尿急、尿分叉，出现黏液性或脓性分泌物及分泌物在尿道口或内裤上形成痂或斑。具有强毒力的病原体感染及尿道损害严重者，可发生阴茎肿胀甚至排尿困难，患者通常可没有腹股沟淋巴结肿大。尿道黏膜组织损伤严重或波及膀胱者，可发生尿道流血或血尿。

（2）慢性尿道炎：慢性尿道炎患者常常可缺乏明显的或严重的临床症状，通常可表现为尿道不适、瘙痒或灼热感，阴茎勃起时疼痛，晨起可见尿道口有黏液性分泌物，尿线分叉或变细，尿频、尿痛或尿滴沥，尿道口可有轻度红肿或无明显异常。尿道损害严重者可发生尿道脓肿或瘘管，病变波及膀胱者可出现耻或膀胱区域的坠胀和（或）压痛。

（3）淋球菌性尿道炎：急性淋球菌性尿道炎的临床诊断主要依据患者的流行病学资料及其临床症状与体征的特点，鉴别诊断则需要依赖于病原学检查结果的帮助。淋球菌性尿道炎通常在不洁性行为之后，经过2~8天的潜伏期可发病。患者早期的临床表现包括尿道口红肿、瘙痒或轻微疼痛，尿道分泌物多为黏液性的，在1~2天后可转为黄色脓性。随后尿道红肿可发展到整个阴茎头并且形成尿道口外翻，排尿次数增多及明显的尿痛，双侧腹股沟淋巴结肿大并且局部皮肤红肿、疼痛，甚至可发生化脓，包皮过长或包茎者可发生阴茎头包皮炎。慢性淋球菌性尿道炎可由急性淋球菌性尿道炎经过一周后自然转变形成，此时患者急性期的症状显著缓解，尿道口及阴茎头的红肿消退，分泌物为黏液状，可有尿道不适或疼痛。

（4）非淋球菌性尿道炎：非淋球菌性尿道炎的临床诊断及其与淋球菌性尿道炎的鉴别诊断，同样也分别依赖于患者的流行病学资料、临床症状与体征特点及病原学检查结果的帮助。非淋球菌性尿道炎的潜伏期一般较长，病原体感染后可形成平均2周或长达5周的潜伏期。衣原体性尿道炎患者既可由于不洁性活动发生感染与发病，也可在游泳池游泳之后发生感染和发病。游泳后发生的非淋球菌性尿道炎常见为衣原体感染所致，也称为"游泳池感染的尿道炎"或简称为"游泳池尿道炎"。

非淋球菌性尿道炎患者发病的早期，可见患者的尿道口有白色或清亮黏液性分泌物，多于晨起或挤压阴茎后出现。患者可没有排尿刺激症状或仅有轻微的不适和（或）疼痛，尿道黏膜组织损伤严重者也可发生明显的尿道口红肿及尿道疼痛症状。非淋球菌的奈瑟菌属其他菌种引起的"非淋球菌性尿道炎"通常不能通过性交方式传播和感染女性生殖道，这可作为临床诊断与鉴别诊断的流行病学参考依据。

（5）结核性尿道炎：结核性尿道炎常见于前列腺、精囊、阴茎、膀胱或肾脏结核病灶内的结核分枝杆菌通过输精管道或尿道扩散到后尿道引起，在罕见的情况下也可由外界感染或通过血液循环途径感染引起。患者可表现为出现尿道分泌物、尿频、血尿或尿道流血，尿道黏膜组织损害严重或继发其他细菌等微生物感染者可有明显尿痛的症状，如果发生尿道狭窄可出现尿线变细、尿射程缩短、排尿无力、排尿困难，体格检查可在会阴部触及粗而硬的条索状尿道。尿道狭窄可导致尿道发生细菌、真菌等微生物的继发感染和脓肿，偶可形成尿道直肠瘘。在尿道分泌物内发现抗酸杆菌，是诊断和鉴别诊断结核性尿道炎的关键依据。

（6）细菌性尿道炎：细菌性尿道炎常见发生于急性与慢性细菌性前列腺炎及其他内生殖器官感染、使用抗菌药物治疗过程中或治疗之后、包皮过长或包茎、过强或过度的手淫或口交、导尿管及内镜或其他硬物插入尿道、尿道结石、刺激性或腐蚀性化学药剂注入尿道等情况下。患者的临床表现主要包括尿道口红肿与疼痛，尿道瘙痒、不适或疼痛，尿痛、尿急、尿频，尿道口有少量黏液性分泌物，也可逐渐转变为脓性。

（7）病毒性尿道炎：由单纯疱疹病毒或人乳头瘤病毒感染引起的病毒性尿道炎，患者尿道口可形成丘疹或水疱疹。发病初期的患者可没有明显的尿道症状，也可感觉尿道有轻微瘙痒或疼痛。随后由于疱疹增多与增大或继发细菌感染，以致局部组织损害严重，患者可产生尿道局部组织红肿、不同程度的疼痛及排尿不适等症状。腺病毒感染者，发病后可有尿道不适或疼痛、尿道红肿及尿痛等症状。

（8）真菌性尿道炎：真菌性尿道炎常见是由尿道正常菌群失调造成真菌感染引起尿道炎症。患者的症状与细菌性尿道炎相似，可较轻微。临床表现主要包括患者的尿道口红肿或疼痛，尿道瘙痒、不适或疼痛，尿痛、有少量黏液性分泌物。真菌性尿道炎患者的妻子或性伴常常可有反复发生的真菌性阴道炎症状或病史。

（9）滴虫性尿道炎：滴虫性尿道炎通常在不洁性行为之后，经过4～28天的潜伏期可发病。大多数滴虫性尿道炎患者可无明显症状，少数患者可有尿道不适、瘙痒或轻微的疼痛，排尿痛和阴茎勃起痛。患者可有晨起尿道口黏液性分泌物，偶然也有形成脓性分泌物者。感染严重者可导致膀胱炎、前列腺炎、附睾炎或阴茎头包皮炎。滴虫性尿道炎患者的妻子或性伴也常常具有滴虫性阴道炎的症状或病史。

（10）尿道痛：尿道痛常见为细菌、衣原体、支原体等微生物或寄生虫外源性感染尿道所致，也可由前列腺炎等生殖器官感染或尿道感染的细菌等病原体耐药性扩散感染所致，称为感染性尿道痛。由尿道结石、息肉、精阜炎、尿道外伤或挤压、导尿管或其他异物插入尿道、刺激性化学药物或试剂注入尿道引起的尿道痛，称为非感染性或单纯性尿道痛。

感染性尿道痛患者的症状常见为尿道有异常分泌物、尿道口红肿、尿频、尿急、尿痛、尿分叉、射精痛，可有不洁性行为或前列腺炎或其他生殖器官感染、尿道感染的症状或病史，尿液或尿道分泌物的实验室检查可发现细菌等病原体及白细胞和（或）红细胞增多。

非感染性或单纯性尿道痛患者的症状主要是尿道前段或中段的间歇性或持续性刺痛、灼热、排尿痛或射精痛，尿道口可见少量分泌物或轻微红肿，但也可没有异常。病原学检查通常不能发现任何有意义的病原体，尿液或尿道拭子标本的细胞学检查也常常没有异常发现或可见少量白细胞和（或）红细胞。尿道息肉、精阜炎或创伤性尿道痛患者，膀胱尿道镜检查可清晰观察尿道的炎症或损伤病灶、精阜及其周围的炎症或息肉。影像学检查及尿道造影，有助于尿道结石、尿道息肉的明确诊断。

2. 鉴别诊断 感染性尿道炎常见需要与上尿路感染、非感染性尿道炎、内生殖器官感染进行鉴别诊断。

（1）非感染性尿道炎：非感染性尿道炎（如尿道痛、尿道息肉、尿道损伤）与感染性尿道炎及上尿路（膀胱、肾脏）感染的鉴别诊断，可通过采集分段尿液标本进行病原体的分离培养。在非感染性尿道炎患者的分段尿液内，不能检出具有诊断学意义的病原体。

（2）内生殖器官感染：前列腺炎、附睾炎等内生殖器官感染者，可由于感染器官内的病原体排出和感染男性尿道而引起继发感染的尿道炎症状，通过"尿液-前列腺液-精液法"采集标本分离培养病原体，可进行诊断与鉴别诊断。

膀胱尿道镜检查可以直接观察和发现尿道内的息肉、尿道损伤、精阜炎症与肿大等病理改变，有助于尿道炎的诊断与鉴别诊断。

二、病原学诊断与鉴别诊断

1. **诊断**　在病原体感染引起的男性尿道炎患者的局部病变组织和分泌物内，常常能够发现引起感染的病原体，这是对感染性男性尿道炎进行病原学诊断与鉴别诊断的重要依据。

（1）标本采集：不论是急性男性尿道炎还是慢性男性尿道炎的患者，均可采集其尿道黏液性或脓性分泌物、尿道拭子、分段（三段）尿液或病变组织标本。尿道分泌物与尿道拭子标本尤其适用于对疑为淋病奈瑟菌、结核分枝杆菌、支原体、衣原体、阴道毛滴虫、放线菌属及假丝酵母菌属的菌种感染者进行早期初步病原学诊断和鉴别诊断。分段尿液标本检查法则有利于对疑为其他细菌感染、病毒或丝状真菌感染的诊断及与肾盂肾炎或膀胱炎患者进行鉴别诊断。尿液标本应当是患者随到随取的即时标本，并不需要强调晨尿标本。一般情况下，也不需要强调首先清洗或消毒患者尿道口、阴茎头或阴茎后，再采集尿道分泌物或尿液标本。因为通过严格的无菌操作及分段尿液法，通常能够有效地避免和鉴别诊断标本内的污染病原体。标本应当在患者使用抗菌药物之前采集，并且将采集的各种标本尽快送检，以避免由于标本内的高浓度抗菌药物影响病原体的分离培养及由于病原体在体外条件下死亡或生长繁殖而造成标本中病原体的数量发生改变。

对于疑为淋球菌性尿道炎的患者，在采集标本进行分离培养时，应当注意使用细菌学接种环或无毒性的棉签，以避免造成标本中淋病奈瑟菌死亡或标本污染。对于疑为单纯疱疹病毒或人乳头瘤病毒感染者，可采集其局部病变组织的疱疹液或病灶组织标本，腺病毒感染者可采集其尿道拭子或尿液。

（2）涂片镜检：患者的尿道分泌物或拭子标本可直接涂片，分段或全段尿液标本应首先离心集菌后，取沉渣涂片，病变组织应制备病理学组织切片或直接涂片。根据患者的临床表现或初步的临床诊断，可分别选择革兰氏染色、抗酸染色、乳酸亚甲蓝染色、Giemsa染色、Gemenez 染色、标记抗体等染色方法，对涂片或切片标本进行染色和镜检。通过观察标本中病原体的形态与染色性、病变组织及其细胞学变化等特征，初步判断病原体（细菌、真菌、衣原体、阴道毛滴虫、病毒）的种类与性质。

疑为苍白密螺旋体苍白亚种感染的梅毒患者，采集的尿道分泌物或拭子标本可进行镀银染色镜检或暗视野显微镜观察。疑为酵母菌感染者的尿道分泌物或拭子标本也可常用负染色、革兰氏染色或乳酸亚甲蓝染色方法染色后镜检。疑为病毒感染者的病变组织切片标本，可用标记抗体染色后检查细胞的 HSV 或 HPV 的抗原、用 Giemsa 染色等方法染色后检查 HSV 引起的多核巨细胞及细胞核内嗜酸性包涵体及在电子显微镜下直接观察病毒颗粒。

（3）分离培养：需要进行病原体的分离培养的标本，应当在采集之后尽快送到实验室并且立即接种到适宜的培养基进行分离培养。如果在采集标本之时已经对患者使用了抗菌药物，则需要对标本进行抗菌药物活性的灭活或衰减处理。

1）细菌感染：患者尿道分泌物或拭子标本可直接接种于血琼脂培养基平板，置普通温箱内 37℃培养 24～48 小时分离各种需氧性的一般细菌。将标本接种于鉴别与选择培养基平板，有利于金黄色葡萄球菌、淋病奈瑟菌等细菌的分离培养与快速鉴定。如果要分离培养淋病奈瑟菌，则需将标本接种于淋病奈瑟菌分离培养基或含有万古霉素（能够抑制革兰氏阳性细菌生长）及多黏菌素 E 和三甲氧苄啶（能够抑制革兰氏阴性细菌生长）及制霉菌素的 10%血琼脂或巧克力色血琼脂培养基平板。分离阴道加德纳菌可将标本接种于血琼脂培养基平板，置 CO_2 培养箱或烛缸内 37℃培养 24～48 小时。分离培养结核分枝杆菌可将标本接种于罗氏培养基斜面或苏通培养基，置普通温箱内 37℃培养 1～3 周。

分段尿液标本需分别取三段尿液各 0.1ml，接种于不同的培养基平板培养 24～48 小时后，观察各培养基上生长的菌落数量和判断感染部位及其程度。

一般来说，如果患者初段尿液标本（①）中生长的菌落数量明显多于中段尿液标本（②）及末段尿液标本（③）中生长的菌落数并且各标本中细菌的数量形成明显的由"初段—中段—末段"逐渐减少的分布趋向（即菌落数①＞②＞③），此结果表示患者是尿道炎而不是膀胱炎或肾盂肾炎。如果患者中段尿液标本（②）中生长的菌落数量明显多于初段尿液标本（①）和末段尿液标本（③）中生长的菌落数并且各标本中细菌的数量形成明显的由"中段—末段—初段"逐渐减少的分布趋向（即菌落数②＞③＞①），此结果有助于排除患者是原发性尿道炎，可考虑为来自膀胱的感染所致。如果患者末段尿液标本（③）中生长的菌落数量明显多于其他各段尿液标本中生长的菌落数或各段尿液标本中生长的菌落数无明显差别（即菌落数③＞②＞①或③≈②≈①），则可考虑患者为前列腺炎、肾盂肾炎或者膀胱炎与尿道炎共存。对于分离培养结果的意义，应当结合患者的临床表现进行分析与判断。

在分析与判断尿液标本分离培养结果时，还应当注意排除由操作因素所造成的影响。例如，标本是否受到污染、分段尿液是否采集适当、标本接种方法及接种量是否正确无误、是否存在病原体拮抗现象、患者是否使用了抗菌药物、采集标本时是否对患者阴茎与尿道进行过清洗与消毒处理、培养基及其培养条件是否适宜等。尤其在对淋病奈瑟菌进行分离培养时，培养基中生长的尿道正常菌群可对淋病奈瑟菌的生长与检出产生明显的抑制与干扰作用。

各种细菌培养物均可根据形态与染色特征、生化反应或血清学试验进行菌种或菌型的鉴定，淋病奈瑟菌、结核分枝杆菌等细菌及其稳定 L 型还可采用 PCR 方法进行特异性基因的检测与鉴定。对于检出的奈瑟菌属菌种，可采用生物学与基因检测的方法进行淋病奈瑟菌与其他奈瑟菌的鉴定与鉴别（详见第四章）。

2）真菌感染：采集患者的尿道分泌物和拭子标本，直接接种于沙保诺琼脂培养基平板。患者的分段尿液标本，需分别定量接种于沙保诺琼脂培养基平板或酵母菌选择鉴别培养基平板。将含标本的培养基置于普通温箱内 37℃（酵母菌）培养 24～48 小时或 28℃（丝状真菌）培养 3～7 天后，根据菌落及其显微镜下形态特征、生化反应及培养物涂片革兰氏染色或乳酸甲基蓝染色的特征，进行菌种的鉴定。也可检测培养物的染色体 DNA 上的 ITS 或 rRNA 基因，进行菌种或菌型的基因鉴定（详见第四章）。

3）支原体感染：采集患者的尿道分泌物或拭子标本，直接接种于支原体的固体或液体分离培养基，置 CO_2 培养箱或烛缸内 37℃培养 2～4 天。固体培养基培养物可直接在显微镜下观察支原体菌落并接种于支原体鉴别培养基传代培养，液体培养基培养物则需经滤菌器过滤后接种于固体培养基或液体鉴别培养基传代培养。根据培养物的生长情况或菌落及生化反应特征、血清学试验或特异性 PCR，鉴定培养物的种或型。

4）衣原体感染：衣原体感染患者的标本通常采用涂片染色法或基因检测法进行病原学诊断，特殊情况下也可将标本接种于细胞单层培养物或鸡胚卵黄囊进行分离培养。标本中的衣原体或衣原体分离培养物，可根据其生物学特性或特异性 PCR 进行种或型的鉴定。

5）螺旋体感染：常见为疏螺旋体属的螺旋体，也可见苍白密螺旋体苍白亚种侵犯男性尿道引起尿道或尿道口的炎症反应。梅毒螺旋体尚不能用人工培养基分离培养。

6）寄生虫感染：疑为阴道毛滴虫感染者的尿道分泌物或拭子标本，可直接接种于 Diamomd TYM 或 CPLM 培养基进行分离培养。

7）细菌 L 型感染：细菌 L 型分离培养适用于近期或正在接受抗菌药物治疗的慢性感染者，尤其是使用利福平、异烟肼、乙胺丁醇治疗的结核分枝杆菌感染者、使用 β-内酰胺类抗生素治疗的淋病奈瑟菌等细菌慢性感染者。对于那些用常规分离培养结果难以解释其临床表现的患者及疑为细菌 L 型感染者，也可进行细菌 L 型的分离培养。细菌 L 型分离培养可采集患者的尿道分泌物、尿道拭子或尿离心沉渣标本，接种于 L 型琼脂板，置 CO_2 培养箱或烛缸内进行高渗分离培养法分离培养。也可将标本滤过后接种于 PG 液、肝消化液、牛肉浸液、苏通液体培养基（适用于结核分枝杆菌及其 L 型）等，进行非高渗分离培养法分离培养。对于细菌 L 型的分离培养物，可采用返祖法或 PCR 的方法进行菌种或菌型的鉴定（详见第五章）。

8）病毒感染：病毒感染引起的男性尿道炎患者通常可具有典型的临床表现，因此一般不需要进行病毒的分离培养。特殊情况下可将疑为单纯疱疹病毒感染急性期患者的疱疹液标本接种于兔肾、人胚肾、人胚肺、人成纤维细胞、地鼠肾等单层细胞培养物分离培养，通过观察细胞病变效应、多核巨细胞形成及细胞核内嗜酸性包涵体鉴定病毒感染。也可用核酸杂交、PCR 等方法检测单纯疱疹病毒、人乳头瘤病毒或腺病毒的特异性基因核苷酸序列，从而鉴定病毒。

（4）血清学检查：阴茎疱疹患者及单纯疱疹病毒既往感染者的血清抗体检查，可发现具有诊断价值的病毒特异性抗体。梅毒患者的血清检查，可发现具有诊断价值的密螺旋体特异性抗体与非特异性凝集素抗体。支原体、衣原体感染或既往感染者的血清抗体检查，也常常可发现具有诊断价值的特异性抗体。由于可存在具有明显临床表现但特异性抗体检测阴性的患者、没有明显临床表现但特异性抗体检测阳性者，对于血清学检查的诊断学意义评估，需要结合患者的临床表现、病史、治疗史、流行病学等情况进行综合分析。

（5）药物敏感试验：一般来说，对于患者标本中分离出的病原菌都应当进行药物敏感试验，检测病原体的药物敏感性以作为临床医生选择抗菌药物和对患者进行治疗的重要依据。若无特殊的要求，沙眼衣原体、丝状真菌、结核分枝杆菌、细菌 L 型、螺旋体、寄生虫及病毒感染者，可无须常规进行药物敏感试验。

2. 鉴别诊断　尿道炎的病原学诊断需要鉴别尿液标本内的病原菌与污染菌，可根据分离培养物在分段尿液中的相对数量和绝对数量及其分布规律，进行诊断与鉴别诊断。

尿道拭子法适用于急性尿道炎患者的尿道标本采集和进行病原学检查，但不适用于慢性尿道炎患者的尿道标本采集和病原学检查。因为慢性尿道炎患者的尿道常常可有大量正常菌群及污染菌生长，容易造成误诊与漏诊。慢性尿道炎患者需要采集其分段尿液标本，进行定量接种和分离培养。

苍白密螺旋体苍白亚种感染者在 2～3 周后才可表现为非密螺旋体试验阳性，机体的抗梅毒免疫力也可随螺旋体从体内清除而消失，发热及其他许多疾病患者及老年人也可形成非密螺旋体试验的假阳性反应，可采用检查病灶内的苍白密螺旋体苍白亚种、密螺旋体抗原试验、PCR 检查基因的方法进行诊断与鉴别诊断。

三、细胞学及病理学诊断与鉴别诊断

1. 诊断　男性尿道炎患者的实验室诊断包括病灶局部、尿液与血液的细胞学或病理学检查。原发性或局限性的男性尿道炎患者由于没有全身损害与症状，可无须采集患者的血液标本进行实验室检查。对于具有全身感染症状的男性尿道炎患者，可采集其血液标本进行血液细胞学检查，常常能够发现血液的白细胞总数增多和中性粒细胞数量增多。

（1）尿道分泌物检查：尿道分泌物或尿道拭子标本涂片染色镜检，通常可发现较多的白细胞、红细胞或脓细胞，细菌及其 L 型、酵母菌、滴虫或阿米巴感染者，还可见大量细菌及其 L 型、酵母菌、阴道毛滴虫或阿米巴的滋养体与包囊。急性尿道炎患者的尿液分泌物或尿道拭子标本涂片中，常常可见大量多形核白细胞和（或）浆细胞与淋巴细胞。慢性尿道炎患者的尿道分泌物或尿道拭子涂片中，则多见淋巴细胞、浆细胞及少量多形核白细胞或巨噬细胞。

（2）尿液检查：急性尿道炎如果是由大肠埃希菌、变形杆菌属菌种、克雷伯菌属菌种等肠道杆菌及其他能够迅速生长繁殖的细菌引起者，其尿液通常可呈明显的浑浊状态。尿液离心沉渣镜检可见大量白细胞（10ml 晨尿标本离心沉渣，每高倍镜视野下中性粒细胞数量可大于 15 个），并且可有红细胞或脓细胞。慢性尿道炎患者的尿液通常为清亮透明、淡黄或黄色，尿液标本离心沉渣镜检可见数量不多的白细胞和（或）红细胞。值得注意的是，由于尿道正常菌群的存在，在正常人的晨尿标本中也常常可发现有少量白细胞存在。因此，如果是采集晨尿标本检查，其结果应当与临床医生联系或直接了解受检者的疾病情况，进行综合分析与判断。如果受检者具有较典型的尿道炎症状，可有助于尿液细胞学检查结果诊断价值的判断。

（3）血液检查：男性尿道炎患者的血液学检查通常可没有异常发现，但如果患者具有生殖系统器官或泌尿系统器官的广泛感染及全身感染或中毒症状，也可发生血液白细胞数量增多的情况。

2. 鉴别诊断　如前所述，尿道炎患者不宜强调，也不能强调采集晨尿标本进行尿液的细胞学检查。采集尿道炎患者的随机尿液标本进行细胞学检查，通常能够发现具有诊断学意义的白细胞及其他细胞。

第五节　男性尿道炎的治疗

对于严重的急性尿道炎患者或某些症状典型的急性或慢性尿道炎患者，应当在采集标本之后，再根据患者的临床表现、病史与治疗史等情况，进行经验性选择和使用抗菌药物治疗。在获得病原菌检验及其药物敏感试验结果之后，必须根据病原菌的性质及其药物敏感性，调整或改变经验性使用的抗菌药物和治疗计划。对于慢性尿道炎患者，必须根据病原菌检验及其药物敏感试验的结果选择和使用抗菌药物。不论是经验性用药还是药物敏感试验指导下的用药，在治疗过程中都应当注意观察患者病情的变化，并且根据患者的病情对治疗措施与方法进行必要的调整或修改。在一个疗程结束之后，不论患者的症状是否缓解，都必须在停药三天后，取标本进行病原体的复查。

对于淋病奈瑟菌、白喉棒状杆菌、结核分枝杆菌、杜克嗜血杆菌、支原体、衣原体、假丝酵母菌属的菌种、苍白密螺旋体苍白亚种、单纯疱疹病毒、人乳头瘤病毒、阴道毛滴虫等病原体感染者，还应当注意对其妻子或性伴进行病原学检查，阳性者需同时给予治疗。

一、抗感染治疗

1. 细菌感染　对于细菌感染引起的男性尿道炎的治疗，应当根据病原学检查及其药物敏感试验的结果选择与合理使用抗菌药物，以口服、肌内注射或静脉注射给药，通常都能够获得理想的治疗效果。对于急性细菌性尿道炎及具有严重的全身性损害患者，可在首先采集标本之后，进行经验性给药治疗。

对于细菌感染患者的治疗，推荐使用的抗菌药物包括喹诺酮类、呋喃类、青霉素类、头孢菌素类、磺胺类、阿奇霉素等。引起男性尿道炎等感染性疾病的绝大多数细菌通常可对磺胺类及青霉素类具有耐药性，因此不宜作为经验性治疗的首选药物。各种抗菌药物主要为全身用药，包括口服、肌内注射或静脉注射。尿道口感染者可同时使用 1∶5 000 的高锰酸钾溶液或 0.05%～0.1%的苯扎溴铵溶液局部清洗或涂擦治疗，也可选择病原体敏感的抗菌药物给予局部治疗。

2. 真菌感染　假丝酵母菌属的菌种感染引起的男性尿道炎，可经验性选择或根据药物敏感试验结果选择和使用氟康唑、伊曲康唑等唑类抗真菌药物，以口服或静脉滴注用药的方法治疗 15～20 天，通常可获得良好的治疗效果。对于假丝酵母菌属的菌种引起的严重感染者及丝状真菌感染引起的男性尿道炎患者，抗真菌治疗的时间需要延长至 20～30 天或更长。

3. **衣原体感染**　对于衣原体感染引起的男性尿道炎患者的治疗，可经验性选择和使用喹诺酮类、利福霉素类、大环内酯类、四环素类、氯霉素类抗菌药物，以口服给药方法进行全身用药治疗 7～15 天。

4. **支原体感染**　对于支原体感染引起的男性尿道炎治疗所用抗菌药物的种类及其方法和时间，与衣原体感染引起的男性尿道炎治疗所用的抗菌药物及其方法和时间相同。对支原体感染者也可根据药物敏感试验的结果，选择和使用敏感的抗菌药物进行治疗。

5. **螺旋体感染**　对于螺旋体感染引起的男性尿道炎患者的治疗，可经验性选择青霉素类、头孢菌素类、四环素类、大环内酯类等抗菌药物，以静脉滴注或口服给药的方法进行全身用药治疗 7～15 天。

6. **病毒感染**　单纯疱疹病毒感染引起的男性尿道炎患者的治疗，在发病初期用药可有助于阻止病情的发展与扩散。局部治疗可经验性选择和使用阿昔洛韦、伐昔洛韦等药物涂擦患处，全身治疗可给予阿昔洛韦 200～300mg /次，口服，每天 2～3 次，共用 5～10 天。也可给予干扰素以每千克体重 5 万～10 万单位一次注射，每天一次的方法进行全身治疗。使用病毒唑（利巴韦林）治疗者，可给予患者每次 150～300 mg 口服，每日 3～4 次，共用 7 天；或以 500～1 000mg 分 2 次静脉滴注，共用 3～7 天。使用聚肌胞（PolyI:C）治疗者，以每次 1～2mg，每周 2～3 次的方法，进行肌内注射治疗。单纯疱疹病毒引起急性感染、严重感染或全身感染者，需要采用静脉滴注阿昔洛韦等抗病毒药物及其他药物的方法进行治疗。腺病毒感染者可给予利巴韦林每天 10～15mg/kg 或每次 500mg，每天 2 次，静脉滴注 5～7 天。对于人乳头瘤病毒感染引起男性尿道炎的患者，通常采用局部处理的方法进行治疗，常用包括对尿道病变组织用二氧化碳激光治疗、电烧灼治疗或三氯乙酸联合二氧化碳激光治疗处理，也可用 5% 的氟尿嘧啶霜涂擦病变组织或在膀胱排空后将氟尿嘧啶霜注入尿道。各种病毒感染者也可给予干扰素治疗，每个疗程以 10 万单位肌内注射，每天 1 次，共用 5～7 天。

7. **寄生虫感染**　对阴道毛滴虫感染引起的男性尿道炎患者可给予甲硝唑，每次口服 600mg，每天 2 次，共治疗 7 天。滴虫性尿道炎患者的尿道口及包皮过长或包茎的滴虫性尿道炎患者，可使用 0.5% 的乳酸或硝酸溶液或 1：5 000 的高锰酸钾溶液，进行局部洗浴。对阿米巴感染引起的尿道炎者，可用甲硝唑、二氯尼特口服治疗。

二、外科手术治疗

外科手术治疗仅仅适用于包皮过长或包茎的男性尿道炎患者的辅助治疗，也可用于尿道狭窄、脓肿或尿道瘘的男性尿道炎患者的辅助治疗。

三、尿道痛治疗

如前所述，尿道痛可分别由多种不同的因素引起，因此在治疗上需要分别针对引起尿道痛的不同因素进行病因治疗和症状治疗。

感染性尿道痛的治疗与尿道炎的治疗一样，需要根据病原学检查结果选择和使用抗菌药物进行治疗。如果患者有前列腺炎、附睾炎等生殖器官感染或尿道感染的症状或病史，则需要首先采集泌尿生殖道标本进行病原学和细胞学检查与诊断。可通过"尿液-前列腺液-精液法"采集患者的分段尿液、前列腺液和精液标本，进行细胞学和病原学检查。对于阳性分离培养者，可根据病原体的药物敏感试验结果进行治疗。

非感染性或单纯性尿道痛的治疗，可用含 0.5%利多卡因 10 ml、地塞米松 5 mg、庆大霉素 4 万单位的尿道灌注液进行尿道灌注，每天 1 次或每周 3 次。对尿道息肉及尿道结石患者，可采用电灼、冷冻、激光、手术切除或经尿道取石治疗。

四、机能康复治疗

绝大多数男性尿道炎患者在经过有效的抗感染治疗之后，通常不会遗留机能障碍的症状。对尿道组织损害严重而在通过治疗达到尿道无菌后仍然存在尿道不适的患者，可给予乌洛托品每天 3～4g，分 3～4 次口服，10～12 天为一个疗程；也可给予孟德拉明，每次 0.5～1.0g，每天 3～4 次口服，并且需适当增加饮水量和进行阴茎热水浴。

对于病原学及细胞学检查阴性的尿道炎恢复期患者，绝不可以经验性使用任何抗菌药物继续"治疗"或进行所谓的"预防性用药"。因为在无菌条件下使用的任何抗菌药物不但不能产生治疗作用，而且不能产生预防作用，且常常会造成宿主正常菌群失调、耐药菌株筛选及发生耐药菌株感染。

由尿道狭窄、精阜肥大、尿道结石等所致的排尿症状或产生机能障碍的患者，可采用外科手术的方法进行修复与治疗。

一般来说，排精后或性兴奋后及时排尿，可有利于男性保持尿道的卫生和身体健康。男性尿道炎患者在治愈后的一段时间内，尤其应当注意适当增加每天的饮水量，以增加尿量和排尿次数，从而有利于防止细菌在男性尿道内形成过度的生长繁殖和引起男性尿道的疾病。

第六节　男性尿道炎的预防

男性尿道是男性排尿的通道，同时也具有排精的功能。男性尿道所具有的特殊解剖学结构与生理学功能，造成其成为男性最容易受到许多病原体外源性感染和内源性感染及物理与化学因素伤害的外生殖器官之一。

正常男性尿道具有抵抗许多微生物等病原体感染引起疾病的生理机能与防御机制，因此在自然条件下并不是任何一种微生物一旦感染男性尿道都能够引起尿道的显性感染症状。虽然男性在出生后不久及在正常生活过程中，葡萄球菌属、棒状杆菌属、肠球菌属的某些菌种，某些革兰氏阴性杆菌及肠道杆菌的一些菌种，奈瑟菌属中的非淋球菌和非脑膜炎球菌的菌种，假丝酵母菌属的某些菌种甚至金黄色葡萄球菌等某些病原性细菌等微生物可经尿道口侵入男性尿道和形成感染，但这些感染男性尿道的各种微生物仅少数菌种可成为男性尿道前段的正常菌群，许多菌种则仅仅能够在宿主尿道的前段暂时停留，并且常常可在数天或数周后自行消失，从而不会引起正常人体发生尿道炎症状。在男性及其尿道的抵抗力降低、菌群失调等条件下，尿道正常菌群中的条件致病菌可引起男性尿道的继发性感染和炎症。

在自然条件下，来自外界环境或人体的许多病原微生物与寄生虫可通过尿道口外源性感染男性尿道，来自宿主自身尿道及其他器官与组织病灶的病原体和条件致病性病原体能够内源性感染男性尿道。感染男性尿道的病原体和条件致病性病原体在滞留于尿道的前列腺液、精液、尿液等分泌物的滋养下可迅速生长繁殖和产生毒性代谢产物，从而引起男性尿道炎症状。寄生于尿道前段和引起尿道疾病的各种病原体，也能够被尿道及输精管道内的分泌物媒介扩散，引起尿道后段及其他生殖器官的感染。因此对于男性尿道炎的预防，也如同对其他男性生殖器官感染性疾病的预防一样，绝不仅仅是在尿道传染病传播或流行期间及发生疾病时的预防，而是应当包括尿道炎疾病前的预防、治疗期间的预防、患病恢复期及恢复期后的预防。关于男性尿道炎的预防，基本原则与措施及方法主要包括以下几方面。

一、男性尿道炎的疾病前预防

男性尿道炎的疾病前预防，是指在发生男性尿道炎之前或男性正常生活过程中，所采取的各种针对避免男性尿道由病原体感染或其他因素作用而发生尿道炎的各种预防措施与方法（详见第十一章）。男性尿道炎疾病前预防的相关措施与方法主要包括：

1. 保持身体正常生理机能和增强机体抵抗力　保持身体正常生理机能和增强机体抵抗力是预防男性尿道炎的重要基本措施，也是预防其他各种感染性疾病及其他疾病的重要基本措施。保持身体正常生理机能和增强机体抵抗力的基本措施与方法主要包括：适当运动与休息、避免受凉及过度劳累、科学饮食、建立良好的卫生与生活习惯、已婚者正常性生活与排精及排精后及时排尿、避免不洁性行为及纵欲和禁欲、避免过度与过强的手淫、适当多饮水以增加尿量及排尿次数、避免食用或使用可对男性尿道产生刺激作用的食品（如酗酒）或药剂。对于保持身体正常生理机能和增强机体抵抗力的各种措施与方法的选择与应用，需要注意科学性及个体针对性。

2. 注意个人卫生　保持良好的个人卫生是减少病原体感染机体及增强机体抵抗病原体感染能力的有效措施与方法，主要包括：保持会阴部皮肤的洁净与干燥、保持阴茎头与包皮腔的清洁、大便后清洗会阴部、有规律排尿、穿着合体的服装等，必要时可经包皮做环切手术。

3. 避免病原因子感染或作用　由于男性尿道炎既可由微生物与寄生虫感染引起，也可由物理与化学因素作用引起，在生活过程中需要注意避免男性尿道受到各种病原因子的作用而引起疾病。造成男性尿道容易受到病原因子感染而引起尿道炎的因素主要包括：不洁性活动、过度或过强的手淫、口交、纵欲和禁欲、饮水与排尿少、在缺乏有效消毒处理的和人员密集的游泳池内游泳、尿道的创伤性介入诊疗操作或异物插入及药剂灌注等。在男性尿道感染的预防上，不但需要注意防止这些有利于病原体感染条件的发生和避免这些因素对男性尿道的接触与作用，而且也需要注意诊断和治疗其性伴的生殖道与尿道的各种感染性疾病。

4. 人工免疫　人工免疫可用于对某些病原体易感人群的特异性预防，能够提高易感者机体抵抗相应病原体感染的特异性免疫力，以致可能直接或间接地增强易感者抵抗某些病原体引起男性尿道炎的特异性免疫力。常见引起男性尿道炎的病原体，绝大多数尚缺乏有效的疫苗，对于结核分枝杆菌、单纯疱疹病毒、腮腺炎病毒、人乳头瘤病毒感染，可分别采用接种卡介苗、疱疹病毒亚单位疫苗、腮腺炎病毒减毒活疫苗或九价 HPV 疫苗的方法进行人工主动免疫，有利于提高易感者机体抵抗相应病原体感染的特异性免疫力。密切接触者可考虑使用抗病毒血清、胎盘球蛋白或丙种球蛋白进行人工被动免疫注射，但其对于病毒性尿道炎的紧急预防效果尚不确定。

5. 治疗男性尿道炎相关疾病　男性尿道某些不良的解剖学结构与生理机能及相关器官与组织的某些疾病，可成为导致容易发生男性尿道炎的相关因素。这些导致男性尿道容易受到感染和发生尿道炎的相关因素常见包括：阴茎炎、前列腺炎等内生殖器官感染、肾盂肾炎等泌尿系统感染、腹泻、糖尿病、HBV 感染、感冒、菌血症或败血症、身体其他部位的结核病、疱疹等。

6. 合理使用抗菌药物　不论是针对男性生殖器官感染性疾病的治疗，还是针对身体其他器官与组织感染性疾病的治疗，都必须严格遵守抗菌药物规范使用的基本原则。抗菌药物的不规范使用或滥用，不但可造成男性尿道正常菌群的平衡破坏，以致容易发生病原体外源性感染或条件致病性病原体内源性感染和引起男性尿道炎，而且也可造成男性人体的其他部位正常菌群的平衡破坏以致容易发生病原体或条件致病性病原体内源性感染和引起的男性尿道炎。抗菌药物的不规范使用也常常可造成耐药菌株的筛选，从而导致发生耐药菌株感染。

二、男性尿道炎的疾病期间预防

男性尿道炎的疾病期间预防是指在发生男性尿道炎期间，所采取的各种针对避免男性尿道炎的病情进一步发展或加重及可能发生患者自身的其他生殖器官与身体其他器官或组织感染的各种预防措施与方法。男性尿道炎疾病期间的预防措施与方法主要包括：在病原学检查结果与病原体药物敏感试验结果指导下合理使用抗菌药物、治疗过程中密切关注疗效或病情的变化、避免不洁性行为、如有性交需做好避免感染的安全防护、避免尿道深部的介入诊疗操作及药剂灌注、改善患者的生理机能和提高抗感染抵抗力或免疫力、增加饮水量和排尿次数、治疗男性尿道炎相关疾病等（详见第十一章）。

在男性尿道炎的疾病及其治疗期间，尤其需要关注患者的疗效与病情变化。一旦发生耐药菌株感染或其他新的病原体感染，常常可表现为患者症状无明显好转或加重。这时应立即停止该抗菌药物的使用，重新进行病原学检查和选择病原体敏感的抗菌药物继续治疗。

三、男性尿道炎的恢复期预防

男性尿道炎的恢复期预防是指在男性尿道炎痊愈后的恢复期及其以后的生活过程中，所采取的各种针对避免男性尿道由病原体再次感染或其他因素作用而发生尿道炎的各种预防措施与方法。男性尿道炎患者，尤其是严重感染或损伤者，在经过治疗病情缓解后的恢复期及其之后的生活过程中，其尿道及身体其他某些器官与组织的微生态学、生理学与解剖学可发生某些改变，从而形成有别于正常人体生理学、心理学甚至病理学的某些特征。男性尿道炎患者痊愈后所具有的微生态学、生理学与解剖学的基本特征主要包括：①男性尿道的病原体及正常菌群通常可完全消失，以致处于暂时的无菌状态；②身体其他器官的正常菌群平衡遭受不同程度的破坏；③感染造成的男性尿道组织损伤尚未完全修复，或修复后形成瘢痕等非正常的生理结构；④患者由于疾病及其治疗过程，产生不同程度心理障碍；⑤胃肠道或其他器官的生理机能紊乱，如腹泻、便秘、失眠等（详见第十一章）。因此，男性尿道炎的恢复期预防虽然可具有许多与男性尿道炎疾病前预防相似的措施与方法，但绝不完全等同于男性尿道炎的疾病前预防。

男性尿道炎恢复期的男性尿道及人体具有脆弱的抵抗病原体感染的能力，恢复期预防的基本原则是帮助人体恢复正常的尿道菌群、生理机能与组织结构，恢复身体其他器官的正常菌群、正常生理机能及人体正常心理机能。男性尿道炎恢复期预防的措施与方法主要包括：①恢复男性尿道及身体其他器官的正常菌群；②改善身体的生理机能与心理机能，增强机体的抗感染抵抗力；③治疗男性尿道炎的相关疾病与因素及不良的或病理性的男性尿道解剖学结构；④建立良好的卫生习惯与饮食结构；⑤避免不洁性行为、纵欲和禁欲，正常性生活与排精、性交使用安全套，防止尿道的病原体再次感染；⑥穿着合体的衣裤，避免物理或化学因素刺激；⑦多饮水、常排尿，避免与治疗腹泻、便秘，治疗糖尿病等疾病（详见第十一章）。

四、男性尿道炎的康复后预防

男性尿道炎的康复后预防是指在尿道炎患者康复后所采取的预防尿道炎再次或重新发生的各种措施与方法，主要包括非特异性预防措施与方法及特异性预防措施与方法。

1. 非特异性预防　感染性尿道炎的非特异性预防措施与方法,基本等同于疾病前预防的措施与方法，主要包括改善身体的生理机能和抵抗病原体感染的防御能力、保持局部与身体卫生、避免接触病原因子、治疗男性尿道炎的相关疾病或因素等。

2. 特异性预防 感染性男性尿道炎的特异性预防措施主要是增强其机体的抗感染特异性免疫力，如对病原体易感者进行卡介苗、腮腺炎病毒减毒活疫苗、单纯疱疹病毒亚单位疫苗等常见引起男性尿道炎的病原体疫苗的人工主动免疫。不能采用接种疫苗的方法，进行苍白密螺旋体苍白亚种及其他螺旋体引起男性尿道炎的人工主动免疫预防。密切接触者可考虑使用抗病毒血清、胎盘球蛋白或丙种球蛋白进行人工被动免疫注射，但其疗效尚不确定。

第十五章 前 列 腺 炎

在男性的内生殖器官中，前列腺是最常见发生炎性疾病及其他多种疾病的内生殖器官。尤其是前列腺炎和前列腺增生性疾病，已成为对男性具有严重影响的常见病和多发病。然而具有前列腺炎样症状的绝大多数患者，其前列腺炎并不是孤立发生的或是一个孤立的疾病。前列腺炎不但常常可由不同生物学性质及药物敏感性的多个种类的微生物等生物性病原因子感染引起，也可由物理性或化学性病原因子引起。各种病原因子既可引起前列腺炎患者产生明显的前列腺炎样症状，也可引起宿主形成没有明显症状的亚临床炎症或感染，并且造成前列腺形成多种不同的组织病理学损害。男性生殖系统的解剖学、组织学和生理学特点及病原因子的多样性、变异性、耐药性等特点，也造成前列腺炎可继发于其他生殖器官炎症或感染或者与其他生殖器官炎症或感染共存。以上这些特点造成前列腺炎患者常常可具有多种不同的或错综复杂的临床表现，这也是导致前列腺炎等男性生殖器官炎症或感染发生漏诊、误诊、治疗效果不理想及影响前列腺疾病研究结果的常见重要因素。

第一节 前列腺炎的基本特点

前列腺炎既可由细菌等生物性病原因子感染引起，也可由受到外伤（物理性病原因子）或化学药物（化学性病原因子）等非生物性病原因子作用引起，从而使前列腺成为男性的一个疾病常发和多发的内生殖器官。

一、前列腺疾病的常见类型

在体积仅为 2.0cm×3.0cm×4.0cm、重量为 8～20g 的前列腺上，常见发生的疾病竟然多达 20 余个类型（图 15-1）。根据前列腺不同类型的病理损害是否使宿主产生临床表现，可将其分为临床前列腺炎或疾病（显性前列腺炎或疾病）及亚临床前列腺炎（隐性前列腺炎）两大类型。组织病理学研究证实，不论是显性病理反应还是隐性病理反应造成的各类型病理损害或疾病，不仅可单独发生于某一患者的前列腺，而且也更常见在某一患者的前列腺同时存在多种类型的前列腺病理损害或疾病。亚临床前列腺炎性病理反应，由于宿主没有明显的临床表现而导致漏诊，其可成为造成前列腺炎急性发作与形成慢性过程、引起前列腺严重损害及诱导前列腺其他严重病理损害或疾病发生与发展的重要因素（详见第三章）。虽然各类型的前列腺炎性病理反应或疾病通常具有不同的致病因素、发病机制、组织病理学改变和临床表现，但许多前列腺炎性病理反应或疾病也常常可有某些相似或相同的致病因素、发生与发展过程及临床表现，以致常常可发生临床诊断及病原学检查的漏诊或误诊，甚至发生贻误治疗或治疗困难而难以治愈的情况。例如，已有报道在慢性前列腺炎（CP）、良性前列腺增生（BPH）及前列腺癌（PCa）患者的前列腺组织内可分别检出单纯疱疹病毒、人巨细胞病毒及人乳头瘤病毒；变应性前列腺炎及肉芽肿性前列腺炎，既可由细菌等微生物感染前列腺引起或由非微生物病原体直接作用于前列腺引起，也可由受到其他生殖器官感染或炎症波及引起或者不明原因发生；具有相同或相似临床表现的前列腺炎，常常可由相同种类的病原体感染引起，也可由多种不同的病原体感染引起。

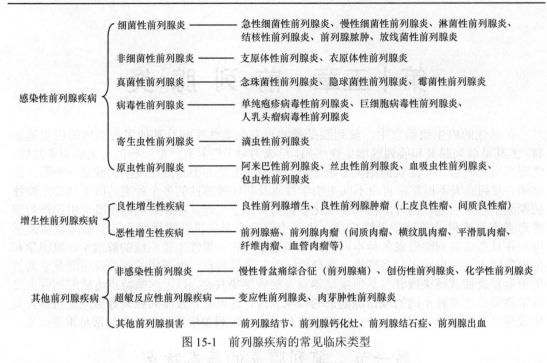

图 15-1　前列腺疾病的常见临床类型

二、前列腺炎的病因

前列腺炎症的致病因子（病原或病因）可分为生物性、化学性和物理性三种类型，在自然情况下细菌等微生物感染是引起前列腺炎症最常见的生物性病原因子。由生物性病原因子直接侵入前列腺和在前列腺组织内生长繁殖与产生毒性代谢产物而引起的前列腺炎称为感染性前列腺炎（infectious prostatitis），包括细菌性前列腺炎（bacterial prostatitis）、真菌性前列腺炎（mycotic prostatitis）、支原体性前列腺炎（mycoplasmal prostatitis）、衣原体性前列腺炎（chlamydial prostatitis）、病毒性前列腺炎（viral prostatitis）、寄生虫性前列腺炎（parasitic prostatitis）。在各种类型的感染性前列腺炎患者的前列腺液及其组织内，通常能够检出引起前列腺炎症的相应细菌或其他病原体。在除细菌以外的生物性病原因子（真菌、支原体、衣原体、寄生虫）引起的前列腺炎症患者的前列腺内不能检出细菌，因此又将这些不能检出细菌的感染性前列腺炎统称为非细菌性前列腺炎（nonbacterial prostatitis）。那些由化学性病原因子、物理性病原因子及生物性病原代谢产物作用于前列腺引起的前列腺炎症，称为非感染性前列腺炎（noninfectious prostatitis）或无菌性前列腺炎（bacteria-free prostatitis，BFP），常见包括慢性骨盆痛综合征（chronic pelvic pain syndrome，CPPS）、前列腺痛（prostatodynia）、变应性前列腺炎（allergic prostatitis）、创伤性前列腺炎（wound prostatitis）等。

在引起前列腺炎的生物性病原因子中，细菌等微生物是最常见和最重要的病原体。微生物病原具有不同于其他绝大多数致病因素的许多特殊性质，如微生物病原不但具有显著的增殖性、变异性、耐药性与异质性，而且还具有损害复合性与易扩散性、引起组织损害持久、潜伏与逐渐加重及临床表现多样性等特点。因此在许多情况下，虽然是极少量的微生物形成前列腺的初始感染，但常常能够最终导致前列腺形成逐渐加重的炎症反应、无症状带菌状态感染或包括慢性炎症和急性炎症的显性感染甚至治疗困难的感染。感染前列腺的微生物病原及其代谢产物也常常可自发地或在外界因素的作用下，在宿主生殖器官内甚至全身其他组织或器官内广泛扩散，造成患者病情加重甚至产生错综复杂的临床表现，从而导致漏诊、误诊或治疗困难以及疾病形成慢性过程与复发。亚临床感染、无症状带菌状态感染及慢性感染者由于缺乏明显的或典型的临床表现，其前列腺内可长期携带病原体和长期存在炎性病理反应，从而引起 PGFs / CKs 的异常表达和分泌和造成前列腺炎症的发生与发展，甚至引起前列腺其他疾病的发生与发展（详见第三章）。

第二节　前列腺炎的流行病学与分类

　　流行病学（epidemiology）是研究人类疾病的频率与分布及其决定因素的科学。前列腺炎也同前列腺的其他疾病及人类其他各种疾病一样，可受到人群的年龄与职业、生活习惯与规律、环境条件等诸多方面因素的影响，以致其发生与发展及其诊断、治疗和预防可形成一定的差异性与规律性。通过对前列腺炎发生与发展的历史资料进行了解与分析，可有利于对前列腺炎发生与发展规律进行预测、评估及分类，从而可有利于前列腺炎诊断、治疗和预防措施的制订与实施。

　　如前所述，男性生殖系统的解剖学、组织学和生理学特点造成前列腺不是一个孤立的器官，前列腺的炎症或疾病也常常不是一个孤立的和单一类型的病理学反应或疾病。前列腺的炎症及其他疾病虽然可表现为独立发生，但在生理学、病理学、病原学、分子生物学等方面却常常可与其他疾病及其他生殖器官的炎症或疾病形成互相影响、互为因果、相互转变与共存的关系（详见第一章、第三章）。因此在前列腺的炎症或疾病及其流行病学的研究中，切不可把前列腺的炎症或疾病作为一个孤立器官的炎症或疾病来对待和研究，也不可把发生良性增生或恶性肿瘤的体积增大的前列腺组织的局部病理学改变作为前列腺整体的病理学特点来对待和研究，否则将可能导致不确定的甚至错误的研究结果。

一、前列腺炎流行病学研究的基本概念及方法

　　前列腺炎流行病学研究是根据流行病学研究的基本原理和方法，研究前列腺炎在人群中的发生频率、分布及其决定因素。前列腺炎的流行病学特点也同人类其他疾病的流行病学特点一样，可由于受到人种、生活习惯、饮食结构、工作性质、地域或气候等因素影响，形成特定的发生频率、分布与规律。

　　1. 前列腺炎流行病学研究的基本概念　　流行病学的研究绝不是仅仅为人们提供关于某种疾病发生与发展的历史与现状的资料，其更加重要的意义还在于能够指导人们对于该疾病的发展与流行趋势作出正确的预测或评判，从而制订出有利于对该疾病进行有效预防和治疗的策略与方案。流行病学的研究主要包括以下四个方面的基本内容：

　　（1）描述疾病等健康事件发生的频率及其在不同人群、不同地区和不同时间的分布特点。

　　（2）根据疾病等健康事件发生的频率和分布特点，分析造成各种不同分布的原因和探讨疾病的病因及提供与其有关的因果关系的证据。

　　（3）根据所掌握疾病的病因学知识，提出具有针对性的预防疾病发生的策略和措施，以减少疾病的发生和促进人群健康水平的提高。

　　（4）通过对疾病的检测，收集有关暴露因素与疾病的资料，预测疾病发生的情况并且为预防疾病的发生与流行提供信息。

　　前列腺炎的流行病学研究属于医学流行病学研究的一个部分，其主要是调查和研究前列腺炎在人群中的发生频率与分布及其决定因素。根据流行病学研究的上述基本原理，对于前列腺炎的流行病学调查及其研究资料至少应当包括：具有足够大数量的被调查人群，建立统一的分组标准，建立主观与客观相结合的综合评判标准。

　　具有足够大数量的被调查人群即受调查的群体的数量应当足够大，以便能够提供具有可比性的合理统计学数据。然而在关于前列腺炎的流行病学研究中，受调查群体的数量常

常决定于研究的目的与要求。例如，关于人群的年龄、职业、生活条件或环境、饮食习惯、婚姻或性行为等单一项目或综合项目同前列腺炎的发生与发展关系的研究，所需要的大群体的数量常常可不一定相同。

建立统一的分组标准。流行病学研究的分组强调疾病的特征性，其通常根据所研究疾病的种类或性质等不同，制订不同的分组与研究内容。

对于前列腺的炎症来说，由于病原因子的多样性、异质性及其所致前列腺炎症的发生与发展过程与机制的差异以及不同人体生理状况、生活情况等方面的差异，常常导致前列腺炎患者的前列腺形成多样性的组织病理学改变和（或）患者产生程度不同的综合临床表现，从而使前列腺炎形成了亚临床前列腺炎（subclinical prostatitis）与临床前列腺炎（clinical prostatitis）或隐性前列腺炎（无症状前列腺带菌状态）与显性前列腺炎（apparent prostatitis）两种类型或发生与发展的两个阶段。临床前列腺炎的形成，同前列腺的炎症反应较为严重或病变发展迅速以及机体的代偿能力或抵抗力较弱有关，其造成人体产生了较为明显的或典型的临床表现，以致常常可以根据患者的前列腺局部症状或全身症状进行诊断。亚临床前列腺炎的形成则同前列腺的炎症反应不是足够严重或病变发展缓慢以及机体的代偿能力或抵抗力较强有关，以致人体常常可以缺乏明显的或典型的前列腺局部症状或全身症状。亚临床前列腺炎常常是临床前列腺炎的前期阶段或潜伏期阶段，其既可转化成为临床急性感染性前列腺炎，也可转化成为临床慢性感染性前列腺炎，但以转化成为慢性感染性前列腺炎最为常见。然而，在少数情况下或者在接受了抗菌药物及其他药物或方法的不规范治疗的情况下，急性前列腺炎和（或）慢性前列腺炎也可转化成为缺乏典型前列腺炎症状的前列腺感染前期阶段或潜伏期阶段，以致临床前列腺炎重新转化成为亚临床前列腺炎、隐性前列腺炎前列腺带菌状态。Stamey 等报道，成年人群中有 50%为无症状的前列腺炎。前列腺的组织病理学研究资料则显示，前列腺具有无症状的炎性组织病理学改变者甚至可高达 98%。可见亚临床前列腺炎或无症状前列腺带菌状态在人群中以极高的比例大量存在，已成为影响前列腺炎流行病学调查结果的不可忽视的重要因素。

2. 前列腺炎流行病学研究的方法 著者分析和总结了过去许多关于前列腺炎流行病学研究的报道，发现在根据临床表现获得的资料中常常忽略了亚临床前列腺炎的群体；而在根据活体前列腺的组织病理学检查获得的资料中，则又常常忽略了或没有了解被调查者是否具有显性前列腺炎的症状、具有其他生殖器官炎症或感染，甚至忽略了其在有生之年是否最终能够发生显性前列腺炎或其他生殖器官炎症的情况及其影响因素。过去的流行病学调查资料显示，人群中前列腺炎的发病率为 5%～98%。造成流行病学研究结果形成如此巨大差别的原因虽然很多，但通常主要与研究者所采用的方法和判断指标不同以及由此形成的不同分组有关。例如，Krieger 等在前列腺疾病的流行病学调查中，根据"前列腺炎样症状"（prostatitis-like symptoms）调查的不同年龄人群中，前列腺炎的发病率为 3%～14%。Shoskes 等认为，慢性前列腺炎在男性人群中的发生率仅为 9%～14%。Moon 等及 Roberts 等调查的 184 名 20～49 岁的人群中，有 5%被诊断为前列腺炎；2115 名 40～79 岁的人群中，有 9%被诊断为前列腺炎。Mehik 等采用问卷方法调查的 2500 名 20～59 岁的人群中，有 14.2%被诊断为前列腺炎。然而 Kohnen 等对外科手术获得的 162 例良性前列腺增生的前列腺组织进行病理学检查发现，98.1%分别存在不同类型的炎性病理学改变。Bennett 等对 150 例 16～40 岁死于其他疾病者的活体前列腺进行组织病理学研究发现，有 76%可被诊断为慢性前列腺炎，并且还不同程度地存在急性炎症、滤泡性炎症、肉芽肿及萎缩性病灶等病理学改变。夏同礼等对 477 例死于非前列腺疾病者的活体前列腺进行的组织病理学检查结果显示，有 24.3%可被诊断为前列腺炎。在这些前列腺炎中 96.6%为慢性前列腺炎，其中 9.8%～23.2%可分别伴有慢性尿道炎、腺体含巨大淀粉样小体或结石，但却没有任何资料显示这些前列腺炎是否伴有其他内生殖器官炎症或感染。活体前列腺的组织病理学研究结果显示，许多前列腺疾病患者在形成显性前列腺炎之前数年甚至更长的时间，其前列腺就可能发生了细胞学、病原学或组织病理学的阳性改变，成为缺乏"前列腺炎样症状"的亚临床前列腺炎。

通过"尿液-前列腺液-精液法"采集具有前列腺炎样症状患者的尿液、前列腺液、精液标本进行细菌定位分离培养检查证实，在临床诊断为"慢性前列腺炎"的患者中，单纯性前列腺炎或感染者仅占28%，而其他70%以上分别是前列腺炎-附睾炎、前列腺炎-输精管炎、前列腺炎-精囊炎、前列腺炎-其他生殖器官炎/感染，或者前列腺正常而是患有其他生殖器官炎/感染。由此认为，亚临床前列腺炎及前列腺炎合并其他生殖器官炎/感染在"健康"人群以及"慢性前列腺炎"患者中的广泛存在，不但导致了前列腺炎患者临床表现的多样性和复杂性及对其流行病学研究及临床诊断的遗漏，而且还造成了前列腺炎治疗时机的贻误及前列腺或身体其他组织与器官某些相关疾病的发生。亚临床前列腺炎（隐性前列腺炎）和临床前列腺炎（显性前列腺炎）在人群中的存在及其相互转变，可受到人体的年龄、性活动状态、婚姻状态、身体健康状况、抗菌药物使用情况、生活习惯与卫生条件等因素的影响，以致其在被调查或研究人群中的发生率和（或）发病率也可不尽相同。

由于亚临床前列腺炎、前列腺炎合并其他生殖器官炎/感染以及临床前列腺炎及其合并其他生殖器官炎/感染这两种类型在病理学与生理学等方面的差别、临床表现的相似性或混淆性及其发生与发展之间的联系，造成了前列腺炎流行病学研究的特殊性及建立统一分组标准的重要性。根据"前列腺炎样症状"进行的调查与研究，虽然其通常有助于分析人群临床前列腺炎的发病率，但其常常难以鉴别被调查者的"前列腺炎样症状"是否由复合病因引起的，难以鉴别被调查者是单纯性前列腺炎还是伴有其他内生殖器官炎症的多器官炎/感染，或者仅仅是其他内生殖器官炎症所致的"前列腺炎样症状"。通过对非前列腺疾病死亡者的活体前列腺进行组织病理学检查与研究，虽然能够明确诊断前列腺疾病并且确定其性质、类型及特点，以及前列腺炎性改变的发生率，但其又常常不能作为分析人群临床前列腺炎发病率现状的依据，而只是有助于评估或预测人群显性前列腺炎发病率的趋势。王和曾经研究的125例具有"前列腺炎样症状"的慢性前列腺炎或"慢性骨盆痛综合征"患者，都是临床根据症状、直肠指检结果、前列腺液细胞学检查和（或）前列腺B超检查结果而诊断为慢性前列腺炎的患者。王和采用"尿液-前列腺液-精液法"，采集这些"慢性前列腺炎"或"慢性骨盆痛综合征"患者的分段尿液、前列腺液、精液标本进行病原体的定位培养和检查，证实其中为单纯性感染性前列腺炎（细菌性前列腺炎、真菌性前列腺炎、支原体性前列腺炎、衣原体性前列腺炎或多种病原体混合感染性前列腺炎）者仅占被调查患者的28%，其他患者则分别合并有其他男性生殖器官的感染。有些被诊断为"慢性前列腺炎"或"慢性骨盆痛综合征"患者的前列腺甚至没有感染及炎症，而仅仅是单纯性输精管炎、精囊炎或附睾炎。由此可见，建立关于前列腺炎流行病学研究的统一分组标准以及设置某些必须检测的基本项目，将有利于不同操作者在不同时间和地区对不同人群进行流行病学研究获得相对一致的客观性结果。关于男性生殖器官感染流行病学研究分组的基本原则与方法，著者建议首先根据临床表现以及前列腺液与精液的细胞学检查结果，将被调查者划分为：①组，根据被调查者的前列腺炎样临床表现、前列腺液及精液的细胞学检查结果，分为前列腺炎组、前列腺炎合并其他内生殖器官炎组、其他内生殖器官炎组、生殖器官正常组。②亚组，常用"尿液-前列腺液-精液法"对各组进行尿液、前列腺液及精液的病原学检查，在组下划分不同亚组，包括无明显前列腺炎样症状但细胞学和（或）病原学检查阳性的隐性感染（亚临床感染）亚组、有明显前列腺炎样症状及细胞学和（或）病原学检查阳性的显性感染（临床感染）亚组。

隐性感染亚组包括亚临床前列腺炎或隐性感染者没有明显的临床表现，对于这一人群的发现通常需要依赖于前列腺触诊、尿液或前列腺液的细胞学检查，用"尿液-前列腺液-精液法"采集分段尿液、前列腺液、精液进行病原学检查,可有助于前列腺等生殖器官亚临床炎或隐性感染者的明确诊断与鉴别诊断。前列腺等生殖器官隐性感染亚组包括:①单纯性亚临床前列腺炎(含感染性前列腺炎、非感染性前列腺炎);②前列腺合并其他内生殖器官亚临床感染(含前列腺-附睾炎/感染、前列腺-精囊炎/感染、前列腺-输精管炎/感染、其他);③其他内生殖器官亚临床感染(含附睾炎/感染、精囊炎/感染、输精管炎/感染、其他)。

　　显性感染亚组包括临床前列腺炎患者具有明显的临床表现,对于这一人群的诊断可依赖于患者的"前列腺炎样症状"或临床表现、前列腺触诊、前列腺液细胞学检查。用"尿液-前列腺液-精液法"采集患者的分段尿液、前列腺液、精液进行病原学检查,可有助于前列腺以及其他生殖器官症或感染者的明确诊断与鉴别诊断。前列腺等生殖器官显性感染亚组包括:①单纯性前列腺炎(含感染性前列腺炎、非感染性前列腺炎);②前列腺合并其他内生殖器官感染(含前列腺-附睾炎、前列腺-精囊炎、前列腺-输精管炎、其他);③其他内生殖器官感染(含附睾炎、精囊炎、输精管炎、其他)。前列腺无菌的慢性骨盆痛综合征(CPPS)可归类于显性感染亚组第③类型,或者根据生殖器官的病原学检查结果归类于其他相应类型。在各亚组下面分别设置其他流行病学研究的具体细则内容(图 15-2)。

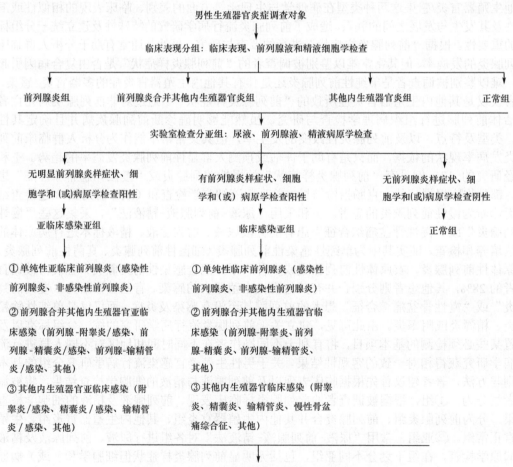

图 15-2　男性生殖器官炎症流行病学研究分组基本原则

　　在流行病学研究的前列腺炎分组的基本原则中,临床前列腺炎是指那些具有明显前列腺炎样症状以及前列腺液的病原学和(或)细胞学实验室检查阳性的人群,反映了人群中前列腺炎的发病率。亚临床前列腺炎则是指那些没有明显前列腺炎样症状但前列腺液的病原学和（或）细胞学实验室检查和（或）活体前列腺组织病理学检查阳性的人群，反映了前列腺炎性病理学改变的发生率。临床前列腺炎组的阳性人数与亚临床前列腺炎组的阳性人数之总和及其同被调查总人数之比即为被调查人群的前列腺炎发生率。用公式表示为：

$$前列腺炎发病率（\%）= \frac{临床前列腺炎阳性数}{被调查人群总数} \times 100\%$$

$$前列腺炎发生率（\%）= \frac{临床前列腺炎阳性数+亚临床前列腺炎阳性数}{被调查人群总数} \times 100\%$$

虽然通过外科手术及法医解剖学的方法获得活体前列腺进行组织病理学检查，是诊断前列腺炎的一个非常重要的手段。但由于慢性前列腺炎患者常常可具有较长时间的亚临床期以及存在亚临床期与临床期反复交替发生的情况，仅仅根据活体前列腺的组织病理学检查结果仍然难以判断该前列腺炎是临床前列腺炎还是亚临床前列腺炎。良性前列腺增生患者、前列腺恶性肿瘤患者及死于非前列腺疾病的许多人体，常常接受过或者可能接受过包括抗菌药物在内的针对前列腺疾病或身体其他器官疾病的多种药物的治疗甚至长期治疗。因此对通过外科手术或法医学方法获得活体前列腺进行的组织病理学研究结果，应当结合被调查者的主观指标和前列腺组织的病原学检查结果以及抗菌药物使用情况进行综合分析。各组及亚组前列腺炎诊断的基本原则与标准分别为：

（1）临床前列腺炎：临床前列腺炎的诊断需要依据主观性资料和客观性资料。

1）主观性资料：指被调查者以及医生对于前列腺炎样症状和体征的主观感受。包括①被调查者对于其前列腺炎样症状和病史的主观叙述；②医生对被调查者关于前列腺炎样症状及其病史的询问以及直肠指检。

2）客观性资料：指对被调查者的前列腺液和（或）前列腺组织进行实验室检查获得的资料。包括①前列腺液的细胞学检查；②前列腺液的病原学检查；③前列腺的组织病理学检查。

（2）亚临床前列腺炎：亚临床前列腺炎的诊断主要依据客观性资料，但需要通过主观资料同临床前列腺炎相鉴别。

（3）感染性前列腺炎：由病原体直接侵入前列腺引起的前列腺炎症反应，因此感染性前列腺炎的诊断主要依赖于在前列腺液或前列腺组织内发现相应的病原体。常用方法包括对被调查者的病史及前列腺炎样症状的询问和直肠指检以及对前列腺标本的病原体分离培养、细胞学检查、组织病理学检查、病原体特异性抗原和基因检查、特异性抗体或致敏淋巴细胞检查。

（4）非感染性前列腺炎：由感染宿主前列腺外组织的病原体的代谢产物作用于前列腺以及物理性或化学性病原因子作用于前列腺，引起的前列腺炎症反应。因此采用病原体检查方法，不能在非感染性前列腺炎的前列腺内发现任何活的病原体。非感染性前列腺炎的诊断主要通过对主观性资料的分析，采用排除法与感染性前列腺炎相鉴别。

3. 建立主观与客观相结合的综合评判标准　由于男性生殖系统所具有的解剖学与生理学特点以及病原微生物的多样性，前列腺炎常常具有潜在性、慢性过程、临床表现综合性和不典型性等特点。尤其是慢性前列腺炎患者，其绝大多数在形成临床前列腺炎之前常常可具有较长时期的亚临床前列腺炎过程，并且在形成临床前列腺炎的初期也常常会忽略某些前列腺炎样症状或者形成其自身也难以述说清楚的主观不适或症状，以致许多前列腺炎症者往往是在例行的健康体检、由于良性前列腺增生或恶性肿瘤而接受外科手术或死于其他疾病而进行法医学解剖之后的组织病理学检查中，才发现前列腺存在炎性病理损害。Schmidt 等及 Nielsen 等报道，许多慢性前列腺炎患者可具有 1 个月至 25

年（平均 7 年）以上的病史。在著者观察的 307 例前列腺炎患者中，许多患者的"前列腺炎样症状"可追溯到数年甚至数十年之前。其中一例 36 岁的慢性前列腺炎患者，曾具有 12 年反复发作的"尿道炎"病史，但没有接受过任何规范性的抗菌药物治疗，直到 3 年前被诊断为慢性前列腺炎后才进行了针对前列腺疾病的抗菌药物及中医药的不规范使用治疗；另一例 63 岁的患者被诊断为前列腺炎时，已经具有 20 余年性功能降低或勃起功能障碍（erectile dysfunction，ED）的病史；一例没有"前列腺炎样症状"的 48 岁"健康者"，其前列腺液的病原学检查获得了具有诊断意义的表皮葡萄球菌及肠球菌；2 例因婚后 3 年未育及 3 例因其妻多次孕后流产而进行生育功能检查的"男性不育者"，均被诊断为慢性前列腺炎。著者曾对 125 例根据"前列腺炎样症状"诊断的慢性感染性前列腺炎患者进行了前列腺液的病原学和（或）细胞学检查，证实其中单纯性前列腺炎占 28%，非前列腺炎占 16%，前列腺及其他生殖器官共同感染（多器官感染）占 56%。前列腺炎的潜在性与慢性过程以及临床表现的综合性与不典型性的特点，也在许多获自良性前列腺增生或恶性肿瘤患者的前列腺以及死于非前列腺疾病者的前列腺的组织病理学研究中得到了进一步证实。Bennett 等通过法医学方法，从 150 例 16～40 岁生前没有前列腺炎病史的尸体中获得活体前列腺，经组织病理学检查诊断为慢性炎症的 114 例患者前列腺中，同时还不同程度地存在急性炎症、滤泡性炎症、肉芽肿及萎缩性病理学改变。夏同礼等研究的 477 例死于非前列腺疾病者的活体前列腺中，组织病理学检查证实 24.3% 的前列腺存在炎症，其中慢性前列腺炎者占 96.6%，并且年龄分布范围在 15～90 岁。对于通过组织病理学方法检查证实前列腺具有炎性病理学改变的"非前列腺疾病死亡者"或良性前列腺增生以及前列腺肿瘤患者，其前列腺亚临床炎症的转归或者可能转变成为临床前列腺炎的时间已经难以确定或不能确定。如果亚临床前列腺炎者在生活过程中受到促进前列腺炎发病因素（如劳累、酗酒、抗菌药物的不规范使用、某些食品及其他病原体感染等）的刺激，其可能会在被调查之后的不定时间转变为临床前列腺炎而成为某一年龄组中的发病成员。但如果亚临床前列腺炎者在生活过程中没有受到足以刺激前列腺炎发病因素的作用，或由于其他某种感染性疾病而接受了抗菌药物或其他某些有利于前列腺炎症平抑的药物规范性治疗，则可能继续甚至长期保持亚临床前列腺炎状态或亚临床前列腺炎症得以治愈。由此可见，在人群中，尤其是在成年人群中，没有"前列腺炎样症状"者并不表示其在被调查时前列腺不存在炎性病理学改变。如果仅仅根据被调查者的主观描述或对于"前列腺炎样症状"的了解，常常难以正确判断被调查者的前列腺是否具有炎性病理学改变以及是否为单纯性前列腺炎或者还可能合并有男性生殖系统其他内生殖器官的炎症。因此对于被调查者前列腺炎的判断或诊断，应当依据主观陈述资料与客观检查结果或者症状与体征的多项综合指标。不论是流行病学研究还是临床医疗，对于前列腺炎症的判断或诊断不仅仅需要了解被调查者或患者对于其前列腺炎相关症状的自我感觉与描述以及医生对于被调查者前列腺的直肠指检情况，而且更重要的是还应当包括前列腺液及精液的细胞学和病原学检查资料。如果是通过外科手术或法医学的方法获得的活体前列腺组织，则应当对该前列腺进行组织病理学检查和病原学检查并且由此获得有助于对前列腺炎进行判断或诊断的相关资料。影像学检查在临床上虽然也广泛应用于前列腺炎的初步诊断，但其对于不典型前列腺炎的判断或诊断则通常仅仅具有辅助性的参考价值。

在对于被调查者有关前列腺炎资料的收集、分析与判断中，尤其还需要注意的一个重要因素是过去几乎没有任何一个流行病学调查资料，能够明确提示被调查者近期是否因为前列腺炎或其他感染性疾病而接受过抗菌药物或中医药以及其他有利于前列腺炎症平抑药物或症状缓解药物的治疗。对那些死于非前列腺疾病者的活体前列腺炎症的调查资料，也常常缺乏被调查者生前是否具有前列腺炎样症状、病史及抗生素等药物使用情况的内容。如果某一被调查者在接受前列腺炎流行病学调查前，曾由于其他器官或组织的感染性疾病而接受了足够剂量与疗程的抗生素等药物的治疗，则不论采用症状询问和直肠指检方法，还是采用实验室检查方法对于该被调查者是否具有临床前列腺炎或亚临床前列腺炎的判断，以及对人群前列腺炎发病率或发生率的评估，都可产生重要的干扰性影响。抗生素等药物的使用，将造成人群临床前列腺炎发病率或高发率的时间以及前列腺发生炎性病理学改变的时间提前或者延迟。

二、前列腺炎流行病学研究的内容

同其他许多疾病的流行病学研究一样，前列腺炎流行病学研究的内容也需要包括调查和分析那些已知的可能对前列腺炎的发生及其在人群中数量的变化有影响的因素以及导致这些变化的原因等因素。

1. **年龄**　前列腺炎可发生在儿童至老年人群，但在25~35岁的人群以及50~65岁的人群中可具有更高的发生率，并且具有发病率随年龄增长而逐渐增高的趋势与规律。Shokeir 等报道了一例12岁发生转移性前列腺脓肿的病例。Mehik 等统计的资料表明，384名20~39岁的被调查者前列腺炎发病率为9.4%，453名40~49岁的被调查者前列腺炎发病率为14.8%，562名50~59岁的被调查者前列腺炎发病率为24.4%。夏同礼等报道，在116例通过活体前列腺组织病理学检查诊断为前列腺炎的被调查者（尸体）中，15~19岁者占20.8%，20~29岁者占17.5%，30~39岁者占34.4%，60~69岁者占36.4%，认为我国人群前列腺炎的"发病高峰"分别为30~39岁和60~69岁。Moon 等及 Roberts 等报道，在184名20~49岁的被调查者中，5%具有前列腺炎样症状；在2115名40~79岁的被调查者中，9%具有前列腺炎样症状。其他临床调查资料显示，年龄在21~25岁的男性人群中，前列腺炎的发病率相对较低（64%），但在26~30岁以及36~42岁的男性人群中，前列腺炎的发病率可分别达到82%和86%。王和通过观察依据临床症状，前列腺液、精液的细胞学和病原学检查而诊断为前列腺炎的307例患者，发现其中仅一例19岁患者为急性细菌性前列腺炎，其他均为具有明显的慢性前列腺炎样症状者，并且其中的大多数是前列腺合并输精管道感染者。在以慢性前列腺炎就诊的患者中，20~29岁者99例，占32.2%；30~39岁者73例，占24%；40~49岁者56例，占18.2%；50~59岁者14例，占4.5%；60~69岁者41例，占13.3%；70~80岁者24例，占7.8%。前列腺炎患者就诊的情况可受到人生观、消费观、经济状况、工作性质与状态、生活环境、医学与保健知识、性活动及婚姻状况、社会环境、医疗条件等许多因素的影响，因此就慢性前列腺炎来说，医院患者的统计资料常常不能代表人群中前列腺炎的发生情况。但一般来说，根据所调查的就诊患者资料分析，慢性前列腺炎患者的绝大多数在确定前列腺炎的诊断并且接受治疗之前的1~15年，就已经出现了不同程度的前列腺炎样症状。在这些具有慢性前列腺炎样症状的患者中，20~50岁者的绝大多数初诊疾病是"淋病"或"非淋菌性尿道炎"，并且是在接受了多种抗菌药物的不规范治疗后症状反复和加重并且逐渐扩散，以致产生了较典型的慢性前列腺炎样症状。60岁以上的患者，则常常以慢性前列腺炎为初诊疾病，其中许多患者同时存在不同程度的前列腺良性增生以及 ED 症状，并且很少或几乎没有性生活与排精，甚至数年或数十年没有性生活与排精。

在前列腺炎的发生中，亚临床前列腺炎具有明显高于临床前列腺炎的发生率。尤其是在亚临床前列腺炎亚组中，慢性前列腺炎的发生率明显增高。Kohnen 等报道的162例良性前列腺增生的前列腺组织病理学检查中，前列腺的炎性病理改变（前列腺炎）的发生率为98.1%。夏同礼等报道的116例死于非前列腺疾病者的前列腺组织病理学检查资料中，前列腺的炎性病理改变（前列腺炎）的发生率为96.6%。Bennett 等报道的150例活体前列腺组织病理学检查资料中，慢性前列腺炎为 76%。王和等调查的 14 例没有任何前列腺炎样症状的 20～51 岁已婚或未婚男性中，除 1 例由于不育症与前列腺液细胞学检查异常而在近 1 年内曾接受过多种药物的经验性治疗者的前列腺液病原学检查为阴性外，其他 13 例中有 3 例由于前列腺液的细胞学检查异常而接受过多种抗菌药物的经验性治疗、10 例在近期既没有接受过任何前列腺炎相关的实验室检查也没有接受过抗菌药物或中医药治疗，在其前列腺液的病原学检查中都获得了具有诊断意义的阳性结果。

2. 婚姻与性活动 通常将婚姻情况作为评判人体进行性活动及其程度的一项重要指标，一般认为已婚者具备了进行正常性活动的条件并且具有较为频繁的性活动。然而值得注意的是，也有一些前列腺炎患者虽然尚缺乏合法婚姻的文件或手续，但其已经具备了同已婚者一样的甚至更加复杂的性活动条件以及性活动。而在一些已婚者，则可由于工作、夫妻关系、疾病、生活条件等因素而长期没有性生活。这些因素可导致关于婚姻对感染性前列腺疾病影响的流行病学调查存在困难，甚至影响其结果的客观性与正确性。

根据前列腺炎发病人群的年龄分布特征以及婚姻或性行为的流行病学调查，认为性交、手淫、不洁性关系等性活动，对于前列腺炎的发病具有重要的影响。Mehik 等分别调查了 736 例已婚人群和 64 例离婚人群的前列腺炎发生情况，发现离婚人群的前列腺炎发病率较已婚人群的发病率低 60%。对 178 例同居者以及 154 例单身者的调查发现，两组人群的前列腺炎发病率也明显较低，分别为 4% 和 15%。然而对 9 例鳏夫的调查却发现，其前列腺炎的发病率在已婚、离婚、同居及单身组人群中是最高的。提示不论频繁的性活动还是过少的性活动，都同样可能是导致前列腺炎发病的一个重要因素。王和对 8 例已婚的慢性细菌性前列腺炎治愈 6 个月至 3 年后再发生前列腺炎样症状者进行病原学检查发现，其中有 6 例检出了具有诊断意义的病原体，2 例没有检出任何具有诊断意义的病原体，提示前列腺是男性更容易发生感染的一个内生殖器官。在前列腺炎治疗的过程中也可发现，一些前列腺炎患者在治疗的过程中或在疗程结束后的较短时间内，可发生前列腺炎样症状缓解与加重交替的现象。但在这些症状缓解与加重交替发生者的前列腺液内，常常不能检出任何具有诊断意义的病原体和（或）阳性细胞学指标。通过病史的调查却常常可以发现，这些人群的症状形成可分别同性兴奋、排精、劳累、饮酒等因素有关。因此认为这些没有病原体或炎症的前列腺炎治愈者的前列腺炎样症状的形成，可能同感染或前列腺介入治疗所造成的前列腺和（或）其他男性内生殖器官的组织损伤及其机能障碍有关。王和发现，慢性前列腺炎患者通过症状消失以及前列腺液、精液的病原学检查与细胞学检查确定为治愈之后，其前列腺再感染的发生时间以及发生率不但同被调查者是否再次发生泌尿生殖道的病原微生物感染有关，而且也同其泌尿生殖道或会阴部的卫生状况有关。例如，某一由葡萄球菌感染引起的慢性前列腺炎患者，在治愈后 3 个月重新形成前列腺炎样症状，然而病原学检查却在其尿道分泌物及前列腺液内检出了具有独特生物学性状和诊断意义的淋病奈瑟菌。通过对患者病史的了解，可证实该患者前列腺炎样症状的重新发生同其在治愈之后的不洁性交活动有关。许多慢性前列腺炎患者甚至可以在治疗期间以及治愈后的数天再次发生前列腺感染，这种情况常常同患者缺乏良好的泌尿生殖道或会阴部卫生护理以及缺乏安全套保护的性活动有关。在慢性前列腺炎患者结束治疗之后或治愈后的恢复期，由于感染造成的尿道和前列腺组织损伤以及尿道正常菌群失调或消失，为各种病原微生物以及条件致病性微生物的感染提供了便利的条件，以致十分容易发生停药期间或治愈恢复期的前列腺再次感染。但如果患者在治疗期间或治愈后的恢复期能够做好泌尿生殖道或会阴部的卫生护理以及避免不洁性行为，则可随着其尿道和前列腺损伤组织的修复以及尿道正常菌群的恢复而建立起有助于抵抗感染的生理机制，以致能够有效地防止或抵抗许多病原性微生物及条件致病性微生物对前列腺的再次感染。

性活动可造成前列腺充血与水肿，从而有利于细菌等病原体感染前列腺，以致频繁的性行为可增高前列腺炎的发病率。因此减少性活动甚至禁欲，曾被视为前列腺炎治疗和预防的一项重要措施。然而泌尿外科学关于前列腺炎的一般性治疗或护理的一种不争方法，却提供了与此相反的一个证据。根据泌尿外科学的前列腺炎的一般治疗和预防方法，慢性前列腺炎患者需要在每 5～10 天进行一次前列腺按摩或排精，其能够获得帮助患者缓解前列腺炎症状和延缓前列腺炎病情发展的效果。王和通过对前列腺炎患者前列腺液和/或精液标本内病原菌的直接计数（直接 CFU/ml）和培养计数（培养 CFU/ml）研究发现，前列腺按摩或排精可使数万级甚至数十万级数量的病原体随着前列腺液或精液排出患者体外；将这些携带病原体的前列腺液或精液标本置于温箱内 37℃孵育 18～24 小时后，其病原体的数量将发生数倍级甚至万倍级的增长。王和对前列腺炎治愈者的观察发现，泌尿生殖道或会阴部的卫生护理以及正常的性行为与排精，也能够有效地帮助治愈者避免受到再次感染或延迟治愈者发生再次感染的时间。虽然病原体在宿主体内生长繁殖的速度及其能够形成的最大群体数量可受多种因素的影响，但该实验却也能够证实前列腺液与精液对于细菌等病原体的营养作用以及生长繁殖的促进作用。由此可见，前列腺液、精液等男性生殖器官的分泌物，不但对于细菌等病原体的生长繁殖具有促进作用，而且对于感染男性生殖器官的病原体在男性尿道与输精管道内以及各个内生殖器官之间的扩散也具有重要的媒介作用。性兴奋或性活动造成前列腺液、精液等男性生殖器官分泌物的分泌增加及其在输精管道内的流动或在男性尿道、输精管道及内生殖器官的滞留，增加了已婚者或性活动频繁者的前列腺感染以及感染扩散的概率。如果某人的某一个内生殖器官已经发生了感染，其由性活动造成的内生殖器官分泌物过度分泌及其在输精管道内流动的增加，将有利于该感染器官内的病原体随内生殖器官分泌物沿输精管道扩散。如果某一位内生殖器官感染者在性兴奋时并不能排精，则可造成过度产生的分泌物淤积在受感染的内生殖器官及输精管道内。淤积的分泌物不但可对发生炎症的内生殖器官或输精管道形成挤压而加重患者的症状，而且长时间淤积的分泌物也可由细胞死亡等而造成性质改变，患者体内抗菌作用等的生物学活性逐渐降低，不利于其对感染男性内生殖器官的病原体产生抑制或杀灭作用。因此在通过病原学等检查确信内生殖器官没有发生感染的情况下，适当地进行有规律排精以及保持泌尿生殖道的良好卫生情况而不是回避性活动甚至禁欲，不但有利于前列腺炎患者症状的改善，而且也有利于防止前列腺等男性内生殖器官的感染和清除少量污染或感染前列腺等男性内生殖器官的某些病原体。

3. **季节**　通过对医院就诊患者的调查,发现冬季具有较明显增高的前列腺炎患者就诊率。Mehik 等报道，人群前列腺炎的发病率以冬季（11 月至次年 3 月期间）最高，为 62.5%；而在春季（4 月至 5 月期间）、夏季（6 月至 8 月期间）和秋季（9 月至 10 月期间）的发病率相对较低，分别为 13.6%、3.3%、17.9%。文献报道的前列腺炎患者调查资料显示，有 63%的前列腺炎患者表示，其前列腺炎样症状在冬季可明显加重。造成前列腺炎症状在冬季加重的因素较多，除了环境温度较低外，其他如饮水量减少、乙醇以及蛋白质等高热量食品的摄入增多、对会阴部及身体的洗浴减少、尿液产生增多而排尿次数减少导致膀胱较长时间充盈等，也可能是促进前列腺炎症状加重的重要因素。

4. **职业**　虽然在医院就诊的前列腺炎患者中，商务人员及公务员似乎占有较高的比例，但更广泛的流行病学研究显示，职业同前列腺炎的发病率并没有明显的相关性。Mehik 等报道，在被调查的人群中，退休者与在职者的前列腺炎发病率为 36%，商人为 20%，但前列腺炎的发生同被调查者文化程度与职业的关系并没有明显的统计学意义。虽然认为膀胱过度充盈或长时间充盈对前列腺产生的压迫作用、长时间处于坐位、疲劳等因素，对于前列腺炎的发生可具有促进作用，但是著者对 376 例前列腺炎患者的职业相关性调查，并没有发现前列腺炎发病率在职业性的驾驶员、运动员、教师、军警人员、医生、公务员以及高学历人群中明显增高。

5. 饮食与生活习惯 乙醇、辛辣食品、鱼、虾以及某些动物肉类食品,曾长期被许多临床医生以及患者认为是引起前列腺炎的重要因素,以致许多前列腺炎患者及前列腺炎治愈者常常发生忌避某些食品的情况。根据王和等对前列腺炎治愈者的观察发现,某些食品虽然可使某些前列腺炎患者的前列腺炎样症状或前列腺炎相关症状加重,但通常不能够引起没有病原体感染的或不存在炎性损害的前列腺发生炎症或前列腺炎样症状,尤其不会引起饮食者发生长时间存在的前列腺炎样症状。在著者观察的 376 例前列腺炎患者中,除有 3 例治愈者每当饮酒或食用辣椒之后,可发生饮酒后尿频、夜尿或时间短暂的尿道或会阴部不适症状外,其他治愈者在前列腺液病原学检查仍然为阴性的时期,都没有发生过任何饮食相关的前列腺炎样症状。这些具有饮食相关症状的治愈者的前列腺液及精液细胞学检查为阴性,也不能检出细菌等病原体,其食品相关的不适或排尿症状也可在当日或次日自发消失。然而,乙醇或辛辣食品却常常能够引起前列腺炎等生殖器官感染者的症状加重,或导致前列腺等生殖器官的亚临床感染转变成为临床前列腺炎等生殖器官炎症。其机制是这些食品可造成前列腺的血管扩张和对前列腺及尿道产生刺激作用以及造成前列腺发生充血或水肿,从而导致前列腺对病原体感染的抵抗力降低以及病原体与宿主前列腺等生殖器官的平衡破坏,促使亚临床前列腺炎等生殖器官感染转变成为临床前列腺炎等生殖器官炎症。著者曾观察的一些具有特殊的前列腺炎相关症状的慢性细菌性前列腺炎患者,其中 4 例患者具有较为典型的前列腺炎不相关症状(非前列腺炎症状),以致造成了前列腺炎的误诊或漏诊。这些患者通过"尿液-前列腺液-精液法"采集标本进行病原学检查,经过规范使用抗菌药物(但没有使用其他药物)治疗后,其前列腺炎不相关症状的转归同前列腺炎的治疗效果具有密切的联系。

【案例 1】 37 岁,已婚,非前列腺炎症状为"腹部潮热"。该患者自觉脐周围区域的腹部潮热,每日下午加重,清晨缓解,但腹部皮肤色泽、温度及排汗均无异常,饮食、大小便及睡眠无明显异常。曾在多家综合医院及专科医院就诊,经检查排除结核及胃肠、胆囊、阑尾、胰腺、心脏、肺、肝、肾、膀胱等器官的疾病。曾使用多种抗菌药物及解热止痛剂等药物治疗但无明显效果,于 2000 年以"腹部潮热"就诊。经询问病史与症状发现患者具有轻微的会阴部不适、排尿不尽等前列腺炎样症状。取患者尿液、前列腺液及精液进行病原学检查,分别检出具有诊断学意义的表皮葡萄球菌、类白喉棒状杆菌(*C. diphtheroides*)。根据病原学检查结果以前列腺外途径给予细菌敏感的抗菌药物治疗一周后,患者"腹部潮热"症状随前列腺病原菌减少和消失而明显缓解并最终消失。

【案例 2】 33 岁,已婚,非前列腺炎症状为"男性不育"。患者前妻曾生一女,再婚妻怀孕 3 个月内自发流产 2 次。由于不能再次孕/育而进行身体检查,诊断患者为"慢性前列腺炎",曾在多家综合医院及专科医院接受经验性多种抗菌药物治疗。患者于 2002 年就诊,询问病史与症状未发现任何明显的前列腺炎样症状。取患者的尿液、前列腺液及精液标本进行病原学检查,分别检出具有诊断学意义的表皮葡萄球菌、粪链球菌。根据病原学检查结果以前列腺外途径给予细菌敏感的抗菌药物治疗达到前列腺无菌后,其妻怀孕并顺产娩出一足月健康男婴。

【案例 3】 30 岁,已婚,非前列腺炎症状为"手、足皮肤癣症"和"皮肤化脓性疖肿"。该患者除具有较为明显的会阴部不适、性功能减退、尿频等前列腺炎样症状外,还具有同前列腺炎样症状加重与缓解相关的右手掌及双脚皮肤癣样症状、散在的皮肤多发性化脓性疖肿或脓肿。患者曾在许多综合及专科医院就诊,诊断为"慢性前列腺炎"及"手、足皮肤癣症"。于 2003 年以慢性前列腺炎就诊。患者主诉其"手、足癣"的症状可因食用牛肉而明显加重,也可由于前列腺炎样症状加重而明显加重。患者曾接受过多次抗真菌药物治疗未能获得明显效果,但可在针对前列腺炎的抗菌药物治疗后症状缓解。疖肿或脓肿通常发生于前列腺按摩或排精后的第 2～3 天,初起为炎性皮疹,逐渐转变为疖肿和破溃排脓，随后结痂、愈合并形成色素沉着。疖肿或脓肿可散发于四肢及躯干的皮肤，但以双腿皮肤最为常见。取患者的尿液、前列腺液及精液标本进行病原学检查，分别检出具有诊断学意义的表皮葡萄球菌、微小棒状杆菌。以前列腺外途径给予细菌敏感的抗菌药物（但没有给予抗真菌药物）治疗后，患者"手、足癣"症状随其前列腺炎样症状缓解或消失而明显缓解和痊愈，随后食用牛肉没有引起手或足癣样症状的发生。

【案例4】 28岁，已婚，非前列腺炎症状为"左眼结膜炎"。患者曾以眼疾在多家综合医院及专科医院就诊，诊断为"左眼结膜炎"，但病因不明且治疗无效。后因"慢性前列腺炎"在多家医院或诊所接受前列腺外途径及前列腺介入方法使用多种抗菌药物及中药治疗。2004年以慢性前列腺炎就诊，可见患者左眼结膜明显充血、畏光、流泪、分泌物少，同时具有明显的会阴部疼痛、尿道疼痛、腰骶部疼痛、右下腹疼痛、性功能降低等前列腺炎样症状。取患者尿液、前列腺液及精液标本进行病原学检查，分别检出具有诊断学意义的腐生葡萄球菌、类白喉棒状杆菌。以前列腺外途径给予细菌敏感的抗菌药物治疗后，患者前列腺炎样症状完全消失，同时其结膜炎症状也明显逐渐缓解。

【案例5】 33岁，已婚，非前列腺炎症状为"阴茎烫伤样皮炎"。患者3年前不明原因发生阴茎疼痛、肿胀、皮肤红肿继而形成烫伤样水疱，之后患者的阴茎和（或）阴囊皮肤"烫伤样皮炎"常常在性交或手淫排精之后发生，也可不明原因发生。患者每次发病后，不论是否接受经验性抗菌药物治疗，其症状通常可在3～4周后缓解。患者曾在多家医院的皮肤科等专科进行门诊或住院诊治，但从未进行过前列腺的临床与实验室检查，也未被诊断为前列腺炎。取患者发病期间的前列腺液标本分离培养，检出了具有诊断学意义的凝固酶阳性葡萄球菌。根据病原菌的药物敏感试验结果，以前列腺外途径给予抗生素治疗7天后，患者阴茎的皮肤症状明显缓解并最终完全消失。

【案例6】 32岁，已婚，非前列腺炎症状为"不育症"。患者婚后3年不育，自述没有其他任何不适症状以及生殖器官疾病史。夫妻双方曾在多家综合医院及专科医院进行生殖器官及其生理功能常规检查，未发现任何异常，患者未进行过前列腺液常规及病原体检查。采集患者的尿液、前列腺液及精液标本分离培养，在其精液标本内检出了具有诊断学意义的表皮葡萄球菌，菌落计数＞10万CFU/ml。根据病原菌的药物敏感试验结果，以前列腺外途径给予抗生素治疗至尿液、前列腺液及精液病原学复查阴性，不久后其妻受孕并娩出一足月健康男婴。

在生活习惯方面，缺乏规律的生活方式以及过度劳累，也被认为是造成前列腺炎患者症状加重以及前列腺炎治愈者发生"前列腺炎样症状"的一个常见因素。尤其是在前列腺炎治愈后的初期阶段或恢复期阶段，无规律的生活方式或者过度劳累，常常容易导致前列腺炎样症状的形成。长时间地站立、过多地行走以及不适当的坐姿，常常可造成前列腺炎患者的症状加重，或者导致前列腺炎治愈者发生前列腺炎样症状。但由行为造成的前列腺炎样症状，在经过适当的静卧休息之后，常常能够很快获得明显缓解。

6. 疾病与生理状况 前列腺炎的发生同前列腺本身的某些疾病以及身体其他部位的某些疾病也可具有明显的相关性，如前列腺结石、增生性前列腺疾病、前列腺钙化灶、尿道炎、附睾炎、输精管炎/感染以及其他男性内生殖器官的炎症或感染、菌血症或败血症、结核病以及身体其他组织或器官的感染性疾病、糖尿病、乙肝病毒感染及乙型病毒性肝炎。前列腺结石、增生性前列腺疾病及前列腺钙化灶等前列腺疾病，可造成前列腺发生血液循环障碍、炎性病理反应以及对病原体感染的抵抗力降低，以致容易发生细菌等微生物的继发性感染。发生尿道炎时，在男性尿道内大量生长繁殖的病原体可沿尿道逆行扩散和感染前列腺。感染附睾、输精管以及其他男性内生殖器官的病原体也可随分泌物或精浆沿输精管道顺行扩散，在通过尿道的前列腺部时，进入前列腺管和感染前列腺。身体其他组织或器官发生感染时，如果病灶内的病原体进入血液，不但可引起菌血症或败血症，而且也可随血液循环扩散到前列腺，从而引起血液播散性的前列腺内源性感染。单纯疱疹病毒或人巨细胞病毒感染人体形成病毒血症，侵入血流的病毒也可随血液循环扩散到前列腺，引起病毒性前列腺炎、前列腺的潜伏感染或整合感染。糖尿病患者、乙肝病毒感染者及乙型病毒性肝炎患者、长期使用糖皮质激素治疗者，常常伴有免疫功能紊乱和（或）免疫功能降低，从而有利于外界及其自身体内的病原体和条件致病性病原体感染前列腺及其他生殖器官。

包茎及包皮过长造成尿道以及阴茎头长期保持潮湿状态，可有利于细菌等病原体的寄生和大量生长繁殖。因此包茎和包皮过长者不但容易发生尿道炎等尿道及阴茎的疾病，而且也容易发生经尿道逆行的感染性前列腺疾病。

对前列腺炎患者病史的了解常常可发现，许多前列腺炎患者的发病通常同过度劳累、酗酒、受凉等因素有关。甚至在许多慢性前列腺炎患者，每当劳累、酗酒、受凉等因素造成身体抵抗力降低或生理状况不良的情况下，常常可发生前列腺炎样症状加重。但这些患者又可在适当地休息或运动等使生理状况改善之后，前列腺炎样症状能够获得明显的缓解。由此可见，劳累、酗酒、受凉等因素可造成病原体同宿主机体之间的生理平衡破坏，其不但可有利于寄居男性尿道或身体组织病灶内的病原体大量生长繁殖和扩散感染前列腺，而且也可有助于亚临床前列腺炎转变成为临床前列腺炎。

三、前列腺炎的分类

前列腺是男性最常见发生疾病并且可分别或同时发生多种疾病的体内器官之一，临床上常见的前列腺疾病以及前列腺相关疾病包括前列腺炎、前列腺痛、慢性骨盆痛综合征、前列腺结石、前列腺脓肿、良性前列腺增生、前列腺癌、尿潴留以及前列腺外科手术后的某些并发症，其中前列腺炎是各种前列腺疾病中的常见病和多发病。由于具有不同前列腺疾病的患者常常可形成相同或相似的症状和（或）体征，从而可导致误诊、漏诊甚至贻误治疗。因此前列腺疾病也同其他各种疾病一样，科学地分类将有利于指导对疾病的诊断、治疗、预防和研究。

1. **前列腺炎分类的基本原则与方法** 临床常用的前列腺炎分类方法，主要是根据患者的临床表现、病原学特征、病理学特征。例如，根据患者所具有的临床表现，可将前列腺炎分为急性前列腺炎与慢性前列腺炎等；根据引起前列腺炎的病原因子的性质或是否能够检出病原体，分为感染性前列腺炎与非感染性前列腺炎；根据引起感染性前列腺炎的病原体的性质，则可将感染性前列腺炎分为细菌性前列腺炎、非细菌性前列腺炎、真菌性前列腺炎和滴虫性前列腺炎等；根据前列腺的病理学变化，可分为非特异性前列腺炎与特异性前列腺炎。此外，也有根据患者的临床表现、病原学特征、病理学特征等多种特征进行综合分类的方法，此分类法将前列腺炎分为急性细菌性前列腺炎、慢性细菌性前列腺炎、非细菌性前列腺炎、前列腺痛四个综合类型。美国国立卫生研究院（National Institutes of Health，NIH）在过去的综合分类的基础上，又将前列腺炎划分为四个新的综合类型。然而根据流行病学研究的结果，采用前列腺的组织病理学、病原学和（或）细胞学检查，常常可证实人群中存在许多没有明显的前列腺炎样症状但前列腺存在炎性病理改变的"健康者"。这些缺乏临床表现或症状不明显被忽略的亚临床感染者或带菌状态感染者，在临床分类中常常被遗漏。这不仅造成了前列腺炎流行病学调查的遗漏，以致不能正确反映人群前列腺炎发生的情况，而且更造成了前列腺炎治疗时机的贻误甚至导致良性前列腺增生、恶性肿瘤等其他前列腺疾病的发生（详见第三章）。因此著者认为，对于前列腺炎的分类，应当首先分为临床前列腺炎（clinical prostatitis）和亚临床前列腺炎（subclinical prostatitis）两个基本类型，然后在此基础上再进行相互联系与鉴别的各类型或亚型划分（表 15-1）。

　　在前列腺炎的分类中，需要注意的是，通常认为的一些"前列腺炎样症状"并不是前列腺炎特异性的或独有的，而是也可以发生在其他生殖器官的亚临床感染及临床感染。例如，尿频、尿急、尿痛、尿不尽等排尿症状，可分别发生在尿道炎、前列腺炎、附睾炎以及其他内生殖器官炎症或感染；会阴部不适、疼痛以及会阴部皮肤多汗、潮湿、瘙痒等症状，可分别发生在前列腺炎、附睾炎、输精管炎等生殖器官炎症；射精快、早泄（premature ejaculation，PE）、勃起功能障碍也可分别发生在表皮过长、阴茎神经机能障碍以及前列腺炎、附睾炎等生殖器官炎症，慢性骨盆痛综合征的许多症状，常常可由其他内生殖器官的炎症或感染引起。因此对于前列腺炎的分类与诊断，不能仅仅局限于对患者前列腺及其炎症的检查，而应当对患者的生殖系统进行全面的或系统的检查。

表 15-1　前列腺炎分类的基本原则与方法

		分类	主要依据
I 类		临床前列腺炎	具有明显的前列腺炎样临床表现，可通过症状与病史、直肠指检、前列腺液细胞学和病原学检查的阳性结果进行诊断。此类包括急性前列腺炎、慢性前列腺炎、骨盆痛综合征三个基本型
	I 型	急性前列腺炎	前列腺炎样症状明显并且呈急性炎症临床表现，可有发热等全身中毒症状，直肠指检前列腺肿大和疼痛明显，尿液、尿道分泌物及前列腺液的细胞学与病原学检查结果呈阳性，血液检查见白细胞数量增多和（或）血清 PSA 阳性
	II 型	慢性前列腺炎	前列腺炎样症状明显并且呈慢性炎症临床表现，偶有发热等全身中毒症状，直肠指检前列腺体积正常或增大，常有触痛或结节，前列腺液细胞学与病原学检查结果呈阳性，血液学检查通常无异常发现，血清学检查可有 PSA 阳性
	III型	慢性骨盆痛综合征	前列腺炎样症状较明显并且呈慢性反复炎症过程以及会阴部不适等临床表现，常常没有全身中毒症状，直肠指检前列腺正常和（或）有触痛，尿液细胞学与病原学检查结果呈阴性，前列腺液及精液的细胞学检查结果呈阳性（IIIA型）或阴性（IIIB 型）但病原学检查结果为阴性，血液学及血清学检查通常无异常发现，前列腺的活体组织病理学检查可见炎症反应
II 类		亚临床前列腺炎	没有前列腺炎样症状或症状不典型，需要通过前列腺液细胞学和病原学检查、组织病理学检查的阳性结果进行诊断。亚临床前列腺炎的前列腺直肠指检无异常发现，也可有触痛和（或）肿大，前列腺液的细胞学与病原学检查以及前列腺的活体组织病理学检查可有阳性发现，血液学及血清学检查通常无异常发现。此类包括急性亚临床前列腺炎、慢性亚临床前列腺炎、肉芽肿性亚临床前列腺炎、变应性亚临床前列腺炎、特异性亚临床前列腺炎五个基本型
	I 型	急性亚临床前列腺炎	前列腺活体组织的病理学检查可发现急性炎性病灶，前列腺液的细胞学检查结果呈阳性，病原学检查结果呈阳性或阴性
	II 型	慢性亚临床前列腺炎	前列腺活体组织的病理学检查可发现慢性炎性病灶，前列腺液的细胞学检查结果呈阳性，病原学检查结果呈阳性或阴性
	III型	肉芽肿性亚临床前列腺炎	前列腺活体组织的病理学检查可发现肉芽肿样病理改变，前列腺液的细胞学检查结果呈阳性，病原学检查结果呈阳性或阴性
	IV型	变应性亚临床前列腺炎	前列腺活体组织的病理学检查可发现变应性炎性病灶，前列腺液的细胞学检查结果呈阳性，病原学检查结果呈阳性或阴性，免疫学检查可发现特异性抗原及其相应抗体
	V型	特异性亚临床前列腺炎	前列腺的组织病理学检查可发现特异性炎性病灶，前列腺液的细胞学检查结果呈阳性，病原学检查可发现结核分枝杆菌等病原体

　　2. 前列腺炎的临床分类及其基本特点　　前列腺炎是具有明显或典型临床表现的前列腺炎性疾病，其临床分类主要根据患者的前列腺炎样症状与体征，将前列腺炎分为急性前列腺炎、慢性前列腺炎及慢性骨盆痛综合征。

　　（1）急性前列腺炎（acute prostatitis）：常见由生物性病原因子感染所致，包括细菌、支原体、衣原体、酵母菌、寄生虫等。急性前列腺炎也可由物理性病原因子及化学性病原因子引起，常见发生于会阴部外伤、前列腺按摩挤压、前列腺局部的诊断性或治疗性穿刺或注射、前列腺疾病的激光治疗或冷冻治疗、饮酒、进食辛辣食品、尿道灌注药物或其他化学剂之后。急性前列腺炎患者发病急骤、病情较为严重，通常具有明显的局部症状和（或）全身症状。急性前列腺炎患者的常见症状包括会阴部或前列腺区域疼痛，腰骶部疼痛，出现尿频、尿急、尿痛、尿道分泌物或血尿等急性泌尿生殖道感染或急性泌尿生殖道炎的症状，严重者可发生排尿困难或尿潴留。病原体或其毒性代谢产物进入患者血流，可引起患者发生畏寒、发热、恶心、呕吐等全身中毒症状及神经系统损害症状。如果急性前列腺炎患者伴有发热等明显的全身损害症状或内毒素血症的症状，常常可提示该患者的前列腺炎是由革兰氏阴性细菌感染所致。但也可能是由于引起患者身体其他部位感染或全身感染的细菌等病原体侵入血流形成菌血症或败血症，从而扩散进入前列腺引起前列腺继发感染。直肠指检可发现患者的前列腺触痛明显、单侧或整体出现不同程度肿胀和结节、质硬且温暖。由细菌等生物性病原感染所致的急性前列腺炎，患者的尿液、尿道分泌物与前列腺液镜检可发现白细胞和（或）红细胞增多或出现大量脓细胞，前列腺液卵磷脂小体数量减少，分离培养可检出病原菌，具有全身中毒症状者的外周血白细胞数量可增多。由物理性病原或化学性病原引起的急性前列腺炎，患者则以会阴部疼痛及前列腺液或尿液红细胞和（或）白细胞增多为主要表现，如果没有形成继发感染，病原体分离培养通常为阴性。病原体感染所致的急性前列腺炎患者，血清前列腺特异性抗原检查也可发现 PSA 水平增高。

（2）慢性前列腺炎（chronic prostatitis）：可由急性前列腺炎治疗不当而转变形成，但绝大多数患者通常缺乏急性前列腺炎的病史。慢性前列腺炎的病因较为复杂，可由细菌、支原体、衣原体、真菌等微生物感染所致，也可由前列腺的局部外伤、穿刺、注射、按摩挤压、射频或微波等介入性诊疗以及免疫应答等因素所致。慢性前列腺炎患者发病缓慢，病情通常较为轻缓但可反复发作与加重。许多慢性前列腺炎患者，常常可以没有任何明显的局限性症状，或者具有"难以描述清楚"的综合症状。慢性前列腺炎患者的症状常见包括：

1）排尿症状：尿频、尿急、夜尿增多，尿道不适或疼痛，尿滴沥不尽。

2）会阴部症状：会阴部或前列腺区域不适或疼痛，阴囊或会阴部皮肤多汗、潮湿、瘙痒和（或）皮炎。

3）性功能症状：性功能降低或增强，不规则或频频遗精，勃起不坚，射精快或早泄，排精后会阴部或尿道疼痛、ED。

4）骨关节症状：腰骶部不适、坠胀或疼痛，下肢关节疼痛或四肢关节疼痛，腰膝酸软或不适。

5）神经系统症状：失眠，记忆力减退，注意力不能集中，腹部皮肤无体征的潮热。

6）中毒症状：畏寒与发热，全身皮肤出现散发性疖肿或脓肿，阴茎和（或）阴囊皮肤出现烫伤样皮炎等。中毒症状同前列腺内的细菌和（或）细菌的外毒素或内毒素等毒性代谢产物释放进入患者血流，形成菌血症或毒血症有关。皮肤疖肿常见于患者的腰以下皮肤，常常发生于患者排精或进行前列腺挤压之后。

对慢性前列腺炎患者进行直肠指检，可发现其前列腺有不同程度的触痛或无明显疼痛，前列腺出现单侧或整体不同程度肿胀和（或）形成结节，前列腺质硬或平软。由细菌等生物性病原因子感染所致的慢性前列腺炎，患者的尿液及前列腺液检查常常可有白细胞数量增多和（或）形成脓细胞以及前列腺液的卵磷脂小体数量减少等异常发现，但血液细胞学检查可为正常或在发生内毒素血症时血液白细胞数量减少或增多。如果感染较为严重，患者可有血清 PSA 水平增高。

慢性前列腺炎患者形成错综复杂的临床表现，产生具有"难以描述清楚"的综合症状的原因较为复杂，主要同前列腺的病原体混合感染、反复感染及其所致的慢性感染和损害过程以及多器官感染或损害有关，也同许多慢性前列腺炎患者并发其他内生殖器官感染或炎症有关。在人为或医源性的情况下，还同抗菌药物的不规范使用以及前列腺的介入性诊断或治疗操作有关。Bennett 等对 114 例通过法医学尸体解剖获得的具有慢性炎症的前列腺进行的组织病理学检查发现，在具有某一主要疾病的前列腺组织内还可存在其他性质或类型的病理学改变，其中存在 1 个至多个急性前列腺炎病灶者占 40%，存在滤泡性炎症者占 10%，存在肉芽肿样变性者占 2%，存在萎缩性病灶者占 46%。Kohnen 等对通过外科手术获得的 162 例良性增生前列腺进行的组织病理学研究发现，在同一患者的前列腺可不同程度地存在多种类型的病理性改变。Kohnen 等将这些病理性改变总共划分为 6 个类型，包括散在性腺性炎症（138 例，占 85.2%），腺周性炎症（144 例，占 88.8%），弥漫性间质性炎症（125 例，占 77.2%），孤立性间质性淋巴样炎症（100 例，占 61.7%），急性坏死性炎症（6 例，占 3.7%），局灶性肉芽肿性炎症（6 例，占 3.7%）。慢性疾病前列腺的组织病理学研究结果表明，许多前列腺疾病的发生与发展常常经历了一个慢性多样性的综合损害过程。这种慢性多样性的综合损害可能是造成良性前列腺增生、慢性前列腺炎等前列腺慢性疾病患者形成综合性临床表现的重要因素，患者多样性的临床表现可能即是前列腺及其相关组织或器官多种病理性损害的发生与发展不同过程或时期的表现。著者发现并且认为，过去关于慢性前列腺炎的前列腺活体组织病理学以及患者临床表现的研究，似乎都忽略了前列腺以及其他内生殖器官的病原学检查，并且也缺乏关于这些具有不同临床表现的"慢性前列腺炎"患者是否合并其他内生殖器官感染或炎症的诊断与鉴别诊断资料。

（3）慢性骨盆痛综合征（CPPS）：患者的临床表现主要包括长期、反复发生的骨盆区域不适或疼痛（持续时间超过 3 个月）、有排尿症状、慢性和持续性的不规则遗精、性功能降低或 ED、对生活质量形成严重影响。慢性骨盆痛综合征患者通常没有全身中毒症状，直肠指检前列腺可正常和（或）有触痛；前列腺液细胞学检查可发现白细胞数量增多（ⅢA 型）或正常（ⅢB 型）；前列腺及精液的病原学检查通常为阴性，但活体组织病理学检查可发现炎症。因此慢性骨盆痛综合征，也称为非细菌性前列腺炎、前列腺痛或无菌性前列腺炎。文献认为，在慢性前列腺炎中，慢性细菌性前列腺炎仅为极少数（5%～8%），而 CPPS 或无菌性前列腺炎则占绝大多数（90%以上），其中ⅢA 型（细胞学检查结果呈阳性）与ⅢB 型（细胞学检查结果呈阴性）各占 50%左右。然而，著者多年来通过对在国内多家医院的泌尿外科或男科门诊就诊的数百例慢性前列腺炎患者的细胞学和病原学检查与研究发现，在具有"前列腺炎样症状"患者的前列腺液和（或）精液中，都能够检出细菌等多种不同的病原体，并没有发现任何"慢性骨盆痛综合征"病例，极少发现"无菌性前列腺炎"病例。对这些生殖器官病原学检查阳性患者使用病原体敏感的抗菌药物治疗，使其生殖器官达到无菌状态后，患者的"前列腺炎样症状"也随之显著缓解或消失，同时前列腺液的细胞学检查结果也恢复正常。因此著者认为，"慢性骨盆痛综合征"或"无菌性前列腺炎"的病因以及认为其广泛存在的依据，可能与标本的采集与处理方法、分离培养结果的判读标准、病原学检查漏诊、细菌 L 型等潜在病原体感染、其他内生殖器官感染、前列腺或附睾等生殖器官的严重病理损害以及前列腺穿刺与注射所造成的创伤等因素有关。

根据著者早期的研究资料，采用"尿液-前列腺液-精液法"对 125 例临床根据患者的症状与体征以及前列腺炎细胞学和病原学检查诊断为"慢性前列腺炎"、"无菌性前列腺炎"或"慢性骨盆痛综合征"的患者进行病原学研究，其中单纯性前列腺感染者 35 例，占 28%；前列腺病原学检查结果呈阴性但有其他内生殖器官感染（输精管炎、附睾炎、精囊炎）者 20 例，占 16%；前列腺合并其他内生殖器官感染（前列腺-输精管、前列腺-附睾炎、前列腺-精囊炎等）者 70 例，占 56%。提示在这些具有"前列腺炎样症状"的患者中，生殖器官感染者占 100%，其中前列腺感染以及前列腺合并其他生殖器官感染者占绝大多数（84%），并没有发现病原学检查结果呈阴性的慢性前列腺炎或 CPPS 病例。著者根据所检出病原体的药物敏感试验结果，对这些患者使用抗菌药物（但没有使用其他任何药物）治疗，使其前列腺以及其他内生殖器官都达到无菌状态（常规细菌学方法分离培养结果呈阴性、细菌 L 型高渗和非高渗分离培养结果呈阴性）后，全部患者的前列腺炎样症状或慢性骨盆痛综合征症状都可显著缓解并且可最终完全消失。据此可进一步证实，这些具有"前列腺炎样症状"的患者，包括"无菌性前列腺炎"或"慢性骨盆痛综合征"患者的前列腺和（或）其他生殖器官内都可检出细菌等病原体，患者的"前列腺炎样症状"是由感染前列腺和（或）其他生殖器官的病原体及其所致炎症等病理损害引起的。标本的采集方法及病原学检查的方法，是造成对这些患者误诊为"无菌性前列腺炎"或"慢性骨盆痛综合征"或漏诊的一个重要因素。

著者观察的前列腺炎患者中，有 5 例在接受抗生素等药物进行前列腺局部注射治疗之后，形成了"痛不欲生"的会阴部或骨盆疼痛症状以及排尿症状等。对这些患者采用停止前列腺局部注射药物的治疗，并且根据前列腺病原学检察结果以前列腺外途径给予病原菌敏感的抗菌药物规范治疗和（或）会阴部热水浴等方法进行综合治疗之后，患者的症状迅速缓解或消失并最终获得有效治愈的效果。因此著者认为，对于常规细菌学方法检查和诊断的 CPPS 患者及"无菌性前列腺炎"患者，如果其前列腺液的细胞学检查结果呈阳性，但病原学检查结果呈阴性，尤其应当注意检查和诊断患者是否存在其他生殖器官感染或炎症，常见如附睾炎或感染、精囊炎或感染、输精管炎或感染。可通过"尿液-前列腺液-精液法"采集患者的分段尿液、前列腺液、精液标本进行病原体定位分离培养，必要时可进行细菌 L 型、厌氧菌、病毒、分枝杆菌等特殊病原体及其特异性抗原、抗体和分子的检查，有助于对患者生殖器官感染进行正确诊断与鉴别诊断。

3. 前列腺炎的病原学分类及其基本特点　根据在患者前列腺组织或前列腺液内检出病原体的种类与性质，将前列腺炎分为感染性前列腺炎和非感染性前列腺炎两大类型。感染性前列腺炎是由细菌等生物性病原因子直接侵入宿主的前列腺内生长繁殖和产生毒性代谢产物引起的前列腺炎症反应，非感染性前列腺炎则是由化学或物理因素以及抗原性物质作用于前列腺引起的前列腺的炎症反应。然而，由于生物多样性以及不同病原因子的特点，以致不同病原因子作用于机体并且引起前列腺疾病之后，造成前列腺伤害的不同的病原因子常常可发生性质或类别的变化甚至转变。例如，创伤性前列腺炎是由前列腺或会阴部受到外力作用而使前列腺发生无菌性的炎症反应，但其随后常常可由于前列腺继发细菌等微生物感染而使无菌性前列腺疾病转变成为感染性前列腺炎。由前列腺穿刺所造成的前列腺创伤性炎症，也常常可由穿刺所致的前列腺出血以及注射的药物的作用而合并发生前列腺的化学性损害。在感染性前列腺炎患者的前列腺内通常都能够检出病原体，如果通过治疗或机体免疫力的作用使前列腺内的病原体被杀灭和清除，虽然在此时前列腺已经不能再检出任何病原体，但是病原体分泌或裂解释放的抗原性物质却依然能够继续引起前列腺发生免疫性炎症损害。因此对于前列腺疾病的病原学研究和分类，应当高度重视生物多样性的特点并且对研究结果进行综合分析。在引起前列腺疾病的各种类型的病原因子中，以生物性病原因子最为常见，并且常常具有多样性和可引起前列腺的多重性损害。已知有多种生物性病原因子（或称为病原体）能够侵入人体的前列腺和引起前列腺的炎症反应，通常根据引起前列腺炎症反应的病原体的性质不同，可将生物性病原因子引起的前列腺炎分为细菌性前列腺炎、非细菌性前列腺炎、真菌性前列腺炎、病毒性前列腺炎、寄生虫性前列腺炎、原虫性前列腺炎等多种类型。

（1）细菌性前列腺炎：由细菌感染前列腺和在前列腺组织内生长繁殖而引起的前列腺组织的炎症反应。由于细菌所具有的生物学特性及其在人体的分布和致病性等特点，细菌感染引起的前列腺炎症在成年人群中具有最高的发生率与发病率。虽然 Brunner 等及

Krieger 等报道，临床急性前列腺炎和慢性前列腺炎的患者中，由细菌感染引起者仅占 5%。但是王和等通过对 305 例临床慢性前列腺炎患者和 2 例临床急性前列腺炎患者进行的病原体分离培养以及在分离病原体的药物敏感试验结果指导下的治疗及其效果研究发现，在慢性前列腺炎患者中 271 例可检出细菌，占 88.9%；单纯支原体感染者 32 例，占 10.5%；单纯真菌感染者 1 例，占 0.3%；单纯衣原体感染者 1 例，占 0.3%。2 例急性前列腺炎患者都能够检出细菌，占 100%。从理论上来说，凡是能够感染男性尿道以及引起菌血症或败血症的几乎各种条件致病性细菌以及绝大多数致病性细菌，都可能感染前列腺和引起前列腺的炎症反应。然而在临床上，引起细菌性前列腺炎的病原菌常见包括革兰氏阴性细菌中的大肠埃希菌、克雷伯菌属的菌种、枸橼酸杆菌属的菌种、变形杆菌属的菌种以及其他肠道杆菌、假单胞菌属的菌种、淋病奈瑟菌以及奈瑟菌属的其他菌种；革兰氏阳性细菌中的葡萄球菌属的菌种、棒状杆菌属的菌种、链球菌属的乙型溶血性链球菌、咽炎链球菌、血链球菌等呼吸道常见正常菌群及粪链球菌等肠球菌、结核分枝杆菌、无芽孢厌氧菌的菌种、放线菌的菌种等。根据细菌性前列腺炎患者的临床表现以及前列腺的组织病理学改变不同，可将其分为急性细菌性前列腺炎和慢性细菌性前列腺炎两种类型。

1）急性细菌性前列腺炎（acute bacterial prostatitis，ABP）：属于 NIH 分类中的 I 型，发病急骤并且患者通常具有明显的局部症状和（或）全身症状，如会阴部或前列腺区域不适或疼痛，尿频、尿急、尿痛或排尿困难，畏寒、发热等。有些患者还可具有厌食、精神委靡、关节疼痛以及难以描述清楚的腿、腰或背部肌肉疼痛等症状。尿液、尿道分泌物及前列腺液镜检可见大量白细胞、脓细胞及红细胞，分离培养常常可检出较大数量的细菌。直肠指检可发现前列腺肿胀、质地坚硬且温暖，一般可具有明显的甚至剧烈的疼痛。前列腺的活体组织病理学检查可发现，前列腺组织内存在以吞噬细胞浸润为主的急性炎性病灶，细菌学检查可发现细菌。

2）慢性细菌性前列腺炎（chronic bacterial prostatitis，CBP）：属于 NIH 分类中的 II 型，发病较为缓慢并且常常可缺乏特定的症状，以致患者的临床表现常常是综合性的和非常难以捉摸的。文献认为，慢性细菌性前列腺炎在慢性前列腺炎中仅占少数（为 5%～8%），而绝大多数是无菌性前列腺炎，甚至高达 98% 以上。然而著者的研究结果却显示，慢性细菌性前列腺炎在成年男性人群以及具有"前列腺炎样症状"的患者中都是最为常见的，并且常常合并其他内生殖器官感染，占慢性细菌性前列腺炎的 84%。慢性细菌性前列腺炎可由急性细菌性前列腺炎治疗不彻底而转变形成，但绝大多数患者通常缺乏急性细菌性前列腺炎的病史。慢性细菌性前列腺炎患者常常以"尿道或排尿不适、会阴部不适、腰骶部疼痛及性功能降低"四大症状为最主要的临床表现。发生菌血症或内毒素血症者可有发热等全身中毒症状，以致血液的实验室检查常常可有异常发现。前列腺液或尿液的实验室检查通常具有异常发现，前列腺的活体组织病理学检查也可发现呈慢性病理改变的病灶，前列腺液或前列腺组织的分离培养能够检出细菌，但前列腺触诊可有不同的病理性表现。

著者研究发现，慢性细菌性前列腺炎患者的前列腺常常存在复数菌感染、多种类型的组织病理学损害、合并其他内生殖器官炎症或感染，这些特征是造成其具有综合性或复杂而多样化症状的主要因素。

（2）非细菌性前列腺炎：指在前列腺炎患者的前列腺液标本或前列腺组织内不能发现细菌，而是由细菌以外的其他病原体感染前列腺和引起前列腺炎症反应。那些由物理性病原因子或化学性病原因子引起的前列腺的炎症反应则不能在前列腺液内检出任何病原体及其毒性代谢产物以及病原体的抗原及其相应抗体，因此也称为无菌性前列腺炎。广义的非细菌性前列腺炎是指除细菌以外的各种微生物和寄生虫（包括支原体、衣原体、真菌、病毒、螺旋体、寄生虫）及其抗原以及物理性病原因子或化学性病原因子引起的前列腺的炎症反应，狭义的非细菌性前列腺炎则是指由支原体、衣原体或病毒感染所致的前列腺炎，这些病原体在采用常规细菌学方法进行检查时通常难以被发现。但从严格意义上来说，由支原体感染引起的前列腺炎应当称为支原体性前列腺炎，由衣原体感染引起的前列腺炎应当称为衣原体性前列腺炎，由病毒感染引起的前列腺炎则应当称为病毒性前列腺炎。

　　根据非细菌性前列腺炎患者的临床表现不同，可将其分为急性非细菌性前列腺炎（acute nonbacterial prostatitis，ANBP）和慢性非细菌性前列腺炎（chronic nonbacterial prostatitis，CNBP）。除了继发于身体其他部位的感染性疾病或这些感染性疾病所致的变应性前列腺炎外，急性非细菌性前列腺炎和慢性非细菌性前列腺炎的患者常常可没有发热症状，其临床表现主要为会阴部不适或疼痛、排尿不适或疼痛以及腰骶部不适或疼痛。血液细胞学检查可没有任何异常发现或可有嗜酸性粒细胞数量增多；前列腺液检查通常可见多形核白细胞和（或）嗜酸性粒细胞数量增多及卵磷脂小体数量减少；分离培养不能检出细菌但可检出支原体、衣原体或病毒。直肠指检可发现前列腺体积正常或增大，并且可有前列腺疼痛。感染前列腺的病毒主要是单纯疱疹病毒、人巨细胞病毒及人乳头瘤病毒，这些病毒感染前列腺常常可形成潜伏感染、整合感染或细胞转化，但很少引起前列腺的显性感染，尤其罕见引起急性病毒性前列腺炎。这些病毒具有引起细胞转化的性质，因此可能同良性前列腺增生以及前列腺癌的发生有关。

　　（3）真菌性前列腺炎：由真菌感染引起的前列腺炎症反应。真菌性前列腺炎可由丝状真菌（霉菌）和（或）酵母菌引起，最常见是由假丝酵母菌的菌种感染所致，称为前列腺假丝酵母菌病或前列腺念珠菌病（prostatic candidiasis）。真菌性前列腺炎常见发生在菌群失调、机体抵抗力降低以及其他某些特殊的条件下，可分别为原发性感染或继发性感染。真菌性前列腺炎患者的症状多为慢性炎症或肉芽肿性炎症表现，十分容易同慢性细菌性前列腺炎及非细菌性前列腺炎（狭义）患者的症状相混淆。患者的临床表现常见为排尿不适、会阴部或前列腺区域不适或疼痛、腰骶部不适或疼痛，极少有发热等全身中毒症状者。患者的前列腺液镜检可发现白细胞增多、卵磷脂小体减少以及假丝酵母菌细胞，其妻子或性伴也常常可有反复发生的假丝酵母菌性阴道炎的病史。

　　（4）寄生虫性前列腺炎与原虫性前列腺炎：寄生虫性前列腺炎以及原虫性前列腺炎（protozoal prostatitis）是分别由寄生虫及原虫感染前列腺引起的前列腺炎症反应。引起寄生虫性前列腺炎的病原体主要是埃及血吸虫，引起原虫性前列腺炎的病原体主要是阴道毛滴虫。寄生虫性前列腺炎与原虫性前列腺炎患者的临床表现常见为继发于埃及血吸虫感染或滴虫性尿道炎的会阴部或前列腺区域疼痛等慢性前列腺炎症状，前列腺液的病原学检查可发现埃及血吸虫或阴道毛滴虫。此外，也有关于包虫、丝虫或阿米巴原虫感染引起前列腺炎的报道。

　　（5）病毒性前列腺炎：已有报道采用酶标记抗体技术或聚合酶链反应技术，分别在良性前列腺增生、前列腺癌及前列腺炎患者的前列腺活体组织和（或）前列腺液内检出了单纯疱疹病毒Ⅱ型、人巨细胞病毒及人乳头瘤病毒的病毒颗粒或其基因序列，认为这些病毒可能感染前列腺并且引起病毒性前列腺炎（viral prostatitis）。然而，尚没有动物实验、临床治疗及充分的组织病理学研究的资料，能够证实这些病毒同前列腺炎的发生与发展具有直接的或普遍的联系。

　　病毒由于缺乏独自进行代谢所需的场所、酶类及能量等生长繁殖的基本条件，必须寄生在一定种类的活细胞（相容性细胞）内，以核酸复制的方式进行增殖或称为"自我复制"。这一生物学特性造成不同的病毒只能感染相应的宿主或器官并且侵入相容性细胞内增殖和引起疾病。单纯疱疹病毒、腮腺炎病毒、人巨细胞病毒、人乳头瘤病毒、传染性软疣病毒可通过直接的性接触而外源性感染或通过形成病毒血症扩散而内源性感染人体生殖系统的皮肤与黏膜的上皮细胞以及睾丸、附睾和其他组织器官，造成宿主细胞发生肿胀、变圆、坏死，形成多核巨细胞、细胞核内嗜酸性包涵体等，产生细胞病变效应和炎症反应，也可形成整合感染、潜伏感染，导致细胞转化成为肿瘤细胞（详见第四章）。

（6）创伤性前列腺炎与化学性前列腺炎：创伤性前列腺炎是由物理性病原因子作用于前列腺引起的前列腺炎症反应，化学性前列腺炎则是由化学性病原因子作用于前列腺引起的前列腺炎症反应。创伤性前列腺炎与化学性前列腺炎患者都可具有感染性前列腺炎样的症状与体征，但在两者的前列腺液内都不能检出任何病原体及其代谢产物，因此都属于非感染性前列腺炎或无菌性前列腺炎的类型。

创伤性前列腺炎常见发生于会阴部或前列腺受到外力作用之后，如会阴部受外力打击、前列腺的诊疗性穿刺、前列腺按摩挤压、前列腺疾病的激光治疗及冷冻治疗或其他创伤性诊断与治疗之后。化学性前列腺炎常见发生于化学物质直接进入前列腺之后，如尿液逆流进入前列腺、经尿道灌注药物等化学剂、前列腺诊疗性穿刺注射药物、饮酒或食用辛辣食品等之后。从患者的临床表现形式上来看，许多急性前列腺炎及慢性前列腺炎的发病或其症状加重，似乎常常在饮酒、食用辛辣食物或其他某些食物之后。然而对这些"食物相关性前列腺炎"患者的病原学研究显示，单纯性的或唯一因素的化学性前列腺炎并不常见。一般来说，除了尿液逆流、经尿道灌注药物或前列腺诊疗性穿刺注射药物以及其他前列腺介入性诊疗操作，能够引起正常前列腺或健康前列腺发生化学性前列腺炎以外，饮酒或食用辛辣食物引起的"化学性前列腺炎"通常都同患者已经存在的亚临床前列腺疾病或前列腺亚健康状态有关。换言之，饮酒、辛辣食物或其他"前列腺炎相关食物"所引起的前列腺炎样症状的出现或者加重，并不是这些化学物质直接引起正常前列腺发生了炎症反应，而仅仅是促进或加重了前列腺已有的损害进一步发展或者加重，以致产生明显的临床表现。这也就如同食盐、消毒乙醇等具有刺激性的化学物质，在正常使用的情况下并不能造成健康皮肤疼痛或创伤，但却能够使已经存在创伤的皮肤产生疼痛或疼痛加重甚至产生损伤。著者对饮酒或辛辣食品相关的前列腺炎患者进行病原学研究发现，在病原学检查结果指导下规范地使用抗菌药物进行病原学治疗，使"食物相关性前列腺炎"患者的前列腺达到真正无菌之后，绝大多数患者即使在较大量地饮酒、食用辣椒等辛辣食物或其他"前列腺炎相关食物"的情况下，也通常并不能引起前列腺炎样症状的重新产生或前列腺炎复发。这种方法也成为那些曾有"食物相关性前列腺炎"患者在前列腺炎治疗之后，自己用于检测或判断前列腺炎治疗效果的一种常用而有效的方法。

著者曾接诊了一例较为典型的创伤性前列腺炎患者。该患者曾由于不明原因突发会阴部不适与疼痛、尿道疼痛及分泌物异常等前列腺炎样症状而在某医院就诊，但未进行任何病原学或细胞学检查，而是仅仅根据其所具有的前列腺炎样症状即被诊断为"慢性前列腺炎"，并且给予前列腺穿刺法注射抗生素等药物进行治疗。该患者在接受了首次前列腺注射治疗之后，由于发生会阴部疼痛加重和出现血尿症状而终止治疗。随后对该患者采用"尿液-前列腺液-精液法"进行尿液、前列腺液及精液标本的病原学检查，证实其前列腺液无菌但精液检出细菌。著者也曾观察到 4 例慢性细菌性前列腺炎患者在治愈之后，由于大量饮酒而出现前列腺炎样症状的病例。这些患者分别在慢性细菌性前列腺炎治愈后 1～3 个月内，在饮酒后的当时及数日内即发生了会阴部不适、坠胀或疼痛，排尿不适或尿道疼痛，尿频，夜尿增多，腰骶部不适或疼痛，身体疲乏等前列腺炎样症状。著者对这些患者进行前列腺液及精液的病原学检查，并未发现任何细菌、细菌 L 型、真菌、支原体及衣原体。然而这些患者都共同表现为在停止饮酒或采集标本后的次日，前列腺炎样症状自行消失，以致不需要再进行任何治疗。也有一些"食物相关性前列腺炎"患者，认为其前列腺炎的发生或症状加重同食用鱼、虾、牛肉、羊肉等食物有关。这些患者在进行前列腺液和精液的病原学检查后，通常能够发现具有诊断学意义的细菌等生物性病原体，在经过有效的抗感染治疗使其前列腺等男性内生殖器官达到真正无菌之后，其"食物相关性前列腺炎"的症状并不会因食用同样的食物或其他所谓"前列腺炎相关食物"而再度发生。

4. 前列腺炎的病理学分类及其基本特点 组织病理学检查是了解前列腺炎性改变的性质与程度，从而对前列腺疾病进行分类的最有效方法。但组织病理学检查需要通过外科手术方法，从良性前列腺增生或前列腺肿瘤等前列腺疾病患者体内获得前列腺组织，或者通过法医学方法从死亡者尸体获得前列腺组织。一般来说，根据前列腺的组织病理学改变特征，可将前列腺炎分为非特异性前列腺炎与特异性前列腺炎两种病理学类型。然而从良性前列腺增生、前列腺肿瘤以及死于其他疾病者的尸体获得的前列腺的组织病理学检查发现，绝大多数前列腺都存在多种类型的炎性病变。对急性前列腺炎的组织病理学研究发现，急性前列腺炎通常伴有慢性前列腺炎，单纯的急性前列腺炎的情况十分少见，文献报道仅为 2/110（1.8%）～11/84（13.1%）。组织病理学研究显示了前列腺的炎性改变具有多样性与复杂性或异质性，因此即使患者的临床表现为典型的急性前列腺炎或慢性前列腺炎，而组织病理学检查却常常能够发现其存在更加复杂的病理学改变。

（1）非特异性前列腺炎（aspecific prostatitis）：前列腺组织病理学表现为非特异性的炎性病理反应，包括由非抗酸性细菌及其他微生物等病原体感染引起的急性前列腺炎和慢性前列腺炎。

1）急性非特异性前列腺炎：基本特征是在前列腺的腺腔或管腔、上皮或邻近基质内存在多形核白细胞，前列腺基质改变的程度通常同白细胞的管内浸润密度形成正比关系（详见第九章）。在大多数情况下，急性非特异性前列腺炎的组织病理学改变不但有多形核白细胞的腔内浸润，并且还常常伴有淋巴细胞、单核细胞的浸润以及偶然情况下还有浆细胞聚集于腺周的不同程度急性炎症反应。绝大多数急性非特异性前列腺炎患者，虽然常常可有局灶性上皮消失，但通常不会发生前列腺组织坏死的情况。在偶然的情况下，严重的急性炎症也可导致前列腺组织内形成局灶性或多灶性大小不等的脓肿，但常常不形成扩散。腺体的病变可为局限性或弥漫性炎症，病理变化主要包括腺体发生明显的充血、水肿、浆液性纤维渗出、血性或脓性渗出，严重者可见局限性或多发性脓肿。急性非特异性前列腺炎的病理过程可分为腺管性、腺泡性及实质性三个阶段，各阶段的主要特征为：①腺管性，后尿道炎症扩散至前列腺导管和周围间质，引起脓细胞的浸润和弥漫性充血与水肿。②腺泡性，感染波及导管与腺泡，充血与水肿引起整个前列腺肿大。炎症如果继续发展，可形成许多小脓肿。③实质性，小脓肿逐渐增大，扩张到一个或整个腺体。

2）慢性非特异性前列腺炎：病理变化较急性前列腺炎轻而局限，渗出也较少。慢性细菌性前列腺炎，前列腺的腺泡周围可见淋巴细胞、浆细胞、巨噬细胞及中性粒细胞聚集并有结缔组织增生。腺管的管腔变窄，导致脓细胞、上皮细胞以及感染腺管的细菌等病原体不易排出，从而引起腺管阻塞和腺泡扩张。慢性非细菌性前列腺炎，病理学变化主要表现为前列腺组织在显微镜下可见腺泡扩张、无炎性细胞浸润、腺体间组织水肿。精囊腔内也未见白细胞或红细胞增加。

（2）特异性前列腺炎（specific prostatitis）：以前列腺组织发生肉芽肿样病变为主要特征，也称为肉芽肿性前列腺炎（granulomatous prostatitis）。根据引起前列腺肉芽肿样病变的原因不同，可分为感染性特异性前列腺炎和非感染性特异性前列腺炎。

1）感染性特异性前列腺炎：常见为由真菌、结核分枝杆菌、放线菌属的菌种、非结核分枝杆菌或梅毒螺旋体感染所致，患者前列腺组织的病理学变化与身体其他部位结核性炎症或放线菌病炎症的病理学变化相似。其中结核性前列腺炎的主要表现为，首先在前列腺导管及射精管部位形成结核结节，然后播散到整个前列腺组织。随着病变的不同进展，结核结节可发展形成冷脓肿、干酪样变性、空洞或纤维化，最终可使前列腺组织变为质地坚硬的肿块。前列腺内空洞过大时，可直接与尿道相通。显微镜下所见病变为单个或相互融合的结核结节，伴有不同程度的巨噬细胞浸润。前列腺腺泡及导管内的正常上皮消失，也可有广泛的细胞坏死，留下结缔组织。晚期前列腺结核可形成肉芽肿样结节或坏死。

2）非感染性特异性前列腺炎：病因不明，在前列腺组织及其分泌液内不能检出活的病原体，通常认为其与外界抗原物质在前列腺内引起的超敏反应有关。有一种发生于哮喘病患者的非感染性肉芽肿前列腺炎，称为超敏反应性前列腺炎（allergic prostatitis）或变应性前列腺炎，其前列腺组织内可形成以大量嗜酸性粒细胞浸润为主要特征的嗜酸性肉芽肿样病变。在变应性炎症的前列腺组织内通常不能发现有任何微生物或其他病原体感染的证据，认为其与进入机体的抗原物质进入前列腺和引起的免疫应答有关。

5. 前列腺炎的综合分类及其基本特点　前列腺炎的综合分类是根据患者的临床表现、病原学特征、病理学特征，对前列腺炎进行分类的方法。

（1）Meares-Stamey 分类法：Meares-Stamey 分类法是 Meares 和 Stamey 根据患者的临床表现、病原学特征、病理学特征，首先提出的前列腺炎分类法。其将前列腺炎分为急性细菌性前列腺炎、慢性细菌性前列腺炎、非细菌性前列腺炎及前列腺痛四个类型。其中前列腺痛患者的症状与非细菌性前列腺炎的症状极为相似，主要表现为不同程度的会阴部间歇性或持续性不适或疼痛，有些患者还可有腰骶部不适或疼痛。患者血液、尿液及前列腺液检查可完全正常，但直肠指检可有前列腺疼痛。前列腺痛的病因尚不完全清楚，认为其可能与抗原性物质引起的前列腺超敏反应、神经性膀胱机能障碍、精神失调、前列腺结石或某些理化因素对前列腺的刺激等有关。

（2）NIH 分类法：美国国立卫生研究院（NIH）在 Meares 与 Stamey 关于急性细菌性前列腺炎、慢性细菌性前列腺炎、非细菌性前列腺炎、前列腺痛的综合分类基础上，提出的一个关于前列腺炎分类的新的综合分类法，称为"NIH 分类法"。NIH 分类法将各种前列腺炎划分为四个类别，其中又将第Ⅲ类进一步划分为两个亚类。各类的划分及其基本特点为：

1）Ⅰ类：Ⅰ类（category Ⅰ）为急性细菌性前列腺炎，属于一种急性尿道感染。细菌存在于患者的中段尿液，与引起尿道感染的微生物相同，病原体主要为革兰氏阴性病原菌。

2）Ⅱ类：Ⅱ类（category Ⅱ）为慢性细菌性前列腺炎，是由相同的微生物引起的反复感染。

3）Ⅲ类：Ⅲ类（category Ⅲ）包括慢性非细菌性前列腺炎和慢性骨盆痛综合征，此即为过去的非细菌性前列腺炎和前列腺痛。Ⅲ类是前列腺炎中常见的类型，其中又可进一步分为Ⅲa 类和Ⅲb 类。患者的主要表现为持续三个月以上伴有不规则遗精及性症状的骨盆区域不适或疼痛，实验室检查不能证实存在感染情况。其中Ⅲa 类（category Ⅲa）为炎性慢性骨盆痛综合征（inflammatory chronic pelvic pain syndrome），在患者的精液、前列腺液或后段尿液标本中可见白细胞。Ⅲb 类（category Ⅲb）为非炎性慢性骨盆痛综合征（noninflammatory chronic pelvic pain syndrome），在患者的精液、前列腺液或后段尿液标本中不能发现白细胞。

4）Ⅳ类：Ⅳ类（category Ⅳ）为无症状的炎症性前列腺炎（asymptomatory inflammatory prostatitis，AIP）。患者没有主观症状，但在其前列腺的活体组织、精液、前列腺液或后段尿液标本中均可发现存在炎症反应的证据。

著者认为，过去对于前列腺炎的分类法都是仅仅根据或局限于前列腺的炎症及其相关症状（前列腺炎样症状）进行的，而忽略了其他内生殖器官的炎症与感染的存在及其对前列腺的影响。在精囊或其他内生殖器官感染的情况下，感染器官排出的细菌等病原体及其毒性代谢产物常常可波及输精管道与前列腺，从而造成不规范采集的前列腺液表现为细胞学检查阳性和病原学检查阴性，导致患者被诊断为"无菌性前列腺炎"（图 15-3）。

根据著者对慢性前列腺炎等前列腺疾病患者的研究结果，采用"尿液-前列腺液-精液法"对具有"前列腺炎样症状"的患者依次分别采集分段尿液、前列腺液和精液标本和进行定位分离培养，总是能够在临床诊断为"慢性前列腺炎（CP）"、"慢性骨盆痛综合征

（CPPS）"、"无菌性前列腺炎（BPP）"患者的前列腺液和（或）精液内检出细菌、真菌或其他不同的病原体。又根据病原学检查结果使用病原体敏感的抗菌药物但不是其他药物，以前列腺外途径（常用口服、静脉滴注）给药的方法对这些患者进行治疗，能够使这些患者的前列腺等生殖器官达到无菌，并且患者的"前列腺炎样症状"也可随之缓解或消失，从而达到治愈的效果（详见后述）。因此，著者认为鉴于男性生殖系统的解剖学、组织学、生理学特点以及引起前列腺炎等男性生殖器官炎症的病原因子的特点，对于前列腺炎的症状描述、分类、诊断和治疗，应当对前列腺以及其他生殖器官进行综合的或系统的检查、分析和诊断，而不是仅仅局限于前列腺本身。对于具有"前列腺炎样症状"的患者进行病原学检查，需要采用"尿液-前列腺液-精液法"依次分别采集患者的分段尿液、前列腺液、精液标本，分别进行定位分离培养，从而可对患者进行前列腺炎以及其他生殖器官炎或感染的正确分类、诊断和鉴别诊断（详见后述）。

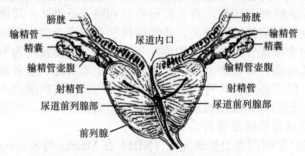

图 15-3　前列腺与其他内生殖器官的毗邻关系

第三节　前列腺炎的诊断学

对于患者前列腺炎及其病因、程度、性质等状态的判定或诊断，也同人体其他疾病的判定和诊断一样，依赖于对患者病史的询问以及采用多种不同的方法对患者的身体进行检查并对所获得的信息进行综合分析。鉴于男性生殖器官感染所具有的特点，对于具有"前列腺炎样症状"的患者绝不可以仅仅局限于对患者前列腺疾病的检查与诊断。如果仅仅根据患者的"前列腺炎样症状"和（或）"前列腺液细胞学检查结果"将其诊断为"前列腺炎"，常常可造成大多数患者被误诊或漏诊，从而影响前列腺炎治疗的效果。对于具有前列腺炎样症状患者的诊断与鉴别诊断，需要注意充分所获取患者前列腺以及其他生殖器官甚至身体其他组织与器官疾病的各种相关信息，包括症状与体征、前列腺液细胞学检查结果、前列腺液及精液病原学检查结果等，这样才能够对前列腺炎或其他器官炎症或疾病进行正确临床诊断、病原学诊断以及其他检查或诊断，从而获得令人满意的治疗效果。

一、前列腺炎诊断学的基本概念

前列腺炎诊断学属于医学诊断学的范畴，是对于前列腺炎及其相关疾病进行的各种检查、分析与判定的策略与方法。然而由于前列腺炎，尤其是慢性前列腺炎的病因及患者的临床表现常常具有多样性、复合性等特点，以致对于前列腺炎的诊断常常具有比其他许多疾病的诊断更加细致的和系统的要求。

1. **诊断学及其基本概念**　疾病的诊断或诊断学（diagnostics）是应用医学的基本理论、基本知识和基本技能对疾病进行检查和分析，并且根据对疾病的了解和综合分析判定患者疾病的性质、原因、部位及其程度的策略与方法。临床在对患者实施医疗措施或医疗处理的过程中，正确的诊断是使该医疗措施能够正确地或成功地进行的最重要的初始阶段和基本保障。

对患者身体的疾病器官以及疾病相关器官与组织进行系统的或综合的检查及资料分析，是医学诊断的基本原则之一。诊断的过程包括通过询问患者的症状与病史以及采用视诊、叩诊、触诊、听诊（中医称为望、闻、问、切）等方法，对患者的身体结构和功能进行体格检查（物理诊断）；采用化学、生物化学、细胞学、病原学、病理学、分子生物学等方法，对患者的组织与体液标本进行实验室检查（实验室诊断）；采用 X 线、心电图、超声等物理学方法，对患者的器官结构和功能进行特殊检查或辅助检查（辅助诊断）。最后根据对患者病情的了解以及各种医学检查结果进行综合分析，判断患者所患疾病的类型及其原因、部位、性质、程度等。

2. 前列腺炎诊断学及其基本概念　如前所述，前列腺炎诊断学属于医学诊断学的范畴，是对于前列腺炎及其相关疾病进行的各种检查、分析与判定的策略与方法。男性生殖系统的解剖学、组织学与生理学特点、患者身体的生理学与病理学特点、病原因子的多样性与异质性以及前列腺组织损害的多重性等因素，造成了对于前列腺炎等前列腺疾病的诊断绝不能仅仅依据患者所具有的前列腺炎样症状和（或）临床医生仅仅对患者前列腺体征进行的局限性检查。因此，对于前列腺炎等前列腺疾病的诊断，不但需要对患者进行症状的了解和体征的检查，而且还更加需要对患者进行前列腺和其他生殖器官体征的检查以及前列腺液和其他生殖器官分泌物的病原学与细胞学等实验室检查，甚至在必要的情况下进行组织病理学、影像学、血液学、分子生物学等方面的检查。

前列腺炎是前列腺由于受到微生物等生物性病原感染或某些非感染（物理性或化学性病原）因素作用，从而发生炎症反应以及由此造成的患者会阴部不适或疼痛、排尿不适或疼痛、尿道分泌物异常、性功能减退、腰骶部不适或疼痛、发热等局部和（或）全身临床表现。因此在前列腺炎的诊断中，体格检查常常可发现患者的前列腺肿大、触痛、硬度增加、出现结节等病理性体征，实验室的细胞学检查可有前列腺液白细胞数量增多、卵磷脂小体数量减少等异常发现以及病原学检查在感染性前列腺炎患者的前列腺液或前列腺组织内可发现病原体或其代谢产物、特异性抗体以及异常表达的 PGFs / CKs 等，物理学辅助检查可发现前列腺的体积增大及其组织的回声或密度改变等病理学特征。

然而，由于男性生殖系统的特殊解剖学、生理学及组织学性质以及引起前列腺炎的病原体等病因或病原的性质及其所引起的病理变化、病程，以及治疗经历与治疗方法、患者机体的生理状态及其对病原体感染的反应性等的不同，前列腺炎等男性生殖器官疾病患者常常可形成程度不同的症状与体征。把前列腺与其他生殖系统器官分离开，仅仅孤立地检查和诊断前列腺炎或其他某一个器官的炎症或疾病，是造成误诊和（或）漏诊以及治疗效果不理想甚至难以治愈的根本原因之一。

如前所述，亚临床前列腺炎（隐性前列腺炎）在男性人群中广泛存在，其不仅是前列腺炎症造成患者表现出临床症状的前期阶段，而且也可以由急性前列腺炎或慢性前列腺炎治疗不当转变形成。亚临床前列腺炎可伴随人体终生，也可转变成急性前列腺炎、慢性前列腺炎或引起其他严重的前列腺疾病，但尤以转变成慢性前列腺炎最为常见。一些具有前列腺炎样症状的临床前列腺炎（显性前列腺炎）患者，其前列腺的病原学和（或）细胞学检查可没有明显的异常发现，称为"无菌性前列腺炎"或"慢性骨盆痛综合征"。Stamey等报道，在前列腺已发生炎性病理学改变的人群中，仅仅 50%可表现出前列腺炎样症状。王和等报道，某些被诊断为"慢性前列腺炎"或"慢性骨盆痛综合征"患者的前列腺液并不能发现明显异常的检查结果，但这些患者常常具有其他男性内生殖器官炎症或感染。例如，某些患者虽然已具有典型的或显著的前列腺炎样症状，但其前列腺分泌物的细胞学和（或）病原学检查结果却可依然正常；另外一些"无菌性前列腺炎"患者，其前列腺分泌物则具有明显的炎症反应现象。在某些患者的前列腺分泌物内，虽然检出病原体的数量较少和（或）毒力较弱，但其已经表现出典型而严重的前列腺炎样临床症状；而另一些患者，虽然可检出较多数量的病原体，但其临床表现仍然可不典型或仅有轻度的异常反应（亚临床前列腺炎）。许多前列腺炎患者甚至可缺乏明显的前列腺或会阴部不适或疼痛等局部症状，而是以身体其他部位的不适或疼痛以及生理机能紊乱为主要表现。因此前列腺炎常常不是一个单一的或具有特定症状的疾病，而是一个由多种病因或机制引起的常常伴有多种组织、器官或系统损害以及生理机能紊乱的，具有复杂的或非特定临床表现的综合性疾病或综合征。

前列腺炎患者不但常常具有多样性及综合性的临床表现，并且也常常合并多个生殖器官的炎症或感染，因此前列腺炎的诊断应当注意仔细询问和了解患者的病情与病史，结合多种医学检查的结果进行认真分析与鉴别。前列腺炎的规范检查、诊断和鉴别诊断，需要依据患者的临床表现、前列腺及其他生殖器官的触诊、前列腺液及精液的细胞学与病原学检查，必要时可进行前列腺活体病理学检查、分子生物学检查、前列腺液与精液的生物化学和免疫学检查、血液学检查、影像学检查。

二、前列腺炎的临床诊断与鉴别诊断

疾病的临床诊断或称为物理诊断，是在对患者进行询问以了解病史和症状的基础上，采用视诊、叩诊、触诊、听诊、切脉等方法，检查患者身体的结构或功能上所表现的病理变化。对于前列腺炎的物理诊断，主要包括对患者的病史与症状进行询问、对前列腺及其疾病相关的生殖器官和（或）身体其他相关部位进行检查。物理诊断有助于对患者所患疾病及其部位、性质、程度等进行初步了解与分析，是进一步进行其他检查以明确疾病诊断的重要环节。由于前列腺炎，尤其是慢性前列腺炎，常常可具有不同程度的前列腺组织病理学损害、合并其他生殖器官炎症或感染（多器官感染）以及神经机能紊乱等综合性的病理损害，患者可具有不典型的和（或）复杂的临床表现，从而导致前列腺炎常常被误诊或漏诊。物理诊断的漏诊或误诊，也是导致前列腺炎的后续漏诊、误诊以及其治疗效果不理想的常见重要因素之一。

（一）前列腺炎的临床诊断

前列腺炎的临床诊断主要是通过对患者进行病史询问与体格检查，获取患者前列腺炎样症状发生与发展的原因与过程、症状与体征、治疗过程及其反应、既往疾病、生活习惯、家族疾病等相关信息，从而分析患者前列腺疾病的性质、种类、部位、程度、范围等，进行鉴别诊断和初步诊断。

1. **病史与症状** 前列腺炎患者的相关病史主要包括发病史、治疗史、婚姻史、性活动史、生育史、生活史、身体其他相关疾病及其治疗史。相关症状是前列腺炎样症状，主要包括会阴部症状、排尿症状、尿液异常性状及气味、性功能症状以及身体其他相关症状。但需要注意的是，男性生殖系统的解剖学和生理学特点造成生殖系统容易发生多器官感染或炎症，具有"前列腺炎样症状"的患者也常常是前列腺炎合并其他生殖器官炎症或感染。尤其是对于那些具有复杂的或综合性临床表现的"前列腺炎"患者，需要高度重视是否存在多器官感染/炎症或由于多器官感染。根据前列腺炎的分类，不同类型前列腺炎患者可具有的前列腺炎样病史与症状主要包括：

（1）急性前列腺炎：患者的临床症状主要表现为发病急骤，具有明显的或严重的会阴部坠胀疼痛，具有发热等全身中毒反应，尿道疼痛和（或）分泌物异常，阴茎肿胀和疼痛以及尿频、尿痛或排尿困难、血尿等。急性前列腺炎常见由生物性病原感染引起，但也可由物理性病原或化学性病原作用所致。在生物性病原引起的急性前列腺炎中，由病原性细菌等病原体感染引起的急性前列腺炎，患者常常可具有明显的急性尿道炎或身体其他组织或器官感染的疾病或病史；由条件致病性细菌等毒力较弱的病原体感染引起的急性前列腺炎，患者则可具有不同程度的慢性前列腺炎病史和（或）慢性尿道炎病史。由物理性病原或化学性病原引起的急性前列腺炎，患者通常可具有明显的会阴部外伤史、前列腺穿刺等前列腺介入诊疗史、使用化学药物或饮酒史。急性前列腺炎可由多种不同的病原所致，不同病原引起的急性前列腺炎可具有不同的或疾病特征性的某些临床表现（表 15-2）。

表 15-2　急性前列腺炎的常见类型及其诊断要点

类型	病因	诊断要点
急性细菌性前列腺炎	细菌感染	病史：少数患者可有不洁性交史、急性尿道炎及其不规范治疗史，亚临床前列腺炎急性发作者有饮酒或食用某种辛辣食品、劳累、受凉、不规范使用抗菌药物治疗、经尿道插管诊疗史 排尿症状与体征：尿频、尿急、尿痛、尿道口出现异常分泌物 会阴部症状与体征：会阴部或前列腺区域明显坠胀与疼痛 生殖器症状与体征：尿道痛、勃起功能障碍、不能排精或出现排精痛、血精，直肠指检可发现前列腺明显肿胀和增大，触痛明显 全身症状与体征：畏寒、发热及其他 细胞学检查：前列腺液可见白细胞数量明显增多、卵磷脂小体数量明显减少及出现红细胞、脓细胞；尿液可见白细胞及红细胞异常 病原学检查：可检出一种或多种细菌 影像学检查：前列腺体积明显增大，形态可发生不同程度改变，前列腺包膜轮廓可不整齐，腺体实质的回声降低并且呈低回声不均匀的点状回波
急性非细菌性前列腺炎	细菌之外的其他微生物感染	有不洁性交史，会阴部或前列腺区域疼痛，前列腺肿胀与疼痛，前列腺液病原学检查不能发现细菌，但可检出支原体、衣原体、真菌、放线菌或病毒，细胞学检查可见白细胞、红细胞及卵磷脂小体异常，影像学检查同上
急性支原体前列腺炎	支原体感染	有不洁性交史，前列腺液病原学检查可发现支原体，会阴部或前列腺区域疼痛，前列腺肿胀与疼痛，细胞学检查可见白细胞、红细胞及卵磷脂小体异常，影像学检查同上
急性衣原体前列腺炎	衣原体感染	有不洁性交史或游泳池游泳史，会阴部或前列腺区域疼痛，前列腺肿胀与疼痛，前列腺液病原学检查可发现衣原体，细胞学检查可见白细胞、红细胞及卵磷脂小体异常，影像学检查同上
急性病毒性前列腺炎	病毒感染	有身体其他部位的相应病毒感染史，会阴部或前列腺区域疼痛，前列腺肿胀与疼痛，前列腺液病原学检查可发现病毒，细胞学检查可见白细胞、红细胞及卵磷脂小体异常，影像学检查同上
急性真菌性前列腺炎	真菌感染	常有不洁性交史，会阴部或前列腺区域疼痛，前列腺肿胀与疼痛，前列腺液病原学检查可发现真菌，细胞学检查可见白细胞、红细胞及卵磷脂小体异常，影像学检查同上
急性寄生虫性前列腺炎	寄生虫感染	有不洁性交史、寄生虫性尿道炎症状或病史，会阴部或前列腺区域疼痛，前列腺肿胀与疼痛，前列腺液病原学检查可发现寄生虫，细胞学检查可见白细胞、红细胞及卵磷脂小体异常，影像学检查同上
急性创伤性前列腺炎	创伤	有会阴部外伤或前列腺穿刺诊疗史，会阴部或前列腺区域明显疼痛，出现血尿、血精，前列腺肿胀与疼痛明显，前列腺液病原学检查不能发现细菌以及其他任何微生物与寄生虫，细胞学检查可见白细胞、红细胞及卵磷脂小体异常，影像学检查同上
急性化学性前列腺炎	药物或化学试剂	有药物过敏史或前列腺穿刺诊疗史，会阴部或前列腺区域明显疼痛，前列腺肿胀与疼痛明显，可有血尿或血精，前列腺液病原学检查不能发现细菌以及其他任何微生物与寄生虫，细胞学检查可见白细胞、红细胞及卵磷脂小体异常，影像学检查同上

1）急性细菌性前列腺炎：患者常常可具有较为典型和严重的排尿、会阴部、生殖器及全身损害的临床表现，因此根据患者的临床表现进行诊断通常并不困难。然而不同的人体及不同种类细菌所引起的感染，患者的主要临床表现可有差别。继发或并发急性尿道炎

以及精囊炎或附睾炎等其他内生殖器官感染时，常常可影响对于急性细菌性前列腺炎的正确诊断。急性细菌性前列腺炎患者的临床表现主要包括以下几方面。

排尿症状与体征：急性细菌性前列腺炎患者的排尿症状主要与继发性尿道炎有关，其是由前列腺的炎症反应及其排出的细菌寄生于尿道引起的尿道急性炎症。急性细菌性前列腺炎患者可具有较为明显或严重的尿道炎症状与体征，患者表现为尿频、尿急、尿痛、尿道口出现黏液样或脓样异常分泌物。严重者可由于前列腺或尿道炎性水肿，发生排尿困难或尿潴留。患者的尿液可有异常性状及气味，如尿液浑浊、血样尿液或腥臭气味。

会阴部症状与体征：急性细菌性前列腺炎患者的会阴部症状常见包括会阴部或前列腺区域的坠胀与疼痛。会阴部或前列腺区域的坠胀与疼痛，既是急性细菌性前列腺炎，也是其他各种病原因子引起的急性前列腺炎患者的最常见症状之一，是绝大多数急性前列腺炎患者就诊的常见主诉。患者常常可由于会阴部坠胀与疼痛而表现为坐卧不宁，甚至个别患者采用"生不如死"的描述，来表示其对于会阴部疼痛和不适的感受。急性细菌性前列腺炎患者的会阴部疼痛通常为"坠胀痛"，也可形成阴茎放射性疼痛，会阴部的前列腺区域也可具有较明显的按压痛。

生殖器症状与体征：急性细菌性前列腺炎患者的生殖器症状常见包括尿道疼痛或红肿、不能排精或排精痛、血精、勃起功能障碍。急性细菌性前列腺炎发生前列腺出血者较为常见，尤其是感染严重者、前列腺外伤或前列腺穿刺与注射药物者、合并精囊炎以及良性前列腺增生者，常常发生肉眼可见的前列腺液带血现象。急性细菌性前列腺炎造成前列腺出血者，也可具有较严重的会阴部症状及全身中毒症状。前列腺出血患者的前列腺分泌物或精液可出现肉眼可见的鲜红色或咖啡色，在显微镜下观察可见大量红细胞。急性细菌性前列腺炎患者由于具有严重的尿道及会阴部炎症与疼痛症状，可产生暂时性的不能勃起、勃起不坚等性功能降低症状。直肠指检可发现前列腺明显肿胀和体积不同程度增大，触痛明显。

全身症状与体征：急性细菌性前列腺炎患者的全身症状主要与细菌及其毒性代谢产物进入血流形成菌血症或内毒素血症有关，常见表现为畏寒、发热、疲乏无力或肌肉疼痛，体温多为 38～40℃。

2）急性非细菌性前列腺炎：指细菌之外的生物性病原体感染所致前列腺的炎症反应与疾病，在炎性前列腺的组织或其分泌液内不能检出常见的细菌。狭义的非细菌性前列腺炎是指支原体性前列腺炎、衣原体性前列腺炎、病毒性前列腺炎。急性非细菌性前列腺炎患者通常没有全身中毒症状，其局部症状与体征主要包括前列腺区域或会阴部疼痛，其程度较急性细菌性前列腺炎患者轻，但尿痛、尿道疼痛等症状可较为明显。急性非细菌性前列腺炎患者的临床表现主要包括会阴部或前列腺区域疼痛、尿频、尿急、尿痛、尿道分泌物异常，并且患者常常可有先于急性非细菌性前列腺炎发生的尿道疼痛、红肿等急性尿道炎症状。直肠指检可发现前列腺肿胀和体积不同程度地增大，触痛明显。

急性支原体前列腺炎（acute mycoplasma prostatitis，AMP）是由解脲支原体、生殖支原体或人型支原体感染前列腺引起的前列腺急性炎症反应与疾病，属于急性非细菌性前列腺炎。支原体主要经男性尿道逆行感染前列腺，因此急性支原体前列腺炎常常继发于急性支原体性尿道炎（或称为急性非细菌性尿道炎、急性非淋菌性尿道炎）。患者通常在不洁性行为之后，发生急性非细菌性尿道炎，随后产生急性前列腺炎症状。急性支原体前列腺炎患者的临床表现主要包括尿道红肿、疼痛或阴茎肿胀以及尿道口出现脓性分泌物、尿频、尿痛、会阴部疼痛等，极少出现全身症状。直肠指检可发现前列腺肿胀和体积不同程度地增大，触痛明显。

急性衣原体前列腺炎（acute chlamydia prostatitis，ACP）是由沙眼衣原体感染前列腺引起的前列腺急性炎症反应与疾病，属于急性非细菌性前列腺炎。沙眼衣原体主要经男性尿道逆行感染前列腺，因此急性衣原体前列腺炎常常继发于急性衣原体性尿道炎（或称为急性非细菌性尿道炎、急性非淋菌性尿道炎）。患者通常在不洁性行为或在污染的游泳池游泳之后，发生急性非细菌性尿道炎（也称为游泳池尿道炎），随后产生急性前列腺炎症状。急性衣原体前列腺炎患者的临床表现主要包括尿道红肿、疼痛或阴茎肿胀以及尿道口出现脓性分泌物、尿频、尿痛、会阴部疼痛等，极少出现全身症状。直肠指检可发现前列腺肿胀和体积不同程度地增大，触痛明显。

病毒性前列腺炎可由单纯疱疹病毒、人巨细胞病毒、人乳头瘤病毒感染引起，并且以良性前列腺增生患者、前列腺癌患者受感染以及引起慢性感染最为常见。

各种病毒都是具有增殖性和免疫原性的微生物，其一旦感染人体的组织后，即可侵入宿主的相容性细胞内，通过复制增殖和引起免疫应答等机制造成宿主的组织感染甚至全身发生不同程度的炎症反应。虽然有报道称可从前列腺炎等前列腺疾病患者的前列腺组织等标本内检出病毒及其相关分子，但由病毒感染而引起急性前列腺炎及其治疗效果的研究尚少见或未见报道。如果认为单纯疱疹病毒、人巨细胞病毒、人乳头瘤病毒或其他病毒能够感染人体的前列腺，那么这些病毒也可能引起前列腺发生不同程度的急性或慢性炎症反应、潜伏感染、整合感染或细胞转化。

对于急性病毒性前列腺炎的诊断与鉴别诊断，需要结合患者的病毒感染病史，并且依赖于前列腺组织或其分泌液的病原学与细胞学检查结果。例如，单纯疱疹病毒或人巨细胞病毒感染引起的急性病毒性前列腺炎，患者可具有相应病毒引起身体其他组织原发感染或再发感染的病史。在患者的前列腺组织或其分泌液内，也可检出相应病毒颗粒、病毒特异性的分子结构以及特异性抗原与抗体。直肠指检可发现前列腺肿胀和体积不同程度地增大，有不同程度的触痛。

真菌感染引起的前列腺炎通常为慢性前列腺炎，在不规范使用抗菌药物、严重感染、机体抵抗力或免疫力降低的条件下，可转变成为急性真菌性前列腺炎（acute fungal prostatitis，AFP）。

单纯性的急性真菌性前列腺炎常见由假丝酵母菌（念珠菌）引起，患者一般没有发热等全身中毒症状，但可具有不洁性行为、长期使用抗菌药物以及不规范使用或滥用抗菌药物治疗史。患者前列腺内的假丝酵母菌可随前列腺液及精液排出，因此其妻子或性伴可有性交相关的和反复发生的假丝酵母菌性阴道炎病史。直肠指检可发现前列腺肿胀和体积不同程度地增大，可有不同程度的触痛。

急性寄生虫性前列腺炎可由埃及血吸虫、阴道毛滴虫、阿米巴原虫感染引起，阴道毛滴虫、阿米巴原虫感染引起的也称为急性原虫性前列腺炎。急性寄生虫性前列腺炎通常继发于埃及血吸虫引起的全身感染，急性原虫性前列腺炎则常见继发于阴道毛滴虫或阿米巴原虫引起的尿道炎，患者以前列腺区域或会阴部疼痛为常见的临床表现。直肠指检可发现前列腺肿胀和体积不同程度地增大，可有不同程度的触痛。

3）急性创伤性前列腺炎：患者可具有明显的会阴部受外力打击或前列腺介入性诊断或治疗史，患者具有明显的会阴部疼痛、血尿或血精症状。急性创伤性前列腺炎患者一般都能够明确地描述其会阴部或前列腺受外力打击或前列腺穿刺的时间、原因、方式及其反应以及随后发生的会阴部疼痛、血尿或血精等临床表现。直肠指检可发现前列腺明显肿胀和体积不同程度地增大，触痛明显。

4）急性化学性前列腺炎：常见发生于前列腺局部或全身使用某种化学药物、试剂，患者饮酒或食用某种食物之后，自然情况下以饮酒后发生的急性化学性前列腺炎较为常见。饮酒、进食辣椒等食物引起的急性前列腺炎在正常人体极少发生，其常见发生于感染性前列腺炎（亚临床前列腺炎、慢性前列腺炎、慢性骨盆痛综合征）的基础上以及感染性前列腺炎治愈者的恢复期，其临床表现主要是饮酒或进食辣椒等食物后发生尿频、尿急、尿痛、尿道疼痛、会阴部坠胀或疼痛以及排尿困难。如果患者的前列腺不存在细菌等病原体感染引起的炎性反应，其症状通常可随着时间的延长而自发地逐渐缓解。直肠指检可发现前列腺明显肿胀和体积不同程度地增大，触痛明显。

（2）慢性前列腺炎：患者发病缓慢、病程长久、前列腺的病理学损害具有多样性，并且其绝大多数可合并其他生殖器官炎症或感染，因此患者可具有症状不典型、临床表现多样、反复发作与逐渐加重的特点。许多慢性前列腺炎患者的初期症状常常不典型，常见表现为并不十分明显的性功能减退或增高、射精快、不规则遗精、会阴部不适、排尿不尽、腰骶部不适与疼痛等。慢性前列腺炎早期的许多症状常常可由劳累、受凉、饮酒、食用辛辣食品、频繁的性活动或性兴奋等因素引起或加重，通常可在休息或运动、热水浴等使生理状况改善后以及在非饮酒或拒绝辛辣食品等情况下自发缓解或消退，以致常常不能引起患者甚至医生足够的重视。还有一些慢性前列腺炎患者由于具有较长的病史和（或）复杂的治疗经历，并且常常形成复数菌感染以及合并尿道炎、附睾炎、精囊炎、输精管炎等多个生殖器官的炎症或感染，可形成尿道、会阴部或前列腺局部的以及全身不同程度的综合症状（表15-3）。

表 15-3　慢性前列腺炎的常见类型及其诊断要点

类型	病因	诊断要点
慢性细菌性前列腺炎	细菌感染	病史：少数患者可有急性尿道炎或急性前列腺炎及其不规范治疗史，亚临床前列腺炎显性发作者有饮酒或食用某种辛辣食品、劳累、受凉、不规范使用抗菌药物治疗、经尿道插管诊疗史
		排尿症状与体征：尿频、尿急、尿痛、尿不尽、尿滴沥、尿分叉、夜尿、尿黄及异常气味、尿道口有异常分泌物
		会阴部症状与体征：会阴部或前列腺区域不同程度坠胀与疼痛，会阴部与阴囊皮肤潮湿、瘙痒、出现皮炎
		生殖器症状与体征：尿道口红肿、不规则遗精、射精快、早泄、射精痛、精液黄色、勃起功能障碍，直肠指检可发现前列腺体积正常或不同程度肿胀与增大，多有触痛性结节
		骨关节症状与体征：腰骶部坠胀与疼痛，以及不同程度的按压痛、四肢关节不规则疼痛
		全身症状与体征：一般无
		神经机能紊乱症状与体征：不规则遗精、射精快、早泄、勃起功能障碍、会阴部皮肤潮湿，不明原因的失眠、多梦、头晕、记忆力减退、注意力不能集中、疲乏无力、腰膝酸软或疼痛、骨关节疼痛、腹部潮热感等
		心理机能紊乱症状与体征：不同程度的忧郁或抑郁症状
		生殖症状与体征：不明原因的不育，其妻不明原因不孕、胎儿不发育、流产、胎儿畸形
		细胞学检查：前列腺液可见白细胞、卵磷脂小体不同程度出现异常，也可发现红细胞、脓细胞；尿液可见白细胞及红细胞异常
		病原学检查：可检出一种或多种细菌，常见为复数菌感染
		影像学检查：前列腺的体积正常或增大，包膜边缘大多完整、连续，腺体实质回声分布均匀、较强而致密，少数病例可发现钙化灶、前列腺包膜处回波界限不清、表面欠光滑
慢性非细菌性前列腺炎	细菌之外的其他微生物感染	有不洁性交或急性非细菌性尿道炎史，会阴部或前列腺区域坠胀或疼痛，前列腺体积正常或增大与疼痛，前列腺液病原学检查不能发现细菌，可检出支原体、衣原体、真菌、放线菌或病毒，细胞学检查可见白细胞、红细胞及卵磷脂小体异常，影像学检查同上
慢性支原体前列腺炎	支原体感染	有不洁性交或急性非细菌性尿道炎史，会阴部或前列腺区域坠胀或疼痛，前列腺体积正常或增大与疼痛，前列腺液病原学检查可发现支原体，细胞学检查可见白细胞、红细胞及卵磷脂小体异常，影像学检查同上
慢性衣原体前列腺炎	衣原体感染	有不洁性交史、游泳池游泳或急性非细菌性尿道炎史，会阴部或前列腺区域坠胀或疼痛，前列腺肿胀与疼痛，前列腺液病原学检查可发现衣原体，细胞学检查可见白细胞、红细胞及卵磷脂小体异常，影像学检查同上
慢性病毒性前列腺炎	病毒感染	有身体其他部位的相应病毒感染史，会阴部疼痛、前列腺肿胀与疼痛，前列腺液病原学检查可发现病毒，细胞学检查可见白细胞、红细胞及卵磷脂小体异常，影像学检查上
慢性真菌性前列腺炎	真菌感染	常有不洁性交史，会阴部疼痛、前列腺肿胀与疼痛，前列腺液病原学检查可发现真菌，细胞学检查可见白细胞、红细胞及卵磷脂小体异常，影像学检查同上

续表

类型	病因	诊断要点
慢性寄生虫性前列腺炎	寄生虫感染	有不洁性交史、寄生虫性尿道炎症状或病史，会阴部疼痛、前列腺肿胀与疼痛，前列腺液病原学检查可发现寄生虫，细胞学检查可见白细胞、红细胞及卵磷脂小体异常，影像学检查同上
慢性创伤性前列腺炎	创伤	有会阴部外伤或前列腺穿刺诊疗史，出现会阴部疼痛、血尿、血精，前列腺肿胀与疼痛明显，前列腺液病原学检查不能发现细菌以及其他任何微生物与寄生虫，细胞学检查可见白细胞、红细胞及卵磷脂小体异常，影像学检查同上
慢性化学性前列腺炎	药物或化学试剂	有药物过敏史或前列腺穿刺诊疗史，会阴部疼痛、前列腺肿胀与疼痛明显，前列腺液病原学检查不能发现细菌以及其他任何微生物与寄生虫，细胞学检查可见白细胞、红细胞及卵磷脂小体异常，影像学检查同上

注：慢性细菌性前列腺炎常常为不同种类细菌感染、复数菌感染、多器官感染，创伤性前列腺炎及化学性前列腺炎常常可继发细菌感染，不同患者个体也可具有不同的生理学与病理学特征、病程和治疗史，因此绝大多数慢性前列腺炎患者可具有不完全相同的、不典型的、可随病情或治疗改变的、综合性的症状与体征。

1）慢性细菌性前列腺炎：常见由毒力较弱的条件致病性细菌感染所致，因此患者的病情常常具有明显的反复发作和慢性进行性发展与加重的特征。慢性细菌性前列腺炎可由急性细菌性前列腺炎治疗不彻底或不规范治疗而转变形成，但绝大多数慢性细菌性前列腺炎是由亚临床前列腺炎转变形成的。亚临床前列腺炎阶段的前列腺内的细菌经过不断地生长繁殖和代谢活动，其数量逐渐增多和毒性代谢产物大量堆积，造成前列腺组织的损害进一步加重以及机体的生理机能紊乱，从而引起宿主机体表现出较为明显的或典型的前列腺炎样症状，使前列腺炎从亚临床阶段转变成为临床阶段，从亚临床感染转变成为显性感染。

已知有许多因素可促进亚临床细菌性前列腺炎转变成为临床慢性细菌性前列腺炎，如劳累、饮酒、食用辛辣食品、受凉、急性尿道炎、抗菌药物的不规范使用、频繁手淫或性活动、禁欲、会阴部外伤、经尿道插管、前列腺穿刺、便秘、膀胱过度充盈等。在慢性细菌性前列腺炎的临床前列腺炎阶段，患者可具有较明显的前列腺炎样症状，以致其通常能够引起患者的重视和就医。

在临床慢性细菌性前列腺炎中，仅少数患者是由单一细菌感染引起的单纯性前列腺炎，而绝大多数患者并不是由单一细菌感染引起的单纯性的前列腺炎，而是复数菌感染并且合并其他生殖器官炎症或感染的"慢性细菌性前列腺炎"，因此慢性细菌性前列腺炎患者常常可有多样性的或综合性的临床表现。一般来说，慢性细菌性前列腺炎患者的常见症状主要包括尿道不适或疼痛、尿频、尿急及夜尿或尿滴沥、频繁发生的尿线分叉、排尿时阴茎根部紧束感，也可出现会阴部不适、疼痛或坠胀，腰骶部坠胀或疼痛，性功能减退或ED，不规则遗精，射精快或早泄（PE）等。那些病程长久、接受过多种药物与方法治疗、合并其他内生殖器官炎症或感染者，常常可有多种复杂的临床表现，以致形成"难以描述清楚"的综合症状。有些患者甚至可完全忽略了其前列腺局部或会阴部的症状，而主要述说一些似乎与前列腺炎毫不相关的身体其他部位的症状或全身症状（非前列腺炎症状），如不规则发热或低热、骨盆区域或腰骶部不适或疼痛、四肢骨关节疼痛、多梦、失眠、疲乏无力、不育、其妻不孕或孕后 2～3 个月不明原因胎儿不发育或流产、皮肤感染样或神经性皮炎样损害等。不同患者或同一患者的病程不同时期或不同的生理状态，其所表现的主要症状也常常可有明显不同，因此要求临床医生应当注意对患者的病史及其所述说的症状进行全面的了解与综合分析。尤其是对于那些具有用其他疾病难以解释的排尿症状、性功能减退、不规则遗精、射精快或早泄、腰骶部疼痛、发热、四肢骨关节疼痛、皮肤感染样或神经性皮炎样损害等综合症状的中年或老年男性患者，更应当高度重视其疾病或症状是否为慢性细菌性前列腺炎所致。慢性细菌性前列腺炎患者的常见症状包括以下几方面。

排尿症状与体征：慢性细菌性前列腺炎患者的排尿症状与体征常见包括尿道灼热或疼痛、尿频、尿急、尿滴沥、不规则夜尿、尿不尽，也可具有排尿后感觉尿未排尽但通常不能继续排出尿液或仅排出数滴尿液的症状。前列腺的异常分泌物可在患者内裤上形成"尿斑"样痕迹，分泌物粘连尿道口可造成尿线分叉，大便或排尿后常常可见乳白色液体或脓样液体流出尿道口（流白）。感染严重者或合并良性前列腺增生者，还可有频繁的夜尿、排尿困难、尿无力、尿线变细甚至尿潴留症状。

慢性细菌性前列腺炎患者尿液大多为黄色、浑浊及有异常气味，尿液常常可显示为明显黄色或乳黄色及有絮状浑浊与沉淀物，并且可有明显的腥臭气味，这些是慢性细菌性前列腺炎患者最常关注的主要症状。

会阴部症状与体征：常见表现为会阴部或前列腺区域的不适或疼痛，会阴部或阴囊皮肤潮湿、瘙痒或出现皮炎。明显的会阴部或前列腺区域不适或疼痛，往往提示前列腺感染及损害程度较为严重，剧烈的疼痛症状通常表示前列腺内有大量细菌或其他微生物等病原体的存在，造成前列腺组织的严重损害。但如果患者曾经接受过前列腺的局部注射治疗、激光或射频治疗、经尿道插管灌注药物治疗，其疼痛往往与局部治疗所造成的损伤或刺激有关。患者对其会阴部或前列腺区域疼痛性质的描述常常为"坠胀痛"、"酸胀痛"、"刺痛"或"剧痛"，并且可由此导致患者坐立不安甚至用"生不如死"的词句来描述其感受。不同患者对于疼痛的耐受性以及表达方式不同，因此患者所述说的前列腺疼痛有时并不同其前列腺感染的程度或在其前列腺分泌物内所检出的细菌或其他病原体的数量成正相关性的关系。

阴囊及会阴部潮湿、瘙痒及皮炎症状与体征可见于慢性细菌性前列腺炎患者，尤其常见于慢性细菌性附睾炎以及慢性细菌性前列腺炎合并慢性细菌性附睾炎的患者。患者常常自觉其会阴部及阴囊皮肤多汗、潮湿，但用手触之并不能发现有明显汗液以及发热，多自述为自觉皮肤有"凉湿"样症状，阴囊也常为紧缩状态。会阴部及阴囊皮肤潮湿常常造成局部瘙痒症状，以致患者可形成频繁清洗会阴部的"洁癖"样行为，或由于搔抓而造成会阴部及阴囊皮肤损伤或形成湿疹、神经性皮炎或癣症样的病变。患者的前列腺如果受到能够产生红疹毒素或表皮剥脱毒素或称为表皮溶解毒素（epidermolytic toxin）的凝固酶阳性葡萄球菌（噬菌体 II 群）菌株感染，常常可引起猩红热样皮肤病变或剥脱性皮炎，称为葡萄球菌性烫伤样皮肤综合征（staphylococcal scalded skin syndrome，SSSS）。SSSS 患者的阴茎、阴囊甚至更广泛部位的皮肤可发生"烫伤样皮肤综合征"样损害，表现为排精相关的反复发作性局部皮肤疼痛、红肿、出现水疱，但不一定具有明显的或典型的前列腺炎样症状。

生殖器症状与体征：慢性细菌性前列腺炎患者常常可具有生殖器官功能异常症状，称为生殖器症状。生殖器症状的临床表现常见包括不规则尿道口红肿、不规则遗精、性交时间短（射精快）、早泄、射精痛、精液黄色、勃起不坚或勃起功能障碍。前列腺严重感染、合并精囊炎等生殖器官炎症或感染、前列腺穿刺与注射药物者，可发生肉眼可见的不规则前列腺液带血现象。直肠指检可发现前列腺体积正常或不同程度地肿胀或增大以及有不同程度的触痛，常有体积大小不等、数量不等、硬度不等的触痛性结节。

慢性细菌性前列腺炎引起的生殖器症状以性功能改变最为常见，是造成慢性细菌性前列腺炎患者就诊的常见因素之一。性功能改变在不同年龄患者及其病程的不同阶段，可形成不同的主要临床表现。在一些年轻的慢性细菌性前列腺炎患者以及疾病的早期，可表现为性功能增强的症状，如不明原因的频发勃起、性兴奋、射精快、不规则梦遗或遗精等。绝大多数的中年及老年慢性细菌性前列腺炎患者，则常常表现为性功能降低，以致性兴奋与性活动明显减少，主要表现为性欲降低、射精快、不规则遗精、早泄、勃起不坚、勃起功能障碍或阳痿样症状，常常可被认为是"身体衰老"或"老夫老妻"现象，或被认为是由糖尿病、高血压等疾病所致。性功能降低也可成为一些患者沉重的精神负担，有些患者甚至还可由此发生抑郁，夫妻关系不和睦、分居甚至离婚。

骨关节症状与体征：常见为腰骶部、肩关节、肘关节、髋关节、膝关节的不规则性不适、坠胀或疼痛，一些患者甚至以骨关节疾病或免疫性疾病首次就诊。腰骶部坠胀与疼痛，是慢性细菌性前列腺炎患者最常见的骨关节症状。坠胀与疼痛可局限或广泛分布于腰椎至尾椎部区域的双侧或单侧，并且可与患者的体位、运动、饮酒、劳累、受凉等情况有关。绝大多数患者，在久站、长距离行走、快速行走、久坐、饮酒、劳累、受凉之后，腰骶部坠胀与疼痛症状可加重。但也有一些患者，适当地运动可使腰骶部坠胀与疼痛症状缓解。绝大多数患者在经过适当的卧床、休息、睡眠、热水浴之后，腰骶部坠胀与疼痛症状可有不同程度的缓解。极少数病例，患者也可仅仅表现为骨关节疼痛症状而没有明显的前列腺炎样症状，从而可被误诊为骨关节病、神经症或其他疾病。体格检查在一些患者可发现其腰骶部坠胀与疼痛处有轻微的按压痛，其他关节则不能发现明显的异常体征。

神经机能紊乱症状与体征：神经机能紊乱在慢性细菌性前列腺炎患者较为常见，主要与细菌及其毒性代谢产物和炎症反应产物对局部或全身的神经组织形成的刺激或损害作用有关。与局部神经机能紊乱相关的症状如不规则遗精、射精快、早泄、勃起不坚或 ED、会阴部皮肤潮湿，与全身神经机能紊乱相关的症状如不明原因的失眠、多梦、头晕、记忆力减退、注意力不能集中、疲乏无力、腰膝酸软或疼痛、骨关节疼痛、腹部及脐周潮热感等。体格检查、实验室检查以及其他检查，并不能发现这些患者症状相关的异常体征，因此常常被诊断为"神经症"。

生殖症状与体征：慢性细菌性前列腺炎患者，尤其是严重感染以及合并输精管道炎症或感染者，常常可有不育，其妻怀孕 2～3 个月时发生不明原因的胎儿不发育、自发流产或胎儿畸形症状或病史。患者精液的细胞学检查大多没有明显异常的发现，少数患者也可见精子的活动性、形态等异常，精液的液化时间延长、白细胞数量增多。病程长久、细菌数量多的严重慢性细菌性前列腺炎患者以及慢性细菌性前列腺炎合并输精管道炎症或感染者，精液的细胞学检查常常可见精子数量不同程度减少、活动率明显降低、畸形率明显增高，白细胞数量正常或增多。精液细胞学检查正常和异常的不育症患者，精液的病原学检查均可见数量不等的细菌、真菌或其他病原体。这些由细菌等病原体感染引起的不育症（sterility disease）与不孕症（infertility）患者，生殖器官的结构与功能检查以及精液的细胞学检查大多正常，前列腺液的细胞学检查与病原学检查结果通常呈阳性，称为"感染相关不育-不孕症"。

国内外研究证实，解脲支原体可通过吸附精子细胞而影响精子的形态和运动，导致不育症。著者研究发现，细菌等病原体感染前列腺、输精管及其他生殖器官，也是导致不育症与不孕症的常见原因。著者对慢性前列腺炎/感染、慢性输精管炎/感染以及其他生殖器官慢性炎症/感染对不育、不孕、胎儿发育异常影响的研究发现，慢性细菌性前列腺炎或感染、慢性输精管炎或感染、慢性附睾炎或感染者，可表现出感染相关的某些生育疾病，常见包括男性不育、其妻不孕或孕后 2～3 个月时不明原因发生胎儿不发育、自发流产、胎儿畸形等。著者对以不育、其妻不孕、所育胎儿不发育为主要症状就诊的 14 例慢性前列腺炎等生殖器官炎症/感染者的研究显示，这些患者中的 5 例为婚后三年以上未育，3 例为其妻怀孕 2～3 个月时不明原因自发性流产，5 例因婚后诊断为慢性细菌性前列腺炎而主动避孕，1 例因胎儿畸形而进行生殖检查被诊断为慢性细菌性前列腺炎。著者采用"尿液-前列腺液-精液法"对男性患者采集标本和进行病原学检查，在前列腺液与精液标本内分别检出凝固酶阴性葡萄球菌、肠球菌属的菌种、棒状杆菌属的菌种，未检出真菌、支原体、衣原体及其他常见病原体。每毫升前列腺液标本及精液标本内，检出细菌的绝对菌落数分别为数千个至 10 万个 CFU 以上，诊断为 2～3 种细菌引起的复数菌感染以及前列腺炎合并他生殖器官炎症/感染的多器官感染。这些患者经过抗菌药物（但没有使用其他药物）的不同疗程治疗后，其中 10 例在达到前列腺液及精液复查无菌后，分别生育一健康男孩；4 例在治疗过程中，在前列腺液和（或）精液检查仍然有菌的条件下其妻意外受孕，分别生育一健康女孩。

这些"感染相关不育-不孕症"患者所进行的生殖器官结构与功能、细胞学及病原学检查结果显示,全部男性和女性患者的生殖器官结构与功能检查均无异常发现;全部男性患者前列腺液的常规细胞学检查和病原学检查结果均显示有不同程度的炎症反应和感染;大部分男性患者的精液细胞学检查结果显示精液量、酸碱度、液化时间均正常,细胞学检查未发现炎症反应,少数患者可分别显示精子数量不同程度地减少、畸形率增高及存活率降低;全部患者前列腺液及精液的病原学检查结果呈阳性。根据病原学检查结果及对治疗效果的观察,著者发现前列腺液与精液的白细胞数量等炎症反应程度,与患者的生育能力并无明显的正相关性,而细菌的数量与患者生育能力却可显示出明显的正相关性。4 例在治疗过程中前列腺液及精液仍然有数百个 CFU 的患者,不仅恢复了生育能力而且都生育了健康女孩。10 例前列腺液和精液均达到完全无菌的患者,不仅恢复了生育能力而且都生育了健康男孩。提示前列腺炎/感染,尤其是合并输精管道的炎症/感染,可对生育能力以及胎儿发育产生重要的影响,并且也可能对胎儿的性别发育与形成具有影响。这些不育症患者的精液量及其酸碱度、白细胞数量、液化时间等均为正常,但精子的数量及其质量可有不同程度地降低。因此认为细菌感染所致不育症的机制与前列腺及精液的炎症反应及酸碱度无关,而可能与寄生在前列腺和精液内细菌的数量及其毒性代谢产物对精子细胞造成的损害或功能影响有关。

根据临床的发现,著者又通过实验性前列腺感染动物模型进行了"感染相关不育-不孕症"的实验研究。著者用金黄色葡萄球菌和大肠埃希菌分别感染雄性成年大鼠的前列腺组织,制备了细菌性前列腺炎大鼠模型,观察其在细菌性前列腺炎期间的生育能力以及所产子鼠的性别比例。结果显示,细菌性前列腺炎大鼠组(实验组)不仅具有与正常对照大鼠组(正常对照组)相似的生育能力和雌鼠受孕率,而且也具有与正常对照大鼠组相似的子鼠产出数量、性别比例和健康率。提示细菌性前列腺炎对实验大鼠生育能力及胎儿性别的影响,并不具有明显意义的差异。

全身症状与体征:慢性细菌性前列腺炎患者极少具有全身症状,少数患者可有不规则的畏寒、发热、疲乏无力或肌肉酸痛。慢性细菌性前列腺炎患者发热等全身症状的形成,主要与前列腺细菌及其毒性代谢产物吸收进入血流,形成菌血症或内毒素血症有关,也与肠道菌群失调使肠道毒性代谢产物吸收进入血流有关。前列腺按摩之后出现的发热反应,则是由于按摩对前列腺的挤压,前列腺内的细菌或其毒性代谢产物进入血流所致。

畏寒与发热症状常见于革兰氏阴性细菌感染所致的慢性细菌性前列腺炎患者,尤其常见于年老与体弱患者。畏寒与发热症状可自发地和不规则发生,也可在前列腺按摩挤压之后发生。患者通常表现为不明原因的长期不规则发热或低热症状,体温可不规则地波动在37.5~40℃,革兰氏阴性细菌感染者的发热体温可相对较高并且具有明显的畏寒症状,革兰氏阳性细菌感染者的发热体温则可相对较低。患者的发热症状可反复发生以及自行缓解与消退,也可在使用抗菌药物后缓解和消退。

心理机能紊乱症状与体征:心理机能紊乱也称为精神机能紊乱,在慢性细菌性前列腺炎患者中极为常见,主要表现为不同程度的忧郁或抑郁症状。造成患者心理机能紊乱或抑郁的原因,主要是前列腺疼痛、排尿异常、性功能障碍(PE、ED)等症状久治未愈、听信"前列腺炎不能治愈"之说、其他人的不理解或被歧视等因素。绝大多数患者对慢性细菌性前列腺炎具有显著的恐惧心理,甚至将慢性细菌性前列腺炎称为"不死的癌症"。在国内外也形成了许多前列腺炎相关的"基金会""病友会""互助会"等民间社团,以此进行关于前列腺炎诊断与治疗的交流与相互慰藉。

其他症状与体征:极少数或个别慢性细菌性前列腺炎患者,其前列腺炎样症状或会阴部症状不明显,却可发生一些明显的、似乎同其前列腺炎毫不相关的身体其他部位的症状或疾病，如肢体皮肤局灶性炎症或癣症样损害、全身的无菌性皮肤化脓性疖肿、结膜炎、腹部潮热等。患者这些症状的产生或加重甚至可同患者饮酒、进食某些食物有关，临床常规检查常常不能发现明显的病因与异常体征，以常规方法治疗也不能获得明显疗效或不明原因地反复发作。著者通过"尿液-前列腺液-精液法"采集这些患者的分段尿液、前列腺液及精液标本进行细胞学检查和病原体定位分离培养和检查，获得了细胞学及病原学的阳性检查结果。根据病原学检查结果进行抗菌治疗使患者前列腺等生殖器官病原体消失后，其身体的其他症状也随之消失并且没有复发，故而也称这些症状为"前列腺炎相关的其他症状"。

著者曾成功地诊治了 5 例具有"前列腺炎相关的其他症状"慢性细菌性前列腺炎患者，这些患者由于"前列腺炎样症状"不明显而主要表现为身体其他部位的损害或疾病，从而导致了前列腺炎诊断的误诊和漏诊。其中第 1 例的主要临床表现是出现不明原因的全身散在的多发性皮肤化脓性疖肿，脓液的常规细菌学检查结果为无菌，症状可因进食牛肉而加重；第 2 例的主要临床表现是具有不明原因的自觉腹部潮热；第 3 例的主要临床表现是全身散在的多发性皮肤化脓性疖肿以及手、足癣样损害；第 4 例的主要临床表现是左眼结膜炎；第 5 例是多年前因交通事故而行脾脏摘除手术后，出现不明原因的不规则畏寒与发热。这 5 例患者由于前列腺炎样症状不明显或不典型，曾在国内许多综合医院及专科医院就诊并分别被诊断为皮炎、结膜炎、癣症、神经症等疾病并且给予抗菌药物以及其他药物或方法治疗，但没有明显疗效。通过病史询问和体格检查，发现这些患者分别具有不明显或不典型的前列腺炎样症状，主要包括性功能不同程度降低，表现为性欲降低、阴茎勃起频率减少、性生活极少或缺乏、会阴部偶有坠胀等不适、尿液黄色，患者自认为属于"老夫老妻""身体不适"等正常生理现象。第 2~4 例患者身体的"非前列腺炎症状"具有食物相关性，可由进食牛肉、饮酒等因素造成皮肤或结膜的症状发作或加重，同时其前列腺炎样症状也可加重。由此可见，这些患者具有不明显的生殖器官感染症状，但被误认为是"正常生理现象"而被忽略。提示慢性细菌性前列腺炎等生殖器官感染患者，细菌感染及其所致的炎性损害也可主要表现为患者身体其他部位的疾病或机能紊乱，从而造成临床漏诊或误诊。

2）慢性非细菌性前列腺炎：患者的症状同慢性细菌性前列腺炎的症状较为相似，常见也有会阴部不适或疼痛、排尿不适、腰骶部不适或疼痛、性功能改变等症状。不论是急性非细菌性前列腺炎，还是慢性非细菌性前列腺炎，患者的前列腺液或尿液标本内均不能检出细菌，但能够检出支原体、衣原体、病毒或其他微生物。在那些近期内接受过 β-内酰胺类抗生素、磷霉素等抗生素治疗的患者，也可能检出细菌 L 型。因此，规范地采集生殖器官的标本和进行病原学检查，是对非细菌性前列腺炎进行诊断与鉴别诊断的主要依据。直肠指检可发现前列腺体积正常或不同程度地增大、质硬或软以及有不同程度触痛，可有体积大小不等、数量不等、硬度不等的触痛性结节。

单纯性的慢性支原体前列腺炎（chronic mycoplasma prostatitis，CMP）也被称为非细菌性前列腺炎，患者的会阴部症状同慢性细菌性前列腺炎患者的症状相似或较轻，但常常可有不洁性交、急性尿道炎病史以及较为明显的尿道疼痛及排尿症状。然而这些患者发生细菌或其他微生物继发感染的情况极为常见，在这种"复数菌感染"的情况下，病原学检查不仅可检出支原体，而且也可发现细菌或其他微生物，以致患者前列腺组织损害及其症状常常可更加明显或严重，并且症状也可更加复杂化或多样化。直肠指检可发现前列腺体积正常或不同程度地增大、质软或稍硬以及有不同程度触痛，或有体积大小不等、数量不等、硬度不等的触痛性结节。

单纯性的慢性衣原体前列腺炎（chronic chlamydia prostatitis，CCP）也被称为非细菌性前列腺炎，患者的会阴部症状同慢性细菌性前列腺炎患者的症状相似或较轻，但常常可有不洁性交、污染的游泳池内游泳、急性尿道炎病史以及较为明显的尿道疼痛及排尿症状。然而这些患者发生细菌或其他微生物继发感染的情况极为常见，在这种"复数菌感染"的情况下，病原学检查不仅可检出衣原体，而且也可发现细菌或其他微生物，以致患者前列腺组织损害及其症状常常可更加明显或严重，并且症状也可更加复杂化或多样化。直肠指检可发现前列腺体积正常或不同程度地增大、质软或稍硬以及有不同程度触痛，或有体积大小不等、数量不等、硬度不等的触痛性结节。

在慢性前列腺炎患者的前列腺组织和（或）前列腺液内检出了单纯疱疹病毒、人巨细胞病毒或人乳头瘤病毒，因此认为人类的某些慢性病毒性前列腺炎的发生同单纯疱疹病毒、人巨细胞病毒或人乳头瘤病毒感染有关。单纯性的慢性病毒性前列腺炎患者的症状常常可反复加重与自发缓解，常规细菌学检查无异常发现。直肠指检可发现前列腺体积正常或不同程度地增大以及有不同程度的触痛，也可发现体积大小不等、数量不等、硬度不等的触痛性结节。

由于感染前列腺的常见病毒可形成潜伏感染、整合感染而在宿主的组织内长期存在，一旦引起显性感染则可被机体的免疫系统迅速清除。慢性病毒性前列腺炎患者也常常缺乏明显的或特定的临床表现，并且常常发生细菌等微生物混合感染，因此对于慢性病毒性前列腺炎患者通常需要结合其身体其他部位的病毒感染症状或病史、前列腺液或前列腺活体组织的病毒分离培养、病毒抗原检查或病毒基因检测的方法，才能进行诊断与鉴别诊断。

慢性真菌性前列腺炎（chronic fungal prostatitis，CFP）患者通常具有同慢性细菌性前列腺炎患者相似的临床表现，因此主要依赖于病原学检查进行诊断与鉴别诊断。慢性真菌性前列腺炎患者一般没有发热等全身症状，绝大多数患者可具有长期使用以及不规范使用或滥用抗菌药物史。严重感染的慢性真菌性前列腺炎（慢性假丝酵母菌性前列腺炎）患者的精液可有特殊的或异常的气味，其妻子或性伴也可具有反复发生的并且是同性交相关的假丝酵母菌性阴道炎病史。直肠指检可发现前列腺体积正常或不同程度地增大、质软或硬以及有不同程度的触痛，或有体积大小不等、数量不等、硬度不等的触痛性结节。

（3）慢性骨盆痛综合征：慢性骨盆痛综合征（CPPS）患者的临床表现主要包括慢性和持续性的不规则遗精、性功能降低以及骨盆区域不适或疼痛。患者的前列腺炎样症状较明显，并且呈慢性反复的炎症过程及会阴部不适等临床表现，但没有全身中毒症状。直肠指检前列腺正常和（或）有触痛；尿液细胞学与病原学检查通常为阴性结果；前列腺液的细胞学检查结果呈阳性或阴性，病原学检查结果呈通常为阴性；血液学及血清学检查通常没有异常发现。也有报道可在慢性骨盆痛综合征患者的前列腺液标本内，检出某些非细菌性病原生物。直肠指检可发现前列腺体积正常或不同程度地增大、质软或硬，无明显触痛或轻微触痛，可有体积大小不等、数量不等、硬度不等的触痛性结节。

虽然国内外将慢性骨盆痛综合征或无菌性前列腺炎视为前列腺炎的一个类型，然而著者在前列腺炎的研究过程中并没有发现过真正意义上的"慢性骨盆痛综合征"和"无菌性前列腺炎"。一般来说，在临床根据"前列腺炎样症状"诊断为"前列腺炎"患者的前列腺液和（或）精液标本内总是能够检出细菌或其他微生物，并且根据病原学检查结果进行抗感染治疗也总是能够获得明显的疗效。因此著者认为，对于这些前列腺炎样症状明显，但前列腺液细胞学和病原学检查结果呈阴性的 CPPS 患者，不仅需要注意鉴别其病原学检查结果是否由标本采集方法及其结果判断方法与标准不同所致，而且更应当注意其是否存在其他生殖器官感染或炎症，常见如附睾炎或感染、精囊炎或感染、输精管炎或感染。因此对于这些具有前列腺炎样症状但前列腺无菌的 CPPS 患者，应当使用"尿液-前列腺液-精液法"采集其分段尿液、前列腺液、精液标本进行定位分离培养，以避免前列腺感染的误诊与漏诊，以及诊断和鉴别诊断其他生殖器官感染。

（4）炎性前列腺肿（inflammatory prostatic swelling，IPS）：继发于前列腺急性或慢性

炎症的前列腺体积增大,患者除具有急性或慢性前列腺炎的临床表现外,还可具有良性前列腺增生(BPH)或前列腺癌(PCa)样的排尿症状。直肠指检前列腺体积不同程度增大,质软、表面平滑,直肠指检通常无明显触痛;慢性前列腺炎及良性前列腺增生者的前列腺质地较硬、表面平滑或有单个或多个触痛性结节;前列腺液的细胞学检查阳性,病原学检查阳性;血清学检查可见 PSA 水平不同程度地增高。

2. 体格检查 前列腺炎患者的体格检查主要包括患者前列腺的检查,前列腺疾病及其治疗相关的身体其他器官或组织的检查。

(1)全身检查:属于临床医学中对患者身体的常规体格检查,主要是对患者进行前列腺炎及其治疗相关的其他组织或器官的系统检查。由于引起前列腺炎的病原因子不同,前列腺等生殖器官损害的性质、程度和范围不同以及机体对于炎症的反应性不同等因素,前列腺炎患者常常形成不同程度与范围的病理性体征。

急性前列腺炎患者,常常可发现有尿道口红肿以及乳白色液体或脓样分泌物流出。支原体或衣原体感染以及淋病奈瑟菌等病原性细菌感染者可见阴茎肿胀和触痛,感染严重或扩散者可有阴囊紧缩和触痛以及睾丸、附睾或精索触痛。革兰氏阴性细菌引起严重感染者可有体温升高和(或)脉搏及呼吸异常。创伤性前列腺炎患者可有会阴部的皮肤、软组织以及会阴部相邻组织或器官甚至骨组织等的损伤。

慢性前列腺炎患者,可见阴囊及会阴部的皮肤湿疹样、抓痕样、神经性皮炎样及其他类型或性质的皮肤损害,部分患者的腰骶部可有明显的压痛点,菌血症或内毒素血症期间的患者可有体温升高以及脉搏和(或)呼吸异常,感染扩散者可有精索或附睾等器官的触痛。一些慢性细菌性前列腺炎患者,还可具有身体其他部位皮肤、黏膜、骨关节等不明原因的损害或症状。

(2)前列腺检查:前列腺的体格检查通常采用直肠指诊法或称为直肠指检法,这是对于前列腺炎以及其他前列腺疾病进行临床初步诊断最常采用的具有十分重要价值的一种检查方法。直肠指检的具体操作方法:令患者取膝胸卧位于检查台上或向前弯腰站立于检查台旁,检查者带上一次性橡胶手套或指套,蘸液状石蜡或其他无毒害、无刺激的润滑剂后,小心插入患者肛门内 4～6cm 深处,即可隔直肠触及前列腺的外周区(PZ),详见第二章。

在进行前列腺的直肠指检时,须注意患者前列腺的质地、大小、温度、表面是否光滑、中央沟有无变浅或消失、有无疼痛及疼痛的程度、有无波动感,精囊是否疼痛或肿胀等。如果采集前列腺液,可将手指分别由前列腺的外侧向前列腺沟的方向按摩与挤压数次后,将手指由前列腺底向前列腺尖的方向按摩与挤压,即可使前列腺液排出至尿道。

急性前列腺炎患者的前列腺通常有较为明显的疼痛甚至是剧烈疼痛,前列腺肿胀、质地柔软或较硬且温暖。慢性前列腺炎患者的前列腺体积通常正常和质地较硬,病程长久或接受过前列腺穿刺治疗者的前列腺质地可坚硬,一些患者的前列腺也可有不同程度的对称性或不对称性增大。如果存在严重的感染,前列腺有明显或剧烈的疼痛。绝大多数慢性前列腺炎患者,前列腺疼痛、肿胀或硬度改变并不存在对称性。在疼痛明显的一侧或双侧前列腺上往往可触及一个或多个大小不等的结节,结节疼痛的程度明显严重于其周围的前列腺组织。前列腺脓肿时,可发现前列腺有波动区域。

(二)前列腺炎的临床鉴别诊断

前列腺炎,不论是急性前列腺炎还是慢性前列腺炎,常常可合并其他生殖器官炎症或感染,如尿道炎、精囊炎、输精管炎、附睾炎等,以致常常可具有复杂的、多样性的、不典型的或综合性的临床表现,容易造成临床误诊或漏诊和导致治疗效果不理想。对于前列腺炎的鉴别诊断,需要注意的问题包括:

1. 尿道炎 尿道炎是前列腺炎患者的常见前期疾病或继发疾病,主要表现为尿频、尿急、尿痛、尿不尽、尿滴沥等排尿症状及尿道口红肿、尿道痛，严重感染者可有阴茎肿痛及尿道口有异常分泌物。夜尿症状在慢性尿道炎患者并不常见，继发膀胱炎等上尿路感染者可有夜尿症状。采集患者的分段尿液标本或以"尿液-前列腺液-精液法"采集患者的分段尿液、前列腺液及精液标本进行病原体的分离培养，有助于尿道炎与前列腺炎的诊断与鉴别诊断。精阜炎患者的尿道镜检查可见精阜肿大，尿道损伤患者的尿道镜检查可发现损伤病灶。

2. **精囊炎或感染**　精囊与前列腺、输精管具有紧密的毗邻关系，前列腺与精囊的炎症或感染常常可相互波及与扩散，以致产生前列腺炎/感染与精囊炎/感染混合的或相混淆的临床表现，从而造成临床漏诊与误诊（详见第十六章）。单纯性精囊炎患者，前列腺液的细胞学检查结果正常或异常，"尿液-前列腺液-精液法"的标本分离培养可见前列腺液无菌、精液有菌；前列腺与精囊混合感染者，前列腺液的细胞学检查结果异常，分离培养可见前列腺液有菌、精液有菌；直肠指检有助于前列腺炎和（或）精囊炎的初步诊断与鉴别诊断；精囊囊肿的诊断与鉴别诊断则需要依赖于影像学检查。

3. **输精管炎或感染**　输精管与前列腺、精囊具有紧密的毗邻关系，前列腺、输精管的炎症或感染常常可相互波及与扩散，以致产生前列腺炎/感染与精囊炎/感染混合的或相混淆的临床表现，从而造成临床漏诊与误诊。输精管炎患者可有沿附睾-精索分布的条索状不适、坠胀或疼痛，尤其常在性兴奋未排精或射精、久坐或久站、穿着紧身裤等条件下加重，射精、禁欲、热水浴、平卧、休息后可缓解。输精管损害严重者的体格检查，可发现输精管区域的触痛；单纯性输精管炎患者，前列腺液的细胞学检查结果可正常或异常，"尿液-前列腺液-精液法"的标本分离培养可见前列腺液无菌、精液有菌；前列腺与输精管混合感染者，前列腺液的细胞学检查结果异常，分离培养可见前列腺液有菌、精液有菌。

4. **前列腺结石**　前列腺结石、前列腺有钙化灶的患者可有前列腺区域或会阴部不适或疼痛症状，前列腺液的细胞学检查可见白细胞数量增多或正常；前列腺液及精液的分离培养无菌；超声或影像学检查可见前列腺内的结石或钙化灶。

5. **前列腺痛**　前列腺痛或称为慢性骨盆痛综合征，患者可有前列腺区域或会阴部不适或疼痛症状；前列腺液的细胞学检查可见白细胞数量正常或增多；由前列腺穿刺所致的前列腺出血或疼痛者，可有明确的前列腺介入治疗史。

6. **良性前列腺增生**　良性前列腺增生（BPH）被分为Ⅰ度（体积为正常前列腺的1.5～2倍，约鸽蛋大小，重量20～25g）、Ⅱ度（体积为正常前列腺的2～3倍，中央沟可消失，约鸡蛋大小，重量20～25g）、Ⅲ度（体积为正常前列腺的3～4倍，中央沟消失，约鹅蛋大小，重量50～75g）、Ⅳ度（体积为超过正常前列腺的4倍，中央沟消失，重量约75g以上）。单纯性的BPH早期（Ⅰ～Ⅱ度）通常没有明显的会阴部及排尿症状，病原学检查结果为阴性；如果BPH继发细菌等病原体感染或发生炎症反应，前列腺体积进一步增大，则可产生不同程度的排尿症状或前列腺炎样症状以及血清PSA阴性或阳性。

7. **前列腺癌**　血清PSA水平显著增高是临床诊断前列腺癌（PCa）最重要指标之一，直肠指检、影像学检查以及前列腺活体组织病理学检查可发现PCa的特征性形态学与组织病理学改变。

需要注意的是，细菌等病原体感染及其引起的炎症反应造成的炎性前列腺肿（IPS）通过抗感染治疗后，患者的症状与体征可迅速改善或恢复正常，血清PSA水平显著降低或恢复正常。

8. **椎间盘突出**　椎间盘突出，尤其是腰椎间盘突出，可对脊神经或坐骨神经形成压迫，以致引起腰痛、腿痛，但常为下肢放射痛、坐骨神经痛等相关症状，患者久坐、剧烈运动等可使症状加重，但不出现排尿症状。前列腺的细胞学检查、病原学检查、超声检查及影像学检查均无异常发现。椎间盘突出可通过体格检查、影像学检查进行诊断与鉴别诊断。

三、前列腺炎的实验室诊断与鉴别诊断

疾病的实验室诊断也称为疾病的实验室检查，是在对患者进行病史询问和了解症状以及物理诊断的基础上，采用化学、生物化学、细胞学、微生物学、免疫学、分子生物学等方法，检查患者的血液、尿液、前列腺液、脑脊液、粪便、痰等标本所表现出的病理变化。前列腺炎的实验室检查主要包括病原学检查、细胞学检查、血液学检查、病理学检查、免疫学检查及分子生物学检查，最常使用的是病原学检查与细胞学检查。前列腺炎的实验室检查是判断前列腺的炎症反应及其性质与程度，鉴别不同病原和不同病理类型前列腺炎的重要措施与方法。

（一）细胞学诊断与鉴别诊断

1. **诊断** 细胞学检查是采用显微镜观察等方法，检查标本内细胞等颗粒性成分的形态、数量、结构、机能状况等性状，从而对机体生理状态或疾病进行评估与诊断的方法。前列腺炎的细胞学检查通常包括前列腺液检查、尿液检查及血液学检查，尤其前列腺液的细胞学检查是临床前列腺炎诊断中最常使用的简便、快速和有效的实验室检查方法。前列腺炎的细胞学检查通过对患者的前列腺液标本进行直接的显微镜下观察，了解标本内白细胞、卵磷脂小体等颗粒性成分的性质、含量、形态、结构、分布等特点，为临床对于前列腺炎或其他前列腺疾病的诊断或鉴别诊断提供客观的依据。

（1）前列腺液检查：对于前列腺炎患者的前列腺液进行细胞学检查，是前列腺炎的实验室诊断常用方法。前列腺在受到各种病原因子的作用时，可对各种致病因子的刺激形成不同程度的病理反应，以致常常可表现为前列腺液的细胞学指标改变。前列腺液细胞学检查主要通过观察前列腺液标本内的白细胞、脓细胞、红细胞、上皮细胞、颗粒细胞、卵磷脂小体、淀粉样体、真菌等微生物、寄生虫、原虫或癌细胞等的形态和数量，为临床对于前列腺炎、前列腺结石、前列腺肿瘤等疾病的诊断或鉴别诊断提供重要的辅助依据（图 15-4，图 15-5）。一般来说，病原体等致病因子对于前列腺组织的损伤或刺激作用，常常可引起血流中的白细胞大量渗出血管，从而在前列腺组织内形成聚集。这些到达前列腺血管外组织的白细胞在对病原体进行吞噬、杀伤和清除的过程中，同时也吞噬了卵磷脂小体、病变或死亡的细胞以及其他颗粒成分，从而可造成前列腺液内卵磷脂小体的数量减少以及形成异常形态的白细胞。炎性前列腺疾病的这一病理学变化造成了前列腺液细胞学检查时，可发现白细胞、卵磷脂小体及红细胞的不同程度异常，常见为卵磷脂小体的数量减少以及白细胞的数量增多、出现脓细胞和前列腺颗粒细胞。临床通常以前列腺挤压液内的卵磷脂小体数量多于+++/HP、白细胞少于 10 个/HP、无脓细胞、红细胞少于 5 个/HP，表示前列腺未发生微生物感染或没有发生炎症反应。但著者通过对感染性前列腺炎患者在治愈前后的前列腺液细胞学变化情况调查发现，从分离培养无菌（不能检出细菌、细菌 L 型、真菌、支原体、衣原体以及其他可用人工培养基分离培养的病原体）的前列腺采集的前列腺挤压液内，白细胞数量极少和不能发现脓细胞。因此建议，正常前列腺液的细胞学指标至少应当是卵磷脂小体数量多于 +++/HP、白细胞数量 0～5 个/HP、红细胞数量 0～5 个/HP、无脓细胞、上皮细胞少量、无癌细胞、不能发现细菌及真菌等细胞型病原体。

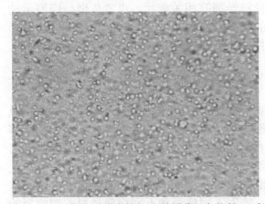 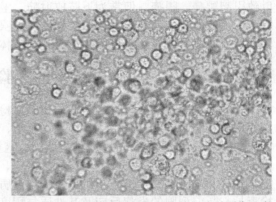

图 15-4　正常前列腺液的细胞学图像（高倍镜）（彩　　图 15-5　前列腺炎患者前列腺液的细胞学图像（高
　　　　　图见插页）　　　　　　　　　　　　　　　　　倍镜）（彩图见插页）

未染色标本，正常前列腺液（图 15-4）的视野内可见卵磷脂小体分布于满视野，白细胞数量极少，不能发现脓细胞。前列腺
炎患者前列腺液（图 15-5）的视野内可见大量白细胞以及脓细胞，卵磷脂小体的数量明显减少

1）细菌性前列腺炎：急性细菌性前列腺炎患者前列腺液的肉眼观察，可见因含有大量红细胞而呈淡红色或咖啡色；镜检可见存在大量的红细胞、白细胞、脓细胞及前列腺颗粒细胞（fat laden macrophage）或细菌样细胞。慢性细菌性前列腺炎患者前列腺液的肉眼观察，可见呈微黄混浊状或乳黄色；涂片镜检可见存在大量白细胞及前列腺颗粒细胞和（或）脓细胞、红细胞、细菌样细胞。卵磷脂小体数量减少，为白细胞浸润与吞噬所致。通常以每高倍镜视野下白细胞数多于 10 个、卵磷脂小体等于或少于 ++/HP 或可存在脓细胞及红细胞，为有慢性前列腺炎的辅助诊断价值。慢性细菌性前列腺炎患者的前列腺液生化检查可发现锌、镁、钙离子的浓度降低，IgG、IgA、IgM 抗体的含量可明显增高，其中 IgA 是前列腺内抗感染的主要抗体。

2）非细菌性前列腺炎：前列腺液涂片镜检，常常可见许多成团或聚集的白细胞，卵磷脂小体数量减少以及前列腺颗粒细胞增多。

3）真菌性前列腺炎：前列腺液涂片镜检，可见大量白细胞或有红细胞，并且可发现存在大量的酵母菌样细胞。

4）滴虫性前列腺炎：前列腺液涂片镜检，可见大量白细胞或有红细胞，并且可发现阴道毛滴虫。血吸虫、包虫、丝虫、阿米巴原虫等寄生虫感染者，也可发现具有相应形态学特征的病原体。

5）慢性骨盆痛综合征：患者的前列腺液涂片镜检通常可完全正常。由病原体感染或物理性与化学性病原引起的"慢性骨盆痛综合征"样症状，患者在急性期或组织损伤期可见前列腺液有较多的红细胞、白细胞或病原体。但随着病原的减少和消失及其对前列腺的刺激作用逐渐减弱以及损伤的前列腺组织逐渐修复，前列腺液的细胞学检查结果可恢复正常，症状也常常可以缓解或消失。

6）病毒性前列腺炎：前列腺液涂片镜检可发现白细胞或有红细胞，采用标记抗体染色技术，可在前列腺的组织内发现病毒特异性的抗原或病毒颗粒；采用 PCR 技术以及其他的基因检测技术，可在前列腺的组织内发现病毒特异性的核苷酸序列。病毒如果引起整合感染，以致细胞转化，可发现异常增生或异常分化的前列腺细胞。

（2）尿液检查：男性尿道既是尿液排出体外的通道，也是前列腺分泌液、精囊分泌液及精液排出体外的通道。内生殖器官的分泌物经尿道排出时常常可残留于男性尿道内，在排尿的过程中或排尿的后期也可由排尿肌的收缩与挤压而导致前列腺液等男性内生殖器官的分泌液流出。因此，常常可在尿液标本内发现来自前列腺、精囊、输精管道等男性内生殖器官的分泌物及其所含的细菌等病原体，从而有助于前列腺炎等男性生殖器官疾病的辅助诊断。但如果患者在排尿之前或排尿的过程中并没有发生前列腺液等内生殖器官分泌物的排出，或者仅仅具有极少量的分泌物排出，那么在患者的尿液标本内将难以发现或不能发现具有前列腺炎等男性生殖器官疾病诊断价值的细胞学及病原学指标。如果患者的尿道存在有丰富的正常菌群以及在发生尿道、膀胱或肾脏感染的情况下采集尿液标本进行细胞学与病原学检查，其结果常常可导致前列腺炎等男性生殖器官疾病的误诊或漏诊。因此在根据尿液细胞学检查和病原学检查的结果进行前列腺炎等男性生殖器官疾病的诊断与辅助诊断时，更应当高度注意结合患者的临床表现以及其他检查结果进行综合分析。

1）细菌性前列腺炎：急性细菌性前列腺炎患者尿液的细胞学检查对于急性细菌性前列腺炎的实验室诊断具有重要的参考价值，是急性细菌性前列腺炎细胞学检查的常用方法之一。由于急性细菌性前列腺炎患者的前列腺感染与损伤较为严重，并且常常可有大量病原菌随过度分泌的前列腺液排出至尿道，对于不宜进行前列腺按摩的急性细菌性前列腺炎患者，通常可采用收集患者尿液标本的方法进行细胞学检查和病原菌的分离培养。尿液细胞学检查通常是采集患者的清晨中段尿液标本，离心后取沉淀物直接进行镜检，一般能够发现较大数量的白细胞、脓细胞、红细胞或引起急性细菌性前列腺炎的病原菌。

慢性细菌性前列腺炎患者尿液的细胞学检查对于慢性细菌性前列腺炎的实验室诊断，通常仅仅具有较低的参考价值。因为尿液检查结果常常可受到患者尿道感染情况、排尿间隔时间、是否接受过或正在接受抗菌药物治疗以及采集标本的方法等诸多因素的影响，从而可导致误诊或漏诊。虽然患者的中段尿液标本离心沉淀物镜检可发现少量白细胞或脓细胞，但也常常可以没有任何具有诊断价值的异常发现。如果患者近期未接受抗菌药物的治疗，或者在采集标本时患者已间隔了较长的时间没有排尿（常见于采集清晨尿液标本或某种原因使患者排尿次数明显减少的情况下），则可由尿道正常菌群的大量生长繁殖与代谢活动而造成尿道局部炎症反应加重，以致出现假阳性结果。慢性前列腺炎患者的尿液病原学检查也常常可错误地将尿道正常菌群的细菌与来自前列腺的病原菌相混淆，从而造成病原学检查的漏诊或误诊。如果在采集标本前或采集标本的过程中，患者没有前列腺液分泌到尿道、已经或正在接受抗菌药物的治疗、大量饮水或输液造成尿量明显增多或采集标本的方法不当等，常常可导致尿液标本的细胞学检查或病原学检查形成假阴性结果。

2）非细菌性前列腺炎：虽然急性非细菌性前列腺炎患者的尿液细胞学检查常常可以发现具有较多数量的白细胞、脓细胞或红细胞，然而慢性非细菌性前列腺炎患者的尿液则常常可以没有任何具有诊断学价值的异常发现或仅仅可见少量白细胞。非细菌性前列腺炎患者尿液标本的分离培养虽然也可发现病原体，但其常常可由于受到尿道正常菌群污染等因素影响而导致漏诊或误诊。

3）真菌性前列腺炎：患者的尿液标本细胞学检查常常能够发现白细胞、红细胞及酵母菌，但容易同真菌引起的尿道感染或尿道菌群污染相混淆。

4）滴虫性前列腺炎：患者的尿液标本细胞学检查可发现白细胞、红细胞及阴道毛滴虫。血吸虫、包虫、丝虫、阿米巴原虫等寄生虫感染者，也常常可发现相应的病原体。

5）慢性骨盆痛综合征：患者的尿液标本细胞学检查通常没有异常发现，分离培养也常常不能发现任何具有诊断学意义的阳性的结果。

（3）血液学检查：由于许多微生物等病原体及其代谢产物以及化学药物都能够进入血流，常常可引起前列腺炎患者的血液形成某些病理性的细胞学、免疫学及生物化学改变。因此对前列腺炎患者进行血液学检查，也常常能够获得某些具有诊断学意义的阳性结果。

1）细菌性前列腺炎：急性细菌性前列腺炎患者的血液细胞学检查常常可发现外周血的白细胞总数增多，其中尤以中性粒细胞数量增多较为明显。慢性细菌性前列腺炎患者的血液细胞学检查通常可没有任何具有诊断学价值的异常发现。但如果由感染扩散或前列受挤压等因素造成前列腺内的细菌或其毒性代谢产物进入患者血流，也可发现患者外周血的白细胞数量增多。近年来的研究发现，许多慢性细菌性前列腺炎患者可发生血清前列腺特异性抗原（PSA）的水平增高。

2）非细菌性前列腺炎：患者的血液细胞学检查通常可没有任何具有诊断学价值的异常发现。但如果病毒等病原体或其毒性代谢产物以及支原体或衣原体的抗原物质进入患者血流，也可造成外周血的白细胞数量增多、产生特异性抗体等血液细胞学病理变化或免疫学变化。

3）真菌性前列腺炎：如果没有发生细菌等病原体混合感染以及真菌性的全身感染，真菌性前列腺炎患者的血液细胞学检查通常可没有任何具有诊断学价值的异常发现。

4）滴虫性前列腺炎：单纯的滴虫性前列腺炎患者的血液细胞学检查通常可没有任何具有诊断学价值的异常发现。即使其他寄生虫感染的前列腺炎患者，通常也不能发现具有诊断学意义的血液学检查结果。

5）慢性骨盆痛综合征：患者的血液细胞学及生化检查通常为正常。

2. 鉴别诊断 一般来说，前列腺液细胞学检查阳性，提示前列腺存在炎症反应和（或）有病原体存在；细胞学检查阴性提示前列腺没有炎症反应，但并不表示前列腺没有病原体存在。

（1）前列腺液细胞学：白细胞、卵磷脂小体的数量与炎症反应及其程度有关，炎症反应严重者的前列腺液内白细胞数量可明显增多而卵磷脂小体数量明显减少。然而，细菌等病原体感染前列腺，也可形成亚临床感染和成为前列腺寄生菌群，如果这些病原体没有引起前列腺的明显组织损伤和炎症反应，则不能检出具有诊断学意义的白细胞数量及卵磷脂小体数量变化。此外，前列腺的邻近器官精囊、输精管发生炎症或感染时，其炎症反应产物也可波及前列腺，从而引起前列腺的"无菌性炎症反应"，导致前列腺液细胞学检查出现阳性结果。感染前列腺的病原体（细菌、真菌、寄生虫）达到相对较多的数量时，在标本的直接涂片镜检中才能被发现。病原体的形态特征仅仅有助于病原学的传播诊断，指导进一步的检查。

因此，对于前列腺液细胞学检查阳性的患者、前列腺液细胞学检查阴性的患者及直接镜检未发现病原体的患者，不可仅凭此诊断为"前列腺炎"、"无菌性前列腺炎"、"骨盆痛综合征"或"正常前列腺"，需要采用"尿液-前列腺液-精液法"采集标本和分离培养病原体，进行前列腺炎、精囊炎/感染、输精管炎/感染的诊断与鉴别诊断。

（2）尿液细胞学：前列腺的炎症反应可造成前列腺液过度产生与分泌，随前列腺液流至尿道的病原体也可引起尿道感染，从而可造成尿液细胞学检查出现阳性结果。男性尿道含有多种正常菌群以及污染菌，包皮过长者的尿道也常常可存在不同程度的炎症反应，可造成尿液标本的污染，以致诊断困难。因此尿液标本的细胞学检查更适宜于尿道炎的诊断，而不是前列腺炎的诊断。

如果仅仅采集尿液标本进行细胞学检查，可分别采集患者的前段（初始）尿液标本 3～5ml 与末段（终末）尿液标本 3～5ml。前段尿液的细胞学阳性结果可反映尿道的炎症与感染，末段尿液的细胞学阳性结果可反映前列腺的炎症与感染。对这些检查结果结合患者的临床表现进行综合分析，可有助于尿道炎与前列腺炎的鉴别诊断与辅助诊断。

（二）病原学诊断与鉴别诊断

1. 诊断 病原学检查是对于引起疾病的病原或病因进行检查与诊断的策略和方法。病原学检查包括采集标本并且通过直接涂片镜检、分离培养、生化试验、动物试验、药物敏感试验、抗原检测、分子检测等方法，寻找和鉴定引起疾病的病原的种类、性质及制订处理的策略与方法等，为临床诊断、鉴别诊断和治疗提供依据。

如前所述，引起前列腺炎的病原因子主要包括生物性、物理性及化学性三种类型，其中尤以生物性病原因子最为常见，并且具有更加复杂的性质和致病机制。物理性病原因子及化学性病原因子具有剂量稳定性和时间延长递减性，并且患者通常具有明显的病原接触史或作用史，以及随着时间的延长其对前列腺的作用逐渐减弱，以致患者的症状逐渐缓解，从而可通过询问病史和体格检查获得有利于指导治疗的诊断与鉴别诊断依据。生物性病原因子引起的感染性前列腺炎的诊断和治疗，需要依赖于实验室检查提供信息和指导。

（1）标本采集的基本原则：一般来说，不论任何病原因子（生物性、物理性、化学性）引起的疾病，都能够在患者的局部疾病组织或适当的标本内发现或检出相应的病原因子。在感染性前列腺疾病患者的前列腺液、前列腺组织或尿液标本内，都能够检出某种或某些病原体。然而在临床实践中，也常常可由于标本的采集时间不同、采集与处理方法不同、标本污染、抗菌药物的不规范使用、病原体检查方法不同、对分离培养结果的判读方法及标准不同等因素，造成前列腺炎病原学检查漏诊或误诊，以致影响治疗效果甚至贻误治疗。微生物所具有的生物多样性，造成了病原学检查方法及其结果的判定具有较其他实验室检查方法和结果的判定更加显著的复杂性和特殊性，因此要求应具有科学可行的操作规程或方法、检验人员具有良好的专业知识水平和敬业精神。许多感染性前列腺炎患者常常具有典型的病史和临床表现，以致临床根据患者的症状和体征进行诊断并不困难。引起感染性前列腺炎的不同种类病原体常常具有不同的生物学性状以及药物敏感性或耐药性等特性，感染性前列腺炎也常常可合并其他生殖器官炎症或感染（多器官感染或炎症），因此对于急性前列腺炎和慢性前列腺炎的病原学诊断和鉴别诊断以及正确地选择和使用抗菌药物进行有效的治疗，都需要依赖于正确的或规范的临床诊断、标本采集和病原学检查。

为了保证在采集的标本中能够有效地检出病原体，并且其结果能够正确地反映患者所受感染的情况，在采集标本时需要注意以下事项。

1）标本及时送检：采集的标本应当尽早送到实验室并且立即进行分离培养。如果将标本在体外过长时间地放置，可由于某些细菌等微生物死亡或生长繁殖，从而造成标本内病原体的数量减少或相对增多，导致分离培养的假阴性结果、假阳性结果或对结果的分析与解释发生错误。例如，尿液标本在室温下长时间放置后，由尿液的酸性条件或某些细菌代谢产酸而造成尿液标本的 pH 降低，可导致对酸性条件敏感的细菌、支原体等微生物大量死亡，以致病原学检查漏诊或误诊。由于前列腺液及精液标本具有丰富的营养，其在室温下长时间放置将有利于某些细菌或微生物的生长繁殖和代谢活动，可造成标本内某些微生物的数量增多而另一些微生物的数量减少，从而导致分离培养的假阳性结果或假阴性结果以及对分离培养结果解释的困难甚至误诊或漏诊。

2）使用抗菌药物之前采集标本：抗菌药物进入患者体内后，可在极短的时间内到达人体几乎各个组织与器官内，以致在血液、尿液以及来自其他组织或器官的标本内达到极高的浓度。王和等证实，绝大多数抗菌药物在以常规治疗剂量、方法与途径给药后，都可迅速进入患者的尿液、前列腺液及精液内并且达到较高的活性浓度。其中某些抗菌药物在前列腺液内的高浓度状态甚至可持续存在达 3 天时间。患者在已经接受了抗菌药物治疗的情况下，由于其尿液、前列腺液、精液内含有较高浓度的抗菌药物，可抑制标本内细菌等微生物在培养基内的生长繁殖，从而造成分离培养的假阴性结果或某些病原体的漏诊。根据王和等的研究结果，以常规方法与途径给予的抗菌药物在停药 3 天以后，其绝大多数从患者体内完全排出，在患者的尿液、前列腺液或精液标本内均不能再检出抗菌药物。因此在患者就诊时必须详细询问其抗菌药物的使用情况，如果患者已经接受了或正在接受抗菌药物的治疗，则不论其是针对前列腺炎的治疗还是针对其他器官感染性疾病的治疗，一般都应当令其停药 3 天以上，再进行尿液、前列腺液及精液标本的采集和病原体的分离培养。在特殊的情况下（如急性前列腺炎或存在其他某些特殊因素而不能等待），也可不必顾及患者是否已经使用过抗菌药物，但其标本在分离培养时须进行相应的处理。

3）注意无菌操作：无菌操作是微生物学研究和病原学检查的最重要基本技能之一，也是使病原学检查能够获得正确结果的基本保障。在正常男性及前列腺炎患者的尿道口、尿道黏膜及阴茎皮肤上常常存在多种细菌或其他微生物，因此采集的尿液、前列腺液及精液标本常常可受到这些微生物的污染。这些污染标本的微生物可造成本来无菌的尿液、前列腺液、精液标本形成"有菌"的假阳性结果。对标本的不适当处理可造成将患者前列腺或其他生殖器官误诊为有"感染"甚至"严重感染"。

4）做好容器的标记：需对前列腺炎患者分别采集分段尿液、前列腺液或精液标本，因此必须对所使用的试管或其他容器做好明显的标记，以避免造成在采集或运送标本的过程中或在将标本接种培养基进行分离培养时，发生标本顺序颠倒或弄错的情况。通常需用不容易被抹掉的记号笔或标签在标本容器外壁上最明显的部位，写上清楚和显而易见的序号及其他相应的标记。

5）初次诊断时应依次广泛采集各种标本：初次就诊的具有"前列腺炎样症状"的患者，尤其是那些在近期内没有接受过抗菌药物治疗或症状不典型的患者，不仅其尿道常常含有多种及大量的细菌或其他微生物，而且还可能存在有多器官感染或多种病原体混合感染的情况。因此应当采用"尿液-前列腺液-精液法"，严格地依次广泛采集患者的分段尿液、前列腺液及精液标本，并且分别接种于相应的培养基和置于适当的条件下进行分离培养，以避免前列腺液和精液通过尿道受污染而对分离培养结果的判断造成干扰。

（2）标本采集的方法：正确采集标本是前列腺炎病原学诊断中十分重要的一个环节，也是保证能够分离获得引起前列腺炎的真正病原而不是污染病原的关键因素。根据对感染患者进行标本采集的基本原则，感染性前列腺炎的病原学诊断也应当主要采集患者的前列腺液或前列腺组织标本而不是仅仅采集尿液、尿道分泌物或生殖器官之外的其他组织与器官的标本。由于男性生殖系统具有特殊解剖学与生理学特性，所采集的前列腺液标本在通过男性尿道排出时，不可避免地会受到尿道甚至阴茎皮肤正常菌群的污染，甚至受到操作者手的皮肤及其他带菌物体的污染。因此在采集前列腺液标本的过程中，应当注意避免外界细菌等微生物的污染以及鉴别与排除尿道正常菌群污染对结果判断的干扰或造成的诊断错误。在前列腺炎的病原学诊断中，临床对疑为前列腺炎的患者采集标本进行病原体分离培养的方法常见包括尿四杯法、三杯法、二杯法、直接晨尿法、直接前列腺液法、前列腺液-精液法、尿液-前列腺液-精液法。在这些方法中，最适用的是尿液-前列腺液-精液法，根据男性生殖系统的特点，可系统地采集患者生殖器官的各种标本，从而有助于对分离培养物的来源以及男性生殖系统不同器官的炎症或感染进行正确的诊断与鉴别诊断。

1）尿四杯法：依次分别采集患者的前段尿液、中段尿液、前列腺液、后段尿液，定量接种于适当的培养基进行病原体的分离培养和（或）细胞学检查，常用方法是 Meares-Stamey 四杯法和 Stamet 四杯法。

Meares-Stamey 四杯法（Meares-Stamey 4-glass test）由 Meares 和 Stamey 于 1968 年首次提出，分别采集有前列腺炎样症状患者的前段尿液、中段尿液、前列腺液、后段尿液标本，进行病原体的分离培养。Meares-Stamey 四杯法要求患者在采集标本之前大量饮水，包皮长者需用肥皂液清洗龟头并用无菌海绵小心擦干龟头，上翻包皮以暴露龟头。对于膀胱急性感染者，需首先给予 β-内酰胺类抗生素或呋喃妥因进行治疗，这些抗菌药物不能穿透前列腺，因此不会干扰后续的前列腺细菌培养。Meares-Stamey 四杯法的具体步骤和方法为：①将无菌容器置于患者的尿道口前收集尿液 10ml，作为前段尿液（voided bladder No.1，VB1）标本，反映尿道的微生物群或感染情况。②令患者继续排尿液约 200 ml 后，用无菌容器在患者的尿道口前收集尿液 10ml，作为中段尿液（voided bladder No.2，VB2）标本，反映上尿路（膀胱或肾脏）的感染情况。③以直肠指检法，对患者的前列腺从上叶外侧边缘向顶端移动手指，按摩和挤压约 1 分钟。④按摩结束 2～3 分钟内，用无菌容器在患者的尿道口前收集前列腺挤压液数滴，作为前列腺液（expressed prostatic secretion，

EPS）标本，反映前列腺的感染情况。⑤用无菌容器在患者的尿道口前收集尿液 10 ml，作为后段尿液（voided bladder No.3，VB3）标本。VB3 内含有滞留于尿道内的前列腺液，是尿液与前列腺液的混合物，反映前列腺的感染情况。

Meares-Stamey 四杯法采集的各个标本，都需要定量接种于适当的培养基进行细菌等病原体的分离培养，分离培养物的意义见表 15-4。

表 15-4 Meares-Stamey 四杯法及其意义

标本名称	标本组成	标本量	标本的用途	意义
前段尿液（VB1）	尿液	10 ml	分离培养	菌落数，反映尿道感染情况
中段尿液（VB2）	尿液	10 ml	分离培养	菌落数，反映膀胱或肾脏感染情况
前列腺液（EPS）	前列腺液	数滴	分离培养	菌落数，反映前列腺感染情况
后段尿液（VB3）	尿液与前列腺液	10 ml	分离培养	菌落数，反映前列腺感染情况

Stamet 四杯法的操作程序与方法及其结果的诊断学意义，与 Meares-Stamey 四杯法一样，但增加了用消毒剂对患者的尿道口进行消毒以及对各标本进行直接显微镜检查（细胞学检查）的内容（表 15-5）。尿液及前列腺液标本的直接显微镜检查，分别用于反映前尿道炎症（VB1）、后尿路炎症（VB2）、前列腺炎症（EPS），VB3 在患者没有后尿路炎症的情况下，可反映前列腺的炎症。

表 15-5 Stamet 四杯法及其意义

标本名称	标本组成	标本量	标本的用途	意义
前段尿液（VB1）	尿液	10 ml	镜检、分离培养	细胞学检查、菌落数，反映尿道炎症或感染情况
中段尿液（VB2）	尿液	10 ml	镜检、分离培养	细胞学检查、菌落数，反映膀胱或肾脏炎症或感染情况
前列腺液（EPS）	前列腺液	数滴	镜检、分离培养	细胞学检查、菌落数，反映前列腺炎症或感染情况
后段尿液（VB3）	尿液与前列腺液	10 ml	镜检、分离培养	细胞学检查、菌落数，反映前列腺炎症或感染情况

2）三杯法和二杯法：临床有将 Meares-Stamey 四杯法或 Stamet 四杯法的操作步骤和方法进行简化，派生出"三杯法"和"二杯法"。三杯法分别采集患者的 VB1、VB2 和 EPS 标本，或采集患者的 VB1、VB2 和 VB3 标本；二杯法则采集患者的尿液和前列腺液标本，方法分别为采集 VB2 和 EPS 标本的二杯法、采集 VB1 和 EPS 标本的二杯法、采集 VB1 和 VB3 标本的二杯法。

3）直接晨尿法：直接在患者的尿道口收集清晨的首次尿液（晨尿）的中段尿液标本，定量接种于适当的培养基进行病原体的分离培养和（或）细胞学检查。前列腺炎患者及尿路感染患者常常具有尿频、夜尿增多等不同程度的排尿症状，"晨尿"及其分离物并不能代表患者的"隔夜膀胱尿液菌群"或"隔夜尿道菌群"，因此晨尿对于前列腺炎的诊断仅仅具有很小的参考价值。

4）直接前列腺液法：包括两种方法，一是直接对患者经直肠进行前列腺的按摩与挤压，在其尿道口收集前列腺液标本进行病原体的分离培养和（或）细胞学检查；二是令患者排尿后，再对患者经直肠进行前列腺的按摩与挤压，在其尿道口收集前列腺液标本进行病原体的分离培养和（或）细胞学检查。直接前列腺液法具有操作简便的优点，结合前列腺液的细胞学检查结果，其分离培养结果可有助于前列腺炎的诊断。但直接前列腺液法难以识别或鉴别诊断前列腺液标本内的污染菌群，并且由于前列腺液标本量少，不能进行多个项目的检查。

5）尿液-前列腺液-精液法：王和根据男性生殖系统的解剖学、组织学、生理学的特征以及病原体及其引起男性生殖器官感染的特征，在 Meares-Stamey 四杯法的基础上，创建了有助于对前列腺等男性生殖器官感染进行正确诊断与鉴别诊断的泌尿生殖道标本采集方法，称为"尿液–前列腺液–精液法"（urine-prostate-semen test 或 U-EPS-S test）。该方法不要求患者必须大量饮水，没有特定时间的限制，不需要首先对患者的阴茎和尿道口进行消毒，不需要患者的尿液及前列腺液标本的病原体数量达到某一特定数值，也不需要疑为尿路感染者首先服用抗菌药物，随即可对前来就诊的患者进行标本的采集。尿液–前列腺液–精液法的具体步骤和操作方法为：①患者不需要预先大量饮水，有尿即可。用无菌容器在患者的尿道口前收集尿液 1ml 以上，一般为 5～10 ml，作为前段尿液（initial urine, IU，图 15-6A）标本，反映尿道的微生物群或感染情况。②令患者继续排弃尿液的中段部分，用无菌容器在患者的尿道口前收集尿液 1ml 以上，一般为 5～10 ml，作为后段尿液（third section of urinary stream, TU，图 15-6A）标本，反映膀胱或肾脏的感染情况。如果患者尿量很少，以致不能明确区分前段尿液与后段尿液，可分别采集患者排尿的初始尿液（尿线头部）作为 IU 标本，采集排尿即将结束的尿液（尿线尾部）作为 TU 标本。③以直肠指检法，对患者的前列腺从上叶外侧边缘向顶端移动手指，按摩和挤压至患者明显感觉有分泌物流至尿道内，但不需要使其流出尿道口（图 15-6B）。④按摩结束后，如果需要做前列腺液的细胞学检查，可令患者将尿道流出物（前列腺液）滴于清洁载玻片上，作为前列腺液标本（图 15-6B），反映前列腺的炎症。⑤用无菌容器在患者的尿道口前收集尿液 1ml 以上，一般为 3～5 ml，作为残留尿–前列腺液（residual urine in bladder and EPS, RU-EPS，图 15-6C）标本，反映前列腺的感染情况。RU-EPS 一般为乳白色或淡黄色的混浊液体，但如果前列腺液量少、稀薄或尿液量过多而清淡时，也可为无色清亮的透明液。⑥精液：令患者以手淫法、性交法、取精器法或其他适宜的方法，将精液直接排射于无菌容器内，作为精液（semen, S）标本，反映精囊、附睾、输精管、精液的炎症或感染情况。有 1ml 以上的精液，即可适用于病原体的分离培养检查（图 15-6D）。

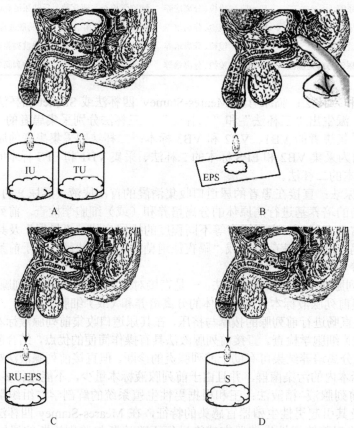

图 15-6　尿液–前列腺液–精液法的标本采集程序

尿液-前列腺液-精液法采集的尿液标本（IU、TU 标本）用于病原体的分离培养，其意义与 VB1、VB2 标本的意义相同，分别反映尿道、膀胱或肾脏的感染情况。前列腺液标本用于常规细胞学检查，反映前列腺的炎症。精液标本用于常规细胞学检查和病原体的分离培养，反映精囊、附睾、输精管、精液的炎症或感染情况（表 15-6）。

Meares-Stamey 四杯法、Stamet 四杯法、尿液-前列腺液-精液法采集标本方法的比较及其标本的用途见表 15-7。

表 15-6 尿液-前列腺液-精液法及其分离培养物的诊断学意义

标本名称	标本组成	标本量	标本的用途	意义
前段尿液（IU）	尿液	1～10 ml	分离培养	菌落计数，反映尿道的感染情况
后段尿液（TU）	尿液	1～10 ml	分离培养	菌落计数，反映膀胱或肾脏感染情况
前列腺液（EPS）	前列腺液	数滴	细胞学镜检	细胞学检查，反映前列腺炎症情况
残留尿-前列腺液（RU-EPS）	尿液与前列腺液	1～5 ml	分离培养	菌落计数，反映前列腺感染情况
精液（S）	精液	1～5 ml	细胞学镜检、分离培养	细胞学检查、菌落计数，反映附睾、精囊、输精管、精液的炎症或感染情况

表 15-7 Meares-Stamey 四杯法、Stamet 四杯法及尿液-前列腺液-精液法的比较

标本名称及其采集顺序	符号	采集的标本及其用途					
		Meares-Stamey 四杯法		Stamet 四杯法		尿液-前列腺液-精液法	
前段尿液	VB1 或 IU	10 ml	分离培养	10 ml	镜检、分离培养	1～10 ml	分离培养
中段尿液	VB2	10 ml	分离培养	10 ml	镜检、分离培养	无	
后段尿液	TU	无		无		1～10 ml	分离培养
前列腺液	EPS	数滴	分离培养	数滴	镜检、分离培养	数滴	镜检
后段尿液	VB3	10 ml	分离培养	10 ml	镜检、分离培养	无	
残留尿-前列腺液	RU-EPS	无		无		1～5 ml	分离培养
精液	S	无		无		1～5 ml	镜检、分离培养

（3）标本涂片镜检：标本直接涂片镜检有助于了解炎症情况及病原体的形态学种类，从而有助于指导进一步的检查和病原体的分离培养与鉴定（详见第四章）。对于前列腺炎患者的尿液及前列腺液标本的直接涂片和细胞学检查，如果发现一定数量的白细胞、红细胞及其他某些细胞或结构，可有助于明确尿道、膀胱及肾脏的炎症或前列腺炎症的诊断。在前列腺炎的病原学检查中，对于那些被疑为淋病奈瑟菌、分枝杆菌、无芽孢厌氧菌、放线菌、沙眼衣原体、真菌、毛滴虫、阿米巴原虫或丝虫感染者，也常常需要对其尿道分泌物及前列腺液标本进行直接涂片和染色镜检。

标本的直接涂片镜检，可受到标本所含病原体的数量、染色方法等许多因素的影响，因此直接涂片镜检对于前列腺炎的病原学诊断仅仅具有初步的参考价值或可作为解释分离培养结果的参考。著者将金黄色葡萄球菌、大肠埃希菌及白假丝酵母菌分别配制成不同浓度的菌液，将各菌液分别涂片进行革兰氏染色镜检和接种培养基分离培养后计菌落数，对涂片染色镜检法与分离培养法的病原体检出率及其相关性进行了研究。结果发现，涂片镜检法能够检出的细菌及假丝酵母菌的最低浓度为 10^{-4}/ml～10^{-3}/ml，分离培养法的最低检出浓度可达 10^{-9}/ml 甚至更低（CFU 为 3～10 个/ml 或 150～190 个/ml）。提示直接涂片镜检法的结果可受到标本内细菌或真菌含量的影响，分离培养法可具有更高的检出率。

1）淋病奈瑟菌感染：疑为淋病奈瑟菌等奈瑟菌属感染的前列腺炎患者，可采集其前列腺液标本进行直接涂片与染色镜检。将涂片标本干燥并固定后进行革兰氏染色，在显微镜下查找革兰氏阴性成双排列的肾形球菌。如果发现大量中性粒细胞以及革兰氏阴性双球菌，尤其是存在于中性粒细胞内的革兰氏阴性双球菌，对于初步诊断淋病奈瑟菌感染具有较高的价值。但在诊断淋病奈瑟菌感染时，也应当注意同其他奈瑟菌、球菌或其他细菌的不典型形态和异常染色性进行鉴别。

2）分枝杆菌感染：疑为分枝杆菌属菌种感染的前列腺炎患者，可采集其前列腺液标本进行直接涂片与染色镜检。取患者的前列腺液标本直接涂片，干燥并固定后进行抗酸染色，在显微镜下查找单个、成团或束状排列的抗酸阳性杆菌。如果发现具有典型形态特征的抗酸杆菌，对于初步诊断分枝杆菌感染具有较高的参考价值。此外对于疑为分枝杆菌感染者的前列腺液标本，也可采用金胺染色法进行染色和使用荧光显微镜观察。如果发现数量较多的抗酸阳性或阴性的不规则形态的圆球体细胞，可初步诊断为结核分枝杆菌 L 型感染。

3）无芽孢厌氧菌感染：疑为无芽孢厌氧菌感染的前列腺炎患者，可采集其前列腺液标本进行直接涂片与染色镜检。取前列腺液标本直接涂片，干燥和固定后进行革兰氏染色，在显微镜下观察革兰氏阳性或革兰氏阴性球形、杆状或不规则形态的无芽孢细菌。如果发现有较大数量的近乎纯培养物的细菌存在，但有氧分离培养没有细菌生长和厌氧培养有菌生长时，对于判断无芽孢厌氧菌感染具有较高的参考与鉴别诊断价值。

4）放线菌感染：疑为放线菌属菌种感染的前列腺炎患者，可采集其前列腺液标本进行直接涂片与染色镜检。首先以肉眼在前列腺液标本内寻找是否存在有淡黄色的颗粒（硫黄样颗粒），然后将此硫黄样颗粒制备成压片，直接镜检或者经革兰氏染色后镜检。如果镜检发现由许多革兰氏阳性丝状菌体组成的菊花样结构，对于初步诊断放线菌感染具有较高的价值。

5）细菌 L 型感染：疑为细菌 L 型感染者，可采集其前列腺液标本涂片，革兰氏染色后镜检。如果发现数量较多的丝状、不规则圆球形态的革兰氏阴性 L 型细胞，有助于细菌 L 型感染的初步诊断。

6）衣原体感染：疑为沙眼衣原体感染的前列腺炎患者，可采集其前列腺液标本进行直接涂片与染色镜检。取患者的前列腺液标本直接涂片并且迅速干燥后，用甲醇固定，经 Gemenez 染色法或 Giemsa 染色法染色后镜检。如果发现存在于上皮细胞的胞质内或游离存在的含红色细颗粒状衣原体的圆形膜性小体（包涵体），对于初步诊断衣原体感染具有较高的价值。

7）真菌感染：疑为真菌（酵母菌、丝状菌）感染的前列腺炎患者，可采集其前列腺液标本进行直接涂片与染色镜检。取前列腺液标本直接涂片，干燥并固定后，用革兰氏染色法或乳酸甲基蓝染色液进行染色，在显微镜下观察革兰氏阳性或蓝色的酵母菌或丝状菌。如果发现呈圆球或卵圆形态并有芽生孢子的酵母菌或丝状菌的菌丝或孢子，对于初步诊断真菌感染具有较高的价值。标本也可不染色直接镜检或用墨汁负染色后镜检，这样有利于观察具有宽大荚膜的隐球菌。涂片染色或不染色镜检判断真菌时，需注意同精子、红细胞、白细胞或其他某些组织细胞的鉴别。

8）毛滴虫感染：疑为阴道毛滴虫感染的前列腺炎患者，可采集其前列腺液标本进行直接涂片与镜检。取前列腺液标本涂片后在显微镜下直接观察，如果发现阴道毛滴虫即可确诊。

9）阿米巴原虫感染：疑为阿米巴原虫感染的前列腺炎患者，可采集其前列腺液标本进行直接涂片与染色镜检。取前列腺液标本涂片后，在显微镜下直接镜检。也可用碘染色或苏木精染色后镜检，如果发现阿米巴滋养体或包囊即可确诊。

10）丝虫感染：疑为丝虫感染的前列腺炎患者，可采集其前列腺液标本进行直接涂片与镜检。取前列腺液标本涂片后，直接在显微镜下观察，如果发现微丝蚴即可确诊。

11）病毒感染：疑为病毒感染的前列腺炎患者，可采集其前列腺液标本进行直接涂片与染色镜检。对前列腺液涂片标本用 Giemsa 染色等方法染色后，在普通光学显微镜下观察单纯疱疹病毒引起的多核巨细胞及细胞核内嗜酸性包涵体、人巨细胞病毒引起的嗜酸性巨细胞包涵体细胞或"猫眼细胞"，也可在电子显微镜下直接观察病毒颗粒。也可用 PCR 扩增、核酸杂交等方法检测标本内的病毒特异性基因核苷酸序列，或用病毒的抗原检测标本内相应的 IgG、IgM、IgA 抗体。

（4）病原体分离培养与鉴定：各种标本（IU、TU、RU-EPS、S）需定量和分别接种于不同的培养基，并且根据拟分离培养的病原体种类接种于适宜其生长繁殖和分离的培养基。接种标本后的培养基，需根据检查目的与要求不同，分别置于适当的温度与气体条件下进行分离培养。对正在使用抗菌药物的患者，需对采集的标本进行抗菌药物的灭活或衰减处理。

王和根据前列腺炎的病理学和感染病学特征以及对常见病原体种类、性质与分布的调查与研究结果，推荐使用"尿液-前列腺液-精液法"采集具有"前列腺炎样症状"患者以及"无菌性前列腺炎"患者的分段尿液、前列腺液及精液标本；对于初次就诊患者的标本，推荐常规接种于血琼脂平板、淋病奈瑟菌分离培养基、沙保诺琼脂平板、支原体培养基，进行非抗酸性的需氧性细菌、厌氧性细菌、真菌、支原体的分离培养。如果尿液、前列腺液、精液内常见病原体的分离培养呈现出其他原因所不能解释的阴性结果，有各种迹象表明患者可能是分枝杆菌、放线菌、衣原体、病毒、寄生虫或原虫感染，患者近期接受了或正在接受 β-内酰胺类抗生素的治疗以及患者为"无菌性前列腺炎"时，可结合标本涂片染色镜检的结果，考虑进一步做放线菌、结核分枝杆菌、衣原体、病毒、寄生虫、细菌 L 型或其他某些特殊病原体的检查或分离培养。对于具有前列腺炎样症状患者的分段尿液、前列腺液、精液标本，进行分离培养的操作方法为：

1）非抗酸性需氧菌的分离培养与鉴定：指对除抗酸杆菌外的其他常见致病性专性需氧性细菌和兼性厌氧性细菌的分离培养（详见第四章）。①标本处理：取 IU、TU、RU-EPS、S 标本各 0.1ml，分别接种于血琼脂培养基和淋病奈瑟菌分离培养基平板上，以划线法或涂布法将其分散于培养基表面。②培养：置 5%～10%CO$_2$ 培养箱（淋病奈瑟菌也可置于烛缸）内，37℃培养 24 小时后，观察结果。无菌生长者需继续培养至 72 小时后，若仍无细菌状可报告阴性结果。③病原体鉴定：肉眼观察菌落特征，注意菌落的形态、大小、颜色、溶血性、分布情况、种类及其数量。分别取不同类型的菌落涂片染色和镜检，根据菌落形态以及菌细胞的染色性、形态、生化反应、菌体表面抗原性、蛋白质分子、基因等特征，鉴定培养物的菌种或菌型（详见第四章）。

2）真菌的分离培养与鉴定：指对常见致病性酵母菌和丝状菌的分离培养（详见第四章）。①标本处理：取 IU、TU、RU-EPS、S 标本各 0.1ml，分别接种于沙保诺琼脂培养基平板或斜面。接种于琼脂平板的标本，以划线法或涂布法将其分散于培养基表面。也可分别接种于马铃薯葡萄糖琼脂培养基（potato dextrose agar，PDA）或念珠菌显色培养基（如 CHROM agar Candida 培养基）等进行分离培养。②培养：置普通温箱内 37℃（丝状菌需在 28℃置于湿盒内）培养并逐日观察真菌生长情况。对于无菌生长者，酵母菌需继续培养至 3 天后可报告阴性结果，丝状菌则需要继续培养至 7 天后可报告阴性结果。③病原体鉴定：肉眼或显微镜下观察菌落特征，取菌落涂片，用墨汁负染色、革兰氏染色或乳酸甲基蓝染色液染色后镜检。根据菌落形态以及真菌的染色性、形态、生化反应、芽管形成试验、荚膜抗原性、基因等特征，鉴定酵母菌的菌种或菌型。根据菌落形态与显微镜下真菌形态、结构、基因等特征，鉴定丝状菌的菌属、菌种或菌型（详见第四章）。

3）支原体的分离培养与鉴定：指对常见致病性支原体的分离培养（详见第四章）。①标本处理：取 IU、TU、RU-EPS、S 标本各 0.1ml，分别接种于支原体固体分离培养基，或分别接种于解脲支原体、人型支原体及生殖支原体的液体分离鉴别培养基。接种于琼脂平板的标本，以划线法或涂布法将其分散于培养基表面。②培养：置 5%～10%CO$_2$ 培养箱或烛缸内，37℃培养并逐日肉眼观察培养基的颜色变化以及在显微镜低倍镜下观察固体培养基上支原体菌落的生长情况，无支原体生长现象者需继续培养 3～7 天后，可报告阴性结果。③病原体鉴定：据显微镜下荷包蛋样菌落、生化反应、抗原性、基因等特征，鉴定分离培养物的菌种（详见第四章）。

4）细菌 L 型的分离培养与鉴定：细菌 L 型的分离培养方法主要包括高渗分离培养法与非高渗分离培养法（详见第五章）。

高渗分离培养法是指用高渗透压培养基分离培养细菌 L 型的方法。①标本处理：分别取 IU、TU、RU-EPS、S 各标本 0.1ml，直接接种或经滤菌器滤过后接种于 L 型高渗透压软琼脂培养基（LEM）平板，以划线法或涂布法将其分散于培养基表面。②培养：置 5%～10%CO_2 培养箱或烛缸内，37℃培养并逐日在显微镜低倍镜下观察 L 型菌落或非菌落 L 型细胞的生长情况 5～7 天，未发现细菌 L 型生长者可报告阴性结果。③病原体鉴定：取 L 型菌落或非菌落 L 型细胞涂片，革兰氏染色镜检和接种于 L 型高渗培养基传代培养。根据细胞壁缺陷细菌的形态、培养特征、返祖菌的生物学特性、抗原性、基因等，鉴定细胞壁缺陷细菌及其菌种或菌型（详见第五章）。

非高渗分离培养法是指用非高渗透压培养基分离培养细菌 L 型的方法。①标本处理：取 IU、TU、RU-EPS、S 标本 0.1 ml 经滤菌器过滤后，分别接种于 5 ml 非高渗透压液体（PG 液）培养基，密封瓶口。②培养：置普通温箱内，37℃培养并逐日在倒置显微镜的低倍镜和高倍镜（200～400 倍）下观察 L 型细胞生长情况，未发现 L 型生长者继续培养至 5～7 天后，可报告阴性结果。③病原体鉴定：根据细胞壁缺陷细菌的形态、培养特征、抗原性、基因、返祖菌的生物学特性，鉴定细胞壁缺陷细菌及其菌种或菌型（详见第五章）。

5）衣原体的分离培养与鉴定：指对沙眼衣原体的分离培养（详见第四章）。①标本处理：取 IU、TU、RU-EPS、S 标本加抗生素处理后，接种 0.1ml 于 McCoy 细胞、HeLa 细胞等细胞的单层培养物或鸡胚卵黄囊。②培养：置 5%～10%CO_2 培养箱内 37℃培养，逐日在显微镜下观察细胞病变情况。③病原体鉴定：取病变细胞涂片，用 Macchiavello 染色、Gemenez 染色、Giemsa 染色、标记抗体技术或 PCR 方法，检查或鉴定衣原体（详见第四章）。

6）无芽孢厌氧菌的分离培养与鉴定：指对无芽孢厌氧性细菌的分离培养（详见第四章）。①标本处理：取 IU 及 TU 标本的离心沉淀物以及 RU-EPS、S 标本，涂片革兰氏染色镜检。取 IU、TU、RU-EPS、S 标本各 0.1ml，分别接种于两套血琼脂培养基平板或无芽孢厌氧菌分离培养基（详见第四章）。②培养：将一套培养基置于普通温箱、另一套置于厌氧罐或厌氧箱内，37℃培养 24～48 小时。③病原体鉴定：观察培养物生长情况，如果涂片镜检发现有革兰氏阳性或革兰氏阴性球菌或杆菌、有氧培养物上无菌生长、厌氧培养物上有菌生长，即可判断为无芽孢厌氧菌感染。根据培养物的形态、生化反应、基因等特征，鉴定无芽孢厌氧菌的菌种或菌型（详见第四章）。

7）结核分枝杆菌的分离培养与鉴定：指对结核分枝杆菌的分离培养。①标本处理：取 IU、TU、RU-EPS、S 标本分别以 5 000～10 000 转/分钟离心 5 分钟，取沉淀物 0.1 ml 接种于结核分枝杆菌固体或液体分离培养基。对于污染较为严重的标本，也可将标本前处理后，再接种于适当培养基进行分离培养。②培养：置温箱内 37℃培养 2～3 周后，肉眼观察菌落的生长情况。无菌生长者继续培养至 4 周后，可报告阴性结果。③病原体的鉴定：取菌落涂片并抗酸染色后镜检，根据培养物的形态、生化反应、基因特征等，鉴定其菌种（详见第四章）。

8）病毒的分离培养与鉴定：疑为病毒性前列腺炎者，取患者的 RU-EPS 标本接种于组织细胞培养物分离培养与鉴定病毒（详见第四章）。例如，可将疑为 HSV 感染患者的前列腺液标本，接种于兔肾、人胚肾、人胚肺、人成纤维细胞、地鼠肾等单层细胞培养物进行分离培养，观察细胞病变效应、多核巨细胞形成及细胞核内嗜酸性包涵体的情况，鉴定 HSV。可将疑为 HCMV 感染患者的前列腺液标本接种于人胚肺成纤维细胞进行分离培养，用特异性抗体以 ELISA、RIA 等方法检测培养物内的 HCMV 抗原。也可用 PCR 扩增、核酸杂交等方法检测标本内病毒特异性基因的核苷酸序列，进行病毒感染的早期、快速和特异性诊断。

9）寄生虫的分离培养与鉴定：疑为阴道毛滴虫感染引起的前列腺炎，取患者的 RU-EPS 标本接种于肝浸液或卵黄液培养基，置 37℃培养 48 小时后，在显微镜下观察阴道毛滴虫，详见第四章。

2. 常见病原体及其诊断学价值 对于具体前列腺炎样症状的患者的分段尿液、前列腺液、精液标本分离培养物，需要根据患者的症状与体征，病原体的种类、数量、分布情况，进行综合分析与评估。

（1）患者的症状与体征：男性生殖系统的感染器官及其病灶内可存在严重的炎症反应以及大量的病原体，因此患者常常可具有相应的症状与体征，临床医生通过病史询问和体格检查也常常能够发现患者生殖系统的病变器官。但对于那些多器官感染者、炎症不明显的感染（亚临床感染）者，难以通过病史询问和体格检查确定感染器官。根据对患者症状与体征以及病原学检查结果的综合分析，通常能够对患者某一个或某一些生殖器官的炎症或感染进行正确的诊断与鉴别诊断。

（2）病原体的种类：许多病原体及条件致病性病原体都可以感染前列腺，慢性前列腺炎尤其常见为由条件致病性细菌等感染引起（表 15-8）。然而，由于临床诊断、标本采集方法、标本处理方法、实验室操作规程、某些研究结果的引导等因素的影响，临床医生及实验室检验人员常常主观地划分或规定了标本中的某一种或某一些分离培养物是"前列腺炎的病原体"，某一种或某一些分离培养物是"污染菌"，从而导致病原学检查漏诊与误诊以及影响治疗效果。

表 15-8 获自感染性前列腺炎的 450 株病原体的分布

菌种	检出率（%）	菌种	检出率（%）	菌种	检出率（%）
细菌	88.0	假白喉棒状杆菌	11.9	奈瑟菌*	0.5
革兰阳性细菌（94.2）		干燥棒状杆菌	6.3	产气杆菌	0.3
表皮葡萄球菌	43.3	牛棒状杆菌	1.3	铜绿假单胞菌	0.3
金黄色葡萄球菌	3.5	溃疡棒状杆菌	0.5	真菌（2.7）	
人葡萄球菌	3.8	假结核棒状杆菌	0.5	白假丝酵母菌	33.4
孔氏葡萄球菌	3.3	生殖棒状杆菌	0.5	克柔假丝酵母菌	25.0
头状葡萄球菌	1.3	马棒状杆菌	0.3	近平滑假丝酵母菌	8.3
腐生葡萄球菌	1.8	库氏棒状杆菌	0.3	类星型假丝酵母菌	8.3
模仿葡萄球菌	1.3	乳链杆菌	1.3	黄曲霉菌	16.7
溶血葡萄球菌	0.8	革兰阴性细菌（5.8）		青霉菌	8.3
中间型葡萄球菌	0.3	大肠埃希菌	1.5	支原体（8.9）	
木糖葡萄球菌	0.5	变形杆菌	1.1	解脲支原体	92.5
华纳葡萄球菌	0.3	不动杆菌	0.8	生殖道支原体	5.0
粪链球菌	9.1	尿道莫拉氏菌	0.5	人型支原体	2.5
坚韧链球菌	1.5	肺炎克雷伯菌	0.5	衣原体（0.4）	
乙型溶血性链球菌	0.3	枸橼酸杆菌	0.5		

注：*. 根据形态、氧化酶试验及 PCR 检测试剂盒鉴定

　　王和等研究发现，在绝大多数感染性前列腺炎，尤其是慢性感染性前列腺炎以及多器官感染中，正常菌群引起感染最为常见，并且常常不止一种或一株病原体引起感染。王和等对 125 例慢性感染性前列腺炎的病原学调查发现，凝固酶阴性葡萄球菌、非毒原性棒状杆菌是最常见的前列腺炎病原体，其中至少有 61％的慢性前列腺炎患者的前列腺液内可检出两种或两株以上的细菌或形成细菌与真菌、细菌与支原体或其他微生物、真菌与真菌或其他微生物等不同种类病原体的混合感染（复数菌感染）。尤其是那些病史长久、感染严重并且未曾接受过抗菌药物治疗的患者，其前列腺标本内甚至可发现 5～7 种（株）细菌混合感染或多种细菌与其他微生物混合感染的情况。在这些常见引起前列腺炎的病原体中，绝大多数是条件致病性细菌以及男性外生殖器官正常菌群的成员，从而可造成鉴别分离培养物是"污染"或是"感染"困难，以致发生漏诊或误诊。通过"尿液-前列腺液-精液法"采集标本和定位分离培养，可对鉴定分离培养物的来源及其诊断学价值提供有效的帮助。前列腺炎的复数菌感染是导致病原体分离培养漏诊或误诊，以致影响治疗效果的最常见因素之一，因此观察前列腺液分离培养的结果时，需在确定排除尿道菌群污染的前提下，高度重视所检出的各种细菌以及其他微生物。

　　（3）病原体的数量：判断分离培养物的来源、鉴别分离培养物是污染菌或感染菌的一个重要指标。分段尿液与前列腺液标本的定量培养，能够有效地鉴别或判断标本内病原体的来源或感染的部位。

　　如上所述，尿四杯法、三杯法等方法都以病原体的绝对数量作为判断分离培养物是否具有诊断学意义的标准。Meares-Stamey 四杯法原则：①VB3 或 EPS 标本的病原体数量必须达到 5 000 个 CFU/ml 以上，VB1 与 VB2 标本则须为无菌或菌落数在 300 个 CFU/ml 以下，或者 VB3 或 EPS 内病原体的数量为 VB1 标本中病原体数量的 2 倍以上，检验结果才具有诊断学价值；②如果只在前列腺液发现病原体，或者前列腺的病原体总数是尿道病原体总数的 10 倍，可诊断患者为慢性细菌性前列腺炎；③如果 VB1 的病原体数量超过 VB3 的 10 倍，可诊断为前尿道炎；④如果 VB1 和 VB3 的培养物计数相似或接近相等，EPS 分离培养物的数量则有助于前列腺炎与前尿道炎的鉴别诊断。

　　然而，王和对前列腺炎病原学诊断的观察和研究发现，不论是急性前列腺炎还是慢性前列腺炎，饮水、排尿、前列腺液过度分泌、排精、使用抗菌药物、标本采集方法及其质量、分离培养条件、使用消毒剂等很多因素都可影响患者尿液及前列腺液的病原体数量，以致其绝大多数难以达到或符合这些标准中的任何一项。急性前列腺炎患者前列腺的严重感染以及前列腺液的过度分泌，可造成前列腺所含的病原体随前列腺液排出并且在尿道内生长繁殖和大量聚集，从而造成 VB1 与 VB2 标本中含有大量的病原体，其菌落数可达到 300 个 CFU/ml 以上。而那些近期接受了抗菌药物的经验或不规范治疗的患者，由于病原体被部分抑制或杀死，从而可表现为 VB3 或 EPS 标本中的病原体数量明显少于 5000 个 CFU/ml。慢性前列腺炎患者，同样也可由于前列腺液的过度分泌，而将前列腺液所含的病原体排出至尿道，造成 VB1 与 VB2 标本中的菌落数达到 300 个 CFU/ml 以上。尤其是在那些近期没有接受过抗菌药物治疗的慢性前列腺炎以及慢性前列腺炎合并其他内生殖器官感染的患者，由于炎症刺激引起的前列腺液和（或）精液成分的过度分泌和溢出至尿道，其尿道内可存在较多种类以及较大数量的正常菌群、污染微生物和来自前列腺及其他内生殖器官的病原体。如果患者已经较长时间或隔夜没有排尿，滞留于尿道内的正常菌群、污染菌群及来自前列腺及其他内生殖器官的病原体则可由于生长繁殖数量显著增多，造成 VB1 标本内病原体的数量增多，甚至可显著高于 EPS 或 VB3 标本内病原体的数量。反之，那些大量饮水、频频排尿的慢性前列腺炎患者，可由于尿液的冲洗作用，以致尿道菌群数量减少而达到 VB1 与 VB2 标本无菌或菌落数在 300 个 CFU/ml 以下的要求。但那些近期接受或正在接受多种抗菌药物治疗的慢性前列腺炎患者，由于药物对前列腺病原体的抑制或杀灭作用，前列腺液内病原体的数量减少，少于 5 000 个 CFU/ml。在对一些慢性前列腺炎患者采集标本时，使用消毒剂对其尿道口进行消毒，以致 EPS 标本受到消毒剂污染，可造成前列腺液的病原体数量减少甚至出现"阴性分离培养"的结果。因此，简单地强调尿液及前列腺液内病原体的绝对数量及其间的显著绝对差别，常常会造成前列腺炎的漏诊与误诊。

　　王和的尿液–前列腺液–精液法，要求分别计数各标本内的相对菌落数，并且比较其间的相对差别或分布，而不强调各标本内的绝对菌落数以及其相互之间的绝对差别值。换言之，尿液–前列腺液–精液法根据病原体在各标本内的分布特点和规律，评估其诊断学价值或意义。一般来说，具有"前列腺炎样症状"患者尿液、前列腺液及精液标本的某种病原体在一个培养基平板上的数量达到数十个 CFU/ml 以上，并且在依次采集的不同标本内形成数量明显增多或明显减少的趋势，就具有生殖器官感染的诊断学价值或意义，病原体的数量越多则诊断学价值或意义也就越大（图 15-7，图 15-8）。尿液–前列腺液–精液法有效地克服了患者排尿、排精、使用抗菌药物、标本量、尿道口消毒、尿道微生物污染、分离培养条件等因素对尿液、前列腺液、精液标本内病原体种类、数量及其诊断价值或意义判断的影响和干扰，有助于对不同状态的生殖器官感染及其感染部位进行正确诊断与鉴别诊断。

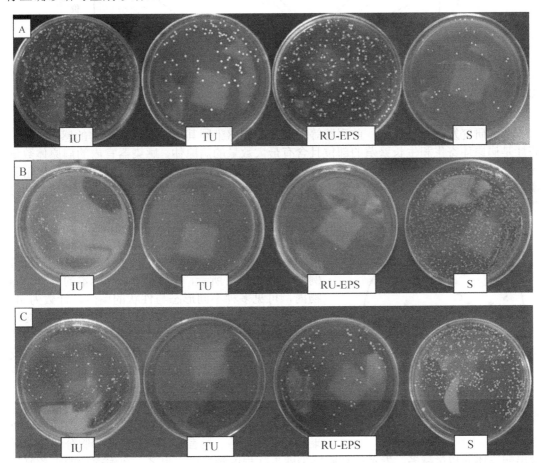

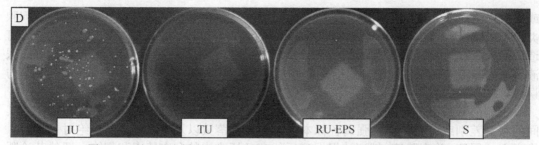

图 15-7　前列腺炎样患者标本分离培养物的诊断学价值（彩图见插页）

A. 前列腺感染和前列腺复数菌感染(MMI)；B. 输精管道和（或）其他内生殖器官感染而前列腺无感染；C. 前列腺及输精管道和（或）其他内生殖器官感染、前列腺及其他内部生殖器官的复数菌感染（MMI）及多器官感染（MOI）；D. 前列腺及其他内生殖器官无感染；如果是治疗后的病原学检测结果，提示该患者已治愈。A～D. 提示存在下尿路的复数菌感染（MMI）

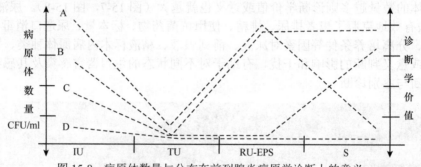

图 15-8　病原体数量与分布在前列腺炎病原学诊断上的意义

注：A. 提示单纯性前列腺感染；B. 提示前列腺合并其他内生殖器官感染；C. 提示前列腺未感染，其他内生殖器官感染；D. 前列腺及其他内生殖器官都没有感染

　　著者研究发现并且认为，前列腺等生殖器官的感染同其他任何组织器官的感染一样，病灶是病原体寄生和生长繁殖的部位且含有最大数量的病原体，感染器官内的病原体数量显著高于污染菌的数量。根据这一原理，尿液-前列腺液-精液法通过分别计数各分离培养物内微生物的绝对数量和相对数量，对分离培养物内的病原体与污染菌进行诊断与鉴别诊断，对病原体的来源器官及其诊断学价值进行分析与判断。

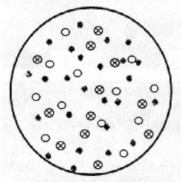

图 15-9　男性生殖器官感染的分离培养物中绝对菌落数的观察

　　绝对数量或绝对菌落数（absolute colony number）是指在某一标本的分离培养物内所见全部菌落之总数，以每毫升样品的菌落形成单位（CFU/ml）来表示。例如，如图 15-9 所示，在接种 0.1ml 标本的分离培养物内，可见多种不同形态与性状的菌落，计数为 49 个，该标本的绝对菌落数为 490 个 CFU/ml。绝对菌落数包含一种或多种病原体，也包含污染菌群。男性生殖器官感染者，分离培养物中菌落的绝对数量可反映发生感染的生殖器官及其感染或炎症的程度，也有助于指导临床选择和使用抗菌药物。

　　一般来说，前列腺液内病原体的绝对数量同前列腺感染或炎症反应的程度具有正相关性，但同治疗效果具有负相关性。换言之，如果在前列腺分泌物内所检出病原体的数量越多，表示前列腺感染或炎症程度越严重。反之，在治疗后的患者前列腺液内检出的病原体数量较治疗前显著减少，则表示给予的抗菌药物已获得明显的治疗效果，患者的病情趋向于好转。但有时患者前列腺液内所检出病原体的数量，并不一定同其临床症状呈平行的关系。有一些局部或全身症状极为明显或严重的患者，其前列腺液内并不能检出同其症状明显相关的较大数量的细菌或其他微生物。反之，某一些前列腺炎患者，其每毫升前列腺液内所含细菌等微生物的绝对数量达到了数万甚至十万个以上，但可仅仅表现出较轻微的或不典型的临床症状。造成患者临床症状程度不同的原因，主要同病原体引起前列腺的组织病理学损害程度或范围有关。

对于病原体的绝对数量较多、有多种病原体感染者，不仅应当注意考虑选择与使用各种病原体都敏感的抗菌药物，而且还应当注意联合用药和使用相对较大剂量的药物以及应用较长的疗程。

相对数量或相对菌落数（relative colony number）是指在某一标本的分离培养物内所见不同菌落各自的数量与对照培养基上同种菌落数量的比较，以每毫升样品内各种菌落的菌落形成单位（CFU/ml）表示。例如，如图 15-10 所示，在接种 0.1 ml 标本的分离培养物内，可见三种不同形态与性状的菌落，绝对菌落数为 1 110 个 CFU/ml。该平板中菌落 1 的数量为 25 个，相对菌落数为 250 个 CFU/ml；菌落 2 的数量为 12 个，相对菌落数为 120 个 CFU/ml；菌落 3 的数量为 74 个，相对菌落数为 740 个 CFU/ml。由此可见，菌落 3 的相对菌落数明显较多，是感染

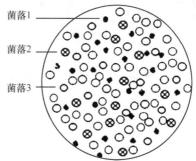

图 15-10 男性生殖器官感染的分离培养物中相对菌落数的观察

该器官的主要菌群或优势菌群。男性生殖器官感染者，相对菌落数及微生物在不同标本内的分布，有助于病原体的诊断以及病原体和污染菌的鉴别诊断。例如，将这一标本内菌落 3 的相对菌落数与其他标本（IU、TU、RU-EPS 或 S）内分离培养物的相对菌落数进行比较并且观察微生物分布特点，可以诊断和鉴别诊断菌落 3 微生物是引起该器官感染的病原体还是污染菌。

（4）病原体的分布：指病原体在按顺序采集的生殖道标本分离培养物内的数量及其分布特征，以每毫升样品内病原体的菌落形成单位（CFU/ml）表示。用尿液–前列腺液–精液法采集患者的分段尿液、前列腺液、精液标本，分别定量接种于固体培养基进行分离培养，通过观察分离培养物中菌落的绝对数量、相对数量及其分布特征判断其诊断学价值，对分离培养物中菌落的来源、病原菌与污染菌以及生殖系统的感染器官进行诊断与鉴别诊断（图 15-11）。根据尿液–前列腺液–精液法的原则，各标本分离培养物的诊断学价值或意义分别为：

1）单纯性前列腺炎：不论是急性前列腺炎还是慢性前列腺炎，IU 常常含有相对较多数量的病原体（绝对菌落数，CFU/ml），甚至可含有多个种类细菌等微生物（相对菌落数，CFU/ml）；TU 的绝对菌落数和相对菌落数较 IU 的绝对菌落数和相对菌落数都明显减少或无菌，微生物菌落的种类也趋于单一；RU-EPS 的绝对菌落数则明显增多而相对菌落数明显减少或消失，如果是复数菌感染，可显示较多数量的不同种类菌落，表现为绝对菌落数和相对菌落数都明显增多；S 的绝对菌落数和相对菌落数明显减少或无菌（图 15-11A1、A2）。

2）前列腺炎合并其他内生殖器官炎症或感染：不论是急性前列腺炎合并其他内生殖器官炎症或感染，还是慢性前列腺炎合并其他内生殖器官炎症或感染，IU、TU 及 RU-EPS 标本的菌落数及其特征与单纯性前列腺炎相似，但 S 标本的绝对菌落数明显增多。复数菌感染者，可见较多数量的不同种类菌落，表现为绝对菌落数和相对菌落数都明显增多（图 15-11B1、B2）。

3）其他内生殖器官炎症或感染：前列腺未感染或正常，但其他内生殖器官炎症或感染者，IU 标本可含有较多数量的绝对菌落数，甚至可含有多个种类细菌等微生物的菌落；TU 及 RU-EPS 标本的绝对菌落数和相对菌落数较 IU 标本的绝对菌落数和相对菌落数明显减少或无菌；但 S 标本的绝对菌落数可明显增多。复数菌感染者，可见较多数量的不同种类菌落，表现为绝对菌落数和相对菌落数都明显增多（图 15-11C1、C2）。

4）前列腺等内生殖器官未感染：前列腺等内生殖器官未感染或正常者，IU 标本可含

有相对较多数量的绝对菌落数，甚至可含有多个种类细菌等微生物的相对菌落，属于尿道的正常菌群；TU、RU-EPS 及 S 标本的绝对菌落数和相对菌落数较 IU 标本的绝对菌落数和相对菌落数明显减少或无菌（图 15-11D1、D2）。

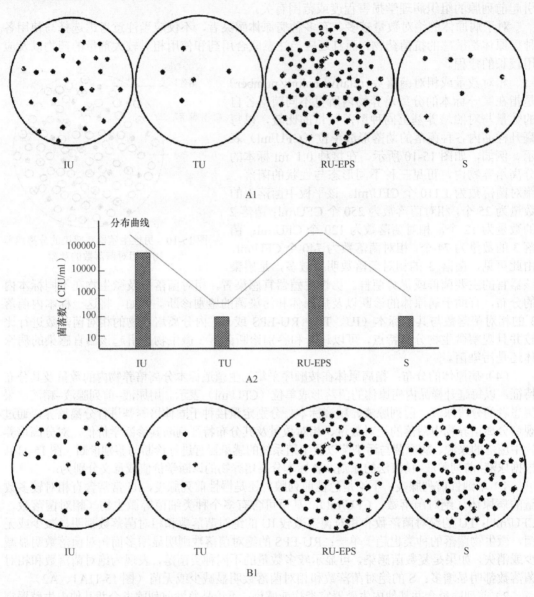

A1

A2

B1

B2

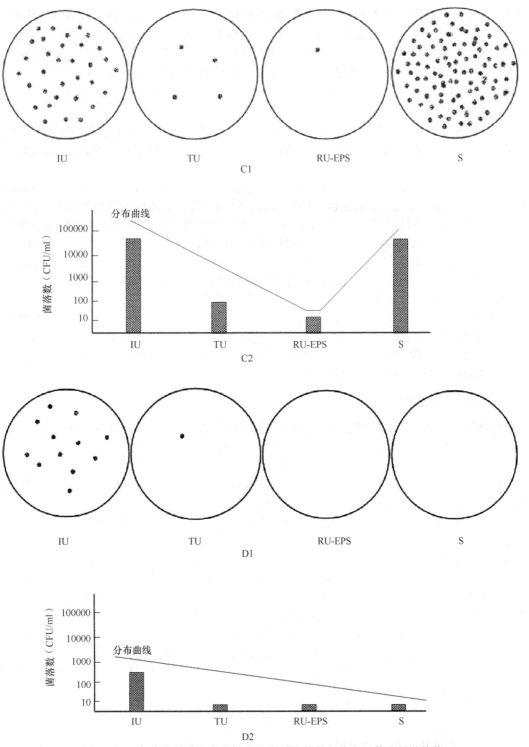

图 15-11 生殖器官感染患者标本的病原体数量与分布及其诊断学价值

5）尿路感染：如果患者是尿路感染，内生殖器官没有感染，其 IU、TU、RU-EPS 标本可含有某种病原体的较大数量绝对菌落数，S 标本的病原体数量显著少或无菌。其中，男性尿道感染者，如淋病、非淋菌性尿道炎患者，IU 标本可含有较大数量或纯培养物的淋病奈瑟菌、支原体或其他病原体的绝对菌落数或相对菌落数，但 TU、RU-EPS 标本内的病原体数量则明显减少或无菌。如果 IU、TU、RU-EPS 标本的分离培养物内，病原体的绝对菌落数达到数千、数万甚至十余万个 CFU/ml，则需要考虑为上尿路（膀胱、肾脏）的感染。

3. 鉴别诊断　前列腺液病原学检查结果的诊断学意义或价值，主要依赖于正确的标本采集、分离培养及结果判读。正确的标本采集、分离培养与结果判读，不仅有助于病原菌与污染菌的诊断与鉴别诊断，而且也有助于获得理想治疗效果。

（1）前列腺液：前列腺炎，尤其是慢性前列腺炎常常是条件致病菌感染和复数菌感染，经尿道流出的前列腺液常常可受到尿道菌群的污染，可造成病原学检查的误诊与漏诊。然而，前列腺是前列腺炎患者的病灶器官，病原体的绝对和相对数量均较多。因此在尿液、前列腺液、精液标本的分离培养物内，污染菌通常为极少数或形成劣势生长菌群，病原菌则为绝大多数或形成优势生长菌群。根据尿液、前列腺液、精液标本的分离培养物内菌落的相对数量、绝对数量及其分布特点，可有助于病原菌与污染菌的病原学诊断与鉴别诊断。

（2）尿液：尿液标本可含有来自前列腺液的病原体，也可含有来自尿道的病原体、正常菌群及污染菌。如果仅仅采集尿液标本进行病原体的分离培养，应当采集分段尿液并且分别定量接种，根据各标本内分离培养物的相对数量、绝对数量及其分布特点，可分析其诊断学意义或价值，进行尿道炎与前列腺炎的病原学鉴别诊断与辅助诊断。

（3）精液：前列腺炎患者常常合并精囊、附睾、输精管等输精管道器官的炎症或感染，以尿液–前列腺液–精液法采集精液标本进行病原体的分离培养，可有助于前列腺炎、无菌性前列腺炎、慢性骨盆痛综合征、前列腺炎合并其他内生殖器官炎症或感染、其他内生殖器官感染的病原学鉴别诊断与辅助诊断。

（三）药物敏感试验

药物敏感试验简称为药敏试验，是细菌学和临床实验室用于评估细菌等病原体对于抗菌药物的敏感性及其程度的常用方法，其结果可分为敏感（高度敏感）、中度敏感（临界）、耐药（不敏感）。在临床感染性疾病的治疗上，只有根据药物敏感试验的结果，了解病原体的药物敏感性与耐药性及其规律，选择和使用病原体敏感的抗菌药物，才能够有效地抑制或杀灭患者体内的病原体和治愈患者的疾病。

药物敏感试验结果是临床医生判断病原体的药物敏感性与耐药性、选择抗菌药物和对患者实施治疗的重要依据，因此药物敏感试验结果是直接影响临床抗菌药物的选择、使用及其治疗效果的最重要因素之一。对于绝大多数细菌、酵母菌和放线菌，通常采用琼脂扩散法中的 K-B 法和（或）液体培养基稀释法进行药物敏感试验。对于支原体、非高渗培养的细菌 L 型、寄生虫或原虫的药物敏感性测试，常常采用液体培养基稀释法进行药物敏感试验。对于衣原体及病毒的药物敏感性测试，则需要采用细胞或组织培养的方法进行检测。但由于支原体、衣原体及病毒很少产生耐药性或很少发生耐药性变异，因此临床一般并不要求对支原体、衣原体及病毒常规进行药物敏感试验。病原体的药物敏感性或耐药性也可通过抗性基因检测和抗性酶检测的方法进行测试与评估，抗性基因检测法是检测病原体染色体和（或）染色体外遗传物质上的耐药性相关基因种类及其突变等特征，抗性酶检测法是检测病原体的耐药性相关酶及其活性，可在基因水平或蛋白质分子水平上了解、分析和评估病原体的耐药性及其变化趋势（详见第七章、第十章）。

1. 常规细菌学药物敏感试验　临床常用的病原体药物敏感试验方法包括琼脂扩散法和连续稀释法，测试常见细菌的药物敏感性。琼脂扩散法通常为实验人员手工操作，连续稀释法既可手工操作，也可使用全自动细菌鉴定/药敏分析仪进行（详见第七章）。

（1）琼脂扩散法：其最常用方法是 K-B 法或改良 K-B 法，取细菌、酵母菌或放线菌分离培养物的多个菌落（3～5 个）混合物，直接以涂布法接种于营养琼脂、血琼脂或药物敏感试验琼脂培养基平板表面；或者将菌落混合物或液体培养物稀释至一定浓度（麦氏标准管 0.5～3.0 号浊度），以涂布法接种于营养琼脂、血琼脂或药物敏感试验琼脂培养基平板表面。然后在平板上分别放置药敏纸片，置于温箱内 37℃培养 24 小时后，肉眼观察测试菌的生长现象。淋病奈瑟菌、脑膜炎奈瑟菌、支原体等苛养菌需置于含 5%～10%CO₂ 培养箱内培养；厌氧性细菌需置于无氧条件下培养；结核分枝杆菌、霉菌生长缓慢，因此需要用固体培养基稀释法进行药物敏感试验（详见第七章、第十章）。

（2）连续稀释法：包括液体培养基连续稀释法和固体培养基连续稀释法，是用液体培养基或固体培养基对抗菌药物进行连续稀释，使其形成一定的浓度梯度。取分离培养物的多个菌落混合物或培养物的菌液，直接或稀释至一定浓度（麦氏标准管 0.5～3.0 号浊度）后，接种于含不同浓度抗菌药物的固体或液体培养基，置于温箱内 37℃培养 24 小时，以肉眼观察测试菌的生长现象。取试验中完全无菌生长的各培养物接种于不含抗菌药物的琼脂平板上，置温箱内 37℃培养 24 小时后，肉眼观察测试菌的生长现象。淋病奈瑟菌、脑膜炎奈瑟菌、支原体等苛养菌需置于含 5%～10% CO₂ 培养箱内培养；厌氧性细菌需置于无氧条件下培养；结核分枝杆菌、霉菌等生长缓慢的细菌，需要延长培养时间。目前国内外的临床实验室，通常使用全自动细菌鉴定/药敏分析仪进行连续稀释法的病原体耐药性测试。

2. 常规细菌学药物敏感试验结果判断 药物敏感试验结果是评价测试菌株的药物敏感性或耐药性的直接指标，主要是通过肉眼观察琼脂扩散法的抑菌圈直径、肉眼观察或仪器检测连续稀释法的测试菌株生长现象，判断测试菌株对不同抗菌药物的敏感性与耐药性。

（1）琼脂扩散法：观察并测量培养基上药敏纸片周围形成的抑菌圈直径，根据药敏纸片生产商提供的敏感度参考资料，判断测试菌株对各种抗菌药物的敏感性及其程度。

（2）连续稀释法：根据肉眼观察的测试菌生长现象，以完全无菌生长的抗菌药物最高稀释度，作为该抗菌药物对测试菌株的最小抑菌浓度（MIC）；以完全无菌生长的抗菌药物最高稀释度，作为该抗菌药物对测试菌株的最小杀菌浓度（MBC）。

一般来说，只要抗菌药物对测试菌的抑菌圈直径达到了生产商提供的敏感抑菌圈直径参考值，或者抗菌药物对测试菌的 MIC 或 MBC 值达到了敏感度数值，其就可作为供临床治疗时选择使用的敏感药物。但这并不表示测试菌株敏感的抗菌药物，都可以在临床治疗中使用并且必然能够获得有效治愈前列腺炎以及其他感染的效果。因为常规细菌学的抑菌圈直径或 MIC 值可受到许多因素的影响，常见如判断标准与测量方法、抑菌圈边缘整洁情况、抑菌圈或培养物内细菌 L 型或耐药菌株存在情况、测试菌株的选择与浓度及培养条件等。陈峥宏与王和对常规细菌学药敏试验抑菌圈内细胞壁缺陷细菌形成的研究发现，获自患者体内的多种革兰氏阳性细菌以及革兰氏阴性细菌在 β-内酰胺类抗生素、麦迪霉素、利福平、阿米卡星、庆大霉素、氯霉素、红霉素、诺氟沙星、氧氟沙星、呋喃唑酮的抑菌圈内，常常可形成以丝形体为主的细胞壁缺陷细菌。王和等研究证实，在肉汤稀释法药物敏感试验中，不论是用高渗培养法还是用非高渗培养法，都能够在采用常规细菌学方法判断的青霉素 MIC 以及其他无菌生长的各稀释度培养物内，检出金黄色葡萄球菌、大肠埃希菌及蜡样芽孢杆菌（B.cereus）的细胞壁缺陷细菌或细菌 L 型。这些在常规细菌学的琼脂扩散法和连续稀释法药敏试验的抑菌圈或 MIC 培养物内潜伏存在的细胞壁缺陷细菌或细菌 L 型，是影响对细菌药物敏感性的正确判断以及临床治疗效果的一个重要因素。

通过对细菌性前列腺炎患者的病原学及其药物敏感性的研究，王和等发现从 376 例急性与慢性感染性前列腺炎患者前列腺标本内分离的不同种类细菌的药物敏感性和耐药性及其发生趋势存在有较大的差异，并且各种细菌对各种类型的抗菌药物都具有不同程度的耐药性。一般来说，在从医院门诊的初发前列腺炎患者体内分离出的病原菌中，绝大多数可具有相对较高的药物敏感性和较少的耐药性，在规范使用抗菌药物治疗的情况下通常容易获得有效治愈的效果。然而从那些曾接受过多种抗菌药物的治疗，尤其是经验性使用、不规范使用或滥用多种抗菌药物的慢性前列腺炎患者体内分离出的病原菌，则通常可具有较高的耐药性和（或）多重耐药性甚至泛耐药性，以致不但常发生没有抗菌药物可供选择与使用的情况，而且也频频发生在治疗过程中由于耐药菌株的筛选而形成耐药菌株、多重耐药性菌株或泛耐药性菌株感染的情况。通过对这些从前列腺炎患者体内检出的各种细菌的药物敏感性及其耐药性的比较和分析可发现，似乎其绝大多数对头孢菌素类、氨基糖苷类和四环素类的某些抗生素以及万古霉素、利福平仍然具有相对较高的敏感率。通过对王和等于1998年和2005年分别报道的前列腺细菌药物敏感性和耐药性结果的比较，可发现前列腺细菌对临床常用抗菌药物的敏感率明显降低，尤其是对于喹诺酮类药物的耐药性明显增高和扩散，并且来自患者前列腺的各种病原菌普遍形成了明显的多重耐药性，频频发生多重耐药菌株感染的趋势（表15-9）。在著者诊治的前列腺炎等生殖器官感染患者中，绝大多数都具有较长的病史并且也都曾经接受过多种抗菌药物的经验性治疗或不规范治疗，以致这些患者前列腺等生殖器官内所携带的病原菌通常都具有显著的、同抗菌药物使用情况明显相关的耐药性及发生规律。根据实验室的检测与研究结果，近年来检测的前列腺细菌的绝大多数都具有广泛的耐药性，并且形成了显著的多重耐药的性质或趋势。通过流行病学方法分析与研究发现，前列腺细菌耐药性的迅速形成与扩散同近年来越来越多的前列腺炎等前列腺疾病或其他感染性疾病甚至许多非感染性疾病患者，频频不规范使用或滥用多种抗菌药物具有密切的相关性。抗菌药物被广泛地经验性使用与不规范使用，造成前列腺等生殖器官病原菌的耐药菌株被筛选出来，并且也可促进耐药菌株的耐药性增强及耐药基因扩散，从而导致多重耐药菌株感染性前列腺炎的形成以及难以治愈的前列腺炎的广泛存在。

表 15-9　男性内生殖器官感染常见病原菌的常用抗菌药物敏感性及其耐药性趋势[*]

抗菌药物	葡萄球菌属			肠球菌属			棒状杆菌属			肠道杆菌			奈瑟菌属			总计		
	测试菌株数	敏感菌株数	耐药率(%)	测试菌株数	敏感菌株数	耐药率(%)	测试菌株数	敏感菌株数	耐药率(%)	测试菌株数	敏感菌株数	耐药率(%)	测试菌株数	敏感菌株数	耐药率(%)	测试菌株数	敏感菌株数	耐药率(%)
哌拉西林	17	0	100	9	1	88.9	4	0	100	1	0	100	0	0	0	31	1	96.8
头孢唑林	87	54	37.9	24	13	45.8	25	10	60	0	0	0	11	10	0.91	147	87	40.8
头孢呋辛	71	36	49.3	23	13	43.5	23	12	47.8	5	0	100	10	6	40	132	67	49.2
头孢噻肟	10	0	100	10	3	70	1	1	85.7	2	0	100	6	0	40	39	1	74.4
头孢曲松	22	4	81.8	8	0	0	6	2	66.7	0	0	100	10	7	30	51	13	74.5
头孢哌酮/舒巴坦	88	60	31.8	24	15	37.5	6	5	16.7	0	0	0	11	7	27.3	134	92	31.3
阿米卡星	53	33	37.7	21	5	76.2	19	12	36.8	3	0	100	1	1	0	97	51	47.4
环丙沙星	48	6	87.5	22	4	81.8	14	0	100	4	1	75	10	0	0	98	21	78.6
左氧氟沙星	61	18	70.5	18	4	77.8	12	1	91.7	2	2	0	11	0	90.9	104	26	75
氟洛沙星	7	0	100	0	0	100	4	0	100	0	0	100	0	0	100	22	22	100
罗美沙星	5	0	100	0	0	0	4	0	100	0	0	100	0	0	0	10	10	100
米诺环素	73	60	17.8	23	18	21.7	15		25	0	0	60	11		27.3	129	103	20.2
磷霉素	84	41	51.2	29	11	62.1	20	3	85	0	0	60	11		54.5	149	62	58.4
万古霉素	70	55	21.4	21	15	28.6	25	21	16	0	0	0	11		0	116	91	21.6
亚胺培南	55	51	7.3	23	21	8.7	17	15	11.8	4	0	0	10		0	109	101	7.3

注：*. 2006~2009 年期间分离菌株的资料。

　　如前所述，细菌具有抗性基因可传递、代谢活动活跃、可迅速生长繁殖以及容易发生细胞壁缺陷变异等生物学特性，因此其药物敏感性和耐药性都具有高度的可变异性。抗菌药物的不规范使用或滥用，不但可显著促进细菌耐药性的形成、增强与扩散，而且也可通过对耐药菌株的筛选和刺激耐药菌株的生长繁殖而造成耐药菌株扩散和引起感染（详见第七章）。因此对于前列腺炎及其他任何感染性疾病患者，不论其是初次就诊，还是治疗过程中的复诊，都必须对所检出的不同病原体分别进行药物敏感性及耐药性的测试与评估，从而有利于及时发现对部分抗菌药物具有耐药性的菌株，以便于使用敏感的抗菌药物将其杀灭和清除。除非是对于那些病情危重的急性感染性疾病或者由某种不可抗拒的原因造成不能采集标本进行病原学检查的患者，否则绝不可以仅仅根据过去的资料或经验选择与使用任何抗菌药物。

　　3. 细胞壁缺陷细菌的药物敏感试验　细胞壁缺陷细菌具有特殊生物学性质，因此需要采用不同于经典或常规细菌学方法的药物敏感试验方法，对细胞壁缺陷细菌进行药物敏感性或耐药性检测与评估。检测细胞壁缺陷细菌药物敏感性的常用方法有琼脂扩散法和连续稀释法（详见第五章）。

　　（1）琼脂扩散法：一种操作方法较为简便的药物敏感性检测试验方法，也是目前临床检测细胞壁缺陷细菌的药物敏感性通常使用的方法。琼脂扩散法根据常规细菌学琼脂扩散法的基本原理和方法，取含细菌 L 型菌落的琼脂块或液体培养物，以涂布法接种于 L 型高渗透压软琼脂培养基平板表面，放置药敏试验纸片，置于 5%～10%CO_2 培养箱或烛缸内，37℃培养 24～72 小时后观察结果。通过肉眼直接观察培养基上返祖菌形成的抑菌圈直径和（或）在显微镜下观察 L 型菌落与药敏试验纸片的最近距离，判断返祖菌株或 L 型测试菌株对该抗菌药物的敏感性或耐药性及其程度。

　　细菌 L 型在 L 型琼脂平板上通常形成分散的细小菌落，以肉眼观察难以或不能发现明显的抑菌圈现象，但却可以观察到返祖菌生长形成的抑菌圈，其并不能完全代表细菌 L 型对于测试药物的敏感性或耐药性。在细胞壁缺陷细菌的琼脂扩散法试验中，作用于细胞壁的抗菌药物以及其他某些抗菌药物也可诱导测试菌发生细胞壁缺陷和形成 L 型，因此琼脂扩散法并不能真正反映细胞壁缺陷细菌或细菌 L 型的药物敏感性或耐药性及其程度。但在细菌及其 L 型混合感染者，对于临床选择和使用抗菌药物可具有重要的参考价值。

　　（2）连续稀释法：适用于稳定细菌 L 型纯培养物的药物敏感性或耐药性及其程度的检测。利用连续稀释法采用 L 型非高渗液体培养基（PG 液）稀释各种抗菌药物至不同的浓度梯度并分装于细胞培养瓶（小方瓶）内，接种细菌 L 型纯培养物，置于普通温箱内 37℃培养，逐日在显微镜低倍镜下观察 L 型细胞及其生长情况。根据细菌 L 型在含药物培养基和不含药物培养基（正常对照）内的生长现象，判断细菌 L 型的药物敏感性或耐药性及其程度。

　　连续稀释法通过直接观察 L 型细胞在含不同浓度抗菌药物培养基内的生长现象，反映细菌 L 型的药物敏感性或耐药性，而不是返祖菌的药物敏感性或耐药性。但由于其操作过程较为复杂，对实验室以及结果判读条件的要求也比较高，目前主要适用于微生物学实验室的研究，尚不适宜在临床上广泛地常规应用。

（四）影响病原学检查结果的因素

　　通过正确的病原学检查，可以发现和检出患者体内的病原体，了解病原体的种类、生物学性质、与疾病的关系、药物敏感性与耐药性及其规律，从而对感染进行病原学诊断与鉴别诊断，指导临床选择和使用抗菌药物对患者进行治疗，对感染的性质及其程度以及治疗效果进行评估。临床诊断与病原学检查的关系具有相互性，临床诊断对病原学检查的标本采集方法及其结果可产生重要影响，病原学漏诊与误诊也可对临床诊断与治疗效果产生重要影响。造成病原学检查漏诊或误诊的常见因素包括：

1. 临床漏诊与误诊 临床诊断是疾病诊治的第一环节或初始环节，也是影响病原学检查及其结果的最常见和最重要的因素。对于具有"前列腺炎样症状"的患者，如果临床仅仅根据其前列腺炎样症状、前列腺液细胞学检查结果，就诊断为"慢性前列腺炎""细菌性前列腺炎"等前列腺疾病，将影响病原学检查的标本采集、标本处理及其结果分析。

如前所述，具有前列腺炎样症状的慢性前列腺炎患者，绝大多数是由细菌感染所致，并且可存在多器官感染和复数菌感染。如果根据患者的"前列腺炎样症状"而将其诊断为"慢性前列腺炎"或"细菌性前列腺炎"，并且仅仅采集患者的分段尿液和（或）前列腺液标本，仅仅采集患者的前列腺液标本和（或）前列腺液与精液混合标本，而不是按序分别采集分段尿液、前列腺液、精液标本进行定位接种与分离培养，其不但可造成其他生殖器官感染的病原学检查漏诊，而且也可造成难以或不能鉴别病原菌与污染菌，造成其他病原体漏诊。因此，正确的临床诊断对于前列腺炎等生殖器官感染的病原学检查及其治疗效果具有重要的指导意义，临床漏诊与误诊对于病原学检查及其结果可产生"差之毫厘、失之千里"的影响。

著者认为，对于具有"前列腺炎样症状"的患者，尤其是慢性前列腺炎患者，需要仔细询问其病史和系统检查其生殖器官的体征，必要时可结合前列腺液细胞学检查及影像学检查的结果，进行前列腺及其他生殖器官感染或其他疾病的初步诊断。

2. 标本采集 不规范的标本采集方法既可由临床漏诊与误诊所致，也可由医生没有正确执行操作规程所致，或者由不规范的操作规程或指南所致。对于具有前列腺炎样症状的患者，由于标本采集造成病原学检查漏诊与误诊以及影响病原学检查结果的常见因素包括：

（1）采集方法：如前所述，Meares-Stamey 四杯法、Stamet 四杯法、三杯法、二杯法、直接前列腺液法、直接精液法，对具有前列腺炎样症状的患者分别采集 VB1、VB2、EPS、VB3 标本，或者仅仅采集 EPS 标本或精液-前列腺液标本，而没有采集或没有单独采集 S 标本，或没有分别和依次采集分段尿液、EPS、S 标本。这样的标本采集方法，不但可造成其他生殖器官感染的漏诊与误诊，也难以甚至不能鉴别标本分离培养物中哪些是引起前列腺感染的病原体，哪些是来自尿道菌群或其他部位的污染菌。

著者认为，根据男性生殖器官感染的病原学特点，对于具有"前列腺炎样症状"的患者，需要采用"尿液-前列腺液-精液法"，分别和依次采集其 IU、TU、RU-EPS、S 标本，并且分别进行定量接种和病原体的分离培养。对于患者标本的采集，必须由医生操作或直接指导与监督，如果任由患者自己随意采集标本，常常可造成标本污染、混淆甚至错误。

（2）标本量：进行细菌等病原体分离培养和菌落计数的标本，都需要具有足够的量，以使其能够适用于定量接种。然而在临床上，却常常可见采集患者"数滴"EPS 标本用于病原体的分离培养，或者实验室根据"实验室操作规程"的要求用细菌学接种环取一环（约 $5\mu l$）标本接种于固体培养基分离培养病原体的现象。过少的标本量，不但造成标本的接种量微小以致病原体的检出率减小，而且也不能满足对标本进行多项检查或多种病原体检查的要求。在药物敏感试验时，不同种类测试菌的接种量可对药物敏感试验的结果产生影响，测试菌株过多或过少的接种量，常常可产生有差别的甚至完全不同的药物过敏试验结果。

著者认为，"尿液-前列腺液-精液法"有助于采集相对大量的标本，满足定量接种和进行多个项目检查或多种病原体分离培养的要求。"尿液-前列腺液-精液法"将 EPS 与膀胱残留尿液混合采集，形成 RU-EPS 标本，从而能够得到定量接种和不同病原体分离培养所需的前列腺液标本量。如果患者是前列腺感染，前列腺病灶作为病原体的产生源或来源，可含有最大数量的病原体，因此并不需要考虑 1～5ml 甚至相对更多的膀胱残留尿液（RU）可能会对 EPS 病原体的分离培养及其诊断价值产生影响。

对于男性生殖器官感染者的各种标本，需要接种不少于 100μl 于培养基，此法接种量是常规方法接种量的至少 20 倍，因此病原体的检出率也较常规方法显著提高。

对于常规细菌学药物敏感试验，生长繁殖迅速和（或）运动活泼的测试菌，如克雷伯菌属、埃希菌属、肠杆菌属、变形杆菌属、假单胞菌属、葡萄球菌属等，需要适当减少其接种量，而那些生长繁殖缓慢和（或）无动力的测试菌以及苛养菌，则可适当增加其接种量。

（3）标本及时送检：体外标本在室温下久置，可由于某些微生物大量生长繁殖、某些微生物死亡，标本内病原体的数量及其比例发生改变，从而可影响分离培养病原体的检出率以及对其结果的观察和诊断学价值的正确判断。因此，采集的标本需要立即或尽早送到实验室，并且立即或尽早接种于培养基进行培养，提高分离培养病原体的检出率及其结果的准确性。如果某些原因造成标本不能立即送检，可将其置于 4℃以下低温条件保存和送检，但淋病奈瑟菌等某些病原体则不宜在低温条件下保存。

3. 标本污染　男性外生殖器皮肤表面及尿道前段是正常有菌的，以常规方法采集尿液、前列腺液、精液都需要经过尿道，因此标本受到污染似乎是一个不可避免的问题。在临床实验室，常常可见将那些"容易发生污染标本"（如尿液、前列腺液、精液、痰液、拭子、粪便等）分离培养物中"正常菌群"的成员或"条件致病菌"判断为"污染菌"而予以忽略，或报告标本的分离培养结果为"污染菌"或"无菌"。临床也常见使用消毒剂对外生殖器皮肤及尿道口消毒后采集标本，认为这样可以减少或避免标本采集过程中的污染。

著者认为，使用消毒剂不但不能有效地减少或避免标本污染，反而会由于消毒剂污染标本而影响病原体的检出，从而导致感染性前列腺炎被误诊为"无菌性前列腺炎"或"慢性骨盆痛综合征"。避免标本污染的方法主要依赖于规范的标本采集方法以及采集标本过程中的无菌操作，无菌操作绝不是，也不等于使用消毒剂或抗菌药物。鉴别分离培养物中的"病原菌"与"污染菌"及判断其诊断学价值，主要依赖于规范的标本采集、处理、结果观察与判读方法，更依赖于医生和实验室人员的微生物学与临床医学专业知识。著者研究发现，在以尿液-前列腺液-精液法，依次分别采集的 IU、TU、RU-EPS、S 标本的分离培养物中，IU 标本的分离培养物主要是来自尿道、前列腺或其他内生殖器官的细菌等微生物，随后标本（TU、RU-EPS、S）的分离培养物通常是病原体的纯培养物，主要来自前列腺、精液。根据各标本分离培养物的相对菌落数、绝对菌落数及其在不同标本内的分布特点或规律，即可有效地鉴别其中的"病原菌"与"污染菌"。

4. 使用抗生素或消毒剂　患者尿道及皮肤的正常菌群可能污染所采集的泌尿生殖道标本，因此临床常见在采集标本时使用消毒剂对患者阴茎皮肤、尿道口进行消毒，或在患者使用抗菌药物期间采集标本。β-内酰胺类及呋喃类抗菌药物不能进入前列腺内，因此可用于抑制或杀灭尿液内的细菌而不会影响 EPS 内的细菌。文献报道，用 Meares-Stamey 四杯法或其他方法采集前列腺炎患者的标本时，如果患者每毫升膀胱尿（VB2）标本内的细菌数量大于 100 000 个 CFU，将不能区别感染的部位。对于这种情况，可首先让患者每 6 小时口服青霉素 G 250mg 或口服呋喃妥因 100mg 一次/天，然后采集 EPS 和 VB3 标本。然而通过实验动物研究以及临床观察均已证实，头孢菌素等绝大多数抗菌药物能够进入动物及人体的前列腺组织及其分泌物内，并且达到有效抑制或杀灭敏感细菌的药物浓度。著者对诊断为"无菌性前列腺炎"患者病史及治疗史的询问或调查发现，其中一些患者在采集标本时，医生曾用消毒剂对其阴茎皮肤及尿道口进行了消毒。

著者认为，在采集前列腺炎等生殖器官感染者的标本时使用抗生素或消毒剂，可造成尿液、前列腺液、精液标本内含有较高浓度的抗菌药物或消毒剂，从而抑制病原体的生长繁殖和分离培养，以致产生分离培养的假阴性结果和造成"无菌性前列腺炎"的误诊。因此对于具有前列腺炎样症状患者的标本采集，不可在患者使用抗菌药物期间进行，更不可使用消毒剂处理患者尿道口及阴茎皮肤。对于那些正在使用抗菌药物者，必须使其停药至少三天之后，才能进行标本的采集。

5. 标本处理方法 采集的标本在实验室久置、随意地或局限地挑取标本和取微量标本、标本接种于不适宜病原体生长繁殖的培养基、在不适宜病原体生长繁殖的条件下进行培养，都是影响病原体检出率及其药物敏感试验结果的常见因素。在进行病原体的分离培养和药物敏感试验时，不适的培养基营养构成或含量、测试菌的主观选择与局限挑取、测试菌的不适浓度和接种量、不适的培养条件与时间、不适的观察方法、自动检测仪的操作及其基本参数设置不适宜等因素，都可影响病原体的分离培养结果和造成有差别的甚至完全不同的药物敏感试验结果。

临床采集的标本送到实验室后应尽早处理，精液完全液化后即可接种于培养基。各种标本需要直接定量（液体标本不少于 100μl）接种于适宜待检病原体生长繁殖与分离培养的培养基，含抗菌药物的标本需要进行药物的灭活或稀释处理。标本接种量过少、过多或稀释处理，不利于病原体的检出，稀释过程也容易造成污染。对于分离培养物内的菌落不可主观地和局限地选择，而需要根据分离培养物内菌落的数量、分布、性质等特性进行相对广泛的选择与挑取。分离的病原体应避免多次传代培养，在人工培养基多次传代培养不但容易造成污染，而且也可造成其生物学性状、药物敏感性、抗原性、致病性等特性发生改变，从而影响鉴定和药物敏感试验的结果。药物敏感试验需要广泛地选择分离培养物内的多个菌落（3～5 个）混合物或稀释物（0.5～3.0 号麦氏浊度），并且置于适当条件下进行培养。一般来说，医学细菌的绝大多数药菌种，可在培养的 24 小时内观察到分离培养和药物敏感试验的结果。结核分枝杆菌、细菌 L 型等生长繁殖缓慢的病原体，可适当延长培养和观察结果的时间至 3～7 天。培养时间过短，可由于某些细菌尚没有形成明显的生长现象或标本内抗菌活性物质的抑制作用等因素，发生漏诊或误诊；培养时间过长，则可由于药物敏感试验的测试药物降解或活性衰减，被抑制的测试菌、细胞壁缺陷细菌复活与生长繁殖而造成误诊。

6. 培养条件 培养基的种类、培养基的营养构成、培养条件与时间，也是常见影响病原体检出率和药物敏感性的因素。虽然药物敏感试验琼脂（MH 琼脂）培养基被推荐用于各种生长繁殖迅速细菌的药物敏感试验，甚至也被用于其他多种细菌的药物敏感试验，但是不同种类的病原体可具有不完全相同的营养需求与培养条件，不适的营养和培养条件可对分离培养及药物敏感试验的结果产生影响。将从宿主体内分离出的各种病原体在体外人工培养，必须保证有适合其生长繁殖与代谢活动的营养物质、温度、气体、湿度、酸碱度、无机盐、生长因子或微量元素等条件，才能使其生长良好和表达正常的生物学特性。

血琼脂培养基平板 37℃有氧培养的条件，虽然有利于绝大多数专性需氧菌和兼性厌氧菌的良好生长和形成典型的菌细胞形态，但淋病奈瑟菌、棒状杆菌属的某些菌种、肠球菌、酵母菌、支原体、细胞壁缺陷细菌等则可生长不良、不能生长或不能形成肉眼可见的生长现象。在沙保诺琼脂培养基平板上，能够良好生长的微生物是酵母菌与丝状真菌，而绝大多数细菌及其他微生物则不能生长。在前列腺液等标本的滋养下，虽然葡萄球菌等某些菌种也能够在沙保诺琼脂平板上生长，但其通常只能形成不良的生长现象和不典型的菌细胞形态。在淋病奈瑟菌分离培养基、支原体分离培养基、真菌分离培养基等选择培养基平板上，只有相应微生物能够良好生长，其他绝大多数微生物则不能生长。含 5%～10%CO_2的环境，有利于初次分离培养的各种细菌以及支原体的生长繁殖和形成典型的菌细胞形态。在 37℃普通温箱内培养 24 小时后的培养物，置室温并且暴露在可见光下 1～2 天，可有利于金黄色葡萄球菌形成色素或检出那些生长繁殖缓慢的细菌及其他某些微生物。厌氧性细菌的分离培养需要在无氧的环境条件下，但如果采用化学产气法，则需要注意避免某些化学试剂对厌氧性细菌生长繁殖形成的抑制作用。

7. 结果判断标准 临床对于尿液、前列腺液、精液等体液标本分离培养物诊断学价值的判断，主要依赖于对标本内培养物的菌落形态、数量及其种类的观察，而很少或不考虑培养物在不同标本内的分布。

（1）分离培养物的种类：如果在具有前列腺炎样症状患者尿液或生殖器官分泌物标本的分离培养物中显示有三种菌落，由于没有分别和依次采集标本进行定量接种和培养，临床实验室不得不根据分离物中菌落的形态、数量、种类等特征，选择其中的一种"经典病原体"报告为病原菌，而将其他分离物菌落视为"污染菌"。例如，在尿液（IU、TU）、EPS 或 RU-EPS、S 的某一个或每一个标本分离培养物内有三种菌落，通过形态等简易鉴定程序初步鉴定为凝固酶阳性葡萄球菌、凝固酶阴性葡萄球菌、非毒原性棒状杆菌，临床实验室通常将其中的"金黄色葡萄球菌"报告为病原菌，而将其他菌种视为"污染菌"。如果分离培养物中菌落都是正常菌群或者是"非常规的"条件致病菌，则可能将其都视为"污染菌"而报告"分离培养阴性"。

（2）分离培养物的数量：以"分段尿液与前列腺液法"或"尿液-前列腺液-精液法"采集标本，能够有效地鉴别尿液、前列腺液及精液标本内分离培养物的来源或感染部位。但如果任由患者自己采集标本、混淆或颠倒标本采集的顺序、严格规定尿液等标本的采集量及其分离培养形成的菌落数、使用抗菌药物或消毒剂、用接种环取标本的方法进行标本接种和分离培养、使用不适宜病原体生长繁殖的培养基与培养条件、没有考虑分离培养物的相对菌落数与绝对菌落数及其分布特点与规律，常常可对病原体的检出及其数量产生重要的干扰或影响。例如，如果严格地将尿液标本分为相等的三段并且以每段 10ml 进行收集，常常难以或不能收集到所规定的标本量；如果用接种环取标本法进行病原体的接种与分离培养，则可由标本所含病原体过少而造成漏诊；如果仅仅是在分离培养物内寻找和发现"经典病原体"而不是计数其相对菌落数、绝对菌落数及其在不同标本内的分布特点与规律，则难以对病原体和污染菌进行诊断与鉴别诊断。

前列腺炎等生殖器官感染患者常常具有尿频、尿急、夜尿增多等排尿症状，以致难以或不能实现严格规定的 10 ml 尿液标本的采集。感染的程度不同、饮水量及排尿频率不同、使用抗菌药物或消毒剂等因素，可对采集的标本量及其分离培养物的数量产生重要的影响，以致难以或不能达到每毫升标本含 5 000 CFU 或 10 万 CFU 以上的要求。已知医学上绝大多数细菌在适当的环境条件下，能够以每 20～30 分钟分裂一代的速度迅速生长繁殖。因此，如果尿道感染患者很少排尿或排尿频率很低，其尿液（IU、TU）标本内常常可含有较多的细菌等病原体；如果前列腺炎等生殖器官感染患者很长时间没有排精，其前列腺液（EPS 或 RU-EPS 标本）及 S 标本内也可含有较多的细菌等病原体。当观察泌尿生殖道标本分离培养物的生长情况时，患者病变器官内的细菌数量可能已经产生了数倍的增长，甚至远远高于在培养基上所发现的菌落数量。对于前列腺炎等男性生殖器官感染标本以及其他某些标本，应当高度重视分离培养物中的任何一种菌落，包括经典病原菌及条件致病菌的菌落，不可主观地将其分为"病原菌"或"污染菌"予以选择或丢弃。对于分离培养物结果的观察及其诊断学价值的判断，需要注意某一种分离培养物中菌落的相对菌落数、绝对菌落数及其分布特点或规律，而不是简单地或孤立地观察某种分离培养物中菌落的种类及每毫升样品中的菌落数量。

8. 病原体的生物学特性 医学上绝大多数细菌及其他许多微生物都具有生长繁殖迅速与代谢活动活跃的性质，在适当的培养基与培养条件下，经过 18～24 小时培养后，可形成肉眼可见的生长现象及其特征性的形态与代谢反应。因此，在细菌学实验室，通常是以肉眼观察法判断分离培养物"有菌"或"无菌"、药物敏感试验"敏感"或"耐药"。全自动细菌鉴定/药敏分析仪则分别通过比色法、比浊法或荧光法，检测和判断分离培养物生长情况或药物敏感性。如果标本含有抗菌药物、病原体的种类和数量过多、培养基营养条件或培养条件不适合、发生细胞壁缺陷变异，可造成病原体生长繁殖与代谢活动缓慢、肉眼不能观察到生长现象、代谢活动减缓或停滞、形态不典型、细胞壁缺陷、静息状态或活的非可培养状态（VNS），从而导致病原学检查漏诊或误诊。

不同的细菌等微生物具有不同的生物学特性，其生物学特性受外界因素影响容易发生改变或变异。已知各种细菌在宿主体内、人工培养基内以及自然界环境中，都可自发或被诱导发生细胞壁缺陷变异和成为 L 型。著者研究发现，在常规细菌学方法的药物敏感试验抑菌圈和 MIC/MBC 培养物内，可广泛存在细胞壁缺陷细菌或细菌 L 型，从而对药物敏感试验结果的正确判断以及治疗效果产生影响。有些细菌（如克雷伯菌属、葡萄球菌属、链球菌属、奈瑟菌属、志贺菌属、双歧杆菌属、假单胞菌属、分枝杆菌属等细菌的某些菌种）、二相性真菌及许多丝状真菌具有"易变异性质"，即使在常规细菌学培养基内也常常会发生形态、结构、色素、致病性、抗原性、代谢活性等特性的改变，从而可对病原体的分离培养、鉴定及其药物敏感试验结果产生影响。

四、前列腺炎的影像学诊断与鉴别诊断

1. **诊断**　影像学检查对于前列腺炎、良性前列腺增生、前列腺癌、前列腺结石、前列腺钙化灶、前列腺脓肿等前列腺疾病的临床诊断和鉴别诊断，具有十分重要的意义。正常前列腺和发生不同疾病的前列腺及其疾病的不同时期，常常可显示不同的或具有鉴别意义的影像学特征。常用于前列腺疾病的影像学检查包括超声检查、X 线计算机断层摄影诊断及尿道造影。

（1）超声检查：超声检查尤以 B 型超声波（B 超）检查在前列腺炎等前列腺疾病的辅助诊断中最为常用，常用检查方法包括经腹壁探测、经直肠探测和经尿道探测。前列腺的 B 超检查前，要求患者饮水约 500 ml，使膀胱保持 50 ml 以上的尿液，以致处于适当的充盈状态。进行残余尿量测定时，应在患者排尿后 5～10 分钟内进行检查。

1）经腹壁探测：经腹壁探测检查可发现正常前列腺的回声团块为均匀、散在分布的低回声区，其回声团块具有轮廓完整、形态规则、边缘整齐、界线清楚、两侧对称和密度分布均匀的特征。在正常前列腺的横切面检查时，可见其呈近似圆形，最大径线可探测到腺体的最大横径和前后径。由于探测时所形成的向下倾斜，声束投射与回声可比实际前后径略有放大。在前列腺的纵切面检查时，可探测到前列腺顶部区域。正常前列腺受到耻骨的遮掩，因此只能够探测到腺体上部的周边回声，尤其是在腹部脂肪较多者。

2）经直肠探测：经直肠探测检查可观察到较完整的前列腺图像。在正常前列腺的横切面检查时，可见其呈钝三角形、半月形或栗子形，左右对称。前列腺包膜可形成较强的回声，围绕腺体外圈形成完整、光滑、较薄的包膜轮廓。腺体实质的回声形成均匀、散在分布的细小光点，时而可见位于腺体中心的后尿道形成的小圆形无回声暗区。经直肠探测检查所获得的各径线值与前列腺实际值较为接近，也可探测到腺体的上下径值。

经直肠探测法检查前列腺之前令患者排大便，必要时可进行清洁灌肠。此外还须了解患者的直肠、肛门有无病变。如果患有慢性肠炎、肛裂、重度痔等肛肠疾病，不宜进行经直肠途径的前列腺检查。

3）经尿道探测：超声探测检查所发现的正常前列腺体积大小为上下径 30.2mm±5.1mm，前后径 23.3mm±4.8mm，左右径 42.4mm±3.8mm。

经尿道探测检查须排除具有尿道狭窄等尿道梗阻性病变的患者，一般需要在膀胱镜检查之后再进行。

在前列腺疾病患者的前列腺超声探测检查时，所发现的前列腺特征主要包括：①急性前列腺炎患者前列腺的腺体明显增大，形态可发生不同程度的改变。前列腺包膜的轮廓可变为不整齐，腺体实质的回声降低并且呈低回声不均匀的点状回波。②慢性前列腺炎患者

前列腺的腺体增大不明显，形态学的改变以前后径线增长为主，但其左右侧基本对称。前列腺包膜的边缘大多完整、连续，腺体实质的回声通常分布均匀，但较强而致密，并且时常可发现钙化灶。在少数病例也可发现前列腺包膜处回波界线不清楚，其表面欠光滑的现象。③前列腺结核患者前列腺的腺体增大，形态不规则，左右不对称。前列腺包膜显示为凹凸不平并且不光滑，前列腺实质回声不均匀，常常为弥漫性回声增强，并且可形成低回声区以及伴有致密回声的钙化而无回声影。

（2）X 线计算机断层摄影诊断：X 线计算机断层摄影（X-ray computed tomography）诊断也称为 X 线 CT 诊断、CT 诊断或 CT 检查。X 线计算机断层摄影诊断是以高度准直的 X 线扫描人体的某个部位并围绕该部位作 360°均速转动，穿过人体组织的 X 线经过准直之后可被探测器接收并通过模数转换器转换成数字，输入计算机计算出组织断面上各单位体积的 X 线吸收值，排列成数字矩阵，再经模数转换器在监视器荧屏上显示成图像。

X 线计算机断层摄影诊断常用于良性前列腺增生及前列腺癌的诊断，正常前列腺的检查可见其上界不超过耻骨联合上缘 10mm、周围脂肪间隙清晰、精囊三角正常。如果前列腺上缘在耻骨联合上缘 20~30mm，其呈球形或椭圆形扩大、两侧对称、边缘光滑、密度均匀，提示前列腺中度或重度增大。

（3）尿道造影：尿道造影检查有助于前列腺脓肿的诊断。在尿道造影检查中可发现，一侧腺体脓肿常常造成尿道移位。如果发现造影剂溢流出尿道外和造影剂潴留，提示脓肿可能已向尿道破溃。

（4）其他影像学检查：磁共振检查（magnetic resonance imaging，MRI）、人工智能超声 CT（artificial intelligence ultrasonic CT，AI-US-CT）在某些条件下也被应用于前列腺炎的影像学检查和辅助诊断，但 MRI 及 AI-US-CT 检查主要是应用于前列腺肿瘤、良性前列腺增生及其他占位性病变的检查、辅助诊断与鉴别诊断。

磁共振检查又称为磁共振成像或简称为 MRI，其基本原理是将人体置于磁场中，用无线电射频脉冲激发人体内的氢原子核和引起氢原子的共振与吸收能量，然后用接收器获取从人体氢原子核发出的射频电信号及吸收和释放的能量，通过计算机处理和形成图像。MRI 常用于前列腺肿瘤、良性前列腺增生以及其他内生殖器官疾病的辅助诊断与鉴别诊断，有助于了解前列腺、精囊、睾丸等生殖器官肿瘤的性质、部位、侵犯范围，鉴定前列腺增生及其他占位性病变。

人工智能超声 CT（AI-US-CT）检查也称为人工神经网络经直肠超声检查（artificial neural network analysis/computerized transrectal ultrasound，ANNA/C-TRUS），是将人工智能应用于前列腺的经直肠超声检查。ANNA/C-TRUS 在国内最早（2015 年）由浙江大学医学院的谢立平教授研发和应用，主要用于前列腺癌（PCa）与良性前列腺增生（BPH）的辅助诊断与鉴别诊断。ANNA/C-TRUS 通过人工神经网络对经直肠超声检查图像进行分析，能够发现肉眼不能识别的肿瘤，从而显著提高肿瘤诊断与鉴别诊断的阳性率。

2. **鉴别诊断**　影像学检查对于前列腺炎、前列腺结石、前列腺钙化灶、前列腺囊肿、BPH 及 PCa 等疾病具有较高的组织与形态学鉴别诊断和辅助诊断价值，但对于不同病原体引起的感染性前列腺炎、无菌性前列腺炎、CPPS 的诊断与鉴别诊断需要依赖于病原学检查。

五、前列腺炎的病理学诊断与鉴别诊断

1. **诊断**　病理学检查通过对人体前列腺液或活体前列腺组织进行直接肉眼观察、组织病理学检查、染色体或基因检测，能够客观地了解前列腺组织是否发生病理性损害及损害类型、性质、程度与范围。然而常用病理学检查方法，主要适用于对患者前列腺液标本的检查，通常并不适宜应用于前列腺组织的常规检查。对于前列腺组织的病理学检查通常需

要采用法医学或外科学的方法获得前列腺或其组织,因此常常应用于肿瘤等某些特殊疾病的诊断与鉴别诊断,以及尸体前列腺的亚临床前列腺炎诊断与鉴别诊断、前列腺疾病的病理学研究以及流行病学调查。

(1)前列腺液病理学检查:通常采用直接前列腺液法收集患者的前列腺液标本,涂片后直接在显微镜下观察或经染色后用显微镜观察。前列腺液的病理学检查内容主要包括白细胞、红细胞、上皮细胞、癌细胞的形态学特征及其数量。

(2)前列腺组织病理学检查:通常采用法医学方法采集尸体前列腺的腺体或组织标本,也可采用前列腺穿刺法采集前列腺组织标本,或者对于良性前列腺增生或其他适宜进行外科手术治疗的前列腺疾病患者,采用外科手术方法采集前列腺的组织标本。前列腺组织的病理学检查内容主要包括病理反应及其类型与范围、细胞形态与结构、细胞凋亡、细胞异常分化等。

2. 鉴别诊断　组织病理学检查对于前列腺炎及其不同类型的炎症反应、BPH、PCa 具有重要的组织与细胞学诊断与鉴别诊断价值。

六、前列腺炎的分子生物学诊断与鉴别诊断

1. 诊断　前列腺炎等前列腺疾病的分子生物学检查或诊断,是采用分子检测与分析的方法检测患者前列腺标本内前列腺炎等疾病相关的某些分子物质,对前列腺炎等前列腺疾病及其病原体进行分子水平的诊断及其转归或预后的评估。异常表达或分泌的某些生物活性分子及其受体,对前列腺炎等前列腺疾病的发生、发展、转归或相互转变可产生重要的影响,对于其中某些分子及其受体的检测被应用于前列腺炎等前列腺疾病的分子生物学诊断中(详见第三章)。前列腺炎等前列腺疾病相关的分子检测或诊断常见包括:

(1)肽生长因子/细胞因子(PGFs/CKs):前列腺细胞合成与分泌的多种生物活性分子物质,具有调节前列腺组织及其细胞的生长发育、功能表达等多种生物学活性。在前列腺炎等前列腺疾病的条件下,PGFs / CKs 的许多成员可异常产生与表达,从而对前列腺炎、BPH、PCa 等前列腺疾病发生、发展、转归及其相互转变产生重要的影响与调节作用(详见第三章)。

(2)核酸分子:各种生物性病原体及细胞都含有 DNA 和(或)RNA 分子,并且具有其特异性或特征性的核苷酸组成及核酸分子片段。因此,通过对病原体或细胞 DNA 分子和(或)RNA 分子的组成及其特异性片段的核苷酸序列进行检测,可对前列腺炎等前列腺疾病进行诊断与鉴别诊断。常用于 DNA 和 RNA 检测、分析或诊断的分子生物学方法有核酸扩增、核酸杂交、电泳图谱、指纹图谱、单链构象多态性(SSCP)、单核苷酸多态性(SNP)、核苷酸序列测定等(详见第十章)。

(3)前列腺特异性抗原(PSA):前列腺上皮细胞分泌的含 237 个氨基酸的单链多肽分子,正常生理条件下主要以微量存在于前列腺腺泡、前列腺导管与血清等内。在 PCa、BPH、前列腺炎、CP-BPH、前列腺脓肿等病理条件下,PSA 的产生可增多,以致其在血清等体液内的水平增高。临床通过检测患者血清 fPSA、cPSA 水平以及 fPSA 与 tPSA 的比值(fPSA/tPSA 值),对 PCa、BPH、前列腺炎、CP-BPH、前列腺脓肿等前列腺疾病进行辅助诊断与鉴别诊断(详见第三章)。

近年来的研究发现,PGFs / CKs 的某些成员及 Ca^{2+} 在 PCa 患者的前列腺和(或)血清内可形成明显增高的水平,并且对于 PCa 的发生、发展、转归、诊断和治疗具有重要意义。研究发现,PCa 的 IGF-I 和 IGFBP-3 明显高于 BPH($P<0.001$),IGF-I/fPSA、IGFBP-3/fPSA 的比值较目前所用 fPSA/tPSA 的比值更高,这将有助于 BPH 和 PCa 的鉴别,因此 IGF-I/fPSA 和 IGFBP-3/fPSA 可作为独立因素确定前列腺癌的存在。Wolk 等

用 PSA 辅以 IGF-I 和 IGFBP-3 检测,认为可提高 PCa 高危人群的确诊率。Mita 等认为,IGF-II 和 IGFBP-2 在进展性 PCa 的表达增加,此可作为激素治疗前列腺癌病人的候选观测指标。

(4)病原体特异性抗体与抗原:特异性抗体(antibody,Ab)是致敏 B 淋巴细胞(浆细胞)产生的免疫球蛋白(immunoglobulin,Ig)分子,具有与相应抗原物质发生特异性结合、免疫调节、中和毒素、激活补体、调节吞噬等免疫学效应。特异性抗原(antigen,Ag)是细菌等病原体或其他生物体细胞产生或释放的、具有病原体等生物体特异性的免疫原性分子。病原体特异性抗体和抗原分子可游离存在于前列腺组织及其分泌液内,因此采用酶免疫法、放射免疫法、免疫印迹法、蛋白质芯片法、蛋白质双向电泳法等分子生物学检测方法,可在体外检测 EPS 或组织标本内前列腺炎等前列腺疾病相关的抗体与抗原分子,从而对前列腺炎等前列腺疾病进行分子生物学诊断。例如,在炎性 EPS 标本内发现 HSV 或 HCMV 特异性的 IgM 或 IgG 等抗体、HSV 或 HCMV 的特异性抗原分子,可有助于 HSV 或 HCMV 感染所致前列腺炎或疾病的辅助诊断。

2. 鉴别诊断 分子生物学检查对于病原体、突变细胞具有特异性的诊断与鉴别诊断价值,PGFs / CKs、PSA、病原体抗原物质水平在前列腺炎、亚临床前列腺炎以及其他前列腺疾病中可出现不同程度的增高。

第四节 亚临床前列腺炎的诊断与鉴别诊断

亚临床前列腺炎(subclinical prostatitis)是前列腺受到细菌等病原因子感染或作用后发生炎性病理反应,但人体并没有产生明显的或典型的前列腺炎样症状。亚临床前列腺炎者由于缺乏明显的临床表现,常常被患者自己忽略以及临床漏诊,以致亚临床前列腺炎可在人体长期存在,使人体处于"前列腺亚健康状态"或成为"健康前列腺带菌者"。亚临床前列腺炎既可原发形成,也可由急性前列腺炎或慢性前列腺炎治疗不当而转变形成。亚临床前列腺炎对人体造成的损害是严重的,其绝不亚于临床前列腺炎对人体造成的危害。亚临床前列腺炎既可由于酗酒、进食辛辣食品、劳累、不洁性行为、频频性兴奋与手淫、身体其他疾病、前列腺继发感染、尿道及其他生殖器官感染等因素而被诱导形成具有明显临床表现的急性前列腺炎或慢性前列腺炎,也可长期保持亚临床前列腺炎的状态,造成前列腺的 PGFs/CKs 长期表达和异常表达,免疫应答长期存在和形成超敏反应,从而影响前列腺的生长发育与生理机能,引起前列腺组织的严重病理损害(详见第三章)。

亚临床前列腺炎在男性人群中具有极高的发生率,并且随着人体年龄的增长而明显增高。Stamey 等报道,成年人群中有 50% 为无症状的前列腺炎。国内外对死于其他疾病、生前没有前列腺炎病史者的前列腺活体组织病理学检查证实,其 96%~99% 的前列腺可存在不同程度和性质的慢性炎性病变。前列腺的组织病理学检查证实,24.3% 的前列腺存在炎症,其中慢性前列腺炎者占 96.6%。Kohnen 等报道,在 162 例良性前列腺增生的前列腺组织病理学检查中,前列腺炎性病理改变(前列腺炎)的发生率为 98.1%。夏同礼等报道,对 116 例死于非前列腺疾病者的前列腺组织病理学检查,前列腺炎性病理改变(前列腺炎)的发生率为 96.6%。Bennett 等报道,150 例活体前列腺的组织病理学检查显示,76% 为慢性前列腺炎。分子生物学研究发现,炎性病理反应不但可刺激前列腺 PGFs/CKs 的异常表达与分泌,而且也可刺激前列腺的异常免疫应答。亚临床前列腺炎、慢性前列腺炎在人群中的广泛和长期存在,不但增加了前列腺发生严重的炎症反应、良性增生、肿瘤等严重病理损害和疾病的风险,而且也可能造成不育、不孕及胎儿发育异常以及老年人群良性前列腺增生、前列腺癌等严重疾病具有较高发生率与发病率的重要因素或机制。因此,及时发现、诊断和治疗亚临床前列腺炎,不但对于男性生殖健康以及急性前列腺炎与慢性前列腺炎的预防具有重要意义，而且对于前列腺发生其他严重疾病的预防也同样具有重要意义。

一、亚临床前列腺炎的表现

亚临床前列腺炎者由于前列腺的组织损害及其生理机能紊乱较轻微和（或）局限，通常没有或者不能自觉有任何明显的临床表现，从而处于前列腺亚健康状态。如果亚临床前列腺炎是由细菌等病原体感染所致，其则成为健康前列腺带菌者。由于作用于前列腺的病原因子的性质、数量、毒力或强度不同，病理损害程度与范围、多器官炎症或感染以及人体生理状态或认知的不同，亚临床前列腺炎者可以完全没有任何自觉不适或症状，但也可具有不规则发生的短暂与局部的某些不适或症状。

亚临床前列腺炎者的不适或症状可自行缓解和消失，也可由于休息、适当运动、热水浴、排精等，在短时间内或 1~2 天内缓解和消失，以致常常被认为是正常生理现象、心理问题或"老夫老妻"现象，从而造成漏诊或误诊。著者研究发现，通过仔细地询问病史与症状、体格检查、尿液及前列腺液细胞学检查、前列腺液病原学检查、前列腺影像学检查等，常常可发现亚临床前列腺炎者的泌尿与生殖器官组织及其生理机能的某些改变或病理反应。

1. **会阴部不适**　单纯性亚临床前列腺炎者通常没有明显的会阴部不适或症状，但如果合并附睾、输精管道感染或附睾硬化等，则可具有阴囊或会阴部皮肤潮湿、附睾或睾丸不适或轻微疼痛与触痛等表现，性兴奋未排精者可有附睾或精索区域坠胀或疼痛。

2. **排尿**　排尿改变或异常见于年龄较大者，通常为中年和老年者，尤其常见于合并良性前列腺增生者。常见表现为不明原因的或不规则的夜尿次数增多、阴茎根部或尿道前列腺部紧束感、每次排尿的尿量减少、尿黄或有异常气味、尿不尽、尿滴沥、尿分叉、尿液镜检可见白细胞数量略有增多。排尿的各种改变或异常可不明原因和不规则地自发缓解与加重，也可由于饮酒、进食辛辣食品、劳累等加重，但通常可很快自发缓解。

3. **性功能**　性功能改变或异常主要见于已婚中年及老年人群，可表现为不明原因的性欲及性功能亢进或降低、不思性生活、性交时间变短、会阴部不适并且可在射精后加重、夜间阴茎勃起或晨勃现象不明原因地增多或减少，甚至消失。许多性功能降低者，常常认为这些现象是由生活或工作劳累、饮酒、吸烟、身体衰老、夫妻情趣降低等因素所致，甚至认为是"老夫老妻"之正常生理现象。

4. **前列腺液**　前列腺液的细胞学改变或异常主要表现为白细胞数量偏高（10~20/HP）和（或）卵磷脂小体数量偏少（++~+++/HP），通常是在婚前体检、生育前体检或其他原因进行的体格检查中被发现。

5. **前列腺形态**　直肠指检可发现前列腺的体积正常或稍大、质地正常或稍硬，可有数量不等的小结和（或）不同程度触痛，影像学检查可见前列腺体积和信号正常，也可见体积增大、出现钙化灶、局灶或弥漫低信号等病理改变以及异常图像。

6. **生育**　亚临床前列腺炎对绝大多数男性的生育能力不会产生影响，但少数男性，尤其是合并输精管感染者，可发生不明原因的不育或其妻所孕胎儿发生不明原因的不发育、死亡、流产或畸形。亚临床前列腺炎相关的死胎与流产常常发生于妊娠的第 8~16 周，可多次发生，夫妻的生殖器官结构及其功能检查不能发现任何明显异常。

二、亚临床前列腺炎的常见病原体

亚临床前列腺炎者的前列腺液和（或）精液病原学检查，常常可发现细菌，常见为革兰氏阳性条件致病菌，以凝固酶阴性葡萄球菌、非毒原性棒状杆菌、肠球菌最为常见。这些条件致病性细菌感染前列腺后，成为前列腺的寄生菌，可引起宿主前列腺组织的亚临床炎性病理损害，也可通过输精管道扩散和感染其他生殖器官。常见感染前列腺的细菌毒力较弱、宿主具有相对较好的生理机能和相对较强的抵抗力，因此在绝大多数情况下不会引起宿主产生慢性前列腺炎样症状。

无明显症状的亚临床前列腺炎者或"健康前列腺带菌者"可经历数年、数十年甚至终生不发生显性的或临床前列腺炎，但如果宿主机体的抵抗力降低或生理机能改变，寄生于前列腺内的细菌可大量生长繁殖，引起宿主发生急性前列腺炎、慢性前列腺炎或其他生殖器官感染症状。导致亚临床前列腺炎发作和转变成临床前列腺炎的因素或诱因，常见包括酗酒、进食辛辣食品、劳累、受凉、纵欲、禁欲、过度手淫、泌尿生殖道感染、身体其他疾病、抗菌药物不规范使用、尿道介入性治疗操作等。这些诱因常常能够刺激或诱导亚临床前列腺炎者的前列腺炎样症状发作，使其转变成具有明显临床表现的急性前列腺炎或慢性前列腺炎。但这些因素却不能刺激和诱导正常前列腺者发生前列腺疾病和使其发生具有明显症状的前列腺炎，然而临床上却普遍将饮酒、进食辛辣食品、性活动等因素视为前列腺炎的病因，从而将戒酒、戒烟、禁辛辣食品、禁手淫等作为"预防前列腺炎"的重要措施。

三、亚临床前列腺炎的诊断与鉴别诊断

1. **诊断** 亚临床前列腺炎者没有明显的"前列腺炎样症状"，因此在严格意义上来说，这些人群并不是真正意义上的前列腺炎患者。亚临床前列腺炎者由于没有明显的临床表现，不会到医院就诊和进行前列腺的检查，以致造成漏诊和在人群中潜伏存在。亚临床前列腺炎通常是在健康体检、婚育体检中被发现，对其诊断主要依赖于体格检查、细胞学检查、病原学检查、影像学检查及病理学检查。

（1）体格检查：直肠指检可发现前列腺正常，也可发现前列腺轻微触痛、体积增大、质硬、有结节等异常现象。

（2）细胞学检查：尿液的细胞学检查结果可显示正常或有少量白细胞；前列腺液的细胞学检查结果可显示正常，也可发现白细胞的数量不同程度增多、卵磷脂小体的数量正常或减少；精液的细胞学检查结果可显示正常，也可发现液化时间延长、白细胞数量增多、精子活动度降低及畸形率增高等异常结果。

（3）病原学检查：前列腺液的分离培养可检出细菌或其他微生物，合并其他内生殖器官感染者的精液分离培养也可检出细菌等病原体。

（4）影像学检查：前列腺的影像学检查可显示正常，也可发现局灶或弥漫信号、体积增大及其他异常图像。

（5）病理学检查：前列腺的活体组织检查可见炎性病理反应，或发现其他类型的组织病理学反应。

2. **鉴别诊断** 感染性亚临床前列腺炎的诊断与鉴别诊断依赖于尿液–前列腺液–精液法的标本采集和病原体分离培养。正常前列腺的前列腺液标本细胞学检查结果正常，病原学检查也不能检出具有诊断学意义的病原体；感染性亚临床前列腺炎的前列腺液标本细胞学检查可有异常发现，病原学检查能够检出具有诊断学意义的病原体；无菌性亚临床前列腺炎的前列腺液标本细胞学检查可有异常发现，病原学检查不能检出病原体，但可在精液标本内检出病原体。

第五节 前列腺炎的治疗学

治疗学（therapeutics）是消除或缓解患者的痛苦，促进患者恢复身体健康的医疗策略

与措施。前列腺炎的治疗学（therapeutics of prostatitis）是针对前列腺炎患者所实施的一系列医疗措施或综合医疗措施，包括使用适当的药物与方法清除引起患者前列腺炎的病原因子、消除或缓解患者前列腺局部和（或）全身症状，从而使患者恢复正常的生理机能与心理机能。前列腺炎的治疗亦然如此，需要在正确的临床诊断指导下，规范地采集标本和进行病原学检查及其他相关检查，并且在病原学检查结果的指导下，合理选择与规范使用抗菌药物以及其他药物与方法，对患者进行病因治疗、症状治疗、心理治疗及康复治疗。

一、前列腺炎治疗学的基本概念与原则

从治疗学的基本原理和方法来说，前列腺炎治疗学的原理和方法也同人体其他炎性疾病治疗学的原理和方法相似或者相同。然而引起前列腺炎的病原因子包括生物性、化学性和物理性三种类型以及前列腺炎患者可有不完全相同的生理学、病理学及病原学特征，以致对前列腺炎的治疗常常可存在某些特殊的要求与措施。

1. **前列腺炎治疗学的基本概念及其形成** 国内外对于前列腺炎的发病机制、病原学特点、病理学特点、诊断、预后以及前列腺炎同良性前列腺增生、前列腺肿瘤等疾病的关系，已经进行了较为广泛和深入的研究并且获得了显著的成就，但却仍然未能很好地解决前列腺炎治疗的问题。由于认为前列腺存在生物膜屏障或包膜屏障，临床上采用前列腺外途径与方法给予的抗菌药物，绝大多数都不能进入前列腺内发挥治疗作用。然而"前列腺药物屏障论"却通常忽略或不包括 α-肾上腺素受体阻滞剂、性激素、天然药物等许多非抗菌药物的前列腺透过性。曾经广泛流传的关于前列腺的"生物膜屏障"以及"包膜屏障"理论，将人们的关注或注意力引导于采用人工方法穿过前列腺包膜，将抗菌药物直接注射或灌注于前列腺炎患者的前列腺组织内的介入治疗（interventional therapy）方法的研究及其应用，以期望能够克服所谓"前列腺药物屏障"对前列腺炎治疗所产生的不利影响。然而多年来的临床实践证实，前列腺内给药的方法不但不能有效地解决前列腺炎治疗的问题，反而造成了前列腺出血、疼痛、钙化灶、感染扩散或加重等许多不良反应的频频发生。著者曾目睹了前列腺炎等前列腺疾病患者在遭受疾病折磨的基础上，又接受了某些具有较为严重创伤性的前列腺介入疗法治疗，造成更加严重的痛苦；同时也知晓那些前列腺炎患者在被告之其所患疾病不能治愈时所产生的悲痛甚至绝望。因此，著者能够充分理解身染曾被患者称为"不死的癌症"的前列腺炎等前列腺疾病患者所具有的痛苦、绝望和期望等复杂的心理状态，也同国内外许多研究人员一样高度关注和重视前列腺炎治疗学的相关问题及其基础与应用研究。

在 19 世纪 20 年代，国内外的许多研究人员曾在前列腺炎的治疗学问题上进行了广泛的研究，甚至形成了以前列腺外途径给药治疗前列腺炎的理论与方法。然而国内外许多医生以及研究人员通过抗菌药物对前列腺炎治疗的观察或动物前列腺透过性研究也发现或证实，一些抗菌药物的前列腺透过性似乎并不受该药物的脂溶性以及 pK_a 的影响，也似乎不受所谓"前列腺包膜"或"前列腺药物屏障"的影响。王和等发现并且证实，根据前列腺病原体的性质及其药物敏感性，合理选择与使用的绝大多数抗菌药物，通常具有良好的前列腺透过性并且能够清除前列腺内的病原体和有效治愈前列腺炎。Meares 等、Weidner 等、Schaeffer 等及 Sabbaj 等报道，将氨基糖苷类的一种药物或喹诺酮类的药物与氨苄西林联合使用，或者将这些药物与磺胺及 TMP 联合使用，以口服的方式给药治疗急性细菌性前列腺炎或慢性细菌性前列腺炎 2～4 周或 4～12 周，可获得 40%～70% 的治愈率。Fowler 认为，尽管氨基糖苷类抗生素和氨苄西林都被认为是不能透过"前列腺屏障"的非脂溶性药物，但用于急性前列腺炎的治疗仍然可获得良好的效果。王和等用具有高度离子化性质与较大分子量的生物染料——锥蓝，分别注射前列腺正常、细菌性前列腺炎、前列腺良性增生以及合并细菌性前列腺炎的前列腺良性增生的大鼠，证实这些组织都具有同除中枢神经之外的其他组织相似的锥虫蓝透过性，尤其有炎症的前列腺具有明显增高的锥虫蓝透过性。进一步的动物实验研究结果显示，以前列腺外途径给予的具有大分子量和（或）离子化性质的盐酸万古霉素（vancomycin hydrochloride）或硫酸阿米卡星（amikacin sulfate），同样也能够进入动物的正常前列腺和疾病前列腺内，并且达到足以迅速杀灭前列腺内药物敏感细菌和治愈前列腺炎的效果。由此可见，进入血液内的药物能够分别以透过、穿过或吞饮的机制，通过正常毛细血管壁进入前列腺组织内。在前列腺存在炎症反应的条件下，前列腺血管壁的透过性显著增加，以致更加有利于血液内的各种药物以及血液成分渗出或漏出到前列腺的组织内（详见第九章）。只要注意观察和分析国内外关于前列腺炎的临床治疗方法及其研究报道，就不难发现虽然普遍认为前列腺具有阻止绝大多数抗菌药物透过的"屏障结构"并且是影响前列腺炎治疗效果的最重要因素，但医生们仍然向前列腺炎以及其他前列腺疾病患者推荐许多被认为是"不能透过前列腺屏障的抗菌药物"以及其他许多非抗菌类药物，并且采用口服、肌内注射或静脉注射的方法进行前列腺炎以及其他前列腺疾病的治疗。尽管其中的绝大多数患者常常可由于存在某些未被临床医生认识、诊断或重视的原因（如前列腺病原体的异质性、变异性、耐药性，前列腺组织病理学损害的多重性，对于前列腺以及其他男性内生殖器官病理改变的漏诊或误诊以及选择的抗菌药物缺乏病原体针对性及不合理使用等），没有获得任何明显好转的治疗效果，但也有少数患者可由于某些偶然的因素而幸运地获得症状缓解的疗效甚至治愈的效果。

著者通过 30 多年来致力于医学基础知识的学习以及从事医学微生物学教学和微生物学与感染病学科研的经历，自以为对于医学上常见的许多细菌等微生物的基本生物学特性、致病性及其所致疾病的病原学诊断与治疗的策略和方法等具有了进一步的认识或熟悉。通过对实验动物以及前列腺炎患者进行病原学、诊断学和治疗学的研究，发现不论急性前列腺炎还是慢性前列腺炎患者的前列腺，对几乎各种抗菌药物以及其他许多药物都具有较高的透过性。根据前列腺病原学检查结果规范地使用抗菌药物，不论采用口服、肌内注射或静脉注射法给药，其绝大多数都能够进入前列腺炎患者的前列腺并且最终治愈前列腺炎。因此著者认为，既然前列腺炎也同其他绝大多数炎性疾病一样，是由微生物等病原因子进入或作用于机体引起的，杀灭和清除引起前列腺炎的微生物等病原因子，同样应当是前列腺炎治疗学的最基本原则与根本要求。

2. 前列腺炎治疗学的基本原则及其特点 一般来说，前列腺炎治疗学的基本原理或原则，也同其他绝大多数感染性疾病治疗的基本原理或原则一样，主要包括一般治疗（症状治疗）、病因治疗（病原治疗）、机能康复治疗、心理治疗以及必要时采用外科手术治疗。由于各种感染性疾病都是由生物性病原因子（病原体）侵入宿主机体生长繁殖和产生毒性代谢产物引起的，病原治疗是各种感染性疾病治疗之根本。然而同各种感染性疾病的治疗一样，对于其他任何疾病的任何治疗，也都需要在正确的病原学或病因学诊断及其指导下，选择适当的药物或方法，并且科学地或规范地实施，这是取得良好治疗效果或治愈效果的最重要的基本前提。著者认为，对于前列腺炎的治疗来说，遵循"症状治疗、病因治疗、康复治疗、心理治疗"之"前列腺炎治疗四要素"的原则，其中最重要的是"病因治疗"，是获得"有效治愈"效果的根本保障。

通过对于前面相关章节的复习与讨论，我们已经知道前列腺炎的发生与发展具有不同于其他许多感染的某些特点，这些特点造成了前列腺炎在诊断与治疗方面具有某些困难和具有复杂性及特殊性。引起前列腺炎的生物性病原因子所具有的异质性、变异性和耐药性，前列腺组织病理学改变的多样性，复数菌感染和多器官感染，患者生理和病理状况的个体差异及其曾接受治疗的药物、方法与经历等，都是造成前列腺炎的诊断和治疗具有许多不同于其他感染性疾病诊断与治疗的困难性和特殊性的最常见因素。既然并没有充分的证据能够表明前列腺存在能够阻止抗菌药物透过的屏障，因此影响治疗效果的因素就主要包括病原体的性质、种类、数量、药物敏感性及耐药性，临床诊断与实验室诊断，抗菌药物的选择和使用方法，患者前列腺和其他器官的生理与病理状况及其心理与经济状况等。

　　作为医学的一般常识，感染性疾病的发生、发展及其结局，是病原体与宿主机体相互作用的表现。只有当病原体在宿主体内大量生长繁殖，形成足以引起宿主生理机能紊乱和（或）组织损害的数量和（或）毒性代谢产物，使病原体成为矛盾的优势，以致与宿主机体的正常生理平衡被破坏，机体才能够表现出疾病现象。因此感染性疾病治疗学的基本原则，是借助抗菌药物或其他药物与方法，抑制或消除病原体在宿主体内的生长繁殖及其对于宿主机体的伤害作用，并且增强宿主机体对病原体的防御作用，从而帮助机体恢复与病原体之间的正常生理平衡，或者帮助机体建立与病原体之间的新的平衡。为达到此目的，首先就要求临床医生应当做到"知己知彼"，这样才有可能获得"百战不殆"的治疗效果。其中的"己"是指对患者身体的生理与病理状况及其所患疾病的种类、性质与程度的正确诊断，对抗菌药物的性质及其正确选择与使用以及患者是否能够接受所给予治疗药物与方法等情况的了解；其中的"彼"则是指对于引起感染性疾病的病原体种类、性质、数量等情况的了解或诊断。就一般情况来说，不论是前列腺炎还是其他各种感染性疾病，只要具备以下四个基本条件，通常就应当能够最终获得有效治愈的效果：①能够检出引起感染性疾病的病原体或其代谢产物；②具有可供选择使用的病原体敏感的、毒副作用小的、廉价和使用方便的抗菌药物；③患者具有配合完成整个治疗过程的经济、时间、心理及生理条件；④病变组织或器官没有形成不可逆转的组织病理学改变。因此对于前列腺炎的治疗也同其他许多感染性疾病的治疗一样，需要注意的基本情况或遵循的基本原则主要包括：

　　（1）正确的临床诊断：著者采用"尿液-前列腺液-精液法"、"尿液-精液法"，对376例被临床诊断为"急性前列腺炎"、"慢性前列腺炎"、"无菌性前列腺炎"或"非细菌性前列腺炎"（支原体或衣原体前列腺炎）、"慢性骨盆痛综合征"患者的尿液、前列腺液及精液标本分别进行了病原学检查和研究，结果证实这些患者中的绝大多数并不仅仅是"急性"或"慢性"细菌性前列腺炎，不是"无菌性"或"非细菌性"前列腺炎，也不是单纯性的前列腺炎，而常常是复数菌感染和（或）伴有精囊炎、输精管炎、附睾炎、尿道炎等其他生殖器官感染性疾病或疾病，或者伴有前列腺结石、前列腺脓肿、良性前列腺增生、前列腺结节等其他前列腺疾病，成为导致临床漏诊或误诊而影响病原学检查和治疗效果的重要原因。由于这些患者中的绝大多数都具有较为典型的前列腺炎样症状，临床医生在经过简单的病史与症状询问和（或）实施前列腺指检、前列腺液细胞学检查或常规细菌学检查之后，即将其诊断为不同类型的前列腺炎。然而在漏诊或误诊之后，又常常经验性选择和（或）不规范使用多种抗菌药物以及其他药物或方法进行治疗，以致造成许多"前列腺炎"患者不能获得明显或有效的治疗效果。

　　（2）正确的病原学检查：包括治疗前的病原学诊断、治疗中的病原学监测、治疗后的病原学复查，这三个方面对于前列腺炎的治疗尤其重要。虽然对于具有典型症状的前列腺炎的临床诊断通常并没有困难，但是对于引起前列腺炎的病原或病因的诊断，却需要依赖于实验室检查。正确的病原学检查不但有助于不同类型前列腺炎的诊断和鉴别诊断，而且也是影响前列腺炎治疗效果的最重要的甚至最关键的因素之一。前列腺炎的病原学检查好比是战争之前、战争之中以及战争之后对于敌人情况的侦察与了解，任何错误的信息都必将导致战争的失败或治疗效果受到影响。通过病原学检查，临床医生需要了解的基本内容包括病原体的种类与数量、生物学特性、药物敏感性与耐药性以及变异性。著者对376例前列腺炎等男性生殖器官感染性疾病患者进行的病原学调查与分析显示，其中只有少数患者为单纯性前列腺炎以及单一细菌感染引起的前列腺炎，而其他绝大多数患者则分别为不同种类或性质的细菌单独感染或混合感染引起的前列腺炎，或者细菌同其他微生物混合感染引起的前列腺炎，并且是合并其他内生殖器官感染的前列腺炎。在使用抗菌药物治疗的过程中，尤其是使用 β-内酰胺类抗生素治疗的过程中，也常常可见细菌发生细胞壁缺陷变异而造成药物敏感性降低或停药后"感染复发"的病例。临床诊断与病原学检查具有互为因果的联系，临床上的漏诊或误诊常常导致病原学检查不能正确地采集标本和分析或解释结果，病原学检查的漏诊或误诊则又进一步导致或促进临床上的漏诊或误诊，甚至必然导致临床治疗无效的结果，从而最终导致产生前列腺炎"难以治愈"甚至"不能治愈"的错误结论。

（3）规范使用抗菌药物：抗菌药物同其他各种药物一样，规范使用包括药物的选择与配伍以及给药的剂量、方法、途径、时间、条件、对象等诸多方面的合理性因素或原则。使用药物的种类、配伍、剂量、方法、途径、时间、条件、对象等方面的任何不适当或不合理性，都属于药物不规范使用或称为药物滥用的范畴。细菌等病原体侵入前列腺内生长繁殖而导致前列腺炎的发生与发展，因此前列腺炎的病因治疗就需要针对细菌等病原体的药物敏感性等特性选择和使用抗菌药物。

抗菌药物是治疗感染性前列腺炎最常使用和最重要的基本药物，但不是治疗感染性前列腺炎的唯一药物，抗菌药物仅仅是治疗前列腺炎等感染性疾病的诸多药物中的一种。任何抗菌药物都具有严格的病原体药物敏感性的针对性，而不是疾病或其类型的针对性，更不是患者个体的针对性。换言之，抗菌药物是针对患者体内引起疾病的敏感病原体使用的，而不是针对患者的疾病及其程度或范围或其身体使用的。已知各种抗菌药物只能选择性地作用于那些对所用抗菌药物敏感的病原体，因此抗菌药物的选择和使用需要针对病原体而不是针对患者的疾病或其身体。在临床上，常常有患者问"我是前列腺炎患者，是否可以用这种或那种抗菌药物"，或者问"我是这种或那种细菌引起的前列腺炎，是否可以用这种或那种抗菌药物"。甚至也常常可以听到关于"患者的病情并不严重，没有必要选择和使用如此'高档'或'昂贵'的抗菌药物"的说辞。众所周知，只能首先针对病原体的种类、数量、性质、药物敏感性、变异性等特点选择和使用抗菌药物，而绝不可以首先针对前列腺炎、支气管炎、肾盂肾炎、胆囊炎等疾病及其程度或患者个体选择和使用抗菌药物。使用抗菌药物的目的是抑制或杀灭患者体内引起疾病的病原体，而不是患者的疾病、器官、身体及其体内的其他各种微生物。因此选择引起疾病的病原体敏感的抗菌药物并且合理地使用，是规范使用抗菌药物的最基本原则。

在合理选择了抗菌药物之后，还应当注意采用适当的方法给予足够的剂量与疗程。如果药物敏感性、药物剂量、药物种类、给药方法或疗程等原因，造成不能有效地抑制或杀灭患者疾病组织内的病原体，那么这些"死里逃生"的病原体常常可发生细胞壁缺陷变异、代谢活性降低、耐药性增强或变异而形成耐药性菌株，从而可进一步导致治疗的困难或者造成患者疾病加重，形成慢性感染、无症状带菌状态感染或亚健康状态。在完全杀灭和清除了患者体内引起疾病的病原体之后，应当立即停止使用抗菌药物而绝不可以继续使用任何抗菌药物或者将曾经使用过的抗菌药物减量后继续使用。抗菌药物具有高度的敏感菌株选择性作用的性质，从而决定了抗菌药物只能应用于特定病原体感染的治疗而不是任何病原体感染的预防。不论是在没有病原学检查结果指导下的经验性用药，还是在完全杀灭和清除患者体内引起疾病的病原体之后仍然继续使用任何抗菌药物，都不可能获得任何有效的或有规律的治疗效果或预防效果。如果在完全杀灭和清除患者体内引起疾病的病原体之后仍然继续使用抗菌药物，不但可加重患者的经济负担、药物的浪费及污染环境，而且更可由药物的筛选与诱导作用而造成耐药菌株的形成与扩散，由药物的毒副作用以及菌群失调等因素造成患者身体的附加伤害。

抗菌药物的合理使用主要包括抗菌药物的合理选择与合理使用，其中"合理选择"是成功治疗的基础，"合理使用"则是成功治疗的保障。抗菌药物的合理选择不仅仅是要对该药物的药理学、药物动力学及使用方法进行一般了解，而还应当包括对病原体特性（种类、数量、生物学特性、变异性、药物敏感性、耐药性等）以及患者特点（患者身体及其前列腺以及其他相关器官的生理与病理状况、心理状况、经济状况、工作性质、治疗史及药物反应史等）进行了解。抗菌药物的合理使用既包括药物使用的剂量、种类、途径、方法与对象方面，也包括抗菌药物的配伍与疗程。抗菌药物是选择性抑制或杀灭细菌、真菌等微生物，以及肿瘤细胞与寄生虫的抗生素及人工合成的化学治疗剂。抗菌药物作用的特点之一是具有高度的选择毒性，其往往只能选择作用于那些对该抗菌药物具有敏感性或没有产生耐药性的微生物、肿瘤细胞或寄生虫代谢机制的某一个环节。如果仅仅根据经验或药物说明书介绍的适用范围与方法选择和使用抗菌药物，而不是针对引起感染的具体病原体的种类、数量、性质、药物敏感性、耐药性及其发展趋势以及患者的病理与生理情况等因素选择与使用抗菌药物，则常常可造成难以有效抑制或杀灭引起感染的病原体和治愈前列腺炎的情况。虽然临床上常常可见在某些情况下并没有严格地规范使用抗菌药物，也能够使患者的症状缓解甚至获得"治愈"的效果，但这种情况常常并没有完全杀灭和清除患者体内引起疾病的病原体，而仅仅是在宿主机体与病原体之间建立了新的平衡，使患者处于无症状前列腺带菌状态或者亚临床前列腺炎状态，从而为感染的复发以及疾病的发展与恶化留下了隐患。

（4）机能治疗：虽然抗菌药物使用是治疗感染性前列腺炎的最重要药物和方法，但绝不是唯一的药物和方法。抗菌药物的规范使用虽然能够帮助机体有效地抑制、杀灭和清除引起疾病的病原体，但病原体感染所造成的前列腺组织的损伤及其机能紊乱以及由疾病所造成的患者心理的症状，常常并不能随着患者体内病原体的减少或清除而立即缓解或消除，严重的组织病理学损害不能自行消除。因此某些前列腺炎患者，尤其是那些病程长久和/或经历过多种药物与方法治疗的慢性前列腺炎患者，常常可在前列腺无菌后（恢复期）的一段时间内，仍然具有身体和（或）心理的某些不同程度的不适症状或表现。虽然由前列腺组织损伤和（或）机能紊乱所造成的恢复期症状，绝大多数患者经过一段时期后通常能够自行消失，但具有损伤的前列腺组织在恢复期十分容易受到细菌等病原体的重新感染，因此给予药物及其他方法对恢复患者进行必要的机能康复治疗，同样也是前列腺炎治疗学的一项重要措施或组成部分。

二、前列腺炎的症状治疗

症状治疗也称为一般治疗，属于前列腺炎的对症治疗。感染性前列腺疾病也同其他各种疾病的发生一样，都是身体受到某种或某些病原因子的作用而发生的组织或器官损害以及生理机能紊乱。因此对于前列腺炎以及其他任何疾病的治疗，也都同样需要进行症状治疗或对症治疗。症状治疗的目的是帮助患者缓解或消除疾病造成的身体不适或痛苦，以及帮助机体恢复正常的生理机能。但绝大多数前列腺炎患者，在其前列腺的炎性损害得到有效控制或缓解后，其症状通常可自行缓解并最终消失，可不需要继续进行症状治疗或生理机能的康复治疗。

1. 局部症状治疗 前列腺炎患者的局部症状常见有会阴部皮肤症状、会阴部不适与坠胀或疼痛、排尿症状、勃起功能异常、排精异常等，主要是由感染前列腺的病原因子造成前列腺或前列腺周围组织损害以及神经机能紊乱所致。许多前列腺炎患者，尤其是急性前列腺炎患者以及那些病程长久和（或）接受过多种药物与方法治疗的慢性前列腺炎患者，常常可由于明显的会阴部不适、坠胀、疼痛、皮肤潮湿或瘙痒、尿频、尿急、尿痛、夜尿增多、排尿不尽、排尿困难或尿潴留、不能正常勃起或勃起不坚、不规则遗精或频频遗精、射精快或早泄等症状，不能正常生活与工作。对于这些具有明显会阴部或性功能症状的患者，可给予必要的局部症状治疗或对症治疗，从而使病因治疗以及其他各种治疗能够正常进行。

局部症状治疗需要针对不同患者所具有的不同症状实施，基本原则主要包括保持会阴部皮肤洁净与干燥、穿着宽松服装、合理饮水与饮食、热水坐浴、排精、增强性功能、休息、镇痛等。

（1）保持会阴部皮肤洁净与干燥：前列腺炎，尤其是病情较为严重及合并附睾炎等其他内生殖器官感染的慢性前列腺炎患者，常常可由前列腺及其他生殖器官的炎症反应而导致会阴部或生殖器官的神经机能紊乱，从而产生会阴部皮肤出汗增多使局部潮湿的局部症状。会阴部皮肤潮湿又可造成患者会阴部皮肤瘙痒，从而导致患者抓挠使局部皮肤产生炎症或破损。如果破损的皮肤受到细菌等微生物感染，则可发生更加严重的会阴部皮肤炎性损害，甚至可表现为湿疹样、神经性皮炎样或癣症样的皮肤损害症状。

会阴部皮肤症状的治疗主要是对局部皮肤进行清洗，保持会阴部皮肤洁净与干燥。也可在清洗会阴部皮肤之后，在局部皮肤适当地使用地塞米松等肾上腺皮质激素类药的皮肤霜剂，或者在局部皮肤使用儿童痱子粉或爽身粉。

（2）服装柔软合体：穿着宽松但合体的棉质内裤与外裤，可降低服装对会阴部皮肤和局部组织的刺激或挤压作用，有利于局部症状的缓解。

（3）合理饮水与饮食：合理控制饮水量及合理安排饮水时间，既有利于身体的正常代谢活动，也有利于尿频、尿痛及夜尿增多症状的改善或缓解。合理安排食物结构与保持正常排便，有利于改善会阴部的症状。例如，前列腺炎患者可在上午适当增加饮水量，从而增强尿道的冲洗以及身体的代谢活动及产物的排泄；在下午则需要适当减少饮水量，从而有利于缓解夜尿增多症状。选择食用富含纤维素的食物、减少或避免食用燥热性食物、保持良好的排便习惯，可有利于缓解或避免大便干燥与便秘。也可口服益生菌制剂，有助于改善肠道菌群平衡和肠道功能，改善腹泻或便秘症状以及改善身体的生理机能。合理搭配多品种食物以及富含营养的食物可有助于机体免疫力和生理机能的改善，对于所谓"辛辣食品"以及某些动物肉类食品，如果食用后没有引起明显的不适，则可正常和适量食用。

（4）热水坐浴：尤其适用于慢性前列腺炎患者的局部症状治疗，一般可每天坐浴 1～2次。热水（40～50℃）坐浴可刺激会阴部皮肤与组织的血管扩张和促进局部的血液循环，从而有利于局部组织损伤的修复和抵抗力增强以及会阴部坠胀与疼痛等症状的缓解。热水坐浴也可促进排便和改善便秘症状，同时也有利于促进外痔、肛裂等肛门疾病症状的缓解与治愈（详见第八章）。

（5）排精：排精使淤积的前列腺液及精液释出，既可缓解其对炎症前列腺、附睾、输精管及精囊形成的压力与刺激，也可使前列腺等内生殖器官内细菌等病原体的数量暂时减少，从而有利于抗菌药物的渗透和杀菌作用的发挥，以及新鲜前列腺液及精液的分泌及其抑菌或杀菌作用的发挥。排精方法并不适用于任何前列腺炎患者，尤其不适用于具有内生殖器官出血症状的患者，其通常适用于慢性前列腺炎，尤其是那些病情或症状相对轻缓的慢性前列腺炎患者。前列腺炎患者可根据自己身体以及其他因素的不同，选择适合自身的排精方式与次数，一般以每 1～4 周或性兴奋时排精一次为宜。前列腺炎症状严重者、身体虚弱及老年患者，也可 1 个月或更长时间排精一次。

（6）改善性功能：对于勃起功能障碍、射精快、不规则遗精的患者，如果没有发现其他原因，可给予改善勃起功能、延缓射精的药物治疗，可给予 5 型磷酸二酯酶抑制剂（PDE-5抑制剂）口服，如西地那非（万艾可）、他达拉非（希爱力）、盐酸伐他那非（艾力达）等，也可给予口服雄激素治疗。患者也可口服"补肾壮阳"的植物药、中药或食物，如益肾灵、右归丸、六味地黄丸、桂附地黄丸、蜂王浆等；性生活时可使用安全套，也可用复方利多卡因凝胶涂抹阴茎头局部，以降低阴茎头对于性交刺激的敏感度。

（7）休息：症状严重的慢性前列腺炎患者与急性前列腺炎患者需要卧床休息，可有助于会阴部症状的改善或缓解。对于那些具有严重局部和（或）全身症状的前列腺炎患者，必要时可给予止痛剂或镇静剂治疗。

（8）保持排尿通畅：少数前列腺炎患者，可由于前列腺及其周围组织的严重炎症反应、前列腺炎合并良性前列腺增生与前列腺肿瘤等原因，尿道水肿与被挤压或神经机能紊乱，发生排尿困难甚至尿潴留症状。对于具有排尿困难症状的前列腺炎患者，可根据患者的前列腺及全身的生理与病理情况，给予酚苄明、特拉唑嗪及坦索罗辛等 α-肾上腺素受体阻滞剂治疗。对于发生尿潴留的患者，则需要及时实施尿道插管导尿或其他方法导尿治疗。

（9）镇痛：严重的或"不可忍受"的尿道和（或）会阴部疼痛症状常见发生于严重感染的急性前列腺炎、慢性前列腺炎以及某些接受过前列腺介入治疗的患者，绝大多数前列腺炎患者不会具有明显的或严重的局部疼痛症状。疼痛症状明显或严重者，可给予消炎、镇静、止痛类药物口服或注射治疗，如氨酚双氢可待因片（含 500mg 对乙酸氨基酚和 10mg 酒石酸双氢可待因），口服，每次 1～2 片，每天 1 次；泼尼松，口服，5～10 mg/次，10～60 mg/d，每天 1～2 次；地塞米松，口服为 0.75～3.0 mg/次，每天 2～4 次，肌内注射、静脉滴注或尿道灌注为 5～15 mg/次，每 1～2 周 1 次；其他也可服用解郁丸、银花泌炎灵片、热淋清颗粒或热淋清胶囊等。

2. 全身症状治疗 绝大多数前列腺炎患者通常没有明显的全身症状，少数前列腺炎患者所表现的全身症状常常同感染前列腺的病原体及其代谢产物进入患者血流、前列腺炎症引起患者广泛性的神经系统机能紊乱、前列腺疾病或某些关于前列腺疾病的信息引起患者精神紧张有关。因此前列腺炎患者的全身症状常见包括发热、腰膝酸软或疼痛、全身不适或疼痛、身体皮肤的癣症样损害、注意力不能集中、多梦、失眠、健忘等。

前列腺炎患者全身症状的产生及其缓解也同前列腺炎患者局部症状的产生及其缓解一样，同前列腺的病理损害程度具有密切的联系。一般来说，前列腺炎患者的全身症状常常可随其前列腺的病理损害加重而产生和加重，随其前列腺的病理损害缓解而缓解，以致患者的全身症状通常可在前列腺炎得到有效治疗后自行缓解和痊愈。因此对于前列腺炎患者的全身症状，一般不需要给予特别的治疗。但对于那些具有严重全身症状的患者，则需要给予及时治疗。前列腺炎患者全身症状治疗的基本原则主要包括：

（1）抗感染治疗：对于发生菌血症、毒血症或败血症的患者，需要及时给予有效的全身抗感染治疗。体温升高明显者，可给予药物或物理方法降温治疗。

（2）神经机能与心理治疗：由神经机能紊乱导致身体不适或疼痛者，可给予维生素 B_1、B_6 等 B 族维生素以及止痛或镇静药物。也可采用热水浴、按摩等理疗的方法，对患者进行治疗。中医的针灸及植物药，也可对某些患者产生明显的治疗效果。对于那些产生心理障碍的患者，需要寻求心理医生的帮助与治疗。建立有规律的生活方式、进行适当的体育运动以及参加有益的社会活动，对于患者神经机能紊乱与心理症状的缓解都是有帮助的。

（3）合理运动与饮食：对于绝大多数前列腺炎患者来说，身体劳累、久坐、精神紧张是导致前列腺炎样症状加重的常见因素。适当运动或活动、平卧、休息，则可有助于许多患者的前列腺炎样症状得到暂时的缓解。一般来说，休息或运动以及运动的方式及其程度，对于患者前列腺炎样症状的影响，可存在明显的个体差异。著者通过对慢性前列腺炎患者关于运动与症状关系的调查发现，绝大多数患者的前列腺炎样症状可在休息、平卧、睡眠之后明显缓解，但也有少数患者的症状需要在经过适当行走、登山或慢跑等运动之后才可明显缓解。

虽然一般认为，乙醇、辣椒等辛辣食品、香烟以及某些动物肉类食品可造成慢性前列腺炎患者的症状加重，但也有许多慢性前列腺炎患者的前列腺炎样症状缓解与加重同这些饮食没有必然的联系。对于是否食用某种食品，一般的原则是只要患者在食用这些食品后不会产生任何不适或造成身体伤害，就不必选择或拒绝食品的类别，但需要注意合理饮食，以保障身体营养与健康的需求。

三、前列腺炎的病因治疗

病因治疗也称为病原治疗或对因治疗，其目的是帮助患者减少或清除体内引起疾病的病原因子。前列腺炎的发生也同人体其他各种疾病的发生一样，病原因子是导致发生前列腺炎的始动因素或基本因素，因此病因治疗也是前列腺炎治疗之最基本的或最关键的要素。只有彻底清除患者体内引起前列腺疾病的病原因子，才能有效地帮助患者彻底摆脱前列腺疾病的困扰和恢复健康状态。

1. 前列腺炎病因治疗的基本原则　由于存在生物多样性以及病原体的异质性与变异性，引起前列腺炎的病原因子的性质可有不同，并且可在前列腺疾病的不同时期或不同阶段发生变化甚至转变。因此针对病原因子进行的各种治疗，应当随着病原因子的性质变化或转变，及时进行相应的调整或修改。著者虽然强调病因治疗是前列腺疾病以及其他任何疾病有效治疗之根本，但并不是说就可以忽略或者放弃对于疾病的症状治疗。对于任何疾病进行治疗都应当严格遵循"急则治标，缓则治本，标本兼治"的基本原则，前列腺炎等男性生殖器官感染中的"标"是指患者的症状，"本"则是指引起患者疾病的病原因子。

引起机体发生前列腺炎等疾病的各种病原因子，既可以来自患者身体之外，也可以来自患者体内。来自体外的病原因子称为"外源性病原因子"，来自体内的病原因子称为"内源性病原因子"。前列腺炎等前列腺疾病可由不同类型的病原因子（生物性病原因子、化学性病原因子、物理性病原因子）引起，各种不同类型的病原因子也具有不同的性质、致病作用或致病机制，并且不同类型的病原因子也可造成人体前列腺和（或）其他组织或器官产生不同性质、程度或范围的损害，因此对于不同类型前列腺疾病的治疗策略与方法，也常常可存在某些差别甚至完全不同。例如，已知引起人类前列腺炎症的病原因子包括生物性、物理性及化学性三个种类，由各类不同病原因子引起的前列腺炎症虽然常常可表现出相同或相似的前列腺炎症状，但对于这些不同病原因子引起的前列腺炎的治疗药物和方法，常常可由于病原因子的种类或性质等不同，而具有差别甚至完全不同。即便是由相同种类甚至相同型别的细菌等微生物引起的前列腺炎，也常常可以由于不同菌株的药物敏感性或耐药性的差别以及其在治疗的过程中发生生物学性状及耐药性变异等，而获得不同的治疗效果。因此，从治疗学的基本原则来说，感染性前列腺疾病以及其他任何疾病的治疗，不但应当因人而异以及因疾病特征或类型而异，而且更应当根据病原因子的性质不同而采取不同的但具有高度病原针对性的治疗策略与方法。绝不可简单地根据药物说明书推荐的抗菌谱或适用范围甚至所谓经验，进行抗菌药物或方法的选择与使用。

病因治疗的目的是减少、杀灭和清除患者体内引起疾病的病原因子，有效的病因治疗也是感染性疾病获得治愈效果之根本。细菌等病原体可具有不同的种类、性质、数量、药物敏感性、变异性等特性，因此常常需要根据具体病原体的特性选择和使用不同的药物和（或）方法对患者进行治疗。关于感染性前列腺炎的病因治疗，临床上已形成了许多不同的方法，主要包括前列腺外途径给药治疗以及前列腺介入治疗两大类别。著者虽然极力主张、推荐应用前列腺外途径和方法给药治疗前列腺炎，但绝不排斥或反对采用前列腺介入方法甚至其他对患者身体损害较小、对疾病康复具有帮助的方法治疗前列腺炎。著者认为并且极力主张，临床医生应当首先了解或熟悉引起患者前列腺炎的具体微生物等病原体的种类及其特性，并且根据该病原因子的特性以及该患者病理与生理的具体情况，选择和使用合适的药物和（或）方法进行治疗。对于某一前列腺炎患者进行病因治疗具体需要采用什么方法，完全依赖于临床医生对于该患者及其病情以及前列腺病原因子等具体情况所进行的调查了解与综合分析的结果，而绝不是仅仅根据临床医生或患者个人的主观意愿与好恶，或者根据药物说明书所推荐的适用范围或公式。不论采用何种药物或方法进行前列腺炎的病因治疗，其都需要以对前列腺病原因子的充分了解以及药物或方法的规范使用为基础。如果不了解引起前列腺炎的病原因子的种类及其基本特性，而是仅仅根据患者的症状和（或）药物的作用与用途进行治疗，就如同不了解对手或敌人的基本特性，而仅仅根据场地和（或）武器的作用与用途进行战争一样，其在绝大多数情况下都将获得遗憾的甚至悲哀的治疗效果或战争结局。前列腺外途径和方法给药治疗前列腺炎在临床的应用已证实，其具有操作方法简便、极少产生创伤、容易掌握和运用等优点，已经被广大患者和临床医生接受并且普遍使用。

2. **感染性前列腺炎的病因治疗**　引起感染性前列腺炎的病原因子是病原性或条件致病性生物，常见包括细菌等微生物以及某些寄生虫。在引起感染性前列腺炎的生物性病原中，尤以细菌、真菌及其他某些微生物为常见。这些病原体在自然界的分布最为广泛，与人体的关系也最为密切，并且最具异质性、变异性、耐药性、增殖性及扩散性，从而可对治疗的效果产生明显的影响，以致成为男性泌尿与生殖科医生最为关注的病原因子。

感染性前列腺疾病的病因治疗也同其他各种感染的病因治疗一样，基本原则是使用抗生素、化学治疗剂以及其他抗菌药物或方法抑制、杀灭和清除前列腺等生殖器官内的病原体，从而达到帮助患者机体恢复或修复由于病原体感染所造成的病灶器官的组织损伤及其生理机能和心理机能紊乱之目的。因此在感染性前列腺疾病以及其他各种感染性疾病的病因治疗上，抗菌药物的选择与使用是影响治疗效果的最重要因素之一。鉴于引起感染性前列腺炎的病原体所具有的特殊性质，在对感染性前列腺炎实施治疗时，除某些特殊情况（如结核分枝杆菌、细胞壁缺陷细菌等难以迅速获得药物敏感试验结果的细菌感染或暂时不便于进行药物敏感试验等）以及患者病情危重的情况下可直接进行经验性选择与使用抗菌药物治疗外，一般都必须严格地在前列腺或生殖器官病原学检查及其病原体药物敏感试验结果的指导下，根据抗菌药物选择与使用原则对患者进行规范治疗。虽然国外的研究者报道，对于细菌性前列腺炎患者通常可经验性使用磺胺类药物及 TMP 治疗，但著者认为在对病情严重的细菌性前列腺炎患者，尤其是那些经常使用抗菌药物或生活在城市的患者以及曾经接受过多种抗菌药物治疗的慢性细菌性前列腺炎患者进行经验性用药治疗时，最好不要首选青霉素 G、磺胺类、诺氟沙星、左氧氟沙星等常用抗菌药物。因为根据著者对生活在城市的不同年龄人群所做的病原学调查，发现不论是从出生 30 分钟的新生儿、健康成年人体内还是从前列腺炎或其他感染性疾病患者身体病灶内分离出的各种细菌中，目前已很少发现甚至几乎不能发现对青霉素 G、磺胺类、诺氟沙星、左氧氟沙星等常用抗菌药物敏感的菌株。

之前临床对于感染性前列腺炎治疗的常用方法主要包括直接前列腺注射药物、经尿道灌注药物、经尿道或直肠微波透析、射频等前列腺局部介入给药等治疗方法，也有报道可采用中草药以坐浴方式进行治疗。但由于前列腺介入给药等方法所要求的操作技术较高、容易造成前列腺出血和疼痛等不良反应，目前在临床上已很少使用。著者推荐以口服、肌内注射或静脉注射的前列腺外途径给药方法进行治疗，通过动物实验研究以及对千余例急性前列腺炎与慢性前列腺炎患者的治疗实践，已证实其具有极好的治疗效果。由于以口服、肌内注射或静脉注射方法给药具有操作简便、可在几乎任何医疗机构实施或由患者自行实施（口服）、没有或极少有不良反应等特点，其已逐渐为广大患者和医务工作者所接受，成为目前临床上对前列腺炎进行抗感染治疗最广泛使用的方法。

各种抗菌药物对人体都具有不同程度或不同表现形式的毒性与副作用，尤其是对于过敏体质者、长期使用抗菌药物或其他某些药物者以及肝、肾等器官存在损伤或机能障碍的患者。因此对于前列腺炎的抗菌药物治疗，也同其他感染性疾病的抗菌药物治疗一样，要求临床医生不但需注意在使用抗菌药物治疗之前仔细阅读该药物的说明书和了解使用的方法与禁忌，而且在实施治疗的过程中也必须随时注意观察患者的症状与体征的变化或进行某些生理与生化指标的实验室检查与监测，以便能够及时发现和判断患者是否受到了该抗菌药物毒性或副作用的伤害，同时也能够及时观察和了解治疗的效果。如果发现患者在治疗的过程中出现可能同药物使用有关的不适或伤害，应当立即停止使用该抗菌药物并且及时对患者进行适当的补救性处理或治疗。为了降低抗菌药物对机体的毒性与副作用，也可采用联合用药并且在联合用药时适当减少其中一种或两种抗菌药物剂量的方法实施治疗。

（1）细菌性前列腺炎的治疗：几乎各种类型的抗菌药物都可用于急性细菌性前列腺炎及慢性细菌性前列腺炎的治疗，并且通常都能够获得良好的治疗效果或有效治愈的效果。然而前列腺细菌的异质性、易变异性、分布的广泛性，前列腺等男性生殖系统器官的解剖学和生理学等特性以及前列腺炎合并其他生殖器官感染，常常可造成在使用抗菌药物治疗过程中细菌耐药菌株的筛选、细胞壁缺陷变异或新的细菌感染等因素影响治疗效果的情况。因此在细菌性前列腺炎的治疗过程中，应当高度注意正确选择与使用抗菌药物和对病原菌的性质进行适时监测，以避免由细菌的耐药菌株筛选或变异、复数菌感染、继发感染或多器官感染等造成治疗困难和治疗周期的延长。

在正确的病原学检查结果指导下合理选择与使用抗菌药物，是有效治愈前列腺炎的关键因素之一。而抗菌药物的种类、给药方法与途径、给药的剂量与疗程，同前列腺炎的治疗效果通常并没有明显的关系。关于治疗细菌性前列腺炎的"合理选择与规范使用抗菌药物"，是指根据病原学检查所提供的病原菌的性质、种类、数量、药物敏感性与耐药性及其趋势等信息，选择适当的抗菌药物，以适当的剂量、给药途径、疗程或联合用药进行治疗。此外还需要考虑到患者的生理情况（包括年龄、体重等）、病理情况（包括是否具有影响抗菌药物使用的疾病或器官机能障碍、是否具有药物过敏或中毒病史、是否具有严重的组织病理学损害等）、治疗史（包括曾经接受治疗的药物、方法、时间等）、经济情况（能否承受治疗所需的医药费用）、工作性质（是否具有坚持完成疗程的时间与条件）及心理状况（对于疾病及其治疗的了解、认识与忧虑）等，以便获得患者对治疗的支持与配合。著者对慢性感染性前列腺炎患者前列腺液内抗菌药物活性检测的结果表明，根据药物说明书推荐的剂量与使用方法，以口服、肌内注射或是静脉注射给予的各种类型抗菌药物中，其绝大多数都能够迅速在前列腺液内显示出明显的抗菌活性，并且能够杀灭前列腺内的病原体和有效治愈前列腺炎。但细菌的耐药菌株筛选、细菌细胞壁缺陷变异、复数菌感染、多器官感染、继发感染、重新感染、前列腺的组织病理学特点及患者免疫力低下等，常常可造成许多患者需要经过多个疗程的治疗，才能够最终完全彻底地清除前列腺内的病原体和治愈前列腺炎。前列腺炎患者在获得有效治愈并且经过机能恢复治疗之后，极少有再产生前列腺炎症状（复发）的情况。但由于治愈后的前列腺器官仍然存在，发生重新感染的可能性也依然存在。如果治愈者性行为不洁、身体抵抗力或免疫力降低、卫生状况较差等，也可在治愈后的不同时期内由于受到病原性或条件致病性病原体的重新感染，引起前列腺炎的再次发生（详见第十一章）。

国内外对于细菌性前列腺炎治疗使用的抗菌药物及其治疗周期或疗程存在不同的见解，通常主张首选磺胺类与 TMP 以及喹诺酮类药物，并且进行较长时间的治疗。Fowler（2001 年）推荐，对于急性细菌性前列腺炎患者可选择氨基糖苷类抗生素或喹诺酮类药物与氨苄西林联合应用治疗；对于慢性细菌性前列腺炎患者则可联合使用磺胺与 TMP 或使用喹诺酮类药物，口服给药治疗 3～6 周。根据王和等对慢性感染性前列腺炎治疗情况的观察与研究，发现在规范使用抗菌药物以静脉滴注给药治疗的条件下，绝大多数患者的症状通常可在实施治疗的第 4 天后开始出现明显改善或缓解；治疗 5 天后，绝大多数患者的前列腺液标本内对所用抗菌药物敏感的细菌可绝大部分消失或完全消失。因此建议除少数感染严重者、前列腺病理损害严重者以及结核分枝杆菌等特殊病原菌感染者可适当延长疗程或必要时采用前列腺穿刺注射法局部介入给药外，对于细菌性前列腺炎患者，尤其是单纯性细菌性前列腺炎患者采用前列腺外途径给药实施抗菌药物治疗的疗程期限为，口服给药，以 10～15 天为一个疗程；肌内注射、静脉滴注给药，以 6～10 天为一个疗程。一个疗程结束后，如果前列腺内已经无菌，继续使用抗菌药物则没有任何意义；如果前列腺内仍然有菌，则通常是存在对所用抗菌药物具有耐药性的菌株，更长时间的抗菌药物治疗不但不能杀灭那些对所用抗菌药物具有耐药性的残留细菌，而且还可刺激细菌耐药性的表达和导致菌群失调等情况的发生。对于细菌性前列腺炎的抗感染治疗，必须根据前列腺病原菌的性质及其药物敏感性以及患者的生理与病理特征等选择和使用抗菌药物，通常使用的抗菌药物及其在成年人的推荐剂量与使用方法为：

1）头孢菌素类：头孢菌素类药物是干扰细菌细胞壁肽聚糖合成的 β-内酰胺类抗生素，常用的有头孢唑林、头孢氨苄、头孢拉定、头孢羟氨苄、头孢噻肟、头孢氨呋肟、头孢哌酮、头孢曲松、头孢克肟、头孢他啶、头孢哌酮 - 舒巴坦等，分别可采用静脉注射、静脉滴注、肌内注射或口服的方式与途径给药。头孢菌素注射剂的成年人推荐剂量一般为 1.0～3.0g/次，可用 40～250 ml 生理盐水注射液稀释后静脉注射或静脉滴注，每天 2 次。例如，头孢唑林（先锋霉素 V）可 2.0g/次，用 40～50ml 生理盐水注射液稀释后静脉注射或以 100ml 生理盐水注射液稀释后静脉滴注，每天 2 次，6～10 天为一个疗程。头孢菌素口服剂的用量因药物种类不同而异，如头孢氨呋肟（头孢呋辛、西力欣）口服可用 250～500mg/次，每天 2 次，10～15 天一个疗程。此药静脉滴注可用 1.5g/次，每天 2 次，7～10 天一个疗程。头孢克肟（世福素）以 50～100mg/次口服，每天 2 次，10～15 天为一个疗程。头孢哌酮-舒巴坦（舒普深）静脉滴注可用 1.5～2.0g（头孢哌酮含量）/次，每天 2 次，7～10 天一个疗程。

2）氨基糖苷类：氨基糖苷类药物是抑制细菌蛋白质生物合成的抗生素，常用的有链霉素、庆大霉素、卡那霉素、阿米卡星、妥布霉素、小诺米星等，可肌内注射或静脉滴注给药。例如，对于成年人，双氢链霉素硫酸盐注射剂可 0.5g/次肌内注射或静脉滴注，每天 2 次，6～10 天为一个疗程。庆大霉素以 40～60mg/次肌内注射，或以 60～80mg/次静脉滴注，每天 2～3 次，6～10 天为一个疗程。阿米卡星可用 200～400mg/次肌内注射，或以 250～500 ml 生理盐水稀释后静脉滴注，每天 2 次，6～10 天为一个疗程。妥布霉素以 80～100mg/次肌内注射，或以 250～500 ml 生理盐水稀释后静脉滴注，每天 2 次，6～10 天为一个疗程。

3）大环内酯类：大环内酯类药物是抑制细菌蛋白质生物合成的抗生素，其中常用的有红霉素、麦迪霉素、乙酰螺旋霉素、交沙霉素、罗红霉素等，可以口服或静脉滴注给药。例如，对于成年人，红霉素可 0.5～0.8g/次口服或静脉滴注，每天 2～3 次。口服可 8～10 天为一个疗程，静脉滴注以 6～10 天为一个疗程。

4）喹诺酮类：喹诺酮类药物是抑制细菌 DNA 螺旋酶，从而影响细菌 DNA 的形态与功能的人工合成化学治疗剂，其中常用的有诺氟沙星、氧氟沙星、环丙沙星、依诺沙星、洛美沙星、氟罗沙星、左氧氟沙星、莫西沙星等，可口服或静脉滴注给药。例如，对于成年人，诺氟沙星可 200mg/次口服，每天 3～4 次，10～15 天为一个疗程；氧氟沙星以 100～200mg/次口服，每天 2 次，10～15 天为一个疗程；环丙沙星以 0.25～0.5g/次口服，每天 2 次，10～15 天为一个疗程；莫西沙星以 400mg/次口服，每天 1 次，10～15 天为一个疗程。

5）青霉素类：青霉素类药物是干扰细菌细胞壁肽聚糖合成的 β-内酰胺类抗生素，其中常用的有青霉素 G、苯唑西林、氨苄西林、羧苄西林、阿莫西林等，分别可肌内注射、静脉注射或口服给药。例如，对于成年人，青霉素 G 可 20 万～40 万单位/次肌内注射；300万～400 万单位/次静脉注射；或 700 万～1 000 万单位/次静脉滴注，一般每天 3～4 次，7～10 天为一个疗程。苯唑西林以 1.0g/次静脉注射、静脉滴注或肌内注射，每天 4～6 次，7～10 天为一个疗程。羧苄西林以 2.0～3.0g/次静脉注射，每天 2～3 次，或 7.0～10.0g/次静脉滴注，每天 2～3 次。氨苄西林以 1.0～2.0g/次静脉注射或肌内注射，每天 3～4 次，7～10 天为一个疗程。阿莫西林胶囊以 0.5～1.0g/次口服，每天 3～4 次，10～15 天为一个疗程。

6）碳青霉烯类：碳青霉烯类药物是干扰细菌细胞壁肽聚糖合成的硫霉素类或非典型 β-内酰胺类抗生素，包括亚胺培南、美洛培南、厄他培南等。亚胺培南需要与西司他丁配伍联用，以保护亚胺培南在宿主体内不被肾脱氢肽酶灭活。对于成年人，亚胺培南–西司他丁钠（泰能）0.25～1.0g/次（以亚胺培南计），每天 2～4 次静脉滴注，6～8 天为一个疗程。美洛培南（倍能、美平）0.5～1.0g/d，分 2～3 次静脉滴注，6～8 天为一个疗程。

7）四环素类：四环素类药物是抑制细菌蛋白质合成的抗生素，其中常用的有四环素、土霉素、多西环素、米诺环素等，分别可口服或静脉滴注给药。例如，对于成年人，四环素以 0.5～1.0g/次口服，每天 3 次，以 7～10 天为一个疗程；胍甲环素以 40 万单位/次口服，每天 3 次，以 10～15 天为一个疗程；米诺环素的初次剂量为 0.2g，之后 0.1g/次口服，每天 2 次，10～12 天为一个疗程。

8）氯霉素类：氯霉素类药物是抑制细菌蛋白质合成的抗生素，常用的包括氯霉素和甲砜霉素，可口服、肌内注射或静脉滴注给药。例如，对于成年人，氯霉素片 1.0g/次口服，每天 3 次，10～15 天为一个疗程；氯霉素注射液 0.5～1.0g/次静脉滴注，每天 2 次，6～10 天为一个疗程。

9）利福霉素类：利福霉素类药物是抑制细菌 DNA 依赖性 RNA 聚合酶，从而抑制细菌 RNA 合成的抗生素，常用的有利福平、利福定、利福喷丁等，可口服、肌内注射或静脉滴注给药。对于一般细菌感染的治疗，成年人利福平胶囊剂以 250～300mg/次，每天 2 次口服。治疗结核分枝杆菌感染时，可将利福霉素类药物中一种药物的每天总剂量（如利福平为 600mg）与其他抗结核药物联合使用，每天一次，9～12 个月为一个疗程。

10）林可霉素和克林霉素：林可霉素和克林霉素具有与大环内酯类抗生素相似的抗菌谱和作用机制，通常以肌内注射或静脉滴注给药。例如，对于成年人，克林霉素以 0.3～0.6g/次肌内注射或静脉滴注，每天 2 次，6～10 天为一个疗程。

11）万古霉素：干扰细菌肽聚糖合成，常用的为去甲万古霉素及盐酸万古霉素。对于成年人，万古霉素以 0.4～1.0g/次，稀释于 500ml 生理盐水注射液内，由静脉缓慢滴注给药，每天 2 次，6～10 天为一个疗程。

12）磷霉素：干扰细菌肽聚糖合成，常用的为磷霉素钠。可口服给药，成年人每次 2.0～4.0g，每天 2～4 次，10～15 天为一个疗程；或以 4.0～8.0g/次，稀释于 500ml 生理盐水注射液内静脉缓慢滴注给药，每天 2 次，6～10 天为一个疗程。

13）磺胺类：磺胺类药物是人工合成的化学治疗剂，常用的有磺胺嘧啶（SD）、磺胺异噁唑（SIZ）、磺胺甲噁唑（SMZ）、磺胺甲氧嗪（SMP）等。磺胺类药物可口服或静脉滴注给药，以 7～10 天为一个疗程。例如，对于成年人，SD 以 1.0g/次口服或静脉滴注，每天 2～4 次；SIZ 首次剂量 2.0g，之后 1.0g/次，每天 3～4 次口服；SMZ 首次剂量 2.0g，之后 1.0g/次口服；SMP 首次剂量 1.0g，之后 0.5g/次口服。

甲氧苄啶（TMP）或称为磺胺增效剂，与磺胺类药物联合应用能够明显增强磺胺类药物的抗菌作用。TMP 可与磺胺类药物联合应用，也可制成磺胺-TMP 的复合制剂。例如，复方磺胺甲噁唑（coSMZ）即为 TMP 与 SMZ 复合片剂，其中含 SMZ 400 mg 和 TMP 800 mg。复方磺胺甲噁唑可 3 片/次口服，每天 2 次，10～15 天为一个疗程。

14）多黏菌素：通过与细菌膜磷脂的磷酸根结合，从而损伤细菌细胞膜，临床常用的为多黏菌素 B，可肌内注射或静脉滴注给药。成年人 250 万～500 万单位/次，每天 2 次，6～10 天为一个疗程。

15）甲硝唑：人工合成的化学治疗剂，临床常用于无芽孢厌氧菌感染的治疗，也用于阿米巴原虫、阴道毛滴虫等寄生虫感染的治疗。成年人的无芽孢厌氧菌感染，一般以 0.2～0.25g/次，口服或静脉滴注，每天 2～3 次，6～10 天为一个疗程。阿米巴原虫等寄生虫感染一般以 0.2～0.6g/次口服，每天 3 次，5～20 天为一个疗程。

（2）真菌性前列腺炎的治疗：真菌具有生长繁殖缓慢、可形成孢子、容易发生耐药性变异等特点，因此对于真菌性前列腺炎的治疗应当根据患者的具体生理与病理情况，参考药物说明书推荐的方法，适当延长治疗的疗程或间断给药治疗。治疗真菌性前列腺炎的常用药物有两性霉素 B、氟康唑、伊曲康唑、伏立康唑、盐酸特比萘芬等，分别可口服或静脉滴注给药。例如，对于成年人，氟康唑首次剂量为 400mg，口服，然后以 200 mg/次口服，每天 2 次，20～30 天或更长时间为一个疗程；伊曲康唑为 100～200mg 口服，每天 1 次，15～21 天为一个疗程。

（3）支原体性前列腺炎的治疗：支原体性前列腺炎曾被临床医生广泛认为属于"难以治愈"的前列腺炎类型，因为临床上有许多"支原体性前列腺炎"患者在经过多种药物的多次治疗之后，不但症状没有缓解而且进行病原学复查仍然显示"支原体阳性"结果。然而，著者通过对一些"难以治愈"的"支原体性前列腺炎"患者进行病原学研究和治疗显示，这些所谓"难以治愈"的"支原体性前列腺炎"患者就根本不存在支原体感染，或者就根本不是"支原体性前列腺炎"。由此可见，病原学检查误诊或漏诊，可能是导致这些患者的前列腺炎难以治愈的根本原因。

临床近年来广泛使用的支原体检测试剂盒或反应板，是根据支原体代谢活动及其产物设计的，其主要是通过观察支原体代谢产酸或产碱，根据培养基颜色的改变来判断培养物内是否存在支原体及其种类以及药物敏感性。然而在这样的培养基内，其他具有与支原体相似代谢活性的微生物以及标本的 pH，也能够导致培养基发生支原体样的颜色改变，从而导致支原体诊断的结果错误。如果患者的标本内还存在其他微生物（如耐药性细菌、酵母菌等），而仅仅按照支原体检测结果以及支原体感染的诊断对患者进行治疗，就几乎不可能获得任何有效的结果。

著者认为，由于支原体所具有的生物学特性，其极少发生耐药性变异和形成耐药性菌株。在支原体类群中，穿透支原体可寄生于宿主的红细胞、单核细胞、CD_4^+T 淋巴细胞、尿道上皮细胞内，其他支原体并不侵入宿主细胞内寄生和致病，因此对于支原体感染引起的单纯性支原体性前列腺炎的治疗，也就如同肺炎支原体感染引起的原发性非典型肺炎（primary atypical pneumonia）的治疗一样，通常不会存在较多的困难。常用于支原体感染治疗的抗菌药物包括四环素类、大环内酯类、喹诺酮类、氨基糖苷类、利福霉素类、氯霉素类等。这些抗菌药物不论是以口服或是注射方法给药，通常都能够获得良好的治疗效果。对于支原体性前列腺炎的药物使用方法和治疗时间，与细菌感染的治疗方法和时间相似，一般以 10～15 天为一个疗程。

（4）衣原体性前列腺炎的治疗：衣原体性前列腺炎也同支原体性前列腺炎一样，被临床医生广泛认为是"难以治愈的前列腺炎"。然而著者认为，"衣原体性前列腺炎"治疗困难或难以治愈，同样也可能是由病原学检查误诊或漏诊所致。

衣原体同支原体一样，极少形成耐药性，但衣原体却能够侵入宿主上皮细胞内，形成细胞内寄生性感染。因此在衣原体性前列腺炎的治疗上，需要注意选择那些能够进入细胞内的抗菌药物。常用于衣原体性前列腺炎治疗的抗菌药物，与支原体性前列腺炎及细菌性前列腺炎治疗的药物大多相似，常见包括四环素类、大环内酯类、氨基糖苷类、喹诺酮类、利福霉素类、氯霉素类等，一般以 10～15 天为一个疗程。

（5）病毒性前列腺炎的治疗：对于病毒感染引起的前列腺炎症，如果能够确定没有合并或继发细菌及其他病原体感染，可仅仅给予抗病毒的药物进行治疗。常用药物包括阿昔洛韦（无环鸟苷）、伐昔洛韦、利巴韦林（病毒唑）等，以口服或静脉滴注的方法给药。例如，对于成年人，阿昔洛韦口服，0.4～0.8g/次，每天 3～5 次，7～10 天为一个疗程；伐昔洛韦 0.3g/次，每天 2 次，7～10 天为一个疗程；利巴韦林口服，0.3g/次，每天 3 次，7～10 天为一个疗程。干扰素以及干扰素诱生剂（阿糖腺苷、阿糖胞苷）也是常用于病毒性前列腺炎治疗的药物，通常采用静脉滴注的方法给药。

（6）寄生虫性前列腺炎的治疗：对于阴道毛滴虫、阿米巴原虫感染者，可用甲硝唑（灭滴灵）进行治疗。成年人以 0.2~0.8g/次口服，每天 3 次，7~10 天为一个疗程。丝虫感染者可用枸橼酸乙胺嗪 1.0~1.5g/次，顿服，或 0.75g/次，每天 2 次，3~5 天为一个疗程。也可使用吡喹酮，以总剂量 40mg/kg 体重，单次或分 2 次口服治疗。

　　（7）细菌 L 型感染性前列腺炎的治疗：细菌 L 型常常可在使用 β-内酰胺类抗生素以及其他某些抗菌药物进行不规范治疗后形成，也可在机体免疫因素等多种因素的作用下形成。临床上以抗生素诱导形成的细菌 L 型感染最为常见，并且也常常可与其亲代细菌型混合感染，或由于抗菌药物的筛选而成为前列腺病灶内主要或唯一的病原体。由于细菌 L 型缺乏肽聚糖细胞壁并且能够寄生于宿主的多种细胞内，而且各种类型（不稳定 L 型、相对稳定 L 型及稳定 L 型）的细菌 L 型都保留了重新合成细胞壁和返祖成为正常细菌的性质，细菌 L 型感染不但通常具有对干扰肽聚糖合成的抗菌药物以及其他某些抗菌药物的敏感性降低或不敏感的特性，同时还具有细菌 L 型的形成与返祖所造成的耐药性不规则或反复不定的特点。因此不论是对于细菌 L 型单独感染引起的前列腺炎的治疗，还是对于细菌 L 型与其亲代细菌型混合感染引起的前列腺炎的治疗，不仅都需要选择与使用干扰细菌细胞壁合成以及影响细菌其他代谢环节的抗菌药物，而且还应当适当延长治疗的疗程。

　　对于细菌 L 型与细菌型混合感染者，需选择和使用细菌型敏感的抗菌药物和 L 型敏感的抗菌药物联合用药。对于细菌 L 型感染的抗菌药物治疗，一般可根据病原体的种类或性质，选择使用喹诺酮类、利福霉素类、氯霉素类、大环内酯类、氨基糖苷类的某些抗菌药物，结核分枝杆菌 L 型感染不宜使用利福平、异烟肼和乙胺丁醇。细菌 L 型感染的治疗需延长疗程，以达到彻底治愈的效果。一般情况下，以 15~20 天为一个疗程，特殊情况下则需要以 20~30 天为一个疗程。在细菌 L 型感染的治疗过程中以及停药后，还应当注意观察患者症状与体征的变化情况，检查患者体内是否有耐药性返祖菌的形成，是否还有细菌 L 型残留及其药物敏感性。

　　3. 非感染性前列腺炎的治疗　非感染性前列腺炎是指那些由非生物性病原因子作用于前列腺引起的前列腺炎症，常见包括前列腺创伤（物理性病原因子）、药物等化学因素引起的前列腺炎（化学性病原因子）、超敏反应性前列腺炎以及感染性前列腺炎的恢复期。虽然已有许多文献报道，非感染性前列腺炎中的"无菌性前列腺炎"及"慢性骨盆痛综合征"在前列腺炎人群中并非罕见甚至广泛存在，但著者却在被临床诊断为"无菌性前列腺炎"或"非细菌性前列腺炎"、"慢性骨盆痛综合征"的几乎每一位患者的前列腺液和（或）精液标本内，可检出细菌、细菌 L 型等病原体，并且根据病原学检查结果进行治疗都获得了良好的效果。因此著者以为，在具有明显前列腺炎样症状与体征的患者中，非感染性前列腺炎并不常见甚至是罕见的。有文献报道，通过对常规细菌学方法在治疗前、治疗中及治疗后检查均为"无菌"的"非细菌性前列腺炎"患者的治疗观察，发现对并发钙化或结石的常规细菌学方法检查无菌的"非细菌性前列腺炎"患者，使用磺胺等抗菌药物治疗可获得明显良好的治疗效果。著者认为，根据这些文献所报道的研究结果，如果使用抗菌药物对"多次分离培养无菌"的"非细菌性前列腺炎"患者治疗确实能够获得明显的良好效果，则可提示该"无菌性"的"非细菌性前列腺炎"患者的前列腺存在对所用抗菌药物敏感的细菌或其他病原体，应当属于"有菌性前列腺炎"，其可能是由病原学检查方法、分离培养结果判断标准以及其他某些因素所致的漏诊或误诊。因此著者建议，应当慎重对待常规细菌学方法检查"无菌"但仍然具有明显前列腺炎样症状患者的病原学检查结果或"无菌性前列腺炎"的诊断，否则将可能造成前列腺炎以及其他前列腺疾病的误诊、漏诊甚至贻误治疗。

　　（1）慢性骨盆痛综合征的治疗：慢性骨盆痛综合征也曾称为前列腺痛，这些患者通常都具有在其前列腺内不能检出任何已知的生物性、物理性及化学性病原因子的基本特点，以致认为其所患疾病属于病因不明的或由神经机能紊乱造成的无菌性前列腺炎。因此对于慢性骨盆痛综合征或前列腺痛患者的治疗，主要是症状治疗或机能康复治疗，常用的药物与方法包括：

1）药物治疗：常用药物包括 5α-还原酶抑制剂、α-肾上腺素受体阻滞剂、非甾体类抗炎药物、镇痛剂以及镇静剂，必要时可考虑给予低剂量甾体类抗炎药物短期治疗。

中医可通过"固本、扶正、滋阴、壮阳"等机制，对人体的生理机能进行调理和平衡。对于慢性骨盆痛综合征患者的药物治疗，也可根据辨证施治的原则进行中医药治疗（详见第八章）。

2）理疗：常用的理疗方法包括射频、微波、超短波、热水坐浴，其中热水坐浴对于慢性骨盆痛综合征或前列腺痛、无菌性前列腺炎是最经济、简便和有效的理疗方法（详见第八章）。

3）心理治疗：心理治疗虽然是前列腺炎等疾病患者治疗的重要措施，但在炎性疾病的治疗中通常应作为辅助治疗措施。在没有充分的证据能够表明患者的前列腺及其相关器官或组织不存在生物性、化学性或物理性病原因子及其所致病理损害的情况下，绝不可将慢性骨盆痛综合征或者前列腺痛、无菌性前列腺炎患者的症状简单地或轻率地归属于心理或精神疾病对待（详见第八章）。

（2）创伤性前列腺炎的治疗：创伤性前列腺炎的发生与患者会阴部受外力打击或前列腺介入性诊断或治疗有关，其治疗的基本原则在于消除病因、缓解症状和预防继发感染。创伤性前列腺炎的直接病因通常瞬间即逝，随后造成前列腺损害以及产生前列腺炎样症状的因素继而转变成为化学性病原因子或生物性病原因子。因此其病因治疗主要是采用药物或外科手术等方法对创伤所致的患者会阴部及前列腺的损伤组织或出血情况以及排尿症状进行处理，主要包括会阴部冷敷以及给予止血剂、止痛剂或镇静剂，必要时可给予导尿或采用外科手术清除局部坏死组织、血肿甚至损伤严重的前列腺。

前列腺及其周围组织的损伤和（或）出血，以致抵抗力降低，造成患者的前列腺常常容易受到来自体外或患者自身尿道以及其他内生殖器官的细菌等病原体继发感染，也可由原来引起患者前列腺隐性感染的病原体大量生长繁殖而形成显性前列腺感染。因此控制前列腺及其周围组织的继发感染，是治疗创伤性前列腺炎的一个十分重要的并且较为困难的环节。如果患者在发生创伤性前列腺炎之前并不存在隐性感染或亚临床前列腺炎，预防来自患者体外或尿道的细菌等病原体感染，则可根据患者尿液病原学检查结果选择使用病原体敏感的抗菌药物，也可经验性使用呋喃妥因等治疗尿路感染常用的抗菌药物，以及孟德拉明等可用于体内的尿路消毒剂类药物。前列腺创伤造成难以采集前列腺液标本进行病原学检查，因此对于那些具有隐性感染或亚临床前列腺炎的创伤性前列腺炎患者，只能根据患者的病史，参考其尿液病原学检查结果或经验性选择抗菌药物进行治疗。

（3）化学性前列腺炎的治疗：化学性前列腺炎患者的前列腺炎样症状的发生及其程度，通常与其体内及前列腺内或尿液内药物以及乙醇或辣椒等辛辣食品的存留浓度有关，因此促进患者体内及前列腺内化学性病原因子的排除，将有利于患者前列腺炎样症状的缓解或消除。通常可采用大量饮水或给予葡萄糖氯化钠注射液静脉滴注的方法，增加患者的排尿量以促进化学性病原的排除。会阴部症状严重者可进行热水坐浴，排尿困难者可给予特拉唑嗪等 α- 肾上腺素受体阻滞剂，必要时可给予止痛剂或镇静剂等药物进行症状治疗。

四、前列腺炎的介入治疗

前列腺炎的介入治疗是将药物等治疗剂直接作用于前列腺局部组织的治疗方法，临床上常见应用于各种类型的前列腺炎、良性前列腺增生、前列腺肿瘤等前列腺疾病的治疗。

1. 前列腺炎介入治疗的基本原则　在前列腺炎的介入治疗中,除万古霉素等对人体局部组织具有明显刺激作用或致坏死作用的药物以及消毒剂外，其他许多抗菌药物以及适合在人体内使用的化学药物或非化学药物性治疗剂，都能够直接注射、经尿道灌注或作用于前列腺组织内或前列腺外周组织。

2. 前列腺炎介入治疗的基本方法及其存在的问题 对于感染性前列腺炎以及其他炎性前列腺疾病进行前列腺介入治疗，其基本特点是将治疗剂直接作用于前列腺及其组织。常见采用的方法包括前列腺药物注射治疗、经尿道插管灌注药物治疗、经尿道前列腺电气化治疗、经尿道插针消融治疗、射频治疗、微波治疗、激光前列腺切除治疗、冷冻治疗等。

前列腺炎药物注射治疗的基本方法是将某种抗生素单独或与其他抗生素、糖皮质激素、中药等药物联合，经会阴部组织穿刺至前列腺部并注射到患者的前列腺及其周围组织。常用的抗菌药物是头孢菌素、庆大霉素、卡那霉素、川参通等，通常以每周注射 1～2 次、10 次为一个疗程。

采用前列腺介入治疗的方法能够有效地将药物以及其他治疗剂以最高的浓度或剂量直接送入患者的疾病前列腺组织内或直接作用于患者的疾病前列腺，对于抑制或缓解前列腺的炎症反应和缓解患者的症状具有明显的效果。这些方法所使用的抗菌药物缺乏病原体敏感性的针对性、具有较高的技术操作难度以及较大的创伤性，因此常常可导致患者发生尿道损伤、血尿、前列腺钙化灶、前列腺出血、前列腺疼痛、感染扩散、前列腺组织坏死甚至前列腺脓肿等不良反应。对于那些具有特殊性质的病原体感染、前列腺组织病理学改变造成前列腺外途径给予抗菌药物难以获得良好疗效的前列腺炎患者，也可在前列腺病原学检查结果的指导下，选择抗菌药物或其他治疗剂进行前列腺介入治疗，但需要严格地掌握操作规则及其技术方法。

五、前列腺炎的外科手术治疗

对于某些用药物不能治愈或难以治愈的前列腺炎患者，可考虑采用外科手术治疗的方法进行治疗。外科手术治疗对患者机体具有较大的创伤性，并且常常可形成某些较严重的并发症或后遗症，因此外科手术治疗不宜成为前列腺炎以及其他许多前列腺疾病治疗的首选方法。

1. 前列腺炎外科手术治疗的基本原则 一般来说，外科手术治疗适用于前列腺脓肿、前列腺结石、严重的前列腺出血、药物或物理治疗不能控制的严重前列腺疼痛、严重影响排尿的良性前列腺增生、严重的结核性前列腺炎、前列腺癌等前列腺疾病的治疗。

继发于前列腺炎的排尿症状、生殖器症状、神经机能紊乱症状，在前列腺炎治愈之后通常可自然改善或康复，因此一般不需要手术治疗。但如果患者在前列腺炎治愈之后仍然有射精快、不规则遗精、排尿不适、不规则尿道炎等症状，需要注意检查是否存在包皮过长、尿道息肉、尿道神经敏感性过高等因素或疾病，必要时可给予包皮环切或包皮成形、阴茎背神经阻断、阴茎勃起器植入、尿道息肉切除等手术治疗。

2. 前列腺炎外科手术治疗的基本方法及其存在的问题 对前列腺疾病进行外科手术治疗的基本方法，主要包括对前列腺脓肿的引流、前列腺完全或部分切除、前列腺及其结石的摘除等。

过去曾认为对于那些用抗菌药物难以控制的慢性细菌性前列腺炎，可采用手术切除前列腺的方法治疗，然而手术切除前列腺后也常常不能完全消除患者的症状。许多患者通过外科手术切除具有炎症的前列腺后，由于病原体仍然在前列腺区域存在，或手术导致病原体扩散，手术后仍然可具有尿频、尿急、尿痛、夜尿、会阴部不适或疼痛甚至畏寒、发热等慢性前列腺炎或前列腺急性炎样的症状。

王和通过对慢性前列腺炎患者所做的调查与研究发现，除非由过于长久的炎症损害或前列腺局部注射等原因，造成了前列腺发生了严重的或不可逆转的组织病理学改变，以及对各种抗菌药物都耐药的病原体引起了严重的急性炎症反应，否则绝大多数患者并不存在"不能控制"或"难以控制"的前列腺感染性炎症。一般来说，只要能够在前列腺内检出病原体，并且这些病原体对某种或某些抗菌药物是敏感的，患者的身体等条件也能够支持或配合该治疗的实施，根据抗菌药物的选择和使用原则进行规范地治疗，都能够最终将这些病原体从前列腺内彻底清除，并且有效治愈感染性前列腺炎。在罕见的情况下，也确实可有极少数感染性前列腺炎患者在接受了抗菌药物治疗之后，虽然已完全清除了其前列腺内的病原体，但患者可仍然存在会阴部或前列腺区域不适或疼痛的症状。然而这些患者绝大多数在经过一段时间的机能康复治疗之后，通常也能够最终达到症状完全消失和康复的效果。

六、前列腺炎的机能康复治疗

绝大多数感染性前列腺炎和非感染性前列腺炎患者，在经过有效的病因治疗之后，随着前列腺病原因子的减少或消失以及损伤组织的修复，其症状都可明显地缓解并很快消失。但也可有少数前列腺炎患者，尤其是病程长久和（或）接受过包括前列腺介入治疗等多种药物和方法治疗，以致前列腺损害严重的患者，在经过有效的病因治疗后，虽然其前列腺内已不再存在任何可检测的病原因子，但仍然可具有会阴部或前列腺区域不适或疼痛等症状。这种症状通常与炎症或局部介入治疗所致的前列腺组织或神经损伤、神经机能紊乱、前列腺血肿、前列腺钙化或结石等因素有关。对于那些具有良性前列腺增生的前列腺炎患者，有效的抗感染治疗虽然能够使其尿频、尿急、排尿困难、夜尿增多等排尿症状显著缓解，但常常也可有不能完全消除其夜尿增多症状的情况。对于这些"无菌性前列腺炎"患者，常常需要进行前列腺的机能康复治疗，而不是继续进行抗感染治疗或病原治疗。对于"无菌性前列腺炎"患者的前列腺机能康复治疗，主要包括物理治疗、药物治疗、中医药治疗。

1. 物理治疗 物理治疗或理疗，常用方法包括热水疗法、超短波疗法、生物电疗法。热水疗法是用 40~50℃热水坐浴，每天 1~3 次，直至患者的症状缓解和完全消失。超短波疗法采用超短波治疗仪进行治疗，每天 1~2 次，共 1~2 个疗程（详见第八章）。

2. 药物治疗 药物治疗可给予保列治等 5α-还原酶抑制剂口服，同时也可给予 B 族维生素、锌等微量元素口服。对于那些由前列腺炎性水肿或良性前列腺增生所致排尿困难或尿潴留患者，可给予酚苄明、哌唑嗪、特拉唑嗪等 α-肾上腺素受体阻滞剂口服治疗以改善症状。Magoha 等报道，给予非甾体类抗炎药物布洛芬（ibuprofen）以及抗胆碱能氯化（anticholinergic oxybutinin chloride）治疗，能够使 68.96%患者的症状得到缓解。用于机能康复治疗的各种药物在患者症状完全消失后应当及时停药，对于保列治等 5α-还原酶抑制剂的疗效需观察 6 个月时间，无明显好转迹象时也应当考虑停药。如果患者在用药期间症状加重，或用药 1 周至 6 个月后仍然具有明显的症状甚至症状加重，则应当立即停药并重新进行前列腺液及其他生殖器官的病原学检查或其他相关检查，以排除前列腺及其他生殖器官发生重新感染或具有其他疾病的情况。

3. 中医药治疗 中医药治疗常用针灸疗法及中医药辨证治疗（详见第八章）。

4. 卫生与饮食 感染性前列腺炎经过抗感染治疗后，虽然已将前列腺内的病原体完全杀灭和清除，但并不表示由感染等因素所致的前列腺组织损伤已经完全修复。在这种情况下，患者前列腺组织的病理损伤仍然存在以及尿道的正常菌群尚未恢复，以致在恢复期的一段时期内十分容易受到病原体的重新感染以及容易对乙醇、辣椒等的刺激作用产生不同程度的不适反应。防止细菌等病原体的重新感染，是临床医生和治愈者尤其需要注意的问题，但绝不可经验性地选择和给予某种或某些抗菌药物长期口服或注射的方法。前列腺炎治愈后的恢复期，可采用保持会阴部的清洁（尤其需注意在大便后清洗肛门及会阴部），坚持每天1～2次的热水坐浴，在无菌安全套的保护下进行正常的性生活或在性兴奋时排出精液，避免过度劳累、加强营养和改善身体的健康状况以及增强机体的抵抗力或免疫力等方法（详见第十一章）。必要时也可采用中医药辨证治疗，其不但能够帮助患者缓解生理与心理的某些症状，也有助于预防细菌等微生物的重新感染而又通常不会造成细菌形成耐药性。

前列腺炎患者在治愈后通常可完全恢复其身体各器官的生理机能，包括食欲、性功能、胃肠道功能等。因此，治愈者应当进行常人的各种正常的生活，绝不可因为担心"食品对前列腺炎的诱发作用"或"致病作用"而拒绝某些食品。只有加强营养、恢复与建立正常的生理机能与心理机能、改善或注意身体卫生状况、提高机体的健康水平与免疫力，才能够有效地抵抗病原体的重新感染。

七、前列腺炎的心理治疗

前列腺炎患者也同其他许多疾病的患者一样，其不论在治愈之前还是在治愈之后，常常可存在不同程度的心理障碍或心理疾病。前列腺炎患者常常可遭遇比其他许多疾病患者更多和（或）更加严重的某些医疗因素及社会因素的身体与心理伤害，因此造成心理障碍或心理疾病在前列腺炎患者中的存在情况更加普遍，以致许多前列腺炎患者甚至在其治愈后的一段时期内，也常常可存在不同程度的多疑、焦虑、抑郁、恐慌等心理障碍或精神异常症状（详见第八章）。

1. **心理治疗的基本原则**　一般来说，绝大多数前列腺炎患者在经过规范的治疗之后，常常可由于感觉到症状明显缓解或消失，能够迅速恢复和建立正常的心理状态。但也有一些患者，尤其是慢性前列腺炎患者或久治未愈的患者，常常可在其病变组织的炎症反应完全被控制或消除之后，仍然会存在高度关注其前列腺是否还存在治疗前的症状或又出现了新的症状的现象。这些患者可终日高度关注其前列腺及其相关部位是否出现不适，并且常常可将瞬间的不适症状过度地放大，担心是否又发生了前列腺炎等男性生殖器官的感染性疾病。心理问题常常可导致患者产生选择食品甚至拒绝某些食品的状况以及发生失眠、多梦、头晕、健忘、注意力不能集中、疲乏无力、消瘦、性功能减退等生理机能紊乱的症状。对于这些患者应当给予必要的心理帮助或心理治疗，但绝不可以轻率地将任何存在治疗后"异常行为"或"异常心理现象"者一概视为"需要心理治疗"的心理障碍或精神异常患者。对于绝大多数人，尤其是那些久病方愈者，绝不会由于试图将服用或注射药物作为一种乐趣或嗜好而希望获得医生的帮助，因此临床医生应当重视患者关于其身体不适的描述。

2. **心理治疗的基本方法**　对于那些经过抗菌药物或其他药物与方法进行规范治疗后的前列腺炎患者，通过病原学检查、细胞学检查及直肠指检均没有明显的异常发现或完全恢复正常，但仍然存在前列腺炎样自觉症状者，需要首先进行多次的病原学与细胞学检查，以进一步确认其前列腺或其他生殖器官是否还存在感染或炎性反应以及其他疾病。必要时还需要进行血液学、影像学、神经学、病理学、免疫学等方面的检查，以排除可能存在的其他病原因子或疾病。以此帮助患者对其身体不适或疾病形成正确的认识或诊断，从而建立该疾病能够治愈或已经治愈的信心。

临床医生应当注意倾听患者对其疾病的描述并热情解答患者提出的各种问题，了解患者思想的症结，以科学依据帮助其解除疑虑。医生应当根据心理学治疗的基本原则，努力对患者解释或说明前列腺等男性生殖系统器官解剖学、生理学及其感染性疾病等疾病所具有的基本特点，告知患者需要注意的基本事项以及防范措施。

对于那些存在较为严重的心理异常与生理机能紊乱的患者，可视情况给予镇静剂、锌等微量元素、维生素等药物治疗，给予包括针灸与中药在内的中医药辨证治疗。由于前列腺等男性内生殖器官是十分容易受到微生物等病原体感染或容易发生良性增生甚至恶性肿瘤等疾病的器官，可要求患者定期（通常为 1～2 年或视具体情况而定）进行一次前列腺等男性内生殖器官状态的体格检查，以早期发现其可能存在的疾病和及时给予必要的治疗（详见第八章）。

八、前列腺炎治疗的疗效评估

疗效评估是指对用于患者的各种药物和方法对于疾病转归的影响进行监测与评估的策略与方法。对于各种药物和方法对患者疾病转归影响的判断，最终需要获得治愈、好转或无效等结论，因此疗效评估是一项十分严谨的和包含多种主观与客观指标的工作。

1. 前列腺炎治疗效果评估的基本原则　前列腺炎治疗效果评估的基本原则包括对于治疗效果的主观指标的收集、分析与评估，对于治疗效果的客观指标的收集、分析与评估。主观指标主要包括患者的自我感觉以及临床医生对患者相关症状的询问和体征的一般检查，客观指标主要包括病原学检查以及其他与该疾病相关的实验室检查或影像学检查结果。对于治疗效果的判断，既不能仅仅依靠患者的自我感觉以及临床医生对患者相关症状的询问和体征的一般检查结果，或者不顾患者的自我感觉以及临床医生对患者相关症状的询问和体征的一般检查结果，也不能仅仅依靠实验室检查或影像学检查的结果，或者不参考实验室检查或影像学检查的结果。

适用于某一疾病的疗效监测与评估标准的各项指标，通常是以实验室和动物实验研究为基础，在临床患者的治疗观察以及治愈之后随访中进行必要的修改最终完善形成的。对于前列腺炎以及其他感染性疾病的疗效监测与评估，至少应当包括以下几个指标：①患者的自我感觉情况；②临床医生对患者相关症状的询问和体征的一般检查结果；③病原学检查结果；④其他与该疾病相关的实验室检查或影像学检查结果。

前列腺炎是前列腺受到微生物等病原因子作用而发生的病理损害，因此病原学检查结果是对前列腺炎治疗效果判断的最基本与最重要指标。一般来说，细菌等病原体感染引起的前列腺炎以及其他各种感染在经过治疗之后，随着病原体数量的减少，其症状也将随之缓解并且很快完全消失，实验室检查或影像学检查的结果同样也可随之恢复正常或者基本恢复正常。病原学检查及其结果常常可受到临床诊断、检查方法、培养条件、病原体变异等因素的影响，因此也应当注意只有在病原学检查结果达到"真正无菌"并且同患者的自我感觉、临床医生对患者相关症状的询问和体征的一般检查结果以及相关的实验室检查或影像学检查结果等基本一致时，才能得到前列腺炎或其他感染已经达到有效治愈的结论。在治疗和观察的前列腺炎以及其他感染患者中，也常常可见一些患者在经过一个阶段的治疗之后，症状可基本消失甚至完全消失，但在其前列腺液或其他标本内仍然能够检出少量的细菌、其他病原体或细胞壁缺陷细菌。对于这种情况只能判断该患者为好转，其仍然需要接受进一步的治疗，直到疾病器官达到真正的无菌。

2. 前列腺炎治疗效果评估的基本方法　前列腺炎的发生与生物性、物理性或化学性病原因子作用于前列腺和引起前列腺的炎性病理反应以及由其导致的身体某些器官发生机能紊乱有关，因此对于各种前列腺炎治疗效果的判断，应当以病原因子的消除、生理机能及心理机能的恢复情况作为最基本的和最重要的指标。著者检测和研究了前列腺炎患者在治疗前、治疗中以及治疗后的前列腺液病原体数量、性质及药物敏感性改变的情况，发现以静脉滴注方法给药治疗 3 天后，绝大多数前列腺炎患者的症状可明显缓解；治疗 5 天后，绝大多数患者前列腺液内对所用抗菌药物敏感的细菌等病原体的数量可显著减少甚至全部消失，同时患者的症状也随之明显缓解或消失。因此著者建议，对于前列腺炎治疗效果的判断指标应当包括：

（1）前列腺病原因子完全消失：进入前列腺的各种病原因子是引起前列腺炎以及其他前列腺疾病的始动因素，不论是以任何途径进入前列腺内的新的病原因子或者是残留于前列腺内的原来的病原因子，都可能引起前列腺的炎性损害和（或）其他疾病。因此杀灭和清除前列腺内的病原因子，是帮助前列腺炎患者恢复其前列腺的正常组织结构和生理机能的最基本和最重要的原则与要求。在常见引起前列腺炎的三类病原因子中，物理性和化学性病原因子具有性质稳定、剂量减少和对于前列腺组织的损伤作用具有递减性，因此可随着时间的延长而自发地逐渐从患者体内消失。然而生物性病原因子的绝大多数则与之相反，容易发生性状变异以及剂量增大和对于前列腺组织的损伤作用具有显著的递增性，时间的延长不但不能使生物性病原因子的数量自发减少或从患者体内消失，反而会逐渐增多和造成前列腺组织发生更加严重的损害。因此对于生物性病原因子引起的前列腺炎的治疗不但应当分疗程进行，而且还应当在停药之后进行病原学检查。治疗后的病原学检查应当在停药后第3～7天内进行，如果没有检出细菌等病原体，则应当每隔3天或7天采集一次前列腺液及其他生殖器官标本，连续检查三次。达到前列腺病原因子完全消失的指标包括：①不能检出治疗前曾检出的任何微生物或其他病原体；②不能检出细菌L型等潜在的病原体；③不能检出任何新的病原体；④不能检出任何病原体的毒性代谢产物。

（2）患者的症状显著缓解或消失：前列腺炎患者以及其他各种疾病患者通常是因为产生了不适或疼痛等症状而就医求诊，因此治疗的效果同样也常常需要根据患者症状缓解或消失的情况进行初步的判断。在绝大多数情况下，患者主要是依据其症状缓解或消失的情况对治疗的效果进行主观判断。然而临床医生除了需观察患者症状变化的情况外，还常常需要通过对患者进行的实验室检查及体格检查等所获得的生理或病理指标来客观地分析与判断治疗效果。

有效的治疗可使前列腺炎患者的前列腺病原因子数量显著减少或消失，患者症状的缓解或消失情况也常常与其前列腺病原因子数量减少或消失的情况成正相关性。需要注意的问题是，虽然存在于前列腺内的病原因子是造成前列腺炎患者产生症状的始动因素或主要因素，但前列腺炎患者症状的产生也同病原因子引起的前列腺及其相关组织的损害以及机能紊乱有关。因此在治疗后达到无菌的前列腺炎患者也常常可仍然具有某些不适症状，如会阴部不适或疼痛、腰骶部不适或疼痛以及轻度的排尿症状等。对于这些治疗后的无菌性前列腺炎患者，通过一段时间的机能康复治疗，常常能够使其症状逐渐缓解并最终完全消失。

（3）前列腺液细胞学检查结果恢复正常：前列腺液的细胞学表现是前列腺病理损害及其程度的细胞学指标，也是前列腺炎治疗效果判断的一项重要指标。一般来说，前列腺液细胞学检查结果，可作为判断前列腺是否存在炎症反应及其程度的客观定性指标。

获自非炎症前列腺的正常前列腺液，应当只含有少量的白细胞或红细胞以及较多的卵磷脂小体等。然而在病理情况下，除了微生物等病原因子能够引起前列腺的白细胞、红细胞、卵磷脂小体等细胞学指标发生异常外，恢复期患者的前列腺也同样可由于损伤组织尚未完全修复、死亡的细胞或细菌等病原体及其抗原物质等代谢产物尚未完全清除，从而产生前列腺液白细胞、卵磷脂小体、红细胞等细胞学指标异常的情况。如果前列腺炎患者的前列腺组织损伤或炎症反应不太严重，其前列腺液的细胞学指标常常可在前列腺病原体被完全杀灭和清除后迅速恢复正常。但如果前列腺炎患者的前列腺组织损伤或炎症反应较为严重，其前列腺液的细胞学指标需要在前列腺病原体被完全杀灭和清除的较长一段时间后才能完全恢复正常。王和等通过对感染性前列腺炎患者治愈后恢复期前列腺液细胞学的观察，发现完全杀灭和清除病原体后的前列腺细胞学指标，随前列腺组织损伤的不断修复而逐渐改善，其细胞学指标通常可达到：白细胞0～5个/HP、卵磷脂小体+++～++++/HP、没有或偶见红细胞。

（4）生理机能恢复正常：前列腺炎治愈之后，随着前列腺受到损伤的组织逐渐修复，人体通常能够完全恢复患病之前的正常生理机能，并且也能够恢复其在患病之前以及同其他正常人一样的正常生活。如果前列腺组织发生了不可逆转的病理性损害（如形成组织纤维化、钙化灶、脓肿、增生、免疫病理反应等），则较难以恢复完全正常的生理机能。然而即使这样，前列腺炎治愈者也通常不会因为进食某些正常食品或者进行正常生活而引起前列腺炎的复发。因此前列腺炎患者在治愈之后，完全没有必要进行正常食品或正常生活方式的选择或避讳。如果前列腺炎患者在治愈后，由于进食某些正常食品或者进行正常的生活而发生了频频产生的和（或）持续存在的前列腺炎样症状或者引起"前列腺炎复发"，则通常表明其前列腺炎并没有真正治愈。这种情况通常提示其前列腺内还可能存在病原体，或者受到严重损伤的前列腺组织尚未完全修复。

（5）心理机能恢复正常或基本恢复正常：人体健康并不仅仅是身体没有疾病，还应当包括在心理上以及社会上达到完满的状态。因此心理健康也同身体健康一样，是评判人体健康的重要指标之一。一般来说，具有健康心理的前列腺炎康复者，能够迅速恢复正常生活与工作的信心、能力及行为，不会由于担心疾病是否治愈或者重新发生而忧心忡忡；不会由于担心发生前列腺炎等疾病而拒绝某些食品或正常活动，同样也不会由于不顾忌发生前列腺炎等疾病而进行可能导致疾病发生的非正常活动；不会过于关注甚至夸大身体局部或全身的某些瞬间或短暂的不适，但也不会完全忽略身体局部或全身持续存在的不适或疾病。

九、影响前列腺炎治疗效果的因素及其对策

化学性病原因子或物理性病原因子引起的前列腺炎通常较为容易诊断、治疗和治愈，生物性病原因子引起的前列腺炎的治疗效果常常可受到许多因素的影响。一般来说，在正确的病原学检查及药物敏感试验结果指导下，正确选择与规范使用抗菌药物通常能够较为容易而有效地治愈感染性前列腺炎以及其他许多感染。前列腺及其感染所具有的特点、病原体所具有的特殊性质、病原学检查及其治疗中的某些失误或错误、患者的生理与病理状况以及卫生状况和行为等，常常可影响前列腺炎治疗的效果，导致需要进行多个疗程的治疗甚至暂时不能有效治愈。常见影响前列腺炎治疗效果的因素，如复数菌感染、多重耐药性菌株感染、病原学检查漏诊或误诊、给药的剂量与时间不足、患者前列腺以及其他器官的生理与病理状况、细菌细胞壁缺陷变异、病原体残留、多器官感染、重新感染、给药的途径与方法等，其中尤以病原体的复数菌感染、多重耐药性菌株感染以及前列腺严重的病理损害是最为常见和重要的影响前列腺炎治疗效果的因素。

著者通过对376例慢性感染性前列腺炎以及2例急性感染性前列腺炎患者的病原学治疗观察发现，如果患者发病后没有接受或很少接受抗菌药物的不规范治疗或近期内未接受过前列腺介入治疗，其前列腺的病原体常常可对更多的抗菌药物具有较高的敏感性，以致较为容易治愈并且常常可在1～4个疗程的治疗后获得有效治愈的效果。反之，如果患者发病后曾长期接受过多种抗菌药物的不规范治疗或前列腺内注射抗菌药物等介入性治疗，其前列腺的病理损害常常可较为严重以及病原体常常具有多重耐药性，以致发生没有可供选择与使用的病原体敏感的抗菌药物的情况，从而造成不得不进行更多疗程的治疗甚至需要采用暂停治疗一段时间的方法，以等待病原体恢复药物敏感性后再重新进行治疗。一些患者由于前列腺病理损害较为严重，其虽然经过治疗完全消除了前列腺的病原体，但仍然可具有前列腺炎样症状，以致不得不通过较长时间的机能康复治疗才能完全消除症状。

此外，免疫功能低下也是影响前列腺炎治疗效果的一个重要因素。已知感染性疾病的发生是由病原体侵入宿主机体内，与宿主机体的免疫系统相互作用而产生的病理反应。如果患者的免疫功能低下，则不能有效清除感染机体的病原体，可造成病原体在宿主体内残留和前列腺炎难以治愈。临床常见的免疫功能低下影响前列腺炎治疗效果的情况如糖尿

病、乙肝病毒携带者、乙型病毒性肝炎、长期使用糖皮质激素，这些人群的免疫功能，尤其是白细胞的吞噬功能常常较低。

1. 影响前列腺炎治疗效果的常见因素 前列腺炎的有效治疗或良好治疗效果的获得，也同人体其他各种疾病的有效治疗或良好治疗效果的获得一样，依赖于对疾病的正确诊断、合理治疗方法的运用以及有效预防措施的实施。著者通过对临床认为"难以治愈"或"不能治愈"的前列腺炎治疗过程的分析，发现其通常在关于前列腺炎的诊断、治疗方法或预防措施的某个或某些环节发生了遗漏甚至错误。综合国内外关于前列腺炎治疗与研究的资料以及著者对于前列腺炎治疗与研究的经历，著者认为影响前列腺炎治疗效果的常见因素主要包括：

（1）临床漏诊或误诊：临床对患者进行前列腺炎的诊断发生漏诊或误诊，既是影响前列腺炎治疗效果的最常见因素，也是影响前列腺炎治疗效果的最关键因素或初始因素。男性生殖系统及其器官所具有的解剖学和生理学特点以及前列腺的多重损害、复数菌感染、多器官感染等特点，造成临床医生根据患者的"前列腺炎样症状"对前列腺炎等男性内生殖器官感染性疾病进行诊断时，常发生漏诊或误诊。著者通过对曾经在国内外多家不同等级医院就诊和（或）治疗过的数百例"难治性前列腺炎"患者的调查与分析，发现导致前列腺炎临床漏诊或误诊的原因可分为客观原因与主观原因两个方面。临床医生对于男性生殖系统及其器官的解剖学、生理学与组织学特点以及引起前列腺炎的病原因子的特性、前列腺炎的组织病理学特性、抗菌药物的性质及其使用的基本原则等医学基础知识的忽略，是导致前列腺炎临床漏诊或误诊，以致影响治疗效果的最常见和最根本的原因。

1）客观原因：前列腺的多重损害以及男性生殖系统的多器官感染或损害，是临床漏诊或误诊，以致影响前列腺炎治疗效果的最常见原因，同时也是影响前列腺炎治疗效果的初始原因与客观原因。前列腺的多重损害和生殖系统的多器官感染或炎症，在前列腺疾病，尤其是慢性前列腺疾病患者中广泛存在，以致"前列腺炎"患者常常可形成"具有相同疾病但表现不同"、"具有不同疾病但表现相同"以及"与前列腺局部无关的全身综合表现"的临床特征。文献报道，对表现为良性前列腺增生患者的前列腺进行组织病理学研究发现，其中98.1%的前列腺可分别或同时存在散在性腺性炎（85.2%）、腺周性炎（88.8%）、弥漫性间质炎（77.2%）、孤立性间质性淋巴样炎（61.7%）、局灶性肉芽肿性炎（3.7%）以及急性坏死性炎（3.7%）。著者研究发现，在具有"慢性前列腺炎样症状"或临床诊断为"慢性前列腺炎"的患者中，80%以上为生殖系统的其他生殖器官炎/感染、前列腺炎合并其他生殖器官炎/感染（多器官感染/炎症）。前列腺的不同性质与程度的病理损害以及多器官炎/感染，可造成患者形成不同的或综合性的临床表现。造成不同病理损害的致病因子不同可造成患者对所实施的治疗产生不同的反应。前列腺的多重损害以及男性生殖系统的多器官感染或损害及其相关因素，需要通过采集患者的前列腺及其他生殖器官分泌物或组织标本进行病原学检查、病理学检查来明确诊断与鉴别诊断。临床医生可以通过对患者进行仔细的病史与症状询问和体征检查，获得初步的信息。

2）主观原因：临床漏诊或误诊的主观原因常见临床医生过度关注患者前列腺炎样症状以及前列腺的实验室检查和影像学检查资料，而忽略了患者同时存在其他内生殖器官感染的临床表现及其检查。著者通过对376例前列腺炎患者的病史与治疗过程调查与分析，发现也有某些临床医生甚至主观地否认或拒绝接受前列腺炎患者可能合并发生或者同时存在输精管、附睾等内生殖器官感染或炎症，否认或拒绝前列腺等生殖器官可存在复数菌感染的情况。从解剖学与生理学等特性以及病原体的特性来说，人体的任何组织和器官都有可能受到某种或某些病原体感染以及发生急性或慢性感染性疾病，能够在人体寄生的各种病原体也都可能引起人体的感染和疾病。具有特殊的解剖学和生理学性质的男性生殖系统的各个器官，更加容易受到多种病原体的混合感染和发生多器官感染。著者在对这376

例前列腺炎患者的研究中发现，许多患者虽然具有较为"典型"的前列腺炎样症状，被临床诊断为"慢性前列腺炎"、"非细菌性前列腺炎"、"无菌性前列腺炎"、"支原体性前列腺炎"或"衣原体性前列腺炎"，但接受经验性选择和使用多种药物或方法治疗后并不能获得明显的治疗效果。著者采用"尿液-前列腺液-精液法"，对 199 例临床诊断为"慢性前列腺炎"、"非细菌性前列腺炎"、"无菌性前列腺炎"或"慢性骨盆痛综合征"的患者进行的病原学调查与研究显示，单纯前列腺感染者为 38 例，占 19.1%；单纯输精管道感染者（附睾炎、输精管炎或精囊炎）为 22 例，占 11.1%；前列腺炎合并其他生殖器官感染者（前列腺炎、附睾炎、输精管炎、精囊炎或尿道炎）为 139 例，占 69.8%。提示男性生殖系统的不同器官感染及多器官感染者，常常可表现出相似的"前列腺炎样症状"。对这些非前列腺感染及前列腺合并其他内生殖器官感染者进行仔细的体格检查，常常能够发现其可同时或单独存在精囊、输精管、附睾等生殖器官感染的症状和（或）体征。因此著者认为，临床仅仅根据患者的前列腺炎样症状、前列腺液的细胞学和（或）病原学检查的结果进行前列腺炎的诊断，常常可导致发生前列腺炎等男性内生殖器官感染性疾病的漏诊或误诊。临床漏诊或误诊不但造成了许多"慢性前列腺炎"、"非细菌性前列腺炎"、"无菌性前列腺炎"、"支原体性前列腺炎"或"衣原体性前列腺炎"诊断的形成，而且其也是这些"前列腺炎"患者难以治愈或不能治愈的重要原因之一。

（2）治疗药物或方法缺乏病原针对性：用于治疗的药物或方法缺乏病原针对性从而影响前列腺炎治疗效果的原因，主要是临床诊断和（或）病原学检查的漏诊或误诊以及对于药物说明书推荐的适用范围和使用方法的盲目相信或过度依赖。如前所述，前列腺炎的发生是细菌等病原体以及其他病原因子作用于前列腺并且引起了前列腺的炎症反应与生理机能紊乱，从而导致患者产生会阴部不适或疼痛、排尿不适或疼痛和（或）全身损害等前列腺炎样症状。男性生殖系统所具有的特殊解剖学与生理学特点以及引起前列腺感染的病原体所具有的特点，导致前列腺炎等男性生殖器官疾病常常可具有临床表现多样性、病理损害多重性、病原体复合性及产生耐药性与变异性以及多器官感染等特点。虽然医学科学始终强调对于感染性疾病等各种疾病进行病原学（病因学）检查和诊断的重要性，然而长期以来临床上对于绝大多数前列腺炎的诊断主要是根据患者的临床症状和（或）前列腺液的细胞学检查结果。临床在前列腺炎的治疗上，常常可由于病原学检查需要较长的时间或其结果与临床诊断不一致、临床医生过于相信自己的临床诊断或经验、临床医生或患者盲目相信或过度依赖于药物说明书所推荐的适用范围和使用方法、患者对于医药费用的承受能力不足或病原学检查的必要性不理解等，在并没有弄清楚患者是单纯性前列腺炎还是合并有其他内生殖器官感染，甚至在没有获得病原学检查资料或没有进行前列腺病原学检查的情况下，即根据临床医生的经验或药物说明书的介绍而选择抗菌药物以及其他药物或方法进行经验性治疗，从而造成"选择和使用的药物或方法缺乏病原针对性"成为影响前列腺炎治疗效果的一个常见因素。例如，临床采用"经尿道灌注法"治疗前列腺炎，该方法通常将氨基糖苷类（庆大霉素或阿米卡星）或喹诺酮类（左氧氟沙星）药物、糖皮质激素、利多卡因，由尿道插管灌注于患者的尿道前列腺部，进行慢性前列腺炎的治疗。然而，近年来的前列腺炎病原学研究结果显示，具有慢性前列腺炎样症状的绝大多数患者存在复数菌感染和多器官炎症或感染，引起慢性前列腺炎的病原体常见为葡萄球菌、肠球菌、非毒原性棒状杆菌以及其他多种不同的细菌、白假丝酵母菌以及其他酵母菌等微生物，这些常见细菌的绝大多数是庆大霉素、阿米卡星或左氧氟沙星的耐药菌株，酵母菌则是这些抗菌药物的天然耐药菌株。因此，"经尿道灌注法"治疗前列腺炎所用的抗菌药物，对于绝大多数患者的病原体及其药物敏感性是缺乏针对性的，其对于患者"前列腺炎样症状"的疗效则主要与糖皮质激素和利多卡因对炎症反应的抑制与缓解作用有关。

既然某种病原（病因）作用于机体和造成组织损害和（或）生理功能紊乱是导致各种

疾病发生的根本原因，那么避免病原因子对机体的致病作用将能够阻止疾病的发生，减少或消除患者体内的病原因子则能够阻止或缓解疾病的发生与发展以及使疾病向康复的方向发展。对于绝大多数疾病的治疗，尤其是前列腺炎等感染性疾病的治疗，包括病原或病因治疗（对因治疗）以及症状治疗（对症治疗），其中病因治疗是前列腺炎以及其他各种感染性疾病治疗之根本。在前列腺炎以及其他各种疾病的发生、发展、结局及其诊断与治疗方面，病原因子的特性常常具有十分重要的，有时甚至是决定性的影响。不同的病原因子作用于机体，既可引起不同的组织病理学改变及临床特征，也可引起相同或相似的组织病理学改变及临床特征。相同的病原因子作用于机体的不同时期，也常常可引起不同的组织病理学改变及临床特征。相同的病原因子以及不同的病原因子可具有相同的或不同的某些生物学特性以及药物敏感性或耐药性，以致常常可对相同或不同的药物或治疗方法产生不同的或相同的反应。因此在前列腺炎的治疗上，如果不是首先了解病原因子的特性并且针对其特性选择药物和方法进行治疗，而是仅仅根据"临床经验"选择与使用抗菌药物以及其他药物或方法进行"对症治疗"，其虽然在某些情况下可能获得使患者症状缓解的治疗效果，但却常常不能获得有效治愈的疗效或不能获得更高的治愈率。

（3）耐药菌株筛选或形成：著者通过对感染性前列腺炎以及其他男性生殖器官感染患者的病原学与治疗学研究发现，病原体的耐药性是造成前列腺炎等男性生殖器官感染治疗困难的主要因素，而通常不是抗菌药物对于前列腺等男性内生殖器官的透过性。耐药菌株感染或抗菌药物的不规范使用或滥用，造成病原体对所用抗菌药物产生耐药性，是影响前列腺炎等男性生殖器官感染治疗效果最常见和最重要的因素之一。细菌等病原体具有高度的异质性和易变异性，以致在治疗的过程中耐药菌株被筛选出来或者病原体发生耐药性变异，从而在患者前列腺组织内形成了与治疗前药物敏感性不同的菌株。这种情况常常可造成在前列腺炎治疗的最初几天效果明显，但在随后的治疗中无明显效果甚至症状加重。因此在前列腺炎治疗的过程中，进行病原体的性质及其耐药性变异情况的适时检测，是保障治疗效果十分重要的环节。

抗菌药物的长期与广泛使用以及不规范使用或滥用，已造成了细菌耐药性菌株的广泛存在和扩散，以致许多并未接受过任何抗菌药物治疗的急性前列腺炎以及其他男性生殖器官感染患者，也常常可发现是耐药菌株甚至是具有多重耐药性的菌株引起的感染。经验性选择和使用抗菌药物治疗耐药菌株感染的患者，即使采用前列腺局部灌注或注射给药的介入治疗方法也不但不能够有效治愈，而且还常常可导致病原体耐药性的进一步增强与扩散。王和通过对前列腺炎等男性生殖器官感染患者抗菌药物应用史与病原体耐药性相互关系的调查发现，前列腺炎、附睾炎、输精管炎等男性生殖器官感染患者的病原体耐药性，常常同患者所接受的经验性治疗的抗菌药物的种类数显著正相关。那些曾经接受过某种或某些抗菌药物经验性治疗但未能够治愈的患者，其前列腺液或精液标本内检出的病原体通常对其所用过的各种抗菌药物甚至相关抗菌药物具有显著的耐药性。造成这种现象的主要机制是缺乏病原体针对性的抗菌药物使感染前列腺等生殖器官的病原体耐药菌株被筛选出来，以致成为疾病器官内的优势菌群。

（4）病原学检查漏诊或误诊：由于前列腺等男性生殖器官的解剖学特点及其感染的病理学与病原学特点，在前列腺炎等男性生殖器官感染的病原学检查中常常可发生漏诊或误诊的情况。国内外关于前列腺病原学研究的报告中，其绝大多数都认为不论引起急性细菌性前列腺炎还是慢性细菌性前列腺炎的病原菌，主要是来自肠道的革兰氏阴性杆菌。根据国内外文献报道的资料，认为引起细菌性前列腺炎的病原菌80%以上是大肠埃希菌，其他则分别为假单胞菌属、克雷伯菌属、变形杆菌属、沙雷菌属（Serratia）以及肠球菌属的菌种。人们几乎忽略了甚至也通常不承认凝固酶阴性葡萄球菌、非毒原性棒状杆菌等革兰氏阳性细菌和非淋球菌奈瑟菌及青霉属、曲霉属等丝状真菌和酵母菌属的许多菌种也是引起前列腺感染的常见病原体，以致常常将那些在前列腺炎患者的前列腺液标本内检出的革兰氏阳性细菌以及某些真菌简单地视为污染菌或正常菌群而予以忽略。根据著者对慢性前列腺炎的病原学调查资料，凝固酶阴性葡萄球菌、非毒原性棒状杆菌等革兰氏阳性细菌在慢性细菌性前列腺炎患者中的检出率至少可占94.2%。尤其是那些曾经长期接受多种抗菌药物不规范治疗或滥用治疗的前列腺炎患者，革兰氏阳性细菌感染的情况更加寻常可见。著者通过对实验动物以及患者进行的治疗观察进一步证实，根据检出病原体的性质、数量及其药物敏感性等特性选择抗菌药物和进行规范的治疗，可获得98%以上的有效治愈率。因此认为，革兰氏阳性细菌是引起细菌性前列腺炎最常见的主要病原菌，其中常见包括葡萄球菌属中的凝固酶阴性葡萄球菌、棒状杆菌属中的非毒原性棒状杆菌以及肠球菌中的许多菌种。病原学检查的漏诊或误诊，是临床常见的影响前列腺炎治疗效果的一个重要因素。

除了对前列腺炎病原体的认识或判断所造成的前列腺炎病原学检查漏诊与误诊之外，其他造成病原学检查漏诊或误诊的常见因素还包括尿道及皮肤正常菌群或病原体污染、对分离培养物内病原菌与污染菌识别与判断的错误、不正确的标本采集与处理方法、病原体混合感染、病原体之间的拮抗或掩盖、标本采集方法不规范或错误、细胞壁缺陷变异等。

1）尿道及皮肤正常菌群或病原体污染：由于在正常男性尿道前段以及阴茎皮肤上可存在多种正常菌群，在某些正常人体的前段尿道内或阴茎皮肤上甚至还可存在金黄色葡萄球菌、衣原体、白假丝酵母菌等病原微生物或常见致病微生物。尿道炎患者，其尿道内还可存在数量较多的不同种类微生物。然而以常规方法所采集的前列腺炎等男性内生殖器官感染患者的前列腺液、精液及尿液标本都是经过尿道排出的，因此这些标本常常可将寄居于前段尿道内的正常菌群或病原体带出而造成标本污染。如果在观察分离培养的结果时，不能有效地鉴别培养物内哪些是来自前列腺等内生殖器官的病原体，哪些是来自前段尿道或皮肤的正常菌群或污染菌，无疑将造成病原学检查的漏诊与误诊。

2）标本采集与处理方法：影响前列腺炎治疗效果的标本采集与处理方法，常见包括不规范的标本采集、使用消毒剂或抗菌药物、标本接种方法及分离培养条件不适宜、结果观察与判断方法不佳。临床上常用直接晨尿法、直接前列腺液法、分段尿液–前列腺液法（Meares-Stamey四杯法及Stamet四杯法）采集前列腺液标本，并且常常由患者自己采集标本和送检，使用消毒剂对尿道口及阴茎皮肤消毒，在使用抗菌药物期间采集标本，接种微量标本进行分离培养，主观判断分离培养物的诊断学意义或价值等。如前所述，不规范的或错误的标本采集与处理方法，常常容易造成标本受到来自患者尿道或皮肤以及操作者皮肤等部位或标本容器内的细菌等的污染，或者受到消毒剂或抗菌药物的污染，从而造成错误的病原学检查结果以及导致抗菌药物的错误选择和治疗无效。著者推荐使用尿液–前列腺液–精液法对具有"前列腺炎样症状"的患者分别采集分段尿液、前列腺液、精液标本，主治医生直接面对每一位患者对标本的采集过程进行指导或监督，或者由医生亲自动手采集标本，从而了解所采集标本的基本性状以及操作过程是否规范、是否可能受到污染等情况。采集的各种标本需要接种足够量（至少0.1ml）于适宜病原体生长繁殖的培养基上，置于适当条件下进行病原体的分离培养和正确观察分离培养及药物敏感试验的结果。

采集标本的过程需要强调无菌操作，其目的是防止病灶外的细菌等微生物污染标本。无菌操作是防止细菌等微生物污染标本或人体的操作方法或技术，而不是或不等于消毒与灭菌或依赖于消毒与灭菌。在采集标本时，如果使用消毒剂对患者的尿道口及阴茎皮肤进行消毒处理，其既不能防止和避免尿液、前列腺液、精液标本在流经尿道排出时受到存在于患者尿道及外生殖器皮肤上的细菌等微生物污染，也不能防止和避免来自操作者以及外界环境的细菌等微生物污染，反而会由于标本受到消毒剂污染而影响病原体的分离培养结果。

3）病原体混合感染：前列腺炎等男性生殖器官感染性疾病患者，多种病原体混合感染或复数菌感染的情况十分常见，并且也常常可见具有不同药物敏感性或耐药性的病原体或菌株混合感染。因此是否能够发现与检出培养物内各种具有诊断学意义的病原体，对前列腺炎等男性生殖器官感染的治疗效果可产生重要的影响。在引起前列腺炎等男性生殖器官感染性疾病的各种病原体中，有一些是显而易见的或容易诊断的病原体，有一些则是难以同来自男性尿道或皮肤的正常菌群或病原体相鉴别的。如果临床医生与检验人员，缺乏对男性生殖系统的微生态学特点、前列腺炎等男性生殖器官感染的病原学特点以及患者的临床表现的充分了解，常常可造成将某种或某些真正的病原体误认为是"污染菌"而未能予以重视，而将那些污染菌视为"病原体"和对其进行鉴定与治疗，或者造成仅仅检出复数菌感染中一种病原体并对其进行治疗，而没有检出复数菌感染的全部病原体并对其进行治疗的情况。

对于在标本内发现的各种细菌等分离培养物，不可主观地对其诊断学意义或价值进行判断，而需要根据其相对数量和绝对数量及其在不同标本内的分布进行诊断学意义或价值的判断。使用"尿液-前列腺液-精液法"采集标本以及对分离培养结果进行观察，可有助于检出感染生殖器官的全部病原体和对分离培养物内的病原体与污染菌进行正确诊断与鉴别诊断，从而提高前列腺炎等生殖器官炎/感染的治疗效果。

4）病原体之间的拮抗或掩盖：各种病原体所具有的不完全相同的生长繁殖速度、运动与扩散能力以及代谢活性及其产物等生物学特性，既是病原学诊断中借以鉴别不同病原体的重要依据，也是导致病原学检查漏诊或误诊的常见因素。那些能够进行活跃代谢活动、迅速生长繁殖和（或）具有活泼运动与扩散能力的病原体，在培养基内可迅速生长繁殖和产生大量代谢产物，从而可对那些生长繁殖及代谢活动较为缓慢的病原体产生显著的抑制或拮抗作用。那些具有活泼运动能力的病原体也可在培养基内广泛扩散，以致对生长繁殖缓慢和（或）不能运动的病原体的生长形成掩盖。一种病原体对另一种或另一些病原体形成的拮抗或掩盖，可导致在观察分离培养结果时只发现和选择出优势生长的病原体而将那些被拮抗或掩盖的病原体遗漏。

5）潜在病原体形成：细菌的生长繁殖速度、对培养条件的特殊需求、细胞壁缺陷变异、抗菌药物残留以及患者前列腺等男性生殖器官的组织病理学特征等因素，常常可造成某些病原体不能随常规方法采集的前列腺液等男性生殖器官分泌物排出，或者在常规细菌学方法的检查中不能被发现，从而成为前列腺炎等男性生殖器官感染及其病原学检查中的潜在病原体。潜在病原体在前列腺内的存在常常可导致"无菌性前列腺炎"的错误诊断，但其可通过特殊的病原学检查方法检出，或者通过使用抗菌药物治疗的方法证实。许明等报道，对于常规细菌学方法检查无菌但并发钙化灶或结石的慢性非细菌性前列腺炎患者，给予磺胺等抗菌药物治疗，可获得明显的治疗效果。由此可见，常规细菌学方法检查无菌并不表示前列腺炎患者的前列腺或其他生殖器官没有细菌等病原体存在。病原体以 L 型等非活跃生长繁殖的形式在前列腺或培养物内的潜伏存在。或者感染其他生殖器官的病原体由于不适当的标本采集方法而漏诊，已成为影响前列腺炎病原学检查结果，从而影响治疗效果的最常见因素之一。

6）其他：影响前列腺炎治疗效果的其他因素，还包括实验室操作者的专业知识水平与敬业精神、药物敏感试验的方法及其结果的判读与报告方法等，可参阅前述及本书其他章节的相关论述。

（5）给药剂量与方法：在对前列腺炎以及其他各种类型的感染性疾病治疗时，所给予抗菌药物或其他药物的剂量与时间不足，也与给药的剂量与时间过度一样，属于药物不规范使用或滥用的范畴。各种抗菌药物只有在宿主的组织或体液内达到适当浓度并且维持适当时间的条件下，才能够有效地抑制病原体的生长繁殖或杀灭病原体。如果所使用的抗菌药物剂量过小或两次给药间隔的时间过长，都将造成抗菌药物在前列腺等男性生殖器官内不能达到足以有效抑制或杀灭病原体的浓度，或者在两次给药之间形成抗菌药物大部分被排除或浓度显著降低的情况。著者通过实验研究发现，将对某种抗菌药物具有高度敏感性的细菌接种于含有低于该药物有效抑菌或杀菌浓度（等于或低于该药物的 MIC 或 MBC）药物的培养基内传代培养，此敏感菌株能够迅速生长繁殖或容易发生细胞壁缺陷变异，甚至可在相对低浓度抗菌药物的刺激作用下形成对该抗菌药物具有较强耐药性的菌株。因此，不论给药的剂量不足还是给药的时间不适当，都可在患者体内或病灶内抗菌药物浓度的不足，造成病原体不但能够在含有低浓度抗菌药物或不含抗菌药物的前列腺等男性生殖器官内继续生长繁殖，而且还有助于病原体耐药性的增强与耐药菌株的扩散。

著者对接受经验性抗菌药物治疗的前列腺炎等男性生殖器官感染患者的观察发现，在许多用药疗程较短的患者前列腺液或精液标本内，常常可仍然检出少量对其所用的抗菌药物具有高度敏感性的病原体。由此可见，虽然在治疗时所给予的抗菌药物达到了足够的剂量和适当的间隔时间，但如果没有给予足够的疗程，病原体的残留或生长繁殖常常可造成治疗无效或感染复发的情况。根据著者的观察与研究，发现根据病原学检验结果以静脉注射方法给药5天或口服方法给药7天后，虽然能够使绝大多数患者的前列腺液、精液及尿液标本分离培养达到完全无菌，但也可在少数患者的标本内检出少量敏感菌甚至细菌L型。因此建议在前列腺炎等男性生殖器官感染的治疗中，静脉注射或肌内注射给药6～10天一个疗程为宜，口服给药则10～15天一个疗程为宜。应当注意根据病原体的性质、数量、药物敏感性或耐药性以及患者的生理与病理特征等情况，规定具体的给药剂量、治疗方法与疗程。

（6）细菌细胞壁缺陷变异：各种细菌在β-内酰胺类抗生素、溶菌酶等干扰细胞壁合成或破坏细胞壁结构的因素作用下，不论是在人与动物体内还是在人工培养基及自然界环境中，都可发生细胞壁缺陷变异和成为细菌L型。许多细菌在一定的条件下，甚至作用于细菌其他代谢环节的某些抗菌药物以及其他某些因素也能够诱导其发生细胞壁缺陷和成为L型。因此在受到某些容易发生细胞壁缺陷变异的细菌感染，使用β-内酰胺类抗生素或其他某些容易诱导细菌形成L型的抗菌药物进行治疗时，细菌常常发生细胞壁缺陷变异而造成病原菌对所用抗菌药物不敏感和在宿主体内潜伏存在。这些潜伏存在于前列腺以及其他男性生殖器官内的细胞壁缺陷细菌或细菌L型，在常规细菌学方法检查中难以被发现，其不但可继续生长繁殖和引起前列腺或其他男性生殖器官的慢性炎性损害，而且其中的不稳定L型可在停药后不久即能够重新合成细胞壁而返祖成为正常细菌，从而导致感染的慢性过程或急性发作。

（7）病原体残留：著者始终强调并且坚持以"前列腺病原因子完全消失、患者的症状显著缓解或消失、前列腺液细胞学检查结果恢复正常"作为判断前列腺炎治愈的三项基本指标。虽然绝大多数前列腺炎患者能够理解和配合著者关于判断前列腺炎治愈的三项指标的相关措施，但也有少数患者甚至临床医生常常可在患者自我感觉症状缓解或消失、前列腺液细胞学检查结果基本正常的情况下，以"工作繁忙、路程遥远、节省医疗费用"等理由或侥幸心理，拒绝进行病原学复查或继续治疗。病原体残留对于前列腺炎治疗效果的影响常常是十分显著的，因为在规范治疗后残留的病原体常常是一些具有耐药性、发生耐药性变异或细胞壁缺陷变异成为L型的病原体。这些病原体在尚未完全愈合的或残留损伤的组织病灶内，常常能够十分容易地生长繁殖，从而造成前列腺组织的损伤很快地恢复到治疗前的状态，导致前一阶段治疗的无效以及患者重新产生与原来一样甚至更加严重的前列腺炎样症状。因此，为了进一步巩固治疗效果和有利于前列腺损伤组织的完全修复，在前列腺炎等男性生殖器官感染性疾病治疗的每一个疗程之后，都必须在停药三天后至一周内进行一次病原学检查，以了解治疗的效果和判断是否仍然有病原体残留。如果仅仅根据患者的症状缓解或消失及其尿液、前列腺液或精液的细胞学检查结果恢复正常而未经过病原学检查即终止治疗，将可能造成病原体在前列腺等男性生殖器官内残留而不被发现。引起感染性前列腺炎等男性生殖器官感染的生物性病原因子，都是能够迅速生长繁殖并且能够频频发生变异的病原体。这些病原因子在适当的营养与环境条件下，能够迅速生长繁殖和表达某些新的生物学性状或产生耐药性。残留的病原体在有损伤的和营养丰富但不含抗菌药物的前列腺以及其他男性生殖器官的组织内，常常可迅速生长繁殖，以致其数量和毒性代谢产物逐渐增多，从而在经过一段时间（通常为 2～6 个月）之后，造成已缓解或"治愈"的前列腺炎等男性生殖器官感染的复发。

（8）多器官感染：男性生殖系统的解剖学与生理学特点，造成其中某一个器官受到感染后，其病原体很容易沿输精管道扩散至其他器官，从而发生多器官感染的情况。这些引起不同器官感染的相同种类病原体，常常可具有药物敏感性的异质性或不完全相同的药物敏感性或耐药性，属于具有不同药物敏感性的不同"耐药菌株"。在对前列腺炎或其他某一个器官感染性疾病患者进行病原学检查时，如果没有注意检查其是否存在精囊、输精管或附睾等其他器官的感染及其病原体的生物学特性和药物敏感性，常常在前列腺炎的治疗过程中可发生，其他生殖器官的耐药性病原体沿输精管道扩散至前列腺，造成前列腺炎的病原体总是清除不尽以及病原体的药物敏感性发生改变的现象。

（9）重新感染：前列腺等男性生殖器官不但具有通过尿道口与外界相通以及通过血液循环与其他组织形成密切的相互联系的解剖学与生理学特点，而且还具有适宜多种微生物寄生和迅速生长繁殖的营养与环境条件。因此前列腺是男性各器官中，最容易受到微生物等病原体感染和寄居的器官之一。在受到病原体感染造成尿道等组织损伤，以致其组织屏障结构被破坏、尿道正常菌群失调、机体抗感染免疫功能低下的情况下，前列腺等内生殖器官更加容易受到来自患者体外或体内的各种病原体或正常菌群的重新感染。某些前列腺炎患者在有效治愈后，常常可由于不洁性交、会阴部卫生不良、机体抵抗力降低或免疫功能低下、不良生活习惯等因素，前列腺等内生殖器官受到病原体重新感染。著者通过对前列腺炎的发生、发展及其治疗和预防的观察与研究发现，前列腺也具有类似于扁桃体的解剖学与生理学特点，是外界的细菌等病原体进入宿主体内以及某些器官的病原体向宿主体外排出的途径中所需要经过的"门户器官"，以致前列腺十分容易受到来自尿道以及其他男性生殖器官等部位的细菌等病原体感染。因此，前列腺炎等男性生殖器官感染性疾病患者在治愈之后，尿道正常菌群减少或消失、前列腺等器官的组织损伤尚未完全修复、机体免疫功能低下，可造成重新感染在停药后的短时期内发生。其中时间最短的重新感染者，甚至在停药三天后，即可在其尿道内检出新的细菌等病原体。除了由不洁性交所致的病原性微生物、寄生虫或原虫重新感染外，自然情况下引起重新感染的病原体以正常菌群微生物最为常见。著者通过对前列腺炎等男性生殖器官感染性疾病有效治愈者的观察，发现在引起重新感染的微生物中，以来自人体尿道及皮肤的肠球菌属、棒状杆菌属、葡萄球菌属中的凝固酶阴性葡萄球菌的菌种最为常见。这些细菌引起的男性生殖器官重新感染者，除外生殖器官的皮肤外，以尿道为最先受到感染的部位，其他依次为前列腺、输精管、附睾及精囊。感染尿道的绝大多数细菌，通常仅仅局限在尿道前段的黏膜表面生长繁殖和成为尿道的正常菌群。在少数情况下，这些细菌也可沿尿道进一步扩散，从而进入前列腺以及男性生殖系统的其他器官内。

（10）给药的途径与方法：著者对前列腺炎等男性生殖器官感染患者以及感染性前列腺炎实验动物治疗的观察与研究发现，通过在给药后不同时间采集前列腺液、精液、尿液或前列腺组织标本进行抗菌药物活性和病原体性质及其药物敏感性的检测，证实根据病原学检查及药物敏感试验的结果合理选择与规范使用抗菌药物，以口服、肌内注射或静脉注射给予的抗菌药物，其绝大多数都能够进入发生炎症和（或）良性增生的前列腺等生殖器官内并且有效清除敏感病原体和治愈感染性疾病。因此认为，在一般情况下，抗菌药物的给药方法与途径并不影响对前列腺炎等男性生殖器官感染治疗的效果。在某些特殊的情况下，如病原体具有易变异性、耐药性、异质性，给药的剂量与疗程不适宜，口服药物引起患者产生胃肠道症状，食用某些可影响抗菌药物吸收或活性的食品，发生前列腺脓肿、前列腺结石等情况下，其也可对治疗效果产生不同程度的不利影响。一般来说，以注射方法由静脉或肌内途径给予的抗菌药物，能够在患者的血液及前列腺等内生殖器官的组织内，迅速达到较高的浓度并很快杀灭绝大多数的药物敏感性病原体，因此适宜于急性或重症感染患者以及易发生耐药性变异、细胞壁缺陷变异或具有多重耐药性的菌株引起感染患者的治疗。口服给予的抗菌药物往往需要经过相对较长时间的吸收过程，才能够在血液或前列腺等内生殖器官的组织内达到较高的浓度。如果患者存在血流动力学机能障碍等情况，口服抗菌药物的吸收率可受到显著的影响。有些抗菌药物还可由于患者服用的方法、食物的性质及其对患者胃肠道形成的刺激作用等因素，其吸收率或活性受到不同程度的影响使患者产生胃肠道症状。

（11）患者的生理与病理状况：患者身体各器官的生理与病理状况以及前列腺的组织病理学改变，可影响抗菌药物的选择与使用及其在前列腺组织内的扩散与分布，因此其也是影响前列腺炎治疗效果的一个重要因素。著者通过对实验动物研究证实，在细菌性前列腺炎实验动物的前列腺组织内，可不同程度地存在体积大小不等的脓肿。前列腺脓肿、前列腺结石、前列腺钙化、前列腺出血或血肿等病理学状态的形成，不但不利于治疗过程中前列腺组织内病原菌的排除，而且还能够阻止抗菌药物在前列腺组织以及病灶内的扩散及其对病原菌的接触与杀伤，以及造成病原学检查的漏诊或误诊。关于患者的生理与病理状况及其对前列腺炎治疗效果的影响，可参阅本书其他章节的相关论述。

2. 影响前列腺炎治疗效果因素的对策　综上所述，前列腺炎等男性生殖器官感染性疾病的抗感染治疗效果可受到多种因素的影响，使前列腺炎成为临床上被普遍视为"难以治愈"或"不能治愈"的痼疾。如果能够遵循"正确地进行临床诊断、系统地采集标本和规范地进行病原学检查、合理选择和规范使用抗菌药物以及其他药物与方法、根据病原学与患者的具体情况适时调整治疗方案和分疗程进行治疗"的基本原则，通常能够最终有效地治愈前列腺炎。为了获得对前列腺炎等男性生殖器官感染性疾病的抗感染治疗最佳效果，在对感染性前列腺炎患者进行病因治疗时，需要注意以下几个方面的问题。

（1）根据实验室检查结果制订治疗方案：重视病原学检查等实验室检查，正确阅读和分析病原学检查等实验室检查的结果。在正确的临床诊断指导下规范地采集标本，根据各种检查结果合理选择与规范使用抗菌药物以及其他药物或方法，是治疗前列腺炎并获得较高治愈率的最基本要求与保障。除非患者的病情严重以及其他某些不可抗拒因素的限制导致不能系统采集到适宜病原学检查的标本，否则都必须在使用抗菌药物之前采集患者的标本和进行病原学检查或其他必要的实验室检查，然后再根据对实验检查结果以及患者情况的分析与综合，合理选择与规范使用抗菌药物以及其他药物或方法进行治疗。

根据患者的临床表现和（或）前列腺液的细胞学检查结果，对前列腺炎等感染性疾病进行诊断并且根据药物说明书推荐的适应证与方法进行抗菌药物的选择和使用，已成为临床治疗前列腺炎等感染性疾病寻常可见的方法与现象。虽然各种抗菌药物的说明书上都提供了该药物所适用的疾病以及病原体范围，但其仅仅是通过对实验研究中所用的一个或数个敏感菌株进行测试所获得的数据。在任何抗菌药物的研究中，都不可能对各种疾病患者体内以及自然界存在的全部菌种与菌株进行敏感性与耐药性测试，更不可能对将来发生变异的菌株进行敏感性与耐药性测试。因此药物说明书所推荐的病原体适用范围仅仅是临床医生用药的参考指标，而绝不是规划指标或用药准则。例如，自1929年Fleming发现青霉素以来，青霉素曾在临床长期应用于金黄色葡萄球菌等革兰氏阳性细菌引起的各种感染性疾病的治疗，并且也取得了十分显著的治疗效果。直到目前生产的青霉素，通过对某些金黄色葡萄球菌敏感菌株的测试，也能够证实青霉素仍然可继续应用于对青霉素敏感的金黄色葡萄球菌引起感染的治疗。然而青霉素的广泛使用、长期使用、不规范使用或滥用，已经造成从临床患者体内分离的金黄色葡萄球菌中，90%以上的菌株具有青霉素耐药性。仅仅根据这一研究结果进行的粗略预测，目前对于金黄色葡萄球菌引起的前列腺炎等感染性疾病，如果不是根据病原学检查以及细菌的药物敏感试验结果选择抗菌药物和进行规范的治疗，而是根据临床医生的经验或者药物说明书的推荐选择与使用青霉素对患者实施治疗，那么能够获得良好治疗效果的概率最多也只能达到10%。细菌等病原体的耐药性变异、耐药基因在病原体之间的传递与转移以及抗菌药物的不规范使用，造成病原体耐药性菌株的筛选与扩散以及越来越多的病原体对一种或多种抗菌药物具有耐药性。根据国内外对细菌耐药性的调查资料以及本书相关资料，在临床常见引起感染性前列腺疾病以及其他感染性疾病的各种细菌中，几乎没有一种细菌不存在耐药性菌株，也几乎没有任何在临床使用的抗菌药物不存在耐药性细菌。许多新发现的或新生产的抗菌药物一旦投入临床使用，仅仅在数月或数年的时间内，就可发现产生了对这种新药具有耐药性的菌株。

　　细菌对某种抗菌药物的耐药性及其耐药菌株的形成，与该抗菌药物的使用并没有必然的因果关系。根据影印培养（replica plating）以及其他关于细菌遗传与变异机制研究的基本原理及其结果，细菌的耐药性及其耐药菌株的形成既可由自发突变所致，也可由接触抗菌药物及其他因素诱导所致（详见第七章）。因此，细菌的耐药菌株可在前列腺炎等感染性疾病患者的病灶器官或组织内以及正常人体内自发形成和广泛存在，抗菌药物的不规范使用则可将这些耐药菌株筛选出来，从而造成耐药菌株的扩散和感染。直到2003年还曾认为尚未发现对万古霉素具有耐药性的金黄色葡萄球菌，因此万古霉素是治疗金黄色葡萄球菌感染的最有效抗生素和最后的保障。然而在2004年初国内外发表的临床调查资料显示，已经从感染患者的体内分离到了对万古霉素敏感性降低甚至形成耐药性的金黄色葡萄球菌菌株。在没有病原学检查结果指导下使用抗菌药物、不规范或经验性使用抗菌药物，常常不能发现病原体的药物敏感性及其耐药性的特点与规律，从而不能选择出该病原体敏感的抗菌药物并且规范使用将其杀灭，从而可造成该病原体被筛选和形成优势菌株，引起更多的和更广泛的感染。病原学检查结果对于感染性前列腺疾病治疗的指导意义甚至决定意义，还可通过以下案例予以进一步说明。如果某一具有前列腺炎样症状的患者，其前列腺病不是由生物性病原因子引起而是由非生物性病原因子引起的，在治疗上如果仅仅根据患者的"前列腺炎样症状"选择和使用抗菌药物，不但对于疾病的治疗没有丝毫的帮助，反而可造成菌群失调而有利于细菌等病原体继发感染前列腺。如果在某一具有前列腺炎样症状患者的前列腺内检出金黄色葡萄球菌或大肠埃希菌，但临床医生仅仅根据药物说明书推荐的适用范围和方法、过去治疗金黄色葡萄球菌或大肠埃希菌感染的经验，选择所谓的"敏感药物"或"有效药物"进行经验性治疗，则常常可由于该患者感染前列腺菌株的耐药性或变异性等，治疗无效或不能有效治愈。如果某一患者具有典型的"细菌性前列腺炎"样的症状与体征，临床医生仅仅根据患者的临床表现以及前列腺液的细胞学检查结果，是不可能知道该"细菌性前列腺炎"患者的前列腺内存在几种细菌、细菌的药物敏感性以及变异性等特性的，经验性选择和使用抗菌药物进行治疗同样也难以获得有效治愈或高治愈率的效果。因此在前列腺炎的治疗上，如果不是首先充分地了解引起前列腺炎的病原的类型及其特性，并且选择具有病原针对性的药物和（或）方法进行对因治疗，而是仅仅根据患者的临床表现以及说明书的介绍进行抗菌药物及其他药物或方法的选择和使用，那么获得有效治疗效果的可能性是十分微小的，甚至在绝大多数情况下是不可能获得有效治疗效果的。

　　在临床医疗实践中，治疗是验证或评判病原学检查结果以及其他各种检查结果和疾病诊断是否正确的重要手段与方法甚至是最终手段与方法。对于感染性前列腺疾病来说，在正确的病原学检查结果指导下，进行抗菌药物的合理选择与规范治疗，必将获得良好的或明显的治疗效果。如果根据病原学检查结果进行了抗菌药物的合理选择，并且也在充分考虑到患者病情等因素的情况下进行抗菌药物的规范使用治疗，但并没有获得使患者病情明显好转的治疗效果甚至患者病情加重，则表明病原学检查结果有误，应当立即停止使用该抗菌药物并且重新进行病原学检查和制订新的治疗方案。国内外曾普遍认为，通过病原学检查已经确信 80% 以上的细菌性前列腺炎是由大肠埃希菌等革兰氏阴性肠道杆菌引起的，但即使根据细菌学检查的结果进行治疗也难以治愈或不能治愈这些前列腺炎。这种现象提示，在前列腺炎的病原学诊断和（或）治疗上，可能存在某些问题或错误。著者通过对 376 例前列腺炎患者的病原学与治疗学研究，发现凝固酶阴性葡萄球菌、非毒原性棒状杆菌及肠球菌等革兰氏阳性细菌是引起细菌性前列腺炎的常见病原体，占前列腺分离病原体的 94.2%。根据病原学检查结果，合理地选择抗菌药物并且进行规范治疗，可获得 95% 以上的有效治愈率。多年来通过关于前列腺炎的基础研究与临床治疗观察，著者确信，在正确的病原学检查结果指导下，合理选择抗菌药物和（或）其他药物或方法进行规范治疗，不论是以前列腺内注射方法还是以口服、肌内注射或静脉注射方法给予抗菌药物或其他药物，都能够最终有效地治愈前列腺炎。如果所实施的治疗并没有达到预期效果，则应当考虑并且检查是否在病原学检验、抗菌药物选择、治疗方法等方面发生了某种或某些问题或错误。

（2）防止耐药菌株形成：在前列腺炎等感染性疾病的治疗过程中，耐药菌株的形成主要与耐药菌株的筛选、细胞壁缺陷变异、耐药性质粒等抗性基因转移与重组等因素有关。因此，防止耐药菌株形成的最重要措施，是根据病原学检查结果合理选择和规范使用抗菌药物。通过病原学检查，可以了解病原体的生物学特性、药物敏感性和耐药性的特征与规律，从而有助于针对病原体的特性及其药物敏感性进行抗菌药物的合理选择与规范使用，有效地杀灭和清除患者体内的病原体。如果发现前列腺病原体已经形成了多重耐药性或泛耐药性，以致没有可供选择使用的抗菌药物，则应当暂时停止使用任何抗菌药物 3～6 个月后，再根据前列腺病原学检查结果合理选择抗菌药物和规范治疗，直至完全杀灭前列腺内的病原体。

（3）联合使用抗菌药物：对于一种病原体引起的前列腺炎等男性生殖器官感染以及其他感染的治疗，通常以使用一种抗菌药物或两种抗菌药物联用为基本原则。如果不是存在某些特殊原因，一般不必联用 3 种以上的抗菌药物。在病原体具有多重耐药性、不同病原体混合感染（复数菌感染）、易变异菌株感染、严重感染以及为降低抗菌药物的毒性或副作用等情况下，也可考虑选择 2～3 种抗菌药物联合使用。虽然通常要求所使用的 2～3 种抗菌药物应当是病原体最为敏感的药物，但在以预防细菌 L 型的形成以及治疗细菌 L 型的感染为主要目的时，则应当以细菌 L 型的敏感性而不是细菌型的敏感性作为选择与使用抗菌药物的标准。

（4）细胞壁缺陷细菌的检查与监测：抗菌药物的规范使用与联合应用以及在治疗过程中和治疗后进行细胞壁缺陷细菌的检查与监测，是防止细胞壁缺陷细菌形成和治疗细胞壁缺陷细菌感染的重要方法。尤其是对于那些不规范使用抗菌药物、近期使用过 β-内酰胺类抗生素以及其他容易诱导细菌形成 L 型的抗菌药物的患者，更应当注意检测是否存在细胞壁缺陷细菌形成及其感染情况。

（5）治疗方法的选择：各种抗菌药物在规范使用的条件下，都能够达到相似的抗菌活性或血药浓度，并且产生有效治愈前列腺炎等感染性疾病的效果。临床观察发现，对于一般细菌（如葡萄球菌等革兰氏阳性球菌、大肠埃希菌等肠道杆菌）感染引起的慢性前列腺炎，口服给药治疗 9 天以上，可完全杀灭和清除前列腺等生殖器官内的敏感病原体；静脉滴注给药治疗 5 天以上，可完全杀灭和清除前列腺等生殖器官内的病原体。可见静脉滴注给药不但有利于药物的吸收和迅速进入血流及前列腺等生殖器官的组织及其分泌物内，而且治疗时间相对较短和较少引起胃肠道反应，从而可迅速获得明显的治疗效果。但静脉给药也具有每次治疗的时间相对较长，引起注射局部皮肤或血管疼痛甚至其他严重反应等缺点。

虽然抗菌药物及其合理选择与规范使用是治疗感染性前列腺炎最重要的药物与方法，但绝不是唯一的药物与方法。对于那些感染严重、前列腺病理损害严重，以致明显影响前列腺外途径给药治疗效果的患者，应当选择其他适宜患者具体病情的药物和（或）方法进行治疗。例如，采用有助于患者前列腺及其邻近器官与组织功能康复的药物与方法，必要时可考虑采用前列腺介入治疗法或外科手术方法进行治疗。

（6）合理选择与规范使用抗菌药物：使用抗菌药物治疗前列腺炎的目的，是杀灭前列腺内引起炎症反应的细菌等生物性病原因子。因此应当根据患者前列腺病原体的特性和药物敏感性选择和使用抗菌药物，而不是根据医生或患者的经验或好恶以及患者的疾病及其程度或症状选择与使用抗菌药物，更不是根据药物说明书的推荐选择和使用抗菌药物。对于前列腺炎进行抗菌药物治疗的周期或疗程也不可过长，口服给药一般以 10～15 天为一个疗程，肌内注射、静脉注射或静脉滴注给药一般以 6～10 天为一个疗程。如果前列腺病原体形成了多重耐药性导致没有可供选择使用的有效抗菌药物，则应当停药 3～6 个月或更长时间以后，再根据前列腺病原学检查的结果进行抗菌药物的选择与治疗。

（7）分疗程进行治疗和病原学检查：著者通过对前列腺炎动物模型以及前列腺炎患者进行病原学与治疗学研究发现，生物多样性及变异性是临床医生最常忽略的一个问题。人们似乎早已习惯了应用类似于"1+1=2"这样的公式，机械性地或简单地理解和对待人体及引起人体感染的病原体以及感染性疾病的发生与发展及其治疗的问题，以致常常严格地依据或沿用首次做过的或者曾经做过的一次病原学检查和药物敏感试验的结果，选择和使用某一种或某一些抗菌药物对具有相同疾病的同一患者甚至具有相同疾病的不同患者，实施长达数周甚至数月时间的持续治疗或再次治疗。感染性前列腺炎患者，尤其是慢性感染性前列腺炎患者以及曾经接受过多种抗菌药物治疗和（或）前列腺介入治疗的患者，其前列腺常常具有复数菌感染和复杂的组织病理学改变，引起感染的病原体具有多样性、耐药性和变异性等特点，因此应当注意采用分疗程的方法进行病原学检查与治疗。

关于感染性前列腺炎的"分疗程治疗"，是要求在每一个疗程结束时，都应当在停药 3 天后分别采集分段尿液、前列腺液、精液标本进行病原学复查。一般来说，经一个疗程的治疗后，如果病原学检查发现仍然有菌，这些细菌或病原体通常是对前一个疗程所用抗菌药物具有耐药性的菌株，因此必须根据残留病原体的药物敏感性，选择新的抗菌药物进行治疗。如果在一个疗程的治疗后，病原学检查显示无菌，即使患者仍有不同程度的症状，也没有必要继续进行抗感染治疗，而应当给予功能康复治疗。例如，某患者因"慢性前列腺炎样症状"就诊，病原学检查在前列腺液和精液标本内检出表皮葡萄球菌与类白喉棒状杆菌，绝对菌落数大于 10 万个 CFU/ml。根据药物敏感试验结果使用头孢哌酮-舒巴坦以 3g/次静脉滴注，每天 2 次，共治疗 7 天后，患者的症状明显缓解，病原学复查结果显示检出头孢哌酮-舒巴坦耐药的表皮葡萄球菌，绝对菌落数 120 个 CFU/ml。根据病原学复查结果使用病原菌敏感的抗菌药物再次治疗 7 天后，前列腺液及精液的病原学复查结果显示无菌，患者的"慢性前列腺炎样症状"也完全消失。

（8）进行全面的病原学检查和复查：对于具有前列腺炎样症状的患者，绝不可以仅仅注意对其前列腺炎症状与体征的检查和诊断，而应当进行前列腺及其他生殖器官的状况甚至身体其他器官与组织的病理与生理状况的全面检查和诊断。著者建议采用"尿液-前列腺液-精液法"，对具有前列腺炎样症状患者在初诊和治疗后复查时进行前列腺及其他生殖器官的系统检查，可有效地避免多器官感染、复数菌感染、病原体变异、病原体残留等因素对治疗效果产生不良影响。

（9）病原学检查无菌：对于感染性前列腺炎患者，需要在前列腺液的病原学检查达到既没有常规细菌学方法可检出的任何细菌等病原体，也没有细胞壁缺陷细菌等潜在的病原体之后，才可判断为无菌或"病因治疗痊愈"。细菌等生物性病原因子具有增殖性，细胞壁缺陷细菌还具有返祖性，因此从理论上来说，虽然残留在前列腺内的少量细菌等病原体可被宿主机体的免疫力最终清除，但这些少量病原体也同样能够在尚未愈合的损伤组织内十分容易地迅速生长繁殖，以致经过治疗已趋向愈合的前列腺组织损伤的范围又重新扩大，并且最终引起前列腺炎症状的重新发生（复发）。在临床上，对于前列腺炎患者的治疗，也同其他许多感染性疾病的治疗一样，常常是医生或患者自己仅仅根据症状的缓解或消失和（或）细胞学、血液学检查结果判断治疗的最终效果。感染性前列腺炎患者在症状缓解或消失后，常常可由采集标本或注射药物治疗所造成的身体不适、医药费用的开支、工作繁忙等原因而放弃甚至拒绝进行病原学复查或继续治疗。这种放弃或拒绝病原学复查或继续治疗的情况，对于感染性前列腺炎患者疾病的恢复是十分不利甚至是十分有害的。感染性前列腺炎患者在经过治疗后，病原体明显减少或基本消失以及前列腺的损伤组织已部分或大部分修复，以致症状缓解或消失，其前列腺内尚未愈合的损伤组织病灶为残留细菌等病原体生长繁殖创造了良好条件。

著者通过对症状显著缓解或消失后放弃或拒绝进行病原学复查以及病原学复查证实有菌但放弃或拒绝继续治疗者的观察发现，其绝大多数常常可在停药后的 1～6 个月内重新形成不同程度的前列腺炎样症状。例如，某患者 28 岁，临床诊断"慢性前列腺炎"并且接受过多种抗菌药物进行前列腺外途径给药及前列腺介入方法的间断治疗 3 年。患者就诊后，在其前列腺液及精液标本内分别检出表皮葡萄球菌、金黄色葡萄球菌、类白喉棒状杆菌，病原学诊断为复数菌感染。该患者在经过第 2 个疗程治疗后症状明显缓解，病原学复查在前列腺液标本内检出表皮葡萄球菌 130 个 CFU/ml，在精液标本内检出表皮葡萄球菌 150 个 CFU/ml，从而又进行了第 3 个疗程的治疗。患者在第 3 次治疗后症状显著缓解，前列腺液的多次细胞学检查结果分别显示白细胞 0～5 个/HP、卵磷脂小体+++～++++/HP 后，就以"工作忙、旅途不便"等原因而没有按照要求及时进行复查和继续治疗。然而该患者于停药 4 个月后，又因出现"久坐后腰骶部坠胀、尿频、夜尿增多"等症状进行病原学复查，结果其前列腺液标本检出表皮葡萄球菌 450 个 CFU/ml，精液标本检出表皮葡萄球菌 600 个 CFU/ml。

虽然治疗后残留于前列腺的细菌等病原体常常可引起患者症状重新显现，但也可有少数经数个疗程的治疗后，由于前列腺炎样症状消失而未进行前列腺病原学复查的慢性细菌性前列腺炎患者，在停药后 3 年内甚至更长时间也没有出现前列腺炎样症状。这些患者也许通过其自身的免疫力等机制使前列腺感染痊愈，但也可能成为前列腺带菌状态或亚临床感染状态的健康前列腺带菌者。例如，某患者 30 岁，临床诊断为"慢性前列腺炎"并且分别在不同的医院进行了多种抗菌药物及中药的前列腺外途径给药和前列腺介入方法治疗，在停止治疗的 1 年余没有表现出明显的或典型的前列腺炎样症状，但有排精后右下腹不适症状。以"尿液-前列腺液-精液法"进行前列腺等生殖器官的病原学检查，结果显示其前列腺液标本含金黄色葡萄球菌和类白喉棒状杆菌总计 110 个 CFU/ml，精液标本含金黄色葡萄球菌 3500 个 CFU/ml，并且这些细菌对头孢菌素类药物、氨基糖苷类药物、四环素类药物、喹诺酮类药物、磷霉素等十余种抗菌药物都具有不同程度的耐药性。由此可见，该患者过去的治疗并没有完全杀灭感染其前列腺等生殖器官的金黄色葡萄球菌，症状的缓解仅仅是在大剂量抗菌药物或中药的帮助下，使其前列腺等生殖器官与细菌之间建立起了新的平衡。前列腺的慢性带菌状态或亚临床感染状态不但可由于宿主机体抵抗力降低或菌群失调等原因转变为急性前列腺炎、慢性前列腺炎等前列腺的显性感染性疾病，而且组织的长期慢性炎性损害以及 PGFs/CKs、免疫应答的异常表达，将可能导致前列腺结石、男性不育、良性前列腺增生甚至前列腺癌等严重疾病的发生。对于前列腺炎患者治疗后是否达到完全无菌的诊断，需要依赖于正确的前列腺液等生殖器官标本采集以及分离培养物结果判读。著者建议采用"尿液-前列腺液-精液法"采集分段尿液、前列腺液及精液标本进行病原体的分离培养和对分离培养物的诊断学价值或意义进行判读。如果每隔3天采集一次标本、连续进行三次复查，证实前列腺液及精液标本内没有可检出的任何细菌等病原体，也没有细胞壁缺陷细菌等潜在的病原体，即可考虑为达到病原学检查完全无菌。

（10）做好恢复期的预防工作：前列腺炎经过治疗达到无菌后的恢复期，是预防前列腺发生重新感染的最重要时期。在恢复期需要做好个人卫生、多饮水以增加排尿量和次数、进行机能康复治疗、增强机体抵抗力，减少或避免恢复期的前列腺重新感染病原体，具体内容与方法参见本书第十一章关于前列腺炎预防的论述。

3. 前列腺炎治疗的某些误区　虽然临床长期认为前列腺炎属于难以治愈甚至不能治愈的疾病，然而也时常可见采用前列腺外途径给药或采用前列腺注射或灌注给药的方法，能够使少数前列腺炎患者的症状缓解甚至获得治愈的案例。著者通过对临床常用治疗方法的分析与研究发现，除了上述各种因素可影响临床对于前列腺炎治疗的效果之外，临床关于前列腺炎治疗理论与方法的某些误区，也是造成前列腺炎难以治愈或者不能治愈的重要因素。

（1）认为绝大多数抗菌药物不能进入前列腺：国内外曾经将前列腺炎难以治愈或不能治愈的主要原因，归咎于前列腺存在阻止绝大多数抗菌药物透过的"生物膜屏障"或"离子障"，以致常常将那些接受抗菌药物治疗但病情没有明显缓解的现象解释为由抗菌药物不能透过前列腺药物屏障所致。其实临床不但对于前列腺炎的治疗，而且对于其他许多感染性疾病的治疗也都同样可发生治疗效果不理想的情况。

对于抗菌药物感染性疾病效果的影响，除了疾病器官或组织的生物屏障之外，还有其他许多因素。例如，患者的生理与病理状态，病原体的种类、数量、生物学特性及药物敏感性，病原体的细胞壁缺陷变异性，抗菌药物的选择及其使用方法，药物的剂量与疗程等。著者采用静脉注射锥蓝及万古霉素、阿米卡星等具有较大分子量和离子化性质的药物，通过检测前列腺内的药物浓度或抗菌药物活性、细菌的数量与耐药性以及前列腺组织病理学改变，对大鼠前列腺的药物透过性进行了研究，也对前列腺炎患者临床治疗效果进行了观察。各种研究结果均已证实，以前列腺外途径给予的几乎各种抗菌药物、化学试剂、雄激素等，都能够进入正常前列腺和疾病前列腺，并且在前列腺组织及其分泌液内达到较高的浓度，有效治愈前列腺炎。

（2）按药物的"档次"或"价格"依次选择和升级使用抗菌药物：根据抗菌药物的抗菌谱、适用范围、商品价格、产品代次等因素选择和使用抗菌药物，即所谓按药物的"档次"或"价格"依次选择和升级使用抗菌药物，在临床上常见。例如，对于前列腺炎、肾盂肾炎、胆囊炎、局部脓肿以及其他许多感染性疾病，临床医生或患者常常不是首先进行病原学检查，而是根据临床诊断、疾病的严重程度以及药物说明书的推荐，首先选择和使用所谓"较低档次或价格"的抗菌药物进行治疗。甚至还常常可见不了解患者的抗菌药物使用史，或者仅仅根据曾经使用抗菌药物的治疗效果，就根据药物的"档次"或"价格"依次选择和升级使用抗菌药物。例如，在首选青霉素治疗无效之后，再依次选择和使用氨苄西林、头孢唑林、头孢呋辛、头孢曲松、头孢匹罗等分别进行治疗。或者仅仅根据该患者上一次发病使用某种抗菌药物治疗有效，甚至对具有相同或相似疾病的其他患者治疗有效，这次仍然选择使用该抗菌药物继续治疗或者选择"更高档次"的抗菌药物进行治疗。例如，某慢性前列腺炎患者上一次症状加重，使用头孢唑林治疗后症状缓解或痊愈，数年后再次发生慢性前列腺炎，则经验性地选择和使用头孢唑林或者其他"更高档次或价格"的头孢菌素进行治疗。

从表面上来看，如此使用抗菌药物似乎符合了"从低级到高级"的"原则"或者"规律"，但其本质却也同样属于抗菌药物不规范使用或滥用的范畴。通过本书第七章和第八章以及其他相关章节的论述可知，细菌对于头孢菌素等抗菌药物的敏感率并不随药物档次或代次的增高而增高。因为细菌的耐药性变异也同其他类型的变异一样，具有诱导性或过渡性的特点与规律。细菌的耐药性及其程度，既可在抗菌药物刺激和诱导下逐渐增强，也可因为长期不接触这种或这类抗菌药物而逐渐减弱或消失。如果引起感染性疾病的细菌是青霉素临界敏感菌株或中度敏感菌株甚至是青霉素耐药菌株，采用首先使用青霉素并且依次升级使用其他头孢菌素的方法不但难以治愈患者的感染性疾病，反而可通过逐渐升级所形成的"驯化"或筛选作用使细菌对青霉素的耐药性逐渐增强，甚至产生对其他 β-内酰胺类抗生素的耐药性。王和等采用滑动平均（sliding average method）与线性拟合（linear fitting）等方法，分析和研究了细菌耐药性的发生与发展规律，发现金黄色葡萄球菌和大肠埃希菌耐药性及其耐药菌株感染的发生与发展规律，同某种抗菌药物的使用频率和时间具有明显的正相关性，而同抗菌药物的种类及其"档次"或"价格"没有明显的必然联系。关于抗菌药物的正确选择与使用方法，应当是根据病原学检查结果以及病原体的药物敏感性和耐药性特点，结合患者的生理与病理状态选择病原体敏感的任何抗菌药物，给予足够的剂量和疗程进行规范治疗。

（3）针对患者病情的严重程度选择和使用抗菌药物：在前列腺炎等感染性疾病的治疗上，常可见根据患者疾病的严重程度选择和使用抗菌药物的现象。例如，某慢性前列腺炎患者通过前列腺的病原学检查诊断为金黄色葡萄球菌感染，没有检出其他病原体；药物敏感试验结果显示该菌株对磺胺类药物、青霉素类药物、头孢菌素类药物、喹诺酮类药物、氨基糖苷类药物、大环内酯类药物、四环素类药物的各种测试药物不敏感或中度敏感，对万古霉素或亚胺培南高度敏感。根据抗菌药物选择和使用的基本原则，需要选择万古霉素或亚胺培南对该患者进行治疗。然而临床上却常常可见以"患者一般情况良好或病情不严重、使用后可能继发真菌感染、使用后可导致没有其他药物可用"等理由，拒绝使用万古霉素与亚胺培南对患者进行治疗。甚至还有发生选择测试药物中的中度敏感药物对患者进行治疗，或者放弃治疗的情况。

已知感染性前列腺炎以及其他各种感染性疾病的发生与发展，是由细菌等病原体侵入患者体内生长繁殖而引起的病理反应和临床表现。细菌等病原体侵入人体后，可由病原体的毒力、数量以及宿主免疫应答等因素而造成患者发生不同程度的组织病理损害和临床表现。如果感染人体的病原体毒力强和数量多以及宿主机体形成了相对强烈的免疫应答，常常可造成患者产生严重的病理损害与病情严重的临床表现。然而患者的病理损害与临床表现的严重程度却同细菌等病原体的抗菌药物敏感性并没有必然的联系或因果关系，从而其与抗菌药物的选择和使用及其治疗效果也就没有必然的联系或因果关系。对感染性疾病患者使用的抗菌药物，是针对其体内引起疾病的病原体而不是针对患者的身体或疾病，因此治疗效果也就决定于病原体的药物敏感性及其程度，而不是患者的病情及其严重程度。只有选择和使用细菌等病原体敏感（或高度敏感）的抗菌药物，才能够有效地抑制或杀灭细菌等病原体和缓解或治愈患者的疾病。人体前列腺的解剖学、组织学、生理学特点以及前列腺炎病原学与病理学等的特点，造成慢性前列腺炎患者极少形成严重的全身损害或危及生命的严重病情与症状。因此在前列腺炎的治疗上，如果不是根据引起前列腺炎的细菌等病原体的药物敏感性，而是根据患者的病情进行抗菌药物的选择和使用，则既不可能抑制或杀灭患者前列腺内的病原体，也不可能获得使患者病情缓解或治愈的效果。

（4）认为无菌性前列腺炎也可使用抗菌药物进行治疗或预防：无菌性前列腺炎是指在前列腺炎患者的前列腺组织及其分泌液标本内不能检出任何活的病原体，其既包括不能检出细菌等正常的或经典的微生物以及寄生虫，也包括不能检出细菌 L 型等微生物的变异型。已知抗菌药物是指那些由微生物产生的或人工合成的具有选择性抗菌活性的化学物质以及某些具有抗菌活性的天然植物，包括抗生素、化学合成治疗剂以及某些具有抗菌活性的天然植物药。抗菌药物能够以微小的剂量选择性地作用于微生物、寄生虫及肿瘤细胞但不是人体的正常细胞，通过干扰微生物、寄生虫或肿瘤细胞的某一代谢环节的机制，抑制或杀灭微生物、寄生虫及肿瘤细胞。因此对于确实无菌的前列腺炎，继续给予任何抗菌药物进行治疗或者预防，显然都是缺乏科学依据的。从另外一个方面来说，即使在使用抗菌药物进行治疗或预防的过程中，同样也能够发生对该抗菌药物耐药的细菌等病原体感染，从而造成使用该抗菌药物治疗无效。

然而临床却常常可见，对那些仍然具有明显前列腺炎样症状的"无菌性前列腺炎"患者继续给予抗菌药物治疗的现象，并且也有报道其中的某些患者竟然也能够获得明显疗效。也有文献报道对伴有钙化的"无菌性前列腺炎"患者使用磺胺等抗菌药物治疗，可获得良好的治疗效果。著者曾在许多被临床诊断为"无菌性前列腺炎"患者的前列腺液和（或）精液标本内检出了细菌或其他病原体，提示许多"无菌性前列腺炎"的诊断可能是由标本采集方法不佳及病原学检查漏诊或误诊所致。著者通过实验室与临床治疗研究的结果进一步证实，在临床诊断为"无菌性前列腺炎"的患者中，许多实际是"有菌前列腺炎"或其他内生殖器官感染者。著者通过对前列腺炎患者进行病原学和治疗学研究发现，前列腺炎患者的症状常常同其前列腺内病原体的数量及其所致的组织损害具有明显的正相关性。随着患者前列腺内病原体数量的减少或消失以及前列腺损伤组织的修复，前列腺炎患者的症状都可显著缓解甚至消失。从另外一个方面来说，如果对通过病原学检查诊断为"无菌性前列腺炎"，但仍然具有明显前列腺炎样症状的患者使用抗菌药物治疗可获得明显良好的效果，这只能表明该患者的前列腺并不是真正的无菌，或者前列腺无菌但存在其他生殖器官感染。对于这些"前列腺无菌但使用抗菌药物治疗有效"的患者，不但需要高度注意检查该患者的前列腺内是否存在潜在病原体、苛养病原体、病原体的变异型或重新感染的病原体等生物性病原因子，而且还需要注意检查该患者是否存在其他生殖器官感染。

（5）认为经验性使用抗菌药物也可治愈前列腺炎：经验性选择和使用抗菌药物是临床常见的和在特定条件下使用的一种治疗方法，主要适用于那些不能够进行病原学检查的感染性疾病患者以及急性感染性疾病、危重感染性疾病患者及其病原学检查结果尚未发出报告的期间。然而如果无条件地或无科学依据地进行抗菌药物的经验性选择和使用，显然违背了规范使用抗菌药物的基本原则。经验性选择和使用的抗菌药物由于缺乏病原针对性，常常难以有效治愈感染性疾病。尤其是在耐药菌株及其感染广泛存在的情况下，没有条件地进行抗菌药物的经验性选择和使用，不仅仅可导致和促进细菌耐药菌株的筛选与扩散，同时也可造成感染性疾病治疗不彻底或慢性迁延不愈，造成亚临床感染或健康带菌者的形成，增加药物产生毒副作用的概率以及造成患者的病程延长和经济负担加重。

著者对感染性前列腺疾病进行的病原学调查发现，前列腺炎可由不同种类与性质的细菌、真菌、支原体、衣原体、放线菌、滴虫、阿米巴原虫等病原体单独感染或混合感染引起。因此对于前列腺炎等感染性前列腺疾病的诊断与鉴别诊断、治疗及其疗效的评估，都必须依赖于前列腺的病原学检查，而绝不能依靠临床医生的经验。虽然人们习惯上总是强调对于疾病的治疗应当注意"对症用药"，然而在前列腺炎等感染性前列腺疾病以及其他各种感染性疾病的治疗上，则应当更加强调"对因用药"，这样才能够获得良好的治疗效果。因为具有"前列腺炎样症状"的"前列腺炎"，可能是由不同种类或具有不同生物学特性及药物敏感性的菌株感染前列腺引起，也可能是前列腺炎合并其他生殖器官感染或炎症，或仅仅是其他生殖器官感染或炎症，这些不同的病原学特点与感染类型，只能通过正确的病原学检查才能诊断与鉴别诊断。

引起感染性前列腺疾病的各种细菌等生物性病原因子都属于"能够生长繁殖并且容易发生变异"的致病因素，生物性病原因子具有不同于其他非生物性病原因子的某些特殊性质，如增殖性、变异性、耐药性、扩散性、致病作用的复合性等。细菌等生物性病原因子不但可由于不同种类而具有不同的生物学性质、药物敏感性、变异性等特性，而且即使在相同种类但不同菌型甚至不同菌株之间，也常常可表现出有差异的甚至显著不同的抗菌药物敏感性、变异性或其他可影响治疗效果的特性，从而导致前列腺炎的治疗效果不明显甚至不能治愈。曾有文献报道，慢性前列腺炎是一个"几乎不可能治愈"的疾病，即使是根据实验室病原学检查和药物敏感试验结果使用抗菌药物也难以治愈慢性前列腺炎，也影响慢性前列腺炎治疗效果的因素主要是绝大多数抗菌药物不能进入前列腺的组织及其分泌液。然而，著者通过实验动物的研究以及对数百例慢性前列腺炎患者的临床治疗和研究，证实绝大多数抗菌药物能够进入慢性前列腺炎的前列腺组织及其分泌液内，达到较高的活性浓度和有效治愈慢性前列腺炎，认为导致慢性前列腺炎治疗效果不理想的主要因素是临床漏诊或误诊、标本采集及其处理方法不适当、病原学检查漏诊或误诊、抗菌药物的选择和使用不规范、患者前列腺的多样性病理损害以及机体免疫力低下，病原体的种类及其特性是影响前列腺炎治疗效果的最常见重要因素。

根据本书其他相关章节的论述以及表 15-9 中不同细菌的药物敏感性规律可知，不同种类细菌之间可存在不同的生物学特性、药物敏感性及变异性，这成为导致经验性选择和使用抗菌药物治疗无效的一个重要因素。即使是相同种类细菌感染引起的细菌性前列腺炎，也常常可由菌株不同或变异性而导致形成不同的药物敏感性以及某些生物学特性的差异。因此从理论上来说，由于常见细菌等病原体对不同抗菌药物的药物敏感性不同（表 15-9），经验性选择和使用常用抗菌药物对细菌性前列腺炎进行治疗，或许能够获得 3%～87% 的好转或治愈率。然而临床上的实际情况却是，由于病原体的异质性、细菌耐药性分布的不规律性、耐药性菌株广泛存在、发生耐药性变异或细胞壁缺陷变异等因素，经验性选择和使用抗菌药物治疗前列腺炎的效果不但常常具有不确定性或随机性，而且其绝大多数疗效不明显，难以治愈前列腺炎。经验性选择与使用或不规范使用抗菌药物的另一个重要危害，是常常可筛选出耐药菌株、诱导细菌耐药性变异、促进耐药菌株的耐药性增加及其扩散和引起感染，从而造成细菌耐药菌株以及多重耐药菌株的广泛存在，并且最终导致没有细菌敏感的抗菌药物可供选择与使用的严重后果。

（6）根据主观好恶选择抗菌药物及治疗方法：临床常常可见某些患者或医生根据自己对于抗菌药物的作用机制及其毒副作用的理解、曾经使用的经历或经验、个人用药的喜好甚至其他某些个人或主观因素，进行抗菌药物种类、剂量及其使用方法的选择和应用。例如，在选择和使用抗菌药物时，忽略或不考虑药物在患者体内的分布与半衰期，而将本应当分 2～3 次在 24 小时内给予的抗菌药物剂量一次性使用；忽略或不考虑病原体的性质及其药物敏感性，而仅仅根据患者自己或者医生的主观喜好选择抗菌药物的种类及其使用方法；由于顾虑药物的毒副作用，选择明显低于该药物 MIC 或 MBC 的剂量，或明显低于药物说明书推荐剂量范围的剂量与疗程，对患者进行 1 次或数次的短期治疗。给予低剂量抗菌药物治疗和（或）给予过短周期或疗程的治疗，不但是筛选耐药菌株、刺激耐药菌株的耐药性表达、诱导形成耐药菌株、促进耐药性扩散的常见因素，而且也是诱导细菌发生细胞壁缺陷变异和成为细菌 L 型的重要因素。对于抗菌药物的选择和使用，应当首先考虑病原体的特性及其药物敏感性，然后再依次考虑患者的生理与病理状况、药物的毒副作用、药物的价格、药物的使用方法与剂量等因素。这就如同对于食品的选择，如果仅仅依据个人的好恶而不是身体的生理与病理状况进行选择，常常会不利于身体健康及生长发育，甚至发生疾病。

（7）认为根据病原学检查结果使用抗菌药物就可无条件地迅速治愈前列腺炎：病原学检查的结果不但是指导临床选择和使用抗菌药物最重要的基本依据，而且也是评估治疗效果最重要的基本指标。已知感染性前列腺疾病是由病原体侵入人体前列腺内生长繁殖和产生毒性代谢产物引起的病理性表现，因此根据病原学检查的结果选择和使用抗菌药物对患者实施治疗，通常都能够获得良好的治疗效果并且最终治愈前列腺炎。然而在临床对于前列腺炎患者的治疗上，也常常可见并不是只要根据病原学检查的结果使用抗菌药物，就必然能够迅速治愈前列腺炎。许多患者在经过一个疗程的治疗之后，虽然可自觉其症状或病情缓解，但仍然可具有不同性质与程度的症状。著者通过对前列腺炎动物模型以及前列腺炎患者的病原学、治疗学及组织病理学研究发现，造成这种情况的发生主要同以下几种因素有关。

其一，虽然人们常常用"病来如山倒，病去如抽丝"来形容疾病发生的突然性以及疾病痊愈的缓慢性，但许多疾病的发生也都如同其被治愈一样，常常不会是在瞬间形成的。虽然绝大多数前列腺疾病常常可表现为突然发作，但从细胞与组织病理学水平来说，其都具有一个长期的和慢性的病理改变积累过程，也就是组织损伤和疾病表现具有一个从量变到质变的发生与发展过程。已知感染（infection）的基本含义是细菌等病原体侵入宿主机体生长繁殖和产生毒性代谢产物，引起宿主机体发生不同程度的病理损害。感染性疾病（infectious disease）的基本含义是细菌等病原体侵入宿主机体生长繁殖和产生毒性代谢产物，引起宿主机体发生明显的病理损害和生理机能紊乱以及产生临床表现。与病原体感染人体其他组织器官一样，病原体感染前列腺后，在前列腺内生长繁殖和产生毒性代谢产物，需要一个相对较长的积累过程，才能造成前列腺组织发生严重的病理损害和显著的生理机能紊乱，以致最终引起人体表现出明显的临床症状与体征。与前列腺炎的组织病理损害和生理机能紊乱需要时间积累一样，受到病原体感染损伤的前列腺组织修复以及紊乱的生理机能的恢复也需要时间积累，这也就造成了前列腺炎的治愈需要一定的时间，这个时期称为"恢复期"。

由于前列腺炎患者的症状常常并不仅仅是由病原体直接作用引起的，其还可由病原体及其产生的毒性代谢产物所引起的免疫应答和造成的宿主组织损伤与生理机能紊乱引起。因此，在一个疗程的治疗期间，所使用的抗菌药物虽然能够杀灭患者前列腺内的药物敏感病原体，但由于耐药性病原体以及病原体毒性代谢产物和抗原物质及其引起的免疫应答仍然存在，前列腺组织的损伤尚未完全修复以及生理机能紊乱尚未完全恢复，以致患者在经过一个疗程或一个阶段的抗菌药物治疗后，甚至在达到前列腺无菌后的一段时间或恢复期内，仍然可具有不同程度的会阴部不适或疼痛、尿频、夜尿增多等前列腺炎样症状以及前列腺液的异常细胞学反应。著者通过对细菌性前列腺炎大鼠前列腺治疗无菌后恢复期的组织病理学研究发现，细菌性前列腺炎大鼠模型在经过细菌敏感的抗生素治疗7～10天后前列腺可达到无菌，但其前列腺组织却依然存在慢性和（或）急性炎性病理改变。抗菌治疗后大鼠前列腺组织的无菌性炎性病理改变，可持续存在1～3周甚至更长的时间。

其二，由于绝大多数前列腺炎患者的前列腺内常常可存在多种病原体，这些不同菌种、菌型或菌株的病原体可具有不同的生物学特性、变异性以及药物敏感性或耐药性。病原体的不均一性或异质性以及多样性的特点，可造成患者对抗菌药物治疗的不同反应。其中对所用抗菌药物敏感的病原体可被抑制或杀死，而对所用抗菌药物敏感性较低或不敏感的病原体可被保留和筛选并且大量生长繁殖，那些具有易变异性质的细菌则可发生细胞壁缺陷变异、耐药性变异或生物学状态的变异。这种情况不但可造成根据病原学检查结果使用抗菌药物不能迅速治愈前列腺炎，而且也是造成患者在治疗的最初数天内症状缓解、但随后又重新加重的主要机制。

其三，在抗菌药物治疗期间或治疗之后，受到病原体其他菌种、菌型或菌株的外源性或内源性感染。前列腺炎患者在治疗的期间，由于感染造成前列腺、尿道及输精管道组织损害以及抗菌药物造成菌群失调，形成了有利于来自患者体外或体内其他组织与器官的许多病原体继发感染或重新感染的环境条件。这种情况不但造成患者可在治疗的过程中受到对所用抗菌药物不敏感的病原体继发感染，而且也可在停药期间受到新的病原体重新感染。著者对细菌性前列腺炎动物模型的研究发现，不论是通过使用抗菌药物治疗消除动物前列腺内的细菌，还是通过动物自身组织的抗菌因素作用自发地消除前列腺内的细菌，在前列腺达到无菌之后的动物前列腺组织可仍然存在明显的急性和（或）慢性炎性病理损害，并且这种无菌性前列腺炎可存在一个相当长的时期。在此无菌性前列腺炎或恢复期前列腺炎的期间，依然存在的前列腺组织损害可十分有利于细菌等病原体的继发感染或重新感染。

由此可见，前列腺病原体的多样性、异质性、变异性、耐药性等特点，患者前列腺等生殖器官及其身体的生理学与病理学特点以及前列腺损害的多重性与临床表现的多样性等病理学特点，常常造成感染性前列腺疾病的发生与发展具有多样性和复杂性、前列腺炎的治疗具有综合性以及常常需要多个疗程。著者根据对前列腺炎患者以及实验动物进行的病原学与治疗学研究，发现在正确的病原学检查结果指导下，根据病原体的特性以及患者的生理与病理状态选择抗菌药物进行规范治疗，每经过一次治疗或每经过一个疗程的治疗，都能够使患者体内对所用抗菌药物敏感的病原体数量减少或消失，同时也都能够使患者自觉症状或病情有不同程度的好转或者缓解。对于绝大多数前列腺炎患者，尤其是慢性前列腺炎患者来说，最终治愈其前列腺炎常常需要在多次病原学检查指导下的治疗或者多个疗程的治疗。

第六节　前列腺炎的预防

前列腺炎以及前列腺其他疾病是严重影响男性身体健康及其生活与工作的常见病与多发病，因此前列腺炎等前列腺疾病的预防也成为男科疾病预防医学中的一个重要课题。前列腺炎的预防措施也同男性其他生殖器官感染性疾病的预防措施一样，是防止或减少前列腺炎及其相关疾病的发生、提高男性身体的健康水平、改善和创造有利于男性健康生活条件的重要措施。前列腺具有特殊的解剖学、组织学与生理学特点，以致前列腺炎的预防也需要某些特殊措施与方法。不论感染性前列腺炎还是其他原因引起的前列腺炎，都是前列腺受到来自患者体外或体内的某种或某些病原因子作用后发生的病理损害与疾病。因此，前列腺炎预防的基本原则包括：①增强机体抵抗力；②保持身心卫生与健康；③避免前列腺受到病原因子作用或伤害；④及时治疗前列腺疾病及其相关疾病。在关于前列腺炎预防原则的四个基本要素中，最基本或最关键的是保护前列腺免受病原因子的作用或伤害。

一、前列腺炎的疾病前预防

前列腺炎的疾病前预防，是指在前列腺尚处于健康（不是亚健康）状态下，所实施的预防前列腺炎发生的策略与方法。前列腺是男性最容易形成隐匿性炎性损害和炎性损害具有低龄性的一个内生殖器官，以致对于前列腺的健康状态、亚健康状态或亚临床感染状态的确定或鉴别，常常需要依赖于前列腺的病原学、细胞学、影像学、血清学甚至病理学的检查。

前列腺是男性生殖系统的内生殖器官中体积最大的一个附属腺体器官，前列腺不但具有"门户器官"的解剖学与生理学特点，而且还具有可分泌富含有利于滋养细菌等病原体生长繁殖的前列腺液以及通过输精管道与其他男性生殖器官相互联系、通过血液循环及神经系统等与其他组织或器官相互联系的生理学与组织学特点（详见第二章）。因此前列腺也同输精管道以及其他许多生殖器官一样，是最容易受到细菌等生物性病原因子感染或其他病原因子伤害的男性生殖系统的内生殖器官。Youmans 及 Fair 等报道，前列腺液含有多种具有抗微生物活性的物质，如 IgG、sIgA 等多种特异性抗体，精胺以及称为"前列腺抗菌因子"（prostatic antibacterial factor，PAF）的含锌多肽等，从而能够在一定程度上帮助前列腺抵抗细菌等微生物的感染。在前列腺液所含的各种具有抗微生物活性的因子中，已知抗体具有特异性的抗感染作用，锌能够抑制病毒、酵母菌、滴虫及沙眼衣原体的生长，精胺具有抗革兰氏阳性细菌的作用。虽然前列腺内的各种具有抗微生物活性的物质能够在一定程度上保护前列腺免受病原体感染，但其在另一方面也造成了有利于形成亚临床前列腺炎的条件以及亚临床前列腺炎在人群中广泛存在的情况。那些毒力较弱的细菌等微生物或条件致病菌感染前列腺之后，常常可由于生长繁殖受到前列腺液内抗微生物活性物质一定程度的抑制作用但不是杀灭作用，以致难以引起前列腺的显性感染，从而使宿主形成前列腺健康带菌状态或亚临床前列腺炎状态。前列腺液以及精液所含的抗微生物活性物质对于细菌等病原体的抑制作用是十分有限或者较弱的，其在一定条件下甚至可具有更加明显的滋养细菌等病原体生长繁殖的作用。为了证实前列腺液以及精液在人体外的抗菌活性或对细菌生长繁殖的影响，王和采集了前列腺炎患者的前列腺液和精液标本，分别将标本的一部分直接接种于固体培养基进行分离培养（直接分离培养），将标本的另一部分直接放置于温箱内 37℃培养 24 小时进行增菌之后，再接种于固体培养基进行分离培养（增菌后分离培养）。通过对直接分离培养的标本以及增菌后分离培养的标本进行菌落计数（CFU/ml），结果发现在直接分离培养的标本内，检出细菌的菌落数为每毫升 4 000～30 000个 CFU；在增菌后分离培养的标本内，细菌的菌落数可达到每毫升 640 000～1 000 000 个CFU 甚至更多。这一研究结果提示，通常认为是富含抗微生物活性物质的前列腺液及精液，在人体外不但不能有效地抑制细菌的生长，反而能够成为滋养细菌生长繁殖的营养基质。此研究结果还可进一步表明，由于前列腺所具有的解剖学与生理学特点，其十分容易受到来自男性尿道、其他男性内生殖器官以及血液的细菌等病原体感染。因此对于前列腺炎的预防也应当与前列腺炎的诊断和治疗一样，需要引起高度的重视。

　　一般认为，男性从青春期开始，由于性器官的发育以及性活动的增多，前列腺炎等前列腺疾病的发生开始增加，并且其发生率和（或）发病率随人体年龄的增长而逐渐增高。因此前列腺炎的疾病前预防，主要是针对青春期之前至青春期的人群，其次为青春期后的各年龄组人群。对于前列腺炎的疾病前预防，通常采用一般性的或非特异性的预防措施与方法，包括增强机体抵抗力、注意个人卫生、避免病原因子感染或伤害前列腺以及治疗与前列腺炎的发生具有明显相关性的疾病等。值得注意的是，前列腺炎的预防只能采用"非抗菌药物预防"的方法，而绝不可采用，尤其不可随意地或不规范地采用"抗菌药物预防"的方法进行预防。对于那些可能已经受到感染的高危人群，如与性病患者或性传播疾病带菌者发生了性行为者、经尿道插管者、接受前列腺诊疗性穿刺者、会阴部或前列腺外伤者，也可进行抗菌药物的经验性使用和预防。

　　1. 保持身体的正常生理机能和增强机体抵抗力　保持身体的正常生理机能和增强机体抵抗力，是预防前列腺炎以及其他各种疾病最重要的基本原则和有效方法。例如，适当的运动与休息、科学的饮食、良好的生活习惯等许多因素或方法，都可有利于改善身体的正常生理机能和增强机体抵抗病原体感染及其引起疾病的非特异性防御能力。对于改善身体正常生理机能和增强机体抵抗力的各种措施与方法的选择与应用，需要注意科学性以及个体针对性。

　　（1）运动：体育运动是改善身体的生理机能和增强个人体质，从而提高机体防御疾病抵抗力的最常使用和重要的方法之一。然而进行体育运动需要注意个人身体的生理与病理状况以及职业等因素的不同，选择适宜自身的运动方式、运动量以及运动时间等。作为非专业性的和以增强机体抵抗力或体质为目的的体育运动，常见如行走、跑步、登山、游泳、健身操、拳术与剑术、舞蹈、球类运动、健身器运动等。对于各种运动方式的选择及其使用，一般以不造成身体的过度疲劳和（或）组织损伤为基本要求。

　　（2）饮食：建立科学的饮食结构与饮食方式，对于前列腺炎的疾病前预防同样也具有十分重要的意义。饮食的一般含义是指人体通过摄入水与食物，获得维持身体正常新陈代谢活动与生长发育等生命特征所需要的营养物质。科学的饮食结构与饮食方式包括对于含不同营养物质的不同食物的合理搭配、辅料添加、加工处理及适量摄入等。然而在关于前列腺炎的发生与发展及其同饮食的关系上，却寻常可见某些正常人，尤其是那些曾患过前列腺炎的人，由于片面地听信了乙醇、辣椒以及某些动物肉类等可引起前列腺炎的言论，发生选择甚至拒绝某些食品的现象。虽然过量的乙醇以及辛辣食品可对男性尿道或前列腺等器官产生刺激作用，也可能造成机体的抗感染以及对某些疾病的抵抗力降低，但适量饮酒以及食用辛辣食品通常并不会造成正常前列腺以及其他许多器官发生明显的病理损害。一般来说，正常食用含乙醇、辣椒等辛辣食物的食品，通常不会引起没有受到病原体感染或其他因素伤害的正常前列腺发生明显的病理损害，以致发生前列腺炎。著者通过对正常人体以及患者的观察与研究发现，同饮酒或食用辛辣食品有关的前列腺炎，绝大多数患者通常具有亚临床感染性前列腺炎或者发生于经尿道的或直接前列腺内的介入性诊疗操作之后。这些前列腺亚健康者或前列腺炎患者中的某一些人，常常可因饮酒、食用辣椒等辛辣食品或某些动物肉制品，造成前列腺炎样症状的表现加重。

（3）休息：过度劳累与精神紧张也是造成身体抵抗力降低的重要因素之一，常常可造成寄居或感染男性尿道以及身体其他部位的细菌等生物性病原容易在宿主体内扩散和感染前列腺。因此，通过睡眠、休闲、娱乐等方式保证足够的休息时间以维持良好的生理与精神状态，对于前列腺炎的疾病前预防同样具有十分重要的意义。

（4）生活习惯：便秘和膀胱过度充盈常常可造成前列腺炎患者的症状加重，可能同聚集于直肠内的干燥大便或过度充盈的膀胱对炎性前列腺及其周围神经与血管形成的挤压作用有关。因此，保持有规律的排便以及避免发生便秘、腹泻和膀胱的过度充盈，也是有利于前列腺健康、增强前列腺抵抗病原体感染能力以及减少病原体感染机会的一项重要措施。对于胃肠道生理机能的改善或改善便秘腹泻，可根据人体的具体生理与病理情况，选择增加食用植物类食品、适量饮茶或咖啡、适当运动及饮水、食用益生菌等方法（详见第十一章）。

2. 注意个人卫生 个人的卫生状况同许多疾病的发生与发展都具有十分密切的关系，同样对于前列腺炎的发生与发展也具有重要的意义。在关于前列腺炎预防的个人卫生方面，尤其应当注意的是保持会阴部及阴茎皮肤的良好卫生状况。

（1）保持会阴部皮肤的清洁与干燥：会阴部皮肤的潮湿和污物污染，可有利于细菌等生物性病原因子的寄居和生长繁殖，以致这些大量存在于会阴部皮肤上的细菌等微生物可通过内裤等媒介扩散和感染男性尿道甚至前列腺。因此需要注意保持会阴部皮肤的清洁与干燥、大便后及时清洗肛门与会阴部皮肤、勤换洗内裤等，这样可有利于减少或防止会阴部皮肤上的微生物等病原体经尿道扩散和引起前列腺感染。

（2）保持阴茎头的清洁和切除过长的包皮：包皮过长或包茎者，常常可在其包皮腔内形成尿液残留以及尿垢聚集，以致容易引起尿道口炎、尿道炎以及阴茎头炎或阴茎包皮炎等疾病的发生。因此包皮过长或包茎者应当注意及时清洗包皮腔内的污垢和保持阴茎头及包皮腔的清洁与卫生，并且注意随时翻转阴茎包皮和暴露尿道口及阴茎头，必要时可行包皮环切手术。

（3）排尿与排精：适当增加日饮水量，不但有利于身体的代谢活动及其产物的排泄，而且也可形成对尿道的及时冲洗，以致有利于防止尿道正常菌群过度生长繁殖和逆行扩散感染前列腺等生殖器官。需要注意不宜过多地饮水以及睡前大量饮水，以免造成排尿次数显著增多甚至发生夜尿，从而对正常生活与工作产生不良的影响。

有规律地排精，尤其是在发生性兴奋或产生排精欲时能够适时排精，不但有利于排出淤积在前列腺及输精管道内的分泌物或精液，从而缓解其对于输精管道产生的挤压作用，而且还有利于减少陈旧分泌物对于前列腺及输精管道等生殖器官形成的化学刺激作用。需要注意在排精后及时清洗阴茎和排尿，纵欲、禁欲、过度手淫以及不洁性行为，对于疾病前与疾病后的前列腺都同样是有害而无益的。

（4）穿着合体的服装：穿着柔软与合体的服装有利于避免服装对男性生殖器官正常血液循环和神经机能的影响，从而有利于男性生殖器官的发育和抵抗细菌等病原体的感染。

3. 避免病原因子感染或作用　引起前列腺炎的病原因子包括生物性病原因子、化学性病原因子、物理性病原因子，其中以生物性病原因子引起的前列腺炎最为常见。在生活过程中需要注意会阴部避免受到外力的打击，尤其需要注意避免产生有利于病原体感染男性尿道和前列腺的条件，如需要避免不洁性行为、保持会阴部与外生殖器官皮肤的良好卫生状况、及时诊断和规范治疗其他男性生殖器官感染以及身体其他器官的感染。

4. 治疗前列腺炎相关的疾病　由于前列腺的解剖学特点以及前列腺和（或）机体抵抗力降低等，人体的某些疾病常常可使前列腺炎容易发生，如尿道炎等泌尿系统器官感染、前列腺结石、良性前列腺增生、附睾炎等内生殖器官感染、便秘、腹泻、糖尿病、HBV 感染等。

5. 人工免疫　在引起前列腺炎的各种病原因子中，虽然从理论上来说，生物性病原因子引起的前列腺炎可采用人工免疫的方法进行特异性预防，但由于引起男性生殖器官感染性疾病的病原体种类繁多、抗原结构复杂、免疫原性弱或血清型多样化以及引起表面感染等，绝大多数病原体引起的前列腺炎缺乏有效的疫苗以及不能采用接种疫苗的方法进行人工免疫预防。目前已知可通过接种提高易感者机体抵抗病原体感染的特异性免疫力，从而可能对感染性前列腺炎产生人工主动免疫预防效果的疫苗主要是单纯疱疹病毒亚单位疫苗、人巨细胞病毒亚单位疫苗、腮腺炎病毒减毒活疫苗、结核分枝杆菌卡介苗。对于密切接触单纯疱疹病毒、人巨细胞病毒、腮腺炎病毒的易感者或高危人群，可采用注射特异性抗病毒血清或丙种球蛋白的方法进行紧急预防。

二、前列腺炎的恢复期预防

前列腺炎的恢复期开始于完全清除前列腺组织内引起前列腺炎的病原之后，止于前列腺的损伤组织完全修复。随着引起前列腺炎的病原因子被完全消除，绝大多数前列腺炎患者在恢复期的症状可随之显著缓解甚至消失。由于前列腺组织的无菌性损伤仍然存在以及男性尿道等部位的菌群失调及其相关的生理机能紊乱，少数前列腺炎恢复者可仍然具有不同程度的前列腺炎样症状以及心理障碍，从而对于病原体的再次感染可具有较高的易感性。

对于前列腺炎恢复期预防的时间界限，著者推荐为从前列腺液与精液达到完全无菌、细胞学基本正常或恢复正常之检查结果开始，直到随后的 3～6 个月时间。虽然绝大多数前列腺炎及男性生殖器官感染患者可在疗程结束后的 1 个月时间内完全恢复健康状态，但也有慢性前列腺炎患者的会阴部不适症状直到疗程结束后的第 6 个月才完全消失和恢复健康状态。男性生殖器官感染恢复期的预防措施与方法主要包括：改善生理机能与增强抵抗力、心理帮助或治疗、治疗前列腺炎相关疾病、正常的性生活或排精。前列腺炎的恢复期预防只能采用"非抗菌药物预防"的方法，必要时可采用口服消毒剂（乌洛托品或孟德拉明）的方法进行预防，而绝不可采用，尤其不可随意地或不规范地采用"抗菌药物预防"的方法进行预防。

1. 改善生理机能与增强抵抗力　前列腺炎患者的恢复期可通过适当的体育运动、合理的饮食与生活规律、保持会阴部及外生殖器官皮肤的卫生与清洁、增加饮水与排尿等方法，改善身体以及前列腺的生理机能和增强抵抗病原体感染的能力。热水坐浴是恢复期改善前列腺生理机能和增强前列腺抗感染能力的一个重要方法，每天坚持进行 1～2 次 40～50℃的热水坐浴，可有助于通过刺激会阴部及前列腺部的血液循环而促进前列腺损伤组织的修复和增强局部组织的抗感染能力或抵抗力。著者通过对前列腺炎患者经过治疗达到无菌后的恢复期治疗观察发现，其绝大多数可获得显著缓解症状和缩短恢复期时间的效果。此外，也可以服用维生素 C、维生素 B 等维生素类以及锌、钙等元素，适当增加水果、蔬菜及蛋白质的食用量，服用益生菌制剂，以促进前列腺损伤组织的修复和减少或避免便秘或腹泻的发生。

2. 心理帮助或治疗　对疾病发生与发展的担心、曾经遭受疾病及其治疗的痛苦、恢复期尚存在的不适或症状以及听信了关于前列腺炎的某些不适或错误言论，以致许多前列腺炎患者在恢复期可存在不同程度的担心、忧虑甚至心理障碍。对于那些具有明显心理障碍的前列腺炎恢复者，需要给予必要的心理帮助或心理治疗（详见第八章）。

3. 治疗前列腺炎相关的疾病或因素　前列腺炎恢复期可对包皮过长、包茎、良性前列腺增生、前列腺结石等疾病或因素进行治疗，同时也需要注意对身体的其他疾病（如结核病、菌群失调、胃肠道功能紊乱与炎症、失眠、糖尿病、HBV 感染等）进行治疗。

4. 正常的性生活或排精　前列腺炎恢复期的成年男性常常可具有明显恢复与增强的性欲及性功能，以致容易发生性兴奋或性冲动。恢复期进行正常的性生活或适当排精，是有利于前列腺的组织损害修复以及生理健康与心理健康的重要措施。需要注意使用安全套和避免纵欲及不洁性行为，排精后及时清洗阴茎与排尿，以防止发生条件致病性病原体或病原体重新感染。

前列腺炎恢复期的已婚者，主要采用性交方法排精，但应避免纵欲与不洁性行为。保持夫妻间有规律的正常性生活，不但有利于男性的生理健康与心理健康，而且也同样有利于女性的生理健康与心理健康，同时也是维持患者家庭和睦与稳定的重要因素。著者通过对前列腺炎患者及其夫妻关系的调查发现，由于绝大多数前列腺炎患者，尤其是慢性前列腺炎患者都可具有明显的性功能降低的情况，患者常常可受到其妻的抱怨甚至猜疑其是否有外遇，从而可对患者的夫妻感情产生严重的影响，甚至可危及家庭的稳定。然而当前列腺炎患者被治愈之后，其绝大多数都可明显地恢复正常的性功能，又常常可发生一些前列腺炎治愈者，尤其是那些中年及老年前列腺炎治愈者反过来抱怨其妻不理解甚至拒绝进行正常性生活的情况。例如，一位 62 岁的前列腺炎患者在其妻因子宫及卵巢的疾病而接受了手术治疗之后已经二十余年没有性生活，以致在几乎同样长的时期内很少发生性兴奋及阴茎勃起的情况。在此期间，患者形成了明显的心理障碍表现，如多疑、忧虑、寡语、易激动、情绪无常、失眠、精神萎靡等，甚至还发生了一次脑血管意外。随着患者前列腺炎的治愈，其性功能明显恢复并且产生了性生活的要求，但却遭受到其妻子的不理解甚至反感。然而该患者及其妻最终接受了著者关于前列腺炎恢复期预防措施的建议，夫妻间重新恢复了和谐的性生活，这对于促进患者身体和精神状态的恢复以及家庭关系的改善都产生了积极的作用。在恢复期采用性交法排精时，需要注意使用无菌的安全套，以防止男性尿道或前列腺受到来自女性阴道的正常菌群微生物或病原微生物的感染。

前列腺炎恢复期的未婚者，可采用手淫或使用性用品的方法排精，但应避免过度与频繁手淫、纵欲及不洁性行为。恢复期手淫排精的次数并没有明确的界定，主要用于发生明显性兴奋或性冲动的状态下。如果恢复期产生了异常明显或增强的性兴奋或性冲动现象，需要发现并避免造成过度性兴奋的因素或治疗造成过度性兴奋的疾病。

三、前列腺炎的康复后预防

前列腺炎治愈者在经过恢复期阶段之后，其前列腺的损伤组织已经基本修复或完全修复，前列腺组织的生理机能也已经基本恢复或完全恢复，因此其完全可以恢复同正常人一样的生活与工作状态。康复后的预防原则和方法与疾病前的预防原则和方法基本相同，主要包括增强机体抵抗力、注意个人卫生、避免前列腺受到病原因子的感染或作用、及时发现和治疗前列腺炎相关疾病。

1. 增强机体抵抗力 在前列腺炎治愈者的恢复期之后，可同疾病前的预防一样，进行科学与合理的饮食、保持良好的生活规律、参加适当的体育运动与社会活动、避免过度劳累，以提高其身体的健康素质和增强机体抵抗病原体感染的非特异性防御能力。

2. 注意个人卫生 与疾病前的预防及恢复期的预防一样，个人卫生也包括生理卫生与心理卫生两个方面。其中除了需要坚持大便后清洗肛门及会阴部的皮肤外，还应当注意多饮水以保持必要的排尿次数，进行有规律的排精以及排精后及时清洗阴茎和排尿，穿着宽松合体的服装以及勤换洗内衣裤，积极参加健康和有益的社会活动等。

由于康复后的前列腺是曾经受到病原体以及其他病原因子伤害和发生过炎性损伤的器官，其可能比正常前列腺更加容易受到细菌等病原体的再次感染。因此在康复后的预防中，还应当注意定期进行前列腺的健康体检，以便能够及时了解前列腺的生理与病理情况和进行必要的治疗。

3. 避免前列腺受到病原因子的感染或作用 在康复后的正常生活过程中，需要注意避免会阴部以及前列腺受到物理、化学与生物性病原因子的作用或伤害，主要包括避免会阴部的外伤、避免或减少尿道的介入性诊疗操作、保持适宜的饮水量与排尿次数、避免不洁的性行为、避免禁欲和纵欲等。康复后的已婚者在正常夫妻生活中，如果确定夫妻双方均没有携带引起生殖道感染的病原体或没有生殖道感染性疾病，可以不使用安全套具。

4. 治疗前列腺炎相关的疾病或因素 康复后的前列腺处于无菌状态，因此适宜对那些与前列腺炎的发生与发展具有密切关系的疾病或因素进行治疗，常见包括：

（1）局部与全身的感染性疾病：不论是男性尿道及其他生殖器官发生感染，还是身体其他组织与器官发生感染，都可能并且容易引起前列腺的继发性感染。如果发生尿道炎，尿道内的病原体可沿尿道逆行扩散和感染前列腺；如果发生附睾炎、精囊炎、输精管炎等内生殖器官的感染，病原体可沿输精管道顺行扩散和感染前列腺。身体在发生感冒、疱疹、风疹、伤寒、肾盂肾炎、膀胱炎、胆囊炎、支气管炎、组织脓肿、肠炎等许多急性或慢性感染性疾病的情况下，或者在发生某些局部感染性疾病时，病原体及其毒性代谢产物可造成宿主机体发热等损害使抵抗力降低，从而可形成有利于病原体及身体正常菌群的某些细菌等微生物扩散和感染前列腺及其他内生殖器官。人体如果受到淋病奈瑟菌、葡萄球菌、肠道杆菌等细菌感染，单纯疱疹病毒、巨细胞病毒、人乳头瘤病毒等病毒感染，酵母菌等真菌感染，支原体或衣原体感染，滴虫、丝虫、血吸虫等寄生虫感染，这些病原体在引起患者局部或全身的感染性或发热性疾病时，不但病灶内的病原体可通过男性尿道逆行扩散或者进入血流形成病毒血症、菌血症、败血症或脓毒血症而经血流扩散感染前列腺或其他男性内生殖器官，而且尿道内的正常菌群以及其他部位的正常菌群也常常可沿尿道逆行扩散或经血流扩散感染前列腺或其他男性内生殖器官，从而在其他组织或器官感染性疾病的过程中或在其之后发生感染性前列腺炎或超敏反应性前列腺炎。因此在发生局部组织或器官的感染性疾病以及全身感染性疾病时，应当及时诊断和规范治疗。如果其他组织或器官感染性疾病患者在治疗过程中或在治疗之后发生了排尿症状或前列腺炎样症状，则应当及时进行前列腺以及其他生殖器官的细胞学或病原学等检查，并且在前列腺等生殖器官病原学检查结果的指导下进行规范治疗。绝不可根据经验或者以其他任何主观理由，继续使用治疗原发感染性疾病的抗菌药物，或者使用在前一阶段感染治疗中所用的抗菌药物治疗继发于该感染性疾病的前列腺炎等生殖器官的感染性疾病。

尿道炎是导致继发性前列腺炎的最常见疾病，因此应当高度重视尿道炎的诊断和治疗，包括在病原学检查结果指导下规范地使用抗菌药物、增加饮水量和排尿次数、注意休息等。

（2）包皮过长或包茎：包皮过长或包茎不但造成尿液残留使阴茎头潮湿，而且也有利于尿垢的形成和在包皮腔内堆积。潮湿的阴茎头及包皮腔形成了有利于细菌等微生物寄居和生长繁殖的环境条件，因此常常容易引起阴茎或尿道局部的感染以及发生尿道炎、阴茎头炎或阴茎包皮炎以及前列腺炎。包皮过长者应注意及时清洗阴茎头及包皮腔，随时保持阴茎头及包皮腔的清洁，及时切除过长的包皮或形成包茎的包皮。

（3）前列腺钙化灶与结石：前列腺钙化灶与结石既可见于炎性前列腺，也可见于非炎性前列腺，是成年男性前列腺常见的病理类型。钙化灶与结石在前列腺内形成后，不但可影响前列腺分泌物的排流，而且也可造成前列腺容易发生细菌等微生物感染，以致发生感染性前列腺炎。虽然采用有规律的排精方法可有助于减少前列腺结石的形成，但对于严重的前列腺结石症患者应当及时采用外科手术的方法进行治疗。

（4）增生性前列腺疾病：主要包括良性前列腺增生、良性前列腺肿瘤、前列腺癌、前列腺肉瘤，是常见发生于中年与老年人群的前列腺疾病。由于前列腺的腺体、平滑肌和（或）纤维组织增生，前列腺发生组织压迫和血液循环障碍以及尿路梗阻，导致前列腺和尿道的抵抗力降低及生理机能紊乱，从而为细菌等病原体的生长繁殖或继发感染提供了良好的条件。因此在发生增生性前列腺疾病的条件下，前列腺常常容易发生细菌等病原体的继发性感染，或者前列腺增生造成患者前列腺亚临床感染的损害加重，从而表现出急性或慢性前列腺临床感染症状。对于良性前列腺增生（BPH）者的前列腺组织进行病理学研究发现，其几乎都不同程度地存在不同类型的慢性炎症、急性炎症、钙化灶、结石等病理损害。增生性前列腺疾病不但有利于病原体继发感染前列腺和引起感染性前列腺疾病，而且病原体感染及其所造成的 PGFs/CKs 异常表达和免疫病理反应，也同前列腺癌（PCa）等某些增生性前列腺疾病的发生与发展密切相关。换言之，感染性前列腺疾病的发生与发展，常常同增生性前列腺疾病的发生与发展具有互为因果和相互促进的关系（详见第三章）。因此对于各种类型的增生性前列腺疾病，应当给予高度重视以及进行早期诊断和及时治疗，对于增生性前列腺疾病患者，尤其是处于增生性前列腺疾病的亚临床状态阶段，应当进行系统的前列腺病原学检查、细胞学检查、病理学检查以及其他必要的相关检查。

增生性前列腺疾病具有复杂而不同的病因，其不但常见发生于青年至老年人群，而且随着人体年龄的增长，各种增生性前列腺疾病在人群中的发病率也明显增高。造成增生性前列腺疾病在人群中广泛分布并且形成显著的年龄增长相关性的因素，除了人体内分泌等代谢功能紊乱之外，早期前列腺疾病的漏诊与误诊、前列腺的慢性感染过程以及对亚临床感染性前列腺疾病（前列腺亚健康状态）未给予足够的重视，以致没有给予及时或规范的治疗等也是其因素。根据增生性前列腺疾病的各种病因的来源，可将其划分为"内源性病因"与"外源性病因"两个类别。内源性病因来自患者自身体内，如性激素、PGFs/CKs等。外源性病因则来自外界环境，如病毒等病原体感染、致癌物质等。人类通常具有极为复杂的行为与生活环境，因此在很多情况下，增生性前列腺疾病发生与发展的病因常常是多重性的。换言之，绝大多数增生性前列腺疾病，常常是内源性病因与外源性病因共同作用的结果。流行病学调查资料显示，年龄、婚姻与性活动、居住地区、职业、饮食结构、吸烟、家族与遗传、疾病、代谢活动、维生素与微量元素等因素，与增生性前列腺疾病的发生与发展具有较为密切的关系。例如，BPH 常见发生于 30 岁以上的男性人群，PCa 则常见发生于 45 岁以上的男性人群。也有研究资料显示，良性前列腺增生性质的组织病理学改变甚至可发生于 11 岁年龄者，前列腺癌样病理学改变也可发生于 40 岁年龄者。前列腺肉瘤大多发生于青年人群，尤其常见发生于 10 岁以下儿童。

同前列腺的其他疾病一样，增生性前列腺疾病也可具有较长的亚临床阶段，以致患者常常可在较高的年龄阶段才表现出明显的临床症状，这是增生性前列腺疾病常见于中年和老年人群的一个重要原因。临床流行病学调查发现，BPH 的发病率在 30～40 岁男性人群中为 6%～10%，在 70～90 岁的人群中则可增高至 40%～70%。PCa 主要发生于 45 岁以上年龄者，其在 50 岁以上人群中的发病率为 9.5%。BPH 在 21～30 岁人群中的发生率约为 6%，在 41～50 岁人群中的发生率约为 13%，在 61～70 岁人群中的发生率可达到 50%。组织病理学检查发现，人群中存在前列腺癌性病理改变者约为 30%。其中 40～50 岁年龄组的前列腺癌性病变发生率为 10%，65 岁以上者的前列腺癌性病变发生率为 20%，75 岁以上者的前列腺癌性病变发生率可增高至 40%。不论是对 BPH 患者进行的病因学研究，还是对动物进行的实验研究都已经证实，体内高水平的雄激素或雌激素都能够导致前列腺组织发生良性增生。临床流行病学调查发现，已婚者及鳏夫发生 BPH 的危险性较未婚者发生 BPH 的危险性相对较低。对 PCa 患者的性发育及其性活动情况的调查发现，PCa 患者常常可具有较早的青春期、在较小的年龄即具有性活动、具有多个性伴或较高频率的性活动、具有性病史。然而也有研究者认为，以上这些因素同 PCa 的发病率并不存在任何明显的必然联系。一般认为，从青少年到中年具有较强烈的或过于频繁的性活动者、性活动过早衰退的老年人，常常可具有较高的发生 PCa 危险性。

来自不同国家和地区的流行病学调查资料显示，BPH 以及 PCa 的发病率或发生率都可具有不同程度的地区差异。一般来说，亚洲国家居民的 PCa 发病率明显低于欧美国家居民的 PCa 发病率。然而近年来的调查也发现，中国居民的 BPH 发病率和发生率都在迅速地增长，并且已经接近欧美地区国家居民的水平。国内 BPH 的临床流行病学调查资料显示，城市居民的 BPH 发病率可明显高于农村居民的 BPH 发病率。关于 PCa 发病率的临床流行病学调查显示，欧美地区国家本土居民的 PCa 发病率明显高于该地区华裔居民以及中国本土居民的 PCa 发病率。在日本的本土居民中，PCa 也具有比中国本土居民明显高的发病率及发生率。美国诊断为 PCa 患者的人数，预计可占男性癌症患者的 29%。各个国家的男性人群中，PCa 的发病率已占到男性各种癌症的第 5 位。根据美国的统计资料，PCa 在美国的发病率仅次于肺癌的发病率。一般认为，职业同 BPH 及 PCa 的发病率并没有明显的直接关系，也有报道 PCa 在职业农民中的发病率可高于其他城市职业者。农民中存在 PCa 发病率增高的现象，可能同其更加频繁地密切接触农药、杀虫剂、家禽或家畜等以及其他某些化学物质等因素有关。

饮食对于增生性前列腺疾病发生与发展的影响，主要同某些食物及其所含的某些化学物质有关。国内关于 BPH 的临床流行病学调查显示，城市居民的 BPH 发病率可明显高于农村居民，与城市居民通常比农村居民具有更高的动物蛋白质摄入量有关。国外的研究结果显示，在从中国移民到美国的华裔以及从日本移民到美国的日裔人群中，PCa 的发病率比中国及日本本土居民明显增高。动物实验发现，给小鼠喂饲低脂肪食物，可减缓动物肿瘤的生长，尚不清楚脂肪同 PCa 发生的关系。脂肪可能通过影响机体血清性激素的水平，从而促进潜在癌转变成为临床癌。研究发现，食用植物源脂肪可使尿液内的雄激素水平明显降低，尚不能证实血清胆固醇水平与 PCa 的危险性之间存在任何明显的关系。实验研究已经证实，乙醇能够抑制人体雄激素睾酮的产生。因此认为，适量饮酒可能降低 BPH 的发病率，然而流行病学调查的结果没有对此提供足够的支持。吸烟对于 BPH 的影响尚无定论。虽然尼古丁具有增高血清雄激素和雌激素水平的作用，因此有可能增高 BPH 的发病率，但流行病学调查的结果并没有对此提供有意义的支持。国外的研究资料显示，吸烟以及受烟草长期污染者可获得更多的镉元素。镉元素可竞争影响人体对于锌元素的利用，从而引起 PCa 的发生。吸烟导致 PCa 发生的高危险性的因素还同其影响人体血清激素状呈有关，包括对雄激素水平以及抗雌激素效力的影响。

增生性前列腺疾病的发生与发展同家族及遗传的关系，已在许多流行病学的调查报道中得到证实。例如，BPH 在不同民族的人群中，发病率可有一定的差别。据文献报道，20 世纪 30 年代对尸体前列腺的组织病理学研究显示，中国本土居民 BPH 的发生率约为 7%，而在旅居中国的欧美人群中 BPH 的发生率约为 47%。在美国的居民中，白人群体的 BPH

发病率低于黑人群体的 BPH 发病率。在 BPH 患者的家族的其他成员中，发生 BPH 的危险率比没有 BPH 患者的家族成员可增高 30%以上。临床流行病学的调查资料显示，PCa 在美国白人中的发病率明显低于美国黑人，其中白人的发病率为 5.2%，黑人的发病率则为 9.6%。然而不论是生活在中国本土的华人，还是旅居欧美国家的华人，其 PCa 的发病率都明显低于欧美以及日本等国家本土人群 PCa 的发病率。在 PCa 患者家族的其他成员中，发生 PCa 的概率比没有 PCa 患者家族成员可增高达 3 倍。

研究发现，身体的某些代谢活动及其状态也可能同 BPH 或 PCa 的发病率有关。流行病学调查的资料显示，体形肥胖人群中的 BPH 发病率似乎低于体形瘦小人群中的 BPH 发病率。对于性激素代谢水平及其同 PCa 发病率关系的调查结果显示，采用切除睾丸或注射雌激素、抗雄激素等方法抵抗或消除睾酮的产生或代谢，既可以明显地减少或阻止 PCa 的发生，也可以用于治疗 PCa 患者。然而也有调查资料显示，虽然美国白人的性激素代谢水平明显高于美国黑人的性激素代谢水平，但黑人的 PCa 发病率却高于白人的 PCa 发病率。进一步的研究发现，美国黑人青年体内的睾酮水平明显高于白人青年，但黑人体内睾酮的水平可随人体年龄的增长而明显降低。因此认为，早期暴露于性激素是美国黑人 PCa 发病率较白人 PCa 发病率高的重要原因。前列腺组织的细胞能够产生和分泌多种具有重要生物学活性的可溶性物质，称为前列腺生长因子或肽生长因子及细胞因子（PGFs/CKs），如白介素（IL）、表皮生长因子（EGF）、成纤维细胞生长因子（FGF）、胰岛素样生长因子（IGF）、转化生长因子（TGF）、干扰素（IFN）、肿瘤坏死因子（TNF）、趋化因子（chemokine）等。这些生长因子不但能够有效地影响和控制前列腺细胞的分化、生长及其功能的表达，而且对于前列腺细胞的凋亡、前列腺组织的炎症反应也具有重要的影响和调节作用。人体在正常的生理状态下，生长因子调控并且保持着前列腺细胞以及前列腺的正常分化与生长，以致人体前列腺可具有正常的体积和生理机能。如果生长因子的产生与分泌紊乱，则常常可导致前列腺形成过度生长，发生 BPH 甚至 PCa。研究发现，BPH 患者可存在血清细胞因子胰岛素生长因子-1（IGF-1）、胰岛素生长因子结合蛋白质-3（IGFBP-3）等细胞因子水平增高的现象。细胞因子的过度产生与分泌，可导致前列腺的异常分化和生长，从而形成 BPH 甚至 PCa（详见第三章）。

维生素 D 是固醇类化合物，具有调节人体钙、磷代谢的生理作用。维生素 D 能够通过促进人体肠道对于钙的吸收以及磷的转运，从而增高血清钙与磷的水平，有利于骨骼的正常钙化。维生素 D 是人体正常生理活动所必需的化合物，成年人的日需要量很少。维生素 D 在临床上主要应用于佝偻病的预防或治疗，也常常应用于促进骨外伤或骨外科手术后愈合的治疗。如果过大剂量地使用维生素 D，可导致血清钙浓度增高及维生素 D 中毒症状，表现为软弱、食欲减退、呕吐、腹泻等。孕妇过量使用维生素 D 可造成胎儿发育畸形，导致新生儿发生主动脉狭窄、血管损伤以及甲状旁腺机能抑制等疾病；婴儿过量使用维生素 D 可引起身体发育迟缓，发生面容丑陋、肾衰竭甚至死亡。动物实验发现，维生素 D 也能够促进动物正常前列腺的分化和生长，从而导致实验动物发生 BPH。一般认为，维生素 A 及其前体 β 胡萝卜素具有抗多种肿瘤的活性。然而对美国 30～49 岁的青年人群进行的调查显示，维生素 A 及 β 胡萝卜素可增加发生 PCa 的危险性。进一步的研究发现，维生素 A 及 β 胡萝卜素并不能增加老年人发生 PCa 的危险性。维生素 A 增加青年人群发生 PCa 危险性的原因，可能同饮食结构有关。PCa 发病率较高的美国人主要是从动物脂肪中获得维生素 A，而 PCa 发病率相对较低的日本人则主要是从植物中获得维生素 A。美国人每天对维生素 A 的摄入量比日本人高 3.9 倍，美国人每天对脂肪的摄入量则比日本人高 2.9 倍。锌元素是人体的基本微量元素，是人体细胞进行核酸复制与修复代谢所必需的微量元素。人体正常前列腺组织含有较高浓度的锌元素，前列腺癌组织内的锌元素含量较良性增生前列腺组织内的锌元素含量降低。镉元素是人体的非基本微量元素，镉元素在人体内可通过竞争锌元素，从而干扰细胞的核酸代谢和引起 PCa。

临床流行病学以及组织病理流行病学研究的资料显示，PCa 的发生与发展也同微生物感染有关。某些病毒等微生物感染及其所造成的前列腺慢性炎症反应，可能也是引起增生性前列腺疾病的重要因素。例如，采用免疫荧光技术以及基因检测的方法，已分别在前列腺炎、BPH 以及 PCa 患者的前列腺液和（或）前列腺组织内检测到单纯疱疹病毒、巨细胞病毒以及人乳头瘤病毒的病毒颗粒或者这些病毒的特异性核苷酸序列。已知单纯疱疹病毒、巨细胞病毒以及人乳头瘤病毒都具有引起肿瘤的性质，因此认为这些病毒感染和引起慢性感染性前列腺疾病的患者，发生 PCa 的危险性可高于前列腺没有炎症以及感染性前列腺疾病治愈后的人群。临床的病原学研究和抗感染治疗发现，绝大多数增生性前列腺疾病患者的前列腺可存在细菌等微生物感染，通过抗生素等抗菌药物治疗也能够不同程度地改善增生性前列腺疾病患者的症状和减缓疾病的发生与发展。这提示细菌等微生物感染和引起的前列腺非特异性炎症，可能也是造成或促进增生性前列腺疾病发生与发展的重要因素。

也有研究资料显示，BPH 的人群发生 PCa 的概率，可高于非 BPH 的人群发生 PCa 的概率。此外，输精管切除者也可具有较高的发生 PCa 的危险性。美国的研究发现，输精管切除者常常具有较高的血清胆固醇水平，其可导致前列腺的潜伏癌转变成为临床癌。

（5）便秘与腹泻：便秘造成坚硬的大便在直肠内堆积，同膀胱过度充盈一样也可对前列腺形成压迫，以致可影响前列腺的血液循环，从而降低前列腺对于病原体感染的抵抗力。腹泻可影响宿主肠道的营养物质吸收以及造成会阴部容易受到肠道菌群的污染，从而不利于身体健康和增加尿道及前列腺发生感染的概率。因此对于便秘或腹泻者，需要进行相关检查以明确病因和及时治疗。由肠道机能紊乱所致便秘或腹泻者，可通过增加饮水量、改善食品的种类及摄入量、服用益生菌制剂或药物的方法进行治疗或预防。严重腹泻者可服用止泻药物或中医药治疗，严重便秘者必要时可给予温性泻药治疗、灌肠治疗或中医药治疗。

（6）其他疾病：已发现人体的其他许多疾病同前列腺炎的发生与发展存在某些相关性，这些疾病常常可导致发生前列腺炎的危险性增高或使前列腺炎的病情加重。例如，糖尿病、慢性肝炎或其他原因造成的肝功能损害、尿路畸形发育、尿路结石、肾功能损害、精索静脉曲张、前列腺癌等。这些疾病造成患者机体对病原体感染的抵抗力或免疫力降低，以致容易发生前列腺感染或使亚临床前列腺炎产生明显的临床表现。

5. 增强机体的特异性抗感染免疫力 感染性前列腺炎康复者仍然需要增强其机体的特异性抗感染免疫力，有助于抵抗或预防相应病原体再次感染或重新感染的发生。例如，结核分枝杆菌易感者可接种卡介苗，腮腺炎病毒易感者可接种腮腺炎病毒减毒活疫苗，单纯疱疹病毒易感者可接种单纯疱疹病毒亚单位疫苗。苍白密螺旋体苍白亚种感染人体后引起感染免疫，因此不能采用接种疫苗的方法进行人工主动免疫预防。

第十六章 精 囊 炎

精囊炎（seminal vesiculitis）是由微生物等病原体感染精囊引起的精囊炎症反应，患者可产生下腹或会阴部疼痛、尿频、尿急、尿痛、血精等临床表现。精囊（seminal vesicle）或称为精囊腺，是男性生殖系统的内分泌腺器官，位于膀胱底之后，输精管壶腹的外侧，与前列腺、输精管壶腹、膀胱形成毗邻关系（图16-1）。正常精囊并不容易受到病原体的感染，尸体解剖证实许多生前具有前列腺炎的患者常常不存在精囊炎。精囊通过其分泌管道及输精管道与前列腺、输精管等生殖器官形成联系并且与这些生殖器官及膀胱和直肠毗邻，以致精囊不但可受到来自这些器官的细菌等病原体感染，而且还常常可受到这些器官的炎症反应波及。精囊的解剖学特点，导致其炎症或疾病常常可与前列腺、输精管等器官的炎症或疾病同时发生或相混淆，造成误诊或漏诊。

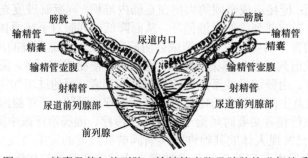

图16-1 精囊及其与前列腺、输精管壶腹及膀胱的毗邻关系

第一节 精囊炎的分类

根据患者的临床表现，可将精囊炎分为急性精囊炎与慢性精囊炎。根据引起精囊炎的病原体的种类或性质不同，则可将其分为细菌性精囊炎、支原体性精囊炎、放线菌性精囊炎、真菌性精囊炎、寄生虫性精囊炎、病毒性精囊炎等。

一、临 床 分 类

精囊炎的临床分类主要是根据患者的发病情况及其病情缓急，分为急性精囊炎与慢性精囊炎。

1. **急性精囊炎** 急性精囊炎（acute seminal vesiculitis）常见由各种非抗酸性细菌感染所致。由于病原体感染精囊的途径不同，患者可具有不同的早期临床表现。病原体由宿主的尿道或生殖道感染精囊者，患者常常以尿频、尿急、尿痛及终末血尿等局部症状为主要表现。病原体由血液循环感染精囊者，患者通常以畏寒、发热、恶心、呕吐等全身症状为主要表现。

2. **慢性精囊炎** 慢性精囊炎（chronic seminal vesiculitis）患者的临床表现与急性精囊炎患者的临床表现较为相似，但慢性精囊炎患者的症状较急性精囊炎患者的症状轻缓。慢性精囊炎患者常常以血精为主要特征，可有不同程度的尿频、尿急、尿痛或会阴部不适等症状。

二、病原学分类

根据引起精囊炎的病原体种类与性质不同，可将精囊炎分为细菌性精囊炎、结核性精囊炎、放线菌性精囊炎、支原体性精囊炎、真菌性精囊炎、寄生虫性精囊炎、病毒性精囊炎。

1. 细菌性精囊炎 细菌性精囊炎（bacterial seminal vesiculitis）是由各种细菌性感染精囊引起的精囊炎症反应或非特异性炎症反应，根据病情缓急不同可分为急性细菌性精囊炎和慢性细菌性精囊炎。细菌性精囊炎的病原学检查常常可发现大肠埃希菌、淋病奈瑟菌、无芽孢厌氧菌以及链球菌属、克雷伯菌属、假单胞菌属、变形杆菌属、产碱杆菌属、葡萄球菌属、棒状杆菌属、肠球菌属等许多菌属的不同菌种。

2. 结核性精囊炎 结核性精囊炎（tuberculous seminal vesiculitis）是由结核分枝杆菌感染精囊引起的精囊结核性或特异性炎症反应，也称为精囊结核病（tuberculosis of seminal vesiculitis）。精囊结核病患者的早期症状多不明显，常常以会阴部不适或近直肠部位轻度疼痛为主要症状，以致容易与慢性前列腺炎混淆。随着病变逐渐加重，患者可出现血精、精液减少、射精时下腹疼痛及排尿困难、发热等症状。精囊液或精液标本的病原学检查，可发现结核分枝杆菌。

3. 放线菌性精囊炎 放线菌性精囊炎也称为精囊放线菌病（actinomycosis of seminal vesicle），是由放线菌属的菌种感染精囊引起的炎症反应。放线菌性精囊炎患者的临床表现与结核性精囊炎患者的临床表现较为相似，精液的病原学检查能够发现硫黄样颗粒及放线菌。

4. 支原体性精囊炎 支原体性精囊炎（mycoplasma seminal vesiculitis）是由支原体感染精囊引起的精囊炎症反应，病原学检查能够发现支原体。

5. 真菌性精囊炎 真菌性精囊炎常见由假丝酵母菌属的菌种感染引起，因此也称为精囊假丝酵母菌病或精囊念珠菌病（candidiasis of seminal vesicula）。患者精囊液或精液标本的病原学检查，可发现白假丝酵母菌等假丝酵母菌属的菌种。

6. 寄生虫性精囊炎 寄生虫性精囊炎常见由阴道毛滴虫或溶组织内阿米巴感染引起，其中以阴道毛滴虫感染者较为常见。由阴道毛滴虫感染引起的精囊炎称为滴虫性精囊炎或精囊毛滴虫病（trichomoniasis of seminal vesicula），患者精囊液或精液标本的病原学检查能够发现阴道毛滴虫。由溶组织内阿米巴感染引起的精囊炎则称为阿米巴性精囊炎或精囊阿米巴病（amebiasis of seminal vesicula），患者精囊液或精液标本的病原学检查能够发现溶组织内阿米巴。

7. 无菌性精囊炎 无菌性精囊炎在临床也常见，主要表现为精囊肿胀与积液及与慢性细菌性精囊炎相似的症状，细胞学及病理学检查可发现白细胞增多等非特异性炎症反应，常规细菌学方法的病原学检查在精囊液或精囊组织标本内不能发现任何经典的细菌等病原体。无菌性精囊炎的病因尚不清楚，无菌性精囊炎患者常常可存在前列腺炎、附睾炎和（或）输精管炎，因此认为其与受到前列腺、输精管壶腹等邻近器官组织炎症反应形成的毒性代谢产物波及有关，也可能与细菌 L 型感染或其他某些苛养菌感染有关。

三、病理学分类

精囊炎的病理学分类是根据患者精囊的组织病理学改变及其特征，分为非特异性精囊炎与特异性精囊炎。

1. 非特异性精囊炎 非特异性精囊炎（aspecific seminal vesiculitis）患者在其疾病的急性期可表现为精囊充血、水肿及白细胞浸润，有时可见腺管上皮增生和脱屑，严重时可形成小脓肿。慢性期可见精囊上皮细胞萎缩、脱落，部分有乳头增生、黏膜下肿胀，并可见从黏膜下至肌层毛细血管高度扩张，部分血管自上皮脱落处可暴露于腺腔内并且可见红细胞外溢、白细胞浸润、嗜酸性粒细胞增多，与超敏反应所致的炎症反应相似。

2. 特异性精囊炎 特异性精囊炎（specific seminal vesiculitis）常见由结核分枝杆菌或放线菌属的菌种感染所致。其中由结核分枝杆菌感染者，早期病变常见发生于精囊的近前列腺处，随后可逐渐扩散到精囊体。精囊组织内的结核结节可相互融合，形成干酪样病变、空洞及纤维化，最终可造成精囊变为坚硬的组织或形成空洞，以致与尿道直接相通。精囊结核病变常见为双侧，也可仅仅局限在一侧。显微镜下可见精囊组织内的结核结节为单个或相互融合，有不同程度的巨噬细胞浸润，正常上皮层结构消失，并可由于广泛的细胞坏死而遗留结缔组织和纤维组织束。病变严重时可见整个精囊变为干酪状肿块，后期可见精囊成为肉芽肿样结节或肿块。

第二节 精囊炎的病因

精囊的炎症可由病原体感染或其毒性代谢产物引起，也可由创伤引起。引起精囊炎的生物性病原因子可涉及多种病原性与条件致病性微生物和寄生虫，各种病原体常见为内源性感染精囊。在某些罕见的条件下，外界的病原体也可通过直接接触传播的方式首先感染男性尿道，然后沿男性尿道与输精管道逆行扩散和外源性感染精囊。

一、病原体感染

病原体感染是精囊炎的最常见病因，其中尤以病原性细菌或条件致病性细菌感染最为常见。

1. 病原体的种类 引起精囊炎的病原体以细菌最为常见，其次是酵母菌与支原体。放线菌、丝状真菌、衣原体及某些寄生虫虽然也能够感染精囊，但由这些病原体感染引起的精囊炎并不常见。

（1）细菌：引起精囊炎的病原性细菌常见为结核分枝杆菌、淋病奈瑟菌、金黄色葡萄球菌以及乙型溶血性链球菌。条件致病性细菌以肠道杆菌及肠球菌属的菌种最为常见，常见包括大肠埃希菌、克雷伯菌属的菌种、假单胞菌属的菌种、变形杆菌属的菌种、产碱杆菌属的菌种、粪链球菌、坚韧链球菌等。此外，凝固酶阴性葡萄球菌、非毒原性棒状杆菌及某些无芽孢厌氧菌也常常可在慢性精囊炎患者的精囊液或精液标本中检出，它们也是引起慢性精囊炎的条件致病性细菌。

（2）真菌：引起精囊炎的真菌常见为白假丝酵母菌、克柔假丝酵母菌等假丝酵母菌属的菌种，隐球菌属的菌种及丝状真菌引起精囊感染者极为少见。

（3）支原体：常见引起感染的支原体为解脲支原体、人型支原体及生殖支原体。

（4）放线菌：感染精囊的放线菌常见为厌氧性的衣氏放线菌及兼性厌氧性的奈氏放线菌。

（5）寄生虫：感染精囊的寄生虫主要为阴道毛滴虫及溶组织内阿米巴。

（6）细菌 L 型：细菌 L 型感染常见于那些近期使用过或正在使用 β-内酰胺类抗生素及其他某些抗菌药物不规范治疗的患者，尤其容易发生于使用利福平、异烟肼、乙胺丁醇等抗结核药物治疗的结核性精囊炎患者。一般来说，各种细菌在抗菌药物或其他多种因素的作用下均可形成 L 型，因此在精囊炎，尤其是在慢性精囊炎或无菌性精囊炎患者的精囊内，可能存在与感染精囊细菌有关的 L 型。

2. 感染的来源 外界的病原体通常首先感染男性尿道、前列腺、输精管及身体的其他器官，引起这些器官的炎症或疾病，然后再通过输精管、射精管或血液循环扩散和内源性感染精囊。各种病原体扩散和感染精囊的途径与方式主要包括：输精管道扩散、直接扩散、血液循环扩散、淋巴循环扩散，其中以输精管道扩散感染最为常见。

（1）输精管道扩散：病原体感染精囊最常见的途径与方式，包括输精管道的顺行扩散和逆行扩散。顺行扩散常见为感染前列腺、睾丸、附睾或输精管的病原体随前列腺液、精液或输精管液，沿前列腺导管或输精管道顺行扩散至射精管口，然后再经射精管进入到精囊内。逆行扩散则是感染尿道的病原体沿尿道扩散，或由导尿管、内镜等将尿道内的病原体导入至射精管口，再通过射精管逆行扩散进入精囊。

（2）直接扩散：感染输精管、前列腺、膀胱的病原体及其毒性代谢产物造成感染器官的严重损害，通过与精囊的毗邻联系在组织间扩散和直接蔓延到精囊。

（3）血液循环扩散：指宿主其他器官或组织的病灶内病原体或正常菌群的成员进入血流，随血液循环扩散到精囊。

（4）淋巴循环扩散：指下尿道或直肠病灶内的病原体或正常菌群的成员，进入淋巴管后，随淋巴循环扩散到精囊。

二、创　　伤

创伤性精囊炎常见于有精囊结石者，多发生于 40 岁以上。精囊结石常常造成精囊出血，临床表现与精囊炎极为相似。在直肠指检或 X 线检查中，常常能够发现存在于精囊内的结石。

第三节　精囊炎的诱因

具有正常解剖学结构与生理机能的精囊组织，能够抵抗许多病原体的感染。精囊邻近器官感染、身体的生理机能降低、身体其他器官疾病、不良的身体卫生状况及生活习惯等因素，可有利于病原体感染精囊而引起精囊炎。

一、抗菌药物滥用

尿道炎、前列腺炎或身体其他器官与组织的感染性疾病不规范使用抗菌药物治疗，可造成尿道正常菌群失调及其与宿主之间的平衡破坏。尿道正常菌群之间及尿道正常菌群与宿主抵抗力之间的平衡受到破坏之后，造成尿道或输精管道内幸存的或重新感染的耐药菌株得以大量生长繁殖，以致容易扩散和感染精囊。

二、机体抵抗力降低

前列腺炎等男性生殖器官的感染性疾病、酗酒、过度劳累、受凉、过度手淫或性交、会阴部创伤等因素，可造成精囊充血或机体对病原体感染的防御功能降低，从而利于感染尿道、生殖器官、肠道及身体其他部位的病原体或正常菌群的成员通过输精管道、血液循环或淋巴循环扩散到精囊内。

三、精囊液滞留

正常情况下，精囊液在排精过程中经射精管随精液由男性尿道排出。如果性兴奋而未能排精或长期不能排精，可能造成精囊液在精囊内滞留。滞留于精囊内的精囊液不但可成为细菌等病原体生长繁殖的良好营养基质，而且也有利于尿道或输精管道内的细菌等病原体随精囊液的流动而迁徙与扩散，以致感染精囊。

第四节 精囊炎的诊断与鉴别诊断

精囊炎的诊断主要包括临床诊断、病原学诊断与细胞学诊断，其中病原学检查对于精囊炎的病原学诊断与鉴别诊断及抗感染治疗具有重要的指导意义。

一、临床诊断与鉴别诊断

1. 诊断 临床根据患者的症状与体征，可将精囊炎诊断为急性精囊炎与慢性精囊炎。根据精囊炎患者的临床表现特征及其病原学检查结果，可分别诊断为病原体相关的不同类型的精囊炎。

（1）急性精囊炎：发病急骤，患者常常可具有明显的排精相关的下腹疼痛，部分患者还可发生尿潴留。通过血液循环感染的精囊炎患者，可有畏寒、发热、全身疼痛、虚脱、恶心、呕吐等明显的全身症状及耻区疼痛症状。血液循环感染性精囊炎患者的耻区疼痛往往较为剧烈，以致患者拒按和表现为类似腹膜炎的症状与体征。通过输精管道感染的精囊炎患者，主要表现为尿频、尿急、尿痛、终末血尿，会阴部与直肠疼痛明显并且可由大便造成加重。急性精囊炎患者的病程一般为 1～2 周或更长，随后可形成精囊脓肿或转为慢性精囊炎。直肠指检可发现精囊肿大、触痛明显，精囊脓肿患者可触及精囊的波动感。

（2）慢性精囊炎：常见发生于 20～40 岁，通常以血精为主要临床特征。慢性精囊炎患者的精液呈暗红色，并且可含有陈旧性屑状血块，常常可由于频繁排精而加重出血。慢性精囊炎患者的其他症状与慢性前列腺炎较为相似，常见有会阴部及下腹近阴茎根部不适或疼痛、尿频、尿急、尿痛、尿滴沥、排精相关的下腹疼痛等。直肠指检可发现精囊压痛，可触及精囊肿大或变硬。

（3）精囊结核病：由结核分枝杆菌感染精囊引起，患者常常可有泌尿系统、生殖系统的其他器官或身体其他器官或组织的结核病灶或病史，早期症状主要是会阴部不适和直肠轻微疼痛。病变加重后可发生呈粉红色并且带有血丝的血精、精液量减少及排精相关的下腹疼痛，尿频、尿急、尿痛、排尿困难或尿潴留，严重者或全身性结核病患者可有消瘦、低热、乏力、盗汗等全身中毒症状。直肠指检可发现精囊压痛、肿大、变硬及表面不规则，疾病后期的精囊可变为梭形的肿块。皮肤的结核菌素试验检查，可表现为阳性或强阳性反应。

（4）精囊放线菌病：由放线菌属的菌种感染引起，患者常常可伴有睾丸、前列腺或身体其他器官或组织的放线菌病灶或病史。患者的临床表现主要包括会阴部不适或疼痛、直肠疼痛、尿频、尿急、尿痛、血精及排精相关的下腹疼痛等精囊结核病样或慢性精囊炎样的症状。直肠指检可发现精囊压痛明显，精囊肿大或变硬。皮肤结核菌素试验为阴性反应，这有助于对精囊放线菌病进行辅助诊断及与精囊结核病进行鉴别诊断。

（5）精囊寄生虫病：常见由阴道毛滴虫或溶组织内阿米巴原虫感染引起，寄生虫主要首先感染尿道，然后再经尿道逆行扩散和感染精囊。因此精囊寄生虫病患者常常表现为在尿道感染症状（如尿道口红肿、瘙痒、疼痛、尿痛等）之后，出现会阴部不适或疼痛、直肠疼痛、血精及排精相关的下腹疼痛等精囊炎的症状。直肠指检可发现精囊肿大与触痛。

2. 鉴别诊断 精囊与前列腺具有紧密的毗邻关系，以致前列腺炎与精囊炎常常可相互波及，从而产生容易混淆的临床表现。

根据患者的临床表现及其体格检查，结合尿液–前列腺液–精液法的分段尿液、前列腺液、精液标本分离培养物内的绝对菌落数、相对菌落数及其分布特点，有助于前列腺感染与精囊感染的诊断与鉴别诊断。精囊囊肿的诊断与鉴别诊断，主要依赖于影像学检查。

二、病原学诊断与鉴别诊断

1. 诊断 在感染性精囊炎患者的精囊液、含精囊液的前列腺液标本内，常常能够发现引起感染的病原体，但须注意与来自前列腺、尿道、输精管等器官的污染病原体相鉴别。

（1）标本采集：急性精囊炎可采集患者的分段（三段）尿液、尿道分泌物标本，有精囊肿大及波动者，可采集会阴穿刺抽吸液标本。对于慢性精囊炎患者，通常可采集分段尿液和精液，或采集精囊-前列腺按摩液标本；也可令患者首先排尿后，再采集精液标本；也可进行精囊直肠指检和采集精囊-前列腺按摩液标本。

（2）涂片镜检：尿道分泌物、精液、精囊-前列腺按摩液或尿液离心沉淀物的标本，可直接涂片和经过革兰氏染色或抗酸染色后镜检。观察细菌等病原体的形态与染色性，有助于初步诊断和指导进一步的分离培养与鉴定。精囊穿刺液（精囊液）标本的离心沉淀物涂片镜检，真菌或寄生虫感染者直接镜检可发现念珠菌、滴虫或阿米巴原虫，相应细菌及其 L 型感染者革兰氏染色后镜检可见细菌及其 L 型，抗酸杆菌感染者抗酸染色后镜检可发现抗酸杆菌。无芽孢厌氧菌及放线菌感染者的标本革兰氏染色后镜检，可发现革兰氏阴性或革兰氏阳性球菌或杆菌以及硫黄样颗粒。

（3）分离培养：采集的精囊液、精囊-前列腺按摩液、精液或其他标本，需尽快送到实验室并且立即接种到适宜的培养基进行分离培养。如果患者已经使用了抗菌药物，则需要对标本进行抗菌药物活性的灭活或衰减处理。

1）细菌感染：可采集精囊炎患者的分段尿液标本、尿道分泌物标本、精囊抽吸液标本或分段尿液与精囊-前列腺按摩液标本，取 0.1ml 接种于血琼脂培养基平板或淋病奈瑟菌分离培养基平板，置普通温箱、CO_2 温箱或烛缸内，在 37℃条件下培养 24～48 小时后，观察细菌的生长现象。根据培养物的菌落特征及其革兰氏染色形态、生化反应或血清学反应进行菌种或菌型的鉴定。淋病奈瑟菌的分离培养物，也可采用 PCR 方法进行特异性基因检测与鉴定。

结核分枝杆菌感染：将采集的精液标本、尿液离心沉淀物标本、精囊抽吸液标本或精囊-前列腺按摩液标本，接种 0.1ml 于改良罗氏培养基或苏通培养基，置温箱内在 37℃条件下培养 1～3 周后，观察培养物内结核分枝杆菌的生长现象、抗酸染色形态及生化反应，进行菌种或菌型的鉴定。也可采用 PCR 方法，对结核分枝杆菌分离培养物进行特异性基因的检测与鉴定。

无芽孢厌氧菌感染：采集的标本应首先进行涂片和革兰氏染色镜检，然后以细菌感染分离培养的方法，将标本分别接种于两套血琼脂或两套厌氧菌分离培养基平板，将一套置于普通温箱，另一套置于厌氧罐或厌氧箱内，分别进行有氧培养和无氧培养。根据涂片染色镜检是否有菌、无氧分离培养是否有菌、有氧分离培养是否无菌，分析与判断培养物是否含有无芽孢厌氧菌。再根据培养物的形态与生化反应特征，进行菌种或菌型的鉴定。

正常男性尿道黏膜、阴茎与会阴部皮肤表面，常常可有无芽孢厌氧菌寄居。因此采集标本和进行分离培养时，应当注意无菌操作，以避免造成分离培养的假阳性结果。

2）寄生虫感染：疑为阴道毛滴虫感染标本，可涂片后在显微镜下直接观察或经 Wright或 Giemsa 染色后观察，查找阴道毛滴虫。根据镜下所见虫体的典型形态，可鉴定阴道毛滴虫滋养体。疑为溶组织内阿米巴感染标本，经处理后涂片和染色镜检。根据镜下所见滋养体、包囊的典型形态，可鉴定溶组织内阿米巴的滋养体或囊体。特殊情况下可将标本接种于 Diamond TYM 培养基或 CPLM 培养基分离培养阴道毛滴虫，将标本接种于琼脂蛋白胨双相培养基分离培养溶组织内阿米巴原虫（详见第四章）。

3）细菌 L 型感染：对于那些近期使用过或正在使用 β-内酰胺类抗生素及其他某些抗菌药物不规范治疗的慢性精囊炎患者或病情缓解的急性精囊炎患者，尤其需要注意进行细菌 L 型的分离培养。可将采集的精液标本、精囊抽吸液标本或精囊–前列腺按摩液标本，直接定量接种于 L 型软琼脂平板进行高渗培养。也可将标本经前处理后，接种于 PG 液、肉浸液或苏通液体培养基进行非高渗分离培养。根据细菌 L 型的形态、生长特性、代谢活性、滤过性等确定是否有细菌 L 型的存在，通过返祖试验获得返祖菌株后以常规细菌学方法进行菌种或菌型的鉴定。淋病奈瑟菌、结核分枝杆菌等细菌的稳定 L 型分离培养物，可采用 PCR 的方法进行特异性基因的检测与鉴定。

（4）药物敏感试验：对于从精囊炎患者标本中分离出的病原性细菌，一般要求进行药物敏感试验，检测细菌的药物敏感性有助于指导临床选择和使用抗菌药物。对于结核分枝杆菌、细菌 L 型、寄生虫感染者，可根据具体情况确定是否需要进行药物敏感试验。

2. 鉴别诊断　精囊穿刺液（精囊液）的分离培养物含有来自精囊的病原体，其涂片镜检具有很高的诊断学价值。精液标本的分离培养物可含有尿道、前列腺、附睾、输精管的病原体或污染菌，需要结合患者的临床表现及其体格检查及尿液–前列腺液–精液法采集标本的分离培养结果进行诊断与鉴别诊断。

三、细胞学诊断与鉴别诊断

1. 诊断　精囊炎患者的细胞学检查包括精囊液或精液、血液及尿液的细胞学检查，血液细胞学检查有阳性发现者主要是发生全身感染的精囊炎患者。

（1）精液检查：精囊炎患者的精囊液与精液镜检可见大量红细胞、白细胞及脓细胞，精液的量及其精子含量均可明显减少并可有大量的死亡精子甚至无精子。

（2）精囊穿刺液检查：精囊穿刺液离心沉淀物涂片镜检可见大量白细胞和（或）红细胞，念珠菌、寄生虫感染者可发现酵母菌、滴虫或阿米巴原虫。

（3）血液检查：可没有异常发现。如果精囊炎患者是血液循环扩散感染者或具有发热等全身症状者，血液检查可发现白细胞数量增多。

（4）尿液检查：可见大量白细胞、红细胞或脓细胞，但也可没有异常发现。

2. 鉴别诊断　精囊穿刺液内发现数量较多的白细胞和（或）红细胞、酵母菌、寄生虫，有助于精囊炎/感染的诊断与鉴别诊断。精液细胞学检查的阳性结果需要结合患者的临床表现、体格检查及尿液–前列腺液–精液法的分离培养结果进行诊断与鉴别诊断。

第五节　精囊炎的治疗

精囊炎的治疗主要包括一般治疗、抗感染治疗与外科手术治疗，全身感染者及全身症状严重者还应进行全身治疗。

一、一 般 治 疗

急性精囊炎患者及症状严重的慢性精囊炎患者应卧床休息，并且给予患者退热、止痛、止血的药物及输液治疗。应使患者保持大便稀软与通畅，给予热水坐浴或会阴部湿热敷，使其暂停或减少性生活与排精。

二、抗感染治疗

1. 细菌感染　不论是需氧性细菌，还是无芽孢厌氧菌感染者，都应当根据病原菌的种类、性质及其药物敏感性选择抗菌药物对其进行规范治疗。

细菌感染的治疗方法及疗程，与前列腺炎的治疗方法与疗程相同。疗程结束并停药三天后，应重新采集含精囊液的前列腺液或精液标本进行病原学复查。如果还有病原体，则应当根据病原体的性质及其药物敏感性，进行另一个疗程的治疗。

疑为无芽孢厌氧菌感染者，可经验性使用甲硝唑治疗。一般以 0.2～0.25g/次，口服或静脉滴注，每天 2～3 次，6～10 天为 1 个疗程。也可根据无芽孢厌氧菌的种类与生物学性状，经验性选择使用青霉素类、头孢菌素类、喹诺酮类抗菌药物治疗。如果条件允许，应当根据病原学检查结果选择和使用病原菌敏感的抗菌药物进行治疗。

结核分枝杆菌感染者，可首选利福平、异烟肼、乙胺丁醇等为抗结核药物，可参照结核性前列腺炎的治疗方法进行全身用药治疗。治疗过程中应注意观察患者病情的变化，必要时进行病原学检查以评估治疗的效果。疗程结束后，应根据患者的病情进行结核分枝杆菌及其 L 型的复查。

2. 细菌 L 型感染　细菌 L 型感染治疗的药物和方法，与前列腺炎及其他男性生殖器官感染性疾病治疗的药物和方法相同。治疗非抗酸菌的 L 型感染的药物，常见为喹诺酮类、利福霉素类、氯霉素类、大环内酯类、四环素类、氨基糖苷类的药物。对于结核分枝杆菌 L 型感染的治疗，不可使用利福平、异烟肼、乙胺丁醇。

治疗细菌 L 型感染的药物，既可在对细菌型感染的治疗时联合使用，也可在病原学检查证实有细菌 L 型感染时单独使用或与抗细菌型的药物联合使用。疗程结束后应进行细菌及其 L 型的病原学复查。

3. 寄生虫感染　不论是滴虫感染还是阿米巴原虫感染的患者，一般都可给予其甲硝唑口服治疗。精囊炎患者的用药剂量、方法及疗程，与前列腺炎及其他男性生殖器官感染患者相同。

三、外科手术治疗

对于那些严重的精囊结核病同时伴有附睾结核病的患者，可考虑采用精囊和（或）附睾切除等方法进行外科手术治疗。在结核性精囊炎和（或）结核性附睾炎的外科手术治疗中，应联合使用抗结核药物进行治疗。在抗感染治疗达到无菌后，由精囊组织损害严重、精囊囊肿等以致症状严重者，可考虑采用外科手术的方法进行治疗。

四、机能康复治疗

一般来说，绝大多数精囊炎患者在经过有效的抗感染治疗之后，通常其精囊可恢复正常的生理机能。那些严重感染者或结核分枝杆菌、放线菌属的菌种感染者，其精囊及附睾等器官受到广泛和严重损害，以致难以完全恢复其正常的组织结构与生理机能。这些由精囊机能障碍所致的症状，可采用热水坐浴、会阴部湿热敷、中医药辨证、药物离子透入等方法给予机能康复治疗。

第六节　精囊炎的预防

精囊炎的预防措施主要是一般性的或非特异性的预防措施，包括改善身体的生理机能、增强机体抵抗病原体感染的抵抗力、治疗精囊炎相关疾病等。

一、改善生理机能和增强抵抗力

精囊是男性生殖系统的内分泌腺器官，可产生和分泌一种淡黄色和黏稠的蛋白性质的液体，称为精囊液。精囊液参与精液的组成，具有稀释精液和有利于精子活动的功能。精囊的特殊解剖学结构与生理学性质，造成细菌等病原体一旦侵入精囊常常可引起精囊的感染甚至严重的炎性疾病。因此，改善宿主身体的生理机能和提高身体与精囊抵抗病原体感染的非特异性防御能力，是预防感染性精囊炎的重要措施。

预防的基本方法主要包括：讲究个人卫生与合理饮食与营养、多饮水和常排尿、进行正常的和有规律的性生活或排精、避免不洁性行为、保持男性尿道的清洁与卫生、及时治疗包茎或包皮过长及其他造成男性尿道和阴茎容易发生感染性疾病的因素、避免会阴部外伤或前列腺的过度挤压。对于精囊炎康复后的结核分枝杆菌易感者，如有必要可接种卡介苗进行结核病的人工主动免疫预防。

二、治疗精囊炎相关疾病

男性生殖器官及身体其他器官与组织的感染性疾病，是造成人体容易发生精囊炎的重要因素，如前列腺炎、尿道炎、输精管炎、附睾炎、结核病、肺炎等。对于具有各种感染性疾病的患者，不但应当早期诊断、及时和规范地治疗，而且在治疗的过程中还需要高度重视患者是否发生精囊感染。

第十七章 输 精 管 炎

输精管炎（deferentitis）是输精管由于受到微生物、寄生虫或其他非感染性因素刺激而发生的炎症反应，患者可具有下腹或耻骨上区域的坠胀或疼痛、腿痛、发热等临床表现。由于输精管与附睾存在直接的沟通与联系，并且与精囊形成共同的开口，输精管炎常常可与附睾、精囊和（或）前列腺的感染同时存在（图 16-1）。也有一些输精管炎患者，可没有或者不表现出附睾炎、精囊炎或前列腺炎的损害或症状，而只有输精管炎或仅仅表现为输精管炎症状。还有一些输精管炎患者，可表现为明显的附睾炎或前列腺炎症状，而输精管炎的症状却不明显。

在临床上，也常常可见输精管感染而没有明显炎症反应与炎症表现者，为"输精管亚临床感染者"或"健康输精管带菌者"。这些无症状输精管感染者常常可在精液的病原学检查、前列腺炎等生殖器官炎症的精液检查、生育相关的诊断或治疗的精液检查时被发现与诊断。

第一节 输精管炎的分类

输精管炎的分类主要包括临床分类、病原学分类与病理学分类。由于引起输精管炎的病原体种类及其药物敏感性不同，病原学分类对于输精管炎的临床鉴别诊断及其治疗具有十分重要的意义。

一、临 床 分 类

输精管炎的临床分类通常是根据患者的临床表现，分为急性输精管炎与慢性输精管炎。

1. 急性输精管炎 急性输精管炎（acute deferentitis）患者的临床表现主要为下腹或耻骨上单侧或双侧线状分布的坠胀与疼痛，并且常常可放射至同侧阴囊或大腿根部。病情严重者可出现血精，并且可有畏寒、发热等全身中毒症状。

2. 慢性输精管炎 慢性输精管炎（chronic deferentitis）患者的临床表现与急性输精管炎患者的相似，但一般较为轻缓。患者常见表现为下腹或耻骨上单侧或双侧条索状分布的坠胀或疼痛，同侧阴囊不适、坠胀或疼痛，同侧大腿根部疼痛，膝关节疼痛。

二、病原学分类

输精管炎的病原学分类是根据在患者输精管标本内检出的病原体种类进行分类，包括细菌性输精管炎、结核性输精管炎、真菌性输精管炎等。

1. 细菌性输精管炎 细菌性输精管炎（bacterial deferentitis）常见由化脓性球菌及其他引起化脓性感染的细菌引起，常见细菌包括金黄色葡萄球菌、大肠埃希菌、淋病奈瑟菌及奈瑟菌属的其他菌种、棒状杆菌属的菌种、链球菌属的菌种、假单胞菌属的菌种、产气杆菌属的菌种（*Aerobacter* spp.）、克雷伯菌属的菌种、产碱杆菌属的菌种、变形杆菌属的菌种、肠球菌属的菌种。急性细菌性输精管炎患者通常具有较为严重的临床症状与体征，这种情况常常与感染扩散至附睾、精囊等生殖器官有关。急性细菌性输精管炎患者的临床表现主要包括突发性的下腹坠胀和疼痛并且可放射至同侧大腿，阴囊疼痛、血精。革兰氏阴性细菌感染者可有较为明显的畏寒、高热等全身中毒症状。慢性细菌性输精管炎患者的症状大多较为轻缓或不典型，并且输精管的感染常常也可扩散至附睾等器官。慢性细菌性输精管炎患者的临床表现主要包括下腹坠胀或疼痛，在性兴奋及排精后可明显加重，同侧阴囊不适、坠胀或疼痛，革兰氏阴性细菌感染者可有不规则发热或持续低热的症状。

2. **结核性输精管炎**　结核性输精管炎（tuberculous deferentitis）也称为输精管结核病（tuberculosis of vas deferens），由结核分枝杆菌感染所致。结核性输精管炎患者大多为突发性的下腹部或阴囊不适或疼痛，然后很快转为慢性病变及临床过程。结核性输精管炎患者的临床表现与慢性细菌性输精管炎患者的临床表现较为相似，但结核性输精管炎患者的输精管常常可形成串珠样结节及潮热、盗汗等全身中毒症状，并且常常可存在附睾结核、前列腺结核或身体其他器官或组织的结核性损害症状。

3. **真菌性输精管炎**　真菌性输精管炎（fungous deferentitis）常见由白假丝酵母菌等假丝酵母菌属的菌种感染引起，因此也称为输精管假丝酵母菌病或输精管念珠菌病（candidiasis of deferens）。真菌性输精管炎患者的临床表现与细菌性输精管炎患者的临床表现极为相似，但真菌性输精管炎患者的症状常常较为轻缓，较少产生发热等全身中毒症状，病原学检查能够检出真菌。

4. **亚临床输精管炎**　亚临床输精管炎（subclinical deferentitis）或称为无症状输精管感染、健康输精管带菌，在成年男性人群中可具有相对较高的发生率。文献报道，210 例接受输精管结扎手术的成年男性，取其输精管液标本进行分离培养的结果显示，54 例检出细菌，占 25.7%。其中双侧输精管都有菌者 38 例，占 70.4%；仅单侧输精管有菌者 16 例，占 29.6%。

亚临床输精管炎或感染可单独发生，也可与前列腺炎等生殖器官炎症同时存在。著者采用尿液–前列腺液–精液法，对 125 例具有前列腺炎样症状患者的病原学研究显示，其中前列腺液有菌但精液无菌者 35 例，占 28%；前列腺液无菌但精液有菌者 20 例，占 16%；前列腺液和精液都有菌者 70 例，占 56%。

亚临床输精管炎的病原体常见为葡萄球菌属、棒状杆菌属、链球菌属、肠球菌属、奈瑟菌属、克雷伯菌属、埃希菌属、变形杆菌属、白假丝酵母菌属的菌种，尤以革兰氏阳性的条件致病性细菌及正常菌群的细菌最为常见。

三、病理学分类

根据患者输精管的组织病理学损害特点，可将输精管炎分为不同的病理学类型，常见包括非特异性输精管炎与特异性输精管炎。

1. **非特异性输精管炎**　非特异性输精管炎（aspecific deferentitis）患者急性期或疾病初期的输精管病变主要为蜂窝织炎表现，可见输精管的黏膜水肿或形成小脓肿，中性粒细胞、浆细胞及淋巴细胞浸润。在输精管炎的慢性期或后期，可见输精管发生纤维化样改变使管腔狭窄。

2. **特异性输精管炎**　特异性输精管炎（specific deferentitis）常见由结核分枝杆菌感染引起，可见输精管呈干酪样病变并有瘢痕形成，输精管变硬和管壁增厚，有多处结节并且形成串珠样。

第二节　输精管炎的病因

输精管炎常见由病原体感染引起，也可罕见由患者自身的尿液逆流引起。引起输精管感染性炎症的病原体可包括病原性与条件致病性微生物和寄生虫，各种病原体既可外源性感染输精管，也可内源性感染输精管。

一、病原体感染

病原体感染是输精管炎的最常见病因，其中以葡萄球菌属、埃希菌属、肠球菌属、假单胞菌属、棒状杆菌属、克雷伯菌属、变形杆菌属、假丝酵母菌属中的某些菌种等条件致病性微生物较为常见。这些条件致病性病原体感染输精管后，常常可暂时不引起宿主产生临床表现，从而使宿主成为亚临床感染或无症状带菌状态的输精管亚健康者。

1. **病原体的种类**　引起输精管炎的病原体常见包括：

（1）细菌：导致输精管炎最常见的病原体，其中病原性细菌常见为金黄色葡萄球菌、淋病奈瑟菌与结核分枝杆菌。条件致病性细菌常见包括表皮葡萄球菌等凝固酶阴性葡萄球菌，棒状杆菌属的非毒原性菌种，粪链球菌等肠球菌属的菌种，大肠埃希菌、产气肠杆菌、粪产碱杆菌等肠道杆菌的菌种，铜绿假单胞菌等假单胞菌属的菌种，肺炎克雷伯菌、产酸克雷伯菌等克雷伯菌属的菌种，普通变形杆菌，灰色奈瑟菌、黏液奈瑟菌等奈瑟菌属的非淋球菌非脑膜炎奈瑟菌的菌种。

（2）真菌：以白假丝酵母菌、克柔假丝酵母菌、类星型假丝酵母菌等假丝酵母菌属的菌种最为常见。隐球菌属的菌种及丝状真菌较少见感染输精管和引起输精管炎。

（3）支原体：解脲支原体、生殖支原体与人型支原体均可在输精管炎患者的精液标本内分离到。

（4）衣原体：沙眼衣原体的沙眼生物亚种与性病淋巴肉芽肿生物亚种可感染输精管和引起输精管炎。

（5）寄生虫：以班氏丝虫感染最为常见。班氏丝虫感染人体和引起精索炎时，可波及输精管和引起输精管的炎症反应。

2. **感染的来源**　引起输精管炎的病原体可来自外界环境，但常见来自患者自身体内的其他生殖器官及其他器官与组织的病灶或正常菌群，可通过输精管道扩散及血液与淋巴液循环扩散的方式感染输精管。著者研究发现，输精管炎的绝大多数患者可首先或同时存在前列腺炎、附睾炎或睾丸炎。由此可见引起输精管炎的病原体可能主要来自前列腺、附睾或睾丸的病灶，通过输精管道扩散内源性感染输精管。

（1）输精管道逆行扩散：通过输精管道逆行扩散和感染输精管的病原体，既可来自外界环境或女性阴道，也可来自宿主自身尿道的正常菌群及精囊和（或）前列腺的感染菌群。精囊与输精管汇集成为射精管并且在前列腺形成共同的开口，以致由尿道口侵入人体和感染尿道、前列腺或精囊的病原体，都可通过射精管扩散和逆行感染输精管。

（2）输精管道顺行扩散：由睾丸与附睾产生的分泌物，沿输精管道排入输精管。因此感染睾丸和（或）附睾的病原体，极容易随睾丸液或附睾液的流动或细菌自身的运动，沿输精管道顺行扩散从而感染输精管。

（3）血液扩散：感染患者体内其他器官与组织的病原体如果侵入血液，可随动脉或静脉血循环扩散从而感染输精管。

（4）淋巴液扩散：感染患者其他某些生殖器官的病原体如果进入淋巴管道，可随淋巴液的回流扩散从而感染输精管。

二、尿液逆流

在正常生理条件下，精阜射精管的开口处存在瓣膜，并且正常输精管内充满分泌物和精子，且其具有定向蠕动的功能，因此尿液不能逆流到输精管内。在某些特殊条件下，如外力造成充盈的膀胱内压过高、射精管瓣膜发育不全等，也可发生尿液逆流进入输精管，引起输精管的炎症。

第三节 输精管炎的诱因

输精管虽然具有适宜多种微生物等病原体寄生和生长繁殖的条件，但正常生理状态的输精管也具有一定的抵抗细菌等病原体感染的能力。在临床流行病学研究中，常常可发现绝大多数男性具有正常的输精管，有些则是输精管携带某种或某些条件致病性病原体但并没有产生明显的临床表现而成为输精管亚健康者或健康输精管带菌者。对输精管炎患者病史的调查可发现，许多患者的输精管炎样症状既可产生于劳累、频繁的性活动、性兴奋、手淫等条件下，也可发生于前列腺炎等生殖器官感染或其他器官与组织感染的治疗过程中，尤其常见于发生在抗菌药不规范使用或滥用的治疗过程中。提示某些因素不但可有利于病原体感染输精管，而且也可促进输精管亚临床感染者产生输精管炎的临床表现。

一、抗菌药物滥用

抗菌药物滥用导致输精管感染主要与菌群失调的发生有关，不规范使用或滥用抗菌药物不但可造成男性尿道正常菌群平衡破坏或消失，以致尿道对各种病原体感染的易感性增加，而且也可造成宿主身体其他部位正常菌群的平衡破坏，以致其中的某些细菌等微生物容易扩散和引起输精管感染。由正常菌群失调而引起输精管感染的病原体，既可以是毒力较强的金黄色葡萄球菌、白假丝酵母菌等病原体，也可以是毒力较弱的表皮葡萄球菌、大肠埃希菌、粪链球菌、非毒原性棒状杆菌等条件致病性病原体。

抗菌药物滥用也常常可造成输精管、前列腺等内生殖器官亚临床感染的病原体与宿主之间的平衡破坏，以致这些亚临床感染病原体能够大量生长繁殖与扩散，从而感染输精管和引起输精管的严重损害。临床上寻常可见原本没有明显输精管炎症状的尿道炎、前列腺炎等生殖器官感染患者，在经验性使用或不规范使用抗菌药物治疗的过程中，产生了输精管炎的症状并且逐渐加重。

二、机体抵抗力降低

机体抵抗力降低导致输精管炎的发生，常见于劳累、感冒、酗酒等情况下。机体抵抗力降低造成宿主机体难以阻止感染尿道、精囊、前列腺、附睾或睾丸的条件致病菌大量生长繁殖和扩散，从而这些条件致病菌可感染输精管和引起输精管炎。机体抵抗力降低也可有利于输精管隐性感染菌群得以大量生长繁殖，引起输精管的显性炎症反应和使患者产生明显的临床表现。

三、精液滞留

睾丸液、附睾液与精子在输精管内的滞留，不但为亚临床感染输精管的病原体生长繁殖提供了良好的营养物质条件，而且也有助于感染其他生殖器官的病原体沿输精管道迁徙扩散和感染输精管。

四、继发感染

在慢性男性生殖器官感染患者的精液标本中，常常可发现存在两种或两株以上细菌及细菌与其他病原体混合感染的情况。这表明某种条件致病性的病原体隐性感染输精管，可造成输精管对其他条件致病性病原体或病原体的易感性显著增高，以致其容易受到新的条件致病性病原体或病原体的继发感染。病原体继发感染进一步加重了输精管的组织损害，造成原来亚临床感染输精管的条件致病性病原体得以大量生长繁殖和引起输精管的显性炎症反应，导致患者产生明显的临床表现。

第四节　输精管炎的诊断与鉴别诊断

输精管炎的诊断主要包括临床诊断、病原学诊断与细胞学诊断。绝大多数输精管炎患者可具有较典型的临床症状与体征，因此根据患者的临床表现诊断输精管炎通常并不困难。然而输精管炎可分别由不同种类与性质的细菌等病原体感染引起，因此对于输精管炎患者的治疗依赖于病原学检查结果的指导。

一、临床诊断与鉴别诊断

1. **诊断**　对于单纯性的输精管炎，临床通常可根据患者的症状与体征，分别诊断为急性输精管炎或慢性输精管炎。如果输精管炎伴有附睾炎或前列腺炎及病变波及睾丸者，常常可产生不典型的或综合性的临床表现，以致诊断困难甚至发生漏诊或误诊。因此在对输精管炎进行临床诊断时，需要注意详细了解患者的症状和病史，认真检查患者的体征，以避免发生漏诊或误诊。

（1）急性输精管炎：患者的临床症状一般较为典型，常常表现为下腹部或耻骨上单侧或双侧突发性条索状分布的坠胀、疼痛，性兴奋或排精后疼痛加重。许多患者可有放射至同侧阴囊或大腿根部的疼痛，但须注意与附睾炎鉴别。患者可由于疼痛而曲腰、捧腹、少动而喜卧，病情严重的患者可有畏寒、发热及血精。血精现象常常与肠道杆菌、金黄色葡萄球菌或白假丝酵母菌等毒力较强的病原体感染造成输精管严重损害有关。

体格检查可见患者的患侧阴囊段精索增粗和变硬、触痛明显，病情严重者的精索可与周围组织形成粘连，并且可有提睾肌紧张、阴囊及睾丸上缩。输精管炎波及附睾者，可有附睾增大、阴囊触痛明显、会阴部皮肤潮湿或瘙痒等表现。

（2）慢性输精管炎：患者的临床表现与急性输精管炎患者相似，但慢性输精管炎患者的症状明显较轻。慢性输精管炎患者的临床表现主要包括下腹部或耻骨上单侧或双侧条索状分布的坠胀或疼痛，也可形成放射至同侧阴囊或大腿根部的疼痛。坠胀或疼痛的症状常常反复发生，可于站立或久坐、性兴奋后未排精或排精之后加重，在平卧、热水浴、排精、大便或小便后常常明显而短暂地缓解。一些患者还可出现膝关节疼痛、精液发黄或异臭，严重者可形成不规则发热或血精现象。

体格检查可见患者的患侧阴囊段精索增粗、变硬和触痛，病情严重的患者可有提睾肌紧张、阴囊及睾丸上缩。伴有尿道炎的慢性输精管炎患者，可有尿道不适、灼热或疼痛及尿频等排尿刺激症状。炎症波及附睾的输精管炎患者，可有附睾增大、触痛、变硬、出现结节，阴囊及会阴部皮肤潮湿或瘙痒等表现。输精管结核病患者，可触及输精管增厚和变硬，可有多处疼痛性的串珠样结节，并且患者通常还同时存在前列腺或附睾的结核性病变。

2. **鉴别诊断**　输精管具有很强的抗感染能力，以致在精液标本内检出数万、十余万甚至数十万的细菌，人体也可没有明显的输精管炎样临床表现。输精管炎或感染常常可对精子的活动、数量、形态等产生影响，感染严重者甚至可造成不育、胎儿畸形、胎儿不发育、死胎与流产。对于无症状或症状不典型的输精管炎的临床诊断与鉴别诊断，需要结合或依赖于尿液-前列腺液-精液法的病原体分离培养结果。

（1）不育症：男性不育可与许多因素有关，如睾丸损害或分化与发育不良、睾丸异位、腮腺炎病毒或结核分枝杆菌等微生物感染、睾丸肿瘤、弱精、少精、无精、酗酒、服用某些药物、内分泌异常、染色体或基因异常等。输精管炎，尤其是亚临床输精管炎/感染，也是造成不育症的一个重要因素。输精管炎症或感染者的精液检查可正常或异常，常见如精子数量减少甚至无精、精子畸形率增高、精子活动性降低等。对于其他因素不能解释的不育症患者，应采用尿液−前列腺液−精液法采集标本和进行细菌、支原体、真菌等病原体的分离培养，可有助于输精管感染所致不育的诊断与鉴别诊断。

（2）精索静脉曲张（varicocele，VC）：指精索蔓状静脉丛的血管发生异常扩张、延长和迂曲等病变。精索静脉曲张在成年男性人群中的发生率为10%～15%，占男性不育症患者的19%～41%。精索静脉曲张以左侧常见，也可双侧发生，患者的症状主要是直立位时可感觉到阴囊坠胀、疼痛，严重者可发生阴囊水肿、睾丸鞘膜积液、睾丸及附睾功能和发育障碍，以致不育。精索静脉曲张者的精液病原学检查不能发现病原体，B超检查可见异常扩张、延长和迂曲的精索蔓状静脉丛的血管，这有助于精索静脉曲张的诊断与鉴别诊断。

（3）胎儿发育异常：输精管炎症或感染者，尤其是严重感染者，常常可发生其妻不孕，尤其常见发生于妊娠12～16周时的胎儿死亡或不明原因流产（详见第十五章）。对于其他因素不能解释的不育者，应采用尿液−前列腺液−精液法采集标本，进行精液的细菌、支原体、真菌等病原体的分离培养，可有助于输精管感染所致不育的诊断与鉴别诊断。

二、病原学诊断与鉴别诊断

1. **诊断**　输精管炎的病原学检查通常采集患者的精液标本，在精液标本内可检出引起感染的病原体，但需注意与来自男性尿道、前列腺、精囊、附睾或睾丸等生殖器官的污染病原体相鉴别。

（1）标本采集：对于输精管炎患者的病原学诊断需要采集精液标本，在急性输精管炎患者及病情严重患者难以采集精液标本时，也可采集分段尿液标本。不论是采集精液标本还是采集尿液标本，都必须注意避免标本受到尿道正常菌群的污染和鉴别分离培养物内的污染菌。

1）精液标本的采集：著者推荐使用"尿液−前列腺液−精液法"采集标本，也可使用"尿液−精液法"采集标本。尿液−精液法采集标本的操作方法是令患者首先将其尿液的前段、中段、末段分别收集于三支无菌的试管或其他容器内，每管5～10ml；然后随即以手淫法或体外排精法，采集精液标本于另一无菌容器内。

2）尿液标本的采集：令患者将其尿液的前段、中段、后段分别收集于三支无菌试管或其他容器内，每管5～10ml。

（2）涂片镜检：精液标本可直接涂片，尿液标本需离心后取沉渣涂片。标本经过革兰氏染色、碘染色、苏木精染色、Giemsa或Gemenez染色后，在显微镜下可观察细菌、假丝酵母菌、衣原体或微丝蚴的形态，对病原体的类型进行初步鉴别与诊断。如果发现微丝蚴，可根据其形态特征进行鉴定。检查抗酸杆菌时，可将精液标本直接涂片或经过前处理后取离心沉淀物涂片，抗酸染色后镜检。

（3）分离培养：采集的分段尿液及精液标本应尽快送到实验室，尿液需立即分别接种于适宜的培养基进行分离培养，精液标本待液化后接种于培养基。如果患者已经使用了抗菌药物，则需要对标本进行抗菌药物活性的灭活或衰减处理。

1）精液标本：对于精液标本的细菌、真菌、支原体的分离培养，需取液化的精液标本分别接种0.1ml于血琼脂培养基平板、沙保诺琼脂培养基平板、支原体分离培养基平板，置普通温箱、CO_2温箱或烛缸内在37℃条件下培养24～48小时后观察结果。淋病奈瑟菌等奈瑟菌属的菌种分离培养，可将标本接种于淋病奈瑟菌分离培养基或巧克力色血琼脂培养基平板，置 CO_2 温箱或烛缸内在 37℃条件下培养。结核分枝杆菌的分离培养，可将标本直接或离心后取沉淀物，接种于罗氏固体培养基或苏通液体培养基分离培养。支原体的分离培养可取液化的精液标本 0.1ml，接种于支原体分离鉴别培养基，置 CO_2 温箱或烛缸内在 37℃条件下培养 3～7 天观察结果。

观察分离培养的结果时，应注意分离培养物中病原体菌落的种类、数量及其分布情况，判断病原体的来源及其意义。如果患者是输精管炎而不是尿道炎，其精液标本分离培养物的病原体数量可显著较多，并且常常是纯培养物。精液作为唯一标本的分离培养物，常常难以判定分离培养物数量的多与少。如果是复数菌感染，则难以鉴别其中的病原菌与污染菌。因此对于输精管炎的病原学检查，最好采用"尿液-前列腺液-精液法"采集患者的分段尿液和精液标本，并且分别定量接种于培养基进行分离培养。

分离培养的各种细菌、真菌及支原体，可采用常规细菌学或支原体鉴定方法进行菌种或菌型的鉴定。淋病奈瑟菌及奈瑟菌属的其他菌种、结核分枝杆菌等细菌及其稳定 L 型，也可采用 PCR 的方法检测其特异性基因进行鉴定。

2）尿液标本：尿液标本的细菌、真菌及支原体分离培养，也需要分别取各段尿液标本接种 0.1ml 于血琼脂培养基平板、沙保诺琼脂培养基平板或支原体分离培养琼脂平板。对于没有尿道炎病史与症状的患者，支原体的分离培养也可仅取前段尿，接种 0.1ml 于支原体分离鉴别培养基。

观察结果时应注意前段、中段及末段尿液标本在培养基平板上生长的病原体种类、数量及其分布情况，判断病原体的来源及其诊断学价值。如果前段尿液标本中生长的病原体数量显著多于中段及末段尿液标本中生长的病原体数量，根据患者的临床表现可判断其中一种或多种形成优势生长菌群的病原体为引起输精管炎的病原体。

3）衣原体与丝虫检查：一般不需进行衣原体与丝虫的分离培养，可直接对标本进行涂片和染色镜检观察，或采用特异性 PCR 检测与鉴定。在特殊情况下，也可将精液标本及分段尿液标本接种于鸡胚卵黄囊、HeLa 细胞或其他细胞单层培养物进行分离培养，判断标本内衣原体的来源及其诊断学价值。

4）细菌 L 型检查：采用高渗培养基分离培养法分离细菌 L 型，可取精液标本接种 0.1ml 于 LEM 平板，置 CO_2 温箱或烛缸内在 37℃条件下培养。采用非高渗培养基分离培养法分离细菌 L 型，可将精液标本接种 0.1ml 于含 5ml PG 液、肝消化液等非高渗 L 型液体培养基的小方瓶内，置普通温箱内在 37℃条件下培养 3～7 天，然后取培养物经 0.22～0.45μm 孔径滤菌器过滤，将滤过液接种于 PG 液等培养基传代培养，在倒置显微镜下逐日观察细菌 L 型的生长现象。不稳定 L 型可通过返祖试验获得 L 型返祖菌后，以常规细菌学方法对返祖菌进行菌种或菌型的鉴定。对于淋病奈瑟菌、结核分枝杆菌等细菌的稳定 L 型，可使用 PCR 诊断试剂盒检测菌种的特异性基因进行鉴定。

支原体与衣原体也可在正常男性尿道内存在，造成未经治疗的输精管炎的病原学诊断发生误诊。如果患者具有较为典型的输精管炎的临床表现，并且对其各种标本的分离培养均没有发现细菌、真菌及细菌 L 型，则不论是在精液标本或是分段尿液标本中检出任何病原性支原体或衣原体，都具有病原学诊断的意义。

（4）药物敏感试验：一般来说，对于从输精管炎患者标本内检出的各种病原菌，都应进行药物敏感试验。除非具有特殊的需求，一般可不对分离培养的结核分枝杆菌、细菌 L 型及支原体常规进行药物敏感试验。

2. 鉴别诊断 输精管炎的病原学诊断依赖于对精液标本的病原学检查，通常以手淫、性交、取精器法采集精液标本，造成经尿道排出的精液标本容易受到尿道、手、安全套等携带菌群的污染。以尿液-前列腺液-精液法采集标本和进行病原体的分离培养，可有助于精液标本的病原体与污染菌的诊断与鉴别诊断。

三、细胞学诊断与鉴别诊断

1. **诊断**　输精管炎患者的实验室检查包括精液、血液及尿液的细胞学检查，血液细胞学检查的阳性发现，主要见于具有全身感染症状的输精管炎患者。

（1）精液检查：精液细胞学检查可发现较多数量的白细胞、红细胞及脓细胞。假丝酵母菌或细菌感染者还可发现存在于吞噬细胞外或细胞内的假丝酵母菌或细菌。精液检查也可发现较高比例的不运动精子、死精、畸形精子，以及精子数量减少甚至不能发现精子。

（2）血液检查：单纯性的输精管炎患者的血液检查可无异常发现，但有全身感染症状患者的血液检查可见白细胞数量增多。

（3）尿液检查：急性输精管炎患者的尿液细胞学检查可发现白细胞或脓细胞，慢性输精管炎患者可没有异常发现。

2. **鉴别诊断**　细菌等病原体感染输精管后，既可引起输精管的炎症反应和造成精液内白细胞数量增多，也可形成亚临床感染或无症状带菌状态，以致细胞学检查无异常发现。对于细胞学检查阴性的疑似输精管感染者，需要用尿液-前列腺液-精液法采集标本进行病原体的分离培养和诊断与鉴别诊断。

第五节　输精管炎的治疗

输精管炎的治疗主要包括一般治疗、抗感染治疗与机能康复治疗，全身感染者及全身症状严重的患者还应进行全身治疗。

一、一般治疗

急性输精管炎患者与慢性输精管炎患者在症状加重时期，应卧床休息并兜起阴囊、热水坐浴和口服止痛药物。也可用 1% 普鲁卡因 10ml 为患者进行精索封闭，每周 1 次。慢性输精管炎患者采用禁欲或排精、热水坐浴、卧床休息的方法，可有效减轻症状。

二、抗感染治疗

输精管炎患者的抗感染治疗，与前列腺炎、精囊炎及附睾炎患者的抗感染治疗基本相同。对于病情严重的急性输精管炎患者，可根据其临床表现及标本涂片革兰氏染色结果，初步判断病原体的性质或种类；也可采集患者的尿液标本，进行病原体分离培养及药物敏感试验。在采集标本并且初步了解病原菌的基本特性之后，可首先给予经验性抗菌药物治疗。对于初步诊断为非抗酸性细菌感染患者的经验性治疗，推荐首选的抗菌药物及其使用方法为头孢菌素类和（或）喹诺酮类药物静脉滴注，也可选择头孢菌素类药物联合喹诺酮类、大环内酯类或四环素类抗菌药物口服。对于初步诊断为酵母菌感染患者的经验性治疗，可选择抗真菌药物类口服，如氟康唑、伊曲康唑、伏立康唑等口服，或给予氟康唑、两性霉素 B 静脉滴注。治疗期间需要高度关注患者病情的变化，并且适时采集患者的精液或尿液标本进行病原学检查，根据病原学检查结果选择敏感药物进行治疗。

对于病情相对较轻的急性输精管炎患者与慢性输精管炎患者，都应严格根据病原学检查结果及病原体的性质及其药物敏感性，选择抗菌药物和进行规范的治疗。经验性治疗在获得病原学检查结果及药物敏感试验结果之后，应根据病原菌的性质及其药物敏感性，立即调整或改变抗菌药物继续治疗。对疑为无芽孢厌氧菌感染者，可经验性使用甲硝唑、替硝唑等药物治疗；也可根据无芽孢厌氧菌的种类与生物学性状，经验性选择使用青霉素类、头孢菌素类、喹诺酮类、亚胺培南等抗菌药物治疗。对结核分枝杆菌感染者，可给予利福平、异烟肼及乙胺丁醇治疗，在治疗过程中需注意检查是否有结核分枝杆菌 L 型的形成。如果条件允许，应当根据病原学检查结果选择和使用病原体敏感的抗菌药物进行治疗。

支原体、衣原体及细菌 L 型感染的治疗，可给予喹诺酮类、大环内酯类、四环素类、利福霉素类、氯霉素类或氨基糖苷类抗菌药物口服、肌内注射或静脉滴注，一般以 7～10 天为 1 个疗程。假丝酵母菌感染者，可给予氟康唑、伊曲康唑、两性霉素 B 等药物治疗，口服一般以 14～20 天为 1 个疗程。丝虫感染者，可给予枸橼酸乙胺嗪 200mg 口服治疗，一般每天 3 次，7～12 天为 1 个疗程，共进行 3 个疗程。

三、机能康复治疗

急性输精管炎患者经过有效的抗感染治疗之后，通常不会遗留不适症状。有少数慢性输精管炎患者及组织损害严重的急性输精管炎患者，在经过有效的抗感染治疗之后，常常还可在一段时期内存在偶然发生的下腹或阴囊不适症状。这些患者的精液标本病原学及细胞学检查可完全正常，但常常可在性兴奋而未排精、长时期未排精或频繁排精、久站、久坐或盘腿坐姿的情况下，出现下腹或耻骨上及阴囊段精索的不适或坠胀，触诊通常不能发现不适或疼痛。如果确定患者的输精管不存在感染及其他疾病，可采用每天湿热敷或热水浴 1～3 次、超短波理疗、中医药辨证治疗等方法进行机能康复治疗。

输精管炎患者在治愈之后，应当进行正常的性生活或适当排精。适当排精，尤其是在性兴奋时排出精液，是缓解治愈后输精管不适或疼痛的有效方法，同时也是防止由于精液在输精管内滞留而容易发生重新感染的重要措施。此外，也应当注意会阴部的卫生及改善身体的健康状况，进行适当的体育运动和食用营养丰富的食物，增强机体的抵抗力或免疫力。

第六节 输精管炎的预防

输精管虽然是位于男性体内的内生殖器官，但输精管含有适宜细菌等微生物及其他病原体生长繁殖的精液，并且通过多种管道与前列腺、精囊、附睾等内生殖器官形成联系及直接与男性尿道沟通，通过男性尿道形成与外界的联系。因此输精管是男性容易受到来自宿主自身及外界环境的各种病原体感染的内生殖器官之一。输精管炎的预防措施与方法主要包括改善身体的生理机能、及时诊断和治疗输精管的亚临床感染、治疗输精管炎相关疾病。

一、改善生理机能和增强抵抗力

输精管是男性输送精子的通道，来自附睾的精子及精囊的分泌物汇集于输精管，与前列腺液混合为精液后，通过男性尿道排出体外。滞留于输精管内的陈旧分泌物不但可成为刺激或损伤输精管组织的化学因素，而且也可成为内生殖器官亚临床感染病原体生长繁殖的营养基质及扩散媒介。因此，改善宿主身体的生理机能和提高身体与输精管抵抗病原体感染的非特异性防御能力，是预防输精管炎的重要基本措施。

改善生理机能和增强机体抵抗力的基本原则与方法包括讲究个人卫生、合理饮食与营养、进行正常的和有规律的性生活或排精、增加饮水量以增加排尿次数、排精后及时排尿、避免不洁性行为、保持男性尿道的清洁与卫生等（详见第十一章）。对于输精管炎康复后的结核分枝杆菌易感者，如有必要可接种卡介苗进行结核病的人工主动免疫预防。

二、及时诊断和治疗输精管亚临床感染

如前所述，男性人群中寻常存在输精管的亚临床感染者，具有前列腺炎样症状的患者也常常可合并输精管炎症或感染。可见输精管不但是男性容易受到病原体感染的内生殖器官，而且是容易形成亚临床感染或无症状带菌状态的内生殖器官。

输精管亚临床感染者既可终身不表现出明显的输精管炎样症状，也可在机体抵抗力降低时，由病原体的大量生长繁殖而引起输精管的显性感染症状。因此对于成年男性，尤其是已婚成年男性及不明原因的不育者或其所育胎儿发育异常者，需要进行输精管的健康体格检查与精液的病原学检查，及时发现和早期诊断输精管的无症状带菌状态或亚临床感染，并且在病原学检查结果的指导下，进行规范的治疗。

三、治疗输精管炎相关疾病

与其他男性生殖器官感染的发生与发展一样，输精管炎的发生与发展也与患者身体的某些疾病或因素有关，如前列腺炎、尿道炎、附睾炎、精囊炎、结核病等。对于具有各种感染性疾病的患者，不但应当早期诊断、及时和规范地治疗，而且在治疗的过程中还应高度重视患者是否发生输精管感染或存在亚临床感染的情况。同时也应及时治疗包茎或包皮过长，避免由于男性尿道感染而增加输精管继发感染的危险性。

第十八章　附　睾　炎

附睾炎（epididymitis）是附睾由于受到微生物、寄生虫感染或其他非感染因素刺激而发生的炎症反应，患者可有附睾疼痛、附睾肿胀、血精、大腿或髋区域疼痛、阴囊及会阴部皮肤潮湿等临床表现。附睾炎常见发生于中青年男性人群，以细菌等微生物感染最为常见。引起附睾炎的微生物绝大多数是来自尿道的正常菌群，附睾炎可由感染前列腺、精囊、输精管的病原体沿输精管道扩散引起，也可由来自外界的病原体经尿道逆行扩散或由感染机体其他器官与组织的病原体随血流扩散引起（图18-1）。少数附睾炎可由外伤、附睾扭转、穿刺或尿液逆流引起。40%～60%的附睾炎患者，可同时伴有前列腺炎、输精管炎等其他男性生殖器官的感染或疾病。

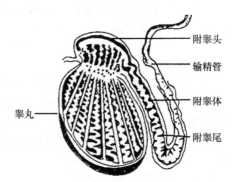

图 18-1　附睾及其与睾丸和输精管的毗邻关系

第一节　附睾炎的分类

附睾炎的分类与前列腺炎的分类相似，包括根据附睾炎患者的临床表现，分为急性附睾炎与慢性附睾炎；根据引起附睾炎症的病原体类型或病原学特点，分为细菌性附睾炎、非细菌性附睾炎及附睾疼痛等；根据附睾炎的组织病理学变化，分为非特异性附睾炎与特异性附睾炎。在各种分类中，同样也以病原学分类最有利于指导附睾炎的病因治疗。

一、临　床　分　类

根据附睾炎患者的临床表现，将附睾炎分为急性附睾炎与慢性附睾炎。

1. **急性附睾炎**　急性附睾炎（acute epididymitis）常见由细菌、病毒、支原体、衣原体、真菌或丝虫等病原体感染附睾引起，也可由附睾受到外力打击或尿液逆流进入附睾引起。急性附睾炎患者以发病急骤、附睾疼痛与肿大、阴囊皮肤红肿、睾丸疼痛或肿胀、血精、发热等为常见的临床表现。

急性附睾炎患者的附睾抽出液、精液或尿液检查，可见有大量的细菌或其他病原体及白细胞、脓细胞和红细胞。血液检查可有白细胞增多等异常发现。

2. **慢性附睾炎**　慢性附睾炎（chronic epididymitis）常见由细菌、支原体、衣原体、真菌等微生物或丝虫感染附睾引起，也可由急性附睾炎治疗不当而转变形成。然而绝大多数慢性患者可没有急性附睾炎的病史，而有急性或慢性前列腺炎、慢性输精管炎的病史。慢性附睾炎患者以发病缓慢、附睾疼痛伴有放射至大腿根部及膝部或腹股沟区域的疼痛、附睾增大和硬化、阴囊或睾丸坠胀或疼痛、阴囊及会阴部皮肤潮湿与瘙痒或出现皮炎为最常见的临床表现。

慢性附睾炎患者的精液或尿液检查，常常可见大量细菌或其他病原体及白细胞或脓细胞。血液检查通常没有异常发现。

二、病原学分类

根据在附睾抽出液、精液或尿液内是否能够检出病原体及检出病原体的种类，可将附睾炎分为细菌性附睾炎、非细菌性附睾炎、真菌性附睾炎、放线菌性附睾炎、病毒性附睾炎、附睾疼痛及创伤性附睾炎。

1. 细菌性附睾炎 细菌性附睾炎（bacterial epididymitis）由各种细菌感染附睾引起，根据患者的临床表现又可分为急性细菌性附睾炎与慢性细菌性附睾炎。

（1）急性细菌性附睾炎（acute bacterial epididymitis）：常见由淋病奈瑟菌、金黄色葡萄球菌、大肠埃希菌、产气肠杆菌、肺炎克雷伯菌、产酸克雷伯菌、普通变形杆菌、铜绿假单胞菌、产碱假单胞菌、奈瑟菌属的非淋球菌非脑膜炎奈瑟菌等多种病原性细菌或条件致病性细菌感染所致。

急性细菌性附睾炎患者通常以发病急剧、附睾及阴囊剧烈疼痛、附睾增大以及畏寒、发热等全身中毒反应为最常见的临床表现。附睾抽出液、精液或尿液检查，可见大量细菌以及白细胞、脓细胞及红细胞，血液学检查可见白细胞增多。

（2）慢性细菌性附睾炎（chronic bacterial epididymitis）：常见由凝固酶阴性葡萄球菌中的表皮葡萄球菌、科氏葡萄球菌等细菌，棒状杆菌属的生殖棒状杆菌、假白喉棒状杆菌等菌种，肠球菌属的粪链球菌、坚韧链球菌、尿链球菌等菌种，肠道杆菌中的大肠埃希菌、产气肠杆菌、肺炎克雷伯菌、普通变形杆菌等，假单胞菌属的铜绿假单胞菌、产碱假单胞菌等多种条件致病性细菌感染所致。

慢性细菌性附睾炎患者以局部症状为主要的临床表现，常见包括附睾疼痛并有放射至腹股沟区或髋及膝关节区的疼痛、附睾增大和硬化、阴囊或睾丸坠胀或疼痛、阴囊及会阴部皮肤潮湿与瘙痒或皮炎等。附睾抽出液、精液或尿液检查，可发现细菌以及白细胞、脓细胞或红细胞，血液学检查可无异常发现。

（3）结核性附睾炎（tuberculous epididymitis）：或称为附睾结核病，由结核分枝杆菌感染附睾引起。绝大多数患者的附睾可无明显疼痛，可有附睾肿胀并形成硬结，与阴囊粘连和形成寒性脓肿，脓肿可向阴囊外破溃和形成长期不愈的阴囊窦道。病变波及输精管时，可导致输精管变粗和形成串珠状。尿液离心沉淀物、精液及脓肿标本的细菌学检查，可发现结核分枝杆菌。

2. 非细菌性附睾炎 非细菌性附睾炎（nonbacterial epididymitis）主要是指由支原体或衣原体感染附睾引起的附睾炎症反应，根据患者的临床表现，又可分为急性非细菌性附睾炎与慢性非细菌性附睾炎。

（1）急性非细菌性附睾炎（acute nonbacterial epididymitis）：可由支原体或衣原体感染附睾引起，其中以支原体感染者较为常见。支原体或衣原体引起的急性非细菌性附睾炎通常为直接的性接触传播，经尿道外源性感染。对患者的附睾抽出液、精液或尿液进行病原学检查不能发现细菌，但可检出支原体或衣原体。附睾抽出液、精液及尿液的细胞学检查，可见大量白细胞、脓细胞或红细胞。血液学检查一般没有异常发现。

（2）慢性非细菌性附睾炎（chronic nonbacterial epididymitis）：可由支原体或衣原体引起的急性非细菌性附睾炎转变形成，也可由支原体或衣原体感染附睾后直接形成。对患者的附睾抽出液、精液或尿液进行病原学检查不能发现细菌，但可检出支原体或衣原体。附睾抽出液、精液及尿液的细胞学检查，可发现白细胞、脓细胞或红细胞。血液学检查正常。

3. 真菌性附睾炎 真菌性附睾炎常见由白假丝酵母菌、克柔假丝酵母菌等致病性或条件致病性假丝酵母菌感染附睾引起，因此也称为假丝酵母菌性附睾炎、念珠菌性附睾炎或附睾念珠菌病（candidiasis of epididymis）。附睾念珠菌病可表现为急性炎症反应或慢性炎症反应，以慢性炎症反应最为常见。对患者的附睾抽出液、精液或尿液进行病原学检查，不能发现细菌，但可检出假丝酵母菌。附睾抽出液、精液或尿液的细胞学检查可见白细胞、脓细胞或红细胞。血液学检查一般正常。

4. **放线菌性附睾炎**　放线菌性附睾炎或称为附睾放线菌病（actinobacillosis of epididymis），由放线菌属的菌种感染附睾引起。附睾放线菌病通常表现为附睾的慢性炎症反应，并且常常可形成脓肿及瘘管。对患者的附睾抽出液、精液或尿液进行病原学检查，不能发现细菌，但可检出放线菌或硫黄样颗粒。附睾抽出液、精液或尿液的细胞学检查可见白细胞、脓细胞或红细胞。血液学检查一般正常。

5. **病毒性附睾炎**　病毒性附睾炎（virus epididymitis）常见由腮腺炎病毒感染附睾引起，多伴发或继发于腮腺炎病毒引起的睾丸炎。在腮腺炎病毒引起睾丸炎的病例中，约85%的患者可发生附睾炎，并且常常发生在睾丸炎产生症状之前。对患者附睾抽出液、精液或尿液进行病原学检查，不能发现细菌，但可发现腮腺炎病毒。附睾抽出液、精液或尿液的细胞学检查，可发现白细胞、红细胞。血液学检查可见淋巴细胞数量增多。

6. **附睾疼痛**　附睾疼痛（epididymis pain）常见发生于附睾外伤、附睾扭转、附睾穿刺、附睾病原体感染治愈后，患者可有单侧或双侧附睾的明显或不明显持续性或间歇性不适或疼痛。体格检查可发现附睾正常或有触痛、增大或硬化、形成结节。附睾抽出液、精液或尿液的病原学与细胞学检查，通常不能发现任何病原体及炎症反应的证据。血液学检查正常。

7. **创伤性附睾炎**　创伤性附睾炎或称为附睾外伤，是由于附睾受到外力或物体的直接或间接打击、挤压、刺激而发生的附睾急性亚炎症或慢性炎症，患者可具有明确的外伤史或病因。创伤性附睾炎的临床表现主要是附睾疼痛、附睾肿胀、阴囊皮肤红肿、阴囊或睾丸疼痛或肿胀、血精等。继发细菌等病原体感染者，附睾疼痛等症状可明显加重，并且可有畏寒、发热等全身中毒症状。单纯性附睾外伤患者的附睾抽出液、精液或尿液的细胞学检查可见大量白细胞与红细胞，病原学检查不能发现病原体。继发细菌等病原体感染者，附睾抽出液、精液或尿液的病原学检查可见细菌或其他病原体及大量白细胞、红细胞或脓细胞，血液学检查可发现白细胞数量增多。

三、病理学分类

根据患者附睾的组织病理学损害特点，可将附睾炎分为非特异性附睾炎与特异性附睾炎。

1. **非特异性附睾炎**　非特异性附睾炎（aspecific epididymitis）由除分枝杆菌、放线菌之外的细菌及其他微生物或寄生虫感染附睾引起，病理学检查可见附睾组织呈蜂窝织炎样病变。在附睾感染的早期阶段，可见附睾组织水肿并有明显的中性粒细胞、淋巴细胞及浆细胞浸润，以后可出现脓肿。在感染的后期阶段，可见附睾的水肿及细胞浸润现象完全消失和附睾组织恢复正常，但附睾管腔周围组织也可形成纤维化并导致附睾管阻塞。

2. **特异性附睾炎**　特异性附睾炎（specific epididymitis）以肉芽组织样病变为主要特征，常见由分枝杆菌或放线菌感染附睾引起。结核分枝杆菌感染引起的特异性附睾炎，在病变早期可见附睾小管内存在脱落的上皮细胞、白细胞及大量结核分枝杆菌，随后可发生附睾小管坏死、肉芽肿、干酪样变、纤维化或形成精子肉芽肿。附睾干酪样变可蔓延到其邻近的器官，造成睾丸结核病、阴囊粘连及寒性脓肿。

第二节　附睾炎的病因

附睾炎可由外界环境或宿主自身的病原体感染引起，也可由附睾创伤、附睾扭转、附睾穿刺或尿液逆流进入附睾而发生。感染性附睾炎的发生分别与细菌、真菌、病毒、支原体、衣原体、寄生虫等病原体侵入附睾内生长繁殖和引起附睾的炎症反应有关。

一、病原体感染

微生物感染是附睾炎最常见的病因,其中急性附睾炎以革兰氏阴性细菌及性接触传播病原体感染较为常见,慢性附睾炎则以革兰氏阳性细菌感染较为常见。病原性细菌、病毒及其他病原微生物或寄生虫及人体正常菌群中肠道杆菌的绝大多数菌种,具有较强的毒力和(或)能够迅速生长繁殖,因此感染附睾后常常可引起附睾的急性显性炎症反应。革兰氏阳性细菌的许多菌种及酵母菌的某些菌种感染附睾后,则常见形成附睾的亚临床感染或无症状带菌状态。

1. 病原体的种类 引起附睾炎的病原体常见为细菌、真菌、支原体、衣原体、放线菌、寄生虫与病毒。各种病原体可单独感染附睾,也可多个种类或多个型别混合感染附睾和形成复数菌感染。这些微生物的绝大多数种类与引起输精管炎及前列腺炎的病原体相同,也有一些是引起附睾感染的特殊病原体。

(1)细菌:引起附睾炎的病原性细菌常见包括金黄色葡萄球菌、溶血葡萄球菌、人葡萄球菌、淋病奈瑟菌、结核分枝杆菌,条件致病性细菌主要是寄居于宿主肠道、尿道及其皮肤的正常菌群,常见包括表皮葡萄球菌等凝固酶阴性葡萄球菌,生殖棒状杆菌等棒状杆菌属的菌种,粪链球菌等肠球菌属的菌种,大肠埃希菌、肺炎克雷伯菌、产气肠杆菌等肠道杆菌的菌种,变形杆菌属的菌种,铜绿假单胞菌等假单胞菌属的菌种,灰色奈瑟菌、黏液奈瑟菌等奈瑟菌属的非淋球菌非脑膜炎奈瑟菌及无芽孢厌氧菌中的许多菌种。

(2)真菌:引起附睾炎的真菌以白假丝酵母菌、克柔假丝酵母菌、类星型假丝酵母菌等假丝酵母菌属的菌种最为常见。在抗菌药物滥用、菌群失调或某些特殊的条件下,也可发生青霉属、曲霉属的菌种及其他丝状真菌感染。

(3)支原体:引起附睾炎的支原体常见包括解脲支原体、生殖支原体与人型支原体。

(4)衣原体:引起附睾炎的衣原体常见为沙眼衣原体的沙眼生物亚种。

(5)放线菌:引起附睾炎的放线菌常见为厌氧性的衣氏放线菌及兼性厌氧性的奈氏放线菌。

(6)病毒:腮腺炎病毒是引起附睾炎的常见病毒。

(7)寄生虫:虽然认为阴道毛滴虫也可侵犯附睾和引起附睾炎,但临床上由阴道毛滴虫感染引起的附睾炎并不常见。

2. 感染的来源 附睾虽然也是通过输精管道形成了与外界的联系,但其与外界保持了较远的距离,成为男性生殖系统的内在器官。因此,外界的病原体通常并不能够直接进入附睾,而必须通过输精管道、血液或淋巴循环才能感染附睾。

(1)输精管道扩散:感染前列腺、精囊、输精管、睾丸的病原体,可随输精管道内的分泌物或精液,沿输精管道顺行或逆行扩散和感染附睾。

(2)尿道逆行扩散:通过性接触传播的病原体,或来自肾脏、膀胱的病原体,在尿道内生长繁殖后,可沿尿道逆行并经输精管道扩散和感染附睾。尿道的病原体也可由导尿管、膀胱镜等插入尿道,被带入尿道深处而经输精管道逆行扩散和感染附睾。

(3)血液扩散:引起人体其他组织或器官感染的病原体如果进入血液,可随血流扩散到附睾和引起附睾的感染。

(4)淋巴液扩散:附睾邻近器官(如前列腺、膀胱、尿道、精囊等)感染病灶内的病原体如果进入淋巴管道,可随淋巴液扩散和感染附睾。

(5)直接扩散:感染睾丸或阴囊的病原体可随睾丸或阴囊渗出物或脓肿破溃而释放,直接扩散和感染附睾。

二、创 伤

阴囊/附睾受到外力的打击、挤压、穿刺等，可造成附睾损伤和引起附睾的创伤性炎症反应。也可由创伤等因素造成阴囊血肿，从而导致继发性的附睾炎症反应。

第三节 附睾炎的诱因

虽然正常生理状态的附睾具有良好的抵抗病原体感染的能力，但某些物理、化学或生理因素可造成附睾的抗感染能力降低，以致附睾容易受到病原体感染。某些条件致病菌感染附睾后，也常常可形成附睾的亚临床感染或无症状带菌状态，以致在相当长的时期内不会引起宿主产生明显的临床表现。在生理机能降低及某些外因的作用下，可导致附睾的亚临床感染转变为显性感染。

一、抗菌药物滥用

对附睾炎患者病史调查所获得的结果显示，许多慢性附睾炎往往发生在尿道炎或前列腺炎的抗菌药物不规范治疗过程中或治疗之后。抗菌药物的不规范使用或滥用，常常造成尿道正常菌群或前列腺寄居菌群的平衡破坏及菌群与宿主之间的平衡失调，以致某些耐药性的细菌能够大量生长繁殖和沿尿道和（或）输精管道扩散而感染附睾。尿道正常菌群平衡紊乱，也为某些病原体或条件致病性病原体感染提供了有利的条件，以致这些病原体能够比较容易地侵犯附睾。

二、分泌物滞留

临床观察发现，慢性附睾炎患者常常可在性兴奋而未能排精的情况下，发生附睾疼痛症状加重的现象。附睾炎患者也可由于排精，附睾疼痛症状缓解。这种现象的出现，除了与附睾分泌物与精子在附睾内滞留对已经发生炎症的附睾形成刺激作用有关之外，也与滞留的分泌物与精子为病原体提供了丰富的营养条件，以致病原体能够迅速生长繁殖与进行代谢活动，从而加重附睾的炎症反应有关。长期滞留于附睾内的陈旧性分泌物与死亡的精子，也可对附睾产生化学性刺激作用，从而可造成附睾的损害及患者症状的加重，以致有利于病原体感染附睾。

三、机体抵抗力降低

劳累、患感冒或前列腺炎等疾病、阴囊或附睾遭受外力打击等因素造成身体或附睾局部的抵抗力降低而发生附睾炎的病例，在附睾炎患者中也寻常可见。身体或附睾的抵抗力降低不但有利于在宿主尿道或其他部位寄居的正常菌群通过输精管道或血流扩散感染附睾，而且也有利于外界环境中的病原体感染机体和侵犯附睾。

四、继 发 感 染

附睾的继发感染也较为常见，约87%以上附睾炎患者的精液分离培养物中可发现两种或两株以上细菌或细菌与其他微生物的混合感染。由此可见首先感染附睾的病原体使附睾形成了隐性感染和造成了附睾的损害，以致有利于其他病原体形成继发感染而导致患者发生附睾炎的显性感染症状。

第四节 附睾炎的诊断与鉴别诊断

附睾炎的诊断包括临床诊断、病原学诊断、细胞学诊断、病理学诊断与影像学诊断。绝大多数附睾炎患者可具有较典型的临床症状与体征，因此根据患者的病史与临床表现诊断附睾炎并不困难。由于附睾的炎症样损害不但可由不同种类与性质的病原体感染引起，而且也可由附睾的其他非感染性疾病造成，以致常常需要采用多种方法对附睾炎患者进行诊断与鉴别诊断及依赖于病原学诊断指导治疗。

一、临床诊断与鉴别诊断

1. 诊断 临床通常根据附睾炎患者的症状与体征，将附睾炎诊断为急性附睾炎或慢性附睾炎。对于具有不典型临床表现的患者，需要注意与其他疾病造成的附睾炎症样反应进行鉴别诊断。

（1）急性附睾炎（acute epididymitis）：患者的临床症状通常较为典型，常见为突然发生的附睾疼痛与触痛，并且可放射至同侧腹股沟区域或耻区。患侧附睾可发生肿胀，以致其体积迅速增大，若形成脓肿或脓肿破溃则可造成患者全身症状加重或感染扩散。感染严重者的体温可达 40℃，并可引起膀胱炎或前列腺炎的症状。

体格检查可发现患侧附睾压痛明显、阴囊增大并伴有皮肤红肿，病变的附睾与睾丸的界限可不清楚或与睾丸形成一硬块。

（2）慢性附睾炎（chronic epididymitis）：患者主要表现为附睾不适或疼痛、腹股沟和（或）髋区域疼痛，通常在傍晚或休息时疼痛症状可加重，经过一夜的休息之后常常可明显缓解。髋关节运动或改变髋关节的位置时，如猛然下蹲、站立、外展大腿或游泳等，腹股沟或髋区域的疼痛常常可加重，经过适当的走动之后，症状又可缓解，以致患者常常可被误诊为髋关节区域骨或肌肉的疾病。久站或久坐、性兴奋而未能排精、穿着紧身裤等均可成为加重附睾不适或疼痛的因素，仰卧、排精或热水浴后则常常可使患者症状明显缓解。双侧慢性附睾炎并造成附睾硬化者，常常可导致不育。

体格检查可发现病变的附睾增大、变硬及有轻度或明显压痛，并且常常可发现病变附睾有结节形成。波及输精管者，可发现输精管疼痛或变粗。

（3）附睾外伤：常见由附睾受到外力或物体的直接或间接打击、挤压、刺激等引起，患者可具有明确的外伤史或病因。患者的临床表现主要是附睾疼痛、附睾肿胀、阴囊皮肤红肿、阴囊或睾丸疼痛或肿胀、血精。继发细菌等病原体感染者，可具有畏寒、发热等全身中毒症状。

（4）附睾结核病（tuberculosis of epididymis）：或称为结核性附睾炎，是由结核分枝杆菌感染附睾所致。附睾结核病在男性生殖器官结核病中具有最高的发生率，常见发生于青年至老年人群，有报道对 60 例 19～65 岁附睾结核病患者的研究显示，35～45 岁的患者占76.7%。附睾结核病可继发于身体其他部位的结核病，也可原发感染结核分枝杆菌发生。患者发病缓慢、病程长久，主要表现为附睾逐渐肿胀、硬化、形成结节、与阴囊粘连，形成阴囊窦道，附睾无明显疼痛，少见形成鞘膜积液，感染严重者可有发热及不育症状。

阴囊及会阴部潮湿是附睾炎患者常有的症状，附睾与睾丸邻近，具有紧密的毗邻关系，附睾的炎症反应常常可波及睾丸，从而产生睾丸不适或疼痛、坠胀等睾丸炎症样症状。通过对患者病史的询问及体格检查，常常能够诊断和鉴别诊断附睾炎。

2. 鉴别诊断 附睾感染早期可没有明显的临床表现，从而形成亚临床附睾炎或附睾带菌状态，可对宿主的精液质量及生育产生不同程度的影响。对于其他原因难以解释的不育、不孕及畸胎、死胎、流产，可通过尿液-前列腺液-精液法采集标本和分离培养，进行诊断与鉴别诊断。

慢性附睾炎可造成附睾硬化、形成结节，容易与附睾结核病、附睾结石、附睾癌混淆。附睾炎疼痛明显，尤其在性兴奋未排精的条件下疼痛明显。附睾炎患者的精液病原学检查可检出非抗酸性细菌，附睾结核病则可检出抗酸杆菌。附睾结石直肠指检可触及质地坚硬、光滑的石块状物及摩擦感，精囊硬且压痛。附睾癌可发生于附睾的任何部位，累及附睾及睾丸导致分界不清或形成鞘膜积液，组织病理学检查可见肿瘤细胞。

二、病原学诊断与鉴别诊断

1. 诊断 附睾炎的病原学诊断可在患者的附睾抽出液、精液及尿液标本内发现引起感染的病原体，但需注意与来自男性尿道、前列腺、精囊、输精管或睾丸等生殖器官的污染菌进行鉴别。

（1）标本采集：对于急性附睾炎患者，可取其尿液或附睾抽出液标本。对于慢性附睾炎患者，则可采集精液标本或附睾抽出液标本。尿液标本需分三段（但不必要求清晨尿液）采集，并且分别接种于适宜病原体分离培养的固体培养基平板进行分离培养，以便与尿道污染菌及来自膀胱或肾脏的感染菌进行鉴别。精液标本的采集可采用"尿液-前列腺液-精液法"，分别采集患者的 IU、TU 及 S 标本。采集的各种标本需分别接种 0.1 ml 于不同培养基进行分离培养，有利于对分离培养物中的病原菌和污染菌进行诊断与鉴别诊断。

（2）涂片镜检：附睾抽出液及精液标本可直接涂片，经革兰氏染色、亚甲蓝染色、墨汁负染色、Gemenez 或 Giemsa 染色等方法染色后镜检，观察细菌、酵母菌或衣原体。对于疑为结核分枝杆菌感染者，需取附睾抽出液或精液标本直接涂片，或经过前处理后取离心沉淀物涂片，进行抗酸染色和镜检。对疑为放线菌属的菌种感染者，可直接肉眼查找标本内的硫黄样颗粒。不染色涂片标本可直接在显微镜下观察阴道毛滴虫及真菌。如果标本经过革兰氏染色镜检发现有菌，但有氧分离培养为无菌生长而厌氧分离培养为有菌生长，提示该附睾炎可能为无芽孢厌氧菌感染引起。

（3）分离培养：采集的尿液、附睾抽出液或精液标本，都应当以 0.1ml 定量接种于适宜病原体分离培养的培养基，以便于对分离物的来源及其诊断学价值进行判断。各种标本应根据检查的要求或目的不同，分别接种于不同的培养基，置于适宜待分离微生物生长的条件下培养。例如，对于绝大多数非抗酸性的专性需氧菌和兼性厌氧菌的分离培养，可将标本接种于血琼脂培养基平板，置普通温箱内在 37℃条件下培养 24～72 小时。分离抗酸杆菌，可将标本直接接种或经过前处理后接种于改良罗氏固体培养基或苏通液体培养基，置温箱内在 37℃条件下有氧培养 1～3 周。分离无芽孢厌氧菌，需将标本接种于适宜无芽孢厌氧菌生长的分离培养基，分别置于有氧条件与厌氧条件下 37℃对比培养。分离淋病奈瑟菌等奈瑟菌属的菌种，需将标本接种于淋球菌分离培养基平板、巧克力色血琼脂平板或血琼脂平板，置于含 5%～10%CO_2 的环境条件下 37℃培养。分离酵母菌等真菌，可将标本接种于沙保诺琼脂培养基、酵母菌等真菌选择鉴别培养基平板，置普通温箱内在 37℃或 28℃条件下有氧培养。分离支原体，应将标本接种于不同支原体分离鉴别的培养基，置于含 5%～10%CO_2 的环境条件下 37℃培养。细菌 L 型的分离培养应将标本直接接种于 LEM 平板或滤过后接种于非高渗液体（PG 液）培养基，置于含 5%～10%CO_2 的环境条件下或直接置普通温箱内 37℃培养。疑为腮腺炎病毒感染者，需将其标本接种于适宜的易感组织细胞培养物内进行分离培养。

各分离培养物以常规细菌学、真菌学、支原体学、病毒学等病原体鉴定的方法，进行属、种或型的鉴定；也可用免疫学的方法，进行特异性抗原的检测与鉴定；或以 PCR 方法，进行特异性基因的检测与鉴定。

（4）药物敏感试验：以常规细菌学方法检测细菌、酵母菌、放线菌的药物敏感性。如果无特殊的需要，可不必对结核分枝杆菌、支原体、衣原体、丝状真菌、寄生虫或细菌 L型进行常规的药物敏感试验。

2. 鉴别诊断 附睾炎的临床鉴别诊断主要包括精索静脉曲张（varicocele，VC）、睾丸炎或睾丸疼痛、慢性骨盆痛综合征（CPPS）。

精索静脉曲张患者的早期症状与附睾炎的早期症状十分相似，主要包括患侧睾丸坠胀、隐痛，站立及行走时症状加重，平卧休息时症状缓解。患者平卧时，患者的静脉曲张如果消失，则为原发性精索静脉曲张。如果患者平卧时静脉曲张没有消失，则可能是继发性静脉曲张。精索静脉曲张严重者可发生睾丸萎缩，也是造成不育症的一个常见因素，占继发性不育症患者的 69%~81%。

体格检查精索静脉曲张患者的阴囊及其内容物可发现迂曲和扩张的静脉团，严重者可有睾丸质地遍软和体积缩小。采用 Valsalva 试验让患者站立和屏气使腹压增大，如果能够触及患者阴囊内的静脉曲张团块，可初步诊断为精索静脉曲张。

彩色多普勒血流显像仪（CDFI）检查可以直观地了解患者精索静脉曲张的血管扩张程度及其血流状态，有助于精索静脉曲张的诊断与鉴别诊断。

睾丸炎或睾丸疼痛、慢性骨盆痛综合征（CPPS）的诊断与鉴别诊断参见本书相关章节。

三、细胞学及病理学诊断与鉴别诊断

1. 诊断 附睾炎患者的实验室检查包括精液、血液与尿液的细胞学检查，急性附睾炎患者血液细胞学检查可有阳性发现。

（1）附睾抽出液及精液检查：急性附睾炎及慢性附睾炎患者的附睾抽出液及精液标本镜检，可见大量白细胞、脓细胞及红细胞。假丝酵母菌感染者，可见孢子相或菌丝相真菌。

（2）血液检查：急性附睾炎患者的血液检查，可见中性粒细胞或淋巴细胞的数量增多，慢性附睾炎患者血液检查通常可没有异常发现。

（3）尿液检查：急性附睾炎患者的尿液检查，可见较多的白细胞或脓细胞，慢性附睾炎患者的尿液检查可没有异常发现。

2. 鉴别诊断 附睾慢性感染早期可没有明显的临床表现，从而形成亚临床附睾炎或附睾带菌状态，可对宿主的精液质量及生育产生不同程度的影响。对于其他原因难以解释的不育、不孕及畸胎、死胎、流产，可通过尿液–前列腺液–精液法采集标本和分离培养，进行诊断与鉴别诊断。

四、影像学诊断与鉴别诊断

1. 诊断 附睾炎的影像学诊断常用 B 超检查法，也可采用 CT 检查等方法进行附睾炎的影像学检查与诊断。

B 超检查有助于观察附睾的炎症情况及其波及范围，并且可显示出附睾与睾丸的关系及与附睾的其他疾病进行鉴别诊断和辅助诊断。附睾炎时，可见附睾体积增大和形态改变，附睾结节形成时可见中、强回声。附睾囊肿时，显示为低回声或无回声。

2. 鉴别诊断 附睾结石的 X 线检查可见结石样阴影。附睾癌的 B 超、CT、磁共振成像可发现组织肿块。

第五节 附睾炎的治疗

附睾炎的治疗包括一般治疗、抗感染治疗、外科手术治疗及机能康复治疗，各种治疗方法需要根据患者的病情，进行具体选择和使用。

一、一般治疗

急性附睾炎患者应卧床休息并兜起阴囊，可给予止痛剂口服。也可使用 1%普鲁卡因 10ml 或 1%利多卡因 20ml，由睾丸上段精索对患者进行局部注射封闭。急性附睾炎患者的早期阶段，可进行局部冷敷以缓解疼痛症状，后期阶段或慢性附睾炎患者，可进行局部湿热敷或热水浴。

二、抗感染治疗

细菌性附睾炎或真菌性附睾炎患者的抗感染治疗原则及抗菌药物选择与使用的推荐参考剂量和方法，与细菌性或真菌性前列腺炎、输精管炎及精囊炎基本相同。对于腮腺炎病毒感染者的治疗，可采用注射抗病毒血清或丙种球蛋白、肾上腺皮质激素短期治疗，也可给予抗病毒药物、干扰素治疗。

一般来说，除病情严重的急性附睾炎患者外，都应当在病原学检查结果的指导下，根据病原体的性质及其药物敏感性及患者的生理与病理情况，正确选择与使用抗菌药物。一个疗程结束之后，需要在停药 3 天后，采集精液标本进行病原学检查，判断治疗的效果和指导进一步的治疗。

对疑为无芽孢厌氧菌感染者，可经验性使用甲硝唑、替硝唑等药物治疗，或者根据无芽孢厌氧菌的种类与生物学性状，经验性选择使用青霉素类、头孢菌素类、喹诺酮类、亚胺培南等抗菌药物治疗。如果条件允许，应当根据病原学检查结果，选择和使用病原菌敏感的抗菌药物进行治疗。

慢性附睾炎患者在抗感染治疗过程中应适当排精，可有利于缓解症状、获得抗感染治疗的良好效果及促进炎症组织的修复。

三、外科手术治疗

对于某些化脓性附睾炎、附睾脓肿、附睾炎继发睾丸梗死、病变或损害严重的附睾结核病、抗菌药物不能控制的附睾炎或附睾-睾丸炎等附睾疾病，可考虑采用外科手术的方法切除附睾或附睾与睾丸。

四、机能康复治疗

许多附睾炎患者，尤其是慢性附睾炎患者，在经过抗菌药物治疗后，其病原体已经被清除，炎症也得到完全控制，但仍然可存在附睾不适或疼痛的症状。此时帮助患者恢复附睾的正常生理机能而不是继续使用抗菌药物，是最有效的和必要的治疗措施。附睾炎患者恢复期的康复治疗，可采用热水浴或超短波治疗仪治疗的方法对附睾进行理疗，有助于促进附睾病理损害较轻者不适症状的消除及生理机能的恢复。此外，也可使用中医药进行附睾的机能康复治疗，其不但有助于附睾生理机能的恢复，而且有助于不育者恢复生育能力。对于那些由慢性炎症过程或严重损伤造成附睾硬化者，机能康复治疗虽然能够帮助患者缓解症状，但却难以帮助附睾完全恢复正常的组织学结构及生理机能。

附睾炎患者在治愈之后，可进行正常的性生活或性兴奋时及时排出精液，有助于缓解附睾分泌物与精子在附睾内滞留所造成的不适或疼痛及防止附睾受到病原体的重新感染。此外还应当注意会阴部的卫生及身体的健康状况，增强机体的抵抗病原体感染的能力。

第六节　附睾炎的预防

附睾是男性暂时储存精子、产生精子的营养分泌物以利于精子成熟的内生殖器官，附睾紧贴于睾丸的上端和后缘，并且分别与睾丸和输精管直接连接，可隔阴囊触及。附睾的解剖学与生理学特点，造成其不但容易受到多种病原体的感染，而且也容易受到其他生殖器官疾病的波及及外力创伤。因此对于附睾炎的预防，既需要注意防止各种病原体的外源性感染与内源性感染，也需要注意避免其他生殖器官疾病波及或外力打击附睾。

一、增强机体抵抗力

正常附睾具有较强的抵抗细菌等病原体感染的能力，以致许多前列腺炎、尿道炎等男性生殖器官感染者并不会发生附睾炎。即使那些附睾受到细菌等病原体感染者，也常常可成为附睾的亚临床感染或健康附睾带菌者，而在相当长的时期不会发生附睾炎的临床表现。这提示附睾对细菌等病原体感染，具有较强的天然抵抗力。

改善身体的生理机能和增强机体的抗感染抵抗力与免疫力，有助于减少附睾受到细菌等病原体感染的机会。常用方法包括保持生殖器官的健康与卫生、穿着柔软与合体的服装、保持正常的性生活与排精、避免不洁性行为及过度手淫、避免附睾受到外力的打击或挤压（详见第十一章）。

对于附睾炎康复后的腮腺炎病毒易感者、结核分枝杆菌易感者，如有必要可分别接种腮腺炎病毒亚单位疫苗、卡介苗，进行腮腺炎或结核病的人工主动免疫预防。

二、治疗附睾炎相关疾病

前列腺炎等生殖器官感染、糖尿病及 HBV 感染等疾病、腮腺炎病毒感染、抗菌药物的不规范使用，可使附睾容易受到细菌等病原体感染或增加附睾受感染的易感性。附睾的亚临床感染或无症状附睾带菌状态，也可在男性人群中广泛存在。因此不但应注意改善机体的生理机能和增强机体的抵抗力或免疫力，而且也应及时检查和规范治疗尿道炎、前列腺炎、输精管炎等男性生殖器官感染性疾病及糖尿病、HBV 感染等影响机体免疫力的疾病。对于存在生育疾病的夫妻，应对男性患者进行附睾炎症或附睾感染的病原学检查和治疗。

第十九章 睾 丸 炎

睾丸炎（testitis）是睾丸受到微生物、寄生虫感染或非感染性因素刺激而发生的炎症反应，患者可有睾丸疼痛、肿大或萎缩等临床表现。睾丸炎在人群中的发生率较前列腺炎及附睾炎低，常见由细菌、病毒等微生物或丝虫通过血液循环内源性感染，也可由感染男性生殖系统其他器官的病原体通过输精管道扩散或直接扩散感染。由于睾丸所具有的解剖学特点，其极容易受到外力或化学因素的作用而发生非感染性的炎症反应。

第一节 睾丸炎的分类

睾丸炎的分类包括根据患者的临床表现，分为急性睾丸炎、慢性睾丸炎；根据睾丸炎的病因，分为细菌性睾丸炎、病毒性睾丸炎、放线菌性睾丸炎、真菌性睾丸炎、螺旋体性睾丸炎、寄生虫性睾丸炎、创伤性睾丸炎；根据睾丸炎患者睾丸的病理学改变性质与特点，分为非特异性睾丸炎与特异性睾丸炎。

一、临 床 分 类

睾丸炎的临床分类是根据睾丸炎患者的临床表现进行的分类，可分为急性睾丸炎与慢性睾丸炎。

1. **急性睾丸炎** 急性睾丸炎（acute testitis）常见由病原微生物等病原体感染睾丸及睾丸受到外力打击或发生异位引起炎症反应，患者大多发病急骤并且常常伴有明显的局部损害与全身损害症状。急性睾丸炎的临床表现常见包括患侧睾丸疼痛与肿胀、放射至腹股沟疼痛、全身不适或酸痛、畏寒与发热、恶心或呕吐。细菌等微生物感染者，尿液检查可发现白细胞、脓细胞或红细胞，分离培养可检出细菌或其他病原体，血液学检查可见白细胞数量增多。创伤性睾丸炎者，尿液检查可发现白细胞、脓细胞或红细胞，但不能检出病原体，血液学检查可没有异常发现；如果继发细菌感染，尿液可检出病原体，血液学检查也可见白细胞数量增多。

2. **慢性睾丸炎** 慢性睾丸炎（chronic testitis）可由急性睾丸炎治疗不当而转变形成，也可由细菌等微生物感染引起。慢性睾丸炎患者主要以局部症状为主要临床表现，常见包括患侧睾丸疼痛或触痛、睾丸肿大或硬化与萎缩。血液与尿液检查通常可没有异常发现，精液检查可见白细胞、脓细胞、红细胞，分离培养可见细菌或其他病原体。

二、病 原 学 分 类

睾丸炎的病原学分类是根据在睾丸鞘膜穿刺液或精液标本内所检出病原体种类进行的分类，常见分为细菌性睾丸炎、病毒性睾丸炎、真菌性睾丸炎、放线菌性睾丸炎、螺旋体性睾丸炎及寄生虫性睾丸炎。

1. **细菌性睾丸炎** 细菌性睾丸炎（bacterial testitis）可分别由各种细菌感染所致，精液及睾丸鞘膜穿刺液标本的细菌学检查可发现病原菌。由于引起睾丸炎症反应的病原菌的种类与性质不同，患者可有不同的临床表现。

（1）革兰氏阳性细菌感染：不同种类的革兰氏阳性细菌感染，可分别引起急性睾丸炎或慢性睾丸炎，患者通常以患侧睾丸疼痛、肿胀或萎缩等局部症状为主要临床表现。如果病原菌产生的毒素进入血液或病原菌进入患者血液，可形成毒血症、菌血症、败血症或脓毒血症所致的全身中毒症状。

（2）革兰氏阴性细菌感染：不同种类的革兰氏阴性细菌感染，也可分别引起急性睾丸炎或慢性睾丸炎，患者可分别或同时产生局部症状与全身症状。革兰氏阴性细菌感染引起睾丸炎的患者产生的临床表现，主要包括患侧睾丸疼痛、肿胀或萎缩及由内毒素或细菌进入血液而形成的内毒素血症、菌血症、败血症及其所致的发热等全身中毒症状。

（3）结核分枝杆菌感染：结核分枝杆菌感染睾丸后，引起的睾丸炎症称为结核性睾丸炎（tuberculous testitis）或睾丸结核病（tuberculosis of testis），常见由附睾结核病灶内的结核分枝杆菌扩散至睾丸所致。结核性睾丸炎患者通常可没有明显的睾丸疼痛，患侧睾丸可发生肿胀和睾丸固有鞘膜有少量渗出液。尿液离心沉淀物、精液及脓肿标本涂片抗酸染色后镜检，可发现抗酸杆菌。

2. 病毒性睾丸炎　病毒性睾丸炎（virus testitis）常见发生于病毒性腮腺炎 3～7 天后，由腮腺炎病毒通过血液循环扩散至睾丸引起感染所致。病毒性睾丸炎患者通常以发热、单侧或双侧睾丸疼痛与肿胀、阴囊红斑与水肿、睾丸明显触痛为主要临床表现。病毒性睾丸炎患者一般可没有泌尿系统感染的症状，患者的各种症状通常可在 10 天左右自行消退。血液学检查可见淋巴细胞数量增多，尿液离心沉淀物及精液标本的细菌学检查为阴性结果，但在发病的早期阶段，腮腺炎病毒检查可为阳性。

3. 放线菌性睾丸炎　放线菌性睾丸炎也称为睾丸放线菌病（actinomycosis of testis），常见由衣氏放线菌、奈氏放线菌感染所致。患者主要表现为慢性无痛性睾丸炎症，患侧睾丸可逐渐肿大并形成少量鞘膜积液。病灶组织标本的病原学检查，可发现硫黄样颗粒及放线菌。

4. 真菌性睾丸炎　真菌性睾丸炎常见由假丝酵母菌感染睾丸引起，也称为睾丸假丝酵母菌病或睾丸念珠菌病（candidiasis of testis）。患者通常以患侧睾丸疼痛、肿胀为主要临床表现。血液检查一般无异常发现，尿液或精液分离培养可发现假丝酵母菌。

5. 螺旋体性睾丸炎　螺旋体性睾丸炎常见继发于梅毒，由苍白密螺旋体苍白亚种感染睾丸引起，也称为梅毒性睾丸炎（syphilitic testitis）。患者一般具有下疳、皮肤梅毒疹等梅毒的局部和（或）全身症状。血清梅毒螺旋体抗体检查可为阳性，精液或鞘膜积液标本涂片镀银染色后镜检可发现密螺旋体。

6. 寄生虫性睾丸炎　寄生虫性睾丸炎常见由班氏丝虫感染睾丸引起，因此也称为丝虫性睾丸炎（filarial testitis）。患者常常可产生睾丸疼痛、睾丸肿大、鞘膜积液、腹股沟淋巴结疼痛与肿大、精索炎、乳糜尿、阴囊肿大及象皮肿等症状与体征。

三、病理学分类

根据患者睾丸组织的病理学损害特点，可将睾丸炎分为非特异性睾丸炎与特异性睾丸炎。

1. 非特异性睾丸炎　患者患侧睾丸可见肿大和阴囊壁水肿、鞘膜脏层充血与红肿、鞘膜腔浆液纤维素渗出、睾丸实质极度紧张。睾丸组织的切面可见局灶性坏死、小脓肿、中性粒细胞浸润或梗死，精曲小管上皮细胞破坏、出血。慢性期可见鞘膜增厚和鞘膜腔闭锁、睾丸纤维化萎缩、精曲小管的基底层呈玻璃样变或退行性变、生精上皮细胞消失。

腮腺炎病毒感染者，可见睾丸高度增大并呈蓝色，睾丸间质水肿、血管扩大、睾丸小管不能挤出,有大量中性粒细胞、淋巴细胞及巨噬细胞浸润,精曲小管可见不同程度的变性。在病毒性睾丸炎愈合期,可见睾丸变小、质软,精曲小管严重萎缩但仍然可见睾丸间质细胞。

2. 特异性睾丸炎 患者患侧睾丸鞘膜可见少量积液及睾丸肿大,镜检可见精曲小管坏死、干酪样变、出现肉芽肿及纤维化。

第二节 睾丸炎的病因

睾丸炎的发生既可由病原体感染引起,也可由外力打击或睾丸异位引起。

一、病原体感染

细菌、病毒、放线菌、螺旋体、真菌及寄生虫是引起睾丸炎常见的生物性病原因子,其中以化脓性细菌感染最为常见。各种病原体可通过血液或淋巴液循环扩散、输精管逆行扩散或附睾感染直接扩散的方式感染睾丸,并且通常引起睾丸的显性感染。

1. 病原体的种类 引起睾丸炎的病原体分别为细菌、真菌、支原体、放线菌、螺旋体、病毒与寄生虫。各种病原体常见为内源性感染睾丸,并且常常是单一种类的病原体引起感染。

(1)细菌:引起睾丸炎的病原性细菌常见有金黄色葡萄球菌、乙型溶血性链球菌、结核分枝杆菌、肺炎链球菌、淋病奈瑟菌。引起睾丸炎的条件致病菌以革兰氏阴性杆菌最为常见,其中包括大肠埃希菌、产气肠杆菌、铜绿假单胞菌等。条件致病性的革兰氏阳性细菌常见为粪链球菌等肠球菌、凝固酶阴性葡萄球菌及棒状杆菌属的菌种。

(2)真菌:感染睾丸的真菌常见为白假丝酵母菌、克柔假丝酵母菌及其他假丝酵母菌。

(3)支原体:很少有关于支原体引起睾丸炎的报道,有可能与分离培养的方法有关。解脲支原体、人型支原体及生殖支原体常见可引起尿道、前列腺、输精管、附睾等男性生殖器官的感染,因此认为支原体也可能沿输精管道扩散到睾丸和引起睾丸的炎症反应。

(4)病毒:腮腺炎病毒是引起病毒性睾丸炎的常见病毒性病原体。

(5)放线菌:感染睾丸的放线菌常见为专性厌氧性的衣氏放线菌及兼性厌氧性的奈氏放线菌。

(6)螺旋体:感染睾丸的螺旋体常见为苍白密螺旋体苍白亚种或称为梅毒螺旋体。

(7)寄生虫:班氏丝虫是引起睾丸炎的常见寄生虫。

2. 感染的来源 引起睾丸炎的病原体可为内源性感染,也可为外源性感染,但以内源性感染最为常见。各种病原体可通过血液、输精管道等途径扩散和感染睾丸,主要包括血液循环扩散、淋巴循环扩散、输精管道扩散、直接扩散。

(1)血液循环扩散:病原体引起睾丸炎的最常见感染方式,宿主生殖器官病灶内及其他器官或组织病灶内的病原体如果进入血流,可随血液循环扩散到睾丸和引起睾丸的炎症反应。常见通过血液循环扩散引起睾丸炎的病原体,如金黄色葡萄球菌、乙型溶血性链球菌、结核分枝杆菌、肺炎链球菌、腮腺炎病毒、苍白密螺旋体苍白亚种等。

(2)淋巴循环扩散:病原体进入淋巴循环,通过淋巴管道扩散到睾丸。例如,班氏丝虫及感染宿主其他生殖器官的某些病原体。

(3)输精管道扩散:感染尿道、精囊、输精管、附睾或前列腺的病原体,可沿输精管道逆行扩散和感染睾丸。

(4)直接扩散:常见为感染附睾的病原体直接扩散感染睾丸,如引起附睾炎的结核分枝杆菌、金黄色葡萄球菌、放线菌、假丝酵母菌等病原体,可通过直接蔓延或由附睾脓肿破溃而扩散和感染睾丸。

二、创 伤

创伤所致的睾丸炎常见为外力打击和损伤睾丸，引起创伤性睾丸炎症反应。也可由外伤或外力造成阴囊血肿或睾丸扭转，引起继发性的创伤性睾丸炎症反应。

第三节 睾丸炎的诱因

正常生理状态的睾丸可具有很强的抵抗病原体感染的能力，因此在自然条件下很少发生睾丸的感染。某些物理、化学或生理因素造成睾丸的抗感染能力降低，可使睾丸容易受到病原体感染。

某些条件致病菌（如棒状杆菌、肠球菌等）感染睾丸后，也可形成睾丸的亚临床感染或无症状带菌状态感染，以致在相当长的时期内不会引起宿主产生明显的临床症状。在生理机能降低及某些外因的作用下，可使睾丸的亚临床感染转变为显性感染。

一、抗菌药物滥用

抗菌药物滥用可通过引起男性尿道及身体其他器官的正常菌群及前列腺、输精管等生殖器官的寄居菌群之间的平衡及其与宿主之间的平衡破坏，使被抗菌药物筛选出来的耐药性菌株能够大量生长繁殖和扩散，从而感染睾丸。

二、机体抵抗力降低

在正常生理状态下，即使是在发生急性或慢性输精管炎、附睾炎等睾丸邻近器官感染性疾病时，甚至是在附睾的炎症反应波及睾丸固有鞘膜的情况下，睾丸常常也能够抵抗感染的扩散，以致不会受到感染。在患者具有糖尿病、结核病及其他严重感染性疾病，过度劳累、睾丸外伤等条件下，常常可由于机体或睾丸的抵抗力降低，睾丸对病原体感染的易感性明显增高，从而使睾丸容易受到来自机体自身其他器官与组织病灶内的病原体通过血液循环扩散、淋巴循环扩散、输精管道扩散或直接扩散感染。

导尿管或内镜插入男性尿道，不但可造成尿道黏膜的损伤，而且可导致尿道内的病原体随插入物进入后尿道或沿尿道逆行扩散，并最终感染睾丸。受到损伤的男性尿道黏膜对尿道细菌或其他病原体大量生长繁殖的防御能力降低，不能有效抵抗病原体沿尿道扩散。因此在男性尿道黏膜受到损伤的条件下，极有利于尿道内的病原体逆行扩散并且感染睾丸。

三、创 伤

外力造成睾丸损伤，可导致睾丸的抗感染抵抗力降低。阴囊血肿或睾丸扭转造成血液循环障碍，以致睾丸发生水肿、出血、坏死等，也可导致睾丸的抵抗力降低，从而使睾丸容易发生病原体的继发性感染。

第四节 睾丸炎的诊断与鉴别诊断

睾丸炎的诊断包括临床诊断、病原学诊断、细胞学诊断与影像学诊断。绝大多数睾丸炎患者可具有较典型的临床症状与体征，因此根据患者的病史与临床表现，通常可容易诊断睾丸炎。由于睾丸的炎症样损害可由不同种类与性质的病原体感染引起，常常需要采用多种方法对睾丸炎患者进行诊断与鉴别诊断，并且也需要依赖病原学检查的结果指导选择抗菌药物和治疗。

一、临床诊断与鉴别诊断

1. 诊断 睾丸炎的临床诊断通常根据睾丸炎患者的症状与体征,将睾丸炎诊断为急性睾丸炎或慢性睾丸炎。对于具有不典型临床表现的患者,需要注意与其他疾病或因素造成的睾丸炎症样反应或睾丸肿大进行鉴别诊断。

(1)急性睾丸炎:患者常见为单侧睾丸病变,表现为突发性的睾丸疼痛并向同侧腹股沟放射。化脓性细菌感染者通常具有前列腺炎、输精管炎或附睾炎的病史,发病后常常可有较为严重的局部症状及畏寒、发热、恶心、呕吐等全身症状。淋病奈瑟菌感染者可有尿频、尿急、尿痛等泌尿系统感染症状。

体格检查可见患侧阴囊皮肤红肿、睾丸肿大、触痛明显并可形成鞘膜积液。伴有附睾炎者,可见睾丸与附睾的界限不清,附睾肿大、变硬和触痛。真菌、支原体感染引起的急性睾丸炎患者常常以局部症状为主要表现,主要表现为睾丸肿胀、疼痛及触痛,支原体感染者还可有尿频、尿急、尿痛等泌尿系统感染症状。

病毒性睾丸炎以发生于青春期后期最为常见,一般发生于患流行性腮腺炎的第 3~7天。临床表现主要为伴随流行性腮腺炎发生的单侧或双侧睾丸疼痛、发热,检查可见阴囊红斑和水肿、患侧睾丸肿大与触痛。睾丸炎症波及鞘膜或附睾者,可形成鞘膜积液或附睾肿大与疼痛。腮腺炎病毒所致急性睾丸炎患者的睾丸肿胀、疼痛等症状一般经过 10 天左右可自行消退,其中 30%~50%的患者可发生不同程度的睾丸萎缩。

(2)慢性睾丸炎:常见表现为患侧睾丸坠胀或疼痛,睾丸可慢性肿大或缩小。体格检查可见患侧睾丸肿大或萎缩、质硬、表面光滑、可有轻度触痛。

结核分枝杆菌或放线菌属的菌种感染所致的慢性睾丸炎患者,通常表现为患侧睾丸的无痛性增大,可产生少量鞘膜积液。体格检查可见患侧睾丸肿大,但无明显压痛。睾丸结核病患者或是睾丸放线菌病患者,通常都可存在身体其他深部组织或器官的结核分枝杆菌感染或放线菌属的菌种感染病灶。其中睾丸结核病多发生于 20~40 岁,并且患者常常具有附睾、前列腺、精囊等生殖器官的结核病或肺结核病等病史。

2. 鉴别诊断 睾丸炎或睾丸疼痛的临床鉴别诊断主要包括睾丸肿瘤、睾丸扭转、睾丸损伤、睾丸缺血、附睾炎、精索静脉曲张。通过询问病史、体格检查及影像学检查,一般容易进行睾丸扭转、睾丸损伤、睾丸缺血、精索静脉曲张、附睾炎的鉴别诊断。

睾丸肿瘤多发于20~40岁年龄者,常见为单侧和恶性。早期症状不明显,主要表现为患侧睾丸体积不明原因逐渐增大、一般无明显疼痛,也可具有轻微的坠胀、钝痛,睾丸发生坏死、出血者疼痛明显。体格检查发现睾丸质地较硬、可触及肿块、透光试验阴性,肿瘤转移者可具有全身症状与体征。影像学检查可见睾丸体积增大、组织结构呈肿瘤样特征性改变。

睾丸扭转可发生于各年龄男性,以少年与青年男性多见。患者发病前常有剧烈活动、睾丸受外力作用史,通常在睡眠或安静时突发睾丸剧烈疼痛,可有恶心、呕吐、阴囊肿胀及明显触痛。

睾丸缺血常见于老年人群,主要表现为运动时睾丸疼痛加重,休息时缓解,常见与睾丸动脉粥性硬化症有关。

结核性睾丸炎、附睾炎精索静脉曲张与睾丸肿瘤的鉴别诊断,参见本书相关章节。

二、病原学诊断与鉴别诊断

1. 诊断 睾丸炎的病原学检查,可在患者的睾丸液或精液标本内发现引起感染的病原体。

(1)标本采集:睾丸炎的病原学检查可采集患者的精液标本,并且应同时采集分段尿液标本作为判断病原体来源的参考。有睾丸鞘膜积液的患者，也可采集其睾丸鞘膜腔穿刺液标本。有报道称腮腺炎病毒感染引起的睾丸炎患者，采集其急性期的尿液标本，也能够发现腮腺炎病毒。

（2）涂片镜检：精液标本或睾丸鞘膜腔穿刺液标本直接涂片，经过革兰氏染色、碘染色、苏木精染色、Giemsa 或 Gemenez 染色、镀银染色等方法染色后镜检，观察细菌、假丝酵母菌、微丝蚴、螺旋体等病原体的形态、染色性等特征，有助于初步判断病原体的性质、种类，进行早期诊断与鉴别诊断。在睾丸放线菌病患者的精液或脓液标本内，常常能够发现硫黄样颗粒，取硫黄样颗粒压片镜检可见呈菊花样排列的放线菌。

（3）分离培养：采集的精液标本或睾丸鞘膜腔穿刺液标本需要尽快送到实验室，并且立即接种到适宜的培养基进行分离培养。如果患者已经使用了抗菌药物，则需要对标本进行抗菌药物活性的灭活或衰减处理。

1）细菌分离培养：对于非抗酸菌的分离培养，可将精液或鞘膜腔穿刺液标本接种 0.1ml 于血琼脂培养基平板，置温箱内在 37℃ 条件下培养 24～48 小时后观察结果。淋病奈瑟菌的分离培养，需将标本接种于淋病奈瑟菌分离培养基或巧克力色血琼脂培养基平板，置 CO_2 温箱或烛缸内在 37℃ 条件下培养。抗酸菌的分离培养，可将标本直接或离心后取沉淀物接种于改良罗氏固体培养基或苏通液体培养基，置温箱内在 37℃ 条件下有氧培养 1～3 周后观察结果。对于症状不典型的慢性睾丸炎患者，需将精液标本及分段尿液标本分别接种于不同的血琼脂培养基平板或其他适宜病原体生长的培养基平板进行分离培养。分离培养的细菌可根据其染色状态、生化反应等特性进行鉴定，结核分枝杆菌及淋病奈瑟菌也可采用 PCR 的方法进行特异性基因的检测与鉴定。

2）真菌分离培养：取精液标本 0.1ml 接种于沙保诺琼脂培养基平板，置温箱内在 37℃ 条件下培养 24～72 小时后观察结果至 7 天。可根据菌落及其显微镜下形态、糖发酵试验、糖利用试验及芽管形成试验，鉴定假丝酵母菌属的菌种。

3）支原体分离培养：将精液或睾丸鞘膜穿刺液标本接种于支原体液体或固体分离培养基，置 CO_2 温箱或烛缸内在 37℃ 条件下培养 48～72 小时，根据培养基的颜色变化或在显微镜低倍镜下观察支原体菌落判断结果。液体培养物须经滤菌器过滤后，接种于支原体液体或固体鉴别培养基传代培养，根据培养基颜色变化及支原体生长情况进行鉴定。对于症状不典型的患者，如果需要进一步明确支原体的来源，可依次采集患者的分段尿液及精液标本，分别定量接种于支原体固体培养基进行分离培养，根据支原体菌落的数量及其分布特点进行诊断与鉴别诊断。

4）放线菌分离培养：分离培养放线菌可将标本接种于脑心浸出液琼脂平板，衣氏放线菌置无氧条件下、奈氏放线菌置有氧条件下，37℃培养 24～48 小时后观察结果。根据培养物的染色状态、生长特性及生化反应等鉴定放线菌的菌种。

5）病毒分离培养：腮腺炎病毒感染引起的睾丸炎一般不进行病毒的分离培养，可采用荧光标记抗体、酶标记抗体等方法直接对标本中的腮腺炎病毒特异性抗原进行检测与鉴定。特殊情况下可将患者急性期的标本加青霉素和链霉素后，接种于孵化 7～8 日的鸡胚羊膜腔、猴肾或人胚肾细胞单层培养物进行分离培养。

6）细菌 L 型分离培养：细菌 L 型感染常见于不规范使用 β-内酰胺类抗生素及其他抗菌药物治疗的患者，因此对于那些曾经接受过青霉素类、头孢菌素类抗生素或其他多种抗菌药物不规范治疗的患者，以及用其他病原体感染或其他疾病难以解释的慢性睾丸炎患者，可进行细菌 L 型的分离培养。取患者的精液标本或睾丸鞘膜腔穿刺液标本 0.1ml 接种于 LEM 琼脂平板，置 CO_2 温箱或烛缸内在 37℃ 条件下培养；也可将标本接种于 PG 液、肝消化液等液体培养基，进行细菌 L 型的非高渗分离培养。细菌 L 型分离培养物可进行返祖试验，对返祖菌进行鉴定，也可采用 PCR 方法进行菌种或菌型的特异性基因检测与鉴定。

（4）药物敏感试验：对于分离培养的各种非抗酸性病原菌，都应当进行药物敏感试验。在特殊情况下，可对结核分枝杆菌、细菌 L 型、假丝酵母菌等病原体进行药物敏感试验。

2. 鉴别诊断 感染性睾丸炎与非感染性睾丸炎或睾丸疼痛的病原学鉴别诊断主要依赖于病原学检查，感染性睾丸炎或睾丸疼痛的病原学检查可发现大量病原体及其代谢产物或病原体特异性抗体，细胞学检查可见以白细胞浸润为主的炎症反应特征。非感染性睾丸炎或睾丸疼痛的病原学检查为阴性。

三、细胞学诊断与鉴别诊断

1. 诊断 睾丸炎的实验室检查包括精液、血液与尿液的细胞学检查，急性睾丸炎及具有全身感染症状的睾丸炎患者血液细胞学检查可有阳性发现。

（1）精液检查：急性睾丸炎及损害严重的慢性睾丸炎患者，精液检查可见大量白细胞、红细胞或脓细胞。

（2）血液检查：急性睾丸炎或有全身症状的患者，血液学检查可有白细胞数量增多。慢性睾丸炎患者的血液学检查通常无异常发现。

（3）尿液检查：慢性睾丸炎患者的尿液检查一般可无异常发现，急性睾丸炎患者的尿液检查可发现有白细胞、红细胞，以及蛋白阳性。

2. 鉴别诊断 非感染性睾丸炎或睾丸疼痛以富含红细胞漏出为主要特征，也可不能发现异常的细胞学现象。

四、影像学诊断与鉴别诊断

1. 诊断 睾丸炎的影像学诊断常用 B 超检查法，也可采用 CT 检查等方法进行睾丸炎的影像学检查与诊断。

B 超检查有助于睾丸炎和睾丸鞘膜积液的辅助诊断，也有助于睾丸炎与睾丸肿瘤、睾丸损伤、精索静脉曲张的鉴别诊断。正常睾丸的回声图呈实质性平段，可有少许微波。声像图为相对无回声结构，在其上极可见来自睾丸网的纵向光带。睾丸炎患者，可见其患侧睾丸增大，回声图与声像图均可正常。睾丸鞘膜积液时可见睾丸波形正常，但在睾丸波外存在液平面。

2. 鉴别诊断 非感染性睾丸炎或睾丸疼痛的影像学检查可发现睾丸体积增大与肿胀、组织损伤、形态异常或坏死。

第五节 睾丸炎的治疗

睾丸炎的治疗包括一般治疗、抗感染治疗、外科手术治疗及机能康复治疗，各种治疗方法需要根据患者病情进行具体选择和使用。

一、一 般 治 疗

急性睾丸炎患者需要卧床休息并兜起或抬高阴囊，局部冷敷有助于缓解睾丸疼痛症状。疼痛严重者可给予止痛剂口服，也可用 1%普鲁卡因 10ml 或 1%利多卡因 20ml 进行患侧精索封闭。慢性睾丸炎和急性睾丸炎的后期，可给予睾丸湿热敷或热水浴，有全身症状者可给予对症处理。

二、抗感染治疗

睾丸炎的抗感染治疗原则与前列腺炎的抗感染治疗原则基本相同。一般来说，除病情严重的患者之外，都应当严格在病原学检查结果的指导下，根据病原体的性质与药物敏感性及患者的生理与病理情况，合理选择与使用抗菌药物。在一个疗程结束之后，应当在停药 3 天后采集患者的标本进行病原学复查。

1. 细菌感染　严重的急性细菌性睾丸炎患者可给予经验性用药治疗，推荐使用的抗菌药物包括青霉素类、头孢菌素类、氨基糖苷类、喹诺酮类等。如果能够首先采集患者的生殖道分泌物或尿液标本涂片革兰氏染色镜检，可根据病原菌特性进行抗菌药物的经验性选择与使用治疗。在急性睾丸炎的经验治疗过程中，需要根据患者的病情适时采集标本进行病原学分离培养与药物敏感试验，并且根据病原菌的生物学特性及其药物敏感性，重新选择抗菌药物或修改治疗方案。

对于病情相对较轻的急性睾丸炎与慢性睾丸炎患者，需要首先采集精液等标本进行病原学检查，并且严格根据病原体的生物学特性及其药物敏感性及患者的生理与病理特点选择使用抗菌药物和治疗方法。

疑为无芽孢厌氧菌感染者，可经验性使用甲硝唑、替硝唑等药物治疗；也可根据无芽孢厌氧菌的种类与生物学性状，经验性选择使用青霉素类、头孢菌素类、喹诺酮类、亚胺培南等抗菌药物治疗。如果条件允许，应当根据病原学检查结果，选择和使用病原菌敏感的抗菌药物进行治疗。

结核分枝杆菌感染者，可给予福利平、异烟肼及乙胺丁醇口服治疗，必要时可联合使用链霉素治疗。由于结核分枝杆菌在抗结核药物治疗的过程中极容易被诱导成为 L 型，在治疗中应当注意适时增加结核分枝杆菌 L 型敏感的抗菌药物，如大环内酯类、喹诺酮类、氯霉素类等抗菌药物。

2. 病毒感染　除非有充分证据表明已经发生了睾丸的继发性细菌感染，否则对于病毒性睾丸炎患者不应当给予抗菌药物治疗。随意使用抗菌药物不但不能杀灭腮腺炎病毒，而且还会造成菌群失调，从而加重感染的发生与发展或对患者产生药物的毒副反应作用。腮腺炎病毒感染者可给予腮腺炎病毒抗血清、腮腺炎患者恢复期血清或丙种球蛋白注射及肾上腺皮质激素短期治疗，也可给予抗病毒药物、干扰素治疗。

3. 真菌感染　真菌性睾丸炎的治疗常用药物包括克霉唑、氟康唑、咪康唑、伊曲康唑、伏立康唑、两性霉素 B 等。对于成年患者的治疗，氟康唑的推荐剂量为每次 100~200mg，每天 1 次口服，一般以 15 天为 1 个疗程。咪康唑的推荐剂量为 200~400mg/次，静脉滴注，每天 3 次。

4. 螺旋体感染　苍白密螺旋体苍白亚种感染者的经验性用药治疗通常以青霉素类、头孢菌素类为首选药物，常用包括青霉素 G、苄星青霉素、头孢曲松、头孢唑林等。青霉素 G 肌内注射为每次 80 万单位，每天 1~2 次，连续用 10~15 天。苄星青霉素肌内注射为每次 240 万单位，每周 1 次，共用 2 次。头孢曲松或头孢唑林肌内注射为每次 1~2g，每天 1~2 次，10 天为 1 个疗程。

5. 丝虫感染　丝虫感染的治疗可使用枸橼酸乙胺嗪、呋喃嘧酮或左旋咪唑。其中成年患者的推荐使用方法为枸橼酸乙胺嗪每次 200mg，每天 3 次，口服，7~12 天为 1 个疗程，也可每次口服 300mg，每月 1 次，以 12 次为 1 个疗程，呋喃嘧酮每天每千克体重 20mg，每天分 3 次口服，以 7 天为 1 个疗程。

三、外科手术治疗

对于睾丸脓肿、睾丸严重肿胀、睾丸组织严重破坏的患者，可采用外科手术方法进行引流或切除病变睾丸治疗。

四、机能康复治疗

少数睾丸炎患者，经过有效的抗感染治疗后可仍然存在睾丸不适、坠胀或疼痛症状。如果确认其睾丸已不存在感染及其他疾病，采用热水浴或理疗的方法，可有助于症状的缓解或消除。对于那些炎症反应导致少精症或不育症的患者，采用中医药辨证治疗常常可获得较好的疗效。

第六节 睾丸炎的预防

睾丸是男性生殖系统的生殖腺器官，具有产生和分泌精子与雄性激素、促进男性第二性征的出现与发展、调节生殖系统其他器官的生长发育及其功能等重要的外分泌功能与内分泌功能。睾丸位于阴囊内和受到阴囊的保护，睾丸屏障也具有很强的抵抗病原体感染的生理功能，睾丸在正常生理条件下并不容易受到病原体的外源性感染与内源性感染，但其是男性最容易受到外力伤害的一个内生殖器官。

一、增强机体抵抗力

改善身体的生理机能和增强机体的抗感染抵抗力、保持生殖器官的健康与卫生、穿着柔软与合体的服装、保持正常的性生活与排精、避免不洁性行为及禁欲、避免睾丸受到外力打击或发生扭转，及时和规范治疗糖尿病等可造成机体抗感染力降低的疾病，有助于改善睾丸的生理机能及增强睾丸抵抗病原体感染的非特异性防御能力（详见第十一章）。

对于睾丸炎康复后的腮腺炎病毒易感者、结核分枝杆菌易感者，如有必要可分别接种腮腺炎病毒亚单位疫苗、卡介苗，进行腮腺炎或结核病的人工主动免疫预防。

二、治疗附睾炎相关疾病

正常睾丸具有很强的抵抗细菌等病原体感染的能力，以致绝大多数前列腺炎、输精管炎甚至附睾炎患者并不会发生睾丸炎，甚至也不能在这些生殖器官感染患者的睾丸液标本内检出相应的病原体。然而腮腺炎病毒、结核分枝杆菌、苍白密螺旋体苍白亚种等病原体感染患者及长期不规范使用抗菌药物治疗的生殖器官感染患者，可发生继发性的睾丸炎。因此既需要及时检查和规范治疗尿道炎、前列腺炎、附睾炎、输精管炎等男性生殖器官感染性疾病，也需要及时诊断与规范治疗腮腺炎、结核病、梅毒等容易引起睾丸继发性感染的身体其他疾病。

参 考 文 献

北京医学院. 1972.实用外科手术学. 北京：人民卫生出版社.

卜淑蕊, 戴鹏, 赵严, 等.2007.益生菌对肝硬化血氨影响的实验及临床研究. 中国微生态学杂志, 19（1）：25-26.

蔡应娱, 李伟毅.2010.血管内皮生长因子（VEGF）的生物活性及其在临床中的应用. 细胞与分子免疫学杂志,26(11)：1164-1166.

曹开镛, 王久源.1998.中医男科现代研究. 成都：四川科学技术出版社.

陈帝昂, 杨兴智, 张培海, 等.2013.BPH 合并前列腺炎患者 IPSS 与 IL-8、COX-2 水平相关性研究. 中华男科学杂志, 19（6）：527-530.

陈佩惠, 孔德芳, 李慧珠, 等.1988.人体寄生虫学实验技术. 北京：科学出版社.

陈诗焕.2008.益生菌制剂对预防和治疗肝硬化患者发生并发症的影响. 中国微生态学杂志, 20（3）：277.

陈兴保, 吴观陵, 孙新, 等.2002. 现代寄生虫病学. 北京：人民军医出版社.

陈峥宏, 朱以勇, 江滟, 等.2003.川参通注射液与头孢菌素配伍的抗菌作用观察. 浙江中西医结合杂志, 13（4）：229-231.

成令忠.1993.组织学. 北京：人民卫生出版社.

邓建华, 白进良, 傅梧.2003.胰岛素样生长因子系统与前列腺癌的研究进展. 国外医学泌尿系统分册, 23（3）：228-230.

丁凡, 黄晓明, 王和.2009.线性拟合法应用于大肠埃希菌头孢他啶耐药性趋势分析的初步研究. 贵州医药, 33（10）：867-869.

丁强, 张元芳, 张永康, 等.1995.人乳头状瘤病毒与前列腺癌相关性研究. 中华泌尿外科杂志, 16（9）：538-539.

龚福明, 柳陈坚, 李海燕, 等.2009.枯草芽孢杆菌 MN 菌株由来胶原蛋白酶的纯化与生化性质. 上海交通大学学报（农业科学版）, 28（6）：572-577.

郭万学.1984.理疗学. 北京：人民卫生出版社.

郭应禄.1998.前列腺增生及前列腺癌.北京：人民卫生出版社.

韩振藩, 师其智.1989.男性生殖系外科. 北京：人民卫生出版社.

胡强达, 韩韬.2004.良性前列腺增生的临床分级分期新趋势. 中华泌尿外科杂志, 25（8）：574-575.

黄松, 杨雅平.2006.人体蠕形螨病原学检查的研究进展. 首都医科大学学报, 27（3）：420-422.

江明性.2005.新编实用药物学. 2 版.北京：科学出版社.

江滟, 陈峥宏, 朱以勇, 等.2003.中药与抗生素配伍抗菌活性的观察. 中华中西医临床杂志, 3（5）：1.

姜淑芳, 董丽娟, 杜云静.2001.人体蠕形螨研究进展. 医学动物防制, 17（10）：552-555.

蒋玉清, 王秀丽, 郭跃先.2015.促炎性细胞因子在前列腺增生症伴组织学炎症中的表达变化. 中华实验外科杂志, 32（10）：2586-2589.

康梅, 陈知行, 许秀成, 等.1999.三黄片对大肠杆菌耐药性质粒消除作用的研究. 华西药学杂志, 14（6）：406-408.

李朝品 .2006.医学蜱螨学. 北京：人民军医出版社.

李代洪, 吴俊涛, 谢欣, 等.2013.血小板衍生生长因子受体（PDGFR）抑制剂的研究进展. 肿瘤药学, 3（1）：2-6.

李福耀, 陈光忠, 孙荣鑫, 等.1994. 人体解剖学. 北京：人民卫生出版社.

李海宽, 王瑞, 周增祥.2015.前列腺增生症合并前列腺炎患者促炎性细胞因子的变化特点. 疑难病杂志, 14（5）：491-493.

李航, 韩文艳, 玉波腊, 等.2011.薄荷油外用治疗人体蠕形螨的疗效研究. 昆明医学院学报, 32（7）：102-103.

李家泰.1998.临床药理学. 2 版.北京：人民卫生出版社.

李梦东.1995.实用传染病学. 北京：人民卫生出版社.

林长明, 梁朝朝.2017.TRPM7 的肿瘤研究进展. 现代泌尿生殖肿瘤杂志, 9（4）：248-252.

刘斌, 高英茂. 1996.人体胚胎学. 北京：人民卫生出版社.

刘春萌, 冯京生.2007.加德纳菌研究进展. 中华男科学杂志, 13（3）：246-249.

刘连亮, 刘芳, 耿越.2007.炎症细胞因子在良性前列腺增生中的作用.食品与药品 A, 9（9）：48-52.

刘培华, 余光开.2006.细胞因子与流行性乙型脑炎. 医学综述, 12（21）：1291-1293.

刘锡玖, 孙瑞元.1994.新药申报技术资料中的毒性实验及剂量呼应的若干问题. 中国新药杂志, 3（1）：58-59.

陆文婷.2005.地衣芽胞杆菌活菌制剂（整肠生）治疗肠道菌群失调 56 例报告. 中国微生态学杂志, 17（6）：465.

马亚秋, 马路.2014.细胞因子与单纯性血尿关系的研究进展. 国际检验医学杂志, 35（21）：2924-2926.

满立波, 李贵忠, 黄广林, 等.2012. Ⅳ型前列腺炎炎症分级和范围与前列腺特异性抗原之间的关系. 中华男科学杂志, 18（8）：710-714.

孟元, 卫中庆, 熊红兵, 等.2013.良性前列腺增生伴组织学炎症与 PSA 异常升高的相关性. 江苏医药, 39（17）：2016-2018.

牛林琳, 蔡莉.2007. Clusterin 的研究进展及其在肺癌中的研究现状. 实用肿瘤学杂志, 21（1）：72-74.

尚红, 王毓三, 申子瑜.2015. 全国临床检验操作规程（第 4 版）. 北京：人民卫生出版社.

邵强, 张玉海, 吕文成, 等.1999.慢性前列腺炎病原学的初步研究. 中华泌尿外科杂志, 20（3）：173.

沈飒, 左静南, 蒋更如, 等.2001.糖尿病多形核白细胞吞噬功能的改变. 上海第二医科大学学报, 21（5）：414-416.

史时芳, 沈志坚, 张志根, 等.1996. 泌尿外科常见疾病的超声诊断. 北京：北京医科大学中国协和医科大学联合出版社.

宋伦, 黎燕, 沈倍奋.2002.细胞因子和生长因子信号转导途径中信号蛋白分子的核转运机制. 生物化学与生物物理进展,29(2)：189-192.

孙鹤龄.1987.医学真菌鉴定初编. 北京：科学出版社.

孙佳佳, 王红英, 钱斯日古楞, 等.2010.产胶原蛋白酶枯草芽孢杆菌的筛选. 大连工业大学学报, 29（4）：248-250.

孙灵军，李晓卿，柳建发．2002.蠕形螨的研究现状．地方病通报，17（2）：90-91.

谭曾鲁，周柔丽．1992.医学细胞生物学．北京：北京医科大学中国协和医科大学联合出版社.

涂知明，Barritt G. 2007.前列腺癌的分子生物学研究进展．中国优生与遗传杂志，15（10）：121-123.

王丹霓，罗振华，王和．2009.男性泌尿生殖道非淋球菌奈瑟菌感染的诊断与治疗研究．中华男科学杂志，15（6）：499-504.

王和，陈峥宏，唐丽，等．2000.细菌 L 型对体外抗菌结果的影响．第三军医大学学报，22（8）：S80.

王和，陈峥宏，张丽，等．2000.慢性前列腺炎患者前列腺抗生素活性的检测．中国微生态学杂志，12（1）：41-44.

王和，陈峥宏，朱以勇，等．2006.万古霉素对细菌性前列腺炎及良性前列腺增生合并细菌性前列腺炎大鼠的前列腺透过性及其治疗效果研究．中华男科学杂志，12（6）：490-495.

王和，陈峥宏，朱以勇．2004.大鼠前列腺的锥虫蓝透过性实验研究．中华男科学杂志，10（11）：811-814.

王和，陈峥宏．1996.细菌在不同渗透压培养基上的青霉素敏感性．微生物学通报，23（3）：161-164.

王和，陈峥宏．1998.细胞壁缺陷细菌生物氧化特性的观察．微生物学报，38（5）：396-399.

王和，陈峥宏．2001.抗结核药物诱导结核分支杆菌形成 L 型及其特性的观察．中华结核和呼吸杂志，24（1）：52-55.

王和，李章春，罗振华，等．2008.大鼠慢性细菌性前列腺炎模型的制备及其阿米卡星透过性研究．中华男科学杂志，14（7）：583-589.

王和，罗振华，王丹霓．2010.贵阳地区深部感染常见病原性真菌的基因分析与研究．临床检验杂志，15（6）：499-504.

王和，余秀专，陈峥宏，等．2001.胆囊细菌 L 型及其流行病学意义．上海医学检验杂志，16（zl）：70.

王和．1993.非高渗透压培养基培养细菌 L 型的研究．微生物学通报，20（2）：101-103.

王和．1995.微生物 L 型国内外研究进展．贵州医药，1995，19（中国细菌 L 型研究专辑）：258.

王和．1998.慢性前列腺炎患者前列腺菌群的调查与分析．中国微生态学杂志，10（6）：362-364.

王和．2001.男性生殖系统感染症的治疗．贵阳：贵州科技出版社.

王和．2001.细胞壁缺陷与细菌的演变．细胞与分子免疫学杂志，17（5）：645.

王和．2002.结核分枝杆菌 L 型．中华结核和呼吸杂志，13（4）：216.

王和．2003.关于前列腺炎分类、诊断与治疗若干问题的探讨．中国医学研究与临床，1（2）：63-64.

王培宇，樊松，梁朝朗．2017. Ⅲ型前列腺炎发病机制中细胞因子研究进展.国际泌尿系统杂志，37（4）：596-599.

王瑞礼．2005. 医学真菌学——实验室检验指南. 北京：人民卫生出版社.

王庭槐，闫剑群，郑煜，等.2015. 生理学. 3 版.北京：人民卫生出版社.

王为服，董德欣，岑松，等．2001.慢性前列腺炎难治原因初步分析．中华男科学，7（4）：233-236.

王彦平，李萍，邢国强，等．1998.犬蠕形螨致人体皮炎一例报告．白求恩医科大学学报，24（3）：265.

王宇凡，刘树业．2014.念珠菌对两性霉素 B 耐药机制及其相应治疗策略的研究进展．中国抗生素杂志，39（9）：706-714.

魏取好，蒋晓飞，吕元．2008.细菌整合子研究进展．中国抗生素杂志，33（1）：1-5.

魏荣旋，王和．2002.细胞壁缺陷对淋病奈瑟菌 cppB 基因稳定性的影响．中华微生物学和免疫学杂志，22（5）：492.

翁心华，潘孝彰，王岱明．1998.现代感染病学．上海：上海医科大学出版社.

吴观陵．2005.人体寄生虫学.北京：人民卫生出版社.

吴绍熙．2005.现代医学真菌检验手册.2 版.北京：中国协和医科大学出版社.

夏同礼，孔详田，宓培，等．1995.我国成人前列腺非特异性炎．中华泌尿外科杂志，16（12）：711-712.

谢桐，吴阶平．1983. 前列腺外科.北京：人民卫生出版社.

辛永宁，宣世英，孙樱.2005.慢性乙型肝炎 Th1/Th2 细胞的免疫功能研究进展．临床肝胆病杂志，21（3）：182-184.

许建军，张鑫，高居忠，等．2002.良性前列腺增生细胞因子变化的研究．中国男科学，16（1）：25-26.

许明，张永康．2002. 抗菌药对慢性非细菌性前列腺炎的治疗作用．临床泌尿外科杂志，15（5）：195.

宣世英，孙樱，张健，等．1997.慢性乙型肝炎病人外周血单个核细胞 HBV 感染后对其细胞免疫功能影响的研究．中华流行病学杂志，18（2）：80-82.

杨璐，赵凯，张奥，等.2013.良性前列腺增生与前列腺癌之间组织炎症的病理学特征和差异.四川大学学报（医学版），44（5）：760-763.

杨伟国，居颜.2011.糖尿病患者免疫功能状态研究.国际检验医学杂志，32（7）：768-769.

杨正时，张秀文．1979.志贺氏菌链霉素依赖菌株回复突变的研究——Ⅰ.体外回复突变率．遗传学报，6（2）：172-180.

姚兰琴，张润莲，张宪华.2002.双歧杆菌在辅助肝硬化治疗中的作用．中原医刊，29（10）：11-12.

姚泰，赵志奇，朱大年，等.2015.人体生理学. 4 版.北京：人民卫生出版社.

叶应妩，王毓三．1987.全国临床检验操作规程．南京：东南大学出版社.

殷若石，张寿林，何凤生．1992.拟除虫菊酯对神经细胞膜通道的毒作用．国外医学（卫生学分册），（5）：264-267.

于军，王云，关显智，等．1996.中药苍术对痢疾杆菌 $F_{13}R$ 质粒体外消除作用的实验研究．白求恩医科大学学报，22（1）：19-20.

余晓玲，陈峥宏，王和．2001.常用抗生素对细菌 L 型诱导抑制的观察．上海医学检验杂志，16（zl）：31.

俞弘顺，江鱼．2002.前列腺结石症 56 例报告．中国男科学杂志，16（2）：114-115.

俞天麟，金锡御．1994.手术学全集——泌尿外科卷.北京：人民军医出版社.

袁尉力，秦兴军，王绪凯．2009.肥大细胞、Clusterin/apoJ 和转化生长因子-β 在不同时期血管瘤中的表达及相关性．华西口腔医学杂志，27（4）：361-365.

袁仙яол，李明才，李燕，等.2013.白细胞介素-38 及其相关细胞因子在炎症中的作用. 中国细胞生物学学报，35（8）：1232-1237.

曾文星，徐静．1994.心理治疗：理论与分析．北京：北京医科大学中国协和医科大学联合出版社.

张婷婷，仲金获，曹玉珠，等.2017. 干扰素抗肿瘤机制及其治疗肿瘤的研究进展.中国药理学通报，33（9）：1195-1199.

张雪梅，柯开富，邱一华，等.2011.细胞因子在阿尔茨海默病的发生和发展中的作用. 交通医学，25（2）：140-144.

张艳艳，赵国先，李树鹏，等.2015.益生菌-酵母菌综合开发利用的研究进展．饲料博览，(11)：28-31.

赵连华，赵广明，韩贵夫，等．2001.前列腺结石与前列腺炎的相关性．中华男科学，7（5）：342-344.

赵慰先．1994.人体寄生虫学.2 版.北京：人民卫生出版社.

中华人民共和国卫生部. 2016. 中华人民共和国国家标准.食品微生物学检验.乳酸菌检验 GB4789.35-2016.

中华人民共和国卫生部. 2016. 中华人民共和国国家标准.食品微生物学检验.双歧杆菌检验 GB4789.34-2016.

周芳, 张同华, 陈建新, 等. 2011.前列腺炎的 MRI 及 MRS 初步研究.临床放射学杂志, 30（9）: 1334-1336.

周洁, 朱俊萍, 诸欣平. 2015.益生菌对肠道疾病的作用机制及应用进展. 中国新药杂志, 24（13）: 1484-1487.

周立平, 刘尚忠. 2013.益生菌在使用抗生素后肝硬化患者中的临床研究. 中国医药指南, 11（21）: 35-37.

周亚彬, 王千, 张浩, 等. 2018.国产两性霉素 B 及其他常用抗真菌药物对侵袭性真菌病原菌的体外抑菌活性研究. 中国真菌学杂志, 13（5）: 277-282.

朱以勇, 王和. 2002.感染性标本涂片镜检与分离培养相关性的研究. 贵州医药, 26（5）: 409-410.

朱以勇, 王和. 2002.抗生素对耐药菌生长繁殖影响的观察. 中国微生态学杂志, 14（4）: 207-208.

邹强, 吕火祥, 许立. 1998.多聚酶链反应对病毒性前列腺炎的检测研究. 中华泌尿外科杂志, 19（2）: 107-108.

Aarts M, Iihara K, Wei W L, et al. 2003. A key role for TRPM7 channels in anoxic neuronal death. Cell, 115（7）: 863-877.

Abraham I B, Charles E D, Fierer J. 1986. Infectious diseasea and medical microbiology. Philadelphia: WB Saunders Company.

Aghazarian A, Plas E, Stancik I, et al. 2011. New method for differentiating chronic prostatitis/chronic pelvic pain syndrome ⅢA from ⅢB involving seminal macrophages and monocytes. Urology, 78（4）: 918-923.

Attah E. 1975. Nonspecific inflammatory lesions of the prostate. Spectrum and patterns. Int Surg, 60（3）: 158-162.

Barrett C S X, Millena A C, Khan S A. 2017 TGF-β effects on prostate cancer cell migration and invasion require FosB. Prostate, 77（1）: 72-81.

Bennett B D, Culberson D E, Petty C S, et al. 1990. Histopathology of prostatitis. J Urol, 143: 265A.

Bloom W, Fawcett D W. 1975. A textbook of histology. Philadelphia: WB Saunders Company.

Boldogh I, Baskar J F, Mar E C, et al. 1983. Human cytomegalovirus and herpes simplex type 2 virus in normal and adenocarcinomatous prostate glands. J Natl Cancer Inst, 70（5）: 819-826.

Braswell N T, Jr Fowler J E, Moorman C N, et al. 1981. Prostatic fluid interleukin-6 and urinary tract infection（abstract）. J Urol1, 145: 203A.

Brunner H, Weidner W, Schiefer H G. 1983. Studies on the role of Ureaplasma urealyticum and Mycoplasma hominis in prostatitis. J Infec Dis, 147（5）: 807-813.

Brunton L L, Parker K L. 2008. Manual of pharmacology and therapeutics.New York: McGraw-Hill Companies.

Buchanan R E, Gibbons N E. 1974. Berger's manual of determinative bacteriology. 8th ed. Baltimore: The Willian and Wilkins Company.

Cai T, Mazzoli S, Addonisio P, et al. 2010. Clinical and microbiological efficacy of prulifloxacin for the treatment of chronic bacterial prostatitis due to Chlamydia trachomatis infection: results from a prospective, randomized and open-label study. Methods Find Exp Clin Pharmacol, 32（1）: 39-45.

Carson C C. 1999. Contemporary urology（supplement）. Montvale: Medical Economics Company.

Carter J B, SaundersV A. 2007. Virology: Principles and Applications. New York: John Wiley and Sons, Ltd.

Craid C R, Stitzel R E. 1982. Modern pharmacology. Boston: Little, Brown and Company.

Culig Z, Hobisch A, Cronauer M V, et al. 1996. Regulation of prostatic growth and function by peptide growth factors. Prostate, 28（6）: 393-405.

Domingue G J. 1982. Cell wall-deficient bacteria. London: Addison-Wesley Publishing Company.

Drach G W. 1974. Trimethoprim-sulfamethoxazole therapy of chronic bacterial prostatitis. J Urol, 111（5）: 637-639.

Fair W R, Couch J, Wehner N. 1976. Prostatic antibacterial factor: identity and significance. Urology, 7（2）: 169-177.

Fowler J E, Mariano M. 1982. Immunologic response of the prostate to bacteriuria and bacterial prostatitis. Ⅱ: Antigen specific immunoglobulin in prostatic fluid. J Urol, 128（1）: 165-170.

Fridlender B, Chejanovsky N, Becker Y. 1978. Selective inhibition of herpes simplex virus type 1 DNA polymerase by zinc ions. Virology, 84（2）: 551-554.

Gip L, Molin L. 1970. On the inhibitory activity of human prostatic fluid on Candida albicans. Mycoses, 13（1）: 61-63.

Goto T, Makinose S, Ohi Y, et al. 1998. Diffusion of piperacillin, cefotiam, minocycline, amikacin and ofloxacin into the prostate. Int J Urol, 5（3）: 243-246.

Greenhill C J, Rose-John S, Lissilaa R, et al. 2011. IL-6 trans-signaling modulates TLR4-dependent inflammatory responses via STAT3. J Immunol, 186（2）: 1199-1208.

He L Y, Wang Y, Long Z, et al. 2010. Clinical significance of IL-2, IL-10, and TNF-α in prostatic secretion of patients with chronic prostatitis. Urology, 75（3）: 654-657.

Hjelmevoll S O, Olsen M E, Sollid J U E, et al. 2006. A fast real-time polymerase chain reaction method for sensitive and specific detection of the Neisseria gonorrhoeae porA pseudogene. J Mol Diagn, 8（5）: 574-581.

Itoh M, Katoh N, Ono Y, et al. 1995. Sequential changes in the prostatic fluid level of latamoxef in patients with acute bacterial prostatitis. Urol Int, 55（2）: 101-104.

Junqueira LC.2005.Carneiro.Basic histology.New York:McGraw-Hill Companies.

Kim S S, Kim J H, Han I H, et al.2016. Inflammatory responses in a benign prostatic hyperplasia epithelia cell line（BPH-1）infected with Trichomonas vaginalis. Korean J Parasitol, 54（2）:123-132.

Kogan-Sakin I, Cohen M, Paland N, et al. 2009. Prostate stromal cells produce CXCL-1, CXCL-2, CXCL-3 and IL-8 in response to epithelia-secreted IL-1. Carcinogenesis, 30（4）: 698-705.

Kohnen P W, Drach G W. 1979. Patterns of inflammation in prostatic hyperplasia: a histologic and bacteriologic study. J Urol, 121（6）: 755-760.

Krieger J N, Egan K J. 1991. Comprehensive evaluation and treatment of 75 men referred to chronic prostatitis clinic. Urology,38（1）:

11-19.

Krieger J N, Rein M F. 1982. Canine prostatic secretions kill *Trichomonas vaginalis*. Infection and Immunity, 37 (1): 77-81.

Krieger J N, Riley D E, Cheah P Y,et al. 2003. Epidemiology of prostatitis: new evidence for a world-wide problem. World J Urol, 21 (2): 70-74.

Lambert J R, Whitson R J, Iczkowski K A, et al. 2015. Reduced expression of GDF-15 is associated with atrophic inflammatory lesions of the prostate. Prostate, 75 (3): 255-265.

Lepor H. 2001. Prostatic diseases. 北京: 科学出版社.

Liu Y, Mikrani R, Xie D, et al. 2020.Chronic prostatitis/chronic pelvic pain syndrome and prostate cancer: study of immune cells and cytokines. Fundam Clin Pharmacol, 34 (2) :160-172.

Magoha G A. 1996. Ten years experience with chronic prostatitis in Africans. East Afr Med J, 73 (3): 176-178.

Magri V, Perletti G, Cai T, et al. 2019. Levofloxacin for NIH category Ⅱ chronic bacterial prostatitis: a real-life study. Chemotherapy, 64 (1): 8-16.

McGuire E J, Lytton B. 1976. Bacterial prostatitis: treatment with trimethoprim-sulfamethoxazole. Urology, 7 (5): 499-500.

McNeal J E. 1988. Normal histology of the prostate. Am J Surg Pathol, 12 (8): 619-633.

Meares E M. 1973. Observations on activity of trimethoprim-sulfamethoxazole in the prostate. J Infect Dis, 128 (Suppl): 679-685.

Meares E M. 1980. Prostatitis syndromes: new perspectives about old woes. J Urol, 123 (2): 141-147.

Mehik A, Hellström P, Lukkarinen O, et al. 2000. Epidemiology of prostatitis in Finnish men: a population-based cross-sectional study. BJU International, 86 (4): 443-448.

Miller L J, Fischer K A, Goralnick S J, et al. 2002. Interleukin-10 levels in seminal plasma: implications for chronic prostatitis-chronic pelvic pain syndrome. J Urol, 167 (2 Pt 1): 753-756.

Miyake H, Nelson C, Rennie P S, et al. 2000. Testosterone-repressed prostate message-2 is an antiapoptotic gene involved in progression to androgen independence in prostate cancer. Cancer Res, 60 (1): 170-176.

Moon T D, Hagen L, Heisey D M. 1997. Urinary symptomatology in younger men. Urology, 50 (5): 700-703.

Moore G S, Jaciow D M. 1979. Mycology for the Clinical Laboratory. Virginia: Reston Publishing Company.

Nielsen M L, Asnaes S, Hattel T. 1973. Inflammatory changes in the non-infected prostate gland. A clinical, microbiological and histological investigation. J Urol, 110 (4): 423-426.

Nilius B, Owsianik G. 2011 .The transient receptor potential family of ion channels. Genome Biol, 12 (3): 218.

Nishiyama Y, Yamaguchi H. 1990. Morphological detection of filipin-sterol complexes in the cytoplasmic membrane of staphylococcal L-form. Microbiol Immunol, 34 (1): 25-29.

Ohkawa M, Yamaguchi K, Tokunaga S, et al. 1992. The incidence of *Trichomonas vaginalis* in chronic prostatitis patients determined by culture using a newly modified liquid medium. J Infect Dis, 166 (5): 1205-1206.

Partridge S M, Klieneberger E. 1941. Isolation of cholesterol from the oily droplets found in association with the L1 organism separated from *Streptobacillus moniliformis*. J Pathol Bacteriol, 52(2): 219.

Patricia J, Mcnical A, Janic E, et al. 1990. Detection of human papillomavirus DNA in prostate gland tissue by using PCR amplification assay. J of Clin Mic, 5: 409.

Pirola G M, Verdacchi T, Rosadi S, et al. 2019.Chronic prostatitis: current treatment options. Res Rep Urol, 11: 165-174.

Popper P, Farber D B, Micevych P E, et al. 1997. TRPM-2 expression and tunel staining in neurodegenerative diseases: studies in wobbler and rd mice. Exp. neurol, 143 (2): 246-254.

Potts J M. 2000. Prospective identification of National Institutes of Health category Ⅳ prostatitis in men with elevated prostate specific antigen. J Urol, 164 (5): 1550-1553.

Reeves D S Ghilchik M. 1970. Secretion of the antibacterial substance trimethoprim in the prostatic fluid of dogs. Br J Urol, 42 (1): 66-72.

Rivera Del Alamo M M, Díaz-Lobo M, Busquets S, et al. 2018. Specific expression pattern of tissue cytokines analyzed through the Surface Acoustic Wave technique is associated with age-related spontaneous benign prostatic hyperplasia in rats. Biochemistry and Biophysics Reports, 14: 26-34.

Roberts R O, Lieber M M, Rhodes T, et al. 1998. Prevalence of a physician-assigned diagnosis of prostatitis: the Olmsted County study of urinary symptoms and health status among men. Urology, 51 (4): 578-584.

Sabbaj J, Hoagland V L, Cook T. 1986. Norfloxacin versus co-trimoxazole in the treatment of recurring urinary tract infections in men. Scand J Infect Dis Suppl, 48: 48-53.

Schaeffer A J, Darras F S. 1990. The efficacy of norfloxacin in the treatment of chronic bacterial prostatitis refractory to trimethoprim-sulfamethoxazole and/or carbenicillin. J Urol, 144 (3): 690-693.

Schmidt J D, Patterson M C. 1966. Needle biopsy study of chronic prostatitis. J Urol, 96 (4): 519-533.

Schmidt J D. 1965. Non-specific granulomatous prostatitis: classification, review and report of cases. J Urol, 94 (5): 607-615.

Sensibar J A, Sutkowski D M, Raffo A, et al. 1995. Prevention of cell death induced by tumor necrosis factor alpha in LNCaP cells by overexpression of sulfated glycoprotein-2 (clusterin). Cancer Res, 55 (11): 2431-2437.

Shmuel R, Joseph G T. 1983. Methods in mycoplasmology. New York:Academic press.

Shokeir A A, Dawaba M, Abdel-Gawad M. et al. 1995. Prostatic abscess in a child. Scand J Urol Nephrol, 29 (4): 525-526.

Shortliffe L M, Wehner N, Stamey T A. 1981. Use of a solid-phase radioimmunoassay and formalin-fixed whole bacterial antigen in the detection of antigen-specific immunoglobulin in prostatic fluid. J Clin Invest, 67 (3): 790-799.

Shoskes D A. 2001. Use of antibiotics in chronic prostatitis syndromes. Can J Urol, 8 (Suppl1): 24-28.

Stamey T A, Meares E M, Winningham D G. 1970. Chronic bacterial prostatitis and the diffusion of drugs into prostatic fluid. J Urol, 103 (2): 187-194.

Stamey T A. 1980. Pathogenesis and treatment of urinary tract infections. Baltimore: Williams & Wilkins.

Stancik I, Plas E, Juza J, et al. 2008. Effect of antibiotic therapy on interleukin-6 in fresh semen and postmasturbation urine samples of patients with chronic prostatitis/chronic pelvic pain syndrome. Urology, 72 (2): 336-339.

Standring S.2008.Gray 's Anatomy: The Anatomical Basis of Clinical Practice .Singapore:Elsevier Limited.

Star šíchová A, Lincová E, Pernicová Z, et al. 2010. TGF-β1 suppresses IL-6-induced STAT3 activation through regulation of Jak2 expression in prostate epithelial cells. Cell Signal, 22 (11): 1734-1744.

Sugimoto Y, Hirota M, Yoshikawa K, et al. 2014. The therapeutic potential of a novel PSMA antibody and its IL-2 conjugate in prostate cancer. Anticancer Res, 34 (1): 89-97.

Swami S K, Vijay A, Nagarajan G, et al. 2016. Molecular characterization of pro-inflammatory cytokines interleukin-1β and interleukin-8 in Asian elephant (*Elephas maximus*). Anim Biotechnol, 27 (1): 66-76.

Tsavaler L, Shapero M H, Morkowski S, et al. 2001. Trp-p8, a novel prostate-specific gene, is up-regulated in prostate cancer and other malignancies and shares high homology with transient receptor potential calcium channel proteins. Cancer Res, 61 (9): 3760-3769.

Untergasser G, Madersbacher S, Berger P. 2005. Benign prostatic hyperplasia: age-related tissue-remodeling. Exp Gerontol, 40 (3): 121-128.

Venkatachalam K, Montell C. 2007. TRP channels. Annu Rev Biochem, 76(1): 387-417.

Weidner W, Schiefer H G, Brähler E. 1991. Refractory chronic bacterial prostatitis: a re-evaluation of ciprofloxacin treatment after a median follow up of 30 months. J Urol, 146 (2): 350-352.

Willson G S, Wilsons T,Miles A A,et al. 1975. Principle of bacteriology, virology, immunity. 6th ed .London: Edward Arnold.

Winningham D G, Nemoy N J, Stamey T A. 1968. Diffusion of antibiotics from plasma into prostatic fluid. Nature, 219(5150): 139-143.

Wykes R C E, Lee M, Duffy S M, et al. 2007. Functional transient receptor potential melastatin 7 channels are critical for human mast cell survival. J Immmunol, 179 (6): 4045-4052.

Yee N S, Chan A S, Yee J D, et al. 2012. TRPM7 and TRPM8 ion channels in pancreatic adenocarcinoma: potential roles as cancer biomarkers and targets. Scientifica, 2012: 1-8.

Yee N S, Zhou W Q, Lee M, et al. 2012. Targeted silencing of TRPM7 ion channel induces replicative senescence and produces enhanced cytotoxicity with gemcitabine in pancreatic adenocarcinoma. Cancer Lett, 318 (1): 99-105.

Yee N S,Zhou W Q, Lee M. 2010. Transient receptor potential channel TRPM8 is over-expressed and required for cellular proliferation in pancreatic adenocarcinoma. Cancer Lett, 297 (1): 49-55.

Youmans G P, Liebling J, Lyman R Y. 1938. The bactericidal action of prostatic fluid in dogs. J Infect Dis, 63 (1): 117-121.

Zlotnik A, Yoshie O. 2012. The chemokine superfamily revisited. Immunity, 36 (5): 705-716.

附录一　常用染料与试剂

　　在微生物学和寄生虫学的基础研究与临床检验中，染料与试剂是常用于观察和鉴别微生物和寄生虫的重要化学试剂。染料可以使细菌等微生物和寄生虫显示不同的颜色，从而有助于观察和研究细菌及寄生虫的形态；试剂不但有助于染料同细菌等微生物和寄生虫产生反应，而且是细菌等微生物和寄生虫进行正常生长繁殖和代谢活动的重要营养构成或检测材料，可构成其生长繁殖与代谢活动所必需的环境条件。

一、革兰氏染色液

1. 甲紫染色液
（1）材料：甲紫　　　　　2g　　　　1%草酸铵水溶液　　　80 ml

　　　　　　95%乙醇　　　20 ml

（2）制备方法

1）将 2g 甲紫加于 20 ml 95%乙醇内，研磨使甲紫溶解成为甲紫乙醇饱和液。

2）加入 1%草酸铵水溶液 80 ml 混匀，在室温静置 24 小时后，用滤纸滤过后备用。

2. 卢戈氏碘液
（1）材料：碘化钾　　　　2g　　　　蒸馏水　　　　　　　300 ml

　　　　　　碘　　　　　　1 g

（2）制备方法

1）将 2g 碘化钾加于 50 ml 蒸馏水中充分溶解后，加入碘 1g 并充分溶解。

2）加入剩余的蒸馏水，置棕色瓶内备用。

3. 脱色液　95%乙醇

4. 稀释苯酚品红染色液
（1）材料：苯酚品红染色液　　　10 ml　　蒸馏水　90 ml

（2）制备方法：将苯酚品红染色液 10 ml（见抗酸染色液）加于 90 ml 蒸馏水内，充分混匀。

二、碱性亚甲蓝染色液

1. **甲液**　亚甲蓝　　　0.3 g　　　　95%乙醇　　　30 ml

2. **乙液**　氢氧化钾　　0.01 g　　　　蒸馏水　　　100 ml

　　3. **制备方法**　分别将亚甲蓝 0.3g 溶解于 95%乙醇 30 ml 内、氢氧化钾 0.01g 溶解于 100 ml 蒸馏水内后，使两液混合。

三、抗酸染色液

1. 苯酚品红染色液
（1）材料：碱性品红　　　1 g　　　5%苯酚溶液　　　90ml

　　　　　　95%乙醇　　　10 ml

（2）制备方法：将碱性品红 1g 溶解于 95%乙醇 10 ml，加入 5%苯酚溶液 90ml 内，用滤纸滤过后备用。

2. 脱色液

（1）材料：浓盐酸 3 ml　　95%乙醇 97 ml

（2）制备方法：将浓盐酸 3 ml 加于 95%乙醇 97 ml 内，混匀。

3. 碱性亚甲蓝染色液　参见"二、碱性亚甲蓝染色液"。

四、Gemenez 染色液

1. 材料

（1）0.1mol/L 磷酸缓冲液（pH 7.4）：0.2 mol/L 磷酸二氢钾溶液　3.5 ml

0.2mol/L 磷酸氢二钠溶液　15.5 ml

双蒸水　　　　　　　　　　19 ml

（2）苯酚品红染色液（见抗酸染色液）

（3）0.8%孔雀绿溶液：孔雀绿　0.8 g　　双蒸水　100 ml

2. 制备方法

（1）稀释苯酚品红染色液：临用前取苯酚品红染色液 4ml 与磷酸缓冲液 10 ml 混合成为稀释苯酚品红染色液，用滤纸过滤后立即使用。

（2）孔雀绿染色液：将孔雀绿溶解于蒸馏水中，用滤纸滤过后备用。

五、Giemsa 染色液

1. 材料　Giemsa 粉　　　1 g　　甲醇　　　　50 ml

中性甘油　　　50 ml　　磷酸缓冲液（pH 6.8）

2. 制备方法

（1）将 Giemsa 粉 1g 加入少量中性甘油内研磨，加入剩余中性甘油，置 55～60℃水浴内不时摇动 2 小时溶解。

（2）冷却后加入甲醇 50ml，置棕色瓶内 1～3 周后用滤纸过滤备用。

（3）临用前用磷酸缓冲液（或蒸馏水）稀释 10～15 倍成应用液。

六、细胞壁染色液

1. 材料　鞣酸　　　10g　　甲紫　　　　5 g

刚果红　　5g　　蒸馏水

2. 制备方法　将鞣酸、甲紫、刚果红分别溶解于 100ml 蒸馏水内，用滤纸过滤后，成为 10%鞣酸溶液、5%甲紫溶液、5%刚果红溶液，置室温下避光保藏备用。

七、磷酸盐缓冲液

1. 材料

（1）1/15mol/L 磷酸氢二钠溶液：磷酸氢二钠　9.465 g　　蒸馏水　1 000 ml

（2）1/15mol/L 磷酸二氢钾溶液：磷酸二氢钾　9.08 g　　蒸馏水　1 000 ml

2. 制备方法　按附表 1 制备不同 pH 的磷酸盐缓冲液。

附表 1　不同 pH 磷酸盐缓冲液的配制方法

pH	1/15mol/L 磷酸二氢钾溶液（ml）	1/15 mol/L 磷酸氢二钠溶液（ml）
6.0	88	12.0
6.4	71	29
6.8	50	50
7.2	27	73
7.4	19	81
7.6	13.2	86.8
7.8	8.5	91.5
8.0	5.6	94.4

八、乳酸甲基蓝染色液

1. **材料**　结晶苯酚　20 g　　甲基蓝　　0.05 g
乳酸　　　20 ml　　蒸馏水　　20 ml
甘油　　　40 ml

2. **制备方法**　将称量的结晶苯酚 20g、乳酸 20 ml、甘油 40 ml 分别加入蒸馏水 20 ml 内，加温溶解后，缓慢加入甲基蓝 0.05g，使其充分溶解。

九、墨汁染色液

印度墨汁或国产优质墨汁。

十、Donaldson 碘伊红染色液

1. **材料**
（1）碘液：碘化钾　　　5g　　　水　　　100 ml
碘
（2）伊红液：伊红　　　水　　　100 ml

2. **制备方法**
（1）碘液：将碘化钾 5g 溶解于 100 ml 水内，加入碘，至饱和。
（2）伊红液：将伊红加于 100 ml 水内，至饱和。
（3）碘液、伊红液分别储存，临用时等量混合。

十一、海氏苏木精染色液

1. **材料**　苏木精　　　10 g　　　无水乙醇　　　100 ml

2. **制备方法**
（1）将苏木精 10g 溶于无水乙醇 100 ml 内，装入大口瓶内，盖紧瓶口，置室温 6～8 周。如果需要加速其成熟，可将瓶置于阳光下暴晒和每天摇动。
（2）检查染色液是否成熟，可取一滴加于自来水内。如果呈现鲜美的紫色即为成熟，未成熟者呈淡红色或红紫色。
（3）海氏苏木精染色液可保存 3～6 个月，适用于阿米巴原虫染色。临用时取 1 份与 19 份蒸馏水混合，需以 2%硫酸铁铵为媒染剂。

十二、2%硫酸铁铵溶液

1. **材料**　硫酸铁铵（铁明矾）　2 g　　　蒸馏水　　　　100 ml

2. **制备方法**

（1）将硫酸铁铵 2g 溶解于 100 ml 蒸馏水内，置玻璃瓶内，用黑纸将瓶外包裹，置 4℃冰箱内保存。

（2）新鲜的硫酸铁铵为紫色结晶，如果呈黄色即不能使用。

（3）硫酸铁铵溶液也应当在使用时临时配制。

十三、Schaudinn 固定液

1. **材料**

（1）饱和氯化汞溶液：氯化汞　　　　8g　　　水　　　100 ml

（2）95%乙醇

（3）冰醋酸

2. **制备方法**

（1）将氯化汞 8g 加入 100 ml 水内，加热使氯化汞充分溶解。

（2）取饱和氯化汞溶液 2 份、95%乙醇 1 份混合，临用时加 5ml 冰醋酸于 100 ml 氯化汞溶液–乙醇混合液内混匀。

十四、甲基红试剂

1. **材料**　甲基红　　　0.04 g　　　　蒸馏水　　　　40 ml
　　　　　　95%乙醇　　60 ml

2. **制备方法**　将甲基红 0.04g 溶解于 95%乙醇 60 ml 内，再加入蒸馏水 40 ml 充分混匀后备用。

十五、靛基质试剂

1. **材料**　对二甲基氨基苯甲醛　　　2 g　　　　浓盐酸　　　　40 ml
　　　　　　95%乙醇　　　　　　　190 ml

2. **制备方法**　将对二甲基氨基苯甲醛 2g 溶解于 95%乙醇 190 ml 内，加入浓盐酸 40 ml，充分混匀后备用。

十六、VP 试剂

1. **甲液**　α-萘酚　　　　6 g　　　　95%乙醇　　　　100 ml

制备方法：取萘酚 6g，加入 95%乙醇溶液至 100ml，混匀。

2. **乙液**　氢氧化钾　　　16 g　　　　蒸馏水　加至　　100 ml

制备方法：取氢氧化钠 16g，加入蒸馏水至 100ml，混匀。

十七、硫酸锌浮集溶液

1. **材料**　硫酸锌　　　33 g　　　水　　　100 ml

2. **制备方法**　将硫酸锌溶解于水内即可。

附录二 常用培养基

培养基是人工合成或半合成的，用于细菌等微生物或寄生虫分离培养的营养基质。不同的培养基可具有不同的主要用途，通常根据培养基的用途分为基础培养基、营养培养基、选择培养基、鉴别培养基等，根据培养基的物理性状分为液体培养基、半固体培养基、固体培养基。

一、细菌培养基

（一）牛肉浸出液培养基

1. 材料

牛肉末	500 g	磷酸氢二钾	1 g
蛋白胨	10 g	氯化钠	5 g
蒸馏水	1 500 ml		

2. 制备方法

（1）取新鲜牛肉除去筋膜、脂肪、肌腱，洗净后绞成肉末。

（2）取肉末 500g 加于蒸馏水 1 000ml 内，置 4℃冰箱内 24 小时。

（3）煮沸 30 分钟后，用滤纸过滤，加蒸馏水补足滤过液的原体积，分别加入蛋白胨 10g、氯化钠 5g、磷酸氢二钾 1g，溶解后，用氢氧化钠调酸碱度至 pH 7.6，分装后经高压蒸汽 121℃灭菌 15 分钟备用。

3. 用途 作为肉汤培养基、琼脂培养基的基础及用于制备 L 型非高渗透压培养基。

（二）肝消化液培养基

1. 材料

猪胃	100 g	浓盐酸	10 ml
猪肝	100 g	蒸馏水	1 000 ml

2. 制备方法

（1）分别除去新鲜猪胃与新鲜猪肝的筋膜、脂肪，猪胃内面用流水冲去食物残渣。

（2）分别绞碎猪胃、猪肝，各称取 100 g 混合，加入预热 48℃的蒸馏水 1 000 ml 混匀。

（3）用浓盐酸调酸碱度至 pH 2～3，置 48～52℃水浴内，每 30～60 分钟搅动一次，用浓盐酸调节和保持酸碱度至 pH 2～3，消化 8 小时。

（4）虹吸上清液经绒布过滤，用氢氧化钠调酸碱度为 pH 5～6。

（5）煮沸 15 分钟后虹吸上清液，调酸碱度为 pH 7.6，再煮沸 10 分钟，虹吸上清液分装，经高压蒸汽 121℃灭菌 15 分钟后备用。

3. 用途 作为肉汤培养基、琼脂培养基的基础及用于制备 L 型非高渗透压培养基。

（三）牛肉消化液培养基

1. 材料

牛肉末	100 g	蒸馏水	1 000 ml
胰蛋白酶	30 g	氯仿	20 ml
碳酸氢钠	适量	乙酸	适量
氢氧化钠	适量		

2. 制备方法

（1）取新鲜牛肉除去筋膜、肌腱及脂肪后绞碎，称取 100g，加蒸馏水 1 000ml，煮沸 10 分钟。

（2）用碳酸氢钠调酸碱度为 pH 8.0，待温度降至约 40℃时，加胰蛋白酶 30g 和氯仿 20ml，置 40℃水浴内消化 8 小时并注意保持酸碱度为 pH 8.0。

（3）用乙酸调酸碱度为 pH 6.0，煮沸 10 分钟。虹吸上清液经绒布过滤，用氢氧化钠调酸碱度为 pH 7.6。煮沸 10 分钟后虹吸上清液，经绒布过滤后分装，经高压蒸汽 121℃灭菌 15 分钟后备用。

（4）另外，在 100 ml 牛肉浸出液培养基内加入琼脂 2g，即成为牛肉消化液琼脂固体培养基。

3. **用途**　作为肉汤培养基、琼脂培养基的基础及用于制备 L 型非高渗透压培养基。

（四）脑心浸出液培养基

1. **材料**

小牛脑	200 g	葡萄糖	2 g
牛心	250 g	氯化钠	5 g
蛋白胨	10 g	磷酸氢二钠	2.5 g
多胨	10 g	蒸馏水	1 000 ml

2. 制备方法

（1）将小牛脑与牛心去筋膜、脂肪，洗净后分别绞碎。

（2）称取小牛脑 200g 和牛心 250g，分别加入蒸馏水 500 ml 并煮沸 20 分钟，置 4℃冰箱内过夜。

（3）去掉表面脂肪，加水补足至 500ml，各加入蛋白胨 5g、氯化钠 2.5g，溶解后调酸碱度为 pH7.6～8.0，经高压蒸汽 121℃灭菌 15 分钟后，即成为牛心浸出液培养基、牛脑浸出液培养基。

（4）将牛心浸出液培养基与牛脑浸出液培养基等体积混合，在混合液内加入多胨 10g、葡萄糖 2g、磷酸氢二钠 2.5g，调酸碱度为 pH 7.6～7.8，分装，经高压蒸汽 121℃灭菌 15 分钟后即成为脑心浸出液培养基。

（5）另外，在 100 ml 脑心浸出液培养基内加入 2g 琼脂，即成为脑心浸出液琼脂培养基。

3. **用途**　作为厌氧菌的基础培养基，使用时需加入血液、维生素 K_2、维生素 B_{12} 等。

（五）血琼脂培养基

1. **材料**　营养琼脂培养基　100 ml　脱纤维绵羊血　5～10 ml

2. **制备方法**　加热融化营养琼脂培养基 100ml，冷至 50～60℃时，加入脱纤维绵羊血 5～10ml，充分混匀后倾注于平板。

3. **用途**　用于链球菌等对营养条件要求较高的细菌的分离培养及细菌溶血现象的观察。

（六）巧克力色血琼脂培养基

1. **材料**　营养琼脂培养基　100 ml　脱纤维绵羊血　10 ml

2. **制备方法**　加热融化营养琼脂培养基 100 ml，冷至 80～90℃时，加入脱纤维绵羊血 5～10 ml，充分混匀后倾注于平板。

3. **用途** 用于淋病奈瑟菌、流感嗜血杆菌等对营养条件要求特殊的细菌的分离培养。

（七）苏通液体培养基

1. **材料**

天门冬素	4 g	枸橼酸铁铵	0.05 g
枸橼酸	2 g	甘油	60 ml
磷酸氢二钾	0.5 g	蒸馏水	1 000 ml
硫酸镁	0.5 g	氨水	适量

2. **制备方法**

（1）将天门冬素 4g、枸橼酸 2g、磷酸氢二钾 0.5g、硫酸镁 0.5g、枸橼酸铁铵 0.05g、甘油 60 ml 混合，加蒸馏水至 1 000 ml。

（2）溶解后用氨水调酸碱度为 pH 7.2，分装，经高压蒸汽 121℃灭菌 15 分钟后备用。

3. **用途** 用于结核分枝杆菌及其 L 型的分离培养。

（八）改良罗氏培养基

1. **材料**

磷酸二氢钾	0.8 g	马铃薯淀粉	10 g
硫酸镁	0.08 g	中性甘油	4 ml
枸橼酸镁	0.2 g	4.1%孔雀绿溶液	8～10 ml
天门冬素	1.2 g	新鲜鸡蛋	8～10 个（约 300 ml）

2. **制备方法**

（1）将鸡蛋洗净后，置 70%乙醇内浸泡 30 分钟，破壳收集蛋清与蛋黄于带有玻璃碴和 4.1%孔雀绿溶液的无菌三角瓶内，充分振摇，使蛋清、蛋黄及孔雀绿溶液分散和混匀。

（2）将磷酸二氢钾 0.8g、硫酸镁 0.08g、枸橼酸镁 0.2g、天门冬素 1.2g、中性甘油 4 ml 加于 100 ml 蒸馏水中，置沸水浴内加热溶解。加入马铃薯淀粉 10g，煮沸 30 分钟后，置 56℃水浴内 60 分钟，其间不时搅拌。

（3）加入鸡蛋孔雀绿液并充分混匀，分装于无菌试管内，每管 10 ml。

（4）将含培养基的试管斜置于血清凝固器内，80～90℃加热 1～2 小时，使培养基凝固。注意调整温度和时间，避免形成气泡。

3. **用途** 用于结核分枝杆菌的分离培养。

（九）多糖合成试验培养基

1. **材料** 脑心浸出液琼脂培养基　　100ml　　蔗糖　　5 g

2. **制备方法**

（1）将蔗糖 5 g 加入脑心浸出液琼脂培养基 100 ml 内，调节酸碱度为 pH 7.4。

（2）经高压蒸汽 121℃灭菌 15 分钟后，倾注于平板。

3. **用途** 检测奈瑟菌等细菌利用蔗糖为原料合成多糖的能力。

注：奈瑟菌属的绝大多数菌种能够在常规细菌学营养琼脂培养基上生长，因此也可用普通营养琼脂培养基代替脑心浸出液琼脂培养基。

二、细菌 L 型培养基

（一）L 型鸡蛋培养基

1. **材料**

（1）基础培养基：蛋白胨　　　　　　　　1 g　　　氯化钠　　3～5 g

酵母浸出物（粉）	0.5 g	蒸馏水	100 ml
琼脂粉	0.8 g		

（2）鸡蛋液：鸡蛋清　　　　5 ml

　　　　　　　50%鸡蛋黄盐水液　2 ml

（3）氢氧化钠：适量

2. 制备方法

（1）将蛋白胨 1g、酵母浸出物（粉）0.5g、氯化钠 3～5g 加于 100 ml 蒸馏水内，溶解后用氢氧化钠调酸碱度为 pH 7.4～7.6，加入琼脂 0.8g。

（2）经高压蒸汽 121℃灭菌 15 分钟，冷却至 45～50℃时，加入鸡蛋清 5 ml 及 50%鸡蛋黄盐水液 2 ml。

3. 用途　用于标本内细菌 L 型的高渗分离培养和荷包蛋样菌落的观察。

注：鸡蛋清与 50%鸡蛋黄盐水液的制备方法是取新鲜鸡蛋一个，用碘酒、乙醇常规消毒蛋壳后，无菌操作取蛋清于带有玻璃碴的无菌三角瓶内、取蛋黄于带有玻璃碴和 15 ml 生理盐水的无菌三角瓶内，充分振摇，使蛋清及蛋黄分散，置 4℃冰箱内备用。

（二）PG 液

1. 材料

蛋白胨	1 g	氯化钠	0.5 g
葡萄糖	0.5 g	蒸馏水	100 ml
酵母浸出物（粉）	0.5 g	氢氧化钠	适量

2. 制备方法

（1）将蛋白胨 1g、葡萄糖 0.5g、氯化钠 0.5g、酵母浸出物（粉）0.5g 溶解于 100 ml 蒸馏水内，用氢氧化钠调节酸碱度为 pH 7.2～7.4。

（2）经高压蒸汽 121℃灭菌 15 分钟后备用。

3. 用途　用于标本内细菌 L 型的非高渗分离培养、稳定 L 型纯培养物分离、L 型细胞形态及生长现象的观察、药物敏感试验及生化反应试验。

注：RPMI 1640 液等细胞培养液含有葡萄糖、多种氨基酸及维生素，可适用于细菌稳定 L 型分离培养、生化反应、药物敏感性等的研究。

三、真菌培养基

（一）沙保诺琼脂培养基（改良）

1. 材料

蛋白胨	1 g	酵母浸出物（粉）	0.5 g
麦芽糖（葡萄糖）	4 g	琼脂粉	1.5g
蒸馏水	100 ml		

2. 制备方法

（1）将蛋白胨 1g、麦芽糖（葡萄糖）4g、酵母浸出物（粉）0.5g、琼脂粉 1.5 g 加入 100 ml 蒸馏水内。

（2）经高压蒸汽 105℃灭菌 10 分钟后，倾注于平板或斜面。

3. 用途　用于真菌的分离培养、真菌二相性及假菌丝形成试验与观察。

（二）糖利用培养基

1. 材料

硫酸镁	0.5 g	琼脂粉	20 g

硫酸铵	5 g	酵母浸出物（粉）	0.5 g
磷酸二氢钾	1 g	蒸馏水	1 000 ml

2. 制备方法

（1）将硫酸镁 0.5g、硫酸铵 5g、磷酸二氢钾 1g、琼脂粉 20g、酵母浸出物（粉）0.5g，加入 1 000 ml 蒸馏水内，经高压蒸汽灭菌 121℃ 10 分钟灭菌后备用。

（2）临用时加热融化培养基并冷至 45～50℃，取 20 ml 该培养基与 4 ml 浓厚菌液混匀后倾注于平板。

3. 用途 用于酵母菌的糖利用试验。

四、支原体培养基

（一）支原体鸡蛋培养基

1. 基础培养基（basic medium，BM）

（1）材料：
蛋白胨	1 g	2%酚红溶液	0.1 ml
酵母浸出物（粉）	0.5 g	蒸馏水	100 ml
氯化钠	0.5 g		

（2）制备方法

1）将蛋白胨 1g、酵母浸出物（粉）0.5g、氯化钠 0.5g、2%酚红溶液 0.1 ml 加于 100 ml 蒸馏水内，调节酸碱度为 pH 7.2～7.4。

2）经高压蒸汽 121℃灭菌 15 分钟后，置 4℃保存备用。若制备固体培养基需再加入 0.8g 琼脂粉，置 4℃保存备用。

3）如果需要使用基础培养基，可在液体基础培养基内加入鸡蛋清 5%、50%鸡蛋黄溶液 1%及青霉素G 10 万单位，或将固体基础培养基加热融化并冷至 45～50℃，加入鸡蛋清 5%、50%鸡蛋黄溶液 1%及青霉素G 10 万单位后，混匀倾注于平板。

（3）用途：加入鸡蛋及青霉素制备的基础培养基，可直接用于各种支原体的分离培养或支原体菌种的保存。

注：鸡蛋清和 50%鸡蛋黄溶液的制备方法是用碘酒、乙醇常规消毒鸡蛋壳，无菌操作取蛋清于带有玻璃碴的无菌三角瓶内、取 50%鸡蛋黄溶液于带有玻璃碴和 15 ml 蒸馏水的无菌三角瓶内，充分振摇使蛋清和蛋黄分散和混匀，置 4℃保存备用。

2. 人型支原体培养基（*M.hominis* medium，MHM）

（1）材料：
基础培养基	100 ml	10%精氨酸溶液	1 ml
鸡蛋清	5 ml	青霉素 G	10 万单位
50%鸡蛋黄溶液	1 ml	盐酸	适量

（2）制备方法

1）用盐酸将基础培养基的酸碱度调至 pH 5.0～5.5，加入鸡蛋清 5 ml、50%鸡蛋黄溶液 1 ml、青霉素G 10 万单位及 10%精氨酸溶液（滤过法除菌）1 ml。

2）也可将固体基础培养基加热融化，冷至 45～50℃时分别加入各种成分，混匀后倾注于平板。

（3）用途：适用于人型支原体、口腔支原体、唾液支原体等分解精氨酸的支原体的分离培养和初步鉴定。

3. 脲原体培养基（*M.urealyticum* medium，MUM）

（1）材料：
基础培养基	100 ml	10%尿素溶液	1 ml
鸡蛋清	5 ml	青霉素 G	10 万单位

50%鸡蛋黄溶液	1 ml	盐酸	适量

（2）制备方法

1）用盐酸将基础培养基的酸碱度调至 pH 6.0，加入鸡蛋清 5 ml、50%鸡蛋黄溶液 1 ml、青霉素 G 10 万单位及 10%尿素溶液（滤过法除菌）1 ml。

2）也可将固体基础培养基加热融化，冷至 45～50℃时分别加入各种成分，混匀后倾注于平板。

（3）用途：适用于脲原体的分离培养和初步鉴定。

4. 肺炎支原体培养基（*M.pneumoniae* medium，MPM）

（1）材料：

基础培养基	100 ml	10%葡萄糖溶液	1 ml
鸡蛋清	5 ml	青霉素 G	10 万单位
50%鸡蛋黄溶液	1 ml		

（2）制备方法

1）在基础培养基（pH 7.2～7.4）内加入鸡蛋清 5 ml、50%鸡蛋黄溶液 1 ml、青霉素 G 10 万单位及 10%葡萄糖溶液 1 ml。

2）也可将固体基础培养基加热融化，冷至 45～50℃时分别加入各种成分，混匀后倾注于平板。

（3）用途：适用于肺炎支原体、生殖支原体、发酵支原体、莱氏支原体等发酵葡萄糖的支原体的分离培养和初步鉴定。

（二）支原体血清培养基

用马血清、新生小牛血清或人血浆 20 ml 代替鸡蛋液，加入支原体鸡蛋培养基的基础培养基 80 ml 内，加入青霉素 G 10 万单位；鉴别培养基每 100 ml 内可加入 10%葡萄糖溶液 1 ml、10%尿素溶液 1 ml 或 10%精氨酸溶液 1 ml；固体培养基需加入 0.8%～1.2%琼脂粉并且混匀后，倾注于平板。

五、阿米巴原虫培养基

（一）琼脂蛋白胨双相培养基

1. 材料

（1）固相：

氯化钠	0.9 g	牛肉浸膏	0.3 g
琼脂粉	1.5 g	蒸馏水	100 ml
蛋白胨	0.5 g		

（2）液相：

氯化钠	0.5 g	青霉素 G	1 000 单位
蛋白胨	1 g	链霉素	1 000 单位
米粉	1 g	蒸馏水	100 ml
人或马血清	12.5 ml		

2. 制备方法

（1）固相：将氯化钠 0.9g、琼脂粉 1.5g、蛋白胨 0.5g、牛肉浸膏 0.3g 加于 100 ml 蒸馏水内，溶解后分装于试管，每管 5～7ml。经高压蒸汽 121℃灭菌 15 分钟，制成斜面备用。临用时加入液相 3～4 ml，覆盖于固相斜面的表面。

（2）液相：将氯化钠 0.5g、蛋白胨 1g 加入 100 ml 蒸馏水内，经高压蒸汽 121℃灭菌 15 分钟，临用时加入无菌米粉 1g、血清 12.5 ml、青霉素 G 1 000 单位及链霉素 1 000 单位。

3. **用途**　用于阿米巴原虫的分离培养。

注：米粉的制备方法是将米浸入水中约 15 分钟，取出待表面干燥后磨成粉末并烘干。用 120 目筛网筛过，分装后，经高压蒸汽 121℃灭菌 15 分钟，烘干备用。

（二）Nelson 培养基

1. 材料

（1）固相：

蛋黄乙醇提取物	3.3 ml	磷酸盐缓冲液（pH 7.4～7.6）	100 ml
琼脂粉	2 g		

（2）液相：

磷酸盐缓冲液（pH 7.4～7.6）	100 ml	青霉素 G	1 000 单位
米粉	1 g	链霉素	1 000 单位

2. 制备方法

（1）固相：将琼脂粉 2g 加于磷酸盐缓冲液 100 ml 内，高压蒸汽 121℃灭菌 15 分钟。待冷至 45～50℃时，加入蛋黄乙醇提取物 3.3 ml，混匀后分装于试管制成斜面。临用时加入液相 3～4 ml，覆盖于固相斜面的表面。

（2）液相：临用时在无菌的磷酸盐缓冲液 100 ml 内加入无菌米粉 1g、青霉素 G 1 000 单位及链霉素 1 000 单位，不加血清。

3. 用途　用于阿米巴原虫的转种。

注：蛋黄乙醇提取物的制备方法是消毒鸡蛋壳后取出蛋黄，将 1 份蛋黄与 9 份 95%乙醇混合，静置 48 小时后，收获上层即为蛋黄乙醇提取物。

（三）营养琼脂血清盐水培养基

1. 材料

（1）固相：

蛋白胨	5 g	琼脂粉	2 g
牛肉膏	3 g	蒸馏水	100 ml

（2）液相：

氯化钠	0.6 g	葡萄糖	0.01 g
氯化钙	0.01 g	人或马血清	5 ml
氯化钾	0.01 g	米粉	1 g
碳酸氢钠	0.01 g	蒸馏水	100 ml

2. 制备方法

（1）固相：将蛋白胨 5g、牛肉膏 3g、琼脂粉 2g 加入 100 ml 蒸馏水内，溶解后分装于试管，每管 5～7ml。经高压蒸汽 121℃灭菌 15 分钟后制成斜面，临用时加入液相 3～4 ml，覆盖于固相斜面的表面。

（2）液相：将氯化钠、氯化钙、氯化钾、碳酸氢钠、葡萄糖加入蒸馏水中，高压蒸汽 113℃灭菌 10 分钟。临用时加入无菌米粉 1g 及灭活血清 5 ml，必要时加入青霉素 G 与链霉素各 1 000 单位。

3. 用途　用于阿米巴原虫的保存。

六、阴道毛滴虫培养基

（一）Diamond TYM 培养基

1. 材料

胰酶水解酪蛋白	22 g	磷酸氢二钾	0.08 g
酵母浸膏	2 g	磷酸二氢钾	0.08 g
麦芽糖	0.5 g	琼脂粉	0.05 g

L-半胱氨酸盐酸盐	0.1 g	青霉素 G	10 万单位
灭活羊血清	10 ml	链霉素	0.1 g
维生素 C	0.02 g	蒸馏水	90 ml

2. 制备方法

1）将胰酶水解酪蛋白 22g、酵母浸膏 2g、麦芽糖 0.5g、L-半胱氨酸盐酸盐 0.1g、磷酸氢二钾 0.08g、磷酸二氢钾 0.08g、维生素 C 0.02g、琼脂粉 0.05g 溶解于蒸馏水 90 ml 内，用盐酸或氢氧化钠调节酸碱度为 pH 6.0。如果用于人毛滴虫的分离培养，需调酸碱度为 pH 6.8～7.0。

2）分装试管，高压蒸汽 121℃灭菌 10 分钟，冷却后加入灭活羊血清 10 ml、青霉素 G 10 万单位、链霉素 0.1g。置 4℃冰箱内保存，使用前需预热至 35℃。

（二）半胱氨酸蛋白胨肝浸液麦芽糖（CPLM）培养基

1. 材料

蛋白胨	32 g	氯化钠	6 g
琼脂粉	1.6 g	氯化钙	0.1 g
盐酸半胱氨酸	2.4 g	氯化钾	0.1 g
麦芽糖	1.6 g	碳酸氢钠	0.1 g
15%肝浸液	320 ml	0.1 mol/ L 氢氧化钠	11～13 ml
葡萄糖	0.1 g	蒸馏水	1 000 ml
人或马血清	150 ml	0.5%亚甲蓝溶液	0.7 ml

2. 制备方法

1）除血清和亚甲蓝外，将各成分加于蒸馏水内，溶解后用粗滤纸过滤。在滤过液内加入亚甲蓝溶液，调节酸碱度为 pH 5.8～6.0 后分装于试管，每管 8ml。

2）高压蒸汽 113℃灭菌 20 分钟，冷却后每管加入 1 ml 灭活血清。

附录三　常用检查方法及正常值

　　染色是微生物学和寄生虫学观察与研究细菌等微生物和寄生虫形态的基本技能之一，常用方法包括简单染色法、复染色法、负染色法、鉴别染色法、特殊染色法等。正常值是应用统计学方法确定的某种生理指标的正常波动范围，其是临床检验中对检验结果进行分析与评估的重要参照指标。将检验结果值与正常值进行比较，可有助于分析和评估检验结果的意义及人体的生理与病理状态。

一、染　色　法

　　病原学检验中通常使用碱性染料对标本内或分离物的病原体直接进行染色，使用酸性染料对标本的背景进行负染色以观察没有染色的病原体。染色法有助于根据形态学特征初步了解病原体的类群、指导病原体进一步鉴定与分离培养结果的分析与判断、指导抗菌药物的经验性选择与早期应用。

（一）革兰氏染色法

　　1. 方法

　　（1）初染：在标本干片上加甲紫染色液 1～2 滴，静置 1 分钟，流水冲洗。

　　（2）媒染：在标本片上加卢戈氏碘液 1～2 滴，静置 1 分钟，流水冲洗。

　　（3）脱色：在标本片上加脱色液（95%乙醇）数滴并晃动载玻片，至没有甲紫脱落（约30 秒），流水冲洗。

　　（4）复染：在标本片上加稀释苯酚品红染色液 1～2 滴，静置 1 分钟后流水冲洗，置室温或 37℃温箱内干燥。

　　2. 结果　在显微镜的油镜下观察，被染成紫色的细菌为革兰氏阳性细菌，被染成红色的细菌为革兰氏阴性细菌。

（二）抗酸染色法

　　1. 方法

　　（1）初染：在标本干片上加苯酚品红染色液数滴，在酒精灯上加热至有蒸汽，但不可沸腾。染色 5 分钟后，流水冲洗。

　　（2）脱色：在标本片上加脱色液（3%盐酸乙醇）数滴并晃动载玻片，至没有甲紫脱落，流水冲洗。

　　（3）复染：在标本片上加碱性亚甲蓝染色液 1～2 滴，静置 3 分钟后流水冲洗，置室温或 37℃温箱内干燥。

　　2. 结果　在显微镜的油镜下观察，被染成红色的细菌为抗酸阳性细菌（抗酸菌），被染成蓝色的细菌为抗酸阴性细菌（非抗酸菌）。

（三）负染色法

　　1. 方法

　　（1）用接种环取一环菌液或标本置载玻片上，加墨汁染色液 1～2 滴。

（2）将一盖玻片覆于标本上，注意避免形成气泡。

2. 结果 在显微镜的高倍镜或油镜下观察，背景为黑色，菌体及其荚膜无色。

（四）Gemenez 染色法

1. 方法

（1）在甲醇固定的标本干片上加稀释苯酚品红染色液 1～2 滴，静置 1～2 分钟，流水充分冲洗。

（2）在涂片上加孔雀绿染色液 1～2 滴，静置 6～9 分钟后流水充分冲洗，置室温或 37℃温箱内干燥。

2. 结果 在显微镜的油镜下观察，衣原体被染成红色，人体细胞及其他微生物被染成蓝色。

（五）Giemsa 染色法

1. 方法

（1）在甲醇固定的标本干片上，加 Giemsa 染色应用液数滴，染色 20～30 分钟；或将涂片置 Giemsa 染色应用液内 20～30 分钟。

（2）用磷酸缓冲液（pH6.8）或蒸馏水冲洗，阴干或室温下自然干燥后镜检。

2. 结果 在显微镜的高倍镜下观察，可见组织的细胞核呈深紫或紫红色、细胞质呈淡蓝色。油镜下观察可见衣原体为淡紫红色或淡蓝色。

（六）乳酸甲基蓝染色法

1. 方法

（1）取真菌的菌液一环或标本置载玻片上，加甲基蓝染色液 1～2 滴。

（2）将一盖玻片覆于标本上，注意避免形成气泡。

2. 结果 用显微镜的高倍镜或油镜观察，可见真菌细胞被染成蓝色。

（七）细胞壁染色法

1. 方法

（1）取细菌或真菌的稀释标本，以常规方法涂布于载玻片上，置室温或 37℃温箱内干燥。

（2）取 10%鞣酸水溶液加于涂片上，在酒精灯火焰上间歇地轻微加热处理 60 分钟后水洗。

（3）取 5%甲紫水溶液加于涂片上，染色 5 分钟后水洗。

（4）取 5%刚果红水溶液加于涂片上，染色 2 分钟后水洗，置室温或 37℃温箱内干燥。

2. 结果 在显微镜的油镜或高倍镜下观察，可见细菌或真菌的细胞壁被染成紫色，细胞质无色。细胞壁缺陷的细菌或真菌，可见细胞质被染成紫色。

二、细菌鉴定试验

（一）触酶试验

1. 方法

（1）取细菌的营养琼脂培养物，分别置于载玻片上不同的两个部位或区域。

（2）取 3%的过氧化氢溶液，加 1～2 滴于玻片上一个部位的细菌并立即观察结果。

（3）用同样方法加蒸馏水于玻片上另一个部位的细菌，作为阴性对照。必要时可用已知的金黄色葡萄球菌的菌株作为阳性对照，链球菌的菌株作为阴性对照。

2. 结果 阳性者可见过氧化氢溶液内有大量气泡形成。

（二）荚膜肿胀试验

1. 方法

（1）分别取特异性抗血清与生理盐水，各加一滴于载玻片上的不同部位或区域。

（2）取菌液分别加一滴于载玻片上的抗血清部位或区域、生理盐水部位或区域，充分混匀成血清-菌液混合物、盐水-菌液混合物。

（3）取少量亚甲蓝液分别加于载玻片上的血清-菌液混合物、盐水-菌液混合物并覆以盖玻片，置室温 10 分钟后，在显微镜的油镜下观察结果。

2. 结果 菌细胞被亚甲蓝染为蓝色，可见菌细胞外有一层边界清晰的无色空白圈，即为荚膜。与盐水对照侧比较，阳性者可见抗血清使细菌的荚膜显著变宽大。

（三）X因子与V因子需求试验

1. 方法

（1）用划线法将嗜血杆菌分离培养物接种于脑心浸出液琼脂平板上。

（2）将含有 X 因子与 V 因子、X 因子或 V 因子的纸片贴在该平板上，置温箱内 35℃ 培养 24 小时后观察结果。

2. 结果 肉眼观察细菌在培养基上纸片周围的生长现象，判断嗜血杆菌对不同生长因子的需求情况。阳性生长者可见 X 因子或 V 因子纸片近周的细菌生长明显或丰富，远离纸片的细菌生长不良或不生长。

（四）链状排列的细菌形态观察与鉴定试验

1. 方法

（1）用肉汤培养基稀释人或动物血清 1～2 倍，取稀释血清 1～2 滴于一张无菌载玻片上。

（2）在血清内接种少量待鉴定细菌，直接或覆以无菌盖玻片后，放于无菌的湿盒内。

（3）将湿盒放于温箱内，37℃培养 10～18 小时后取出，直接在显微镜的高倍镜下观察细菌的形态与排列特征；也可将细菌的玻片培养物进行干燥与固定，革兰氏染色后在显微镜下观察。

2. 结果 可见链状排列的细菌（链球菌、需氧芽孢杆菌）形成长链状排列形态。

三、真菌鉴定试验

（一）芽管形成试验

1. 方法

（1）于无菌载玻片上加人或动物血清 1～2 滴，接种少量酵母菌标本后覆以无菌盖玻片。

（2）将玻片放于湿盒内，置温箱内 37℃培养，每小时在显微镜下观察一次，共观察 3 次后报告结果。

2. 结果 在显微镜高倍镜下观察，如果发现酵母菌出芽并形成长度为母细胞直径 3～4 倍的芽管，即为芽管形成试验阳性。

（二）糖利用试验

1. 方法

（1）将酵母菌混悬于 4ml 无菌蒸馏水内，制成浓厚菌液。

（2）融化 20ml 糖利用培养基，冷至 45～50℃时与菌液混合并倾注于平板。

（3）用接种针蘸无菌蒸馏水后，分别粘取各种糖，在有相应标记的部位穿刺接种于培养基内。

（4）置室温或温箱内，25℃培养 48 小时后观察结果。

2. 结果 肉眼观察接种糖处的酵母菌生长繁殖现象，如果发现在某种糖的周围形成混浊圈，即为该糖的利用试验阳性。

四、寄生虫鉴定试验

（一）顿氏碘伊红染色检查法

1. 方法

（1）于载玻片的近中央处，滴生理盐水 1 滴；在距其约 0.5cm 处，滴碘伊红染色液 1 滴。

（2）取粪便标本分别与生理盐水、碘伊红染色液混合并分散成粪标本膜，覆以盖玻片。

（3）在显微镜的低倍镜下观察阿米巴滋养体及包囊。

2. 结果

（1）滋养体：呈水红色，染液分布的背景为粉红色。

（2）包囊：呈橘黄色，糖原为暗棕色，核膜及核仁折光无色。

（二）海氏苏木精染色检查法

1. 方法

（1）取生理盐水加 1 滴于载玻片上，取粪便标本与载玻片上的蒸馏水混匀，并分散成粪标本膜。

（2）立即将涂片放入预热 40℃的 Schaudinn 液内，热固定 3～5 分钟。如果为冷固定，需放置 10～20 分钟。

（3）取出涂片放入 70%碘–乙醇内，静置 10 分钟。如果是检查包囊，需首先放入 50%乙醇 10 分钟之后，再放入 70%乙醇内 10 分钟。

（4）取出涂片放入 70%碘–乙醇（呈红葡萄酒色）内，静置 10 分钟。

（5）将涂片置于 70%乙醇内 1 小时，也可在 70%乙醇内放置过夜或数日。

（6）取出涂片放入 50%乙醇内 5 分钟。

（7）将涂片置自来水的流水下充分冲洗 5～10 分钟，再用蒸馏水冲洗 1 次。

（8）将涂片放置于预热 40℃的 0.5%苏木精染色液内，静置 5～10 分钟或更长时间（视染色情况而定）。

（9）用流水冲洗涂片 30 分钟之后，置冷的 2%硫酸铁铵溶液内褪色处理 2～15 分钟。可在显微镜下观察褪色情况，以能够看清楚细胞核的结构为标准。

（10）用流水冲洗涤片 30 分钟，使标本呈现蓝色。

（11）再用蒸馏水使标本呈现蓝色 1 次，分别放置于 30%、50%、70%、80%、95%、无水乙醇Ⅰ、无水乙醇Ⅱ内，2～5 分钟。

（12）将标本分别放置于二甲苯Ⅰ、二甲苯Ⅱ内，2～5 分钟。

（13）用稀薄树胶与盖玻片封装标本。

2. 结果

（1）滋养体：内质为深蓝色、外质为浅红色，核膜与核仁为深蓝色，红细胞及细菌为深蓝色。

（2）包囊：拟染色体为深蓝色，糖原泡空白无色。

五、前列腺液检查

1. **方法** 已知有许多方法可用于前列腺液标本的采集，但著者推荐使用"尿液-前列腺液-精液法"采集前列腺液标本。这一方法不但有助于前列腺液内病原体的检出，而且还有助于标本内来自尿道或其他部位的污染菌的鉴别。

在以直肠指检法进行前列腺按摩和采集前列腺液标本的操作过程中，不但需要注意避免用力过大而导致前列腺出血、疼痛的发生，而且还需要注意无菌操作，以避免或减少采集的前列腺液标本受到来自患者尿道、皮肤及操作者手部皮肤的细菌等病原体的污染。

2. **结果** 注意观察前列腺液的颜色及其内容物的性质与数量（附表 2）。

附表 2　前列腺液的细胞学检查项目及其正常值和临床意义

检查项目	正常值	临床意义
标本量	数滴至 2ml	急性炎症时可增多
颜色	澄清，乳白色或乳黄色	炎症时可为脓性，咖啡色或红色
白细胞	0～5 个/HP	炎症时增多
红细胞	偶见	急性炎症或出血时增多
脓细胞	无	炎症时可见大量
卵磷脂小体	>70%/HP 或+++～++++/HP	炎症时减少
淀粉样颗粒	少	老年人常见
颗粒细胞	偶见	炎症时增多
分离培养或镜检	不能发现任何活的细菌、真菌、支原体、细菌L型等微生物与寄生虫	亚临床感染及显性感染时可检出数量不等的微生物或寄生虫

六、精 液 检 查

1. **方法** 对于前列腺炎患者进行病原学诊断，通常需要同时采集患者的精液标本。推荐使用"尿液-前列腺液-精液法"采集精液标本，既可有助于前列腺炎及输精管道炎症或感染的诊断与鉴别诊断，也可有助于弥补不能采集前列腺液标本或者所采集的前列腺液标本由于量少而不能满足病原学检查需求的情况。

一般采用排尿后手淫法或性交法采集精液标本，也可使用采精器采集精液标本。如果使用安全套采集标本，需注意鉴别由安全套污染而造成的标本污染。

2. **结果** 注意观察精液的颜色及其内容物的性质与数量（附表 3）。

附表 3　精液的细胞学检查项目及其正常值和临床意义

检查项目	正常值	临床意义
标本量	2.5~5.0ml	炎症、发育不全、射精管梗阻时等可减少
颜色	灰白色、乳白色或淡黄色	炎症时可为乳黄色、咖啡色或红色
黏稠度	黏稠,30 分钟后完全液化	25℃ 60 分钟不液化为异常,精子少可至稀薄
酸碱度	pH 7.2~7.8	感染可至变酸
白细胞	0~5 个/HP	炎症时增多
红细胞	0~5 个/HP	炎症或出血时增多
精子总数	>20×10^9/L	炎症、发育不良时可减少
活动精子	>0.7 在体外 30~60 分钟	炎症、发育不良时可减少
畸形精子	<0.2	炎症、发育不良时可增多
果糖	6.7~25.0 mmol/L	炎症、雄激素缺乏或射精管梗阻时可减少
分离培养或镜检	不能发现任何活的细菌、真菌、支原体、细菌 L 型等微生物与寄生虫	亚临床感染及显性感染时可检出数量不等的微生物或寄生虫

七、尿 液 检 查

1. 方法　对前列腺炎患者采集尿液标本进行病原学检查的方法,主要适用于急性前列腺炎、前列腺脓肿、前列腺出血、良性前列腺增生、前列腺癌等难以采集到前列腺液及精液标本的患者。通常根据检查目的不同而以不同方法采集尿液标本,没有必要一定采集患者清晨首次排尿的尿液标本,同时也没有必要在采集尿液标本之前对患者的阴茎或尿道口进行消毒。为避免尿液通过尿道时受到污染而影响对于分离培养物中污染菌的鉴别,应当注意采集分段尿液(初段尿、中段尿、末段尿)标本,并且严格进行无菌操作。

2. 结果　注意观察尿液的颜色及其内容物的性质与数量(附表 4)。

附表 4　尿液的细胞学检查项目及其正常值和临床意义

检查项目		正常值	临床意义
标本量		1 500~2 000 ml/d	糖尿病、肾功能障碍时可增多或减少
颜色		淡黄色或黄色	炎症时可变乳白色,出血变红色
透明度		清亮透明	炎症、出血时等可混浊
相对密度		1.01~1.03	炎症、有蛋白尿时等可增加,肾浓缩功能减退时降低
酸碱度		pH5.0~7.0	炎症、痛风、酸中毒等可导致改变
渗透压		40~1 400 mmol/L	肾浓缩功能减退时降低
尿沉渣			
	蛋白质定性	阴性	炎症、肾功能障碍时等可增多
	蛋白质定量	20~80mg/d	
	白细胞	<5 个/HP	炎症时增多
	红细胞	<3 个/HP	炎症、结石、肿瘤时等可增多
	尿路上皮细胞	无或偶见/HP	肿瘤、炎症时等可增多
	小圆上皮细胞	无	肾小管疾病、肾炎时等可见
	管型	无或偶见透明管型/HP	感染、肾实质疾病、肾炎时等可增多
分离培养		初段尿有细菌、偶见少量酵母菌,中段至末段尿菌量逐渐减少或无菌	炎症时初段尿及末段尿的菌落数增多,或发现病原性细菌、病毒或寄生虫

八、血液细胞学检查

1. **方法** 采集外周末梢血液或静脉血液标本。
2. **结果** 注意观察细胞的形态、数量及比例（附表5）。

附表5 血液的细胞学检查项目及其正常值和临床意义

检查项目	正常值		临床意义
	绝对值/L	百分比/%	
红细胞（RBC）	男：（4.00~5.50）×10^{12}		失血、贫血、脱水、免疫性疾病等，可致改变
	女：（3.50~5.00）×10^{12}		
白细胞（WBC）	（3.20~9.70）×10^9		感染、肿瘤、脾功能亢进、免疫性疾病等可致改变，失血、贫血、脱水等可致改变
血红蛋白（HGB）	男：120~160g		
	女：110~150g		
中性粒细胞（NEU）	（2.00~6.90）×10^9	37.0~80.0	化脓性炎症等感染时可增多
嗜酸性粒细胞（EOS）	（0.00~0.70）×10^9	0.0~7.0	超敏反应疾病、感染时等可增多
嗜碱性粒细胞（BASO）	（0.00~0.20）×10^9	0.0~2.5	嗜碱性粒细胞白血病、恶性贫血时增多
淋巴细胞（LYM）	（0.60~3.40）×10^9	18.7~47.0	病毒感染、淋巴细胞白血病时等可增多
单核细胞（MONO）	（0.00~0.90）×10^9	0.0~12.0	感染、单核细胞白血病时等可增多
血小板（PLT）　直接计数	（100~300）×10^9		脾功能亢进、血管内凝血、免疫性疾病等时可减少
间接计数	（200~400）×10^9		

附录四 细菌药物敏感试验结果判断参考值

青霉素类的细菌药物敏感试验结果判断参考值见附表6。

附表6 青霉素类的细菌药物敏感试验结果判断参考值

药物类别	药物名称	纸片药物含量（μg/片）	测试菌种名称	抑菌圈直径（mm）与细菌敏感度		
				耐药	中敏	高敏
青霉素类	青霉素G（Penicillin G）	10 IU	葡萄球菌	≤28	—	≥29
			淋病奈瑟菌	≤19	—	≥20
			肠球菌	≤14	—	≥15
			链球菌	≤19	20-27	≥28
	氨苄青霉素或阿莫西林（Ampicillin/Amoxllin）	10	肠道杆菌	≤13	14-16	≥17
			葡萄球菌	≤28	—	≥29
			肠球菌	≤16	—	≥17
			链球菌	≤21	22-29	≥30
	苯唑青霉素（Oxacillin）	1	葡萄球菌	≤10	11-12	≥13
			肺炎链球菌	≤19	—	≥20
	氧哌嗪青霉素（Pipcraillin）	100	假单胞菌属	≤17	—	≥18
			其他革兰阴性菌	≤17	18-20	≥21
	羧苄青霉素（Carbenicillin）	100	革兰阴性杆菌	≤19	20-22	≥23
			假单胞菌	≤13	14-16	≥17
	哌拉西林（Piperacillin）	100	革兰阴性杆菌	≤17	18-20	≥21
			假单胞菌	≤14	15-17	≥21
	阿洛西林（Azlocillin）	75	假单胞菌	≤17	—	≥18
	阿莫西林/克拉维酸（Amoxicillin/Clavulanic acid）	20/10	葡萄球菌	≤19	—	≥20
			其他细菌	≤13	14-17	≥18
	氨苄西林/舒巴坦（Ampicillin/Subactam）	10/10	葡萄球菌、肠杆菌	≤11	12-14	≥15
			嗜血杆菌	≤19	—	≥20
	阿莫西林/棒酸（奥格门汀,Ampicillin/Clavulanic acid）	20/10	葡萄球菌	≤19	—	≥20
			嗜血杆菌	≤19	—	≥20

注：-. 无资料。

其他抗菌药物的细菌药物敏感试验结果判断参考值见附表7。

附表 7　其他抗菌药物的细菌药物敏感试验结果判断参考值

药物类别	药物名称	每张纸片药物含量（μg/片）	抑菌圈直径/mm		
			耐药	中敏	高敏
头孢菌素类	拉氧头孢（latamoxef）	30	≤14	15～22	≥23
	头孢唑林（先锋霉素 V，cefazolin）	30	≤14	15～17	≥18
	头孢哌酮（先锋必，cefoperazone）	75	≤15	16～20	≥21
	头孢呋辛（头孢呋肟，西力欣，cefuroxime）	30	≤14	15～17	≥18
	头孢曲松（头孢三嗪，菌必治，ceftriaxone）	30	≤13	14～20	≥21
	头孢噻吩（先锋霉素 I，cephalothin）	30	≤14	15～17	≥18
	头孢噻甲羧肟（ceftazidime）	30	≤14	15～17	≥18
	头孢噻肟（凯福隆，cefotaxime）	30	≤14	15～22	≥23
	头孢孟多（cefamandole）	30	≤14	15～17	≥18
	头孢克洛（希克劳，cefaclor）	30	≤14	15～17	≥18
	头孢克肟（世福素，cefixime）	5	≤15	16～18	≥19
	头孢西丁（美福仙，cefoxitin）	30	≤14	15～17	≥18
	头孢唑肟（ceftizoxime）	30	≤14	15～19	≥20
	头孢吡肟（马斯平，cefepime）	30	≤14	15～17	≥18
	头孢他啶（复达欣，ceftazidime）	30	≤17	18～20	≥21
	头孢哌酮/舒巴坦（舒普深，cefoperazone/Sulbactam）	75/30	≤13	14～16	≥17
氨基糖苷类	阿米卡星（丁胺卡那，amikacin）	30	≤14	15～16	≥17
	卡那霉素（kanamycin）	30	≤13	14～17	≥18
	庆大霉素（gentamicin）	10	≤12	13～14	≥15
	妥布霉素（tobramycin）	10	≤12	13～14	≥15
	链霉素（streptomycin）	10	≤11	12～14	≥15
	奈替米星（netilmicin）	30	≤12	13～14	≥15
大环内酯类	红霉素（erythromycin）	15	≤13	14～22	≥23
	乙酰螺旋霉素（acetylspiramycin）	15	≤13	14～22	≥23
	吉他霉素（kitasamycin）	15	≤13	14～22	≥23
	阿奇霉素（azithromycin）	15	≤13	14～17	≥18
	克拉霉素（clarithromycin）	15	≤13	14～17	≥18
四环素类	四环素（tetracycline）	30	≤14	15～18	≥19
	强力霉素（多西环素，doxycycline）	30	≤12	13～15	≥16
	米诺环素（美满霉素，二甲胺四环素，minocycline）	30	≤12	13～14	≥15
多肽类	万古霉素（vancomycin）	30	≤14	15～16	≥17
	去甲万古霉素（norvancomycin）	30	≤14	15～16	≥17
	多黏菌素 B（polymyxin B）	300 U	≤8	9～11	≥12
	杆菌肽（bacitracin）	10 U	≤8	9～12	≥13
	新生霉素（novobiocin）	30	≤9	10～21	≥22
	替考拉宁（teicoplanin）	30	≤14	15～17	≥18
其他抗生素	氯霉素（chloramphenicol）	30	≤12	13～17	≥18
	克林霉素（clindamycin）	2	≤14	15～20	≥21
	利福平（rifampicin）	5	≤16	17～19	≥20
	磷霉素（fosfomycin）	200	≤12	13～18	≥19

续表

药物类别	药物名称	每张纸片药物含量（μg/片）	抑菌圈直径/mm		
			耐药	中敏	高敏
其他抗生素	亚胺培南（泰能 imipenem）	10	≤ 13	14～15	≥ 16
	氨曲南（君刻单，aztreonam）	30	≤ 15	16～21	≥ 22
	美罗培南（meropenem）	10	≤ 13	14～15	≥ 16
	大观霉素（spectinomycin）	100	≤ 14	15～18	≥ 18
	新霉素（neomycin）	30	≤ 12	13～16	≥ 17
喹诺酮类	氟哌酸（诺氟沙星，norfloxacin）	10	≤ 12	13～16	≥ 17
	氧氟沙星（氟嗪酸，泰利必妥，ofloxacin）	5	≤ 12	13～15	≥ 16
	环丙沙星（环丙氟哌酸，ciprofloxacin，CIP）	5	≤ 15	16～20	≥ 21
	左氧氟沙星（levofloxacin，LEV）	5	≤ 13	14～16	≥ 17
	莫西沙星（moxifloxacin，MXF）	5	≤ 15	16～18	≥ 19
	洛美沙星（罗氟哌酸，lomefloxacin）	10	≤ 18	19～21	≥ 22
	氟罗沙星（天方罗欣，fleroxacin）	5	≤ 15	16～18	≥ 19
	依诺沙星（enoxacin）	10	≤ 14	15～17	≥ 18
	加替沙星（gatifloxacin）	5	≤ 14	15～17	≥ 18
	萘啶酸（nalidixic acid）	30	≤ 13	14～18	≥ 19
呋喃类	呋喃妥因（呋喃坦啶，nitrofurantoin）	300	≤ 14	15～16	≥ 17
	呋喃唑酮（痢特灵，furazolidone）	300	≤ 14	15～16	≥ 17
磺胺类	磺胺异噁唑（sulfamethoxazole，SIZ）	300	≤ 12	13～16	≥ 17
	复方新诺明（sulfamethoxazole/trimethoprim，SMZ/TMP）	23.75/1.25	≤ 10	11～15	≥ 16
	甲氧苄啶（trimethoprim，TMP）	5	≤ 10	11～15	≥ 16

彩　　插

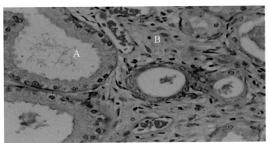

图 2-9　前列腺的腺组织（A）与基质（B）（H-E 染色，200×）

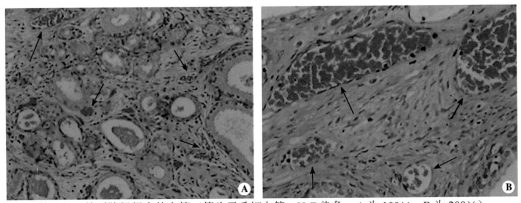

图 2-10　前列腺组织内的血管（箭头示毛细血管，H-E 染色，A 为 100×，B 为 200×）

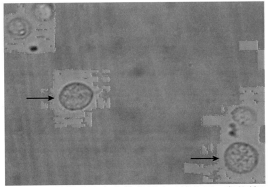

图 4-32　阴道毛滴虫未染色形态（箭头示，高倍镜）

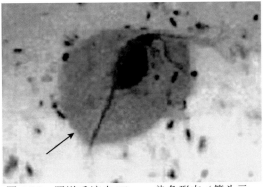

图 4-33　阴道毛滴虫 Giemsa 染色形态（箭头示，油镜）

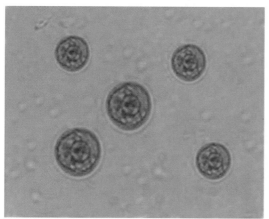

图 4-34　溶组织内阿米巴的包囊（碘液染色，高倍镜）

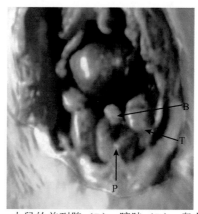

图 9-2　大鼠的前列腺（P）、膀胱（B）、睾丸（T）及其邻近器官

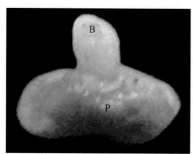

图 9-3　从正常大鼠分离的前列腺（P）和膀胱（B）

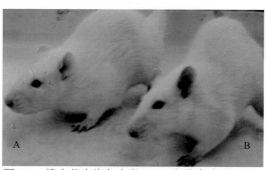

图 9-5　锥虫蓝未染色大鼠（A）与染色大鼠（B）的外表

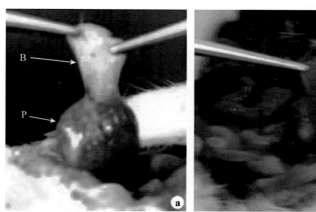

图 9-6　锥虫蓝未染色大鼠（a）和锥虫蓝染色大鼠（b）的局部解剖图

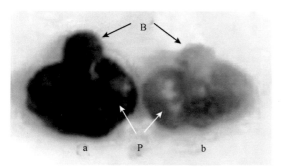

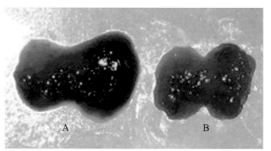

图 9-7 锥虫蓝染色大鼠（a）和未染色大鼠（b）分
离的前列腺（P）和膀胱（B）

图 9-8 锥虫蓝染色大鼠（A）和未染色大鼠（B）
分离的前列腺冠状切面

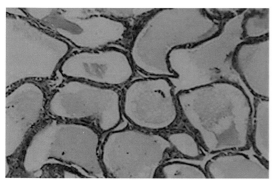

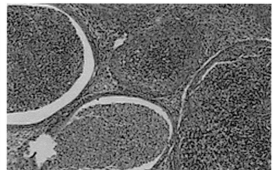

A（100×）

B（400×）

图 9-13 大鼠的正常前列腺（A）及细菌性炎症前列腺（B）的组织

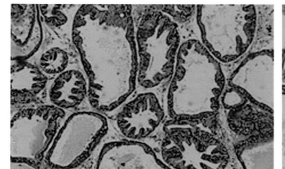

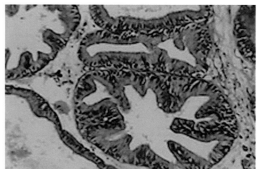

A（100×）

B（400×）

图 9-14 雄激素法制备的大鼠良性增生的前列腺组织

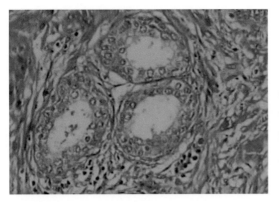

图 9-15 人的正常前列腺组织（100×）

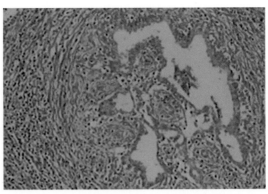

图 9-16 人的慢性细菌性炎症前列腺组织（100×）

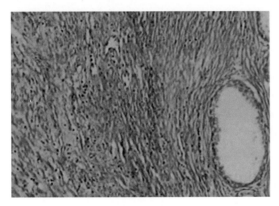

图 9-17 人的良性增生前列腺组织（间质增生，100×）

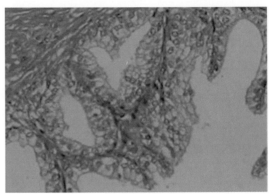

图 9-18 人的良性增生前列腺组织（腺体增生，200×）

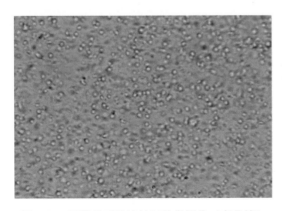

图 15-4 正常前列腺液的细胞学图像（高倍镜）

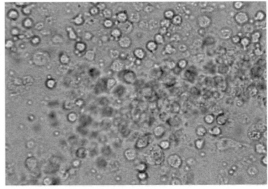

图 15-5 前列腺炎患者前列腺液的细胞学图像（高倍镜）

未染色标本，正常前列腺液（图 15-4）的视野内可见卵磷脂小体分布于满视野，白细胞数量极少，不能发现脓细胞。前列腺炎患者前列腺液（图 15-5）的视野内可见大量白细胞以及脓细胞，卵磷脂小体的数量明显减少

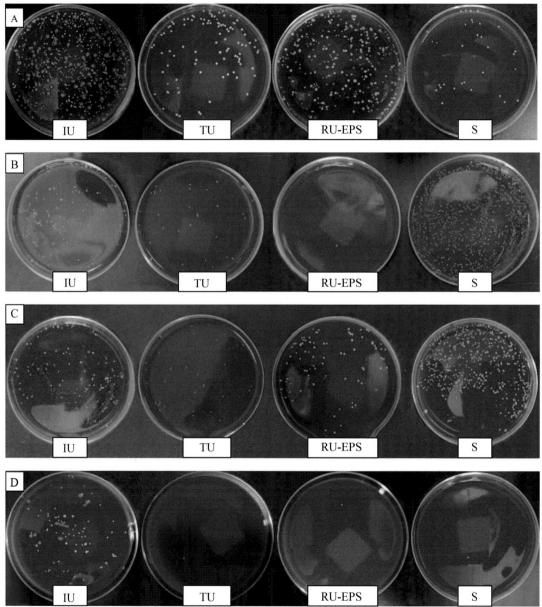

图 15-7　前列腺炎样患者标本分离培养物的诊断学价值

A. 前列腺感染和前列腺复数菌感染（MMI）；B. 输精管道和（或）其他内生殖器官感染而前列腺无感染；C. 前列腺及输精管道和（或）其他内生殖器官感染、前列腺及其他内部生殖器官的复数菌感染（MMI）及多器官感染（MOI）；D. 前列腺及其他内生殖器官无感染；如果是治疗后的病原学检测结果，提示该患者已治愈。A～D. 提示存在下尿路的复数菌感染（MMI）